POP - PraxisOrientierte Pflegediagnostik

Harald Stefan · Franz Allmer · Kurt Schalek · Josef Eberl
Renate Hansmann · Elisabeth Jedelsky · Ruza Pandzic
Dagmar Tomacek · Marie Christine Vencour

POP - PraxisOrientierte Pflegediagnostik

Pflegediagnosen, Ziele und Maßnahmen nach der Version POP2

3. Aufl. 2022

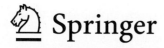 Springer

Harald Stefan
Wien, Österreich

Elisabeth Jedelsky
Wien, Österreich

Franz Allmer
Wien, Österreich

Ruza Pandzic
Wien, Österreich

Kurt Schalek
Wien, Österreich

Dagmar Tomacek
Wien, Österreich

Josef Eberl
Schützen am Gebirge, Österreich

Marie Christine Vencour
Wien, Österreich

Renate Hansmann
Wien, Österreich

ISBN 978-3-662-62672-6   ISBN 978-3-662-62673-3   (eBook)
https://doi.org/10.1007/978-3-662-62673-3

Die Deutsche Nationalbibliothek verzeichnet diese Publikation in der Deutschen Nationalbibliografie; detaillierte bibliografische Daten sind im Internet über http://dnb.d-nb.de abrufbar.

Planung: Renate Eichhorn
Springer ist ein Imprint der eingetragenen Gesellschaft Springer-Verlag GmbH, DE und ist ein Teil von Springer Nature.
Die Anschrift der Gesellschaft ist: Heidelberger Platz 3, 14197 Berlin, Germany

Vorwort

Pflegediagnosen sind Bestandteil der professionellen Gesundheits- und Krankenpflege. Sie dienen der systematischen Erfassung, Beurteilung und Beschreibung von gesundheitsbezogenen menschlichen Verhaltensweisen sowie zur Begründung pflegerischer Interventionen: bei Gesundheitsproblemen, Gesundheitsrisiken und bei der Entwicklung von Gesundheitspotenzialen (Gesundheitsförderung).

Die Autorinnen und Autoren sehen die strukturierte und klassifizierte Form von Pflegediagnosen als hilfreiches Instrument, um die pflegerischen Aufgabenbereiche und Interventionsmöglichkeiten zu ordnen und klar darzustellen. Vor diesem Hintergrund bieten Pflegediagnosen auch eine fundierte Grundlage für Diskussionen über die professionelle Gesundheits- und Krankenpflege. Durch die Strukturierung der Fachsprache wird die Kommunikation der Pflegenden sowohl innerhalb der Berufsgruppe als auch in der Interaktion mit anderen Berufsgruppen erleichtert, womit auch das koordinierte Vorgehen in einem Team gestärkt wird. Pflegediagnosen sichern nicht automatisch einen positiven Beziehungsprozess zwischen pflegebedürftigen Menschen und Pflegenden, können diesen aber bei verantwortungsvoller Anwendung unterstützen.

Der kompetente Umgang mit Pflegediagnosen ist eine wesentliche Grundlage für die zeitgemäße professionelle Pflege und durch die systematische Verwendung kann die Leistungserbringung objektiviert und argumentiert werden. Bei professioneller Anwendung tragen Pflegediagnosen darüber hinaus zur Qualitätssicherung in der Pflege und zu einer aussagekräftigen Pflegedokumentation bei.

Die vorliegende Weiterentwicklung der praxisorientierten Pflegediagnostik (POP) ist Ergebnis von vielfältigen Rückmeldungen aus der Praxis in Form von Korrespondenz und Diskussionen bei Seminaren, Vorträgen und Lehrveranstaltungen. Die Autorinnen und Autoren nahmen das Feedback zum Anlass, sämtliche diagnostischen Konzepte von POP zu prüfen und gegebenenfalls zu überarbeiten. Die aktuelle Version von POP bietet nun schärfere Abgrenzungen der diagnostischen Konzepte und damit mehr Klarheit bei der Anwendung in der Praxis.

Durch die neue Strukturierung der Ätiologien und Risikofaktoren aber auch der enthaltenen Vorschläge und Denkanregungen für Pflegemaßnahmen und Pflegeziele entlang der Einteilung der Ressourcen wird die zentrale Rolle der Ressourcen in POP stärker sichtbar. Sie bieten einen „roten Faden" durch den Pflegeprozess, der vom Assessment über die Pflegeplanung bis in die Evaluation reicht.

Als hilfreiches Instrument gibt es den pflegediagnosenorientierten Assessmentbogen, der seit 1999 in der Praxis Anwendung findet und evaluiert wurde. Dieser leitet von den Ergebnissen des Pflegeassessments direkt zu den POP-Pflegediagnosen über und unterstützt damit die ersten beiden Elemente im Pflegeprozess. Der Assessmentbogen kann unentgeltlich aus dem Internet unter ▶ http://www.springer.at (als Sample page unter dem Titel des Buches) oder ▶ http://www.infact.at bezogen werden.

Das vorliegende Buch zeigt einen Weg zur pflegetherapeutischen Praxis und soll Gesundheits- und Krankenpflegepersonen auf ihrem Weg zur Selbstkompetenz mit Selbstsicherheit erfüllen. Es bietet eine Grundlage zur Diskussion, Erprobung, Einführung und Anwendung von Pflegediagnosen in der Praxis. Die Autorinnen und

Autoren verstehen Pflege als dynamischen Prozess zwischen professionell Pflegenden und Menschen mit Pflegebedarf in jeglichen Lebenssituationen.

Den Autorinnen und Autoren ist es auch ein Anliegen, dass es möglichst freien Zugang zu den Inhalten von Pflegeklassifikationen gibt. Die Pflegediagnosen der POP-Klassifikation sind für alle Endanwender (Pflegende in den Krankenhäusern, Geriatriezentren, Hauskrankenpflege, Ausbildungseinrichtungen) sowohl in EDV Programmen wie auch in herkömmlichen Dokumentationssystemen lizenzrechtlich gratis anwendbar.

Bei allen personenbezogenen Bezeichnungen gilt die gewählte Form für beide Geschlechter. Zur klaren, verständlichen und für den Leser gut lesbaren sprachlichen Gestaltung wird im gesamten Text die männliche Form für alle personenbezogenen Bezeichnungen verwendet. In den Ausführungen werden Patienten, Mitarbeiter, Pflegepersonen und andere immer auch als Patientinnen, Mitarbeiterinnen usw. betrachtet.

H. Stefan
F. Allmer
K. Schalek
J. Eberl
R. Hansmann
E. Jedelsky
R. Pandzic
D. Tomacek
M. C. Vencour
Wien
September 2012

Autorenportraits

Kontakt zu den Autorinnen und Autoren des Buches unter der E-Mail-Adresse: pop@infact.at

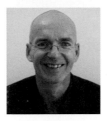

Harald Stefan
Geboren 1962 in Linz, Österreich

Berufliche Tätigkeiten
- Tätigkeit in leitender Funktion als *Bereichsleitung Pflege* in der Klinik Landstrasse der Stadt Wien *Führungs- und Leitungsaufgaben* in der Pflege
- Ausgebildeter Trainer/Berater für Deeskalations- und Sicherheitsmanagement im Gesundheits- und Sozialbereich

Internationale Tätigkeit in Netzwerken für Pflegeforschung/ Pflegeklassifikationssystemen und Deeskalationsmanagement

Ausbildung

2009	Abschluss Doktor der Philosophie Fach Pflegewissenschaft (PhD) St. Elisabeth Universität für Gesundheitswesen und Sozialarbeit, Pressburg/SK
2005–2009	PhD Programm Nursing Science (Doktoratsstudium), Universität Maastricht/ NL – Faculty of Health Sciences und der Charité-Universitätsmedizin Berlin/D – Centre for the Humanities and Health Sciences
2004	Trainerausbildung für Aggression-, Gewalt- und Sicherheitsmanagement
2004	Abschluss Universitätslehrgang Nursing Science – MSc (Master of Science), Donau Universität Krems, Zentrum für Management und Qualität im Gesundheitswesen
1998	Abschluss I. Universitätslehrgang für leitendes Krankenpflegepersonal am Institut für Soziologie der Grund- und Integrativ wissenschaftlichen Fakultät der Universität Wien
1993	Sonderausbildung für leitendes Krankenpflegepersonal 1. Führungsebene an der Akademie für Fort- und Weiterbildung des Allgemeinen Krankenhaus der Stadt Wien – Universitätskliniken
1982–1985	dreijährige Ausbildung an der Schule für psychiatrische Gesundheits- und Krankenpflege am SMZ Baumgartner Höhe Otto Wagner Spital der Stadt Wien. Diplom der psychiatrischen Gesundheits- und Krankenpflege (September 1985)

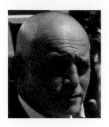

Franz Allmer
Geboren 1957 in Anger/Weiz/Stmk.

Berufliche Tätigkeiten

Seit 6.2020	Ruhestand
2006-2020	Bereichsleitung Pflege an den Neurologischen Abteilungen im Krankenhaus Hietzing mit Neurologischem Zentrum Rosenhügel
1989–2006	Bereichsleitung Pflege an der 2. Neurologischen Abteilung und Vertretung der Pflegedirektorin des Neurologischen Krankenhauses Rosenhügel in Wien
1988–1989	Stationsleitung Pflege an der neurochirurgischen Intensivpflegestation AKH Wien
1984–1988	Stationsleitungsvertretung Pflege an einer neurochirurgischen Intensivpflegestation AKH Wien
1978 1984	Allgemeine anästhesiologische Intensivpflegestation

Weitere Tätigkeiten
- Durchführung von Seminaren zum Thema Pflegediagnosen und Pflegeprozess
- Mitarbeit an der Entwicklung eines EDV-Programms für die Pflegedokumentation
- Mitautor des Fachbuches „Praxis der Pflegediagnosen", H. Stefan/F. Allmer et al., Springer Verlag, 1999

Ausbildung

1998	Abschluss des Universitätslehrgang für leitendes Krankenpflegepersonal
1989	Sonderausbildung Stationsleitung
1983	Sonderausbildung Intensivpflege
1978	Krankenpflegediplom

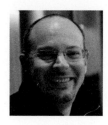

Kurt Schalek
Geboren 1971 in Wien, Österreich

Berufliche Tätigkeiten

Seit 2018	Arbeiterkammer Wien, Abteilung Gesundheitsberuferecht und Pflegepolitik
Seit 2010	Seminare, Workshops und Vorträge zu den Themen Pflegeprozess, Pflege-diagnostik und Pflegeklassifikationen
2006-2018	Caritas Österreich, Referat Sozialpolitik und Grundlagen, zuständig für den Themenbereich „Betreuung und Pflege"
seit 2003	Selbstständiger Sozialwissenschafter
2001–2003	Musik- und Soundproduktion als Mitinhaber von „Two Spirits"
1999–2001	Scientific Project Assistant am Ludwig Boltzmann-Institut für Medizin- und Gesundheitssoziologie
seit 1998	Diverse Projekte in der Gesundheits- und Krankenpflege

Arbeitsschwerpunkte
- Gesundheits- und Krankenpflege (insbesondere Pflegediagnostik und Pflege-prozess)
- Langzeitpflege- und Gesundheitspolitik mit Fokus Gesundheitsberufe
- Systemgestaltung im Bereich Betreuung und Pflege (z. B. Versorgung, Finanzie-rung, Arbeitsbedingungen)

Ausbildung

2017	Abschluss der Ausbildung zum Trainer für Deeskalations- und Sicherheitsmanagement im Sozial- und Gesundheitsbereich
2007	Abschluss des Studiums der Soziologie sowie der Publizistik und Kommunikations-wissenschaft an der Universität Wien
1990	Matura an der Handelsakademie V der Wiener Kaufmannschaft

Website: ▶ http://www.infact.at

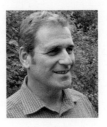

Josef Eberl
Geboren 1956 in Ybbs an der Donau, Österreich
Berufliche Tätigkeiten

Seit 2003	Lehrtätigkeit an der Schule für psychiatrische Gesundheits- und Krankenpflege am Otto Wagner Spital in Wien
Seit 1997	Freiberufliche Tätigkeit als allgemein beeideter gerichtlich zertifizierter Sachverständiger für Gesundheits- und Krankenpflege
1992–2003	Lehrtätigkeit an der Gesundheits- und Krankenpflegeschule am Therapiezentrum Ybbs an der Donau in Niederösterreich
1986–1992	Lehrtätigkeit an der Gesundheits- und Krankenpflegeschule in Lainz (Wien)
1982–1986	Tätigkeit als Psychiatriepfleger an der Neurologischen Abteilung im Allgemeinen Krankenhaus Wien
1982	Tätigkeit als Psychiatriepfleger in Ybbs an der Donau in Niederösterreich und in Wien

Persönliche Schwerpunkte
- Pflegeprozess mit Schwerpunktsetzung auf das Pflegeassessment und die Pflegediagnostik
- Implementierung des Pflegeprozesses in der Praxis
- Altenbetreuungskonzepte im gemeindenahen Bereich
- Seminartätigkeit zum Thema Pflegeprozess

Weitere Tätigkeiten
- Mitautor des Fachbuches „Praxis der Pflegediagnosen", H. Stefan/F. Allmer et al., Springer Verlag, 1999, 2. Auflage, 2000, 3. Auflage, 2003
- Mitautor des Fachbuches „Praxishandbuch Pflegeprozess", H. Stefan/J. Eberl/K. Schalek/ H. Streif/H. Pointner, Springer Verlag Wien, 2006
- Mitautor des Fachbuches „POP Praxisorientierte Pflegediagnostik", Springer Verlag Wien, 2009, 2. Auflage, 2013
- Mitautor des Fachbuches „Menschen pflegen, Bd. 1 und 2, A. Heuwinkel-Otter (Hrsg.)/A. Nümann-Dulke (Hrsg.)/N. Matscheko (Hrsg.), Springer Verlag Heidelberg, 2009

Ausbildung

2000	Abschluss der Ausbildung zum Qualitätskoordinator im Gesundheitswesen mit den Schwerpunkten: Qualitätsmanagement allgemein, Qualitätssicherung und -verbesserung, Konfliktmanagement, Moderationstechnik, Datenerhebung und -analyse, Qualitätszirkelarbeit, Projektmanagement

1998	Abschluss des 1. Universitätslehrgangs für leitendes Pflegepersonal am Institut für Soziologie der Grund- und Integrativwissenschaftlichen Fakultät der Universität Wien zum akademischen Leiter des Pflegedienstes (Pflegemanager)
1989–1990	Sonderausbildung für lehrendes Pflegepersonal
1988	Zweitdiplom für allgemeine Krankenpflege
1982	Diplom für psychiatrische Pflege

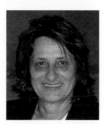

Renate Hansmann
Berufliche Tätigkeiten
Seit 5.2013 Ruhestand

1994-2013	Oberschwester der Abteilung Anästhesie- und Intensivmedizin am Krankenhaus Hietzing mit Neurologischem Zentrum Rosenhügel der Stadt Wien
1985–1994	Stationsleitung an der Abteilung Anästhesie AKH Wien
1975–1985	Abteilung Anästhesie
1973–1975	Allgemeine Chirurgie WSP

Hauptaufgabenbereiche
- Qualitätssicherung
- Personalmanagement
- Organisation
- Implementierung des Pflegeprozesses in der Praxis
- AN/OP Dokumentation in der Pflege prä-und intraoperativ
- Präoperative Pflegevisite
- Pflegedokumentation Intensiv KHR
- Pflegedokumentation im Patienten Daten Management System
- Praxis der Pflegediagosen H.Stefan/F. Allmer et at. (Auflage 1-3)
- Praxis Orientierte Pflegediagnostik H.Stefan/F. Allmer et at. (Auflage 1-2)

Ausbildung

1996–1998	Hochschullehrgang für leitendes Krankenpflegepersonal
1987	Sonderausbildung zur Heranbildung von leitenden Krankenpflegepersonen
1975–1976	Sonderausbildung für Anästhesie
1970–1973	Ausbildung in der allgemeine Gesundheits- und Krankenpflege

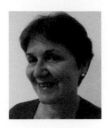

Elisabeth Jedelsky
Berufliche Tätigkeiten
Seit 2014 Ruhestand

2003 - 1014	Magistratsabteilung 15 – Gesundheitsdienst der Stadt Wien, Oberin
1984–2002	Leitende Funktion als Stationsschwester und Oberschwester in einer Kranken-anstalt der Stadt Wien

Hauptaufgabenbereiche
- Qualitätssicherung im Ausbildungsbereich sowie in der Berufsausübung der nichtärztlichen Gesundheitsberufe

Ausbildung

1996–1998	Hochschullehrgang für leitendes Krankenpflegepersonal
1988	Sonderausbildung zur Heranbildung von leitenden Krankenpflegepersonen
1983–1984	Sonderausbildung Intensivpflege und Dialyse
1969–1972	Ausbildung in der allgemeinen Gesundheits- und Krankenpflege

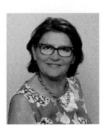

Ruza Pandzic
Geboren 1951, Kroatien
Berufliche Tätigkeiten
Seit 2012 Ruhestand

2008–2012	Leitende Funktion als Oberschwester der Chirurgischen Abteilung, Ortho-pädischen Abteilung, Unfallchirurgischen Abteilung (Station 41 IMC) und Institut für Mund-, Kiefer-, Gesichtschirurgie und Zahnheilkunde der Stadt Wien
1987–2008	Leitende Funktion als Stationsschwester der Stadt Wien

Persönliche Schwerpunkte
- Seminartätigkeit zum Thema Pflegediagnosen und Pflegeprozess
- Implementierung des Pflegeprozesses in der Praxis

Ausbildung

2004–2005	Universitätslehrgang Nursing Science (MSc) an der Donau Universität Krems
1996–1998	1. Universitätslehrgang für leitendes Krankenpflegepersonal an der Grund- und Integrativwissenschaftlichen Fakultät Wien
1991–1991	SAB-Leitend 1.Führungsebene
1985–1987	Krankenpflegeschule am KFJ der Stadt Wien
1966–1970	Gymnasium Osijek/Kroatien
1958–1966	Grundschule Osijek/Kroatien

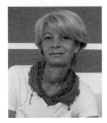

Dagmar Tomacek
Berufliche Tätigkeiten

seit 2016	Diplomierte Gesundheits- und Krankenschwester im Volkshilfe Seniorenzentrum Liezen
2009 - 20015	Diplomierte Gesundheits- und Krankenschwester im Geriatriezentrum Süd der Stadt Wien
1993–2008	leitende Funktion als Oberschwester und Stationsschwester im Sozial- medizinischen Zentrum Süd der Stadt Wien

Ausbildung

1996–1998	Hochschullehrgang für leitendes Krankenpflegepersonal
1993	Sonderausbildung für leitendes Krankenpflegepersonal
1986–1988	Sonderausbildung Intensiv und Dialyse
1979–1983	Ausbildung zur diplomierten Gesundheits- und Krankenschwester

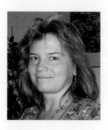

Marie Christine Vencour
Geboren 1966 in Wien, Österreich

Berufliche Tätigkeit

Seit 1.2014	Oberin in der Pflegedirektion sowie Vertretung der Pflegedirektorin in der Klinik Hietzing
2004-2014	Oberschwester in der Pflegedirektion im Krankenhaus Hietzing mit Neurologischem Zentrum Rosenhügel
2002–2004	Tätigkeit als Vertretung einer Oberschwester in der Pflegedirektion des Krankenhauses der Stadt Wien Lainz
1993–2002	Leitende Funktion als Stationsschwester an einer Station der Gastroenterologie im Krankenhaus der Stadt Wien Lainz
1990–1993	Funktion als Stationsschwesternvertretung an der Gastroenterologie im Krankenhaus der Stadt Wien Lainz
1985–1990	Tätigkeit als Diplomierte Gesundheits- und Krankenschwester an der Lungenabteilung im Krankenhaus der Stadt Wien Lainz (stationärer Bereich, Endoskopie & Ambulanz)

Aufgabenbereich
– Organisations- und Pflegeberatung,
– Kontrolle, Sicherung und Verbesserung der Pflegequalität und der Pflegeorganisation
– EDV Ansprechpartnerin für die Pflegeberufe
– Führung der MitarbeiterInnen der Pflegeberatung

Ausbildung

2017	Rezertifizierung Senior Process Managerin (SPcM)
2014	Rezertifizierung Senior Process Managerin (SPcM)
2011	Ausbildung zur Senior Process Managerin (SPcM)
2010	Abschluss des MBA für Health Care Management, Wirtschaftsuniversität Wien
2007/2008	Studiengang für Health Care Management, Wirtschaftsuniversität Wien
2006	Universitätslehrgang Pflegeberatung (Nursing Consultancy)
2004/2006	Weiterbildung Pflegeberatung / Vienna Med. Verein zur Förderung der Gesundheit
2001/2002	Berufsreifeprüfung an der Maturaschule Dr. Roland

1996	Sonderausbildung für leitendes Personal / 1. Führungsebene an der Akademie für Fort- und Weiterbildung des Allgemeinen Krankenhaus der Stadt Wien – Universitätskliniken
1995/1996	Ausbildung zum Qualitätskoordinator im Gesundheitswesen
1989/1990	Fortbildung Fachpraktische Schüleranleitung an der Akademie für Fort- und Weiterbildung des Allgemeinen Krankenhaus der Stadt Wien – Universitätskliniken
1981/1985	Krankenpflegeschule am Krankenhaus der Stadt Wien Lainz

Danksagung

Zum Zeichen der Anerkennung bedanken wir uns für die Unterstützung unserer Arbeit bei folgenden Personen und Gruppen:

Frau DGKS Ulrike Barborik, akad. gepr. Pflegeberaterin, Lehrerin für GuK am AKH Wien, Frau DGKS Ilse Huber, Pflegeberaterin, zertifizierte Wundmanagerin an der Universitätsklinik für Kinder- und Jugendliche, die wichtige Beiträge zur Erstellung von kinderspezifischen Pflegediagnosen geleistet haben.

Dank an unsere Familien und unsere Lebensbegleitungen, ohne die wir nicht wären, was wir sind.

Dank an alle Pflegenden, mit denen wir seit vielen Jahren wertvolle Diskussionen führen und die den Pflegeprozess mit den Pflegediagnosen in der Praxis umsetzen.

Inhaltsverzeichnis

Allgemeines

Inhaltsverzeichnis

Grundlagen und Vorbemerkungen

Inhaltsverzeichnis

Elektronisches Zusatzmaterial Die elektronische Version dieses Kapitels enthält Zusatzmaterial, auf das über folgenden Link zugegriffen werden kann https://doi.org/10.1007/978-3-662-62673-3_1.

Die praxisorientierte Pflegediagnostik (POP) ist eine Pflegeklassifikation, bei der die pflegediagnostischen Beschreibungen von notwendigen Voraussetzungen (= Ressourcen) abgeleitet werden, die ein Mensch benötigt, um erfolgreich seinen Alltag bewältigen zu können. Diese notwendigen Voraussetzungen (= Ressourcen) werden in körperliche/funktionelle, psychische und soziale/umgebungsbedingte Bereiche unterteilt. Der Einsatz von POP benötigt eine gesundheitsbezogene Sichtweise der Pflegenden (Abkehr von der Defizitorientierung). POP ermöglicht Ressourcenorientierung in der Pflege systematisch zu erfassen, darzustellen und bewusst in die Pflegeplanung einzubeziehen. Diese Möglichkeiten der Ressourcenorientierung erscheinen aus der Sicht der Autorinnen und Autoren besonders auch für die wachsenden neuen Arbeitsbereiche der Pflege, wie Beratung, Prävention und Gesundheitsförderung in allen Pflegesettings attraktiv.

Die praxisorientierte Pflegediagnostik (POP) ist eine Pflegeklassifikation, bei der die pflegediagnostischen Beschreibungen von notwendigen Voraussetzungen (= Ressourcen) abgeleitet werden, die ein Mensch benötigt, um erfolgreich seinen Alltag bewältigen zu können. Diese notwendigen Voraussetzungen (= Ressourcen) werden in körperliche/funktionelle, psychische und soziale/umgebungsbedingte Bereiche unterteilt. Der Einsatz von POP benötigt eine gesundheitsbezogene Sichtweise der Pflegenden (Abkehr von der Defizitorientierung). POP ermöglicht Ressourcenorientierung in der Pflege systematisch zu erfassen, darzustellen und bewusst in die Pflegeplanung einzubeziehen. Diese Möglichkeiten der Ressourcenorientierung erscheinen aus der Sicht der Autorinnen und Autoren besonders auch für die wachsenden neuen Arbeitsbereiche der Pflege, wie Beratung, Prävention und Gesundheitsförderung in allen Pflegesettings attraktiv.

Pflegediagnosen ermöglichen die systematische Steuerung des Pflegeprozesses, etwa durch die Fokussierung der pflegerischen Wahrnehmung. Eine praxisorientierte Pflegediagnostik kann die professionell Pflegenden unterstützen, Prioritäten zu setzen, zielgerichtet zu handeln und Pflegeinterventionen zu argumentieren. Der Einsatz einer praxisorientierten Pflegediagnostik (POP), d. h. einer lebendigen und von den praktisch Tätigen akzeptierten Pflegediagnostik, ist eine wichtige Basis der professionellen Kommunikation und Dokumentation, um die Grundlagen und den Stellenwert der pflegerischen Arbeit aufzuzeigen und verständlich zu machen.

Die praxisorientierte Pflegediagnostik (POP) betritt das Feld der Ressourcenorientierung in der Pflegediagnostik und macht die Ressourcen zum grundlegenden Bestandteil der Pflegediagnostik.

Die Erweiterung des Konzepts „Pflegediagnose" durch einen konsequenten ressourcenorientierten Ansatz ermöglicht Pflegenden eine veränderte Sichtweise von Menschen mit Pflegebedarf. Bestehende Konzepte, wie Prävention, Gesundheitsförderung und eine gestärkte Rolle der Menschen mit Pflegebedarf werden besser in der Praxis der Pflege integrierbar.

POP wurde erstmals im April 2009 veröffentlicht und findet seither Anwendung im gesamten deutschsprachigen Raum in unterschiedlichen pflegerischen Settings. Akutkrankenhäuser im allgemeinen als auch im psychiatrischen Bereich, Rehabilitationseinrichtungen sowie unterschiedliche Einrichtungen in der Langzeitpflege nutzen POP in der täglichen pflegerischen Arbeit.

1

1.1   Der Begriff „Pflegediagnose"

Der Begriff „Diagnose" kommt aus dem Griechischen und bedeutet „unterscheiden". Der Große Brockhaus nennt für die Beschreibung des Begriffs „Diagnose" die deutschen Wörter „Unterscheidung", „Erkenntnis", „Erkennung". Der Begriff „Diagnose" wird von vielen unterschiedlichen Berufsgruppen verwendet. Er ist keiner bestimmten Berufsgruppe vorbehalten.

Der US-amerikanische Pflege-Berufsverband ANA definiert: „Nursing is the protection, promotion, and optimization of health and abilities, prevention of illness and injury, alleviation of suffering through the diagnosis and treatment of human response, and advocacy in the care of individuals, families, communities, and populations" (ANA-Website 2012) (dt.: Pflege ist der Schutz, die Förderung und Optimierung von Gesundheit und Fähigkeiten, die Prävention von Krankheiten und Verletzungen sowie die Linderung von Leiden mittels Diagnose und Behandlung von menschlichen Reaktionen und umfasst auch anwaltschaftliche Tätigkeiten in der Betreuung und Pflege von Individuen, Familien, Gemeinschaften und der Bevölkerung.)[1]

In dieser Beschreibung von Pflege kommt zum Ausdruck, dass Diagnostizieren ein unverzichtbarer Bestandteil der Pflege ist. Pflegediagnosen sind ein Element des Pflegeprozesses und dieser wiederum Teil des gesamten Behandlungsprozesses.

Diagnostizieren bedeutet, die Lebenssituation eines Menschen und den aktuell vorhandenen Pflegebedarf zu beschreiben und zu bewerten. Es geht um die Entscheidung, ob ein Mensch pflegerische Unterstützung benötigt und wenn ja, welche und warum. Diese grundlegende Festlegung macht die Pflegediagnostik zu einem zentralen Entscheidungsprozess in der eigenverantwortlichen professionellen Pflege.

Um diese Entscheidungen professionell treffen zu können, müssen Pflegende die Kunst des Erkennens und Beurteilens von Zeichen, Symptomen, Faktoren und Ursachen erlernen und beherrschen.

1.1.1   Pflegephänomene und Pflegediagnosen

Wenn Pflegende Pflegediagnosen verwenden, geht es um die Beurteilung bestimmter Aspekte in der aktuellen Lebenssituation eines Menschen mit Unterstützungsbedarf. Die Eingrenzung des Lebensaspektes, um den es genau geht, kann über das Konzept des „Pflegephänomens" erfolgen.

Ein „Phänomen" ist das Erscheinende, sich Zeigende, mit den Sinnen Wahrnehmbare (vgl. Duden 1982). In der Pflege sind dies Aspekte der Gesundheit, Aspekte des Krankseins, Alltagskompetenzen – ganz generell Lebensprozesse. Wahrnehmung bezieht sich dabei sowohl auf die Menschen, die Pflege benötigen als auch auf die Pflegenden.

Diese pflegerelevanten Aspekte des Lebens bilden einen Hauptbestandteil im Titel einer Pflegediagnose, z. B. „Atmen", „Körperliche Mobilität", „Haushaltsführung", „Soziale Interaktion" oder „Hoffnung".

---

1   Übersetzung durch die Autorinnen und Autoren dieses Buches.

Erkennen professionell Pflegende Handlungsbedarf im Zusammenhang mit einem Pflegephänomen, werden sie diesen in Form einer Pflegediagnose festhalten und begründen.

Um in einer Klassifikation einzelne Pflegediagnosen voneinander abgrenzen zu können, ist eine Definition erforderlich. Eine Definition ist eine gemeinsame Übereinkunft darüber, was mit einem bestimmten Begriff bezeichnet wird und schafft ein gemeinsames Verständnis (Was verstehen wir z. B. unter *Atmen, beeinträchtigt* oder unter *Körperlicher Mobilität, Entwicklung der Ressourcen?*).

Da es zumindest drei Arten von Pflegediagnosen gibt (Gesundheitspflegediagnose, Risiko-Pflegediagnose, Aktuelle Pflegediagnose – vgl. Abschnitt „Arten von Pflegediagnosen", S. 16), muss in einer Klassifikation jede Pflegediagnose eine eigene Definition erhalten, die sich auf das Pflegephänomen bezieht. Dadurch werden die diagnostischen Konzepte unterscheidbar und können in der fachlichen Kommunikation einheitlich verwendet werden.

Die Definition ist ein fester Bestandteil jeder Pflegediagnose und ist das wichtigste Kriterium für die Prüfung, ob eine bestimmte Pflegediagnose zu einer aktuellen Situation passt.

1.1.2 Unterscheidungsmerkmale von Pflegediagnostik und medizinischer Diagnostik

Medizinisch gesehen wird ein Mensch zum Patienten, wenn er erkrankt. Für die Pflege wird ein Mensch zum Patienten bzw. Klienten, wenn dessen Selbstpflegevermögen nicht mehr ausreicht, um die aktuelle gesundheitsbezogene Lebenssituation und die dadurch auftretenden Erfordernisse selbstständig zu bewältigen. Sowohl die Pflege, als auch die Medizin ermitteln einen Bedarf in Form von Diagnosen und leiten davon Maßnahmen ab. Die Medizin setzt sich in ihrem Tätigkeitsbereich mit den Krankheiten von Menschen und den notwendigen medizinischen Behandlungen auseinander. Die Pflege beschäftigt sich damit, wie Menschen ihren Gesundheitszustand bzw. ihre Krankheit erleben und welche daraus folgenden pflegerischen Aktivitäten notwendig sind, um den Alltag bewältigen zu können.

> Pflegediagnosen beschreiben die Reaktionen von Menschen auf den aktuellen Gesundheitsstatus und gesundheitsbezogene Ereignisse im Lebensprozess bzw. deren Umgang damit. Die pflegerische Beurteilung richtet sich am Erleben der Gesundheits- oder Krankheitssituationen von Menschen aus. Die medizinische Diagnostik und Therapie beschäftigen sich direkt mit den Krankheiten eines Menschen.

Aus dem generellen Unterschied im Ansatz von Pflege und Medizin ergeben sich auch verschiedene Eigenschaften der Diagnostik aus beiden Bereichen (◘ Tab. 1.1, ◘ Tab. 1.2).

Medizinische Diagnosen enthalten für die Pflege wichtige Zusatzinformationen, sind jedoch nicht Gegenstand der eigenverantwortlichen Pflege.

1

◘ **Tab. 1.1**   Unterscheidungsmerkmale im Überblick

Medizinische Diagnosen	Pflegediagnosen
Beschreiben die Krankheit selbst	Beschreiben das Krankheitserleben, das heißt, wie sich ein Mensch verhält, wenn er/sie erkrankt
Beschreiben Krankheiten und begründen medizinische Behandlungen	Beschreiben den Pflegebedarf sowie den Bedarf an Gesundheitsförderung und begründen pflegerische Maßnahmen im eigenverantwortlichen pflegerischen Handlungsbereich
Betreffen den Patienten als Einzelperson	Beschreiben und berücksichtigen neben den Betroffenen auch die Familie oder Gemeinschaften als Funktionseinheit (z. B. Familienprozess, verändert; Coping der Familie, beeinträchtigt)
Beziehen sich auf pathophysiologische Veränderungen im Körper, meistens ohne Berücksichtigung psychosozialer Faktoren und Auswirkungen (Ausnahme „Psychiatrie")	Beziehen sich auf das Verhalten des Betroffenen und auf die physiologischen, psychischen und sozialen Reaktionen auf Gesundheitsprobleme oder Lebensprozesse
Fallen in die rechtliche Zuständigkeit der Ärzte, der medizinischen Arbeit	Fallen in die rechtliche Zuständigkeit der Pflege, der pflegerischen Arbeit

◘ **Tab. 1.2**   Unterscheidungsmerkmale an Hand konkreter Beispiele

Medizinische Diagnosen	Mögliche Pflegediagnosen
Morbus Parkinson ICD-10-Code G20.1	P: Gehen, beeinträchtigt (50092) Ä: Steifigkeit (Rigor) S: macht kleine Schritte beim Gehen, Startschwierigkeiten beim Gehen R: steht selbstständig auf
	P: Selbstwertschätzung, gering (80112) Ä: optische und körperliche Veränderungen (ausdruckslose Mimik, maskenartiges Gesicht, Bewegungseinschränkung) S: Bemerkungen wie: „Sehen Sie nur wie ich aussehe", „Ich kann mich ja nicht unter die Leute wagen.", „Ich werde immer unbeweglicher, alle schauen auf mich." R: hilft bei der Körperpflege aktiv mit
	Weitere oder auch vollkommen andere Pflegediagnosen sind möglich
Paranoide Schizophrenie ICD-10-Code F20.0	P: Körperliche Mobilität, beeinträchtigt (50052) Ä: Sedierung und starker Tremor der Hände S: Kann alleine nicht aufstehen, ist unsicher beim Gehen und verschüttet beim Trinken R: Geht mit Unterstützung einer Pflegenden am Gang auf und ab. Führt halbvolles Trinkgefäß ohne Ausschütten selbstständig zum Mund.
	P: Körperbild, beeinträchtigt (80102) Ä: Beeinträchtigte Selbstwahrnehmung S: Drückt aus von bestimmten Menschen verfolgt zu werden R: Äußert Vertrauen gegenüber den Pflegenden zu haben
	Weitere oder auch vollkommen andere Pflegediagnosen sind möglich

1.2 Pflegediagnostik und Aufwandsdarstellung

Krankenhausärzte müssen mittels klassifizierter Diagnosen ihr Leistungsvolumen darstellen, um die Kosten zu begründen und abzurechnen. In Deutschland und der Schweiz werden dazu die Diagnosis Related Groups (DRG)[2] als Berechnungsgrundlage im Krankenhausbetrieb verwendet. In Österreich findet die sogenannte LKF (leistungsorientierte Krankenanstaltenfinanzierung) Anwendung.

Andere Berufsgruppen, wie die Ergotherapie, Physiotherapie oder Sozialarbeit, haben derzeit noch keine einheitlichen Diagnosen-Klassifikationssysteme.

Dadurch kann der Eindruck entstehen, dass sich die Leistungen aller Gesundheitsberufe aus einem medizinischen Diagnosesystem ableiten lassen.

Den Pflegeaufwand aus medizinischen Diagnosen abzuleiten ist aus gesundheitsökonomischer Sicht nicht zielführend und muss diskutiert werden. Statistische Analysen belegen seit vielen Jahren mehrheitlich, dass aus medizinorientierten Leistungserfassungen (z. B. DRGs) der Pflegeaufwand nicht in ausreichender und zufriedenstellender Weise dargestellt werden kann (vgl. z. B. Fischer 1999; Baumberger 2001; Hunstein 2003; Baumberger et al. 2009).

> ❯ DRGs und ähnliche medizinorientierte Systeme (z. B. LKF in Österreich) beschreiben den gesamten Behandlungsaufwand aller Berufsgruppen im Gesundheitssystem nur ungenügend.

Der pflegerische Betreuungsbedarf und -aufwand ergibt sich aus der pflegerischen Bewertung der Gesundheitssituation eines Menschen (Ressourcen und Beeinträchtigungen), den formulierten und mit dem Betroffenen vereinbarten Pflegezielen und den daraus resultierenden Pflegemaßnahmen. Pflegediagnosen begründen den geplanten und/oder tatsächlich geleisteten Pflegeaufwand, da sie strukturierte Beschreibungen der Situation von Menschen mit Pflegebedarf darstellen.

1.3 Ziele des Formulierens von Pflegediagnosen

Das Formulieren von Pflegediagnosen erfüllt folgende Funktionen:
- Pflegediagnosen begründen, warum Menschen Pflege benötigen
- Pflegediagnosen sind die Grundlage für die Festlegung des Pflegebedarfs
- Pflegediagnosen geben eine informative, übersichtliche, anschauliche, individuelle Kurzbeschreibung/Charakterisierung der Pflegesituation
- Pflegediagnosen sind ein wichtiges Informations- und Kommunikationsmittel für die Pflege

---

2   Dt. diagnosenorientierte Fallgruppen.

1

- Pflegediagnosen ermöglichen den Pflegeaufwand zu argumentieren (z. B. Personal-kosten, Materialkosten)
- Pflegediagnosen sind wichtig für die Qualitätsarbeit und die Pflegeforschung. Sie sind ein Werkzeug für die Weiterentwicklung der Pflege
- Pflegediagnosen erleichtern eine standardisierte Erfassung sowie eine Übernahme in EDV-Systeme und Datenbanken

1.4   Zeitpunkt des Formulierens von Pflegediagnosen

Sobald Informationen und Daten über Menschen mit Unterstützungsbedarf verfügbar sind (z. B. Aussagen und Mitteilungen der Betroffenen, Aussagen von Angehörigen, Beobachtungsinhalte), können Pflegende erste pflegediagnostische Überlegungen anstellen. In Situationen, in denen sich die hilfebedürftigen Menschen nicht bzw. nur eingeschränkt am Pflegeprozess beteiligen können (z. B. bewusstlose oder in der Kommunikation beeinträchtigte Menschen), entscheiden die Pflegenden aufgrund ihrer professionellen Einschätzung und unter Einbeziehung sämtlicher anderer Informationsquellen, welche Diagnosen in die Pflegeplanung aufgenommen werden.

Pflegediagnosen werden bei unklarer Ätiologie (Ursache) als Verdachtsdiagnosen formuliert und z. B. durch die Formulierungen „in vermutlichem Zusammenhang" oder „unklare Ursache" gekennzeichnet.

Im pflegerischen Alltag werden Pflegediagnosen in die Pflegeplanung übernommen, wenn abschätzbar ist, dass die Pflegediagnosen, Pflegeziele und Pflegemaßnahmen über einen längeren Zeitraum ein geplantes und kontinuierliches Vorgehen erfordern. Beim Erkennen eines pflegerischen Handlungsbedarfs, der nur kurzfristige Handlungen erfordert, ist es ausreichend, die Situation und die durchgeführten Maßnahmen im Pflegebericht zu dokumentieren.

> Eine Pflegediagnose wird in der Praxis dann gestellt, wenn voraussichtlich über mehrere Tage kontinuierlich Pflegemaßnahmen erforderlich sind und die Ausarbeitung einer Pflegeplanung sinnvoll ist.

1.5   Das POP-Ressourcenmodell

1.5.1   Ressourcen und Pflegebedarf

Menschen bewältigen ihren Alltag mit individuellen Fähigkeiten und Fertigkeiten. Diese Fähigkeiten und Fertigkeiten können auch Ressourcen genannt werden (vgl. Scheichenberger 2009, S. 53 ff.). Die gesundheitsbezogenen Ressourcen zu benennen und einzubeziehen gehört heute zur aktuellen und professionellen Pflegepraxis. Würde und Respekt in der Pflege bedeutet auch, Menschen nicht nur unter dem Aspekt zu sehen, was sie nicht (mehr) können. Eine starke Defizitorientierung, wie sie in der Gesundheitsversorgung immer noch zu finden ist, bedeutet die Vernachlässigung von Ressourcen und damit die Vernachlässigung wesentlicher Lebensanteile. Darüber hinaus unterstützt das ressourcenorientierte Denken die Pflegenden bei der Argumentation, warum sie in einem professionellen Rahmen tätig werden.

Bei allen Diskussionen darüber, wie Pflegebedarf genau zu fassen ist, kann davon ausgegangen werden, dass es sich dabei um die Differenz zwischen den Anforderungen der Alltagsbewältigung und den verfügbaren (gesundheitlichen) Ressourcen handelt (vgl. z. B. Wingenfeld et al. 2007, S. 107). Damit wird klar, dass Ressourcen für die Festlegung des Pflegebedarfs eine zentrale Rolle spielen.

Das ist keine grundsätzlich neue Einsicht, lässt sich doch die Bedeutung von Ressourcen in der Pflege auch aus Pflegemodellen und Pflegetheorien ableiten. Beinahe alle anerkannten Pflegemodelle und Pflegetheorien beziehen sich auf den Menschen in seiner Gesamtheit, mit den für die Pflege relevanten Phänomenen und vier miteinander in Beziehung stehenden zentralen Konzepten – Person, Umwelt, Gesundheit und Pflege.

Die integrative Betrachtung von Fähigkeiten und Einschränkungen eines Menschen ist nicht allein eine Frage auf der theoretischen Ebene. Längst hat die Forderung nach der Arbeit mit Ressourcen auch in offizielle Dokumente Einzug gehalten. In Österreich ist im § 14, Abs. 2 des Gesundheits- und Krankenpflegegesetzes festgehalten, dass auch zur Verfügung stehende Ressourcen im Assessment berücksichtigt werden müssen (vgl. RIS 2012). In Deutschland hat der Medizinische Dienst der Spitzenverbände der Krankenkassen (MDS) im Jahr 2005 eine „Grundsatzstellungnahme Pflegeprozess und Pflegedokumentation" herausgegeben, in der explizit die Einbeziehung von Ressourcen durch die Verwendung des PESR-Formats[3] in der Formulierung von Pflegediagnosen angeregt wird (MDS 2005, S. 20 ff.).

Will man den Pflegebedarf eines Menschen einschätzen und begründen, müssen mehrere Faktoren in die Beurteilung einbezogen werden. Dazu gehören die Selbstpflegefähigkeiten und Ressourcen, Kontextfaktoren (z. B. Wohnumgebung, soziales Netzwerk) und Zieldefinitionen über angestrebte Fähigkeiten und Zustände (vgl. Bartholomeyczik und Hunstein 2000, S. 107). Die individuelle Beurteilung von gesundheitsbezogener Alltagskompetenz und eventuell bestehenden Einschränkungen ist Aufgabe der Pflegenden im Rahmen der Pflegediagnostik. Pflegediagnosen müssen somit – als eine konkrete Form der pflegerischen Situationseinschätzung – auch individuelle Ressourcen, Beeinträchtigungen, Ziele und Lebensumstände einbeziehen und abbilden.

Für diese Aufgabe braucht es entsprechende pflegediagnostische Werkzeuge, die eine umfassende pflegerische Situationsbeschreibung erlauben und unterstützen. Pflege, die auch die Ressourcen eines Menschen systematisch berücksichtigt, benötigt logische Konzepte, die Pflegende dabei unterstützen und befähigen, die Ressourcenorientierung in der Praxis umzusetzen.

Viele der etablierten Klassifikationssysteme der Pflege kommen aus der Tradition der Defizitbeschreibungen. Manche bieten keine Möglichkeit, Ressourcen zu erfassen, andere ermöglichen es, bieten den Anwenden aber keine Anhaltspunkte, wie Ressourcenorientierung angewendet werden kann.

Dies ist der Ausgangspunkt der Klassifikation „POP – praxisorientierte Pflegediagnostik", die Ressourcen als fixen Bestandteil von Pflegediagnosen verankert.

---

3 PESR: Problem, Etiology, Symptom, Resources. Der MDS verweist auf eine Publikation von Sauter et al. (2004).

1

1.5.2 Theoretischer Hintergrund der POP-Klassifikation

Gesundheit ist als positives Phänomen schwer zu definieren. Das Alltagsverständnis von Gesundheit erschöpft sich meist im „nicht krank sein". Im Diskurs der Gesundheitswissenschaften kann Gesundheit als Fähigkeit zur produktiven Bewältigung der Herausforderungen des Lebens gesehen werden (vgl. Nutbeam 1998, S. 1). Pelikan fasst Gesundheit noch grundlegender und beschreibt sie als Prozess des Überlebens (vgl. Pelikan 2009). Dieser Prozess kann in weiterer Folge noch näher differenziert werden, etwa nach der Dauer (Lebenswartung) oder nach der Art und Weise des Überlebens (Lebensqualität).

Ausgehend von dieser allgemeinen Definition von „Gesundheit" stellt sich die Frage, welchen Gesundheitsbegriff die Pflege als Gesundheitsberuf anwenden soll. Die Pflege ist ein Gesundheitsberuf unter vielen anderen und jeder dieser Berufe bearbeitet unterschiedliche Aspekte der Gesundheit. Folglich muss auch der Gesundheitsbegriff der Pflege jenen Ausschnitt aus einer Gesamtdefinition von Gesundheit abbilden, der das Tätigkeitsfeld der Pflege umfasst.

Ein hilfreicher Hinweis dazu findet sich bei Bartholomeyczik (2006). Sie diskutiert die Bedeutung von Prävention und Gesundheitsförderung für die Pflege und schlägt vor, Gesundheit als Fähigkeit zur autonomen Alltagsbewältigung zu definieren. Greift man diesen Vorschlag auf, führt das zu einer funktionellen Definition von Gesundheit, in der Gesundheit als Potenzial und Fähigkeit gesehen wird. Mit diesem Verständnis von Gesundheit lässt sich der Ansatz in der professionellen Gesundheits- und Krankenpflege gut beschreiben und der Begriff „Gesundheit" wird in der Pflegepraxis handhabbar. Die „Fähigkeit, sich selbst anzukleiden", ist damit ein relevanter Teil der menschlichen Gesundheit und viel näher an der Pflegepraxis als die Begriffe in allgemeinen Gesundheitstheorien.

Bei der Beurteilung des Gesundheitszustandes, d. h. der Fähigkeiten zur Alltagsbewältigung, ist die subjektive Einschätzung der betroffenen Menschen von großer Bedeutung. Das bedeutet, dass Pflegende hier eine besondere Verantwortung haben, die individuelle Lebensinterpretation von Menschen mit Pflegebedarf in ihre professionelle Bewertung einzubeziehen (vgl. Bräutigam 2003; Schrems 2003).

1.5.3 Der ressourcenorientierte Ansatz von POP

Im Zentrum von POP stehen die Ressourcen und die Gesundheit eines Menschen. Ein differenziertes Verständnis, was Ressourcen sind und welche Bedeutung sie für das Leben von Menschen haben, ist eine wesentliche Grundlage für ressourcenorientiertes Arbeiten.

> ❯ Ressourcen werden definiert als Kräfte, Fähigkeiten und Möglichkeiten, die Menschen zur Erhaltung bzw. Entwicklung der Gesundheit und/oder zur Krankheitsbewältigung einsetzen.

Diese Definition orientiert sich an unterschiedlichen Konzepten, die bereits in diese Richtung entwickelt wurden, etwa am salutogenetischen Ansatz nach Antonovsky (1979) oder an einer Reihe von Bewältigungs- und Stresstheorien (für eine Übersicht siehe Hurrelmann 2006; Scheichenberger 2009).

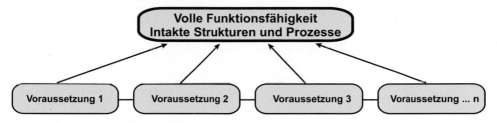

◨ Abb. 1.1 Intakte Voraussetzungen

In der POP-Klassifikation wird davon ausgegangen, dass Gesundheit auf intakten Ressourcen beruht (vgl. ◨ Abb. 1.1).

Relevante Ressourcen in der Pflege lassen sich über folgende Fragestellung identifizieren: „Welche Fähigkeiten und Fertigkeiten müssen im körperlichen/funktionellen, psychischen und sozialen/umgebungsbedingten Bereich gegeben sein, damit Aufgaben und Herausforderungen im Lebensprozess eigenständig bewältigt werden können?"

Ein Beispiel: Welche Ressourcen, Fähigkeiten und Fertigkeiten müssen vorhanden sein, damit ein Mensch gehen kann? Z. B.

- Ausreichende Energie/Kraft
- Ausreichende Ausdauer
- Ausreichende Beweglichkeit
- Intakte Wahrnehmung
- Intaktes Denken
- Intakte räumliche Orientierung
- Intakte Koordination
- Gefühl der Sicherheit beim Gehen
- Motivation zu gehen
- Selbstvertrauen in die eigene Fähigkeit zu gehen
- Schmerzfreiheit beim Gehen
- Umgebung ist den Fähigkeiten angepasst (z. B. rutschfreier Untergrund, keine Schwellen, Entfernung von Stolperfallen)

Voraussetzungen für intakte Strukturen und Prozesse werden bei POP als Ressourcen bezeichnet. Intakte Ressourcen sind Voraussetzungen für Gesundheit.

1.5.4 Arten von Ressourcen in der POP-Klassifikation

Menschen verfügen über Ressourcen in unterschiedlichen Bereichen. Die POP-Klassifikation unterscheidet Ressourcen in drei Bereichen:

- Körperliche/funktionelle Ressourcen
- Psychische Ressourcen
- Soziale/umgebungsbedingte Ressourcen

1

Ressourcen können unterschiedliche Zustände haben:
- intakt
- potenziell beeinträchtigt
- beeinträchtigt bzw. teil-intakt
- fehlend

Manche Ressourcen sind für Menschen nur mit externer Unterstützung nutzbar (teil-intakte Ressourcen), die an einer „wenn"–Bedingung erkennbar sind. Beispielsweise isst ein Mensch selbstständig, wenn das Essen in Reichweite positioniert wird. Diese Ressourcen werden als indirekte Ressourcen bezeichnet. Ressourcen, die ein Mensch eigenständig, ohne Zutun von außen verwenden kann, werden als direkte Ressourcen benannt, z. B. organisiert und bereitet sich selbstständig Essen zu.

1.5.5 Zusammenhang von Ressourcen und POP-Pflegediagnostik

Wenn Gesundheit auf intakten und funktionierenden körperlichen/funktionellen, psychischen und sozialen/umgebungsbedingten Ressourcen beruht, dann können beeinträchtigte oder fehlende Ressourcen Ursache für Einschränkungen in der Alltagsbewältigung werden. In diesem Fall können diese Ursachen pflegediagnostisch als Ätiologie (= Ursachen) für bestehende Einschränkungen beschrieben werden (◘ Tab. 1.3 und ◘ Abb. 1.2).

Besteht das Risiko, dass die Alltagsbewältigung eines Menschen in der Zukunft aufgrund von abnehmenden und/oder bereits reduzierten Ressourcen beeinträchtigt werden könnte, so können diese (potenziell) beeinträchtigten Ressourcen als Risikofaktoren formuliert werden (Risiko-Pflegediagnose ◘ Abb. 1.3).

Intakte oder teilweise intakte Voraussetzungen für die Alltagsbewältigung können als Ressourcen dargestellt werden (◘ Abb. 1.4).

Der Zusammenhang zwischen Ressourcen und pflegediagnostischen Beschreibungen (Pflegediagnosen), die den Bedarf an pflegerischen Interventionen begründen, wird durch die Grafiken veranschaulicht (◘ Abb. 1.2, ◘ 1.3, ◘ 1.4).

◘ **Tab. 1.3**   Gegenüberstellung Ressourcen und Ätiologien der PD „Orientierung, beeinträchtigt"

Ressourcen	Pflegediagnosen
Intakte Sinneswahrnehmung	Beeinträchtigte Sinneswahrnehmung
Intakte kognitive Fähigkeiten	Beeinträchtigte kognitive Fähigkeiten
Erholsamer Schlaf	Beeinträchtigter Schlaf
Bekannte Umgebung	Unbekannte Umgebung
Gefühl der Sicherheit	Angst
etc.	etc.

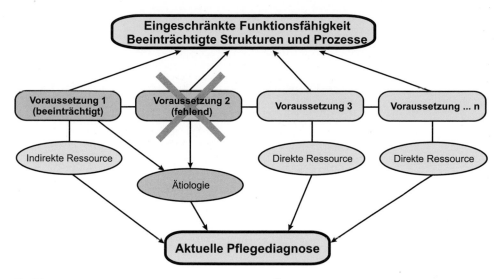

Abb. 1.2 Zusammenhang zwischen Ressourcen und Ätiologien (Ursachen)

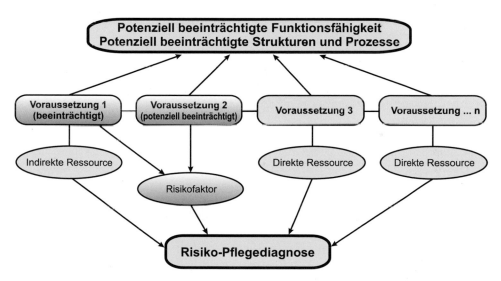

Abb. 1.3 Zusammenhang zwischen Ressourcen und Risikofaktoren

Jeder Ressourcenzustand hat in der POP-Pflegediagnostik bestimmte Funktionen:

– Intakte Ressourcen: direkte Ressourcen in allen Arten von Pflegediagnosen (Gesundheits-, Risiko- und aktuelle Pflegediagnosen)
– Potenziell beeinträchtigte Ressourcen: Risikofaktoren
– Beeinträchtigte Ressourcen/teil-intakte Ressourcen: beeinträchtigter Teil als Ätiologie oder Risikofaktor, intakter Teil als indirekte Ressource
– Fehlende Ressourcen: Ätiologie

1

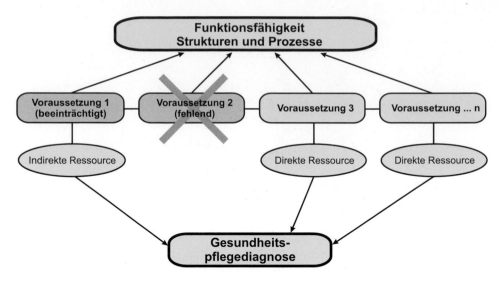

Abb. 1.4   Zusammenhang von Ressourcen und einer Gesundheitspflegediagnose

1.5.6 Methodisches Vorgehen bei der Erarbeitung der POP-Pflegediagnosen

Aufbauend auf dem erklärten Ressourcenmodell erarbeiten die Autorinnen und Autoren die POP-Pflegediagnosen. Die Entwicklung läuft in folgenden Schritten ab:

— Identifikation relevanter Pflegephänomene (z. B. Denkprozess, Coping, innere Ruhe, Schlaf)
— Formulierung der Pflegediagnosentitel zu einem Pflegephänomen (z. B. zum Pflegephänomen Coping des Betroffenen: PD Coping des Betroffenen, beeinträchtigt; PD Coping des Betroffenen, beeinträchtigt, Risiko und PD Coping des Betroffenen, Entwicklung der Ressourcen)
— Ausarbeitung von Definitionen für Gesundheits-, Risiko- und aktuelle Pflegediagnosen
— Identifikation relevanter Ressourcen im Zusammenhang mit dem Pflegephänomen
— Ausarbeitung der konkreten pflegediagnostischen Beschreibungen (Ätiologie, Risikofaktoren, Symptome und Ressourcen) für Gesundheits-, Risiko- und aktuelle Pflegediagnosen
— Evaluation der Definitionen und Ressourcen durch ExpertInnenkonsultationen und Kontrollbearbeitungen in Seminaren und Lehrveranstaltungen.

1.6 Die POP-Pflegediagnosen

Will man Pflegediagnosen definieren, muss man auch über eine Definition von Pflege nachdenken, da Pflegediagnosen Ausdruck der Pflege sind. Die POP-Klassifikation bezieht sich auf die Pflegedefinition des International Council of Nurses (ICN). Die Pflegedefinition des ICN ermöglicht eine breite Sicht auf Verhaltens- und Reaktionsweisen von Menschen im gesamten Lebensprozess, die sich nicht auf die Beschreibung von Problemen beschränkt, sondern auch die Gesundheitspflege einschließt:

» Pflege umfasst die eigenverantwortliche Versorgung und Betreuung von Menschen aller Altersgruppen, von Familien oder Lebensgemeinschaften, sowie von Gruppen und sozialen Gemeinschaften, ob krank oder gesund, in allen Lebenssituationen.

Pflege schließt die Förderung der Gesundheit, Verhütung von Krankheiten und die Versorgung und Betreuung kranker, behinderter und sterbender Menschen ein. […] (Definition von Pflege nach ICN, dt. Übersetzung konsentiert durch DBfK, ÖGKV und SBK).

Aufbauend auf dieser Auffassung von Pflege werden in der POP-Klassifikation Pflegediagnosen wie folgt definiert:

❯ Pflegediagnosen sind Beschreibungen konkreter pflegerischer Einschätzungen von menschlichen, gesundheitsbezogenen Verhaltens- und Reaktionsweisen im Lebensprozess.

Diese Definition ermöglicht sowohl die Beschreibung von Ressourcen als auch von Beeinträchtigungen und Defiziten in gleicher Weise.

1.6.1 Arten von Pflegediagnosen

In der POP-Klassifikation werden drei Pflegediagnosen-Formen unterschieden:
- Risiko-Pflegediagnosen
- Aktuelle Pflegediagnosen
- Gesundheitspflegediagnosen (Entwicklung der Ressourcen)

Jede dieser drei Formen von Pflegediagnosen beschreibt eine andere Ausrichtung der beabsichtigten pflegerischen Intervention. Grundsätzlich stehen den Gesundheitsberufen als gesundheitsbezogene Handlungsstrategien folgende Möglichkeiten zur Verfügung:
- Gesundheitsförderung: Erweiterung und Stärkung der gesunden Anteile eines Menschen
- Gesundheiterhaltung (Prävention): Verhindern des Auftretens von Beeinträchtigungen oder Krankheit
- Gesundheitswiederherstellung (Kuration): Vermindern von Beeinträchtigungen oder Krankheit
- Begleitung von irreversiblen Gesundheitsbeeinträchtigungen (Palliation): Fördern/Ermöglichen des bestmöglichen Umgangs mit Beeinträchtigungen oder Krankheit

Die Entscheidung für eine der drei Pflegediagnose-Typen zeigt auch die Wahl einer bestimmten pflegerischen Handlungsstrategie an (◼ Tab. 1.4). Das bedeutet, dass jeder der drei Pflegediagnosen-Formen bereits eine Aussage über den grundsätzlichen pflegerischen Zugang in einer bestimmten Situation darstellt.

1

◻ Tab. 1.4   Übersicht zu den drei Typen von Pflegediagnosen

Risiko-Pflegediagnosen

Voraussetzungen	Erkannter Handlungsbedarf durch diplomierte/examinierte Pflegende
Ziel/Strategie	Erhaltung von bestehender Gesundheit und Prävention von gesundheitlichen Beeinträchtigungen
Maßnahmen	Pflegetherapeutische präventive Maßnahmen
Bedeutung von Ressourcen	Grundlage für optimalen Umgang mit individuell vorhandenen Risikofaktoren
Rolle der Pflegenden	Tätigkeiten im eigenverantwortlichen Bereich, (teilweise) Übernahme von Tätigkeiten für den betroffenen Menschen mit der Zustimmung des/der Betroffenen oder seiner/ihrer Vertreter
Rolle der Betroffenen	Koproduzenten ihrer Gesundheit durch Kooperation mit Gesundheitsberufen

Aktuelle Pflegediagnosen

Voraussetzungen	Erkannter Handlungsbedarf durch diplomierte/examinierte Pflegende
Ziel/Strategie	Wiederherstellung von Gesundheit oder Stabilisierung von gesundheitlichen Beeinträchtigungen
Maßnahmen	Pflegetherapeutische Maßnahmen, Palliation/pflegefachliche Begleitung
Bedeutung von Ressourcen	Grundlage für optimalen Umgang mit einer diagnostizierten pflegerelevanten gesundheitlichen Beeinträchtigung
Rolle der Pflegenden	Tätigkeiten im eigenverantwortlichen Bereich, (teilweise) Übernahme von Tätigkeiten für den betroffenen Menschen mit der Zustimmung des/der Betroffenen oder seiner/ihrer Vertreter
Rolle der Betroffenen	Koproduzenten ihrer Gesundheit durch Kooperation mit Gesundheitsberufen

Gesundheits-Pflegediagnosen

Voraussetzungen	Aktive Bereitschaft des/der Betroffenen zur Übernahme von Verantwortung für die eigene Gesundheit und für die Entwicklung von Ressourcen
Ziel/Strategie	Erweiterung der Kompetenzen eines Menschen mit zukünftigen gesundheitsbezogenen Herausforderungen eigenverantwortlich umzugehen (Entwicklung der Ressourcen)
Maßnahmen	Information, Beratung, Anleitung und Erhaltung der Motivation
Bedeutung von Ressourcen	Grundlage für die Stärkung der Fähigkeit gesundheitsbewusst zu entscheiden und zu handeln
Rolle der Pflegenden	Tätigkeit im eigenverantwortlichen Bereich auf Wunsch des/der Betroffenen
Rolle der Betroffenen	Produzenten ihrer Gesundheit mit Beratung durch Gesundheitsberufe

1.6.2 Format der POP-Pflegediagnosen

Zur Formulierung von Pflegediagnosen wird das PRFR-Format, das PÄSR-Format bzw. das PR-Format verwendet. Dabei geht es um die präzise Formulierung der aktuellen Situation eines Menschen: Welches Pflegephänomen wird beschrieben? Warum besteht Bedarf an pflegerischer Unterstützung (Fehlende/beeinträchtigte Ressourcen, Bedarf an Ressourcenentwicklung)?

1.6.2.1 Format Risiko-Pflegediagnosen

❯ Risiko-Pflegediagnosen beschreiben mögliche Reaktionen, die unter Einwirkung bestimmter Faktoren mit hoher Wahrscheinlichkeit eintreten können, wenn keine pflegerischen Gegenmaßnahmen getroffen werden.

Risiko-Pflegediagnosen sind dreiteilig. Zur Beschreibung der Pflegediagnosen wird das PRFR-Format empfohlen:
— (P) Pflegediagnosentitel – (RF) Risikofaktor – (R) Ressourcen
Beispiel:

P:	Gewebeintegrität, beeinträchtigt, Risiko
RF:	Bettlägerigkeit und die Unfähigkeit, selbstständige Positionierung durchzuführen
R:	Hilft bei der Positionierung mit

1.6.2.2 Format Aktuelle Pflegediagnosen

❯ Aktuelle Pflegediagnosen beschreiben die gegenwärtigen Reaktionen auf Gesundheitsprobleme oder Lebensprozesse.

Aktuelle Pflegediagnosen sind vierteilig. Zur Beschreibung der aktuellen Pflegediagnosen wird das PÄSR-Format empfohlen:
— (P) Pflegediagnosentitel – (Ä) Ätiologie – (S) Symptom/Merkmal – (R) Ressourcen
Beispiele:

P:	Kommunikation, beeinträchtigt
Ä:	Sprachbarrieren (Muttersprache russisch)
S:	Spricht kein Deutsch, schüttelt den Kopf oder zuckt mit den Schultern, wenn sie auf Deutsch angesprochen wird oder ihr deutschsprachige Unterlagen vorgelegt werden, reagiert nicht sinnentsprechend auf verbale Aufforderungen
R:	Benutzt nonverbale Zeichen um zu kommunizieren (Zeichensprache), bemüht sich zu verstehen und verstanden zu werden
P:	Selbstpflege, beeinträchtigt beim Essen/Trinken
Ä:	Mangelnde Beweglichkeit des rechten Armes aufgrund eines Gipsverbandes
S:	Eingeschränkte Fähigkeit, das Essen zu zerkleinern (Klassifikation n. Jones: 02)

1

P:	Kommunikation, beeinträchtigt
R:	Setzt linke Hand zum Essen und zum Halten von Trinkgefäßen ein

1.6.2.3 Format Gesundheitspflegediagnosen (Entwicklung der Ressourcen)

❯ Gesundheitspflegediagnosen beschreiben Ressourcen, deren Entwicklung, Weiterentwicklung bzw. Stärkung die Möglichkeiten eines Menschen verbessern, um in Zukunft eigenständig mit gesundheitlichen Herausforderungen oder Herausforderungen in der gesundheitsbezogenen Alltagsbewältigung fertig zu werden.

Gesundheitspflegediagnosen sind zweiteilig. Zur Beschreibung der Gesundheitspflegediagnosen wird das PR-Format empfohlen:
— (P) Pflegediagnosentitel – (R) Ressourcen
Beispiele:

P:	Schlafen, Entwicklung der Ressourcen
R:	Äußert den Wunsch, mehr über Möglichkeiten zu lernen, einen erholsamen Schlaf zu fördern; führt tagsüber Aktivitäten aus; verfügt über eine regelmäßige Tagesstruktur
P:	Wissen, Entwicklung der Ressourcen
R:	Äußert den Wunsch, mehr über den Umgang mit der Mobilitätseinschränkung zu wissen und Zusammenhänge zu verstehen; verfügt über Zeit für die Teilnahme an Schulungen

1.6.2.4 Hilfsmittel zum Beschreiben des PRFR/PÄSR/PR-Formats

Folgende Fragen sind zur Beschreibung von Pflegediagnosen im PRFR/PÄSR/PR-Format und deren Treffsicherheit hilfreich:
— Welches Pflegephänomen soll bearbeitet werden? Passt die Definition der Pflegediagnose zur aktuellen Situation des betroffenen Menschen? Diese Fragen fördern die Suche nach dem passenden P – dem Pflegediagnosentitel.

Beim Risiko von Beeinträchtigungen/Problemen (Risiko-PD)
— Wodurch könnte es zu einer Beeinträchtigung für den betroffenen Menschen kommen? Welche Ressourcen, Fähigkeiten, Fertigkeiten sind nicht oder nur mangelnd verfügbar? Diese Fragen führen zu den RF – Risikofaktoren.
— Welche Ressourcen des betroffenen Menschen (mit welchen Voraussetzungen) unterstützen bei der Bewältigung der Risikosituation? Diese Frage zeigt den Weg zum R – zu den unterstützenden Ressourcen.

Bei aktuellen Beeinträchtigungen/Problemen (aktuelle PD)
— Warum bestehen Beeinträchtigungen des betroffenen Menschen? Welche Ressourcen, Fähigkeiten, Fertigkeiten sind nicht oder nur mangelnd verfügbar? Diese Fragen führen zu den Ursachen, Ä – der Ätiologie.

- Woran zeigen sich die bestehenden Beeinträchtigungen? Diese Frage zeigt den Weg zum S – zum Symptom/den Symptomen.
- Welche Ressourcen des betroffenen Menschen (mit welchen Voraussetzungen) unterstützen bei der Bewältigung der Beeinträchtigung/des Problems? Diese Frage zeigt den Weg zum R – zu den unterstützenden Ressourcen.

Bei der gezielten Entwicklung von Ressourcen (Gesundheits-PD)

- Welche Ressourcen (mit welchen Voraussetzungen) stärken und/oder erweitern die Möglichkeiten des betroffenen Menschen, in Zukunft eigenständig mit gesundheitlichen Herausforderungen oder Herausforderungen in der gesundheitsbezogenen Alltagsbewältigung fertig zu werden? Diese Frage zeigt den Weg zum R – zu den unterstützenden und (weiter) zu entwickelnden Ressourcen.

1.6.3 Gesundheitspflegediagnosen

Die Gesundheitspflegediagnosen der POP-Klassifikation wurden vor dem Hintergrund des Konzepts der Gesundheitsförderung[4] entwickelt. Die Gesundheitspflegediagnosen bieten die Möglichkeit gesundheits- und ressourcenorientierte Arbeit mit Menschen systematisch in den Pflegeprozess einzubeziehen und darzustellen. Der Schwerpunkt bei der Arbeit mit Gesundheitspflegediagnosen liegt in der Befähigung der betroffenen Menschen, im Rahmen ihrer Handlungs- und Gestaltungsmöglichkeiten Verantwortung für die eigene Gesundheit zu übernehmen und dadurch die Erhaltung und die Entwicklung der gesunden Anteile (Ressourcen) zu fördern.

Das bedeutet, dass Gesundheitsförderung in der Pflege Menschen dazu verhilft, mit zukünftigen gesundheitlichen Herausforderungen eigenverantwortlich und kompetent umzugehen, sei es durch eigene Maßnahmen oder durch die gezielte Nutzung von professionellen Gesundheitseinrichtungen. Dieses Ziel kann nicht nur bei gesunden Menschen sinnvoll sein, sondern auch bei Menschen, die bereits unter unterschiedlichen Beeinträchtigungen und Krankheiten leiden. Gesundheitsförderung ist ein Konzept, das bei allen Menschen angewendet werden kann.

Eine Gesundheitspflegediagnose unterscheidet sich von problembezogenen Pflegediagnosen (aktuelle und Risiko-Pflegediagnosen) im Wesentlichen durch das Element des Empowerments. Empowerment bedeutet in diesem Zusammenhang, dass Menschen, Familien und Gemeinschaften auf eigenen Wunsch in die Lage versetzt werden sollen, in ihrer eigenen Verantwortung kompetente gesundheitsrelevante Entscheidungen zu treffen, die zum Erhalt und zur Verbesserung der körperlichen, psychischen und sozialen Aspekte ihrer Gesundheit beitragen. Empowerment heißt, die Entscheidungen von Menschen zu fördern, zu unterstützen und ernst zu nehmen, unabhängig davon, ob sie die Umsetzung eigenständig oder nur mit Unterstützung durch Dritte erreichen können (z. B. Menschen mit Behinderung).

---

4 Zum Thema Gesundheitsförderung gibt es vielfältige Literatur. Ein wichtiges Basisdokument der Gesundheitsförderung ist die Ottawa-Charta für Gesundheitsförderung der WHO aus dem Jahr 1986. Im Internet beispielsweise zu finden unter: ▶ http://www.euro.who.int/__data/assets/pdf_file/0006/129534/Ottawa_Charter_G.pdf.

1

Das allgemeine Ziel jeder Gesundheitspflegediagnose ist daher die Befähigung eines Menschen, einer Familie oder einer Gemeinschaft zur selbstständigen Erhaltung und Stärkung der eigenen Gesundheit durch Veränderungen im individuellen Verhalten oder des Lebensumfeldes.

Die Maßnahmen, die einer Gesundheitspflegediagnose zugeordnet werden können, sollen die vorhandenen Ressourcen so weiterentwickeln bzw. neue Ressourcen so heranbilden, dass ein Mensch, eine Familie oder eine Gemeinschaft sowohl in der aktuellen Situation als auch zukünftig in der Lage ist, eigenständig positiven Einfluss auf die körperlichen, psychischen und sozialen Aspekte der eigenen Gesundheit nehmen zu können.

Gesundheitsfördernde Maßnahmen können dabei sowohl auf die persönlichen Fähigkeiten und die Motivation eines Menschen als auch auf die Gestaltung des Lebensumfeldes abzielen. Typische gesundheitsfördernde Maßnahmen der Pflege sind daher informieren, beraten, anleiten und Motivationsarbeit, um Menschen bei der eigenständigen Gestaltung ihres Lebens zu unterstützen.

Die Gegenüberstellung einer aktuellen Pflegediagnose und einer Gesundheitspflegediagnose soll den Empowerment-Ansatz verdeutlichen:

Erlebt ein Mensch Beeinträchtigungen beim Atmen, können Pflegende die Pflegediagnose *Atmen, beeinträchtigt* stellen und unter Einbeziehung der Ressourcen Maßnahmen planen und durchführen, die das Atmen ermöglichen bzw. erleichtern. Die Mitarbeit des betroffenen Menschen ist dabei natürlich erwünscht und sinnvoll, aber nicht zwingend notwendig.

Ist ein Mensch mit Atembeeinträchtigungen daran interessiert, eigenständig hilfreiche und fachlich korrekte Maßnahmen zur Verbesserung der Atmung zu setzen, dann können Pflegende mit der Pflegediagnose *Atmen, Entwicklung der Ressourcen* arbeiten. Die Pflegenden konzentrieren die Pflegemaßnahmen dann vor allem auf die Information, Beratung und Anleitung, damit der betroffene Mensch möglichst eigenständig seine Situation bewältigt. Diese gesundheitsförderlichen Aktivitäten können auch die Angehörigen bzw. Bezugspersonen umfassen, da auch diese zu den Ressourcen des betroffenen Menschen zählen können.

Eine Gesundheitspflegediagnose hat folgende allgemeine Voraussetzungen:

- Die Bereitschaft des Menschen, der Familie oder der Gemeinschaft die Entwicklung der eigenen Ressourcen aktiv zu betreiben, ist klar erkennbar.
- Es wird die pflegerelevante gesundheitliche Situation eines Menschen, einer Familie oder einer Gemeinschaft beschrieben.
- Der Fokus der Pflege liegt auf der Stärkung bzw. Entwicklung von Ressourcen, um Menschen, Familien oder Gemeinschaften dazu zu befähigen, eigenständig zu entscheiden und zu handeln.
- Generelles Ziel ist ein höheres Maß an Selbstbestimmung über die eigene Gesundheit der Betroffenen (Empowerment).

Das Stellen von Gesundheitspflegediagnosen ist prinzipiell in jeder Lebensphase und bei jedem Gesundheitszustand möglich, da Leben unter vollständiger Abwesenheit von Ressourcen nicht existieren kann. Das bedeutet, dass bestimmte gesundheitsförderliche Maßnahmen beispielsweise auch bei schwer kranken oder sterbenden Menschen sinnvoll sein können. Auch in dieser Lebensphase sind Ressourcen vorhanden. In der Praxis muss allerdings immer darauf geachtet werden, dass die

Anwendung von Gesundheitspflegediagnosen sinnvoll auf die jeweilige individuelle Situation, die bestehenden Möglichkeiten und auf realistisch erreichbare Ziele abgestimmt wird.

Voraussetzung für die Anwendung einer Gesundheitspflegediagnose ist folglich nicht, dass ein Mensch völlig gesund ist. Wahrscheinlich kann niemand in diesem umfassenden Sinn als „völlig gesund" bezeichnet werden. Die wesentlichste Voraussetzung für die Anwendung einer Gesundheitspflegediagnose ist, dass der klar erkenntliche Wunsch eines Menschen nach Unterstützung bei der Entwicklung seiner gesundheitlichen Ressourcen vorliegt. Ohne diese grundlegende Motivation der Betroffenen können gesundheitsförderliche Interventionen nicht erfolgreich sein. Mitunter wird es auch einige Vorbereitungszeit benötigen, bis eine Gesundheitspflegediagnose sinnvoll eingesetzt werden kann.

1.6.3.1 Anwendungsbereiche von Gesundheitspflegediagnosen

Gesundheitspflegediagnosen sind hilfreich, wenn es darum geht, Menschen in ihrer Eigenständigkeit zu fördern und zu unterstützen, selbst wenn der Raum der möglichen Eigenständigkeit bereits sehr eingeschränkt ist. Auch sehr kleine Entscheidungs- und Gestaltungsfreiheiten können große Bedeutung für Menschen haben.

Förderung der Eigenständigkeit

Gesundheitspflegediagnosen eignen sich gut für Menschen, die einen besonderen Wert auf Eigenständigkeit legen oder auf ein möglichst hohes Ausmaß an Eigenständigkeit angewiesen sind (z. B. in der Hauskrankenpflege). Auch im Rahmen von aktivierenden Pflegeansätzen können – bei entsprechender Motivation des pflegebedürftigen Menschen – Gesundheitspflegediagnosen sinnvoll eingesetzt werden. Ein weiteres Einsatzgebiet sind längerfristig angelegte Gesundheitsberatungsprogramme, wie z. B. Raucherentwöhnungen, Lebensstilberatung. Auch für Pflegende, die in settingbezogenen Gesundheitsförderungsprogrammen mitwirken (z. B. gesunde Stadt/Gemeinde, gesunde Schulen, gesundheitsfördernde Krankenhäuser), können Gesundheitspflegediagnosen ein interessantes Werkzeug sein.

„Recovery"-Konzept

In der psychiatrischen Pflege können Gesundheitspflegediagnosen sinnvoll im Zusammenhang mit dem „Recovery"-Konzept verwendet werden. Dieser Begriff bedeutet „Genesung" oder „Erholung". Recovery wird als eine gesundheitsorientierte und prozesshafte Einstellung gesehen, welche Hoffnung, Wissen, Selbstbestimmung, Lebenszufriedenheit und vermehrte Nutzung von Selbsthilfemöglichkeiten fördern will (vgl. Sauter et al. 2011, S. 871). „Hoffnung" ist dabei als zentrales Element im Recovery-Prozess zu verstehen. Professionell Pflegende können Gesundheitspflegediagnosen nutzen, um Recovery-Prozesse von Betroffenen systematisch zu unterstützen.

Arbeit mit Angehörigen und Bezugspersonen

Ein großes Kapitel der praktischen Tätigkeit von professionell Pflegenden ist die Arbeit mit Angehörigen und Bezugspersonen. Besonders in diesem Feld wird vielfach das getan, was in den Bereich der Gesundheitsförderung fällt: informieren, beraten, anleiten, motivieren, manchmal einfach nur zuhören …

1

Gesundheitspflegediagnosen bieten eine gute Möglichkeit, um die Arbeit mit Angehörigen und Bezugspersonen sichtbar zu machen. Im Speziellen bieten sich dazu Pflegediagnosen an, die Bezugspersonen bzw. Angehörigen im Fokus haben: PD *Rolle als informell Pflegende/r, Entwicklung der Ressourcen* oder PD *Coping der Familie, Entwicklung der Ressourcen.* Ansonsten können auch alle anderen Gesundheitspflegediagnosen, bei denen Angehörige und Bezugspersonen eine soziale Ressource des Menschen mit Pflegebedarf sind, systematische Angehörigenarbeit abdecken.

„Adherence"-Konzept

Gesundheitspflegediagnosen werden auch im Zusammenhang mit dem „Adherence Therapie"-Konzept verwendet (vgl. WHO 2003). Dieser Begriff beschreibt eine psychotherapeutische Kurzintervention durch Pflegende und integriert Ansätze der motivierenden Gesprächsführung sowie verhaltenstherapeutische Ansätze. Entwickelt wurde die Intervention basierend auf Vorarbeiten von Kemp zur Compliance Therapie von Richard Gray am Institute of Psychiatry in London.

In der Adherence Therapie geht es um die Stärkung einer partizipativen Behandlungsform durch bessere Berücksichtigung individueller Bedürfnisse im Behandlungsprozess und Unterstützung der Eigenverantwortung. Dies passiert beispielsweise durch Einbeziehung der direkten Lebensumwelt in Form von Hausbesuchen nach der Entlassung oder der Implementierung evidenzbasierten Interventionen.

Das Ziel der Adherence Therapie ist, dass der pflegebedürftige Mensch selbstständig, aus eigener Kraft heraus in der Lage ist therapeutische Empfehlungen langfristig umzusetzen. Grundlage hierfür ist die eigene Entscheidungsfindung.

Gesundheitspflegediagnosen finden hier Anwendung z. B. in den Pflegephänomenen Coping, Selbstwertschätzung, Selbstschutz, Ernährung, Bewegung.

1.7   Die POP-Klassifikation

Eine Klassifikation ist eine systematische Ordnung von Dingen oder Begriffen anhand bestimmter Merkmale. Die Leistung einer Klassifikation besteht in erster Linie nicht in ihrem Inhalt, sondern in der Ordnungssystematik. So werden in einer Pflegeklassifikation keine Inhalte grundsätzlich neu erfunden. Wissen, das in der Pflege besteht, wird gesammelt und systematisch bearbeitet und geordnet. In Pflegeklassifikationen werden z. B. Pflegephänomene gesammelt und geordnet. Durch die systematische sprachliche Ordnung (Begriffsbildung) und die Erarbeitung von Definitionen entstehen klar definierte und abgegrenzte Inhalte, auf die in der Praxis Bezug genommen werden kann. Darin besteht ein großer Nutzen für die fachliche Kommunikation in der Pflege.

Die POP-Klassifikation enthält Pflegephänomene in Form von Pflegediagnosen mit Definitionen und allen notwendigen pflegediagnostischen Beschreibungsbestandteilen (Ressourcen, Ätiologien, Symptomen, Risikofaktoren).

1.7.1 Vorschläge für Pflegeziele und Pflegemaßnahmen in POP

POP bietet zu jeder Pflegediagnose auch Vorschläge für mögliche Pflegeziele und -maßnahmen. Diese Ziele und Maßnahmen sind aber nicht Bestandteil der Klassifikation, sondern haben lediglich anleitenden und beispielhaften Charakter. Sie sollen einerseits die Ausrichtung jeder Pflegediagnose noch einmal verdeutlichen, Denkanregungen für sinnvolle Ziele sowie Maßnahmen in der Praxis geben und andererseits eine Unterstützung für die Überleitung von der Pflegediagnostik zur Pflegeplanung bieten. Welche Pflegeziele und -interventionen jedoch in einer konkreten Situation beispielsweise für Frau Maier oder Herrn Huber sinnvoll sind, muss immer im Einzelfall unter Einbeziehung der Betroffenen entschieden werden. Das ist eine Kernaufgabe des gehobenen Dienstes für Gesundheits- und Krankenpflege bzw. der examinierten Pflegefachkräfte.

Die Angaben zu den Pflegezielen und -maßnahmen in POP können keinen professionell erarbeiteten und gewarteten Standard ersetzen, der für einen spezifischen Bereich entwickelt wurde. Und selbst solche Standards müssen in jedem einzelnen Fall auf ihre Angemessenheit geprüft werden.

POP bietet zu jeder Pflegediagnose ein „übergeordnetes Ziel", das einen richtungsweisenden Charakter hat. Dieses Ziel wird in der Praxis nicht immer erreichbar sein, es zeigt aber deutlich, in welche Richtung die entsprechenden Pflegeinterventionen führen. Je nach Art der Pflegediagnose finden sich Wiederherstellungs-, Erhaltungs- und Entwicklungsziele.

Untergeordnet gibt es Formulierungsbeispiele für Teilziele, die entsprechend den drei Ressourcenbereichen gegliedert sind. Ebenso sind die Beispiele für Pflegemaßnahmen entlang der drei Kategorien geordnet, um den Zusammenhang zwischen Ressourcen, Zielen und Maßnahmen aufzuzeigen.

1.7.2 POP und unterschiedliche Pflegemodelle in der Praxis

Die Anzahl der Pflegephänomene, die in Klassifikationen aufgenommen werden, ist groß. POP enthält 74 verschiedene Pflegephänomene, zu denen zwischen einem und drei Pflegediagnosentitel ausgearbeitet wurden. Die Inhalte von Klassifikationen werden nach einem Ordnungssystem strukturiert. In POP sind dies die Domänen und Klassen, denen Pflegephänomene und damit auch die Pflegediagnosen zugeordnet wurden. Diese Ordnung wirkt wie eine Landkarte und erleichtert die Orientierung.

POP ist in den Domänen entsprechend der Systematik der universellen Selbstpflegebedürfnisse nach Dorothea Orem (vgl. Orem 1996) geordnet, die von den Autoren modifiziert und um den Bereich „soziales Umfeld" erweitert wurden.

Dies bedeutet jedoch nicht, dass POP nur in Pflegesettings verwendet werden kann, in denen „nach dem Pflegemodell nach Orem" gearbeitet wird. Die Inhalte sind kompatibel mit allen verwendeten Pflegemodellen, die in der Praxis Anwendung finden. Besteht die Absicht die POP-Pflegediagnosen z. B. mit den AEDLs nach Krohwinkel zu verknüpfen, ist es sinnvoll, die Pflegephänomene mit den Pflegediagnosen den jeweiligen AEDLs zuzuordnen, damit die Pflegediagnosentitel in der praktischen Arbeit leicht aufzufinden sind. Inhaltlich sind die POP-Pflegediagnosen unverändert anwendbar. Das gilt auch für alle anderen Pflegemodelle.

1

1.7.3 Die Ressourcenkategorien „körperlich/funktionell", „psychisch" und „sozial/umgebungsbedingt"

Es gibt eine Vielzahl an unterschiedlichen Ressourcen, die für einen Menschen bedeutsam sind. Ressourcen können alle Arten von personenbezogenen Merkmalen, sozialen Beziehungen und diversen Umgebungsfaktoren sein. Die Vielzahl der unterschiedlichen Ressourcen erfordert ein entsprechendes und übersichtliches Ordnungssystem.

POP unterscheidet – wie bereits erwähnt – drei unterschiedliche Bereiche von Ressourcen: körperliche/funktionelle, psychische und soziale/umgebungsbedingte.

Diese Kategorien werden in POP nicht nur für die Darstellung der relevanten Ressourcen zu einem Pflegephänomen genutzt, sondern auch für die Strukturierung von Ätiologien und Risikofaktoren (= beeinträchtigte bzw. potenziell beeinträchtigte Ressourcen) sowie für die angeführten Beispiele von möglichen Pflegezielen und -maßnahmen. Auf diese Weise wird der rote Faden deutlich, den das POP-Ressourcenmodell für den gesamten Pflegeprozess anbietet: Ressourcen als pflegediagnostische Einheit sind auch Anhaltspunkte für die Formulierung von Pflegezielen und Pflegeinterventionen. Klar formulierte Pflegeziele (relevant, verständlich, messbar, erreichbar, Verhalten beschreibend) sind die beste Grundlage für die Evaluation der Pflegeinterventionen.

1.7.3.1 Zuordnung von Ressourcen/Ätiologien/Risikofaktoren

Zur besseren Nachvollziehbarkeit der Zuordnung von Ressourcen zu einer der drei Kategorien sind an dieser Stelle Kriterien und einige Beispiele angeführt. Da sich die Risikofaktoren und Ätiologien direkt aus den Ressourcen ableiten, entspricht die Zuordnung von Risikofaktoren und Ätiologien immer jener der Ressourcen.

1.7.3.2 Körperliche/funktionelle Ressourcen

Was sind die körperlichen Voraussetzungen eines Menschen? Wie verhält sich ein Mensch? Wie handelt er?
- Körperfunktionen, -strukturen und -prozesse: z. B. Atmen, körperliche Mobilität, Ausscheiden, Gewebeintegrität
- Alle Arten von Handlungen: z. B. essen, lernen, planen, Angebote nutzen, kommunizieren, entscheiden

1.7.3.3 Psychische Ressourcen

Was passiert in der Psyche, im „inneren Erleben" eines Menschen?
- Gefühle
- Denken
- Interpretation von Sinneswahrnehmungen
- Wissen
- Werte, Einstellungen, Vorlieben
- Akzeptanz
- Selbstbild
- Erfahrungen

1.7.3.4 **Soziale/umgebungsbedingte Ressourcen**

Was geschieht um den betroffenen Menschen herum, wo wirkt die materielle und/ oder soziale Umwelt auf ihn ein?

- Beziehungen: z. B. Familie, Freunde, Bezugsperson, soziale Kontakte
- Handlungen aus der sozialen Umwelt: z. B. Unterstützung durch andere Menschen (siehe Beziehungen), medizinische Therapien
- Organisation: z. B. Zugang zum Gesundheitssystem (etwa aufrechte Krankenversicherung), Verfügbarkeit und/oder Zugänglichkeit von Unterstützungsangeboten, Organisation der Versorgung in der Familie, Kommunikation im Behandlungsteam, Bezug von öffentlichen Unterstützungsleistungen (Geld- und/ oder Sachleistungen)
- Finanzielle Mittel, sozialer Status
- Materielle Umwelt: z. B. Gebäude, Wohnungsausstattung, Infrastruktur (etwa Geschäfte, Telekommunikation), Verfügbarkeit von Hilfsmitteln, Verfügbarkeit von Orientierungssystemen, Verfügbarkeit von Informationen, Temperatur, Luftfeuchte

1.7.3.5 **Zuordnung von Pflegezielen**

Die Zuordnung der Pflegeziele zu einer der drei Kategorien erfolgt über die Frage: Welche Ressource soll bearbeitet (wiederhergestellt, verbessert, erhalten) werden? Drei Beispiele dazu:

- Ziel: *Nimmt eine Beratung in Anspruch.*
  Es wird ein konkretes Verhalten als Ziel beschrieben. Daher erfolgt die Zuordnung zur Kategorie „Ziele im körperlichen/funktionellen Bereich".
- Ziel: *Beschreibt den Zusammenhang zwischen körperlicher Aktivität und Wohlbefinden.*
  Als Ziel wird ein bestimmtes Wissen beschrieben, das der/die Betroffene durch die Beschreibung der Wissensinhalte demonstriert. Daher erfolgt die Zuordnung zur Kategorie „Ziele im psychischen Bereich".
- Ziel: *Hat Zugang zu Informationsmaterialien.*
  Als Ziel wird die Verfügbarkeit von Informationen für den Betroffenen/die Betroffene beschrieben, unabhängig davon, ob und in welchem Umfang die Person dieses Angebot auch nutzt. Daher erfolgt die Zuordnung zur Kategorie „Ziele im sozialen/umgebungsbedingten Bereich".

1.7.3.6 **Zuordnung von Pflegemaßnahmen**

Die Zuordnung von Pflegemaßnahmen zu einer der drei Kategorien ist auf einer allgemeinen Ebene nur schwer zu treffen, weil eine Maßnahme grundsätzlich unterschiedliche Ressourcen beeinflussen kann. So kann etwa ein spezielles Training die Fähigkeit zu gehen, aber auch das Wohlbefinden oder den Selbstwert verbessern. Eine klare Zuordnung einer Maßnahme zu einer der drei Kategorien „körperlich/ funktionell", „psychisch" oder „sozial/umgebungsbedingt" ist letztlich nur in Verbindung mit einem konkreten Ziel und dessen Zuordnung möglich. „Nebeneffekte" der Interventionen laufen dann entweder außerhalb der Planung oder können mit einem eigenen Pflegeziel erfasst werden.

1

Trotz dieser Schwierigkeiten wurde in POP eine Zuordnung der angeführten Beispiele für Pflegemaßnahmen getroffen. Die Autoren sind sich aber des Umstandes bewusst, dass einzelne angeführte Maßnahmen im Einzelfall auch anders zugeordnet werden könnten.

1.7.3.7 Praktische Bedeutung der Ressourcenkategorien

In der Praxis haben die drei Kategorien (körperlich/funktionell, psychisch und sozial/umgebungsbedingt) vor allem die Funktion, Pflegende immer wieder an die unterschiedlichen Dimensionen des Menschseins und der Gesundheit zu erinnern und sie zu ermutigen, auch an Lebensbereiche zu denken, die möglicherweise im Zusammenhang mit einem bestimmten Pflegephänomen nicht so naheliegend erscheinen.

Beim Erstellen einer konkreten Pflegediagnose/Pflegeplanung ist es nicht von Bedeutung, ob eine bestimmte Ressource, eine Ätiologie oder ein Risikofaktor zu dem einen oder anderen Bereich gehört. Es muss in der Dokumentation nicht ausgewiesen werden, ob bestimmte Ziele oder Maßnahmen dem körperlichen/funktionellen, dem psychischen oder dem sozialen/umgebungsbedingten Bereich zuzuordnen sind. Für die betroffenen Menschen, die Pflege benötigen, ist entscheidend, ob die pflegediagnostische Beschreibung akkurat und relevant ist, ob die Ziele relevant, verstehbar und angemessen und die Pflegemaßnahmen wirksam und für die Betroffenen akzeptabel sind.

Auf der Ebene der systematischen Auswertung von pflegebezogenen Daten kann es hingegen von großem Interesse sein, in welchen Bereichen besonders intensiv geplant und pflegerisch gehandelt wird (z. B. Angehörigenarbeit im sozialen/umgebungsbedingten Bereich). Hier kann die Zuordnung, die POP anbietet, von Nutzen sein.

1.7.4 Liste der Pflegediagnosen nach der POP-Klassifikation (POP2)

Die in diesem Buch beschriebene Version der POP-Klassifikation (POP2) enthält 74 Pflegephänomene, für deren Beschreibung 160 Pflegediagnosetitel erarbeitet wurden. Es gibt in der vorliegenden 3. Auflage von POP (POP2) 45 Gesundheitspflegediagnosetitel, 49 Risikopflegediagnosetitel und 66 aktuelle Pflegediagnosetitel. Diese Inhalte sind 9 Bereichen (Domänen) und 18 Klassen zugeordnet (◘ Tab. 1.5).

1.7.5 Veränderungen in der Pflegediagnosenliste gegenüber der 1. Auflage

Die in diesem Buch vorgestellte Version der POP-Klassifikation wird überall dort, wo der Verweis auf eine bestimmte Version von POP notwendig ist, als POP2 bezeichnet. Die Version der POP-Klassifikation, die 2009 in der ersten Auflage dieses Buches veröffentlicht wurde, wird mit POP1 bezeichnet.

Die nachfolgende Aufstellung beschreibt die Veränderungen von POP1 zu POP2.

Tab. 1.5 Pflegediagnosen nach der POP-Klassifikation (POP2)	
Domänen, Klassen, Pflegediagnosen	**POP-Code**
DOMÄNE 1: LUFT	
Klasse: Atmung	
Atmen, beeinträchtigt, Risiko	10021
Atmen, beeinträchtigt	10022
Atmen, Entwicklung der Ressourcen	10023
DOMÄNE 2: WASSER	
Klasse: Flüssigkeitshaushalt	
Flüssigkeitshaushalt, Entwicklung der Ressourcen	20023
Flüssigkeitshaushalt, defizitär, Risiko	20041
Flüssigkeitshaushalt, defizitär	20042
DOMÄNE 3: NAHRUNG	
Klasse: Nahrungsaufnahme	
Überernährung, Risiko	30011
Überernährung	30012
Mangelernährung, Risiko	30021
Mangelernährung	30022
Ernährung, Entwicklung der Ressourcen	30033
Schlucken, beeinträchtigt	30042
Stillen, beeinträchtigt, Risiko	30051
Stillen, beeinträchtigt	30052
Stillen, Entwicklung der Ressourcen	30053
DOMÄNE 4: AUSSCHEIDUNG	
Klasse: Harn-/Stuhlausscheidung	
Stuhlausscheidung, beeinträchtigt, Risiko	40051
Stuhlausscheidung, beeinträchtigt	40052
Stuhlausscheidung, Entwicklung der Ressourcen	40053
Harnausscheidung, beeinträchtigt, Risiko	40061
Harnausscheidung, beeinträchtigt	40062
Harnausscheidung, Entwicklung der Ressourcen	40063
Ausscheidung, Handhabung beeinträchtigt	40152
Ausscheidung, Handhabung, Entwicklung der Ressourcen	40153

(Fortsetzung)

1

◻ **Tab. 1.5**   (Fortsetzung)

Domänen, Klassen, Pflegediagnosen	POP-Code
Klasse: Gewebeintegrität	
Gewebeintegrität, beeinträchtigt, Risiko	40121
Gewebeintegrität, beeinträchtigt	40122
Gewebeintegrität, Entwicklung der Ressourcen	40123
Mundschleimhaut, verändert, Risiko	40141
Mundschleimhaut, verändert	40142
Mundschleimhaut, Entwicklung der Ressourcen	40143
DOMÄNE 5: AKTIVITÄT UND RUHE	
Klasse: Mobilität	
Aktivität, umfassend beeinträchtigt	50012
Energie/Kraft, beeinträchtigt, Risiko	50021
Energie/Kraft, beeinträchtigt	50022
Energie/Kraft, Entwicklung der Ressourcen	50023
Erschöpfung	50032
Körperliche Mobilität, beeinträchtigt	50052
Körperliche Mobilität, Entwicklung der Ressourcen	50053
Mobilität im Bett, beeinträchtigt	50062
Transfer, beeinträchtigt	50072
Mobilität im Rollstuhl, beeinträchtigt	50082
Gehen, beeinträchtigt	50092
Hemineglect	50112
Klasse: Selbstpflege	
Selbstpflege Essen/Trinken, beeinträchtigt	50122
Selbstpflege Waschen/Pflegen der äußeren Erscheinung, beeinträchtigt	50132
Selbstpflege Kleiden, beeinträchtigt	50142
Selbstpflege, Entwicklung der Ressourcen	50153
Klasse: Selbstorganisation	
Haushaltsführung, beeinträchtigt, Risiko	50161
Haushaltsführung, beeinträchtigt	50162
Haushaltsführung, Entwicklung der Ressourcen	50163
Beschäftigung/Arbeit, beeinträchtigt, Risiko	50171
Beschäftigung/Arbeit, beeinträchtigt	50172

◘ Tab. 1.5 (Fortsetzung)

Domänen, Klassen, Pflegediagnosen	POP-Code
Beschäftigung/Arbeit, Entwicklung der Ressourcen	50173
Selbstorganisation, beeinträchtigt, Risiko	50181
Selbstorganisation, beeinträchtigt	50182
Selbstorganisation, Entwicklung der Ressourcen	50183
Erholung/Freizeit, Entwicklung der Ressourcen	50203
Klasse: Ruhe	
Schlafen, beeinträchtigt, Risiko	50191
Schlafen, beeinträchtigt	50192
Schlafen, Entwicklung der Ressourcen	50193
DOMÄNE 6: ALLEINSEIN UND SOZIALE INTERAKTION	
Klasse: Kommunikation	
Kommunikation, beeinträchtigt, Risiko	60011
Kommunikation, beeinträchtigt	60012
Kommunikation, Entwicklung der Ressourcen	60013
Klasse: Sozialverhalten	
Soziale Interaktion, beeinträchtigt, Risiko	60021
Soziale Interaktion, beeinträchtigt	60022
Soziale Interaktion, Entwicklung der Ressourcen	60023
Einsamkeit, Risiko	60031
Einsamkeit	60032
Rollenerfüllung, beeinträchtigt, Risiko	60041
Rollenerfüllung, beeinträchtigt	60042
Rollenerfüllung, Entwicklung der Ressourcen	60043
Elterliche Pflege, beeinträchtigt, Risiko	60051
Elterliche Pflege, beeinträchtigt	60052
Elterliche Pflege, Entwicklung der Ressourcen	60053
Eltern-Kind-Beziehung, beeinträchtigt, Risiko	60061
Eltern-Kind-Beziehung, beeinträchtigt	60062
Eltern-Kind-Beziehung, Entwicklung der Ressourcen	60063
Soziale Teilhabe, beeinträchtigt, Risiko	60071
Soziale Teilhabe, beeinträchtigt	60072
Soziale Teilhabe, Entwicklung der Ressourcen	60073

(Fortsetzung)

1

☐ **Tab. 1.5** (Fortsetzung)

Domänen, Klassen, Pflegediagnosen	POP-Code
Aggression, Risiko	60081
Aggression	60082
Selbstschädigung, Risiko	60101
Selbstschädigung	60102
Suizid, Risiko	60111
Sexualität, verändert, Risiko	60121
Sexualität, verändert	60122
Sexualität, Entwicklung der Ressourcen	60123
DOMÄNE 7: ABWENDUNG VON GEFAHREN	
Klasse: Körperregulation	
Infektion, Risiko	70011
Körpertemperatur, verändert, Risiko	70021
Körpertemperatur, erniedrigt	70032
Körpertemperatur, erhöht	70042
Klasse: Körperliche Integrität	
Körperliche Integrität, beeinträchtigt, Risiko	70051
Körperliche Integrität, Entwicklung der Ressourcen	70053
Selbstschutz, beeinträchtigt, Risiko	70061
Selbstschutz, beeinträchtigt	70062
Selbstschutz, Entwicklung der Ressourcen	70063
Sturz, Risiko	70071
Vergiftung, Risiko	70081
Verletzung, Risiko	70091
Perioperative Verletzung, Risiko	70101
Aspiration, Risiko	70111
Periphere neurovaskuläre Versorgung, beeinträchtigt, Risiko	70121
Schmerzen	70132
DOMÄNE 8: INTEGRITÄT DER PERSON	
Klasse: Bewältigungsformen	
Coping des Betroffenen, beeinträchtigt, Risiko	80011
Coping des Betroffenen, beeinträchtigt	80012
Coping des Betroffenen, Entwicklung der Ressourcen	80013

◘ Tab. 1.5 (Fortsetzung)

Domänen, Klassen, Pflegediagnosen	POP-Code
Verneinung (Verleugnung)	80032
Gesundungsprozess, beeinträchtigt, Risiko	80051
Gesundungsprozess, beeinträchtigt	80052
Gesundungsprozess, Entwicklung der Ressourcen	80053
Entwicklung, beeinträchtigt	80072
Kindliche Verhaltensorganisation, unausgereift, Risiko	80081
Kindliche Verhaltensorganisation, unausgereift	80082
Kindliche Verhaltensorganisation, Entwicklung der Ressourcen	80083
Behandlungsempfehlungen, Handhabung beeinträchtigt	80312
Behandlungsempfehlungen, Handhabung, Entwicklung der Ressourcen	80313
Gesundheitsverhalten, beeinträchtigt	80322
Gesundheitsverhalten, Entwicklung der Ressourcen	80323
Klasse: Selbstkonzept und Selbstwahrnehmung	
Entscheidung, Konflikt	80062
Körperbild, beeinträchtigt, Risiko	80101
Körperbild, beeinträchtigt	80102
Körperbild, Entwicklung der Ressourcen	80103
Selbstwertschätzung, gering, Risiko	80111
Selbstwertschätzung, gering	80112
Selbstwertschätzung, Entwicklung der Ressourcen	80113
Wohlbefinden, beeinträchtigt, Risiko	80131
Wohlbefinden, beeinträchtigt	80132
Wohlbefinden, Entwicklung der Ressourcen	80133
Realitätswahrnehmung, verändert	80142
Machtlosigkeit	80162
Macht, Entwicklung der Ressourcen	80163
Hoffnungslosigkeit	80172
Hoffnung, Entwicklung der Ressourcen	80173
Ruhe innerlich, beeinträchtigt	80192
Wissen, beeinträchtigt	80222
Wissen, Entwicklung der Ressourcen	80223
Orientierung, beeinträchtigt, Risiko	80231

(Fortsetzung)

1

◘ Tab. 1.5   (Fortsetzung)

Domänen, Klassen, Pflegediagnosen	POP-Code
Orientierung, beeinträchtigt	80232
Orientierung, Entwicklung der Ressourcen	80233
Denkprozess, verändert, Risiko	80251
Denkprozess, verändert	80252
Denkprozess, Entwicklung der Ressourcen	80253
Gedächtnis, beeinträchtigt, Risiko	80261
Gedächtnis, beeinträchtigt	80262
Gedächtnis, Entwicklung der Ressourcen	80263
Klasse: Spiritualität	
Spirituelles Wohlbefinden beeinträchtigt, Risiko	80211
Spirituelles Wohlbefinden, beeinträchtigt	80212
Spirituelles Wohlbefinden, Entwicklung der Ressourcen	80213
Klasse: Emotionale Integrität	
Posttraumatische Reaktion, Risiko	80281
Posttraumatische Reaktion	80282
Angst, Risiko	80291
Angst	80292
Sicherheitsgefühl, Entwicklung der Ressourcen	80293
DOMÄNE 9: SOZIALES UMFELD	
Klasse: Familiensystem	
Rolle als informell Pflegende/r, Belastung, Risiko	90011
Rolle als informell Pflegende/r, Belastung	90012
Rolle als informell Pflegende/r, Entwicklung der Ressourcen	90013
Familienprozess, verändert, Risiko	90021
Familienprozess, verändert	90022
Familienprozess, Entwicklung der Ressourcen	90023
Coping der Familie, beeinträchtigt	90032
Coping der Familie, Entwicklung der Ressourcen	90033

1.7.5.1 Gestrichene Pflegephänomene/PDs

- Aggression gegen sich (60091, 60092): Zusammenlegung mit *Aggression gegen andere* zu *Aggression* (60082) und *Aggression, Risiko* (60081)
- Belastungsharninkontinenz (40072): Zusammengeführt mit *Harnausscheidung, beeinträchtigt* (40062) und *Harnausscheidung, EdR* (40063)
- Coping bei Ortswechsel (80091, 80092): Zusammenlegung mit *Coping des Betroffenen, beeinträchtigt* (80012), *Coping des Betroffenen, beeinträchtigt, Risiko* (80011)
- Coping der Familie, behinderndes Verhalten (90042): Zusammengelegt mit *Coping der Familie, beeinträchtigt* (90032)
- Coping des Betroffenen, defensiv (80022): Zusammengelegt mit *Coping des Betroffenen, beeinträchtigt* (80012)
- Drangharninkontinenz (40081, 40082): Zusammengeführt mit *Harnausscheidung, beeinträchtigt* (40062) und *Harnausscheidung, EdR* (40063). Die Ätiologien können großteils nicht im eigenverantwortlichen Bereich der Pflege sondern nur medizinisch diagnostiziert werden, z. B. Inaktivität der Blase, Überaktivität der Blasenmuskulatur.
- Durchfall (40032): Zusammengelegt mit *Stuhlausscheidung, beeinträchtigt* (40052)
- Energiefeld, beeinträchtigt (80202): Die PD war zu breit und stellte auf die Anwendung alternativer Methoden ab, die teilweise außerhalb des Kompetenzbereiches der GuKP liegen. Die relevanten Inhalte wurden in *Wohlbefinden, beeinträchtigt* (80132), *Wohlbefinden, beeinträchtigt, Risiko* (80131) und *Wohlbefinden, EdR* (80133) übernommen.
- Entwöhnung vom Respirator, beeinträchtigt (10042): Die Entwöhnung vom Respirator ist primär eine Aufgabe des mitverantwortlichen Tätigkeitsbereichs der Pflege. Die erforderliche eigenständige pflegerische Planung kann über standardisierte Vorgehensweisen (z. B. Standard, Arbeitsanleitung, Standard Operating Procedure) abgedeckt werden.
- Enuresis (40102): Zusammengeführt mit der PD *Entwicklung, beeinträchtigt* (80072). Enuresis ist dabei eher als das Symptom von Prozessen im Zusammenhang mit der Entwicklung eines Kindes zu sehen.
- Flüssigkeitsüberschuss (20032): Inhalte dieser PD sind stark medizinisch geprägt (Herzinsuffizienz, Ödeme), der eigenverantwortliche pflegerische Anteil wird über Positionierung, Hautpflege und Umsetzung von Behandlungsempfehlungen abgedeckt. Empfohlen wird die Beschreibung mit Hilfe von *Gewebeintegrität, beeinträchtigt, Risiko* (40121), *Gewebeintegrität, beeinträchtigt* (40122) oder *Behandlungsempfehlungen, Handhabung, beeinträchtigt* (80312), *Behandlungsempfehlungen, Handhabung, Entwicklung der Ressourcen* (80313).
- Flüssigkeitsvolumen, unausgeglichen, Risiko (20021): Zusammengelegt mit *Flüssigkeitshaushalt, EdR* (20023). Weitere Phänomene im Zusammenhang mit dem Flüssigkeitshaushalt können auch über *Behandlungsempfehlungen, Handhabung, beeinträchtigt* (80312), *Behandlungsempfehlungen, Handhabung, Entwicklung der Ressourcen* (80313) und *Gewebeintegrität, beeinträchtigt, Risiko* (40121) abgedeckt werden.
- Fitness, EdR (50103): Zusammengelegt mit *Energie/Kraft, EdR* (50023) aufgrund der großen Überschneidungen

- Freihalten der Atemwege (10011, 10012, 10013): Sehr ähnliche Inhalte von Freihalten der Atemwege und Atmen, da durch nicht freie Atemwege das Atmen beeinträchtigt ist. Aufgrund der ähnlichen Inhalte war die Unterscheidbarkeit nicht ausreichend gegeben. Die PDs Freihalten der Atemwege wurden in *Atmen, EdR* (10023), *Atmen beeinträchtigt, Risiko* (10021) und *Atmen, beeinträchtigt* (10022) integriert.
- Furcht (80031, 80032): In der Praxis wurde die Unterscheidung von Angst und Furcht nicht sicher getroffen. In den Maßnahmen ist praktisch kein wesentlicher Unterschied auszumachen. Daher erfolgte die Zusammenlegung mit *Angst, Risiko* (80291) und *Angst* (80292).
- Harninkontinenz, funktionell (40092): Zusammengeführt mit *Ausscheidung, Handhabung beeinträchtigt* (40152)
- Hautdefekt (40131, 40132): Zusammengeführt mit *Gewebeintegrität, beeinträchtigt, Risiko* (40121), *Gewebeintegrität, beeinträchtigt* (40122) und *Gewebeintegrität, EdR* (40123). Der Prozess der normalen Wundheilung betrifft im Zeitablauf immer sowohl das Hautgewebe als auch das darunter liegende Gewebe. Im Heilungsverlauf müsste genau genommen – je nach aktueller Ausprägung (Tiefe) – die Pflegediagnose gewechselt werden. Dies verursachte in der Praxis vermeidbaren Arbeitsaufwand. Die generelle Pflegediagnose Gewebeintegrität kann nun das gesamte Spektrum möglicher Wundstadien abdecken. Die Ausprägung kann anhand von Skalen oder Wundklassifikationen näher beschrieben werden.
  Für die veränderte Mundschleimhaut stehen nach wie vor eine spezielle Akut-, Risiko und Gesundheitspflegediagnose zur Verfügung (40141, 40142, 40143).
- Latexallergische Reaktion (40011, 40012): Latexallergische Reaktionen werden in der Pflegepraxis als eigenständige PD ausgesprochen selten beschrieben und sind von den Behandlungsgrundlagen primär dem medizinischen Bereich zuzuordnen. Ausgehend von den Reaktionen der Betroffenen stellen sie eher ätiologische Faktoren oder Risikofaktoren anderer PDs dar, wie beispielsweise *Gewebeintegrität, beeinträchtigt, Risiko* (40121), *Gewebeintegrität, beeinträchtigt* (40122).
- Nahrungsaufnahme des Säuglings, beeinträchtigt (30072): Zusammengelegt mit dem Pflegephänomen *Stillen* (30051, 30052, 30053)
- Nausea (Übelkeit) (30082): Zusammengeführt mit *Wohlbefinden, beeinträchtigt, Risiko* (80131), *Wohlbefinden, beeinträchtigt* (80132) und *Wohlbefinden, EdR* (80133). Übelkeit ist ein multikausales Phänomen, das in erster Linie über medizinische Interventionen bearbeitet wird. Die Pflege führt im eigenverantwortlichen Bereich vorrangig Maßnahmen zur Befindensverbesserung durch.
- Postoperativer Gesundungsprozess, beeinträchtigt (80042): Zusammengelegt mit *Gesundungsprozess, beeinträchtigt* (80052)
- Selbstbild, EdR (80123): Zusammengelegt mit *Selbstwertschätzung, EdR* (80113)
- Selbstpflege Ausscheiden (50152): Grund für die Streichung waren Unterscheidungsprobleme in der Praxis zwischen Harnkontinenz, funktionell, beeinträchtigt und Selbstpflege Ausscheiden, beeinträchtigt. Darüber hinaus gab es große Überschneidungen in der Ätiologie. Empfohlen wird die Beschreibung entsprechender Situationen mit den Pflegediagnosen zum Pflegephänomen *Ausscheidung, Handhabung* (40151, 40152, 40153), wenn es sich um Themen im Umgang mit der Ausscheidung handelt, wie rechtzeitiges Erreichen der WC-Anlage, Selbstpflege im Zusammenhang mit Harn-/Stuhlausscheidung sowie dem Pflegephänomen *Körperliche Mobilität* (50052, 50053).

- Sinneswahrnehmung, beeinträchtigt (80152): Inhalte der PD sind stark körperlich orientiert und von der Pflege nur schwer eigenverantwortlich zu bearbeiten. Empfohlen wird, die pflegerelevanten Auswirkungen einer beeinträchtigten Sinneswahrnehmung z. B. im Rahmen der Pflegephänomene *Kommunikation* (60011, 60012, 60013), *Selbstschutz* (70061, 70062, 70063), *Sturz, Risiko* (70071), *Verletzung, Risiko* (70091), *Selbstpflege* (50122, 50132, 50142, 50213) zu beschreiben.
- Spontanatmung, beeinträchtigt (10032): Die maschinelle Beatmung ist Bestandteil des mitverantwortlichen Bereichs der Pflege. Zudem ist die Atmung an sich in den PD *Atmen* (1002x) gedeckt. Aufgrund der ähnlichen Inhalte war die Unterscheidbarkeit nicht ausreichend gegeben.
- Stillen, unterbrochen (30062): Zu geringe Unterscheidbarkeit von *Stillen, beeinträchtigt* (30052). Daher erfolgte die Zusammenlegung der beiden Pflegediagnosen.
- Stuhlinkontinenz (40042): Zusammengelegt mit *Stuhlausscheidung, beeinträchtigt* (40052)
- Trauern, komplizierter Verlauf (80272): In der Praxis gibt es große Schwierigkeiten, einen normalen Trauerprozess von einem komplizierten Verlauf zu unterscheiden. Es bestand die Gefahr eines undifferenzierten und nicht ausreichend belegten Umgangs mit diesem Phänomen und damit ein geringer Nutzen des pflegediagnostischen Konzepts. Deshalb wurde eine Streichung vorgenommen.
- Umhergehen, ruhelos (50042): Umhergehen ist per se kein problematisches Verhalten. Das relevante Thema aus der Sicht der Betroffenen kann Sicherheit sein. Die Pflege ist dann gefordert, wenn die Sicherheit gefährdet ist, z. B. aufgrund mangelnder Risikoeinschätzung, der Vernachlässigung physiologischer Bedürfnisse (z. B. Essen, Trinken), Verirren aufgrund beeinträchtigter Orientierung. Es wird empfohlen, Situationen mit den entsprechenden Pflegediagnosen zu beschreiben.
- Verstopfung (40011, 40012): Zusammengelegt mit Stuhlausscheidung, beeinträchtigt (40052) und Stuhlausscheidung, beeinträchtigt, Risiko (40051)
- Verstopfung, subjektiv (40022): Die PD legt eine teilweise Pathologisierung von individuellen Vorstellungen und Praktiken zu Ausscheidungsgewohnheiten nahe. Tatsächlich besteht Bedarf an pflegerischen Interventionen dann, wenn eine Gefährdung der Gesundheit durch die stuhlausscheidungsbezogenen Aktivitäten der Betroffenen vorliegt. Es wird empfohlen, diese Gesundheitsrisiken durch entsprechende PDs zu beschreiben, wie z. B. *Körperliche Integrität, beeinträchtigt, Risiko* (70051), *Körperliche Integrität, EdR* (70053) oder *Verletzung, Risiko* (70091).
- Verwirrtheit (80242): Die PD Verwirrtheit wurde in der Praxis häufig undifferenziert und nicht ausreichend belegt verwendet. Offenbar ist das Konzept nicht eindeutig. Empfohlen wird die differenzierte Anwendung von *Denkprozess, verändert* (80252), *Orientierung, beeinträchtigt* (80232) und *Realitätswahrnehmung, verändert* (80142).
- Verzweiflung (80182): Zusammenlegung mit *Spirituelles Wohlbefinden, beeinträchtigt* (80212)

1

1.7.5.2 Umbenannte Pflegephänomene/PDs

- Aggression gegen andere (60082) → *Aggression*
- Erschöpfung (Müdigkeit) (50032) → *Erschöpfung*
- Flüssigkeitsdefizit (20042): → *Flüssigkeitshaushalt, defizitär*
- Flüssigkeitsdefizit, Risiko (20041) → *Flüssigkeitshaushalt, defizitär, Risiko*
- Inaktivitätssyndrom (50011) → *Aktivität, umfassend beeinträchtigt* (50012)
- Körperschädigung, Risiko (70051) → *Körperliche Integrität, beeinträchtigt, Risiko*
- Periphere neurovaskuläre Störung, Risiko (70121) → *Periphere neurovaskuläre Versorgung, beeinträchtigt, Risiko*
- Rolle als Pflegende/r, Belastung (90011, 90012) → *Rolle als informell Pflegende/r, Belastung*
- Rollenerfüllung, unwirksam (60042) → *Rollenerfüllung, beeinträchtigt*
- Selbstpflege Kleiden/Pflegen der äußeren Erscheinung, beeinträchtigt (50142) → *Selbstpflege Kleiden, beeinträchtigt*: Das Pflegen der äußeren Erscheinung passt thematisch besser zur Aktivität Waschen und wird zu Selbstpflege Waschen/Pflege der äußeren Erscheinung, beeinträchtigt verschoben.
- Selbstpflege Waschen/Sauberhalten, beeinträchtigt (50132) → *Selbstpflege Waschen/Pflege der äußeren Erscheinung, beeinträchtigt*: Das Pflegen der äußeren Erscheinung passt thematisch besser zur Aktivität Waschen und wird hier ergänzt.
- Selbstwertgefühl, gering (80111, 80112) → *Selbstwertschätzung, gering, Risiko; Selbstwertschätzung, gering*
- Wachstum und Entwicklung, beeinträchtigt (80072) → *Entwicklung, beeinträchtigt*: Wachstum ist Teil der Entwicklung eines Menschen, daher wurde Titel verkürzt

1.7.5.3 Neue Pflegephänomene/PDs

- Aggression (60082)
- Atmen, beeinträchtigt, Risiko (10021)
- Atmen, Entwicklung der Ressourcen (10023)
- Ausscheidung, Handhabung, beeinträchtigt (40152): *Ausscheidung, Handhabung* beschreibt „technische" Aspekte des Umgangs mit der Ausscheidung, wie Selbstpflege im Rahmen der Harn-/Stuhlausscheidung (inkl. An-/Auskleiden am WC, Umgang mit künstlichen Harn-/Stuhlableitungen) sowie das zeitgerechte Erreichen der WC-Anlage. Im Gegensatz dazu beschreibt *Harnausscheidung, beeinträchtigt* (40062) Situationen, in denen die Ausscheidung aus somatischen und/oder psychischen Gründen beeinträchtigt ist. Diese vereinfachte duale Unterscheidung soll das Stellen korrekter PDs im Bereich Ausscheidung erleichtern, da in der Praxis die Zuordnung einer Situation zu den Konzepten (Drang-, Belastungs- oder funktionaler Inkontinenz) als wenig nützlich eingeschätzt wurde. Darüber hinaus kann nun die Versorgung von künstlichen Harn-/Stuhlableitungen in einer PD korrekt beschrieben werden.
- Ausscheidung, Handhabung, Entwicklung der Ressourcen (40153)
- Beschäftigung/Arbeit, beeinträchtigt, Risiko (50171)

- Beschäftigung/Arbeit, Entwicklung der Ressourcen (50173)
- Denkprozess, Entwicklung der Ressourcen (80253)
- Denkprozess, verändert, Risiko (80251)
- Einsamkeit (60032)
- Eltern-Kind-Beziehung, Entwicklung der Ressourcen (60063)
- Energie/Kraft, Entwicklung der Ressourcen (50023)
- Flüssigkeitshaushalt, defizitär, Risiko (20041)
- Flüssigkeitshaushalt, defizitär (20042)
- Flüssigkeitshaushalt, Entwicklung der Ressourcen (20023)
- Gedächtnis, beeinträchtigt, Risiko (80261)
- Gedächtnis, Entwicklung der Ressourcen (80263)
- Gesundungsprozess, beeinträchtigt, Risiko (80051)
- Gewebeintegrität, beeinträchtigt, Risiko (40121)
- Gewebeintegrität, Entwicklung der Ressourcen (40123)
- Haushaltsführung, beeinträchtigt, Risiko (50161)
- Haushaltsführung, Entwicklung der Ressourcen (50163)
- Kommunikation, beeinträchtigt, Risiko (60011)
- Körperbild, beeinträchtigt, Risiko (80101)
- Körperbild, Entwicklung der Ressourcen (80103)
- Körperliche Integrität, Entwicklung der Ressourcen (70053)
- Körperliche Mobilität, Entwicklung der Ressourcen (50053)
- Mundschleimhaut, Entwicklung der Ressourcen (40143)
- Orientierung, Entwicklung der Ressourcen (80233)
- Rolle als informell Pflegende/r, Belastung (90013)
- Rollenerfüllung, beeinträchtigt, Risiko (60041)
- Rollenerfüllung, Entwicklung der Ressourcen (60043)
- Selbstorganisation, beeinträchtigt, Risiko (50181)
- Selbstorganisation, Entwicklung der Ressourcen (80183)
- Selbstpflege, Entwicklung der Ressourcen (50153)
- Selbstschutz, beeinträchtigt, Risiko (70061)
- Selbstschutz, Entwicklung der Ressourcen (70063)
- Selbstwertschätzung, Entwicklung der Ressourcen (80113)
- Sicherheitsgefühl, Entwicklung der Ressourcen (80293): Ergänzung eines positiven Konzepts zum Pflegephänomen *Angst*
- Soziale Interaktion, beeinträchtigt, Risiko (60021)
- Soziale Interaktion, Entwicklung der Ressourcen (60023)
- Soziale Teilhabe, beeinträchtigt (60072)
- Soziale Teilhabe, beeinträchtigt, Risiko (60071)
- Soziale Teilhabe, Entwicklung der Ressourcen (60073)
- Stillen, beeinträchtigt, Risiko (30051)
- Stuhlausscheidung, beeinträchtigt (40052)
- Stuhlausscheidung, beeinträchtigt, Risiko (40051)
- Wohlbefinden, beeinträchtigt (80132)
- Wohlbefinden, beeinträchtigt, Risiko (80131)

1

◘ **Abb. 1.5**   POP-Zahlencode

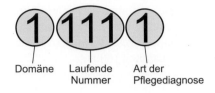

Domäne   Laufende   Art der
Nummer   Pflegediagnose

1.7.6   Der POP-Zahlencode

Für die Verwendung in EDV-Systemen ist in der POP-Klassifikation jede Pflegediagnose mit einem fünfstelligen eindeutigen Zahlencode verknüpft (◘ Abb. 1.5).

Die erste Stelle des Zahlencodes bezeichnet die Domäne, danach folgen drei Stellen, welche die fortlaufende Nummer einer Pflegediagnose innerhalb einer Domäne bezeichnen und die Stelle am Ende des Zahlencodes gibt an, um welchen Typ von Pflegediagnose es sich handelt (Risiko-, aktuelle oder Gesundheitspflegediagnose).

1.7.6.1   Liste Zahlencodes Domänen

- 1 … Luft
- 2 … Wasser
- 3 … Nahrung
- 4 … Ausscheidung
- 5 … Aktivität und Ruhe
- 6 … Allein sein und soziale Interaktion
- 7 … Abwendung von Gefahren
- 8 … Integrität der Person
- 9 … Soziales Umfeld

1.7.6.2   Laufende Nummern von Pflegediagnosen

Die drei mittleren Stellen des fünfstelligen Zahlencodes weisen den Pflegediagnosen eine eindeutige laufende Nummer zu. Pro Domäne sind theoretisch 999 Pflegediagnosen möglich. Diese Nummern haben darüber hinaus keine weitere Aussage oder Bedeutung. Ihre Reihenfolge ist willkürlich und spiegelt die Entwicklung der POP-Klassifikation über die Zeit wieder.

1.7.6.3   Liste Zahlencodes Typen von Pflegediagnosen

- 1 … Risikopflegediagnose
- 2 … Aktuelle Pflegediagnose
- 3 … Gesundheitspflegediagnose (Entwicklung der Ressourcen)

Beispiele:
- 10.022 Atmen, beeinträchtigt
  1 = Domäne Luft, 002 = laufende Nummer, 2 = Aktuelle Pflegediagnose
- 30.021 Mangelernährung, Risiko
  3 = Domäne Nahrung, 002 = laufende Nummer, 1 = Risikopflegediagnose

1.8 Der diagnostische Prozess – der Weg zur Pflegediagnose

Der diagnostische Prozess umfasst alle Aktivitäten der Pflegenden, um Bedarf an pflegerischem Handeln zu erkennen, zu benennen und zu formulieren. In diesem Prozess werden die Daten aus dem Pflegeassessment beurteilt.

❯ Der diagnostische Prozess beschreibt:

den Weg vom Erstkontakt zwischen Pflegenden und Menschen mit Pflegebedarf zu den passenden Pflegediagnosen
den Weg vom Erkennen eines Veränderungsbedarfs bis zum Erkenntnisgewinn und dem Festschreiben der akkuraten Pflegediagnose (= Entscheidung über Handlungsbedarf der Pflege).

Pflegediagnostik – und damit auch Pflegediagnosen – basieren auf einem professionellen Beziehungsprozess, in dem Bedürfnisse und Zielsetzungen der betroffenen Menschen und deren Angehöriger erfasst werden und ihnen fachlich kompetent entsprochen wird. Dies betrifft alle Bereiche der Aktivitäten des täglichen Lebens.

McFarland und McFarlane (1997) beschreiben folgende Kriterien, um wirksam zu diagnostizieren:
1. Eine Patientin, eine Familie oder eine Gemeinde muss immer ganzheitlich und als einzigartig betrachtet werden.
2. Die Pflegende muss sich ihres Selbst bewusst sein, um so gut wie möglich die Perspektive der Patientin zu verstehen.
3. Der Prozess der Datensammlung und die benützten Instrumente müssen an die Situation der Patientin angepasst sein.
4. Die Umgebung, in der Pflegediagnostik durchgeführt wird, soll so gestaltet sein, dass eine Informationssammlung störungsfrei durchgeführt werden kann.
5. Eine ganze Anzahl von Datenerhebungsstrategien soll zur Anwendung kommen, z. B. das pflegerische Interview, das Pflegeassessment, Patientenbeobachtungen, körperliche Untersuchungen, bestehende Pflegepläne und Pflegeberichte.

Wirksame Kommunikation und systematische Beobachtung sind für den gesamten Einschätzungsprozess ebenso wichtig, wie die Fähigkeit zum kritischen Denken.

1.8.1 Voraussetzungen für das Diagnostizieren

Die Stärke der professionell Pflegenden ist ihre Fähigkeit, den klinischen Entscheidungsfindungsprozess zu gestalten. Damit sind sie in der Lage, Verantwortung für die Formulierung von Pflegediagnosen zu übernehmen. Pflegediagnosen, welche zu Beginn der pflegerischen Beziehung gestellt werden, sind als vorläufige „Arbeitsdiagnosen" zu verstehen, welche über das fortlaufende Betreuungsintervall spezifischer formuliert werden, nachdem sie mit den zu Betreuenden validiert wurden.

Der fortwährende, zyklische Prozess des Diagnostizierens erfordert kognitive Fähigkeiten und eine differenzierte pflegerische Wahrnehmung. Professionelle Informationssammlung und folgerichtige Interpretation setzen konkretes Erfahrungswissen sowie systematisch-abstraktes Wissen voraus.

1

Für die Praxis des diagnostischen Prozesses bedeutet das, dass die gewonnenen Informationen aus dem ausführlichen Assessment zunächst zu Themen bzw. Blöcken zusammengefasst werden. Diese Gruppierungen orientieren sich häufig an pflege-theoretischen Modellen. Beispiele für derartige Blöcke sind die Themen „Luft", „Wasser", „Nahrung", „Abwendung von Gefahren" etc.

> ❯ Klassifikationssysteme – unabhängig davon, ob sie sich von Pflegemodellen ableiten oder nicht – helfen bei der Strukturierung von wahrnehmbaren Pflegephänomenen. Es handelt sich um Ordnungssysteme, die eine Eingrenzung auf jene Bereiche er-lauben, in denen Handlungsbedarf besteht.

Die Eingrenzung von Informationen wird auch in anderen Lebensbereichen zur Orientierung eingesetzt. So ist es wichtig, den Bezirk, die Straße und die Haus-nummer des Zieles zu kennen, um sich in einer Stadt orientieren zu können. Diese Informationen schränken den möglichen Suchbereich ein. In der Pflegediagnostik verhält es sich ähnlich.

▶ **Beispiel**

Frau Weber hat Schwierigkeiten mit ihrer Harnausscheidung. Sie erzählt, dass sie immer öfter die Toilette nicht rechtzeitig erreicht, weil sie beim Gehen Schmerzen in beiden Hüft-gelenken hat.

Nach der POP-Klassifikation sind bei Frau Weber pflegerelevante Informationen in den Bereichen Ausscheidung und Aktivität/Ruhe festzustellen. Ein Blick in das Klassi-fikationssystem zeigt, dass in diesen beiden Bereichen nur eine beschränkte Anzahl von möglichen Pflegediagnosen aufscheint. Der weitere diagnostische Prozess hat das Ziel, aus dieser Auswahl die passenden Pflegediagnosen festzulegen. ◀

Als Ordnungs- und Strukturierungshilfe wird auf den pflegediagnosenorientierten Assessmentbogen von Stefan, Allmer, Schalek, Eberl, Hansmann, Jedelsky, Pandzic, Tomacek, Vencour hingewiesen. Diese finden Sie im Downloadbereich auf Springer Link.

> ❯ Kann nach der erfolgten thematischen Eingrenzung keine klare pflegediagnostische Zuordnung getroffen werden, ist es ratsam, weitere Informationen über den be-troffenen Menschen einzuholen.

Es ist wichtig, jede Pflegesituation im aktuellen Kontext und wenn möglich mit dem betroffenen Menschen oder dessen Angehörigen zu analysieren, um ein gutes Ver-ständnis für die Lage eines Menschen mit Pflegebedarf zu erlangen. Erst diese Ana-lyse ermöglicht ein vertieftes Verständnis der gesamten Situation des betroffenen Menschen (vgl. Bräutigam 2003; Schrems 2003). Die Interpretation der Informatio-nen muss auch die Umgebung und die Kultur berücksichtigen. Zum Beispiel wird analysiert, wie verschiedene Aspekte zusammenhängen, ob Muster erkennbar sind, welche spezifischen Faktoren die zu Betreuenden beeinflussen und ob genügend In-formationen vorhanden sind. Die klinische Urteilsbildung ist die Basis für die For-mulierung einer Pflegediagnose.

Pflegediagnosen sind das Ergebnis menschlicher Wahrnehmungen von mindestens zwei Personen, der professionell Pflegenden und jenem Menschen, der Pflege benötigt. In den meisten Fällen beteiligen sich am pflegediagnostischen Prozess mehr Personen. Dabei spielt die soziale Interaktionsfähigkeit eine wichtige Rolle.

Wie Schrems (2003, S. 40) beschreibt, sind Pflegediagnosen noch wesentlich mehr als die klinische Beurteilung von Reaktionen auf ein Pflegeproblem, sie sind das Ergebnis eines Interaktions- und Kommunikationsprozesses. Sie bringt Pflegediagnosen mit sozialen Konstrukten in Verbindung und beruft sich dabei auf die Entwicklungsgeschichte der Diagnosen und ihre praktische Umsetzung.

Grundvoraussetzungen für das Diagnostizieren sind folgende Fertigkeiten:
- Wahrnehmung (visuell, auditiv, taktil, olfaktorisch)
- Ausdrucksform (Sprache, Definition)
- Beobachtung (Verhalten, Interpretation)
- Kommunikation (verbal, nonverbal, aktives Zuhören)

Die Kunst des Diagnostizierens liegt überwiegend im Erkennen, in der Interpretation des Erkannten und im Verstehen.

Müller-Staub (2006) beschreibt die klinische Urteilsbildung anhand unterschiedlicher Denkprozesse im Rahmen der Pflegediagnostik. Das „divergente Denken" ist ein hypothesen-generierendes Denken, das alle Deutungsvarianten, die sich aus den vorliegenden Informationen ableiten lassen, erfasst. Es führt zu diagnostischen Hypothesen, die anschließend durch das sogenannte „konvergente Denken" geprüft werden. Nicht passende Hypothesen werden verworfen, erhärtete Hypothesen werden beibehalten und letztendlich werden aus den gesicherten pflegerischen Bewertungen jene ausgewählt, die in der aktuellen Situation sehr relevant sind. Es erfolgt eine Priorisierung. Jene Themen, die fachlich und aus der Betroffenensicht in erster Linie zu bearbeiten sind, werden als Pflegediagnosen ausformuliert.

Pflegediagnostik ist an eine prozesshafte Vorgangsweise gekoppelt, die nicht sofort abgeschlossen wird, sondern Veränderungen erfährt und somit dynamisch ist.

1.8.2 Die Elemente des diagnostischen Prozesses (◘ Abb. 1.6)

1. Informationssammlung vor der ersten Begegnung mit dem zu pflegenden Menschen
2. Assessment inkl. Beobachtung und Wahrnehmung mit allen Sinnen
3. Clustern, d. h. eine thematische Gruppierung der Daten, eine Mustererkennung
4. Bilden erster konkreter Vermutungen (Hypothesen) zu möglichen Pflegediagnosen und eine weitere, gezielte Informationssammlung
5. Überprüfen der bisherigen Vermutungen (Hypothesen), identifizieren möglicher Pflegediagnosen und eine vorläufige Pflegediagnosestellung
6. Feststellen von Zusammenhängen zwischen den möglichen Pflegediagnosen
7. Prioritäten unter den möglichen Pflegediagnosen setzen, entsprechend der Dringlichkeit für die Pflege und entsprechend der Bedeutung für den betroffenen Menschen
8. Festlegung von passenden Pflegediagnosen, die auch tatsächlich bearbeitet werden sollen
9. Fortsetzen des diagnostischen Prozesses bis zur Beendigung der Pflege des betroffenen Menschen

1

Der diagnostische Prozess

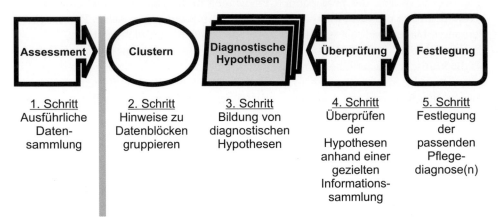

1. Schritt	2. Schritt	3. Schritt	4. Schritt	5. Schritt
Ausführliche Daten-sammlung	Hinweise zu Datenblöcken gruppieren	Bildung von diagnostischen Hypothesen	Überprüfen der Hypothesen anhand einer gezielten Informations-sammlung	Festlegung der passenden Pflege-diagnose(n)

◘ **Abb. 1.6**   Der diagnostische Prozess

❯ Passende Pflegediagnosen sind das Ergebnis eines umfassenden Pflegeassessments. Das Pflegeassessment ist der Schlüssel für den Pflegeprozess. Erfolgt dieses mit der notwendigen Sorgfalt, so sind eine exakte, umfassende Pflegediagnostik und eine weiterführende Pflegeplanung möglich.

1.8.3 Praktische Tipps für den Weg zur Pflegediagnose („Diagnosepfad")

1.8.3.1 Assessment inklusive Beobachtung und Wahrnehmung

Zum Dokumentieren der Informationen, Beobachtungen und Wahrnehmungen stehen verschiedene Assessmentinstrumente zur Verfügung

1.8.3.2 Erste konkrete Vermutungen (Hypothesen) zu möglichen Pflegediagnosen

- An Hand von thematischen Gliederungen von Pflegediagnosen werden zunächst jene Themen gesucht, die zur aktuellen Situation des Patienten passen (z. B. Luft, Essen, Ausscheidung, Integrität der Person)
- Suchen nach zutreffenden Pflegediagnosentiteln
- Passt die Definition, entspricht sie dem festgestellten Gesundheitserleben des/der Betroffenen?
- Erstellen einer Liste möglicher Pflegediagnosentitel
- Überprüfen der bisherigen Vermutungen (Hypothesen), identifizieren möglicher Diagnosen und stellen einer vorläufigen Diagnose
- Festlegen der möglichen, arbeitsrelevanten Diagnosetitel durch Ausschließen oder Bestätigen der „Verdachtsdiagnosen"

- Überprüfen der Ätiologien, Symptome (Merkmale) bzw. Risikofaktoren in der Fachliteratur auf sinngemäße Übereinstimmung mit der Situation des/der Betroffenen. Bestehende Übereinstimmungen unterstützen die Auswahl einer Pflegediagnose
- Überprüfen begründeter Annahmen von vorläufigen Pflegediagnosen durch vertiefendes Nachfragen beim zu Pflegenden:

▶ **Beispiel**

Aufgrund des bisher durchgeführten Assessments vermutet Pflegende[5] Fischer eine beeinträchtigte Harnausscheidung. Zur Erhärtung ihrer Vermutung stellt die Pflegende Fischer ihrem Patienten folgende Fragen: „Spüren Sie Ihren Harndrang?", „Wie viel Zeit vergeht zwischen dem Wahrnehmen des Harndrangs und dem ungewollten Harnabgang?" ◀

❯ Zur Begründung und Sicherung einer Pflegediagnose ist die sinngemäße Übereinstimmung der Situation des betroffenen Menschen mit den Ätiologien, Symptomen bzw. Risikofaktoren notwendig. Der Ausdruck „sinngemäß" meint, dass die Beschreibungen der Ätiologien, Symptome bzw. Risikofaktoren in der Literatur mit den Informationen, Beobachtungen und Wahrnehmungen der Pflegenden inhaltlich übereinstimmt, auch wenn die Formulierung unterschiedlich ist.

▶ **Beispiel**

Die Pflegende Fischer stellt fest, dass Frau Berger Schwierigkeiten bei Tätigkeiten, wie z. B. dem Auf- und Zuknöpfen von Kleidungsstücken und beim Greifen von kleinen Gegenständen, wie Kaffeelöffel oder Rufanlage, hat. Diese Umstände hält sie in der Pflegedokumentation fest. Bei der Überprüfung der Symptome von möglichen Pflegediagnosen findet sie in der Literatur unter der Pflegediagnose „Körperliche Mobilität, beeinträchtigt" die allgemeine Formulierung „beeinträchtigte feinmotorische Fähigkeiten". Schwierigkeiten beim Auf- und Zuknöpfen von Kleidungsstücken fallen sinngemäß unter die allgemeine Symptombeschreibung „beeinträchtigte feinmotorische Fähigkeiten". Das Symptom aus der Literatur ist somit zutreffend und kann mit einer konkreten Beobachtung belegt werden. In der Pflegedokumentation wird die konkrete Beobachtung angeführt und nicht die allgemeine Beschreibung des Symptoms aus der Literatur. Niedergeschrieben wird: „hat Schwierigkeiten beim Auf- und Zuknöpfen von Kleidungsstücken und beim Greifen von kleinen Gegenständen, wie Kaffeelöffel oder Rufanlage". ◀

❯ Die Literatur bietet sehr allgemeine Beschreibungen der Ätiologien, Symptome und Risikofaktoren (abstrakte Begrifflichkeiten). Für die Beschreibung einer individuell passenden Pflegediagnose (bei Ressourcen, Ätiologie, Symptomen, Risikofaktoren) muss eine Konkretisierung anhand der tatsächlichen Situation des Menschen mit Pflegebedarf durchgeführt werden.

---

5 Dieses und alle folgenden Beispiele beziehen sich auf Pflegende mit den entsprechenden berufsrechtlichen und fachlichen Kompetenzen im Pflegeprozess, deren Berufsbezeichnungen je nach Land differieren: examinierte Gesundheits- und KrankenpflegerInnen (Deutschland), diplomierte Gesundheits- und Krankenpflegepersonen (Österreich), Pflegefachfrauen/-männer (Schweiz).

1

In der Literatur können nur allgemeine Beschreibungen angeboten werden, da eine vollständige Aufzählung aller möglichen individuell auftretenden Ressourcen, Ätiologien, Symptome und Risikofaktoren zu umfangreich wäre. Es ist den professionell Pflegenden vorbehalten im Rahmen der allgemeinen Beschreibungen die individuelle Situation von Menschen mit Pflegebedarf konkret darzustellen.

Es ist nur bei 100 %iger Übereinstimmung sinnvoll, die in der Literatur vorgegebene Formulierung 1:1 zu übernehmen. Die allgemein beschriebenen Ätiologien, Symptome oder Risikofaktoren in der Literatur zu normierten Pflegediagnosen geben einen Rahmen, in dem sich die tatsächliche individuelle Beschreibung wiederfinden soll. Durch die individuell angepasste Beschreibung der Situation eines Menschen mit Pflegebedarf, wird sichergestellt, dass sich auch andere Pflegende rasch und gut orientieren können.

Beispiel:

Aus der Literatur wird folgende, richtige, jedoch abstrakte Ätiologie übernommen:

- P: Ausscheidung, Handhabung, beeinträchtigt
- Ä: Beeinträchtigte Mobilität

die bessere Formulierung, weil individuell auf die konkrete Situation des betroffenen Menschen abgestimmt, ist:

- P: Ausscheidung, Handhabung beeinträchtigt
- Ä: Schmerzen in beiden Kniegelenken bei Belastung

1.8.3.3 Festlegung von passenden Pflegediagnosen

Beim Festlegen der Pflegediagnosen stellt sich in der Praxis die Frage, ob die Situation des/der Betroffenen mit Hilfe einzelner Pflegediagnosen oder mit zusammenfassenden Pflegediagnosen beschrieben wird.

Pflegediagnosen, die nach der PRFR/PÄSR/PR-Struktur beschrieben sind, nennt man explizite Pflegediagnosen, weil ihre komplette Beschreibung angegeben ist.

Bei der Ausformulierung von Pflegediagnosen nach der PRFR/PÄSR/PR-Struktur kommt es vor, dass sich in der Ätiologie, in den Symptomen, Risikofaktoren und Ressourcen eine oder mehrere weitere Pflegediagnosetitel der POP-Klassifikation wiederfinden (z. B. *Schmerz*; *Angst*; *Körperliche Mobilität, beeinträchtigt*). Pflegediagnosen, die in einer ausformulierten Pflegediagnose enthalten sind, nennt man implizite Pflegediagnosen, weil sie selbst nicht ausformuliert sind.

❯ Explizite und implizite Pflegediagnosen sind in ihrer Bedeutung gleichwertig.

Die Pflegediagnosentitel der POP-Klassifikation (z. B. *Gehen, beeinträchtigt*; *Hoffnungslosigkeit*) können also explizit (ausdrücklich formuliert) als Titel einer Pflegediagnose oder implizit in der Ätiologie und den Symptomen einer anderen Pflegediagnose vorkommen. Welche Form zur Anwendung kommt, hängt von der Einschätzung und dem theoretischen Fokus der beurteilenden Pflegenden vor Ort ab.

▶ Beispiel

Herr Gruber wird mit dem medizinischen Einweisungsgrund Tumorbehandlung (Chemo-Therapie und Bestrahlung) stationär aufgenommen. Die Situation von Herrn Gruber zeichnet sich durch trockene entzündete Mundschleimhaut, Bläschen, offene Stellen auf der Zunge aus. Er berichtet, dass das Schlucken von Getränken und Speisen sehr schmerzhaft ist. Eine mögliche Pflegediagnose ist:

- P: Schlucken, beeinträchtigt
- Ä: entzündete Mundschleimhaut, Bläschen, offene Stellen auf der Zunge
- S: gibt an, dass das Schlucken von Getränken und Speisen sehr schmerzhaft ist
- R: Hr. Gruber nimmt Speisen und Getränke selbstständig ein

Es könnte die Situation auch mit einer anderen Pflegediagnose erfasst werden:

- P: Mundschleimhaut, verändert
- Ä: Nebenwirkungen der Chemo-Therapie und der Bestrahlung
- S: entzündete Mundschleimhaut, Bläschen, offene Stellen auf der Zunge und das Schlucken von Getränken und Speisen ist schmerzhaft
- R: Hr. Gruber nimmt Speisen und Getränke selbstständig ein ◀

Beide Varianten werden in der pflegerischen Praxis beschrieben. Die Entscheidung für eine der beiden Varianten wird sich im Zusammenhang mit den Arbeitsschwerpunkten ergeben. Bei entsprechenden Maßnahmen zur Mundpflege wird sich vermutlich auch die Schlucksituation verbessern. In diesem Fall stünde die veränderte Mundschleimhaut als PD im Vordergrund. Verbessert sich das Schlucken allerdings nicht, wäre diese Beeinträchtigung als Pflegediagnosentitel *Schlucken, beeinträchtigt* zu beschreiben.

Die Entscheidung, in welcher Weise formuliert wird, fällt in den eigenverantwortlichen Bereich der Pflegefachkraft und sollte im Behandlungsteam kommuniziert werden. Dabei ist wichtig, dass die impliziten Pflegediagnosen, ebenso wie die expliziten Pflegediagnosen im weiteren Pflegeprozess berücksichtigt werden.

Routinierte Pflegende neigen in der Praxis zum Komprimieren von Pflegediagnosenbeschreibungen, d. h. zur Verwendung impliziter Pflegediagnosen. Das Zusammenfassen einzelner Pflegediagnosen zu komprimierten Pflegediagnosen spiegelt die Zusammenhänge der Situation der Menschen mit Pflegebedarf wieder.

Sollen Pflegeaufwand und -abhängigkeit eines Menschen mit Pflegebedarf belegt werden, ist das bloße Zählen der expliziten Pflegediagnosentitel keinesfalls ausreichend. Für diese Aufgabe müssen auch die impliziten Pflegediagnosen berücksichtigt und sichtbar gemacht werden.

Es ist grundsätzlich möglich, alle Pflegediagnosen explizit zu formulieren. Dabei ist jedoch zu bedenken, dass dies eine Vervielfachung des Dokumentationsaufwandes und eine inhaltliche Wiederholung im Rahmen der Pflegeziel- und Pflegemaßnahmenbeschreibung bedeutet. Im Pflegeteam sollte eine Einigung erfolgen, in welcher Art Pflegediagnosen bei einem bestimmten Menschen mit Pflegebedarf dargestellt werden (Darstellung in komprimierter Form oder als einzelne explizite Pflegediagnosen).

Die Anzahl der Pflegediagnosen, mit denen in der Pflegeplanung gearbeitet wird, ist abhängig von der individuellen Situation des Menschen mit Pflegebedarf und von der Erfahrung der Pflegenden im Umgang mit der Pflegediagnostik.

In jedem Fachbereich gibt es typische Häufungen von ca. 15–20 Pflegediagnosen, die regelmäßig diagnostiziert werden. Diese beschränkte Anzahl von häufigen Pflegediagnosen wird von den Pflegenden rasch in die Alltagsroutine übernommen.

1

1.8.4   Alltagsnahe Pflegediagnosen

❯ Wählen Sie möglichst alltagsnahe Pflegediagnosen.

Einige Pflegediagnosen der POP-Klassifikation sind verhältnismäßig abstrakt, beispielsweise *Coping des Betroffenen, beeinträchtigt* oder *Hoffnungslosigkeit*. Es hat sich in der Praxis als sinnvoll erwiesen, möglichst alltagsnahe Pflegediagnosen zu stellen, wie *Selbstwertschätzung, gering*. Konkrete Pflegediagnosen geben deutlichere Anhaltspunkte für die Pflegeplanung, als abstrakte Pflegediagnosen.

Es benötigt einige Erfahrung, um den tatsächlichen Alltagsbezug von abstrakten Pflegediagnosen herzustellen. Es ist deshalb immer zu überlegen, wie sich abstrakte Pflegediagnosen auf das konkrete Alltagsleben der betroffenen Menschen auswirken und wie die Diagnosen formuliert werden.

▶ **Beispiel**

Frau Winter geht sehr unsicher und kann beim Gehen die Beine nicht gut heben. Es könnte die Pflegediagnose *Gehen, beeinträchtigt* gestellt werden. In diesem Fall ist es sinnvoll zu überlegen, welche denkbaren Folgen diese Beeinträchtigung nach sich zieht. Es ist möglich, dass Frau Winter über ein Hindernis stürzt oder mit einem Fuß am Boden hängen bleibt. Daraus resultiert eine erhöhte Sturzgefahr. Eine alltagsnahe Pflegediagnose kann daher etwa *Sturz, Risiko* mit dem Risikofaktor „geht sehr unsicher" sein. ◀

❯ Bei der Formulierung von Pflegediagnosen ist zu beachten, dass das individuelle Erleben einer Situation durch den Menschen mit Pflegebedarf im Mittelpunkt steht. Die Pflegenden müssen die Betroffenenperspektive einbeziehen, um eine alltagsrelevante Pflegediagnose stellen zu können.

1.8.5   Direkte und indirekte Ressourcen

❯ Ressourcen können direkt oder indirekt zur Verfügung stehen.

Ressourcen können direkt und indirekt bestehen. Direkte Ressourcen sind Fähigkeiten, die ein Mensch ohne besondere Vorkehrungen eigenständig ausführen kann.

▶ **Beispiel**

Herr Fischer wäscht sich sein Gesicht und den vorderen Teil seines Oberkörpers. ◀

Indirekte Ressourcen sind Fähigkeiten, die ein Mensch nutzen kann, wenn bestimmte Voraussetzungen/Bedingungen erfüllt werden. Diese Voraussetzungen werden von professionell Pflegenden geschaffen. Die Beschreibung enthält die Fähigkeit des Menschen und die Maßnahmen, die von den Pflegenden durchzuführen sind, in Form einer „wenn"-Bedingung.

▶ **Beispiel**

Frau Schuster isst, wenn feste Nahrung geschnitten am Teller angeboten wird. ◀

❯ Ziel des Ressourceneinsatzes ist die Erhaltung und Förderung der größtmöglichen Eigenständigkeit des zu betreuenden und zu pflegenden Menschen.

Die Pflegediagnostik hat das Ziel, die pflegerelevanten Aspekte der Betroffenensituation zu beschreiben, um daraus die Pflegeplanung (Ziele und Maßnahmen) zu entwickeln. Für diese Aufgabe ist es nicht ausreichend, nur über die Defizite eines Menschen informiert zu sein. Ebenso notwendig ist es, über die Stärken eines Menschen Bescheid zu wissen.

❯ Ressourcen sind gut sichtbar zu dokumentieren.

Es ist darauf zu achten, dass im Zusammenhang mit einer Pflegediagnose nur Ressourcen angegeben werden, die auch tatsächlich einen unterstützenden Beitrag in der Situation des betroffenen Menschen leisten können.
Beispiel:
- P: Selbstpflege, beeinträchtigt beim Essen und Trinken
- Ä: Schwäche und Gefühlsverlust im rechten Arm
- S: Frau Schuster kann das Essen nicht zerkleinern
- R: (Ressourcen)

- Frau Schuster isst mit der linken Hand (direkte Ressource).
- Frau Schuster streicht Brote mit Hilfe des Einhandschneidbrettes (indirekte Ressource, mit der Voraussetzung, dass das Einhandschneidbrett bereitgestellt wird).

1.9 Beurteilungskriterien der Qualität von Pflegediagnosen

Für die qualitative Beurteilung von Pflegediagnosen sind zwei Fragen von grundsätzlicher Bedeutung:
10. Ist die formulierte Pflegediagnose inhaltlich zutreffend?
11. Ist die Pflegediagnose korrekt formuliert?

Eine Pflegediagnose ist inhaltlich zutreffend, wenn folgende Punkte mit „Ja" beantwortet werden können.
- Ist das Hauptphänomen/sind die Hauptphänomene des/der Betroffenen berücksichtigt?
- Ist das in den Pflegediagnosen erfasst, was den meisten Pflegeaufwand verursacht?
- Sind die Pflegemaßnahmen durch die Pflegediagnose begründet?
- Lassen sich die Pflegediagnosen an Hand von Aussagen des/der Betroffenen und Beobachtungen der Pflegenden begründen?
- Ist die beschriebene Pflegediagnose durch Pflegemaßnahmen beeinflussbar?
- Entsprechen die Symptome/Risikofaktoren des/der Betroffenen sinngemäß den Aufzeichnungen und Definitionen in der Fachliteratur?
- Sind die entsprechenden Ressourcen zur Pflegediagnose angeführt?
- Was sagen die Kollegen? Sind sie mit der Formulierung einverstanden?
- Was sagen die Betroffenen selbst? Verstehen sie den Inhalt der erläuterten Pflegediagnose und sehen sie ihre Gesundheitssituation treffend beschrieben?

1

Eine Pflegediagnose ist korrekt formuliert, wenn die folgenden Kriterien erfüllt sind.

- Ist das PRFR/PÄSR/PR-Format vollständig vorhanden?
- aktuelle Pflegediagnosen: „Pflegediagnosentitel", „Ätiologie oder beeinflussende Faktoren", „Symptome bzw. Merkmale", Ressourcen
- Risiko-Diagnosen: „Pflegediagnosentitel", „Risikofaktoren", Ressourcen
- Gesundheitsdiagnosen: „Pflegediagnosentitel", „Ressourcen"
- Sind die PRFR/PÄSR/PR-Elemente übersichtlich angeordnet? Ist klar ersichtlich, wie der Titel lautet, welche Textabschnitte die Ätiologie und Symptome, die Risikofaktoren und Ressourcen beschreiben?
- Enthält der Pflegediagnosentitel die betroffene Funktion (z. B. körperliche Mobilität oder Atemvorgang) und eine Beurteilung bzw. genauere Beschreibung, wie „beeinträchtigt"?
- Ist die beschriebene Ätiologie tatsächlich Ursache und nicht nur die Beschreibung des Pflegediagnosentitels mit anderen Worten?
- Beschreiben die genannten Symptome bzw. Risikofaktoren, welche konkreten Aussagen und Beobachtungen zur Diagnosestellung geführt haben?
- Ist die Pflegediagnose für andere Fachpersonen verständlich und nachvollziehbar?
- Sind die Formulierungen moralisch und juristisch unbedenklich?
- Beschreibt die Ätiologie pflegerisch beeinflussbare Ursachen?

Immer wieder wird diskutiert, ob medizinische Diagnosen in Pflegediagnosen verwendet werden sollen. Generell sollen Ursachen angeführt werden, die eine Bearbeitung durch die Pflege ermöglichen (z. B. fehlende oder mangelnde Ressourcen, Fähigkeiten oder Fertigkeiten). Eine medizinische Diagnose als alleinige Ursache benötigt einen Arzt zur Behandlung und ist daher im eigenverantwortlichen Pflegebereich nicht pflegerelevant. Medizinische Diagnosen können jedoch als Zusatzinformation zu den pflegerisch relevanten Ursachen im Hinblick auf potenzielle Komplikationen bzw. mögliche Gefährdungen des Menschen mit Pflegebedarf von Bedeutung sein.

Beispiel: Medizinische Diagnose als Ursache
In der Ätiologie wird ausschließlich eine medizinische Diagnose angeführt:

- P: Atmen, beeinträchtigt
- Ä: Pneumonie

Diese Ursache kann von Pflegenden nicht bearbeitet werden, weil dazu ein Arzt notwendig ist. Pneumonie ist eine medizinische Diagnose und begründet medizinische Interventionen. Pflegemaßnahmen im eigenverantwortlichen Bereich der Pflege können daraus nicht eindeutig abgeleitet werden. Die Pflegeplanung macht erst Sinn, wenn die Ätiologie pflegerelevant beschrieben wird.

Mit diesen Ursachen kann eine Pflegeplanung erstellt werden:

- P: Atmen, beeinträchtigt
- Ä: Vermehrtes dickflüssiges Sekret und Schmerzen beim Husten
- S: Klagt über Schmerzen beim Husten, häufiges Abhusten von dickflüssigem Sekret, Atemnot
- R: Kennt hustenerleichternde Techniken

Eine medizinische Diagnose kann jedoch auch wichtige Zusatzinformationen liefern:
- P: Gehen, beeinträchtigt
- Ä: Mangelnde Muskelkraft in sekundärem Zusammenhang mit einer Myasthenie
- S: Schwierigkeiten beim Aufstehen, muss sich nach 5 Schritten wieder ausruhen
- R: Ist motiviert, sich an Aktivitäten zu beteiligen

Die medizinische Diagnose „Myasthenie" liefert die wichtige Zusatzinformation, dass mit weiteren Komplikationen, die im Zusammenhang mit dem Mangel an Muskelkraft stehen, zu rechnen ist. Aufgrund des fortschreitenden Charakters der Krankheit kann man von einem zunehmenden Pflegebedarf ausgehen. Insgesamt stellt sich die Situation anders dar, als beispielsweise bei einem Menschen, der postoperativ beim Gehen eingeschränkt ist, sich aber voraussichtlich in absehbarer Zeit wieder erholen wird.

1.10 Der pflegediagnosenorientierte Assessmentbogen

Der gehobene Dienst für Gesundheits- und Krankenpflege ist für die umfassende pflegerelevante Erhebung der Betroffenensituation, einschließlich der Ressourcen und individuellen Bedürfnisse der Menschen mit Betreuungs- und Pflegebedarf verantwortlich. Dieser Auftrag entspricht einem professionellen Selbstverständnis und ist in einigen Ländern gesetzlich verankert.

In der Praxis gibt es unterschiedliche Vorgehensweisen (Meinungen und Traditionen) bei der Durchführung des Assessments.

> Die Art und Weise, wie Pflegende an Tätigkeiten herangehen, wird entscheidend durch ihre Einstellung (Menschenbild und Pflegephilosophie) beeinflusst.

Hauptinstrumente des Pflegeassessments sind die gezielte Begegnung mit dem betroffenen Menschen und das direkte Gespräch. Dazu gehört nicht nur die verbale Kommunikation, sondern auch die klinische Beurteilung. Um diese zu unterstützen, wurde der pflegediagnosenorientierte Assessmentbogen (pdo AB) entwickelt.

> Ziel des Assessments ist ein gemeinsames Verständnis des Menschen mit Pflegebedarf und Pflegenden zur aktuellen Situation des Betroffenen, damit die Pflegeplanung und die daraus folgenden Maßnahmen sowohl fachlich richtig sind als auch der konkreten Lebenssituation des betroffenen Menschen entsprechen.

1.10.1 Inhalt des pflegediagnosenorientierten Assessmentbogens (pdo AB)

Inhaltlich berücksichtigt das Assessment die körperlichen, seelischen, kulturellen und psychosozialen Bedürfnisse des Menschen aus der Sicht der Pflege. Diese Assessmentinstrumente ermöglichen eine systematische und strukturierte Informationssammlung.

Der pflegediagnosenorientierte Assessmentbogen (pdo AB) ist ein Hilfsmittel, das Pflegende sowohl in der Phase des Assessments, als auch bei der Diagnosenstellung unterstützt, indem der diagnostische Prozess angeregt wird. Der komplette

1

Assessmentbogen findet sich in elektronischer Form im Downloadbereich auf Springer Link. Die praktischen Erfahrungen mit dem pflegediagnosenorientierten Assessmentbogen haben gezeigt, dass dieses Instrument für Pflegende in der täglichen Arbeit von Nutzen ist, da den abgefragten Bereichen Pflegediagnosen zugeordnet sind. Die Auswahl von möglichen Pflegediagnosen wird dadurch erleichtert.

Schulungen und Erfahrung sind notwendig, um den pdo AB erfolgreich in der Praxis einzusetzen.

Der hier beschriebene pdo AB ist nach den POP-Domänen strukturiert:

- Luft
- Wasser
- Nahrung
- Ausscheidung
- Aktivität und Ruhe
- Allein sein und soziale Interaktion
- Abwendung von Gefahren
- Integrität der Person
- Soziales Umfeld

1.10.2 Struktur des pflegediagnosenorientierten Assessmentbogens

1.10.2.1 Allgemeines Datenfeld (Quick-Infofeld)

Das Handzeichen der erhebenden Pflegenden, der Name der Person, mit der das Assessment erhoben wurde und das Datum des Assessments werden nachvollziehbar eingetragen.

Im Allgemeinen Datenfeld werden folgende Informationen festgehalten: Körpergewicht und Körpergröße, verwendete Hilfsmittel, Sozialdienste sowie Name, Adresse und Telefonnummer der Vertrauensperson. Wünscht der/die Betroffene religiöse Betreuung, wird auch die Religionszugehörigkeit erfasst.

Bei Platzmangel kann auch die Rückseite des pdo AB verwendet werden. Manche Pflegende verwenden zusätzlich weitere Dokumentationsunterlagen, z. B. für die Sozialanamnese, Sturzassessment.

Die thematischen Bereiche sind in zwei Spalten unterteilt, die unterschiedliche Funktionen haben.

- Abfrage Assessmentdaten (linke Spalte) und
- Zuordnung möglicher Pflegediagnosen (rechte Spalte)

1.10.2.2 Abfrage Assessmentdaten (linke Spalte)

Die linke Spalte enthält die erhobenen Daten des Assessments. In diesem Bereich werden die Angaben des Betroffenen und die Beobachtungen der Pflegenden eingetragen.

Nicht ermittelbare und nicht beobachtbare Bereiche im Assessmentbogen müssen mit „n.e." (nicht erhebbar) gekennzeichnet werden. Mit einem Schrägstrich (/), einer Buchhalternase (⌐) oder mit „n.r." (nicht relevant) werden Bereiche gekennzeichnet, in denen der Patient keine Probleme angibt und auch von den Pflegenden keine zu beobachten sind! Ein angekreuztes „JA" oder „NEIN" muss durch entsprechende Daten (Symptome, Kennzeichen, subjektive oder objektive Merkmale) begründet sein!

PFLEGEDIAGNOSENORIENTIERTER ASSESSMENTBOGEN - Seite 1 / 8 (Gliederung: Universelle Selbstpflegebedürfnisse nach OREM, modifiziert)

Namens-/Adress- KLEBEETIKETTE	Gewicht: .... Größe: .... BMI: .... Zahnersatz: O OK O UK
	Sehhilfe: O Brille O Kontaktlinsen Hörhilfe: O re. O li. Verwahrte Wertgegenstände: O ja O nein
	Sonst. Hilfen: ....
	Unverträglichkeit: ....
	Religiöse Bedürfnisse: ....
	Med. Hauskrankenpflege: ....
Pflegeassessment erhoben am: .... (Datum)	Soziale Dienste: .... Tel.: ....
von: .... (NAME IN BLOCKSCHRIFT)	Verständigung an: ....
.... (Unterschrift)	Adresse: ....
durchgeführt mit:	Vertrauensperson: ....
(Betroffene/r, Bezugsperson ...)	Sonstiges: ....

LUFT

Status der Atmung   O Nichtraucher   O Raucher

Beobachtungen und Ressourcen: ....

Beeinträchtigung: O nein O ja welche: ....

....

Seit wann aufgetreten: ....

Wie aufgetreten: O in Ruhe O bei Belastung ....

Selbsthilfemaßnahmen und Hilfsmittel: ....

....

Tracheostoma: O ohne Kanüle O mit Kanüle O ohne Cuff O mit Cuff

Atmung

Atmen: O beeinträchtigt, Risiko
             O beeinträchtigt
             O Entwicklung der Ressourcen

WASSER

Status des Flüssigkeitshaushalts

Beobachtungen und Ressourcen: ....

....

Beeinträchtigung: O nein O ja welche: ....

....

Seit wann: .... **Durstgefühl:** O normal O erhöht O verringert
Bedarf an Flüssigkeit/Trinkmenge: ....Liter/Tag
Aussehen der Zunge: ....
Trinkhilfen: ....
Hautturgor: ....
Ödeme: ....

Flüssigkeitshaushalt

Flüssigkeitshaushalt: O Entwicklung der Ressourcen
             O defizitär, Risiko
             O defizitär

NAHRUNG

Status der Ernährung inklusive Unverträglichkeiten

Beobachtungen und Ressourcen: ....

....

....

Beeinträchtigung: O nein O ja welche: ....

....

....

Seit wann: ....
Diät: .... Seit wann: ....
Essgewohnheiten:
Zahn-/Kieferzustand: ....

Kau-, Schluckverhalten: ....

....

O Ernährung parenteral   O Ernährung enteral per Sonde
Art (Typ): .... Gelegt am: ....
Stillgewohnheiten: ....

....

....

Nahrungsaufnahme

Überernährung: O Risiko
             O aktuell

Mangelernährung: O Risiko
             O aktuell

Ernährung: O Entwicklung der Ressourcen

Schlucken: O beeinträchtigt

Stillen: O beeinträchtigt, Risiko
             O beeinträchtigt
             O Entwicklung der Ressourcen

Pflegediagnosen nach POP – PraxisOrientierte Pflegediagnostik
© 2012 by Stefan, Allmer, Schalek, Eberl, Hansmann, Jedelsky, Pandzic, Tomacek, Vencour

1

AUSSCHEIDUNG

Status der Stuhlausscheidung
Beobachtungen und Ressourcen: ....

....

Beeinträchtigung: O nein   O ja   welche: ....

....

Seit wann: ....   **Letzter Stuhl am:** ....
Auffälligkeiten bzw. Veränderungen bezüglich
Häufigkeit: .... Menge: ....
Farbe: .... Geruch: ....
Konsistenz: ....
Abführhilfen: ....
Künstlicher Ausgang: ....
Seit wann: ....
Besondere Gewohnheiten: ....

....

Status der Harnausscheidung, Kontinenzprofile (s. DNQP)
O 00: Kontinenz   O 03: Unabhängig kompensierte Inkontinenz
O 01: Unabhängig erreichte Kontinenz   O 04: Abhängig kompensierte Inkontinenz
O 02: Abhängig erreichte Kontinenz   O 05: Nicht kompensierte Inkontinenz
Beobachtungen und Ressourcen: ....

....

Auffälligkeiten bzw. Veränderungen bezüglich
Häufigkeit: tagsüber .... mal - Zeitabstand .... Std.
              nachs .... mal - Zeitabstand .... Std.
Menge: .... Farbe: ....
Geruch: ....
Seit wann: ....
Harnableitungssystem: Art (Typ): ....
Gelegt am: ....   Größe (Charriere): ....

Hautzustand/Mundschleimhaut (inkl. allerg. Reaktionen)
Beobachtungen und Ressourcen: ....

....

Beeinträchtigung: O nein   O ja   welche: ....

....

Ausschlagartige Hautveränd.   O nein   O ja   wo: ....
Beschreibung: ....

....

Intertrigo   O nein   O ja   wo: ....
Beschreibung: ....

Zustand der Mundschleimhaut: ....

Hämatome/Petechien/Blutungen   O nein   O ja   wo: ....
Beschreibung: ....

....

Wunden/Hautläsionen   O nein   O ja   wo: ....
Beschreibung: ....

....

Einschätzung Dekubitusrisiko
Skala: .... Punkte: ....
Fotodokumentation: O nein   O ja
Beschreibung: ....

....

....

Schweißsekretion   O normal
O vermehrt (plötzliche Schweißausbrüche)   O vermehrt (kontinuierlich)
Häufigkeit: O vermehrt tagsüber   O vermehrt nachts
Besonderheiten: ....

....

Harn-/Stuhlausscheidung

Stuhlausscheidung: O beeinträchtigt, Risiko
                          O beeinträchtigt
                          O Entwicklung der Ressourcen

Harnausscheidung: O beeinträchtigt, Risiko
                         O beeinträchtigt
                         O Entwicklung der Ressourcen

Ausscheidung, Handhabung:
                         O beeinträchtigt
                         O Entwicklung der Ressourcen

Hinweis: Die Einstufung der Selbstständigkeit beim
               Ausscheiden nach Jones befindet sich auf Seite 3

Gewebeintegrität

Gewebeintegrität: O beeinträchtigt, Risiko
                         O beeinträchtigt
                         O Entwicklung der Ressourcen

Mundschleimhaut: O verändert, Risiko
                        O verändert
                        O Entwicklung der Ressourcen

AKTIVITÄT UND RUHE

Veränderung der Alltagsaktivitäten

Beobachtungen und Ressourcen: ....

....

Beeinträchtigung: O nein O ja welche: ....

....

Seit wann: ....

Status der Mobilität

Beobachtungen und Ressourcen: ....

....

Beeinträchtigung: O nein O ja welche: ....

....

Seit wann: ....

Mdfzt. Klass. n. Jones:	0	1	2	3	4
	selbst-ständig	großteils selbstständig	teilweise selbstständig	geringfügig selbstständig	unselbst-ständig/abhängig
Bewegung im Bett (Lagewechsel, Aufsetzen, Hinlegen):	O	O	O	O	O

Text: ....

Transfer außerhalb des Bettes (z.B. Bett/Rollstuhl/Nachtstuhl/WC):	O	O	O	O	O

Text: ....

Mobil sein mit dem Rollstuhl (inkl. Hindernissen ausweichen):	O	O	O	O	O

Text: ....

Fortbewegung zu Fuß (inkl. Stiegensteigen):	O	O	O	O	O

Text: ....

Status der Selbstpflege

Beobachtungen und Ressourcen: ....

....

Gewohnheiten: ....

Mdfzt. Klass. n. Jones:	0	1	2	3	4
	selbst-ständig	großteils selbstständig	teilweise selbstständig	geringfügig selbstständig	unselbst-ständig/abhängig
Essen/Trinken:	O	O	O	O	O

Text: ....

Körperpflege:	O	O	O	O	O

Text: ....

Kleiden:	O	O	O	O	O

Text: ....

Ausscheiden:

Harn - Tag:	O	O	O	O	O
Nacht:	O	O	O	O	O

Text: ....

Stuhl - Tag:	O	O	O	O	O
Nacht:	O	O	O	O	O

Text: ....

Status der Selbstorganisation

Haushalt:	O	O	O	O	O

Text: ....

Beschäftigung:	O	O	O	O	O

Text: ....

Selbstorg.:	O	O	O	O	O

Text: ....

Freizeit:	O	O	O	O	O

Text: ....

Status von Schlaf u. Erholung

Beeinträchtigung: O nein O ja welche: ....

....

Seit wann: ....

Beobachtungen und Ressourcen: ....

Mobilität

Aktivität, umfassend beeinträchtigt:
O aktuell

Energie/Kraft:
O beeinträchtigt, Risiko
O beeinträchtigt
O Entwicklung der Ressourcen

Erschöpfung:
O aktuell

Körperliche Mobilität:
O beeinträchtigt
O Entwicklung der Ressourcen

Mobilität im Bett:
O beeinträchtigt

Transfer:
O beeinträchtigt

Mobilität im Rollstuhl:
O beeinträchtigt

Gehen:
O beeinträchtigt

Hemineglect:
O aktuell

Selbstpflege

Selbstpflege Essen/Trinken:
O beeinträchtigt

Selbstpflege Waschen/Pflege der äußeren Erscheinung:
O beeinträchtigt

Selbstpflege Kleiden: O beeinträchtigt

Selbstpflege:
O Entwicklung der Ressourcen

Hinweis: Unterstützungsbedarf beim Ausscheiden wird mit
der *PD Ausscheidung, Handhabung beeinträchtigt*
bearbeitet (siehe Seite 2, Domäne Ausscheidung)

Selbstorganisation

Haushaltsführung: O beeinträchtigt, Risiko O beeinträchtigt
O Entwicklung der Ressourcen

Beschäftigung/Arbeit: O beeinträchtigt, Risiko O beeinträchtigt
O Entwicklung der Ressourcen

Selbstorganisation: O beeinträchtigt, Risiko O beeinträchtigt
O Entwicklung der Ressourcen

Erholung/Freizeit: O Entwicklung der Ressourcen

Ruhe

Schlafen: O beeinträchtigt, Risiko
O beeinträchtigt
O Entwicklung der Ressourcen

1

PFLEGEDIAGNOSENORIENTIERTER ASSESSMENTBOGEN - Seite 4 / 8 (Gliederung: Universelle Selbstpflegebedürfnisse nach OREM, modifiziert)

ALLEINSEIN UND SOZIALE INTERAKTION

Status der Kommunikation (verbal/nonverbal)

Beobachtungen und Ressourcen: ....

....

....

....

Beeinträchtigung: O nein   O ja   welche: ....

....

....

Selbsthilfe: ....

Familien-, Beziehungs- und soziale Situation

Beobachtungen und Ressourcen: ....

....

....

Bezugs-/Vertrauensperson: ....
Wünsche bzgl. Besuche: ....

....

Beeinträchtigung: O nein   O ja   welche: ....

....

....

Welche Auswirkung hat Ihre jetzige Situation auf Sie und Ihre Familie?

....

....

....

Sind Familienangehörige od. andere Personen von Ihnen abhängig?
O nein   O ja   welche: ....

....

Haben Sie die Erledigung von Alltagspflichten regeln können?
O nein   O ja   was nicht: ....

....

Hinweise auf ein Risiko od. Folgen von körperlichen/ psychischen Gewalteinwirkungen   O nein   O ja

Welche: ....

....

Einschneidende Veränderung in der Lebenssituation: ....

....

....

Suizidversuch(e) in der Vergangenheit: ....

....

Beobachtungen, Einschätzung und Ressourcen: ....

....

....

....

Sexualität   (Veränderungen, Einschränkungen, Beeinträchtigungen der Identität, Funktion und Reproduktion) ....

....

....

Angaben/Hinweise d. Betroffenen/Beobachtungen d. Pflegenden: ....

....

....

....

....

Kommunikation

Kommunikation:	O beeinträchtigt, Risiko
	O beeinträchtigt
	O Entwicklung der Ressourcen

Sozialverhalten

Soziale Interaktion:	O beeinträchtigt, Risiko
	O beeinträchtigt
	O Entwicklung der Ressourcen
Einsamkeit:	O Risiko
	O aktuell
Rollenerfüllung:	O beeinträchtigt, Risiko
	O beeinträchtigt
	O Entwicklung der Ressourcen
Elterliche Pflege:	O beeinträchtigt, Risiko
	O beeinträchtigt
	O Entwicklung der Ressourcen
Eltern-Kind-Beziehung:	O beeinträchtigt, Risiko
	O beeinträchtigt
	O Entwicklung der Ressourcen
Soziale Teilhabe:	O beeinträchtigt, Risiko
	O beeinträchtigt
	O Entwicklung der Ressourcen
Aggression:	O Risiko
	O aktuell
Selbstschädigung:	O Risiko
	O aktuell
Suizid:	O Risiko
Sexualität:	O verändert, Risiko
	O verändert
	O Entwicklung der Ressourcen

Pflegediagnosen nach POP – PraxisOrientierte Pflegediagnostik
© 2012 by Stefan, Allmer, Schalek, Eberl, Hansmann, Jedelsky, Pandzic, Tomacek, Vencour

PFLEGEDIAGNOSENORIENTIERTER ASSESSMENTBOGEN - Seite 5 / 8 (Gliederung: Universelle Selbstpflegebedürfnisse nach OREM, modifiziert)

ABWENDUNG VON GEFAHREN

Bestehende Infektionsgefahr
O nein   O ja

Welche: ....
....
....

Risiko für veränderte Regulierung der Körpertemperatur
O nein   O ja

Körpertemperatur verändert:
O erhöht ....°C seit wann ....
O erniedrigt ....°C seit wann ....
Beobachtungen und Ressourcen: ....
....
....
....
....

Fähigkeit, sich selbst vor Verletzungen, Sturz, Krankheit oder Vergiftungen zu schützen
Beeinträchtigung: O nein O ja   welche: ....
....

Beobachtungen und Ressourcen: ....
....
....

Status Aspirationsrisiko von Flüssigkeiten/Nahrung
Erhöhtes Aspirationsrisiko: O nein O ja
Beobachtungen und Ressourcen:
....
....
....

Hinweise auf Beeinträchtigung der Blutzirkulation (peripher/zentral)
O nein   O ja

Lokalisation: ....
....

Beobachtungen und Ressourcen: ....
....
....
....
....

Schmerzen
O nein   O ja

Lokalisation: ....

Seit wann: .... Häufigkeit: ....
Art (Qualität) .... Intensität (Skala v. 1-10*): ....
Ausstrahlung: ....
Schmerzauslösende Faktoren: ....
Schmerzverstärkende Faktoren: ....
Schmerzlindernde Faktoren: ....
Beobachtungen und Ressourcen: ....
....
....
....
....
....
....

Körperregulation

Infektion: O Risiko

Körpertemperatur: O verändert, Risiko
                        O erniedrigt
                        O erhöht

Körperliche Integrität

Körperliche Integrität: O beeinträchtigt, Risiko
                        O Entwicklung der Ressourcen

Selbstschutz: O beeinträchtigt, Risiko
                        O beeinträchtigt
                        O Entwicklung der Ressourcen

Sturz: O Risiko

Vergiftung: O Risiko

Verletzung: O Risiko

Perioperative Verletzung O Risiko

Aspiration: O Risiko

Periphere neurovaskuläre Versorgung:
                        O beeinträchtigt, Risiko

Schmerzen: O aktuell

*1 = gering, 10 = am stärksten

Pflegediagnosen nach POP – PraxisOrientierte Pflegediagnostik
© 2012 by Stefan, Allmer, Schalek, Eberl, Hansmann, Jedelsky, Pandzic, Tomacek, Vencour

1

INTEGRITÄT DER PERSON

Fähigkeit, mit dem aktuellen Gesundheitszustand umzugehen
Beeinträchtigung: O nein   O ja
Angaben des Betroffenen: ....

Beobachtungen und Ressourcen: ....

Fähigkeit, sich der veränderten Umgebung anzupassen
Beeinträchtigung: O nein   O ja
Beobachtungen und Ressourcen: ....

Fähigkeit, Entscheidungen zu treffen   O nein   O ja
Sonstige Angaben/Hinweise: ....

Fähigkeit, vorhandene Ressourcen zu erkennen und anzunehmen   O nein   O ja
Beobachtungen der Pflegenden: ....

Erkennt und trifft gesundheitsfördernde Maßnahmen
Beeinträchtigung: O nein   O ja   welche: ....

Beobachtungen und Ressourcen: ....

Akzeptiert und versteht das Behandlungprogramm
Beeinträchtigung: O nein   O ja   welche: ....
Beobachtungen und Ressourcen: ....

Akzeptanz des eigenen Körpers   O nein   O ja
Sonstige Angaben/Hinweise: ....

Wertschätzung der eigenen Person und Fähigkeiten
O positiv   O negativ
Beobachtungen und Ressourcen: ....

Fähigkeit, den Anforderungen des tägl. Lebens altersentsprechend begegnen zu können   O nein   O ja
Beobachtungen und Ressourcen: ....

Realitätsbezug zur eigenen Person/zum sozialen Umfeld
Beobachtungen der Pflegenden: ....

Äußerungen von Verzweiflung, veränderter Lebensenergie (verbal/nonverbal)   O nein   O ja
Angaben und Hinweise: ....

Beobachtungen und Ressourcen: ....

Bewältigungsformen

Coping des Betroffenen: O beeinträchtigt, Risiko
O beeinträchtigt
O Entwicklung der Ressourcen

Verneinung (Verleugnung):   O aktuell

Gesundungsprozess: O beeinträchtigt, Risiko
O beeinträchtigt
O Entwicklung der Ressourcen

Entscheidung: O Konflikt

Entwicklung: O beeinträchtigt

Kindliche Verhaltensorganisation:
O unausgereift, Risiko
O unausgereift
O Entwicklung der Ressourcen

Gesundheitsverhalten: O beeinträchtigt
O Entwicklung der Ressourcen

Behandlungsempfehlungen: O Handhabung beinträchtigt
O Entwicklung der Ressourcen

Selbstkonzept und Selbstwahrnehmung
Körperbild: O beeinträchtigt, Risiko
O beeinträchtigt
O Entwicklung der Ressourcen

Selbstwertschätzung: O gering, Risiko
O gering
O Entwicklung der Ressourcen

Wohlbefinden: O beeinträchtigt, Risiko
O beeinträchtigt
O Entwicklung der Ressourcen

Realitätswahrnehmung: O verändert

Machtlosigkeit: O aktuell
Macht: O Entwicklung der Ressourcen

Hoffnungslosigkeit: O aktuell
Hoffnung: O Entwicklung der Ressourcen

PFLEGEDIAGNOSENORIENTIERTER ASSESSMENTBOGEN - Seite 7 / 8 (Gliederung: Universelle Selbstpflegebedürfnisse nach OREM, modifiziert)

Empfundene Anspannung/Unruhe   O nein   O ja   Ruhe, innerlich: O beeinträchtigt
Beobachtungen und Ressourcen: ....

Status Sinneswahrnehmungen
Beobachtungen und Ressourcen: ....

Beeinträchtigung: ....
O visuell   O auditiv   O taktil   O olfaktorisch   O gustatorisch
O vestibulär   O kinästhetisch

Fähigkeit, Informationen einzuholen, zu behalten   Wissen: O beeinträchtigt
zu verarbeiten und umzusetzen   O Entwicklung der Ressourcen
Beobachtungen und Ressourcen: ....
                                                         Gedächtnis: O beeinträchtigt, Risiko
                                                                            O beeinträchtigt
Beeinträchtigung: O nein   O ja   welche: ....   O Entwicklung der Ressourcen

Fähigkeit, sich zu orientieren
Beobachtungen und Ressourcen: ....   Orientierung: O beeinträchtigt, Risiko
....   O beeinträchtigt
                                                                                O Entwicklung der Ressourcen

Beeinträchtigung: O Personen   O Ort   O Situation   O Zeit

Fähigkeit, Gedanken richtig und situationsgerecht   Denkprozess: O verändert, Risiko
zu verarbeiten   O nein   O ja   O verändert
Beobachtungen und Ressourcen: ....   O Entwicklung der Ressourcen

Beeinträchtigung: ....

Subjektives Sinnerleben   **Spiritualität**
Äußerungen über den Sinn/die individuelle Bedeutung der Situation: ....
....   Spirituelles Wohlbefinden: O beeinträchtigt, Risiko
                                                                                      O beeinträchtigt
                                                                                      O Entwicklung der Ressourcen
Beobachtungen und Ressourcen: ....

Hinweise auf seelische Traumatisierung O nein   O ja   **Emotionale Integrität**
Beobachtungen und Ressourcen: ....
                                                         Posttraumatische Reaktion: O Risiko
                                                                                     O aktuell

Angstzustände   O nein   O ja
Sonstige Angaben/Hinweise: ....   Angst: O Risiko
                                                                                               O aktuell

                                                         Sicherheitsgefühl: O Entwicklung der Ressourcen

Gibt es dzt. eine Situation, vor der Sie sich fürchten?
                                   O nein   O ja
Welche: ....

1

PFLEGEDIAGNOSENORIENTIERTER ASSESSMENTBOGEN - Seite 8 / 8 (Gliederung: Universelle Selbstpflegebedürfnisse nach OREM, modifiziert)

SOZIALES UMFELD

Situation als pflegende/r Angehörige/r bzw. informell Pflegende/r

(Verwandtschafts-)Verhältnis zur gepflegten Person: ....
....

Weitere an d. Betreuung u. Pflege beteiligte informell Pflegende:
....

Belastende Faktoren (körperlich, psychisch, sozial): ....
....
....
....
....

Beobachtungen und Ressourcen: ....
....
....
....

Zusammensetzung der Familie
....
....

Status der Funktionen der Familie
(z.B. Stabilität, Sicherheit, Organisation, Zugehörigkeit, Entwicklung)
Beeinträchtigung: O nein   O ja   welche: ....
....

Beobachtungen und Ressourcen: ....
....
....
....

Bereitschaft/Fähigkeit der Familie, die Gesundheit des hilfebedürftigen Menschen zu unterstützen
Beobachtungen und Ressourcen: ....
....

Angaben der Familienmitglieder: ....
....
....

Beeinträchtigung: O nein   O ja   welche: ....
....
....
....
....

Familiensystem

Rolle als informell Pflegende/r:

   O Belastung, Risiko
   O Belastung
   O Entwicklung der Ressourcen

Familienprozess: O verändert, Risiko
                 O verändert
                 O Entwicklung der Ressourcen

Coping der Familie: O beeinträchtigt
                   O Entwicklung der Ressourcen

Modifizierte **KLASSIFIKATION NACH JONES** (Klassifikationsmöglichkeit von 0-4):

0 = **Selbstständig** (auch in der Verwendung von Hilfsmitteln), keine direkten Pflegeleistungen sind zu erbringen
1 = **Großteils selbstständig**, der/die Betroffene bedarf nur geringer Hilfestellung und/oder Anleitung, direkte Pflegeleistungen sind in geringem Ausmaß zu erbringen
2 = **Teilweise selbstständig** und teilweise auf Hilfestellung/Anleitung angewiesen; der/die Betroffene ist etwa zu 50 % selbstständig, das Ausmaß der zu erbringenden direkten Pflegeleistung/Anleitung liegt ebenfalls bei etwa 50 %
3 = **Geringfügig selbstständig**, der/die Betroffene beteiligt sich in geringem Ausmaß an der Aktivität und ist großteils auf Hilfestellung/Anleitung angewiesen, der/die Betroffene ist aber kooperativ
4 = **Unselbstständig/Abhängig**, der/die Betroffene ist nicht in der Lage, sich an der Aktivität zu beteiligen und ist vollständig abhängig bzw. mehrmals täglich sind intensive Selbsthilfetrainings mit maximaler Unterstützung und Anleitung zu absolvieren bzw. Status des/der Betroffenen wie in Grad 3, jedoch unkooperatives Verhalten bei der Pflege

Kontinenzprofile des DNQP (vgl. Expertenarbeitsgruppe Förderung der Harnkontinenz, 2006 zit. n. DNQP, 2007, S. 35)

00 Kontinenz: Kein unwillkürlicher Harnverlust, keine personelle Hilfe, keine Hilfsmittel
01 Unabhängig erreichte Kontinenz: Kein unwillkürlicher Harnverlust, keine personelle Unterstützung, selbstständige Durchführung von Maßnahmen
02 Abhängig erreichte Kontinenz: Kein unwillkürlicher Harnverlust, personelle Unterstützung bei der Durchführung von Maßnahmen
03 Unabhängig kompensierte Inkontinenz: Unwillkürlicher Harnverlust, keine personelle Unterstützung bei der Versorgung mit Hilfsmitteln
04 Abhängig kompensierte Inkontinenz: Unwillkürlicher Harnverlust, personelle Unterstützung bei der Inkontinenzversorgung notwendig
05 Nicht kompensierte Inkontinenz: Unwillkürlicher Harnverlust, personelle Unterstützung u. therpeut./Versorgungsmaßnahmen werden nicht in Anspruch genommen

1.10.2.3 Zuordnung möglicher Pflegediagnosen (rechte Spalte)

Die rechte Spalte enthält die Pflegediagnosentitel der POP-Klassifikation, die den jeweiligen Bereichen (Domänen) zugeordnet sind. Anhand der eingetragenen Angaben in der linken Spalte ist es den Pflegenden möglich, passende Pflegediagnosentitel als Arbeitshypothese herauszufiltern.

Um die Übersichtlichkeit zu gewährleisten, werden in der rechten Spalte die Hauptbegriffe der Pflegediagnosentitel (z. B. *Mundschleimhaut, Entwicklung der Ressourcen*; *Ausscheidung, Handhabung, beeinträchtigt*) angegeben. Durch das Ankreuzen der näheren Beschreibung neben dem Hauptbegriff wird der Typ der gestellten Pflegediagnose festgelegt.

1.10.2.4 Beispiele

Ernährung	Entwicklung der Ressourcen
Harnausscheidung	o beeinträchtigt, Risiko
	o beeinträchtigt
	o Entwicklung der Ressourcen
Mundschleimhaut	o verändert, Risiko
	o verändert
	o Entwicklung der Ressourcen
Schlafen	o beeinträchtigt, Risiko
	o beeinträchtigt
	o Entwicklung der Ressourcen

Elektronisches Zusatzmaterial

Die elektronische Version dieses Kapitels enthält Zusatzmaterial, auf das über folgenden Link zugegriffen werden kann https://doi.org/10.1007/978-3-662-62673-3_1.

Pflegediagnosen

Inhaltsverzeichnis

Domäne: Luft

Inhaltsverzeichnis

H. Stefan et al., *POP - PraxisOrientierte Pflegediagnostik*,
https://doi.org/10.1007/978-3-662-62673-3_2

2

Pflegediagnose 10021 Definition: Ein Pflegephänomen, bei dem das Risiko besteht, dass der Ein- und/oder Ausatmungsvorgang eines Menschen beeinträchtigt wird. Anmerkung der Autoren Eine Risiko-Diagnose kann nicht durch Zeichen und Symptome belegt werden, da das Problem nicht aufgetreten ist und die Pflegemaßnahmen die Prävention bezwecken.

2.1 Atmen, beeinträchtigt, Risiko

Pflegediagnose 10021

Definition

Ein Pflegephänomen, bei dem das Risiko besteht, dass der Ein- und/oder Ausatmungsvorgang eines Menschen beeinträchtigt wird.

Anmerkung der Autoren

Eine Risiko-Diagnose kann nicht durch Zeichen und Symptome belegt werden, da das Problem nicht aufgetreten ist und die Pflegemaßnahmen die Prävention bezwecken.

2.1.1 Risikofaktoren

2.1.1.1 Körperliche/funktionelle Risikofaktoren

- Inaktivität
- Verengung der Atemwege
- Vermehrtes Sekret in den Atemwegen
- Zähflüssiges Sekret in den Atemwegen
- Künstlich angelegter Atemweg (z. B. Tracheostoma)
- Unausgewogenes Verhältnis von Nasen- und Mundatmung
- Beeinträchtigte Energie/Kraft der Atem(hilfs)muskulatur
- Beeinträchtigung des Herz-Kreislauf-Systems
- Beeinträchtigter Hustenreflex
- Allergische Reaktion
- Körpergewicht über dem Normbereich
- Körpertemperatur außerhalb des Normbereiches (z. B. Fieber, Unterkühlung)
- Beeinträchtigte Beweglichkeit (spezifizieren)
- Rauchen
- Atmungserschwerende Körperposition (spezifizieren)
- Beeinträchtigter Schluckreflex
- Schmerzen
- Drogenkonsum (spezifizieren)
- Medikamentenwirkung (spezifizieren)
- Vergiftung (spezifizieren)

2.1.1.2 Psychische Risikofaktoren

- Beeinträchtigte Bewusstseinslage
- Psychogene Beeinträchtigung (z. B. Stress, heftiges Erschrecken, Ärger, Anspannung)
- Beeinträchtigte Motivation Präventivmaßnahmen zu ergreifen
- Angst (spezifizieren)
- Mangelndes Wissen (spezifizieren)

2.1.1.3 Soziale/umgebungsbedingte Risikofaktoren

- Passivrauchen
- Beeinträchtigte Luftqualität (z. B. Ozon, Feinstaubbelastung, Gase, Extreme bei Lufttemperatur und -feuchtigkeit, Schad-/Reizstoffe, Toxine)
- Sauerstoffanteil der Atemluft weniger als 21 %

2.1.2 Ressourcen

Die Ressourcen eines Menschen können körperlicher/funktioneller, psychischer und sozialer/umgebungsbedingter Art sein. Achten Sie immer auf eine umfassende Beurteilung der Ressourcen. Die folgende Aufzählung der Ressourcen kann individuell ergänzt werden.

2.1.2.1 Körperliche/funktionelle Ressourcen

- Nutzt Atemhilfsmuskulatur
- Verfügt über freie Atemwege
- Setzt Brust- und Bauchatmung bewusst ein
- Wendet Atemtechniken an, um die Atmung körperlichen Aktivitäten anzupassen
- Wendet in einem ausgewogenen Verhältnis gezielt Nasen- und Mundatmung an
- Führt regelmäßig körperliche Aktivitäten durch
- Passt die Lebensführung an die gesundheitlichen Veränderungen an
- Verfügt über Energie/Kraft
- Verfügt über Hustenreflex
- Verfügt über kognitive Fähigkeiten (spezifizieren)
- Antwortet nonverbal auf Fragen
- Verfügt über ein Körpergewicht innerhalb des Normbereichs
- Verfügt über eine Körpertemperatur innerhalb des Normbereiches
- Verfügt über Beweglichkeit (spezifizieren)
- Verfügt über funktionierende Atemorgane
- Nimmt eine physiologische Körperposition ein (spezifizieren)
- Nimmt eine atemunterstützende Körperposition ein (spezifizieren)
- Verfügt über einen intakten Schluckreflex
- Wendet Methoden zur Schmerzlinderung an (spezifizieren)

2

2.1.2.2 Psychische Ressourcen

- Akzeptiert die aktuelle Lebenssituation
- Verfügt über klare Bewusstseinslage
- Verfügt über kognitive Fähigkeiten, um Zusammenhänge zwischen Einflussfaktoren und Freihalten der Atemwege herzustellen
- Schätzt Belastungssituationen realistisch ein
- Zeigt Bereitschaft, eine physiologische Atmung zu erhalten
- Zeigt Lernbereitschaft
- Zeigt Motivation, präventive Maßnahmen zu erlernen und anzuwenden
- Zeigt Bereitschaft, die Pflege des Tracheostomas selbstständig durchzuführen
- Äußert Gefühl der Sicherheit
- Kennt die Funktionsweise der Atemwege
- Kennt wirkungsvolle Strategien, um Angst und Anspannung zu reduzieren (z. B. autogenes Training, progressive Muskelentspannung nach Jacobsen)
- Kennt Maßnahmen, um die Atmung zu verbessern (z. B. Körperhaltung, Atemtechniken, Einsatz der Atemhilfsmuskulatur, Medikamente, Allergieprophylaxe, Umgebungsgestaltung, Ernährung, Bewegung)
- Kennt Atemtechniken, um die Atmung der körperlichen Aktivität anzupassen
- Kennt Notfallmaßnahmen
- Kennt präventive Maßnahmen zum Freihalten der Atemwege
- Verfügt über Wissen zu Risikofaktoren
- Kennt den korrekten Umgang mit dem Tracheostoma (z. B. Pflege, Hygiene, Wechsel, Absaugtechnik)
- Kennt Vorzeichen von Beeinträchtigungen der Atemwege (spezifizieren)

2.1.2.3 Soziale/umgebungsbedingte Ressourcen

- Die Bezugspersonen beherrschen Notfallmaßnahmen
- Die Bezugsperson unterstützt beim Erlernen von präventiven Maßnahmen
- Die Bezugsperson vermittelt ein Gefühl der Ruhe und Sicherheit
- Die Bezugsperson ist bereit, die Pflege des Tracheostomas zu übernehmen
- Die Bezugsperson zeigt Bereitschaft zur Mitwirkung am Gesundheitsprogramm
- Die Bezugsperson verfügt über Wissen in Bezug auf das Freihalten der Atemwege
- Die Bezugsperson gestaltet die Wohnung nach den Bedürfnissen des/der Betroffenen
- Verfügt über gute Luftqualität (z. B. Temperatur, Luftfeuchtigkeit, frei von Schad-/Reizstoffen)
- Verfügt über eine schad-/reizstoffarme Umgebung

2.1.3 Pflegeziele

Übergeordnetes Ziel
Erhält die Fähigkeit, mit dem Ein- und Ausatmungsvorgang den individuellen Bedarf zu decken.

2.1.3.1 Ziele im körperlichen/funktionellen Bereich

- Wendet atemunterstützende Techniken an (spezifizieren)
- Hustet effektiv ab
- Wendet Hustentechniken an
- Passt die Lebensweise der veränderten Atmung an
- Ergreift präventive Maßnahmen zum Freihalten der Atemwege
- Erhält ein wirksames Atemmuster ohne Komplikationen
- Nimmt an einer Atemschulung teil
- Führt die Pflege des Tracheostomas durch

2.1.3.2 Ziele im psychischen Bereich

- Berichtet von einem erhöhten Sicherheitsgefühl im Alltag (spezifizieren)
- Berichtet von einem verbesserten Lebensgefühl
- Äußert, sich sicher zu fühlen
- Nennt die Risikofaktoren für den beeinträchtigten Atemvorgang
- Nennt verfügbare Ressourcen
- Beschreibt mögliche Komplikationen beim Freihalten der Atemwege
- Beschreibt atemunterstützende Techniken
- Benennt atemstimulierende Maßnahmen
- Beschreibt präventive Maßnahmen
- Äußert Interesse, präventive Maßnahmen zu erlernen
- Äußert Interesse, die Atmung zu verbessern
- Beschreibt Notfallmaßnahmen
- Beschreibt die Voraussetzungen für den sicheren Umgang mit einem Tracheostoma (z. B. Hygiene, Auswahl und Anwendung der Materialien)
- Äußert Bereitschaft, notwendige Unterstützung in Anspruch zu nehmen

2.1.3.3 Ziele im sozialen/umgebungsbedingten Bereich

- Verfügt über eine allergen-/reizstoffarme Umgebung
- Bezugsperson bietet Unterstützung bei den präventiven Maßnahmen an
- Bezugsperson äußert Bereitschaft, die Pflege des Tracheostomas zu übernehmen
- Bezugsperson führt die Pflege des Tracheostomas durch
- Bezugspersonen demonstrieren Notfallmaßnahmen
- Erhält professionelle Unterstützungsleistungen
- Erhält Unterstützung aus bestehenden finanziellen Ansprüchen

2.1.4 Pflegemaßnahmen

Die angeführten Maßnahmen sind beispielhaft und müssen individuell konkretisiert werden.

2.1.4.1 Pflegemaßnahmen im körperlichen/funktionellen Bereich

- Absaugen von Sekret aus der Mundhöhle und dem Nasen-Rachen-Raum
- Anleiten in der Durchführung präventiver Maßnahmen
- Anleiten, wie das Atemmuster und die Atemfrequenz bewusst kontrolliert werden können

2

- Anleiten von Atemtechniken bei Hyperventilation
- Anleiten zur bewussten Kontrolle der Atemfrequenz
- Anleiten in der Anwendung einer Hustentechnik
- Anleiten in der Anwendung von Notfallmaßnahmen
- Achten auf Zeichen der Atemnot
- Achten auf Zeichen einer Bewusstseinsveränderung
- Einplanen von Pausen bei den Aktivitäten
- Erhöhen des Bettkopfteils, um das Durchatmen zu fördern
- Leisten von Gegendruck auf den Brustkorb, um das Aushusten zu erleichtern
- Unterstützen beim Erlernen von Atemübungen (spezifizieren)
- Unterstützen bei der Anwendung von Entspannungstechniken
- Unterstützen bei regelmäßigen Positionsveränderungen
- Unterstützen wirksamer Hustentechniken zur Sekretlösung/-entfernung
- Durchführen einer atemstimulierenden Einreibung (ASE)
- Mobilisieren nach den individuellen Möglichkeiten
- Fördern der körperlichen Mobilität
- Anleiten zur fachgerechten Pflege des Tracheostomas
- Schulen im fachgerechten Umgang mit dem Tracheostoma

2.1.4.2 Pflegemaßnahmen im psychischen Bereich

- Informieren über Risikofaktoren
- Informieren über unterschiedliche Möglichkeiten, Beratung und Informationen einzuholen
- Informieren über eine ausgewogene Ernährung
- Besprechen der verfügbaren Ressourcen
- Beraten zu präventiven Maßnahmen
- Beraten zu richtigem Aushusten und tiefem Atmen
- Beraten über die Möglichkeiten von atemerleichternden Maßnahmen
- Besprechen von möglichen Verbesserungspotenzialen aus der Sicht des Betroffenen
- Unterstützen bei gesundheitsbezogenen Entscheidungen
- Motivieren, atemerleichternde Maßnahmen zu erlernen
- Ermutigen zu Bewegungsübungen
- Geben von positiven Rückmeldungen
- Anerkennen der Gefühle des Betroffenen

2.1.4.3 Pflegemaßnahmen im sozialen/umgebungsbedingten Bereich

- Schaffen eines angstfreien Klimas
- Freihalten der Umgebung von Allergenen/Reizstoffen
- Sorgen für ausreichende Raumbelüftung
- Ermöglichen des Zugangs zu Informationsquellen
- Informieren der Bezugsperson über notwendige Adaptierungsmaßnahmen
- Informieren der Bezugsperson über die Gefahren durch Sauerstoff
- Informieren der Bezugsperson über Zeichen/Symptome, die eine sofortige medizinische Intervention erfordern

- Beraten der Bezugsperson
- Bezugsperson im fachgerechten Umgang mit dem Tracheostoma schulen
- Herstellen des Kontaktes zu Unterstützungsleistungen
- Unterstützen bei der Inanspruchnahme von Unterstützungsleistungen
- Unterstützen bei der Nutzung von Informations- und Beratungsangeboten (z. B. Stomaberatungsstelle)
- Unterstützen bei der Inanspruchnahme von finanziellen Ansprüchen

2.2 Atmen, beeinträchtigt

Pflegediagnose 10022

Definition

Ein Pflegephänomen, bei dem der Ein- und/oder Ausatmungsvorgang eines Menschen beeinträchtigt ist.

2.2.1 Ätiologie

2.2.1.1 Körperliche/funktionelle Ursachen

- Inaktivität
- Atemwegshindernisse (z. B. Fremdkörper, Anomalien)
- Vermehrtes Sekret in den Atemwegen
- Zähflüssiges Sekret in den Atemwegen
- Verengung der Atemwege
- Spasmus der Atemwege
- Künstlich angelegter Atemweg (z. B. Tracheostoma)
- Unausgewogenes Verhältnis von Nasen- und Mundatmung
- Beeinträchtigte Energie/Kraft der Atem(hilfs)muskulatur
- Beeinträchtigung des Herz-Kreislauf-Systems
- Beeinträchtigter Hustenreflex
- Allergische Reaktion
- Körpergewicht über dem Normbereich
- Körpertemperatur außerhalb des Normbereiches (z. B. Fieber, Unterkühlung)
- Beeinträchtigte Beweglichkeit (spezifizieren)
- Rauchen
- Atmungserschwerende Körperposition (spezifizieren)
- Beeinträchtigter Schluckreflex
- Schmerzen
- Drogenkonsum (spezifizieren)
- Medikamentenwirkung (spezifizieren)
- Vergiftung (spezifizieren)

2

2.2.1.2 Psychische Ursachen

- Beeinträchtigte Bewusstseinslage
- Psychogene Beeinträchtigung (z. B. Stress, heftiges Erschrecken, Ärger, Anspannung)
- Beeinträchtigte Motivation Präventivmaßnahmen zu ergreifen
- Angst (spezifizieren)
- Mangelndes Wissen (spezifizieren)

2.2.1.3 Soziale/umgebungsbedingte Ursachen

- Passivrauchen
- Beeinträchtigte Luftqualität (z. B. Ozon, Feinstaubbelastung, Gase, Extreme bei Lufttemperatur und -feuchtigkeit, Schad-/Reizstoffe, Toxine)
- Sauerstoffanteil der Atemluft weniger als 21 %

2.2.2 Symptome

2.2.2.1 Aus der Sicht des Betroffenen

- Kurzatmigkeit
- Sorge über zu wenig Luft
- Aussagen über erschwertes Atmen/Atemnot
- Erschöpfung
- Beeinträchtigungen in den alltäglichen Aktivitäten
- Probleme bei der Atmung
- Angst

2.2.2.2 Aus der Sicht der Pflegeperson

- Hyperventilation
- Hypoventilation
- Vermindertes inspiratorisches/expiratorisches Atemminutenvolumen
- Gebrauch der Atemhilfsmuskulatur
- Nasenflügelatmung
- Dyspnoe
- Orthopnoe
- Tachypnoe
- Apnoeattacken
- Veränderung der Brustkorbbewegungen
- Einnahme der 3-Punkte-Stellung/Kutscherstellung
- Atmen mit der Lippenbremse
- Vergrößerter Thoraxdurchmesser
- Atemminutenfrequenz außerhalb des Normbereichs
- Atemtiefe außerhalb des Normbereichs
- Verlängerte Exspirationsphase
- Verminderte Vitalkapazität
- Zyanose
- Arterielle Blutgaswerte außerhalb des Normbereichs
- O_2/CO_2-Verhältnis außerhalb des Normbereichs

- Erhöhter Puls
- Vermehrte körperliche Unruhe
- Ausdruck von Angst (z. B. aufgerissene Augen)
- Veränderte Atemgeräusche (z. B. Rasselgeräusche, Pfeifen, Giemen, Stridor)
- Vermehrte, zähflüssige Schleimhautsekretion
- Oberflächliches Husten (Hüsteln)
- Unproduktiver Husten
- Fehlender Husten
- Veränderungen beim Sprechen (z. B. Sprechdyspnoe, nasales Sprechen)
- Erstickungsanfälle

2.2.3 Ressourcen

Die Ressourcen eines Menschen können körperlicher/funktioneller, psychischer und sozialer/umgebungsbedingter Art sein. Achten Sie immer auf eine umfassende Beurteilung der Ressourcen. Die folgende Aufzählung der Ressourcen kann individuell ergänzt werden.

2.2.3.1 Körperliche/funktionelle Ressourcen
- Nutzt Atemhilfsmuskulatur
- Verfügt über freie Atemwege
- Setzt Brust- und Bauchatmung bewusst ein
- Wendet Atemtechniken an, um die Atmung körperlichen Aktivitäten anzupassen
- Wendet in einem ausgewogenen Verhältnis gezielt Nasen- und Mundatmung an
- Führt regelmäßig körperliche Aktivitäten durch
- Passt die Lebensführung an die gesundheitlichen Veränderungen an
- Verfügt über Energie/Kraft
- Verfügt über Hustenreflex
- Verfügt über kognitive Fähigkeiten (spezifizieren)
- Antwortet nonverbal auf Fragen
- Verfügt über ein Körpergewicht innerhalb des Normbereichs
- Verfügt über eine Körpertemperatur innerhalb des Normbereiches
- Verfügt über Beweglichkeit (spezifizieren)
- Verfügt über funktionierende Atemorgane
- Nimmt eine physiologische Körperposition ein (spezifizieren)
- Nimmt eine atemunterstützende Körperposition ein
- Verfügt über einen intakten Schluckreflex
- Wendet Methoden zur Schmerzlinderung an (spezifizieren)

2.2.3.2 Psychische Ressourcen
- Akzeptiert die aktuelle Lebenssituation
- Verfügt über klare Bewusstseinslage
- Verfügt über kognitive Fähigkeiten, um Zusammenhänge zwischen Einflussfaktoren und Freihalten der Atemwege herzustellen
- Schätzt Belastungssituationen realistisch ein
- Zeigt Bereitschaft, eine physiologische Atmung zu erlangen
- Zeigt Lernbereitschaft

2

- Zeigt Motivation, präventive Maßnahmen zu erlernen und anzuwenden
- Zeigt Bereitschaft, die Pflege des Tracheostomas selbstständig durchzuführen
- Äußert das Gefühl der Sicherheit
- Erkennt den erforderlichen Unterstützungsbedarf (spezifizieren)
- Kennt die Funktionsweise der Atemwege
- Verfügt über Wissen zu positiven und negative Einflussfaktoren
- Verfügt über Wissen über wirkungsvolle Strategien, um Angst und Anspannung zu reduzieren (z. B. autogenes Training, progressive Muskelentspannung nach Jacobsen)
- Kennt Maßnahmen, um auftretende Atemnot positiv zu beeinflussen (z. B. Körperhaltung, Atemtechniken, Medikamente, Einsatz der Atemhilfsmuskulatur)
- Kennt Atemtechniken, um die Atmung der körperlichen Aktivität anzupassen
- Kennt Notfallmaßnahmen
- Kennt präventive Maßnahmen zum Freihalten der Atemwege
- Kennt den korrekten Umgang mit dem Tracheostoma (z. B. Pflege, Hygiene, Wechsel, Absaugtechnik)

2.2.3.3 Soziale/umgebungsbedingte Ressourcen

- Die Bezugsperson kann mit der Situation umgehen
- Die Bezugsperson motiviert den Betroffenen, aktiv an den Maßnahmen teilzunehmen
- Die Bezugspersonen beherrschen Notfallmaßnahmen
- Die Bezugsperson unterstützt beim Erlernen von präventiven Maßnahmen
- Die Bezugsperson vermittelt ein Gefühl der Ruhe und Sicherheit
- Die Bezugsperson ist bereit, die Pflege des Tracheostomas zu übernehmen
- Die Bezugsperson zeigt Bereitschaft zur Mitwirkung an der Pflege
- Die Bezugsperson verfügt über Wissen in Bezug auf das Freihalten der Atemwege
- Die Bezugsperson gestaltet die Wohnung nach den Bedürfnissen des/der Betroffenen
- Verfügt über gute Luftqualität (z. B. Temperatur, Luftfeuchtigkeit, frei von Schad-/Reizstoffen)
- Verfügt über eine schad-/reizstoffarme Umgebung

2.2.4 Pflegeziele

Übergeordnetes Ziel
Deckt mit dem Ein- und Ausatmungsvorgang den individuellen Bedarf.

2.2.4.1 Ziele im körperlichen/funktionellen Bereich

- Berichtet, beschwerdefrei zu atmen
- Wendet atemunterstützende Techniken an (spezifizieren)
- Hustet effektiv ab
- Wendet Hustentechniken an

- Passt die Lebensweise der veränderten Atmung an
- Ergreift präventive Maßnahmen zum Freihalten der Atemwege
- Unterstützt therapeutische Maßnahmen aktiv
- Spricht mühelos
- Erlangt/Erhält ein wirksames Atemmuster ohne Komplikationen
- Zeigt Blutgaswerte und O_2-Sättigung im entsprechenden Normbereich
- Zeigt Atemgeräusche, die der altersgemäßen Norm entsprechen
- Führt die Pflege des Tracheostomas durch

2.2.4.2 Ziele im psychischen Bereich

- Berichtet von einem erhöhten Sicherheitsgefühl im Alltag (spezifizieren)
- Berichtet von einem verbesserten Lebensgefühl
- Äußert, sich sicher zu fühlen
- Nennt die ursächlichen Faktoren
- Nennt verfügbare Ressourcen
- Beschreibt atemunterstützende Techniken
- Benennt atemstimulierende Maßnahmen
- Beschreibt präventive Maßnahmen
- Beschreibt Notfallmaßnahmen
- Äußert Interesse, präventive Maßnahmen zu erlernen
- Äußert den Wunsch, die Atmung zu verbessern
- Äußert, Vertrauen in die Durchführung der Maßnahmen durch die Bezugsperson zu haben
- Beschreibt mögliche Komplikationen beim Freihalten der Atemwege
- Spricht Interesse aus, atemerleichternde Techniken zu erlernen
- Beschreibt die Voraussetzungen für den sicheren Umgang mit einem Tracheostoma (z. B. Hygiene, Auswahl und Anwendung der Materialien)
- Äußert Bereitschaft, notwendige Unterstützung in Anspruch zu nehmen

2.2.4.3 Ziele im sozialen/umgebungsbedingten Bereich

- Verfügt über eine allergen-/reizstoffarme Umgebung
- Bezugsperson bietet Unterstützung an
- Bezugsperson äußert Bereitschaft, die Pflege des Tracheostomas zu übernehmen
- Bezugsperson führt die Pflege des Tracheostomas durch
- Bezugspersonen demonstrieren Notfallmaßnahmen
- Erhält professionelle Unterstützungsleistungen
- Erhält Unterstützung aus bestehenden finanziellen Ansprüchen

2.2.5 Pflegemaßnahmen

Die angeführten Maßnahmen sind beispielhaft und müssen individuell konkretisiert werden.

2.2.5.1 Pflegemaßnahmen im körperlichen/funktionellen Bereich

- Absaugen von Sekret aus der Mundhöhle und dem Nasen-Rachen-Raum
- Anleiten in der Durchführung präventiver Maßnahmen (spezifizieren)

2

- Anleiten, wie das Atemmuster und die Atemfrequenz bewusst kontrolliert werden können
- Anleiten von Atemtechniken bei Hyperventilation
- Anleiten in der Durchführung der Lippenbremse oder Zwerchfellatmung
- Anleiten zur korrekten und sicheren Anwendung der Sauerstofftherapie
- Anleiten zur bewussten Kontrolle der Atemfrequenz
- Anleiten in der Anwendung einer Hustentechnik
- Anleiten in der Anwendung von Notfallmaßnahmen
- Achten auf Zeichen der Atemnot
- Achten auf Zeichen beeinträchtigter Energie/Kraft
- Achten auf Zeichen einer Bewusstseinsveränderung
- Beobachten auf Zeichen einer Infektion
- Überwachen der Vitalparameter
- Einplanen von Pausen bei den Aktivitäten
- Erhöhen des Bettkopfteils, um das Durchatmen zu fördern
- Positionieren des Kopfes entsprechend den individuellen Bedürfnissen
- Leisten von Gegendruck auf den Brustkorb, um das Aushusten zu erleichtern
- Unterstützen beim Erlernen von Atemübungen (spezifizieren)
- Unterstützen bei der Anwendung von Entspannungstechniken
- Unterstützen bei regelmäßigen Positionsveränderungen
- Unterstützen wirksamer Hustentechniken zur Sekretlösung/-entfernung
- Mobilisieren nach den individuellen Möglichkeiten
- Fördern der körperlichen Mobilität
- Durchführen einer atemstimulierenden Einreibung (ASE)
- Schaffen von Beschäftigungsmöglichkeiten je nach biografischer Anamnese
- Anleiten zur fachgerechten Pflege des Tracheostomas
- Schulen im fachgerechten Umgang mit dem Tracheostoma

2.2.5.2 Pflegemaßnahmen im psychischen Bereich
- Informieren über Einflussfaktoren
- Informieren über unterschiedliche Möglichkeiten, Beratung und Informationen einzuholen
- Informieren über eine ausgewogene Ernährung
- Informieren über Unterstützungsangebote (z. B. Selbsthilfegruppen, soziale Dienste)
- Besprechen der verfügbaren Ressourcen
- Besprechen von möglichen Verbesserungspotenzialen aus der Sicht des Betroffenen
- Beraten zu präventiven Maßnahmen
- Beraten zu richtigem Aushusten und tiefem Atmen
- Beraten über die Möglichkeiten von atemerleichternden Maßnahmen
- Mit Fachwissen bei Entscheidungen, welche die Gesundheit betreffen, unterstützen
- Motivieren, atemerleichternde Maßnahmen zu erlernen
- Ermutigen zu Bewegungsübungen
- Geben von positiven Rückmeldungen
- Anerkennen der Gefühle des Betroffenen

2.2.5.3 Pflegemaßnahmen im sozialen/ umgebungsbedingten Bereich

- Schaffen eines angstfreien Klimas
- Freihalten der Umgebung von Allergenen/Reizstoffen
- Sorgen für ausreichende Raumbelüftung
- Ermöglichen des Zugangs zu Informationsquellen
- Informieren der Bezugsperson über Selbsthilfegruppen
- Informieren der Bezugsperson über notwendige Adaptierungsmaßnahmen
- Informieren der Bezugsperson über die Gefahren durch Sauerstoff
- Informieren der Bezugsperson über Zeichen/Symptome, die eine sofortige medizinische Intervention erfordern
- Beraten der Bezugsperson, sich Erholungszeiten zu gönnen und das persönliche Wohlbefinden nicht zu vernachlässigen
- Bezugsperson im fachgerechten Umgang mit dem Tracheostoma schulen
- Herstellen des Kontaktes zu Unterstützungsleistungen
- Unterstützen bei der Inanspruchnahme von Unterstützungsleistungen
- Unterstützen bei der Nutzung von Informations- und Beratungsangeboten (z. B. Stomaberatungsstelle)
- Unterstützen bei der Inanspruchnahme von finanziellen Ansprüchen

2.3 Atmen, Entwicklung der Ressourcen

Pflegediagnose 10023

> **Definition**
>
> Ein Pflegephänomen, bei dem ein Mensch die Möglichkeiten für einen effektiven Ein- und/oder Ausatmungsvorgang, stärken und/oder erweitern möchte.

Anmerkung der Autoren

Diese Pflegediagnose ist eine Gesundheitsdiagnose und beinhaltet keine möglichen Ursachen, sondern Ressourcen. Nähere Informationen zu Gesundheitsdiagnosen finden sich im einleitenden Abschnitt „Gesundheitspflegediagnosen".

2.3.1 Ressourcen

Die Ressourcen eines Menschen können körperlicher/funktioneller, psychischer und sozialer/umgebungsbedingter Art sein. Achten Sie immer auf eine umfassende Beurteilung der Ressourcen. Die folgende Aufzählung der Ressourcen kann individuell ergänzt werden.

2.3.1.1 Körperliche/funktionelle Ressourcen

- Nutzt Atemhilfsmuskulatur
- Verfügt über freie Atemwege
- Setzt Brust- und Bauchatmung bewusst ein
- Wendet Atemtechniken an, um die Atmung körperlichen Aktivitäten anzupassen

2

- Wendet in einem ausgewogenen Verhältnis gezielt Nasen- und Mundatmung an
- Verfügt über Energie/Kraft
- Verfügt über Hustenreflex
- Verfügt über kognitive Fähigkeiten (spezifizieren)
- Antwortet nonverbal auf Fragen
- Verfügt über ein Körpergewicht innerhalb des Normbereichs
- Verfügt über eine Körpertemperatur innerhalb des Normbereiches
- Verfügt über Beweglichkeit (spezifizieren)
- Verfügt über funktionierende Atemorgane
- Nimmt eine physiologische Körperposition ein (spezifizieren)
- Nimmt eine atemunterstützende Körperposition ein
- Verfügt über einen intakten Schluckreflex
- Wendet Methoden zur Schmerzlinderung an (spezifizieren)

2.3.1.2 Psychische Ressourcen

- Verfügt über klare Bewusstseinslage
- Verfügt über kognitive Fähigkeiten, um Zusammenhänge zwischen Einfluss-faktoren und Freihalten der Atemwege herzustellen
- Zeigt Bereitschaft, eine physiologische Atmung zu erhalten
- Zeigt Lernbereitschaft
- Zeigt Motivation, präventive Maßnahmen zu erlernen und anzuwenden
- Zeigt Bereitschaft, die Pflege des Tracheostomas selbstständig durchzuführen
- Äußert Gefühl der Sicherheit
- Kennt die Funktionsweise der Atemwege
- Verfügt über Wissen zu positiven und negative Einflussfaktoren
- Kennt wirkungsvolle Strategien, um Angst und Anspannung zu reduzieren (z. B. autogenes Training, progressive Muskelentspannung nach Jacobsen)
- Kennt Maßnahmen, um die Atmung zu verbessern (z. B. Körperhaltung, Atem-techniken, Einsatz der Atemhilfsmuskulatur, Medikamente, Allergieprophylaxe, Umgebungsgestaltung, Ernährung, Bewegung)
- Kennt Atemtechniken, um die Atmung der körperlichen Aktivität anzupassen
- Kennt Notfallmaßnahmen
- Kennt präventive Maßnahmen zum Freihalten der Atemwege
- Kennt den korrekten Umgang mit dem Tracheostoma (z. B. Pflege, Hygiene, Wechsel, Absaugtechnik)
- Kennt Vorzeichen von Beeinträchtigungen der Atemwege (spezifizieren)

2.3.1.3 Soziale/umgebungsbedingte Ressourcen

- Die Bezugsperson unterstützt beim Erlernen von präventiven Maßnahmen
- Die Bezugsperson vermittelt ein Gefühl der Ruhe und Sicherheit
- Die Bezugsperson ist bereit, die Pflege des Tracheostomas zu übernehmen
- Die Bezugsperson zeigt Bereitschaft zur Mitwirkung am Gesundheitsprogramm
- Die Bezugsperson verfügt über Wissen in Bezug auf das Freihalten der Atemwege
- Die Bezugsperson gestaltet die Wohnung nach den Bedürfnissen des/der Be-troffenen
- Verfügt über gute Luftqualität (z. B. Temperatur, Luftfeuchtigkeit, frei von Schad-/Reizstoffen)
- Verfügt über eine schad-/reizstoffarme Umgebung

2.3.2 Pflegeziele

Übergeordnetes Ziel
Erhält und/oder verbessert die Effektivität der Ein- und Ausatmung.

2.3.2.1 Ziele im körperlichen/funktionellen Bereich
- Wendet atemunterstützende Techniken an (spezifizieren)
- Hustet effektiv ab
- Ergreift präventive Maßnahmen zum Freihalten der Atemwege
- Nimmt an einer Atemschulung teil
- Holt bei Fragen Beratung von Fachleuten ein
- Unterstützt therapeutische Maßnahmen aktiv
- Berichtet, beschwerdefrei zu atmen
- Führt die Pflege des Tracheostomas durch

2.3.2.2 Ziele im psychischen Bereich
- Berichtet von einem erhöhten Sicherheitsgefühl im Alltag (spezifizieren)
- Berichtet von einem verbesserten Lebensgefühl
- Beschreibt atemunterstützende Techniken
- Beschreibt Einflussfaktoren
- Beschreibt präventive Maßnahmen
- Äußert Interesse, präventive Maßnahmen zu erlernen
- Äußert Interesse, die Atmung zu verbessern
- Äußert den Wunsch, die Atmung zu erhalten bzw. zu verbessern
- Nennt geeignete Informationsquellen
- Beschreibt die Voraussetzungen für den sicheren Umgang mit einem Tracheostoma (z. B. Hygiene, Auswahl und Anwendung der Materialien)
- Äußert Bereitschaft, notwendige Unterstützung in Anspruch zu nehmen

2.3.2.3 Ziele im sozialen/umgebungsbedingten Bereich
- Verfügt über eine allergen-/reizstoffarme Umgebung
- Verfügt über ein angenehmes Raumklima
- Bezugsperson bietet Unterstützung an
- Bezugsperson unterstützt den Lernprozess des Betroffenen
- Bezugsperson führt die Pflege des Tracheostomas durch
- Erhält professionelle Unterstützungsleistungen
- Hat Zugang zu Informationsquellen
- Erhält Unterstützung aus bestehenden finanziellen Ansprüchen

2.3.3 Pflegemaßnahmen

Die angeführten Maßnahmen sind beispielhaft und müssen individuell konkretisiert werden.

2

2.3.3.1 Pflegemaßnahmen im körperlichen/funktionellen Bereich

— Anleiten in der Durchführung präventiver Maßnahmen (spezifizieren)
— Unterstützen bei der Anwendung von Entspannungstechniken
— Durchführen einer atemstimulierenden Einreibung (ASE)
— Anleiten zur bewussten Kontrolle der Atemfrequenz
— Unterstützen beim Erlernen von Atemübungen (spezifizieren)
— Einplanen von Pausen bei den Aktivitäten
— Anleiten in der fachgerechten Pflege des Tracheostomas
— Schulen im fachgerechten Umgang mit dem Tracheostoma

2.3.3.2 Pflegemaßnahmen im psychischen Bereich

— Besprechen der verfügbaren Ressourcen
— Besprechen von möglichen Verbesserungspotenzialen aus der Sicht des Betroffenen
— Beraten zu präventiven Maßnahmen
— Beraten zu richtigem Aushusten und tiefem Atmen
— Informieren über Einflussfaktoren
— Informieren über unterschiedliche Möglichkeiten, Beratung und Informationen einzuholen
— Informieren über eine ausgewogene Ernährung
— Informieren über Unterstützungsangebote (z. B. Selbsthilfegruppen)
— Unterstützen bei gesundheitsbezogenen Entscheidungen
— Geben von positiven Rückmeldungen
— Anerkennen der Gefühle des Betroffenen
— Ermutigen zu Bewegungstraining

2.3.3.3 Pflegemaßnahmen im sozialen/umgebungsbedingten Bereich

— Ermöglichen des Zugangs zu Informationsquellen
— Beraten der Bezugsperson
— Bezugsperson im fachgerechten Umgang mit dem Tracheostoma schulen
— Herstellen des Kontaktes zu Unterstützungsleistungen
— Unterstützen bei der Inanspruchnahme von Unterstützungsleistungen
— Unterstützen bei der Nutzung von Informations- und Beratungsangeboten (z. B. Stomaberatungsstelle)
— Unterstützen bei der Inanspruchnahme von finanziellen Ansprüchen

Weiterführende Literatur

Literatur zu 2.1 Atmen, beeinträchtigt, Risiko

Abt-Zegelin A (2004) Patienten- und Angehörigen-Edukation. Netz-Nachrichten (Gesundheitsfördernder Krankenhäuser) 7:8–9
Abt-Zegelin A (2006) Patienten- und Familienedukation in der Pflege. Österr Pflegezeitschr 1:16–21
Bernstein DA, Borkovec TD (2007) Entspannungstraining. Handbuch der Progressiven Muskelentspannung nach Jacobson, 12. Aufl. Klett-Cotta, Stuttgart
Bienstein C, Fröhlich A (2010) Basale Stimulation® in der Pflege. Die Grundlagen, 6., überarb. Aufl. Hans Huber, Bern

Faller N (2009) Atem und Bewegung: Theorie und 111 Übungen. Springer, Wien

Fröhlich A (2010) Basale Stimulation® in der Pflege. Das Arbeitsbuch, 2., überarb. Aufl. Hans Huber, Bern

Jacobson E (Autor), Wirth K (Übersetzung) (2011) Entspannung als Therapie. Progressive Relaxation in Theorie und Praxis, 7., erw. Aufl. Klett-Cotta, Stuttgart

Kasper M, Kraut D (2000) Atmung und Atemtherapie. Ein Praxishandbuch für Pflegende. Hans Huber, Bern

Kela N, Matscheko N (2009) Atemstörung, Gefahr/Atemstörung. In: Heuwinkel-Otter A, Nümann-Dulke A, Matscheko N (Hrsg) Menschen pflegen, Bd 2. Springer Medizinverlag, Heidelberg, S 45–70

Klug Redman B (2009) Patientenedukation. Kurzlehrbuch für Pflege- und Gesundheitsberufe. Aus dem Amerikanischen von Sabine Umlauf-Beck, 2., vollst. überarb. Aufl. Hans Huber, Bern. Dt. Ausgabe herausgegeben von Abt-Zegelin A. und Tolsdorf M.

London F (2010) Informieren, Schulen, Beraten. Praxishandbuch zur Patientenedukation, 2., durchges. u. erg. Aufl. Hans Huber, Bern

Niers N (2009) Tracheotomie: Ein Ratgeber für Betroffene, Angehörige, Pflegekräfte und Ärzte. Schulz-Kirchner Verlag GmbH, Stuttgart

Literatur zu 2.2 Atmen, beeinträchtigt

Abt-Zegelin A (2004) Patienten- und Angehörigen-Edukation. Netz-Nachrichten (Gesundheitsfördernder Krankenhäuser) 7:8–9

Abt-Zegelin A (2006) Patienten- und Familienedukation in der Pflege. Österr Pflegezeitschr 1:16–21

Bernstein DA, Borkovec TD (2007) Entspannungstraining. Handbuch der Progressiven Muskelentspannung nach Jacobson, 12. Aufl. Klett-Cotta, Stuttgart

Bienstein C, Fröhlich A (2010) Basale Stimulation® in der Pflege. Die Grundlagen, 6., überarb. Aufl. Hans Huber, Bern

Faller N (2009) Atem und Bewegung: Theorie und 111 Übungen. Springer, Wien

Fröhlich A (2010) Basale Stimulation® in der Pflege. Das Arbeitsbuch, 2., überarb. Aufl. Hans Huber, Bern

Jacobson E (Autor), Wirth K (Übersetzung) (2011) Entspannung als Therapie. Progressive Relaxation in Theorie und Praxis, 7., erw. Aufl. Klett-Cotta, Stuttgart

Kasper M, Kraut D (2000) Atmung und Atemtherapie. Ein Praxishandbuch für Pflegende. Hans Huber, Bern

Kela N, Matscheko N (2009) Atemstörung, Gefahr/Atemstörung. In: Heuwinkel-Otter A, Nümann-Dulke A, Matscheko N (Hrsg) Menschen pflegen, Bd 2. Springer Medizinverlag, Heidelberg, S 45–70

Klug Redman B (2009) Patientenedukation. Kurzlehrbuch für Pflege- und Gesundheitsberufe. Aus dem Amerikanischen von Sabine Umlauf-Beck, 2., vollst. überarb. Aufl. Hans Huber, Bern. Dt. Ausgabe herausgegeben von Abt-Zegelin A. und Tolsdorf M.

London F (2010) Informieren, Schulen, Beraten. Praxishandbuch zur Patientenedukation, 2., durchges. u. erg. Aufl. Hans Huber, Bern

Niers N (2009) Tracheotomie: Ein Ratgeber für Betroffene, Angehörige, Pflegekräfte und Ärzte; Schulz-Kirchner Verlag GmbH, Stuttgart

Oczenski W (Hrsg) (2012) Atem – Atemhilfen, Atemphysiologie und Beatmungstechnik, 9., überarb. u. erw. Aufl. Georg Thieme, Stuttgart

Literatur zu 2.3 Atmen, Entwicklung der Ressourcen

Bernstein DA, Borkovec TD (2007) Entspannungstraining. Handbuch der Progressiven Muskelentspannung nach Jacobson, 12. Aufl. Klett-Cotta, Stuttgart

Bienstein C, Fröhlich A (2010) Basale Stimulation® in der Pflege. Die Grundlagen, 6., überarb. Aufl. Hans Huber, Bern

Franke A (2010) Modelle von Gesundheit und Krankheit. Lehrbuch Gesundheitswissenschaften, 2., überarb. u. erw. Aufl. Hans Huber, Bern

Fröhlich A (2010) Basale Stimulation® in der Pflege. Das Arbeitsbuch, 2., überarb. Aufl. Hans Huber, Bern

2

Jacobson E (Autor), Wirth K (Übersetzung) (2011) Entspannung als Therapie. Progressive Relaxation in Theorie und Praxis, 7., erw. Aufl. Klett-Cotta, Stuttgart

Jork K, Peseschkian N (Hrsg) (2006) Salutogenese und Positive Psychotherapie. Gesund werden – gesund bleiben, 2., überarb. und erg. Aufl. Hans Huber, Bern

Klug Redman B (2009) Patientenedukation. Kurzlehrbuch für Pflege- und Gesundheitsberufe. Aus dem Amerikanischen von Sabine Umlauf-Beck, 2., vollst. überarb. Aufl. Hans Huber, Bern. Dt. Ausgabe herausgegeben von Abt-Zegelin A. und Tolsdorf M

London F (2010) Informieren, Schulen, Beraten. Praxishandbuch zur Patientenedukation, 2., durchges. u. erg. Aufl. Hans Huber, Bern

Rosenbrock R, Hartung S (Hrsg) (2012) Handbuch Partizipation und Gesundheit. Hans Huber, Bern

Domäne: Wasser

Inhaltsverzeichnis

© Der/die Autor(en), exklusiv lizenziert durch Springer-Verlag GmbH, DE,
ein Teil von Springer Nature 2022
H. Stefan et al., *POP - PraxisOrientierte Pflegediagnostik*,
https://doi.org/10.1007/978-3-662-62673-3_3

3

Pflegediagnose 20023 Definition: Ein Pflegephänomen, bei dem ein Mensch die Möglichkeiten für ein ausgewogenes Verhältnis von Flüssigkeitsein- und -ausfuhr zur Sicherstellung der Körperfunktionen stärken und/oder erweitern möchte. Anmerkung der Autoren Diese Pflegediagnose ist eine Gesundheitsdiagnose und beinhaltet keine möglichen Ursachen, sondern Ressourcen. Nähere Informationen zu Gesundheitsdiagnosen finden sich im einleitenden Abschnitt „Gesundheitspflegediagnosen".

3.1 Flüssigkeitshaushalt, Entwicklung der Ressourcen

Pflegediagnose 20023

Definition

Ein Pflegephänomen, bei dem ein Mensch die Möglichkeiten für ein ausgewogenes Verhältnis von Flüssigkeitsein- und -ausfuhr zur Sicherstellung der Körperfunktionen stärken und/oder erweitern möchte.

Anmerkung der Autoren

Diese Pflegediagnose ist eine Gesundheitsdiagnose und beinhaltet keine möglichen Ursachen, sondern Ressourcen. Nähere Informationen zu Gesundheitsdiagnosen finden sich im einleitenden Abschnitt „Gesundheitspflegediagnosen".

3.1.1 Ressourcen

Die Ressourcen eines Menschen können körperlicher/funktioneller, psychischer und sozialer/umgebungsbedingter Art sein. Achten Sie immer auf eine umfassende Beurteilung der Ressourcen. Die folgende Aufzählung der Ressourcen kann individuell ergänzt werden.

3.1.1.1 Körperliche/funktionelle Ressourcen
- Verfügt über Energie/Kraft
- Nimmt Flüssigkeit und Nahrung entsprechend dem Bedarf zu sich
- Nimmt die empfohlene Flüssigkeitsmenge zu sich (spezifizieren)
- Nimmt regelmäßig Flüssigkeit zu sich (spezifizieren)
- Verfügt über kognitive Fähigkeiten (spezifizieren)
- Verfügt über Koordination
- Verfügt über Beweglichkeit (spezifizieren)
- Verfügt über die Fähigkeit zu schlucken
- Verfügt über Sinneswahrnehmung (spezifizieren)
- Verspürt Durstgefühl

3.1.1.2 Psychische Ressourcen
- Ist sich der Bedeutung einer regelmäßigen Flüssigkeitszufuhr bewusst
- Nimmt positive Grundhaltung gegenüber Veränderungen im Lebensstil ein
- Zeigt Motivation, einen ausgewogenen Flüssigkeitshaushalt zu erhalten

- Verfügt über Wissen zu positiven und negative Einflussfaktoren für den Flüssigkeitshaushalt (z. B. Temperatur, Luftfeuchtigkeit)
- Verfügt über Wissen zur Wirkung von Speisen und Getränken auf den Körper
- Verfügt über Wissen zu Auswirkungen von körperlicher Aktivität auf den Flüssigkeitshaushalt

3.1.1.3 Soziale/umgebungsbedingte Ressourcen

- Erhält Unterstützung durch das soziale Umfeld (spezifizieren)
- Verfügt im Tagesablauf über ausreichend Zeit für die Flüssigkeitsaufnahme
- Hat Zugang zu geeigneten Getränken
- Verfügt über Zugang zu flüssigkeitshaltiger Nahrung (z. B. Obst, Gemüse)

3.1.2 Pflegeziele

Übergeordnetes Ziel
Erhält und/oder verbessert die Möglichkeiten für einen ausgewogenen Flüssigkeitshaushalt.

3.1.2.1 Ziele im körperlichen/funktionellen Bereich

- Überprüft den Flüssigkeitsbedarf
- Setzt die erkannten Handlungs- und Gestaltungsmöglichkeiten um
- Trinkt der gesundheitlichen Situation angemessen (spezifizieren)
- Konsumiert gesunde Nahrungsmittel und Getränke
- Beschreibt positive Erfahrungen mit der Getränkeumstellung
- Nimmt eine professionelle Beratung in Anspruch
- Plant die Flüssigkeitsaufnahme im Tagesablauf ein

3.1.2.2 Ziele im psychischen Bereich

- Nennt die Ressourcen, die zu einer Verbesserung des Flüssigkeitshaushaltes eingesetzt werden können (spezifizieren)
- Beschreibt die Merkmale einer gesundheitsfördernden Flüssigkeitsaufnahme
- Beschreibt die Wirkung von Speisen und Getränken auf den Körper
- Beschreibt die Wirkung von körperlicher Aktivität auf den Flüssigkeitshaushalt
- Beschreibt die Wirkung von Umgebungseinflüssen auf den Flüssigkeitshaushalt
- Äußert den Wunsch, die erkannten Verbesserungspotenziale in die Alltagsgestaltung einzubeziehen
- Äußert Bereitschaft, einen ausgewogenen Flüssigkeitshaushalt zu erhalten
- Holt bei Unklarheiten Informationen ein

3.1.2.3 Ziele im sozialen/umgebungsbedingten Bereich

- Bezugsperson bietet sich als Gesprächspartner an
- Bezugsperson äußert wertschätzende Rückmeldungen
- Bezugsperson bietet Unterstützung an

3

3.1.3 Pflegemaßnahmen

Die angeführten Maßnahmen sind beispielhaft und müssen individuell konkretisiert werden.

3.1.3.1 Pflegemaßnahmen im körperlichen/funktionellen Bereich
- Planen der Rahmenbedingungen im Alltag (Zeitressourcen, Verfügbarkeit von Getränken etc.)
- Unterstützen beim Einplanen der Flüssigkeitsaufnahme in den Tagesablauf
- Unterstützen bei der Anpassung der Lebensgewohnheiten (spezifizieren)
- Erinnern, auf den Flüssigkeitsbedarf zu achten

3.1.3.2 Pflegemaßnahmen im psychischen Bereich
- Informieren über die Funktion des Flüssigkeitshaushaltes
- Informieren über den Einfluss von Lebensstil und Umgebung auf den Flüssigkeitshaushalt
- Informieren über die Bedeutung einer bedarfsorientierten Flüssigkeitszufuhr
- Informieren über vorhandene Möglichkeiten der Ernährungsberatung
- Ermutigen, die Umsetzung der vereinbarten Maßnahmen beizubehalten
- Besprechen möglicher Verbesserungspotenziale aus der Sicht des Betroffenen
- Anbieten von Gesprächen
- Ermutigen Gefühle verbal auszudrücken
- Anerkennen von erfolgreich umgesetzten Maßnahmen
- Informieren über unterschiedliche Möglichkeiten, Beratung und Informationen einzuholen (z. B. Kochkurse, Informationsmaterial)

3.1.3.3 Pflegemaßnahmen im sozialen/umgebungsbedingten Bereich
- Informieren der Bezugsperson über die Wichtigkeit einer ausgewogenen Flüssigkeitszufuhr
- Einbeziehen von Unterstützung aus dem sozialen Umfeld
- Beraten der Bezugsperson zu gesunder Ernährung
- Unterstützen bei der Nutzung von Informations- und Beratungsangeboten

3.2 Flüssigkeitshaushalt, defizitär, Risiko

Pflegediagnose 20041

> **Definition**
>
> Ein Pflegephänomen, bei dem ein Mensch dem Risiko ausgesetzt ist, durch erhöhten Flüssigkeitsverlust oder zu geringe Flüssigkeitsaufnahme eine Beeinträchtigung seiner Körperfunktionen zu erleben.

Anmerkung der Autoren
Eine Risiko-Diagnose kann nicht durch Zeichen und Symptome belegt werden, da das Problem nicht aufgetreten ist und die Pflegemaßnahmen die Prävention bezwecken.

3.2.1 Risikofaktoren

3.2.1.1 Körperliche/funktionelle Risikofaktoren

- Beeinträchtigte Energie/Kraft
- Erhöhter Flüssigkeitsverlust (spezifizieren)
- Mangelnde Flüssigkeitsaufnahme (spezifizieren)
- Erhöhter Flüssigkeitsverlust aufgrund von Blutungen
- Erhöhter Flüssigkeitsverlust aufgrund von Drainagen
- Erhöhter Flüssigkeitsverlust aufgrund von Durchfall
- Erhöhter Flüssigkeitsverlust aufgrund von Erbrechen
- Erhöhter Flüssigkeitsverlust aufgrund von Fisteln
- Erhöhter Flüssigkeitsverlust aufgrund von Schwitzen
- Erhöhter Flüssigkeitsverlust aufgrund von Sonden
- Erhöhter Flüssigkeitsverlust aufgrund von Verbrennungen
- Beeinträchtigte kognitive Fähigkeiten (spezifizieren)
- Beeinträchtigte Kommunikation (spezifizieren)
- Beeinträchtigte Koordination
- Beeinträchtigte Beweglichkeit (spezifizieren)
- Beeinträchtigte Mobilität (spezifizieren)
- Beeinträchtigte Fähigkeit zu schlucken
- Schmerzen
- Beeinträchtigte Sinneswahrnehmung (spezifizieren)
- Mangelndes Durstgefühl (z. B. altersbedingt)
- Medikamentenwirkung (spezifizieren)

3.2.1.2 Psychische Risikofaktoren

- Beeinträchtigte Bewusstseinslage
- Beeinträchtigter Denkprozess (spezifizieren)
- Beeinträchtigte Motivation (spezifizieren)
- Beeinträchtigte Motivation, Flüssigkeit aufzunehmen (z. B. bei alten Menschen)
- Mangelndes Wissen (z. B. zu angemessener Trinkmenge)

3.2.1.3 Soziale/umgebungsbedingte Risikofaktoren

- Mangelnde finanzielle Mittel, um Getränke zu kaufen
- Mangelnde Unterstützung durch das soziale Umfeld (spezifizieren)
- Mangelnde Zeitressourcen für die Flüssigkeitsaufnahme
- Fehlender Zugang zu geeigneten Getränken
- Mangelnder Zugang zu flüssigkeitshaltiger Nahrung (z. B. Obst, Gemüse)

3.2.2 Ressourcen

Die Ressourcen eines Menschen können körperlicher/funktioneller, psychischer und sozialer/umgebungsbedingter Art sein. Achten Sie immer auf eine umfassende Beurteilung der Ressourcen. Die folgende Aufzählung der Ressourcen kann individuell ergänzt werden.

3.2.2.1 Körperliche/funktionelle Ressourcen

- Verfügt über Energie/Kraft
- Nimmt Flüssigkeit und Nahrung entsprechend dem Bedarf zu sich
- Nimmt die empfohlene Flüssigkeitsmenge zu sich (spezifizieren)
- Nimmt regelmäßig Flüssigkeit zu sich (spezifizieren)
- Verfügt über kognitive Fähigkeiten (spezifizieren)
- Verfügt über Koordination
- Verfügt über Beweglichkeit (spezifizieren)
- Verfügt über die Fähigkeit zu schlucken
- Verfügt über Sinneswahrnehmung (spezifizieren)
- Verspürt Durstgefühl

3.2.2.2 Psychische Ressourcen

- Ist sich der Bedeutung einer regelmäßigen Flüssigkeitszufuhr bewusst
- Nimmt positive Grundhaltung gegenüber Veränderungen im Lebensstil ein
- Zeigt Motivation, einen ausgewogenen Flüssigkeitshaushalt zu erhalten
- Verfügt über Wissen zu positiven und negative Einflussfaktoren für den Flüssigkeitshaushalt (z. B. Temperatur, Luftfeuchtigkeit)
- Verfügt über Wissen zur Wirkung von Speisen und Getränken auf den Körper
- Verfügt über Wissen zu Auswirkungen von körperlicher Aktivität auf den Flüssigkeitshaushalt

3.2.2.3 Soziale/umgebungsbedingte Ressourcen

- Verfügt über finanzielle Mittel, um Getränke zu kaufen
- Erhält Unterstützung durch das soziale Umfeld (spezifizieren)
- Verfügt im Tagesablauf über ausreichend Zeit für die Flüssigkeitsaufnahme
- Hat Zugang zu geeigneten Getränken
- Verfügt über Zugang zu flüssigkeitshaltiger Nahrung (z. B. Obst, Gemüse)

3.2.3 Pflegeziele

Übergeordnetes Ziel
Erhält einen ausgewogenen Flüssigkeitshaushalt.

3.2.3.1 Ziele im körperlichen/funktionellen Bereich

- Plant die Flüssigkeitsaufnahme im Tagesablauf ein
- Trinkt der gesundheitlichen Situation angemessen (spezifizieren)
- Hat eine ausgeglichene Flüssigkeitsbilanz
- Überprüft und korrigiert die Flüssigkeitsaufnahme
- Überprüft den persönlichen Flüssigkeitsbedarf
- Zeigt Verhaltensänderungen, die einem Flüssigkeitsmangel vorbeugen
- Kontrolliert das Körpergewicht (spezifizieren)
- Setzt die geplanten Maßnahmen zur Verbesserung des Flüssigkeitshaushaltes um

- Konsumiert gesunde Nahrungsmittel und Getränke
- Nimmt eine professionelle Beratung in Anspruch
- Holt bei Unklarheiten Informationen ein

3.2.3.2 Ziele im psychischen Bereich

- Beschreibt Risikofaktoren, die zu einem erhöhten Flüssigkeitsverlust oder zu geringer Flüssigkeitsaufnahme führen können (spezifizieren)
- Nennt die Ressourcen, die zu einer Verbesserung des Flüssigkeitshaushaltes eingesetzt werden können (spezifizieren)
- Beschreibt die Merkmale einer gesundheitsfördernden Flüssigkeitsaufnahme
- Beschreibt die Wirkung von Speisen und Getränken auf den Körper
- Beschreibt die Wirkung von körperlicher Aktivität auf den Flüssigkeitshaushalt
- Beschreibt die Wirkung von Umgebungseinflüssen auf den Flüssigkeitshaushalt
- Äußert Bereitschaft, einen ausgewogenen Flüssigkeitshaushalt zu erhalten
- Äußert Bereitschaft, alltägliche Gewohnheiten an den persönlichen Flüssigkeitsbedarf anzupassen
- Akzeptiert die angebotene Unterstützung

3.2.3.3 Ziele im sozialen/umgebungsbedingten Bereich

- Bezugsperson bietet sich als Gesprächspartner an
- Bezugsperson äußert wertschätzende Rückmeldungen
- Bezugsperson bietet Unterstützung an
- Erhält professionelle Unterstützungsleistungen
- Erhält Unterstützung aus finanziellen Ansprüchen

3.2.4 Pflegemaßnahmen

Die angeführten Maßnahmen sind beispielhaft und müssen individuell konkretisiert werden.

3.2.4.1 Pflegemaßnahmen im körperlichen/funktionellen Bereich

- Planen der Rahmenbedingungen im Alltag (Zeitressourcen, Verfügbarkeit von Getränken, etc.)
- Einplanen der Flüssigkeitsaufnahme in den Tagesablauf
- Beachten bestehender Risikofaktoren, die zu einem Flüssigkeitsverlust führen können (spezifizieren)
- Achten auf den Flüssigkeitsbedarf
- Anleiten, eine Flüssigkeitsbilanz zu führen
- Kontrollieren der Flüssigkeitsverluste durch Haut und Schleimhäute
- Beobachten der Indikatoren für einen defizitären Flüssigkeitshaushalt (spezifizieren)
- Bestimmen des Körpergewichts in regelmäßigen Abständen (spezifizieren)
- Erinnern an die regelmäßige Flüssigkeitsaufnahme (spezifizieren)
- Unterstützen bei der Anpassung der Lebensgewohnheiten (spezifizieren)

3

3.2.4.2 Pflegemaßnahmen im psychischen Bereich

- Besprechen individueller Risikofaktoren
- Besprechen der verfügbaren Ressourcen
- Beraten bei der Anpassung der Lebensweise an die aktuelle Situation
- Informieren über die Funktion des Flüssigkeitshaushaltes
- Informieren über den Einfluss von Lebensstil und Umgebung auf den Flüssigkeitshaushalt
- Informieren über die diuretische Wirkung von Nahrungsmitteln und Getränken
- Informieren über die Bedeutung einer bedarfsorientierten Flüssigkeitszufuhr
- Informieren über vorhandene Möglichkeiten der Ernährungsberatung
- Beraten, wie die Flüssigkeitsaufnahme über den Tag gefördert werden kann
- Beraten über Möglichkeiten zur Förderung von Wohlbefinden
- Besprechen möglicher Verbesserungspotenziale aus der Sicht des Betroffenen
- Ermutigen, die Umsetzung der vereinbarten Maßnahmen beizubehalten
- Anbieten von Gesprächen
- Ermutigen Gefühle verbal auszudrücken
- Anerkennen von erfolgreich umgesetzten Maßnahmen
- Informieren über unterschiedliche Möglichkeiten, Beratung und Informationen einzuholen (z. B. Kochkurse, Informationsmaterial)

3.2.4.3 Pflegemaßnahmen im sozialen/umgebungsbedingten Bereich

- Bereitstellen von Getränken in Reichweite
- Informieren der Bezugsperson über die Wichtigkeit einer ausgewogenen Flüssigkeitszufuhr
- Beraten der Bezugsperson zu gesunder Ernährung
- Informieren der Bezugsperson über die Bedeutung wertschätzender Rückmeldungen
- Anleiten der Bezugsperson zu unterstützenden Maßnahmen an
- Einbeziehen von Unterstützung aus dem sozialen Umfeld
- Unterstützen bei der Nutzung von Informations- und Beratungsangeboten

3.3   Flüssigkeitshaushalt, defizitär

Pflegediagnose 20042

> **Definition**
>
> Ein Pflegephänomen, bei dem ein Mensch durch erhöhten Flüssigkeitsverlust oder zu geringe Flüssigkeitsaufnahme eine Beeinträchtigung seiner Körperfunktionen erlebt.

3.3.1 Ätiologie

3.3.1.1 Körperliche/funktionelle Ursachen

- Beeinträchtigte Energie/Kraft
- Erhöhter Flüssigkeitsverlust (spezifizieren)
- Mangelnde Flüssigkeitsaufnahme (spezifizieren)
- Erhöhter Flüssigkeitsverlust aufgrund von Blutungen
- Erhöhter Flüssigkeitsverlust aufgrund von Drainagen
- Erhöhter Flüssigkeitsverlust aufgrund von Durchfall
- Erhöhter Flüssigkeitsverlust aufgrund von Erbrechen
- Erhöhter Flüssigkeitsverlust aufgrund von Fisteln
- Erhöhter Flüssigkeitsverlust aufgrund von Schwitzen
- Erhöhter Flüssigkeitsverlust aufgrund von Sonden
- Erhöhter Flüssigkeitsverlust aufgrund von Verbrennungen
- Beeinträchtigte kognitive Fähigkeiten (spezifizieren)
- Beeinträchtigte Kommunikation (spezifizieren)
- Beeinträchtigte Koordination
- Beeinträchtigte Beweglichkeit (spezifizieren)
- Beeinträchtigte Mobilität (spezifizieren)
- Beeinträchtigte Fähigkeit zu schlucken
- Schmerzen
- Beeinträchtigte Sinneswahrnehmung (spezifizieren)
- Mangelndes Durstgefühl (z. B. altersbedingt)
- Medikamentenwirkung (spezifizieren)

3.3.1.2 Psychische Ursachen

- Beeinträchtigte Bewusstseinslage
- Beeinträchtigter Denkprozess (spezifizieren)
- Beeinträchtigte Motivation (spezifizieren)
- Beeinträchtigte Motivation, Flüssigkeit aufzunehmen (z. B. bei alten Menschen)
- Mangelndes Wissen (z. B. zu angemessener Trinkmenge)

3.3.1.3 Soziale/umgebungsbedingte Ursachen

- Mangelnde finanzielle Mittel, um Getränke zu kaufen
- Mangelnde Unterstützung durch das soziale Umfeld (spezifizieren)
- Mangelnde Zeitressourcen für die Flüssigkeitsaufnahme
- Fehlender Zugang zu geeigneten Getränken
- Mangelnder Zugang zu flüssigkeitshaltiger Nahrung (z. B. Obst, Gemüse)

3.3.2 Symptome

3.3.2.1 Aus der Sicht des Betroffenen

- Schwäche
- Durstgefühl
- Mundtrockenheit
- Müdigkeit

- Schwindel
- Rhagaden
- Krämpfe
- Verstopfung

3.3.2.2 Aus der Sicht der Pflegeperson

- Verminderter Hautturgor
- Trockene Haut/Schleimhaut/Zunge
- Tachykardie
- Hypotonie
- Verminderte Pulsqualität
- Veränderter Bewusstseinszustand
- Beeinträchtigte Orientierung
- Verworrene Sprache
- Verminderte Harnausscheidung
- Erhöhte Harnkonzentration
- Erhöhter Hämatokrit
- Gewichtsverlust (Ausnahme: z. B. Aszites oder Pleuraerguss)

3.3.3 Ressourcen

Die Ressourcen eines Menschen können körperlicher/funktioneller, psychischer und sozialer/umgebungsbedingter Art sein. Achten Sie immer auf eine umfassende Beurteilung der Ressourcen. Die folgende Aufzählung der Ressourcen kann individuell ergänzt werden.

3.3.3.1 Körperliche/funktionelle Ressourcen

- Verfügt über Energie/Kraft
- Nimmt Flüssigkeit und Nahrung entsprechend dem Bedarf zu sich
- Nimmt die empfohlene Flüssigkeitsmenge zu sich (spezifizieren)
- Nimmt regelmäßig Flüssigkeit zu sich (spezifizieren)
- Verfügt über kognitive Fähigkeiten (spezifizieren)
- Verfügt über Koordination
- Verfügt über Beweglichkeit (spezifizieren)
- Verfügt über die Fähigkeit zu Schlucken
- Verfügt über Sinneswahrnehmung (spezifizieren)
- Verspürt Durstgefühl

3.3.3.2 Psychische Ressourcen

- Ist sich der Bedeutung einer regelmäßigen Flüssigkeitszufuhr bewusst
- Nimmt positive Grundhaltung gegenüber Veränderungen im Lebensstil ein
- Zeigt Motivation, einen ausgewogenen Flüssigkeitshaushalt zu erhalten
- Verfügt über Wissen zu positiven und negative Einflussfaktoren für den Flüssigkeitshaushalt (z. B. Temperatur, Luftfeuchtigkeit)
- Verfügt über Wissen zur Wirkung von Speisen und Getränken auf den Körper
- Verfügt über Wissen zu Auswirkungen von körperlicher Aktivität auf den Flüssigkeitshaushalt

3.3.3.3 Soziale/umgebungsbedingte Ressourcen

- Verfügt über finanzielle Mittel, um Getränke zu kaufen
- Erhält Unterstützung durch das soziale Umfeld (spezifizieren)
- Verfügt im Tagesablauf über ausreichend Zeit für die Flüssigkeitsaufnahme
- Hat Zugang zu geeigneten Getränken
- Verfügt über Zugang zu flüssigkeitshaltiger Nahrung (z. B. Obst, Gemüse)

3.3.4 Pflegeziele

Übergeordnetes Ziel
Erlangt einen ausgewogenen Flüssigkeitshaushalt.

3.3.4.1 Ziele im körperlichen/funktionellen Bereich

- Plant die Flüssigkeitsaufnahme im Tagesablauf ein
- Trinkt der gesundheitlichen Situation angemessen (spezifizieren)
- Weist einen verbesserten Flüssigkeitshaushalt auf (spezifizieren)
- Setzt die geplanten Maßnahmen zur Verbesserung des Flüssigkeitshaushaltes um
- Konsumiert gesunde Nahrungsmittel und Getränke
- Überprüft und korrigiert die Flüssigkeitsaufnahme
- Kontrolliert das Körpergewicht (spezifizieren)
- Nimmt eine professionelle Beratung in Anspruch
- Holt bei Unklarheiten Informationen ein

3.3.4.2 Ziele im psychischen Bereich

- Nennt die Ressourcen, die zu einer Verbesserung des Flüssigkeitshaushaltes eingesetzt werden können (spezifizieren)
- Beschreibt die Merkmale einer gesundheitsfördernden Flüssigkeitsaufnahme
- Beschreibt die Wirkung von Speisen und Getränken auf den Körper
- Beschreibt die Wirkung von körperlicher Aktivität auf den Flüssigkeitshaushalt
- Beschreibt die Wirkung von Umgebungseinflüssen auf den Flüssigkeitshaushalt
- Äußert Bereitschaft, einen ausgewogenen Flüssigkeitshaushalt zu erhalten
- Äußert den Wunsch, den Flüssigkeitshaushalt zu verbessern
- Äußert den Wunsch, die erkannten Verbesserungspotenziale in die Alltagsgestaltung einzubeziehen
- Akzeptiert die geplanten Maßnahmen zur Verbesserung des Flüssigkeitshaushaltes
- Beschreibt die ursächlichen Faktoren des Flüssigkeitsdefizits
- Beschreibt positive Erfahrungen mit der Getränkeumstellung

3.3.4.3 Ziele im sozialen/umgebungsbedingten Bereich

- Beschreibt positive Erfahrungen mit der Getränkeumstellung
- Bezugsperson bietet sich als Gesprächspartner an
- Bezugsperson äußert wertschätzende Rückmeldungen

3

- Bezugsperson bietet Unterstützung an
- Erhält professionelle Unterstützungsleistungen
- Erhält Unterstützung aus finanziellen Ansprüchen

3.3.5 Pflegemaßnahmen

Die angeführten Maßnahmen sind beispielhaft und müssen individuell konkretisiert werden.

3.3.5.1 Pflegemaßnahmen im körperlichen/funktionellen Bereich

- Planen der Rahmenbedingungen im Alltag (Zeitressourcen, Verfügbarkeit von Getränken, etc.)
- Einplanen der Flüssigkeitsaufnahme in den Tagesablauf
- Beobachten der Indikatoren für einen defizitären Flüssigkeitshaushalt (spezifizieren)
- Beachten bestehender Faktoren, die zu einem Flüssigkeitsverlust führen (spezifizieren)
- Beachten bestehender Faktoren, die eine zu geringe Substitution von Flüssigkeit begünstigen können (spezifizieren)
- Achten auf den Flüssigkeitsbedarf
- Anleiten, eine Flüssigkeitsbilanz zu führen
- Bestimmen des Körpergewichts in regelmäßigen Abständen (spezifizieren)
- Erinnern an die regelmäßige Flüssigkeitsaufnahme (spezifizieren)
- Durchführen einer individuellen Hautpflege
- Durchführen einer Mundpflege (spezifizieren)
- Unterstützen bei der Anpassung der Lebensgewohnheiten (spezifizieren)

3.3.5.2 Pflegemaßnahmen im psychischen Bereich

- Besprechen der Ursachen, die mit dem Flüssigkeitsdefizit in Zusammenhang stehen
- Beraten bei der Anpassung der Lebensweise an die aktuelle Situation
- Informieren über die Funktion des Flüssigkeitshaushaltes
- Informieren über den Einfluss von Lebensstil und Umgebung auf den Flüssigkeitshaushalt
- Informieren über die diuretische Wirkung von Nahrungsmitteln und Getränken
- Informieren über die Wichtigkeit einer bedarfsorientierten Flüssigkeitszufuhr
- Informieren über vorhandene Möglichkeiten der Ernährungsberatung
- Beraten, wie die Flüssigkeitsaufnahme über den Tag gefördert werden kann
- Besprechen möglicher Verbesserungspotenziale aus der Sicht des Betroffenen
- Ermutigen, die Umsetzung der vereinbarten Maßnahmen beizubehalten
- Anbieten von Gesprächen
- Ermutigen Gefühle verbal auszudrücken
- Anerkennen von erfolgreich umgesetzten Maßnahmen
- Informieren über unterschiedliche Möglichkeiten, Beratung und Informationen einzuholen (z. B. Kochkurse, Informationsmaterial)

3.3.5.3 Pflegemaßnahmen im sozialen/umgebungsbedingten Bereich

- Bereitstellen von Getränken in Reichweite
- Herstellen einer angepassten Umgebungstemperatur
- Informieren der Bezugsperson über die Wichtigkeit einer ausgewogenen Flüssigkeitszufuhr
- Beraten der Bezugsperson zu gesunder Ernährung
- Informieren der Bezugsperson über die Bedeutung wertschätzender Rückmeldungen
- Anleiten der Bezugsperson zu unterstützenden Maßnahmen
- Einbeziehen von Unterstützung aus dem sozialen Umfeld
- Unterstützen bei der Nutzung von Informations- und Beratungsangeboten

Weiterführende Literatur

Literatur zu 3.1 Flüssigkeitshaushalt, Entwicklung der Resourcen

Rath B (2006) Prophylaxe Trinkfest. Altenpflege 3:50–53

Literatur zu 3.2 Flüssigkeitshaushalt, defizitär, Risiko

Bartholomeyczik S, Schreier MM, Volkert D, Bai JC (2008) Qualitätsniveau II. Orale Nahrungs- und Flüssigkeitsversorgung von Menschen in Einrichtungen der Pflege und Betreuung. Herausgegeben von der Bundeskonferenz zur Qualitätssicherung im gesundheits- und Pflegewesen e.V.; Economica Hüthig Rehm Jehle, Heidelberg

Deutsches Netzwerk für Qualitätsentwicklung in der Pflege (DNQP) (Hrsg) (2010) Expertenstandard Ernährungsmanagement zur Sicherstellung und Förderung der oralen Ernährung in der Pflege. Entwicklung – Konsentierung – Implementierung

Rath B (2006) Prophylaxe Trinkfest. Altenpflege 3:50–53

Literatur zu 3.3 Flüssigkeitshaushalt, defizitär

Bartholomeyczik S, Schreier MM, Volkert D, Bai JC (2008) Qualitätsniveau II. Orale Nahrungs- und Flüssigkeitsversorgung von Menschen in Einrichtungen der Pflege und Betreuung. Herausgegeben von der Bundeskonferenz zur Qualitätssicherung im gesundheits- und Pflegewesen e.V.; Economica Hüthig Rehm Jehle, Heidelberg

Deutsches Netzwerk für Qualitätsentwicklung in der Pflege (DNQP) (Hrsg) (2010) Expertenstandard Ernährungsmanagement zur Sicherstellung und Förderung der oralen Ernährung in der Pflege. Entwicklung – Konsentierung – Implementierung

Rath B (2006) Prophylaxe Trinkfest. Altenpflege 3:50–53

Domäne: Nahrung

Inhaltsverzeichnis

© Der/die Autor(en), exklusiv lizenziert durch Springer-Verlag GmbH, DE,
ein Teil von Springer Nature 2022
H. Stefan et al., *POP - PraxisOrientierte Pflegediagnostik*,
https://doi.org/10.1007/978-3-662-62673-3_4

Pflegediagnose 30011 Definition: Ein Pflegephänomen, bei dem das Risiko besteht, dass ein Mensch seinem Körper über die Nahrung mehr Energie zuführt, als dieser benötigt. Anmerkung der Autoren Eine Risiko-Diagnose kann nicht durch Zeichen und Symptome belegt werden, da das Problem nicht aufgetreten ist und die Pflegemaßnahmen die Prävention bezwecken.

4.1 Überernährung, Risiko

Pflegediagnose 30011

Definition

Ein Pflegephänomen, bei dem das Risiko besteht, dass ein Mensch seinem Körper über die Nahrung mehr Energie zuführt, als dieser benötigt.

Anmerkung der Autoren

Eine Risiko-Diagnose kann nicht durch Zeichen und Symptome belegt werden, da das Problem nicht aufgetreten ist und die Pflegemaßnahmen die Prävention bezwecken.

4.1.1 Risikofaktoren

4.1.1.1 Körperliche/funktionelle Risikofaktoren

- Mangelnde Bewegung im Alltag
- Übermäßiger Konsum energiereicher Nahrungsmittel und Getränke
- Kurze Kauphase (z. B. hastiges Essen, beeinträchtigte Kauwerkzeuge)
- Unregelmäßige Einnahme von Mahlzeiten
- Essen während anderer Aktivitäten (z. B. beim Fernsehen)
- Rasch wiederkehrendes Hungergefühl (z. B. hormonelle Einflüsse)
- Heißhunger
- Beeinträchtigtes Sättigungsgefühl (spezifizieren)
- Erlerntes Verhaltensmuster in Bezug auf die Ernährung (spezifizieren)

4.1.1.2 Psychische Risikofaktoren

- Mangelndes Bewusstsein hinsichtlich einer ausgewogenen Ernährung
- Stress
- Emotionale Unausgeglichenheit (z. B. Erregungszustand, Niedergeschlagenheit)
- Beeinträchtigte Motivation die Ernährungsgewohnheiten zu verändern
- Übertriebene Sorge, zu wenig Essen zu erhalten
- Mangelndes Wissen über gesunde Ernährung und Lebensmittel
- Mangelndes Wissen über die Menge der notwendigen Kalorien
- Mangelnde positive Gefühle in Verbindung mit gesunder Ernährung

4.1.1.3 Soziale/umgebungsbedingte Risikofaktoren

- Mangelnde finanzielle Mittel für gesunde Nahrungsmittel
- Ungesunde Essgewohnheiten (z. B. Traditionen, milieuspezifisch)

- Mangelnde Unterstützung durch das soziale Umfeld (spezifizieren)
- Unregelmäßige Gelegenheiten zur Einnahme von Mahlzeiten
- Beeinträchtigte Möglichkeit, gesunde Mahlzeiten zuzubereiten (z. B. Arbeitsplatz, Wohngemeinschaft)
- Mangelnder Zugang zu gesunden Nahrungsmitteln (z. B. fehlende Infrastruktur)

4.1.2 Ressourcen

Die Ressourcen eines Menschen können körperlicher/funktioneller, psychischer und sozialer/umgebungsbedingter Art sein. Achten Sie immer auf eine umfassende Beurteilung der Ressourcen. Die folgende Aufzählung der Ressourcen kann individuell ergänzt werden.

4.1.2.1 Körperliche/funktionelle Ressourcen

- Führt ein Ernährungsprotokoll
- Nimmt Mahlzeiten entsprechend dem empfohlenen Ernährungsplan zu sich
- Konsumiert gesunde Nahrungsmittel und Getränke
- Nimmt die empfohlene Flüssigkeitsmenge zu sich (spezifizieren)
- Geht selbstständig einkaufen
- Eignet sich Wissen über gesunde Ernährung an
- Beißt und kaut Speisen
- Bereitet gesunde Speisen zu
- Kocht regelmäßig gesunde Speisen mit und/oder für Bezugsperson
- Nimmt Geschmack wahr
- Verspürt Hunger- und Sättigungsgefühl
- Absolviert täglich ein Bewegungsübungsprogramm (spezifizieren)

4.1.2.2 Psychische Ressourcen

- Ist sich der Bedeutung einer kontinuierlich gesunden Ernährung bewusst
- Ist sich der Bedeutung von Essritualen bewusst
- Ist kulinarisch aufgeschlossen
- Zeigt Interesse an der gesunden Zubereitung von Speisen (spezifizieren)
- Zeigt Motivation, ein Bewegungsprogramm in den Alltag zu integrieren
- Zeigt Motivation, die Ernährungsgewohnheiten zu verbessern
- Zeigt Motivation, das Gewicht zu reduzieren
- Misst gesunder Ernährung einen Wert bei
- Kann gesunde Lebensmittel benennen (z. B. Gemüsesorten, Obstsorten)
- Verfügt über Wissen zu gesunden Nahrungsmitteln und Getränken (z. B. Ernährungspyramide)
- Verfügt über Wissen zur Wirkung von Speisen und Getränken auf den Körper (z. B. Konzentration, Schlaf, Bewegung, Verdauung)
- Verbindet positive Gefühle mit gesunder Ernährung

4.1.2.3 Soziale/umgebungsbedingte Ressourcen

- Verfügt über finanzielle Mittel, um gesunde Lebensmittel zu kaufen
- Die Bezugsperson unterstützt beim Bewegungsprogramm

— Erfährt Unterstützung durch eine Bezugsperson bei der Veränderung der Lebens-
und Essgewohnheiten

— Nimmt Mahlzeiten in Gesellschaft zu sich

— Verfügt im Tagesablauf über ausreichend Zeit für Mahlzeiten entsprechend dem
empfohlenen Ernährungsplan

— Verfügt über eine Möglichkeit gesunde Mahlzeiten zuzubereiten (z. B. Küche in
der Wohnung oder am Arbeitsplatz)

— Verfügt über Zugang zu gesunden Nahrungsmitteln

4.1.3 Pflegeziele

Übergeordnetes Ziel
Führt dem Körper über die Ernährung so viel Energie zu, wie dieser benötigt.

4.1.3.1 Ziele im körperlichen/funktionellen Bereich

— Wählt Speisen und Getränke entsprechend den Empfehlungen der Ernährungsberatung aus

— Isst den Grundsätzen einer gesunden Ernährung entsprechend

— Trinkt der gesundheitlichen Situation angemessen (spezifizieren)

— Führt ein individuelles Bewegungsprogramm aus

— Setzt geplante Änderungen der Ernährungsgewohnheiten um

— Nimmt sich ausreichend Zeit für die Mahlzeiten

— Nimmt Mahlzeiten in Gesellschaft ein (z. B. Mittagessen, Abendessen)

— Besucht einen Kochkurs

— Nimmt eine Ernährungsberatung in Anspruch

4.1.3.2 Ziele im psychischen Bereich

— Beschreibt die Bedeutung der Ernährung für die Körperfunktionen

— Beschreibt die Bedeutung der Ernährung für die Psyche

— Beschreibt die Auswirkungen einer Selbstbeeinflussung

— Beschreibt die Grundsätze einer ausgewogenen und gesunden Ernährung

— Beschreibt die Bedeutung von gemeinsamen Mahlzeiten für das Zusammenleben
von Menschen

— Nennt Verhaltensweisen und Änderungen des Lebensstils, um die Risikofaktoren
herabzusetzen

— Spricht über die Verantwortung für das eigene Handeln und versteht, weshalb
man in stressbeladenen Situationen „agieren statt reagieren" soll

— Beschreibt Lebensweisen/Kultur, die Fettleibigkeit fördert

— Beschreibt die Beziehung zwischen Gewicht und körperlicher Betätigung

— Äußert eine realistische Wahrnehmung in Bezug auf das Körpergewicht

— Ist bestrebt, das Körpergewicht zu halten

— Äußert, das Essverhalten ändern zu wollen (spezifizieren)

— Äußert die Absicht, mehr Bewegung in den Alltag zu integrieren

— Äußert Bereitschaft, neue Lebensmittel zu probieren

— Äußert Interesse an der Zubereitung von Mahlzeiten

4

- Nennt die Bedeutung der Angaben zu Nährwert und Inhaltsstoffen auf Nahrungsmitteln und Getränken
- Nennt Bezugsquellen von gesunden Lebensmitteln
- Berichtet von Zufriedenheit mit dem Ernährungsverhalten im Alltag

4.1.3.3 Ziele im sozialen/umgebungsbedingten Bereich

- Bezugsperson übernimmt die Lebensmittelversorgung
- Bezugsperson nimmt an Mahlzeiten teil
- Bezugsperson bietet Unterstützung an
- Bezugsperson äußert wertschätzende Rückmeldungen
- Hat Kochgelegenheit zur Verfügung
- Erhält Unterstützung aus finanziellen Ansprüchen
- Erhält professionelle Unterstützungsleistungen
- Erhält die Möglichkeit adäquater Pausen für Mahlzeiten

4.1.4 Pflegemaßnahmen

Die angeführten Maßnahmen sind beispielhaft und müssen individuell konkretisiert werden.

4.1.4.1 Pflegemaßnahmen im körperlichen/funktionellen Bereich

- Planen eines Langzeitprogrammes für Bewegung und Entspannung
- Unterstützen bei der Entwicklung gesunder Essgewohnheiten
- Unterstützen, den eigenen Körper wahrzunehmen und Hungergefühle richtig zu erkennen

4.1.4.2 Pflegemaßnahmen im psychischen Bereich

- Besprechen der individuellen Risikofaktoren
- Informieren über das Verhältnis von Kalorienzufuhr und Energieverbrauch
- Informieren über die Möglichkeit der Ernährungsberatung durch Diätologen
- Informieren von Eltern über die gesunde Ernährung von Kindern
- Beraten zur Selbstkontrolle
- Beraten über ein geeignetes Übungsprogramm (z. B. Sport, Wandern)
- Motivieren und Unterstützen bei der Entscheidungsfindung
- Motivieren, eine Ernährungsberatung in Anspruch zu nehmen
- Ermutigen, ein aktives Leben zu führen

4.1.4.3 Pflegemaßnahmen im sozialen/umgebungsbedingten Bereich

- Informieren der Bezugsperson über die Bedeutung gemeinsamer Mahlzeiten
- Anleiten der Bezugsperson in unterstützenden Maßnahmen
- Informieren der Bezugsperson über die Bedeutung wertschätzender Rückmeldungen
- Unterstützen, eine Kochgelegenheit zu organisieren
- Einplanen von adäquaten Pausen für Mahlzeiten

4.2 Überernährung

Pflegediagnose 30012

> **Definition**
>
> Ein Pflegephänomen, bei dem ein Mensch seinem Körper über die Ernährung mehr Energie zuführt als dieser benötigt.

4.2.1 Ätiologie

4.2.1.1 Körperliche/funktionelle Ursachen

- Mangelnde Bewegung im Alltag
- Verminderter Energieumsatz (z. B. Veränderung des Stoffwechsels)
- Übermäßiger Konsum energiereicher Nahrungsmittel und Getränke
- Kurze Kauphase (z. B. hastiges Essen, beeinträchtigte Kauwerkzeuge)
- Unregelmäßige Einnahme von Mahlzeiten
- Essen während anderer Aktivitäten (z. B. beim Fernsehen)
- Rasch wiederkehrendes Hungergefühl (z. B. hormonelle Einflüsse)
- Heißhunger
- Beeinträchtigtes Sättigungsgefühl (spezifizieren)
- Erlerntes Verhaltensmuster in Bezug auf die Ernährung (spezifizieren)

4.2.1.2 Psychische Ursachen

- Mangelndes Bewusstsein hinsichtlich einer ausgewogenen Ernährung
- Stress
- Emotionale Unausgeglichenheit (z. B. Erregungszustand, Niedergeschlagenheit)
- Beeinträchtigte Motivation die Ernährungsgewohnheiten zu verändern
- Übertriebene Sorge, zu wenig Essen zu erhalten
- Mangelndes Wissen über gesunde Ernährung und Lebensmittel
- Mangelndes Wissen über die Menge der notwendigen Kalorien
- Mangelnde positive Gefühle in Verbindung mit gesunder Ernährung

4.2.1.3 Soziale/umgebungsbedingte Ursachen

- Mangelnde finanzielle Mittel für gesunde Nahrungsmittel
- Ungesunde Essgewohnheiten (z. B. Traditionen, milieuspezifisch)
- Mangelnde Unterstützung durch das soziale Umfeld (spezifizieren)
- Unregelmäßige Nahrungszufuhr
- Beeinträchtigte Möglichkeit, gesunde Mahlzeiten zuzubereiten (z. B. Arbeitsplatz, Wohngemeinschaft)
- Mangelnder Zugang zu gesunden Nahrungsmitteln (z. B. fehlende Infrastruktur)

4.2.2 Symptome

4.2.2.1 Aus der Sicht des Betroffenen

- Rasch eintretende Müdigkeit
- Rasch eintretende Erschöpfung
- Beeinträchtigte Ausdauer
- Beeinträchtigte Energie/Kraft
- Essen als Kompensation auf emotionale Unausgeglichenheit (z. B. unerfüllte Bedürfnisse, Stress, Niedergeschlagenheit, Frustration, soziale Situation)
- Essen als Belohnung (z. B. Naschen)
- Essanfälle
- Vorliebe für Fastfood
- Kontrollverlust bezüglich der Nahrungsaufnahme
- Atemnot bei körperlicher Belastung
- Eingeschränkte Aktivitäten
- Beeinträchtigte körperliche Mobilität
- Gelenksbeschwerden
- Sozialer Rückzug
- Vermehrtes Schwitzen
- Intertrigo (z. B. Bauchfalte)
- Schlechtes Gewissen nach der Nahrungsaufnahme
- Schwierigkeiten beim Kleidungskauf (z. B. Größe nicht verfügbar, mangelnde Attraktivität der Kleidung)
- Ständiges Essen

4.2.2.2 Aus der Sicht der Pflegeperson

- Erhöhtes Körpergewicht
- Vermehrtes Körperfett
- Body-Mass-Index über dem Normbereich
- Beobachtetes ungesundes Essverhalten
- Beeinträchtigtes Ausscheidungsverhalten (z. B. Obstipation)
- Heimliches Essen

4.2.3 Ressourcen

Die Ressourcen eines Menschen können körperlicher/funktioneller, psychischer und sozialer/umgebungsbedingter Art sein. Achten Sie immer auf eine umfassende Beurteilung der Ressourcen. Die folgende Aufzählung der Ressourcen kann individuell ergänzt werden.

4.2.3.1 Körperliche/funktionelle Ressourcen

- Führt ein Ernährungsprotokoll
- Bewegt sich beschwerdefrei
- Nimmt Mahlzeiten entsprechend dem vereinbarten Behandlungsplan zu sich
- Konsumiert gesunde Nahrungsmittel und Getränke
- Nimmt die empfohlene Flüssigkeitsmenge zu sich (spezifizieren)

- Geht selbstständig einkaufen
- Eignet sich Wissen über gesunde Ernährung an
- Beißt und kaut Speisen
- Bereitet gesunde Speisen zu
- Kocht regelmäßig gesunde Speisen mit und/oder für Bezugsperson
- Nimmt Geschmack wahr
- Verspürt Hunger- und Sättigungsgefühl
- Absolviert täglich ein Bewegungsübungsprogramm (spezifizieren)

4.2.3.2 Psychische Ressourcen

- Ist sich der Bedeutung einer kontinuierlich gesunden Ernährung bewusst
- Ist sich der Bedeutung von Essritualen bewusst
- Ist kulinarisch aufgeschlossen
- Zeigt Interesse an der gesunden Zubereitung von Speisen (spezifizieren)
- Zeigt Motivation, ein Bewegungsprogramm in den Alltag zu integrieren
- Zeigt Motivation, die Ernährungsgewohnheiten zu verbessern
- Zeigt Motivation, das Gewicht zu reduzieren
- Misst gesunder Ernährung einen Wert bei
- Kann gesunde Lebensmitteln benennen (z. B. Gemüsesorten, Obstsorten)
- Verfügt über Wissen zu gesunden Nahrungsmitteln und Getränken (z. B. Ernährungspyramide)
- Verfügt über Wissen zur Wirkung von Speisen und Getränken auf den Körper (z. B. Konzentration, Schlaf, Bewegung, Verdauung)
- Verbindet positive Gefühle mit gesunder Ernährung

4.2.3.3 Soziale/umgebungsbedingte Ressourcen

- Verfügt über finanzielle Mittel, um gesunde Lebensmittel zu kaufen
- Die Bezugsperson unterstützt beim Bewegungsprogramm
- Erfahrt Unterstützung durch eine Bezugsperson bei der Veränderung der Lebens- und Essgewohnheiten
- Nimmt Mahlzeiten in Gesellschaft zu sich
- Verfügt im Tagesablauf über ausreichend Zeit für Mahlzeiten entsprechend dem vereinbarten Behandlungsplan
- Verfügt über eine Möglichkeit gesunde Mahlzeiten zuzubereiten (z. B. Küche in der Wohnung oder am Arbeitsplatz)
- Verfügt über Zugang zu gesunden Nahrungsmitteln

4.2.4 Pflegeziele

Übergeordnetes Ziel
Führt dem Körper über die Ernährung nur so viel Energie zu, wie dieser benötigt.

4.2.4.1   Ziele im körperlichen/funktionellen Bereich

- Isst mindestens fünfmal pro Tag kleinere Portionen ausgewählter, kalorienarmer Nahrungsmittel
- Isst den Grundsätzen einer gesunden Ernährung entsprechend
- Trinkt der gesundheitlichen Situation angemessen (spezifizieren)
- Hält die individuelle Diät ein
- Hält das individuelle Bewegungsprogramm ein
- Nimmt innerhalb eines definierten Zeitraumes Körpergewicht ab (spezifizieren)
- Wählt Speisen und Getränke entsprechend den Empfehlungen der Ernährungsberatung aus
- Setzt geplante Änderungen der Ernährungsgewohnheiten um
- Nimmt sich ausreichend Zeit für die Mahlzeiten
- Nimmt Mahlzeiten in Gesellschaft ein (z. B. Mittagessen, Abendessen)
- Besucht einen Kochkurs
- Nimmt eine Ernährungsberatung in Anspruch

4.2.4.2   Ziele im psychischen Bereich

- Äußert eine realistische Wahrnehmung in Bezug auf das Körpergewicht
- Nennt Verhaltensweisen, die im Zusammenhang mit einer Gewichtszunahme oder Überernährung stehen
- Beschreibt die Bedeutung der Ernährung für die Körperfunktionen
- Beschreibt die Bedeutung der Ernährung für die Psyche
- Beschreibt die Auswirkungen einer Selbstbeeinflussung
- Beschreibt die Grundsätze einer ausgewogenen und gesunden Ernährung
- Beschreibt die Bedeutung von gemeinsamen Mahlzeiten für das Zusammenleben von Menschen
- Äußert den Wunsch, das Körpergewicht zu reduzieren (spezifizieren)
- Äußert, das Essverhalten ändern zu wollen (spezifizieren)
- Äußert die Absicht, mehr gezielte Bewegung in den Alltag zu integrieren
- Äußert die Bereitschaft, die vereinbarten Maßnahmen zur Reduzierung des Körpergewichtes durchführen zu wollen
- Äußert Bereitschaft, neue Lebensmittel zu probieren
- Äußert Interesse an der Zubereitung von Mahlzeiten
- Nennt die Bedeutung der Angaben zu Nährwert und Inhaltsstoffen auf Nahrungsmitteln und Getränken
- Nennt Bezugsquellen von gesunden Lebensmitteln
- Berichtet von Zufriedenheit mit dem Ernährungsverhalten im Alltag

4.2.4.3   Ziele im sozialen/umgebungsbedingten Bereich

- Bezugsperson übernimmt die Lebensmittelversorgung
- Bezugsperson nimmt an Mahlzeiten teil
- Bezugsperson bietet Unterstützung an
- Bezugsperson äußert wertschätzende Rückmeldungen
- Hat Kochgelegenheit zur Verfügung
- Erhält Unterstützung aus finanziellen Ansprüchen
- Erhält professionelle Unterstützungsleistungen
- Erhält die Möglichkeit adäquater Pausen für Mahlzeiten

4.2.5 Pflegemaßnahmen

Die angeführten Maßnahmen sind beispielhaft und müssen individuell konkretisiert werden.

4.2.5.1 Pflegemaßnahmen im körperlichen/funktionellen Bereich

- Erarbeiten realistischer Anreize für die Situation (z. B. Annahme der eigenen Person, Verbesserung des Gesundheitszustandes)
- Setzen von Zielen für eine realistische wöchentliche Gewichtsreduktion
- Evaluieren der Essgewohnheiten und feststellen, welche Veränderungen notwendig sind
- Entwickeln eines Planes zur Änderung der Essgewohnheiten
- Planen eines Beschäftigungs-/Bewegungsprogramms
- Einplanen von Essenszeiten
- Unterstützen bei der Anpassung der Lebensgewohnheiten (spezifizieren)
- Einmal pro Woche Gewichtskontrolle

4.2.5.2 Pflegemaßnahmen im psychischen Bereich

- Besprechen der Eigenwahrnehmung und beachten der kulturellen Gepflogenheiten, die der Ernährung, der Nahrungszufuhr und einer massigen Körperstatur einen hohen Stellenwert einräumen
- Besprechen der positiven/negativen Selbstbeeinflussungsmöglichkeiten
- Besprechen möglicher Verbesserungspotenziale aus der Sicht des Betroffenen
- Führen von Motivationsgesprächen für eine Gewichtsreduktion (z. B. eigene Zufriedenheit oder Anerkennung durch andere Personen)
- Beraten zur Planung von außergewöhnlichen Ereignissen (Geburtstag, Feiertag), damit der Tagesbedarf von Kalorien/Joule umverteilt/reduziert werden kann und eine Teilnahme möglich wird
- Beraten, wie man Gefühle der Entbehrung vermeiden kann, indem man sich gelegentlich etwas gönnt und dies bei der Diätplanung berücksichtigt
- Besprechen von Möglichkeiten, mit spontanen Essimpulsen umzugehen, ohne zu essen
- Informieren über die Wichtigkeit einer bedarfsorientierten Flüssigkeitszufuhr
- Informieren über eine individuelle, ausgewogene Ernährung
- Informieren über die Bedeutung der Nährwerte und Inhaltsstoffe von Nahrungsmitteln und Getränken
- Informieren über die Bedeutung von Mahlzeiten für die körperlichen, psychischen und sozialen Aspekte des Lebens
- Positives Verstärken von Gewichtsverlust
- Besprechen der Höhen und Tiefen einer Gewichtsreduktion
- Anerkennen von erfolgreich umgesetzten Maßnahmen
- Ermutigen, die Umsetzung der vereinbarten Maßnahmen beizubehalten
- Motivieren, auch ungewohnte Lebensmittel und Speisen auszuprobieren
- Anbieten von Gesprächen
- Ermutigen Gefühle verbal auszudrücken
- Informieren über Möglichkeit der Ernährungsberatung

4

- Informieren über unterschiedliche Möglichkeiten, Beratung und Informationen einzuholen (z. B. Kochkurse, Beratungsstellen, Selbsthilfegruppen, Informationsveranstaltungen)
- Beraten über Unterstützungsmöglichkeiten
- Informieren über Literatur und Selbsthilfegruppen (z. B. Weight Watchers)

4.2.5.3 Pflegemaßnahmen im sozialen/umgebungsbedingten Bereich

- Integrieren der Bezugsperson in den Behandlungsplan
- Informieren der Bezugsperson über die Wichtigkeit gemeinsam gestalteter Mahlzeiten
- Beraten der Bezugsperson zu gesunder Ernährung
- Einbeziehen von Unterstützung aus dem sozialen Umfeld (z. B. gemeinsames Kochen)
- Unterstützen bei der Nutzung von Informations- und Beratungsangeboten
- Unterstützen bei der Inanspruchnahme von Unterstützungsleistungen
- Unterstützen bei der Inanspruchnahme von finanziellen Ansprüchen

4.3 Mangelernährung, Risiko

Pflegediagnose 30021

Definition

Ein Pflegephänomen, bei dem das Risiko besteht, dass ein Mensch dem Körper mit der Ernährung weniger Kalorien und Nährstoffe zuführt als dieser benötigt.

Anmerkung der Autoren
Eine Risiko-Diagnose kann nicht durch Zeichen und Symptome belegt werden, da das Problem nicht aufgetreten ist und die Pflegemaßnahmen die Prävention bezwecken.

4.3.1 Risikofaktoren

4.3.1.1 Körperliche/funktionelle Risikofaktoren

- Erhöhter Energie- und/oder Nährstoffbedarf (z. B. bei erhöhter Anstrengung, Fieber)
- Beeinträchtigte Fähigkeit zu beißen und zu kauen (z. B. schlechter Zahnstatus, schlecht sitzende Zahnprothesen, beeinträchtigte Muskelkraft, beeinträchtigte Sensibilität)
- Beeinträchtigte Fähigkeit, Mahlzeiten zuzubereiten
- Beeinträchtigte kognitive Fähigkeiten (spezifizieren)
- Beeinträchtigte Resorption von Nährstoffen
- Erbrechen
- Schwierigkeiten, nahrhafte Nahrungsmittel auszuwählen
- Beeinträchtigte Fähigkeit zu schlucken

- Schmerzen
- Schmerzhafte, entzündete Mundhöhle
- Beeinträchtigter Geruchssinn
- Beeinträchtigte Geschmackswahrnehmung
- Beeinträchtigtes Hungergefühl
- Durchfall
- Beeinträchtigte Verdauung (spezifizieren)
- Übelkeit

4.3.1.2 Psychische Risikofaktoren

- Abneigung gegen das Essen
- Angetriebenheit
- Stress
- Mangelndes Interesse am Essen (Appetit)
- Beeinträchtigtes Körperbild (spezifizieren)
- Einseitige Ernährungsgewohnheiten
- Gefühl der Einsamkeit
- Wahnhafte, paranoide Verarbeitung (z. B. Vergiftungsideen)
- Werthaltungen (spezifizieren)
- Mangelndes Wissen über gesunde Ernährung und Lebensmittel

4.3.1.3 Soziale/umgebungsbedingte Risikofaktoren

- Mangelnde finanzielle Mittel, um Lebensmittel zu kaufen
- Belastende Lebenssituation (spezifizieren)
- Mangelnde Berücksichtigung von Ernährungsgewohnheiten
- Unappetitlich zubereitete bzw. angerichtete Mahlzeiten
- Gruppendruck
- Soziale Isolation
- Mangelhafte Hilfestellung beim Essen (z. B. zu schnell, drängend, herabwürdigend)
- Einseitiges Nahrungsangebot
- Beeinträchtigte Möglichkeit, gesunde Mahlzeiten zuzubereiten (z. B. Arbeitsplatz, Wohngemeinschaft)
- Mangelnder Zugang zu gesunden Nahrungsmitteln (z. B. fehlende Infrastruktur)

4.3.2 Ressourcen

Die Ressourcen eines Menschen können körperlicher/funktioneller, psychischer und sozialer/umgebungsbedingter Art sein. Achten Sie immer auf eine umfassende Beurteilung der Ressourcen. Die folgende Aufzählung der Ressourcen kann individuell ergänzt werden.

4.3.2.1 Körperliche/funktionelle Ressourcen

- Nimmt die empfohlene Flüssigkeitsmenge zu sich (spezifizieren)
- Benutzt das Essbesteck
- Beißt und kaut Speisen
- Bereitet Speisen zu

4

- Kocht regelmäßig
- Äußert den Wunsch nach einer Schmerzmedikation
- Nimmt regelmäßig Mahlzeiten zu sich
- Konsumiert gesunde Nahrungsmittel und Getränke
- Besorgt Nahrungsmittel selbstständig
- Verfügt über die Fähigkeit zu schlucken
- Führt die Mundpflege durch
- Nimmt Geschmack wahr
- Verspürt Hunger- und Sättigungsgefühl

4.3.2.2 Psychische Ressourcen

- Ist sich der Bedeutung einer kontinuierlich gesunden Ernährung bewusst
- Ist sich der Bedeutung von Essritualen bewusst
- Ist kulinarisch aufgeschlossen
- Zeigt Interesse an der gesunden Zubereitung von Speisen (spezifizieren)
- Spricht aus, essen zu wollen
- Kann mit den Lieblingsspeisen zum Essen motiviert werden
- Äußert den Wunsch, die Ernährungsgewohnheiten zu verbessern
- Trinkt gerne appetitanregende Getränke zum Essen (spezifizieren)
- Misst gesunder Ernährung einen Wert bei
- Kann die Namen von Lebensmitteln benennen (z. B. Gemüsesorten, Obstsorten)
- Verfügt über Wissen zu gesunden Nahrungsmitteln und Getränken (z. B. Ernährungspyramide)
- Verfügt über Wissen zur Wirkung von Speisen und Getränken auf den Körper (z. B. Konzentration, Schlaf, Bewegung, Verdauung)
- Verbindet positive Gefühle mit gesunder Ernährung

4.3.2.3 Soziale/umgebungsbedingte Ressourcen

- Verfügt über finanzielle Mittel, um gesunde Lebensmittel zu kaufen
- Nimmt Mahlzeiten in Gesellschaft zu sich
- Die Bezugsperson unterstützt bei der Veränderung der Lebens- und Essgewohnheiten
- Erhält Unterstützung durch das soziale Umfeld (spezifizieren)
- Die Bezugsperson organisiert gesunde Nahrungsmittel oder Lieblingsspeisen
- Hat im Tagesablauf angemessen Zeit für Mahlzeiten
- Verfügt über die Möglichkeit, Nahrungsmittel richtig zu lagern
- Verfügt über eine Möglichkeit gesunde Mahlzeiten zuzubereiten (z. B. Küche in der Wohnung oder am Arbeitsplatz)
- Verfügt über Zugang zu gesunden Nahrungsmitteln

4.3.3 Pflegeziele

Übergeordnetes Ziel
Erhält mit der Ernährung eine ausreichende Kalorien- und Nährstoffzufuhr, um den Tagesbedarf zu decken.

4.3.3.1 Ziele im körperlichen/funktionellen Bereich

- Nimmt eine Ernährungsberatung in Anspruch
- Nimmt pro Tag mindestens eine warme Mahlzeit zu sich
- Weist ein Körpergewicht innerhalb des entsprechenden Normbereichs auf
- Isst den Grundsätzen einer gesunden Ernährung entsprechend
- Trinkt der gesundheitlichen Situation angemessen (spezifizieren)
- Nimmt sich ausreichend Zeit für die Mahlzeiten
- Plant die Tagesstruktur unter Berücksichtigung der Ernährungsgewohnheiten
- Nimmt Mahlzeiten in Gesellschaft ein (z. B. Mittagessen, Abendessen)
- Setzt geplante Änderungen der Ernährungsgewohnheiten um
- Besucht einen Kochkurs

4.3.3.2 Ziele im psychischen Bereich

- Genießt Nahrungsmittel und Speisen
- Nennt die Risikofaktoren für eine Mangelernährung
- Nennt Grundregeln einer gesunden Ernährung
- Äußert eine realistische Wahrnehmung in Bezug auf das Körpergewicht
- Nennt Risikofaktoren, die durch die Interpretation von Schönheitsidealen/Traditionen entstehen können (spezifizieren)
- Nennt Verhaltensweisen, die eine optimale Ernährung fördern (spezifizieren)
- Nennt Bezugsquellen von gesunden und leistbaren Lebensmitteln und Speisen
- Äußert Interesse an einer Ernährung, die den Körperbedarf deckt
- Äußert Bereitschaft, ein angemessenes Gewicht beizubehalten
- Äußert individuelle Ernährungsvorlieben
- Äußert Interesse an einer Ernährungsberatung
- Äußert Interesse, Essen wieder zu genießen
- Berichtet von Zufriedenheit mit den verfügbaren Speisen
- Äußert Interesse an weiterführenden Beratungsmöglichkeiten (spezifizieren)
- Nennt vertrauenswürdige Quellen für Beratung und Informationen

4.3.3.3 Ziele im sozialen/umgebungsbedingten Bereich

- Berichtet über eine angemessene Unterstützung bei der Nahrungsaufnahme
- Bezugsperson äußert wertschätzende Rückmeldungen
- Bezugsperson bietet fachgerechte Unterstützung an
- Bezugsperson übernimmt die Lebensmittelversorgung
- Bezugsperson nimmt an Mahlzeiten teil
- Erhält Unterstützung aus finanziellen Ansprüchen
- Erhält professionelle Unterstützungsleistungen

4.3.4 Pflegemaßnahmen

Die angeführten Maßnahmen sind beispielhaft und müssen individuell konkretisiert werden.

4.3.4.1 Pflegemaßnahmen im körperlichen/funktionellen Bereich

— Berücksichtigen individueller Wünsche und Vorlieben (z. B. „Esskultur")
— Erstellen eines Ernährungsplanes unter Berücksichtigung der individuellen Bedürfnisse (z. B. kleine Zwischenmahlzeiten, weiche Kost, appetitanregende Mittel)
— Planen einer Tagesstruktur in Abstimmung auf die Ernährungsgewohnheiten
— Verwenden von Zucker/Honig in Getränken bei guter Verträglichkeit von Kohlehydraten
— Berücksichtigen von Unverträglichkeiten (z. B. blähende/heiße/kalte/scharfe Nahrungsmittel, koffeinhaltige Getränke, Milchprodukte)
— Unterstützen bei der Mundpflege vor/nach den Mahlzeiten sowie bei Bedarf
— Fördern einer ausreichenden Flüssigkeitszufuhr (spezifizieren)
— Führen eines Ernährungstagebuches
— Anleiten, die Nahrung zu zerkleinern
— Fördern des Speichelflusses
— Bestimmen des Körpergewichts in regelmäßigen Abständen
— Einschränken der Ballaststoffe, die eine zu frühe Sättigung bewirken können
— Verwenden von Mitteln zur Geschmacksverbesserung (z. B. Zitrone, Kräuter)
— Unterstützen bei der Anpassung der Lebensgewohnheiten (spezifizieren)

4.3.4.2 Pflegemaßnahmen im psychischen Bereich

— Informieren über die Bedeutung einer ausgewogenen, gesunden Ernährung
— Informieren über Ernährungsberatung und Vermitteln von Informationsgesprächen
— Positives Verstärken bei Nahrungszufuhr
— Beraten bei der Beschaffung von kalorienreichen Nahrungsmitteln
— Informieren über Beratungsstellen, psychiatrische Pflege, Familientherapie
— Information und Beratung über prä- und postoperative Ernährung im Falle eines chirurgischen Eingriffs
— Anbieten von Gesprächen
— Ermutigen Gefühle verbal auszudrücken
— Ermutigen, über Befürchtungen und Sorgen zu sprechen
— Anbieten von emotionaler Unterstützung
— Ermutigen zur Planung sozialer Aktivitäten
— Beraten über Unterstützungsmöglichkeiten
— Informieren über Möglichkeit der Ernährungsberatung
— Informieren über die Möglichkeit einer Psychotherapie bei Verdacht auf psychische Risikofaktoren
— Anbieten von Informationsmaterial

4.3.4.3 Pflegemaßnahmen im sozialen/umgebungsbedingten Bereich

— Achten auf eine ansprechende Umgebung, die positive Auswirkungen auf den Appetit und die Essensaufnahme hat
— Schaffen einer angenehmen, erholsamen Umgebung
— Ermöglichen von Nahrungsaufnahme in Gesellschaft
— Anleiten der Bezugsperson, die Nahrung zu zerkleinern

- Informieren der Bezugsperson (spezifizieren)
- Anleiten/Schulen der Bezugsperson
- Unterstützen bei der Nutzung von Informations- und Beratungsangeboten
- Unterstützen bei der Inanspruchnahme von Unterstützungsleistungen
- Unterstützen bei der Inanspruchnahme von finanziellen Ansprüchen

4.4 Mangelernährung

Pflegediagnose 30022

> **Definition**
>
> Ein Pflegephänomen, bei dem ein Mensch dem Körper mit der Ernährung weniger Kalorien und Nährstoffe zuführt als dieser benötigt.

4.4.1 Ätiologie

4.4.1.1 Körperliche/funktionelle Ursachen

- Erhöhter Energie- und/oder Nährstoffbedarf (z. B. bei erhöhter Anstrengung, Fieber)
- Beeinträchtigte Fähigkeit zu beißen und zu kauen (z. B. schlechter Zahnstatus, schlecht sitzende Zahnprothesen, beeinträchtigte Muskelkraft, beeinträchtigte Sensibilität)
- Beeinträchtigte Fähigkeit, Mahlzeiten zuzubereiten
- Beeinträchtigte kognitive Fähigkeiten (spezifizieren)
- Beeinträchtigte Resorption von Nährstoffen
- Erbrechen
- Schwierigkeiten, nahrhafte Nahrungsmittel auszuwählen
- Beeinträchtigte Fähigkeit zu schlucken
- Schmerzen
- Schmerzhafte, entzündete Mundhöhle
- Beeinträchtigter Geruchssinn
- Beeinträchtigte Geschmackswahrnehmung
- Vermindertes Hungergefühl
- Durchfall
- Beeinträchtigte Verdauung (spezifizieren)
- Übelkeit

4.4.1.2 Psychische Ursachen

- Abneigung gegen das Essen
- Angetriebenheit
- Stress
- Mangelndes Interesse am Essen (Appetit)
- Beeinträchtigtes Körperbild (spezifizieren)

- Einseitige Ernährungsgewohnheiten
- Gefühl der Einsamkeit
- Wahnhafte, paranoide Verarbeitung (z. B. Vergiftungsideen)
- Werthaltungen (z. B. Schönheitsideal, Traditionen, Stellenwert des Essens)
- Mangelndes Wissen über gesunde Ernährung und Lebensmittel

4.4.1.3 Soziale/umgebungsbedingte Ursachen

- Mangelnde finanzielle Mittel, um Lebensmittel zu kaufen
- Belastende Lebenssituation (spezifizieren)
- Mangelnde Berücksichtigung von Ernährungsgewohnheiten
- Unappetitlich zubereitete bzw. angerichtete Mahlzeiten
- Gruppendruck
- Soziale Isolation
- Mangelhafte Hilfestellung beim Essen (z. B. zu schnell, drängend, herabwürdigend)
- Einseitiges Nahrungsangebot
- Beeinträchtigte Möglichkeit, gesunde Mahlzeiten zuzubereiten (z. B. Arbeitsplatz, Wohngemeinschaft)
- Mangelnder Zugang zu gesunden Nahrungsmitteln (z. B. fehlende Infrastruktur)

4.4.2 Symptome

4.4.2.1 Aus der Sicht des Betroffenen

- Aussagen über ungenügende Nahrungszufuhr
- Aussagen über Schwierigkeiten, ausreichend Nahrung zu besorgen
- Aussagen über Schwierigkeiten beim Beißen, Kauen oder Schlucken
- Aussagen über beeinträchtigte Verdauung
- Sättigungsgefühl vor und während der Nahrungsaufnahme
- Aussagen über beständige Appetitlosigkeit
- Aussagen über fehlendes Interesse am Essen
- Äußerungen über veränderten Geschmackssinn
- Kritische Aussagen über die Qualität der Mahlzeiten
- Abdominale Krämpfe
- Ausbleiben der Menstruation
- Müdigkeit
- Beeinträchtigte Energie/Kraft
- Beeinträchtigte Konzentration
- Kopfschmerzen
- Schwindel
- Beeinträchtigtes Sehen
- Aussagen über Ekelgefühl gegenüber dem Essen
- Verstärktes Kältegefühl

4.4.2.2 Aus der Sicht der Pflegeperson

- Gewichtsverlust
- Body-Mass-Index unterhalb des Normbereichs
- Reduzierte subkutane Fett-/Muskelmasse
- Laborparameter unterhalb der Normbereiche (z. B. Eiweiß, Eisen, Vitamine)
- Beeinträchtigung, Nahrung zu sich zu nehmen
- Ablehnen von Nahrung
- Schwacher Muskeltonus
- Beeinträchtige Ausdauer
- Beeinträchtigte körperliche Mobilität
- Blasse Haut, Bindehaut und Schleimhäute
- Veränderter Hautturgor
- Mangelerscheinungen (z. B. ausgeprägter Haarausfall, Rhagaden, gerötete und schmerzhafte Mundschleimhaut, Zahnfleischveränderungen, geschwollene Lippen, Nagelveränderungen)
- Vermehrte Darmgeräusche
- Verzögerte Wundheilung
- Erhöhtes Infektionsrisiko
- Erhöhtes Sturzrisiko
- Flüssigkeitseinlagerungen im Gewebe

4.4.3 Ressourcen

Die Ressourcen eines Menschen können körperlicher/funktioneller, psychischer und sozialer/umgebungsbedingter Art sein. Achten Sie immer auf eine umfassende Beurteilung der Ressourcen. Die folgende Aufzählung der Ressourcen kann individuell ergänzt werden.

4.4.3.1 Körperliche/funktionelle Ressourcen

- Nimmt die empfohlene Flüssigkeitsmenge zu sich (spezifizieren)
- Benutzt das Essbesteck
- Beißt und kaut Speisen
- Bereitet Speisen zu
- Kocht regelmäßig
- Äußert den Wunsch nach einer Schmerzmedikation
- Nimmt regelmäßig Mahlzeiten zu sich
- Konsumiert gesunde Nahrungsmittel und Getränke
- Besorgt Nahrungsmittel selbstständig
- Verfügt über die Fähigkeit zu schlucken
- Führt die Mundpflege durch
- Nimmt Geschmack wahr
- Verspürt Hunger- und Sättigungsgefühl

4

4.4.3.2 **Psychische Ressourcen**

- Ist sich der Bedeutung einer kontinuierlichen gesunden Ernährung bewusst
- Ist sich der Bedeutung von Essritualen bewusst
- Ist kulinarisch aufgeschlossen
- Zeigt Interesse an der gesunden Zubereitung von Speisen (spezifizieren)
- Spricht aus, essen zu wollen
- Kann mit den Lieblingsspeisen zum Essen motiviert werden
- Äußert den Wunsch, die Ernährungsgewohnheiten zu verbessern
- Trinkt gerne appetitanregende Getränke zum Essen (spezifizieren)
- Misst gesunder Ernährung einen Wert bei
- Kann die Namen von Lebensmitteln benennen (z. B. Gemüsesorten, Obstsorten)
- Verfügt über Wissen zu gesunden Nahrungsmitteln und Getränken (z. B. Ernährungspyramide)
- Verfügt über Wissen zur Wirkung von Speisen und Getränken auf den Körper (z. B. Konzentration, Schlaf, Bewegung, Verdauung)
- Verbindet positive Gefühle mit gesunder Ernährung

4.4.3.3 **Soziale/umgebungsbedingte Ressourcen**

- Verfügt über finanzielle Mittel, um gesunde Lebensmittel zu kaufen
- Nimmt Mahlzeiten in Gesellschaft zu sich
- Die Bezugsperson unterstützt bei der Veränderung der Lebens- und Essgewohnheiten
- Erhält Unterstützung durch das soziale Umfeld (spezifizieren)
- Die Bezugsperson organisiert gesunde Nahrungsmittel oder Lieblingsspeisen
- Hat im Tagesablauf angemessen Zeit für Mahlzeiten
- Verfügt über die Möglichkeit, Nahrungsmittel richtig zu lagern
- Verfügt über eine Möglichkeit gesunde Mahlzeiten zuzubereiten (z. B. Küche in der Wohnung oder am Arbeitsplatz)
- Verfügt über Zugang zu gesunden Nahrungsmitteln

4.4.4 **Pflegeziele**

Übergeordnetes Ziel
Führt mit der Ernährung ausreichend Kalorien und Nährstoffe zu, um den Tagesbedarf zu decken.

4.4.4.1 **Ziele im körperlichen/funktionellen Bereich**

- Isst den Grundsätzen einer gesunden Ernährung entsprechend
- Trinkt der gesundheitlichen Situation angemessen (spezifizieren)
- Nimmt pro Tag mindestens eine warme Mahlzeit zu sich
- Nimmt sich ausreichend Zeit für die Mahlzeiten
- Plant die Tagesstruktur unter Berücksichtigung der Ernährungsgewohnheiten
- Setzt geplante Änderungen der Ernährungsgewohnheiten um
- Besucht einen Kochkurs

- Nimmt Mahlzeiten in Gesellschaft ein (z. B. Mittagessen, Abendessen)
- Nimmt eine Ernährungsberatung in Anspruch
- Weist eine kontinuierliche Gewichtszunahme auf (spezifizieren)
- Weist ein Körpergewicht innerhalb des entsprechenden Normbereichs auf

4.4.4.2 Ziele im psychischen Bereich

- Genießt Nahrungsmittel und Speisen
- Nennt die Ursachen der Mangelernährung
- Nennt Probleme, die durch die Interpretation von Schönheitsidealen/Traditionen entstehen können (spezifizieren)
- Nennt Grundregeln einer gesunden Ernährung
- Nennt Verhaltensweisen, die eine optimale Ernährung fördern (spezifizieren)
- Nennt Bezugsquellen von gesunden und leistbaren Lebensmitteln und Speisen
- Äußert Bereitschaft, Unterschiede zwischen Selbst- und Fremdwahrnehmung zu besprechen
- Spricht über eine realistische Wahrnehmung in Bezug auf das Körpergewicht
- Spricht über Verhaltensänderungen, um ein angemessenes Körpergewicht zu erlangen
- Äußert Interesse an einer Ernährung, die den Körperbedarf deckt
- Äußert individuelle Ernährungsvorlieben
- Äußert Interesse an einer Ernährungsberatung
- Äußert Interesse daran, Essen zu genießen
- Berichtet von Zufriedenheit mit den verfügbaren Speisen
- Äußert Interesse an weiterführenden Behandlungsmöglichkeiten (spezifizieren)
- Nennt vertrauenswürdige Quellen für Beratung und Informationen

4.4.4.3 Ziele im sozialen/umgebungsbedingten Bereich

- Bezugsperson äußert wertschätzende Rückmeldungen
- Bezugsperson bietet fachgerechte Unterstützung an
- Bezugsperson übernimmt die Lebensmittelversorgung
- Bezugsperson nimmt an Mahlzeiten teil
- Erhält Unterstützung aus finanziellen Ansprüchen
- Erhält professionelle Unterstützungsleistungen

4.4.5 Pflegemaßnahmen

Die angeführten Maßnahmen sind beispielhaft und müssen individuell konkretisiert werden.

4.4.5.1 Pflegemaßnahmen im körperlichen/funktionellen Bereich

- Berücksichtigen individueller Wünsche und Vorlieben (z. B. „Esskultur")
- Erstellen eines Ernährungsplanes unter Berücksichtigung der individuellen Bedürfnisse (z. B. kleine Zwischenmahlzeiten, weiche Kost, appetitanregende Mittel)
- Planen einer Tagesstruktur in Abstimmung auf die Ernährungsgewohnheiten
- Verwenden von Zucker/Honig in Getränken bei guter Verträglichkeit von Kohlehydraten

4

- Berücksichtigen von Unverträglichkeiten (z. B. blähende/heiße/kalte/scharfe Nahrungsmittel, koffeinhaltige Getränke, Milchprodukte)
- Unterstützen bei der Mundpflege vor/nach den Mahlzeiten sowie bei Bedarf
- Fördern einer ausreichenden Flüssigkeitszufuhr (spezifizieren)
- Führen eines Ernährungstagebuches
- Anleiten, die Nahrung zu zerkleinern
- Fördern des Speichelflusses
- Bestimmen des Körpergewichts in regelmäßigen Abständen
- Einschränken der Ballaststoffe, die eine zu frühe Sättigung bewirken können
- Verwenden von Mitteln zur Geschmacksverbesserung (z. B. Zitrone, Kräuter)
- Unterstützen bei der Anpassung der Lebensgewohnheiten (spezifizieren)

4.4.5.2 Pflegemaßnahmen im psychischen Bereich

- Informieren über die Bedeutung einer ausgewogenen, gesunden Ernährung
- Informieren über Ernährungsberatung und Vermitteln von Informationsgesprächen
- Positives Verstärken bei Nahrungszufuhr
- Beraten bei der Beschaffung von kalorienreichen Nahrungsmitteln
- Informieren über Beratungsstellen, psychiatrische Pflege, Familientherapie
- Information und Beratung über prä- und postoperative Ernährung im Falle eines chirurgischen Eingriffs
- Anbieten von Gesprächen
- Ermutigen Gefühle verbal auszudrücken
- Ermutigen, über Befürchtungen und Sorgen zu sprechen
- Anbieten von emotionaler Unterstützung
- Ermutigen zur Planung sozialer Aktivitäten
- Beraten über Unterstützungsmöglichkeiten
- Informieren über Möglichkeit der Ernährungsberatung
- Informieren über die Möglichkeit einer Psychotherapie bei Verdacht auf psychische Ursachen
- Anbieten von Informationsmaterial

4.4.5.3 Pflegemaßnahmen im sozialen/umgebungsbedingten Bereich

- Achten auf eine ansprechende Umgebung, die positive Auswirkungen auf den Appetit und die Essensaufnahme hat
- Schaffen einer angenehmen, erholsamen Umgebung
- Ermöglichen von Nahrungsaufnahme in Gesellschaft
- Anleiten der Bezugsperson, die Nahrung zu zerkleinern
- Informieren der Bezugsperson
- Anleiten/Schulen der Bezugsperson
- Unterstützen bei der Nutzung von Informations- und Beratungsangeboten
- Unterstützen bei der Inanspruchnahme von Unterstützungsleistungen
- Unterstützen bei der Inanspruchnahme von finanziellen Ansprüchen

4.5 Ernährung, Entwicklung der Ressourcen

Pflegediagnose 30033

> **Definition**
>
> Ein Pflegephänomen, bei dem ein Mensch die Möglichkeiten für ein ausgewogenes Ernährungsverhalten stärken und/oder erweitern möchte.

Anmerkung der Autoren

Diese Pflegediagnose ist eine Gesundheitsdiagnose und beinhaltet keine möglichen Ursachen, sondern Ressourcen. Nähere Informationen zu Gesundheitsdiagnosen finden sich im einleitenden Abschnitt „Gesundheitspflegediagnosen".

4.5.1 Ressourcen

Die Ressourcen eines Menschen können körperlicher/funktioneller, psychischer und sozialer/umgebungsbedingter Art sein. Achten Sie immer auf eine umfassende Beurteilung der Ressourcen. Die folgende Aufzählung der Ressourcen kann individuell ergänzt werden.

4.5.1.1 Körperliche/funktionelle Ressourcen
- Nimmt die empfohlene Flüssigkeitsmenge zu sich (spezifizieren)
- Benutzt das Essbesteck
- Beißt und kaut Speisen
- Bereitet Speisen zu
- Kocht regelmäßig
- Nimmt regelmäßig Mahlzeiten zu sich
- Konsumiert gesunde Nahrungsmittel und Getränke
- Besorgt Nahrungsmittel selbstständig
- Verfügt über die Fähigkeit zu schlucken
- Nimmt Geschmack wahr
- Verspürt Hunger- und Sättigungsgefühl

4.5.1.2 Psychische Ressourcen
- Ist sich der Bedeutung einer kontinuierlich gesunden Ernährung bewusst
- Ist sich der Bedeutung von Essritualen bewusst
- Ist kulinarisch aufgeschlossen
- Zeigt Interesse an der gesunden Zubereitung von Speisen (spezifizieren)
- Äußert den Wunsch, die Ernährungsgewohnheiten zu verbessern
- Misst gesunder Ernährung einen Wert bei
- Kann die Namen von Lebensmitteln benennen (z. B. Gemüsesorten, Obstsorten)
- Verfügt über Wissen zu gesunden Nahrungsmitteln und Getränken (z. B. Ernährungspyramide)
- Verfügt über Wissen zur Wirkung von Speisen und Getränken auf den Körper (z. B. Konzentration, Schlaf, Bewegung, Verdauung)
- Verbindet positive Gefühle mit gesunder Ernährung

4.5.1.3 Soziale/umgebungsbedingte Ressourcen

- Verfügt über finanzielle Mittel, um gesunde Lebensmittel zu kaufen
- Nimmt Mahlzeiten in Gesellschaft zu sich
- Erhält Unterstützung durch das soziale Umfeld (spezifizieren)
- Hat im Tagesablauf angemessen Zeit für Mahlzeiten
- Verfügt über die Möglichkeit, Nahrungsmittel richtig zu lagern
- Verfügt über eine Möglichkeit gesunde Mahlzeiten zuzubereiten (z. B. Küche in der Wohnung oder am Arbeitsplatz)
- Verfügt über Zugang zu gesunden Nahrungsmitteln

4.5.2 Pflegeziele

> **Übergeordnetes Ziel**
> Verfügt über die Kompetenz, die Ernährung ausgewogen zu gestalten.

4.5.2.1 Ziele im körperlichen/funktionellen Bereich

- Setzt geplante Änderungen der Ernährungsgewohnheiten um
- Nimmt sich ausreichend Zeit für die Mahlzeiten
- Nimmt pro Tag mindestens eine warme Mahlzeit zu sich
- Isst den Grundsätzen einer gesunden Ernährung entsprechend
- Trinkt der gesundheitlichen Situation angemessen (spezifizieren)
- Nimmt Mahlzeiten in Gesellschaft ein (z. B. Mittagessen, Abendessen)
- Isst dem Hunger- bzw. Sättigungsgefühl entsprechend
- Besucht einen Kochkurs
- Nimmt professionelle Beratung in Anspruch

4.5.2.2 Ziele im psychischen Bereich

- Genießt Nahrungsmittel und Speisen
- Beschreibt die Bedeutung der Ernährung für die Körperfunktionen
- Beschreibt die Bedeutung der Ernährung für die Psyche
- Beschreibt die Bedeutung von gemeinsamen Mahlzeiten für das Zusammenleben von Menschen
- Nennt Grundregeln einer gesunden Ernährung
- Nennt die Bedeutung der Angaben zu Nährwert und Inhaltsstoffen auf Nahrungsmitteln und Getränken
- Äußert Bereitschaft, bestehende Ernährungsgewohnheiten zu hinterfragen
- Äußert Bereitschaft, neue Lebensmittel zu probieren
- Beschreibt die beabsichtigte Umstellung im Ernährungsverhalten
- Nennt Bezugsquellen von gesunden Lebensmitteln
- Äußert Interesse an der Zubereitung von Mahlzeiten
- Äußert die Ansicht, dass Ernährung mehr ist als das Beseitigen von Hungergefühl
- Berichtet von Zufriedenheit mit dem Ernährungsverhalten im Alltag

4.5.2.3 Ziele im sozialen/umgebungsbedingten Bereich

- Bezugsperson übernimmt die Lebensmittelversorgung
- Bezugsperson nimmt an Mahlzeiten teil
- Bezugsperson bietet Unterstützung an
- Bezugsperson äußert wertschätzende Rückmeldungen
- Hat Kochgelegenheit zur Verfügung
- Erhält Unterstützung aus finanziellen Ansprüchen
- Erhält professionelle Unterstützungsleistungen
- Erhält die Gelegenheit zu adäquaten Pausen für Mahlzeiten im Alltag

4.5.3 Pflegemaßnahmen

Die angeführten Maßnahmen sind beispielhaft und müssen individuell konkretisiert werden.

4.5.3.1 Pflegemaßnahmen im körperlichen/funktionellen Bereich

- Unterstützen bei der Anpassung der Lebensgewohnheiten (spezifizieren)
- Unterstützen beim Planen einer Tagesstruktur
- Anleiten zum Überprüfen des persönlichen Flüssigkeitsbedarfs
- Erinnern, der gesundheitlichen Situation angemessen zu trinken (spezifizieren)
- Unterstützen, regelmäßiges Kochen einzuplanen
- Unterstützen beim Pflegen regelmäßiger sozialer Kontakte (spezifizieren)
- Ermutigen, eine Ernährungsberatung in Anspruch zu nehmen
- Ermutigen, Gefühle verbal auszudrücken

4.5.3.2 Pflegemaßnahmen im psychischen Bereich

- Informieren über die Bedeutung von Mahlzeiten für die körperlichen, psychischen und sozialen Aspekte des Lebens (z. B. Erfordernisse des Stoffwechsels, stimmungsbeeinflussende Wirkung von Lebensmitteln, Stärken der Gemeinschaft durch gemeinsame Mahlzeiten)
- Informieren über die körperlichen, psychischen und sozialen Auswirkungen der Art und Weise, wie man Nahrung aufnimmt (z. B. Ort, Zeitpunkt und Dauer der Mahlzeiten, Art und Menge der Speisen, Gründe für Nahrungsaufnahme)
- Informieren über die Bedeutung einer bedarfsorientierten Flüssigkeitszufuhr
- Informieren über die Bedeutung der Nährwerte und Inhaltsstoffe von Nahrungsmitteln und Getränken
- Informieren über unterschiedliche Möglichkeiten, Beratung und Informationen einzuholen (z. B. Kochkurse, Beratungsstellen, Selbsthilfegruppen, Informationsveranstaltungen)
- Informieren zur adäquaten Lagerhaltung von Nahrungsmitteln
- Besprechen möglicher Verbesserungspotenziale aus der Sicht des Betroffenen
- Motivieren, auch ungewohnte Lebensmittel und Speisen auszuprobieren
- Anerkennen von erfolgreich umgesetzten Maßnahmen
- Ermutigen, die Umsetzung der vereinbarten Maßnahmen beizubehalten
- Anbieten von Gesprächen
- Beraten über Unterstützungsmöglichkeiten
- Informieren über Möglichkeit der Ernährungsberatung

4.5.3.3 Pflegemaßnahmen im sozialen/umgebungsbedingten Bereich

- Informieren der Bezugsperson über die Bedeutung gemeinsam gestalteter Mahlzeiten
- Beraten der Bezugsperson zu gesunder Ernährung
- Unterstützung aus dem sozialen Umfeld einzubeziehen (z. B. gemeinsames Kochen)
- Unterstützen bei der Nutzung von Informations- und Beratungsangeboten
- Unterstützen bei der Inanspruchnahme von Unterstützungsleistungen
- Unterstützen bei der Inanspruchnahme von finanziellen Ansprüchen

4.6 Schlucken, beeinträchtigt

Pflegediagnose 30042

> **Definition**
>
> Ein Pflegephänomen, bei dem die Beförderung von Flüssigkeiten und/oder festen Nahrungsmitteln von der Mundhöhle in die Speiseröhre beeinträchtigt ist.

Anmerkung der Autoren

Besteht im Rahmen eines beeinträchtigten Schluckens ein Aspirationsrisiko, so empfehlen die AutorInnen die PD Aspiration, Risiko anzuwenden.

4.6.1 Ätiologie

4.6.1.1 Körperliche/funktionelle Ursachen

- Beeinträchtigte Funktion der Atemwege
- Beeinträchtigte Energie/Kraft
- Beeinträchtigte Beweglichkeit der Kau- und Schluckmuskulatur
- Beeinträchtigte Speichelproduktion
- Beeinträchtigtes Kauvermögen
- Beeinträchtigte kognitive Fähigkeiten (spezifizieren)
- Veränderte Mund-, Rachenschleimhaut
- Essen/Trinken in ungeeigneter Position (spezifizieren)
- Beeinträchtigter Schluckapparat
- Beeinträchtigter Schluckreflex
- Schmerzen
- Beeinträchtigte Sensibilität im Mund und Rachenraum
- Schlecht sitzender Zahnersatz (spezifizieren)

4.6.1.2 Psychische Ursachen

- Beeinträchtigte Bewusstseinslage

4.6.1.3 Soziale/umgebungsbedingte Ursachen

- Situation, in der eine geeignete Körperposition zur Nahrungs-/Flüssigkeitsaufnahme nicht möglich ist
- Mangelnde Verfügbarkeit von Nahrung und Flüssigkeiten in der benötigten Konsistenz

4.6.2 Symptome

4.6.2.1 Aus der Sicht des Betroffenen

- Gibt eine veränderte Wahrnehmung bezüglich des Schluckvorganges an
- Äußert Schmerzen beim Schlucken
- Gibt Behinderung beim Schlucken an
- Gewichtsabnahme
- Mangelnde Freude am Essen
- Sorge über zu wenig Luft

4.6.2.2 Aus der Sicht der Pflegeperson

- Nonverbale Schmerzzeichen
- Lange Dauer der Mahlzeiten
- Geringe Nahrungsaufnahme
- Saugschwäche (z. B. Säugling)
- Unvollständiges Schließen der Lippen
- Nahrung wird aus dem Mund gedrückt
- Nahrungsansammlung in den Wangentaschen
- Nasaler Reflux
- Husten
- Aspiration
- Speichelfluss aus dem Mund
- Verzögerter Schluckvorgang
- Wiederholter Schluckversuch
- Erbrechen
- Nahrungsverweigerung

4.6.3 Ressourcen

Die Ressourcen eines Menschen können körperlicher/funktioneller, psychischer und sozialer/umgebungsbedingter Art sein. Achten Sie immer auf eine umfassende Beurteilung der Ressourcen. Die folgende Aufzählung der Ressourcen kann individuell ergänzt werden.

4.6.3.1 Körperliche/funktionelle Ressourcen

- Setzt die erhaltenen Handlungsempfehlungen um
- Verfügt über Energie/Kraft
- Isst Nahrung nur in der empfohlenen Konsistenz
- Speichelt Speisen ein

4

- Bereitet Speisen in der benötigten Konsistenz zu
- Beißt und kaut Speisen
- Koordiniert das Atmen und Schlucken
- Nimmt eine physiologische Körperposition ein (spezifizieren)
- Verfügt über die Fähigkeit, breiige Kostformen zu schlucken
- Verfügt über einen intakten Schluckreflex
- Nimmt sich Zeit für den Schluckvorgang
- Ist schmerzfrei
- Verfügt über Sensibilität im Mund und Rachenraum

4.6.3.2 Psychische Ressourcen

- Akzeptiert Nahrung in der empfohlenen Konsistenz
- Verfügt über kognitive Fähigkeiten, um Zusammenhänge zwischen den Einflussfaktoren und dem Schlucken herzustellen
- Äußert den Wunsch, beschwerdefrei schlucken zu können
- Äußert den Wunsch, die Ernährungsgewohnheiten zu verbessern
- Verfügt über Wissen zu positiven und negative Einflussfaktoren

4.6.3.3 Soziale/umgebungsbedingte Ressourcen

- Verfügt über finanzielle Mittel
- Verfügt über Nahrung und Flüssigkeiten in der benötigten Konsistenz
- Die Bezugsperson sorgt für Lieblingsspeisen
- Bezugspersonen beherrschen Notfallmaßnahmen
- Die Bezugsperson verfügt über Wissen in Bezug auf die positiven und negativen Einflussfaktoren

4.6.4 Pflegeziele

> **Übergeordnetes Ziel**
> Schluckt Flüssigkeiten und Nahrungsmittel beschwerdefrei.

4.6.4.1 Ziele im körperlichen/funktionellen Bereich

- Spürt Nahrung/Flüssigkeiten im Mund
- Kaut feste Nahrung
- Schluckt reflektorisch
- Schluckt willkürlich
- Nimmt Nahrung/Flüssigkeiten in der geeigneten Konsistenz zu sich
- Wendet geeignete Ess- und Trinktechniken an
- Demonstriert geeignete Notfallmaßnahmen
- Nimmt eine geeignete Essposition ein (z. B. Oberkörper hoch, Kopf nach vorne gebeugt)
- Kontrolliert das Körpergewicht (spezifizieren: Zeitintervall und Zeitpunkt)
- Führt die Mund-/Zahnpflege durch

4.6.4.2 Ziele im psychischen Bereich

- Wünscht eine ausgewogene Nahrungs- und Flüssigkeitszufuhr
- Ist motiviert, Maßnahmen zu lernen, um das Schlucken zu fördern
- Akzeptiert die Notwendigkeit, die Nahrung/Flüssigkeit an die Schluckfähigkeit anzupassen
- Akzeptiert die Notwendigkeit, Hilfsmittel anzuwenden
- Benennt die ursächlichen/begünstigenden Faktoren
- Beschreibt Maßnahmen/Handlungen (spezifizieren), um das Schlucken zu fördern
- Benennt wirksame Notfallmaßnahmen (spezifizieren)

4.6.4.3 Ziele im sozialen/umgebungsbedingten Bereich

- Hat Zugang zu Nahrung/Flüssigkeit in geeigneter Konsistenz
- Die Bezugsperson unterstützt fachgerecht die Nahrungs-/Flüssigkeitsaufnahme
- Die Bezugsperson erlernt geeignete Notfallmaßnahmen
- Erhält Unterstützung aus finanziellen Ansprüchen

4.6.5 Pflegemaßnahmen

Die angeführten Maßnahmen sind beispielhaft und müssen individuell konkretisiert werden.

4.6.5.1 Pflegemaßnahmen im körperlichen/funktionellen Bereich

- Positionieren des Oberkörpers bei der Einnahme der Mahlzeiten bis ca. 30 Min. danach erhöht
- Positionieren des Kopfes auf die nicht gelähmte Seite und die Zunge benutzen lassen, um das Essen einzunehmen, wenn nur eine Seite des Mundes betroffen ist (z. B. bei Hemiplegie)
- Absaugen von Rückständen aus der Mundhöhle
- Anleiten, während des Essens nicht zu sprechen
- Kontrollieren der Zufuhr, der Ausfuhr und des Körpergewichts
- Fördern einer Ruhepause vor dem Essen
- Genügend Zeit zum Essen nehmen
- Ermöglichen der Mund- und Zahnprothesenpflege
- Warme oder kalte Speisen und Getränke reichen, welche die Rezeptoren stimulieren
- Sanftes Massieren der laryngopharyngealen Muskulatur, um das Schlucken zu stimulieren
- Anleiten in Ess-/Trinktechniken
- Platzieren von Nahrung in der Mitte der Mundhöhle
- Portionieren von angemessenen Bissen, um den Schluckreflex auszulösen
- Anleiten, Nahrung auf der nicht betroffenen Seite kauen
- Verwenden von geeigneten Trinkhilfsmitteln (z. B. Becher mit Nasenausschnitt – kein Strohhalm, kein Schnabelbecher)
- Kontrollieren der Mundhöhle nach dem Essen
- Anleiten des Betroffenen in Notfallmaßnahmen
- Anwenden von Pflegekonzepten/-methoden (z. B. facial-orale Stimulation)

4.6.5.2 Pflegemaßnahmen im psychischen Bereich

- Informieren, dass Nahrung nur von einheitlicher Konsistenz gegessen werden darf (z. B. Cremesuppe statt Suppe mit Einlage)
- Informieren, Nahrung nicht mit Getränken hinunterzuspülen (Aspirationsgefahr)
- Informieren, auf Essensreste im Mund zu achten
- Motivieren für Übungen zur Stärkung und Erhaltung der Kau- und Schluckmuskulatur
- Fördern der Konzentration beim Ausführen des Schluckvorganges (erinnern, zu kauen/ zu schlucken)
- Beraten über Unterstützungsmöglichkeiten
- Informieren über Selbsthilfegruppen, Vereine, soziale Einrichtungen

4.6.5.3 Pflegemaßnahmen im sozialen/umgebungsbedingten Bereich

- Informieren der Bezugsperson, der Mitpatienten und beteiligter Berufsgruppen über das Risiko einer Aspiration und Prophylaxestrategien (z. B. individuelle Kostform, Eindicken von Flüssigkeiten)
- Reduzieren von Umwelteinflüssen, um die Konzentration auf das Essen/Trinken zu lenken
- Während des Essens zur Beobachtung und gegebenenfalls zur Korrektur der Körperposition beim Betroffenen bleiben
- Anleiten der Bezugspersonen in Ess-/Trinktechniken
- Informieren und Anleiten der Bezugsperson über Notfallmaßnahmen
- Unterstützen bei der Inanspruchnahme von finanziellen Ansprüchen

4.7 Stillen, beeinträchtigt, Risiko

Pflegediagnose 30051

> **Definition**
>
> Ein Pflegephänomen, bei dem ein Säugling oder ein Kleinkind das Risiko hat, in der erfolgreichen Nahrungsaufnahme an der weiblichen Brust beeinträchtigt zu werden.

Anmerkung der Autoren
Eine Risiko-Diagnose kann nicht durch Zeichen und Symptome belegt werden, da das Problem nicht aufgetreten ist und die Pflegemaßnahmen die Prävention bezwecken.

4.7.1 Risikofaktoren

4.7.1.1 Körperliche/funktionelle Risikofaktoren

- Verlegte Atemwege des Kindes
- Mangelnder Ausdruck von Hungergefühlen durch das Kind
- Beeinträchtigte Energie/Kraft

- Beeinträchtigte Entwicklung des Kindes
- Mangelernährung der Frau
- Nahrungsverabreichung mit dem Fläschchen
- Beeinträchtigter Hustenreflex des Kindes
- Beeinträchtigte Koordination von Atmen, Saugen und Schlucken des Kindes
- Beeinträchtigte Mundmotorik des Kindes
- Beeinträchtigte Fähigkeit der Frau Milch abzupumpen
- Beeinträchtigte Milchbildung
- Beeinträchtigter Milchfluss
- Anomalien der weiblichen Brust
- Mangelnde Fähigkeit des Kindes zu Saugen
- Beeinträchtigter Saugreflex des Kindes
- Beeinträchtigter Schluckreflex des Kindes
- Schmerzen
- Beeinträchtigte Pflege der Brustwarzen
- Beeinträchtigte Sinneswahrnehmung (spezifizieren)
- Unterbrechen des Stillens
- Beeinträchtigte Fähigkeit der Frau das Kind in geeigneter Weise anzulegen (spezifizieren)
- Unregelmäßiges Anlegen des Kindes an die Brust

4.7.1.2 Psychische Risikofaktoren
- Negative Erfahrungen mit dem Stillen
- Mangelnde Zuversicht
- Beeinträchtigtes Gefühl innerer Ruhe
- Stress
- Beeinträchtigte Motivation der Frau (spezifizieren)
- Mangelndes Selbstvertrauen
- Gefühl der Unsicherheit
- Angst (spezifizieren)
- Beeinträchtigtes Erkennen der Bedürfnisse des Kindes (spezifizieren)
- Mangelndes Wissen (spezifizieren)
- Beeinträchtigtes Wohlbefinden (spezifizieren)
- Mangelndes Gefühl der Zuwendung zum Kind

4.7.1.3 Soziale/umgebungsbedingte Risikofaktoren
- Mangelnde Akzeptanz des Stillens durch das soziale Umfeld
- Mangelnde Intimsphäre
- Mangelnde Unterstützung durch das soziale Umfeld (spezifizieren)
- Mangelnde Zeitressourcen
- Störende Einflüsse/Reize (spezifizieren)
- Umgebungstemperatur (spezifizieren)

4.7.2 **Ressourcen**

Die Ressourcen eines Menschen können körperlicher/funktioneller, psychischer und sozialer/umgebungsbedingter Art sein. Achten Sie immer auf eine umfassende Beurteilung der Ressourcen. Die folgende Aufzählung der Ressourcen kann individuell ergänzt werden.

4.7.2.1 **Körperliche/funktionelle Ressourcen**

- Das Kind verfügt über freie Atemwege
- Das Kind zeigt Hungerzeichen und meldet sich
- Das Kind verfügt über Energie/Kraft
- Die Frau verfügt über Energie/Kraft
- Das Kind ist altersentsprechend entwickelt
- Das Kind verfügt über einen Hustenreflex
- Das Kind koordiniert das Atmen, Saugen und Schlucken
- Das Kind verfügt über Mundmotorik
- Die Frau beherrscht die Technik des Milchabpumpens
- Die Frau verfügt über Milchbildung
- Die Frau verfügt über Milchfluss
- Die Frau verfügt über einen physiologischen Zustand der Brust und Brustwarzen
- Das Kind verfügt über einen Saugreflex
- Das Kind verfügt über einen intakten Schluckreflex
- Die Frau ist schmerzfrei
- Das Kind ist schmerzfrei
- Die Frau pflegt ihre Brustwarzen
- Das Kind verfügt über Sinneswahrnehmung (spezifizieren)
- Die Frau verfügt über Sinneswahrnehmung (spezifizieren)
- Die Frau legt das Kind so an, dass es saugen kann
- Die Frau legt das Kind regelmäßig an die Brust an

4.7.2.2 **Psychische Ressourcen**

- Die Frau hat positive Erfahrungen mit dem Stillen
- Die Frau verfügt über Zuversicht
- Die Frau fühlt sich entspannt
- Die Frau äußert Interesse an Stillberatung
- Die Frau äußert den Wunsch zu stillen
- Die Frau verfügt über Selbstvertrauen
- Die Frau äußert das Gefühl der Sicherheit
- Die Frau erkennt die Bedürfnisse des Kindes (spezifizieren)
- Die Frau kennt das Handling beim Stillen
- Die Frau verfügt über Wissen zu den Risikofaktoren für wunde Brustwarzen
- Die Frau verfügt über stillrelevantes Wissen
- Die Frau zeigt Zeichen des Wohlbefindens
- Die Frau reagiert auf das Kind mit Zuwendung

4.7.2.3 Soziale/umgebungsbedingte Ressourcen
- Der Kindesvater unterstützt die Frau
- Das soziale Umfeld akzeptiert das Stillen
- Die Frau verfügt über Intimsphäre
- Die Frau erhält Unterstützung aus dem sozialen Umfeld
- Die Frau verfügt über vorhandene zeitliche Ressourcen
- Die Frau kann in einem störungsfreien Umfeld stillen
- Lebt in einer Umgebung ohne Extreme der Umgebungstemperatur

4.7.3 Pflegeziele

> **Übergeordnetes Ziel**
> Das Kind nimmt Nahrung an der weiblichen Brust auf und nimmt an Körpergewicht zu.

4.7.3.1 Ziele im körperlichen/funktionellen Bereich
- Wendet geeignete Methoden an, um die Milchbildung zu stimulieren
- Wendet erfolgreiche Stilltechniken an
- Stillt das Kind erfolgreich
- Zeigt dem Kind Zuwendung
- Integriert das Stillen in den Tagesablauf

4.7.3.2 Ziele im psychischen Bereich
- Nennt Risikofaktoren für das beeinträchtigte Stillen
- Beschreibt erfolgreiche Stilltechniken
- Beschreibt Beurteilungskriterien für einen erfolgreichen Stillvorgang
- Äußert den Wunsch, ihr Kind selbst zu stillen
- Wünscht eine Stillberatung
- Beschreibt Zeichen des Kindes, die auf Bedürfnisse hindeuten
- Äußert, sich im Umgang mit dem Kind sicher zu fühlen
- Äußert Zuversicht

4.7.3.3 Ziele im sozialen/umgebungsbedingten Bereich
- Erhält Unterstützung durch das soziale Umfeld
- Verfügt über einen ruhigen und angenehmen Ort zum Stillen

4.7.4 Pflegemaßnahmen

Die angeführten Maßnahmen sind beispielhaft und müssen individuell konkretisiert werden.

4.7.4.1 Pflegemaßnahmen im körperlichen/funktionellen Bereich

- Anleiten bei jeder Stillmahlzeit
- Entfernen des Säuglings von der Brust bei Unterbrechen des Saugens
- Ermutigen, Stillschwierigkeiten rechtzeitig mitzuteilen
- Steigern der Häufigkeit des Körperkontaktes von Mutter und Kind
- Unterstützen des Gewöhnungsprozesses an das Stillen durch häufiges Anlegen
- Drücken kleiner Mengen von Muttermilch in den Mund des Säuglings
- Verabreichen von Flaschennahrung nach Anordnung

4.7.4.2 Pflegemaßnahmen im psychischen Bereich

- Informieren über mögliche Hungerzeichen des Kindes
- Beraten über geeignete Stillpositionen
- Beraten zum Einsatz von Flaschennahrung und Schnullern
- Informieren über den Gebrauch einer Milchpumpe
- Empfehlen von ausreichenden Ruhepausen
- Geben von positiver Rückmeldung nach erfolgreichem Stillvorgang
- Beraten über positive und negative Einflussfaktoren
- Informieren über die Bedeutung der Ernährung und der Flüssigkeitszufuhr
- Informieren über bestehende Unterstützungsangebote
- Anbieten von Entlastungsgesprächen

4.7.4.3 Pflegemaßnahmen im sozialen/umgebungsbedingten Bereich

- Bereitstellen von Informationsmaterialien und -broschüren
- Beraten der Bezugspersonen
- Sicherstellen der Intimsphäre

4.8 Stillen, beeinträchtigt

Pflegediagnose 30052

> **Definition**
>
> Ein Pflegephänomen, bei dem ein Säugling oder ein Kleinkind in der erfolgreichen Nahrungsaufnahme an der weiblichen Brust beeinträchtigt ist.

4.8.1 Ätiologie

4.8.1.1 Körperliche/funktionelle Ursachen

- Verlegte Atemwege des Kindes
- Mangelnder Ausdruck von Hungergefühlen durch das Kind
- Beeinträchtigte Energie/Kraft
- Beeinträchtigte Entwicklung des Kindes
- Mangelernährung der Frau
- Gewöhnung an leichtere Nahrungsaufnahme mit dem Fläschchen

- Beeinträchtigter Hustenreflex des Kindes
- Beeinträchtigte Koordination von Atmen, Saugen und Schlucken des Kindes
- Beeinträchtigte Mundmotorik des Kindes
- Beeinträchtigte Fähigkeit der Frau Milch abzupumpen
- Beeinträchtigte Milchbildung
- Beeinträchtigter Milchfluss
- Anomalien der weiblichen Brust
- Mangelnde Fähigkeit des Kindes zu Saugen
- Beeinträchtigter Saugreflex des Kindes
- Beeinträchtigter Schluckreflex des Kindes
- Schmerzen
- Beeinträchtigte Pflege der Brustwarzen
- Beeinträchtigte Sinneswahrnehmung (spezifizieren)
- Unterbrechen des Stillens
- Beeinträchtigte Fähigkeit der Frau das Kind in geeigneter Weise anzulegen (spezifizieren)
- Unregelmäßiges Anlegen des Kindes an die Brust

4.8.1.2 Psychische Ursachen
- Beeinträchtigte Beweglichkeit (spezifizieren)
- Negative Erfahrungen mit dem Stillen
- Mangelnde Zuversicht
- Beeinträchtigtes Gefühl innerer Ruhe
- Stress
- Beeinträchtigte Motivation der Frau (spezifizieren)
- Mangelndes Selbstvertrauen
- Gefühl der Unsicherheit
- Angst (spezifizieren)
- Beeinträchtigtes Erkennen der Bedürfnisse des Kindes (spezifizieren)
- Mangelndes Wissen (spezifizieren)
- Beeinträchtigtes Wohlbefinden (spezifizieren)

4.8.1.3 Soziale/umgebungsbedingte Ursachen
- Mangelnde Akzeptanz des Stillens durch das soziale Umfeld
- Mangelnde Intimsphäre
- Mangelnde Unterstützung durch das soziale Umfeld (spezifizieren)
- Mangelnde Zeitressourcen
- Störende Einflüsse/Reize (spezifizieren)
- Umgebungstemperatur (spezifizieren)

4.8.2 Symptome

4.8.2.1 Aus der Sicht der Frau
- Äußert Unzufriedenheit mit dem Stillen
- Äußerung über Schmerzen beim Stillen
- Äußerung über Spannungsgefühl und Schmerzen in der Brust

4

- Ungenügendes Entleeren der Brüste beim Stillen
- Wahrgenommener unzureichender Milchfluss
- Berichtet über nicht erfolgreiche Stillversuche

4.8.2.2 Aus der Sicht der Pflegeperson

- Unterbrochenes Saugen des Kindes an der Brust
- Beeinträchtigung des Kindes die Brustwarze zu fassen
- Zu geringe Nahrungsaufnahme des Kindes (Gewichtsverlust, Unruhe)
- Das Kind schreit und sträubt sich gegen das Anlegen
- Zeichen eines Milchstaus
- Zeichen einer Entzündung
- Länger andauernde Trennung von Frau und Kind

4.8.3 Ressourcen

Die Ressourcen eines Menschen können körperlicher/funktioneller, psychischer und sozialer/umgebungsbedingter Art sein. Achten Sie immer auf eine umfassende Beurteilung der Ressourcen. Die folgende Aufzählung der Ressourcen kann individuell ergänzt werden.

4.8.3.1 Körperliche/funktionelle Ressourcen

- Das Kind verfügt über freie Atemwege
- Das Kind zeigt Hungerzeichen und meldet sich
- Das Kind verfügt über Energie/Kraft
- Die Frau verfügt über Energie/Kraft
- Das Kind ist altersentsprechend entwickelt
- Das Kind verfügt über einen Hustenreflex
- Das Kind koordiniert das Atmen, Saugen und Schlucken
- Das Kind verfügt über Mundmotorik
- Die Frau beherrscht die Technik des Milchabpumpens
- Die Frau verfügt über Milchbildung
- Die Frau verfügt über Milchfluss
- Die Frau verfügt über einen physiologischen Zustand der Brust und Brustwarzen
- Das Kind verfügt über einen Saugreflex
- Das Kind verfügt über einen intakten Schluckreflex
- Die Frau ist schmerzfrei
- Das Kind ist schmerzfrei
- Die Frau pflegt ihre Brustwarzen
- Das Kind verfügt über Sinneswahrnehmung (spezifizieren)
- Die Frau verfügt über Sinneswahrnehmung (spezifizieren)
- Die Frau legt das Kind so an, dass es saugen kann
- Die Frau legt das Kind regelmäßig an die Brust an

4.8.3.2 Psychische Ressourcen

- Die Frau hat positive Erfahrungen mit dem Stillen
- Die Frau verfügt über Zuversicht
- Die Frau fühlt sich entspannt

- Die Frau äußert Interesse an Stillberatung
- Die Frau äußert den Wunsch zu stillen
- Die Frau verfügt über Selbstvertrauen
- Die Frau äußert das Gefühl der Sicherheit
- Die Frau erkennt die Bedürfnisse des Kindes (spezifizieren)
- Die Frau kennt das Handling beim Stillen
- Die Frau verfügt über stillrelevantes Wissen
- Die Frau kennt die Ursachen von wunden Brustwarzen
- Die Frau zeigt Zeichen des Wohlbefindens
- Die Frau reagiert auf das Kind mit Zuwendung

4.8.3.3 Soziale/umgebungsbedingte Ressourcen

- Der Kindesvater unterstützt die Frau
- Das soziale Umfeld akzeptiert das Stillen
- Die Frau verfügt über Intimsphäre
- Die Frau erhält Unterstützung aus dem sozialen Umfeld
- Die Frau verfügt über vorhandene zeitliche Ressourcen
- Die Frau kann in einem störungsfreien Umfeld stillen
- Lebt in einer Umgebung ohne Extreme der Umgebungstemperatur

4.8.4 Pflegeziele

Übergeordnetes Ziel
Das Kind nimmt Nahrung an der weiblichen Brust auf und nimmt an Körpergewicht zu.

4.8.4.1 Ziele im körperlichen/funktionellen Bereich
- Wendet geeignete Methoden an, um die Milchbildung zu stimulieren
- Wendet erfolgreiche Stilltechniken an
- Stillt das Kind erfolgreich
- Zeigt dem Kind Zuwendung
- Integriert das Stillen in den Tagesablauf

4.8.4.2 Ziele im psychischen Bereich
- Beschreibt die Ursachen für das beeinträchtigte Stillen
- Beschreibt erfolgreiche Stilltechniken
- Beschreibt Beurteilungskriterien für einen erfolgreichen Stillvorgang
- Äußert den Wunsch, ihr Kind selbst zu stillen
- Wünscht eine Stillberatung
- Beschreibt Zeichen des Kindes, die auf Bedürfnisse hindeuten
- Äußert, sich im Umgang mit dem Kind sicher zu fühlen
- Äußert Zuversicht

4.8.4.3 Ziele im sozialen/umgebungsbedingten Bereich
- Erhält Unterstützung durch das soziale Umfeld
- Verfügt über einen ruhigen und angenehmen Ort zum Stillen

4.8.5   Pflegemaßnahmen

Die angeführten Maßnahmen sind beispielhaft und müssen individuell konkretisiert werden.

4.8.5.1   Pflegemaßnahmen im körperlichen/funktionellen Bereich

- Anleiten bei jeder Stillmahlzeit
- Entfernen des Säuglings von der Brust bei Unterbrechen des Saugens
- Ermutigen, Stillschwierigkeiten rechtzeitig mitzuteilen
- Steigern der Häufigkeit des Körperkontaktes von Mutter und Kind
- Unterstützen des Gewöhnungsprozesses an das Stillen durch häufiges Anlegen
- Drücken kleiner Mengen von Muttermilch in den Mund des Säuglings
- Verabreichen von Flaschennahrung nach Anordnung

4.8.5.2   Pflegemaßnahmen im psychischen Bereich

- Informieren über mögliche Hungerzeichen des Kindes
- Beraten über geeignete Stillpositionen
- Beraten zum Einsatz von Flaschennahrung und Schnullern
- Informieren über den Gebrauch einer Milchpumpe
- Empfehlen von ausreichenden Ruhepausen
- Geben von positiver Rückmeldung nach erfolgreichem Stillvorgang
- Beraten über positive und negative Einflussfaktoren
- Informieren über die Bedeutung der Ernährung und der Flüssigkeitszufuhr
- Informieren über bestehende Unterstützungsangebote
- Anbieten von Entlastungsgesprächen

4.8.5.3   Pflegemaßnahmen im sozialen/umgebungsbedingten Bereich

- Bereitstellen von Informationsmaterialien und -broschüren
- Beraten der Bezugspersonen
- Sicherstellen der Intimsphäre

4.9   Stillen, Entwicklung der Ressourcen

Pflegediagnose 30053

> **Definition**
>
> Ein Pflegephänomen, bei dem eine Frau die Möglichkeiten für die erfolgreiche Nahrungsaufnahme des Säuglings oder Kleinkindes an der weiblichen Brust stärken und/oder erweitern möchte.

Anmerkung der Autoren
Diese Pflegediagnose ist eine Gesundheitsdiagnose und beinhaltet keine möglichen Ursachen, sondern Ressourcen. Nähere Informationen zu Gesundheitsdiagnosen finden sich im einleitenden Abschnitt „Gesundheitspflegediagnosen".

4.9.1 Ressourcen

Die Ressourcen eines Menschen können körperlicher/funktioneller, psychischer und sozialer/umgebungsbedingter Art sein. Achten Sie immer auf eine umfassende Beurteilung der Ressourcen. Die folgende Aufzählung der Ressourcen kann individuell ergänzt werden.

4.9.1.1 Körperliche/funktionelle Ressourcen
- Das Kind verfügt über freie Atemwege
- Das Kind zeigt Hungerzeichen und meldet sich
- Das Kind verfügt über Energie/Kraft
- Die Frau verfügt über Energie/Kraft
- Das Kind ist altersentsprechend entwickelt
- Das Kind verfügt über einen Hustenreflex
- Das Kind koordiniert das Atmen, Saugen und Schlucken
- Das Kind verfügt über Mundmotorik
- Die Frau verfügt über Milchbildung
- Die Frau verfügt über Milchfluss
- Die Frau verfügt über einen physiologischen Zustand der Brust und Brustwarzen
- Das Kind verfügt über einen Saugreflex
- Das Kind verfügt über einen intakten Schluckreflex
- Die Frau ist schmerzfrei
- Das Kind ist schmerzfrei
- Die Frau pflegt ihre Brustwarzen
- Das Kind verfügt über Sinneswahrnehmung (spezifizieren)
- Die Frau verfügt über Sinneswahrnehmung (spezifizieren)
- Die Frau legt das Kind so an, dass es saugen kann
- Die Frau legt das Kind regelmäßig an die Brust an

4.9.1.2 Psychische Ressourcen
- Die Frau hat positive Erfahrungen mit dem Stillen
- Die Frau verfügt über Zuversicht
- Die Frau fühlt sich entspannt
- Die Frau äußert Interesse an Stillberatung
- Die Frau äußert den Wunsch zu stillen
- Die Frau verfügt über Selbstvertrauen
- Die Frau äußert das Gefühl der Sicherheit
- Die Frau erkennt die Bedürfnisse des Kindes (spezifizieren)
- Die Frau verfügt über Wissen zu den relevanten positiven und negativen Einflussfaktoren die zu wunden Brustwarzen führen können
- Die Frau kennt das Handling beim Stillen
- Die Frau verfügt über stillrelevantes Wissen
- Die Frau zeigt Zeichen des Wohlbefindens
- Die Frau reagiert auf das Kind mit Zuwendung

4

4.9.1.3 Soziale/umgebungsbedingte Ressourcen

- Der Kindesvater unterstützt die Frau
- Das soziale Umfeld akzeptiert das Stillen
- Die Frau verfügt über Intimsphäre
- Die Frau erhält Unterstützung aus dem sozialen Umfeld
- Die Frau verfügt über vorhandene zeitliche Ressourcen
- Die Frau kann in einem störungsfreien Umfeld stillen
- Lebt in einer Umgebung ohne Extreme der Umgebungstemperatur

4.9.2 Pflegeziele

> **Übergeordnetes Ziel**
> Die Frau beobachtet und fördert die Nahrungsaufnahme des Kindes an der weiblichen Brust.

4.9.2.1 Ziele im körperlichen/funktionellen Bereich

- Beherrscht wirksame Stilltechniken
- Wendet geeignete Methoden an, um die Milchbildung zu stimulieren
- Stillt das Kind erfolgreich
- Zeigt dem Kind Zuwendung
- Integriert das Stillen in den Tagesablauf

4.9.2.2 Ziele im psychischen Bereich

- Beschreibt den Stillvorgang
- Beschreibt Möglichkeiten zur Schaffung von zusätzlichen Ressourcen
- Beschreibt Maßnahmen zur Gesundheitsförderung für das Kind
- Beschreibt Zeichen des Kindes, die auf Bedürfnisse hindeuten
- Nennt Ansprechstellen und -personen, die bei Unklarheiten kontaktiert werden können
- Äußert den Wunsch, die eigenen Fähigkeiten zu optimieren
- Äußert den Wunsch, das Kind zu stillen
- Äußert, sich im Umgang mit dem Kind sicher zu fühlen
- Die Frau/das Kind äußert/zeigt Zufriedenheit mit dem Stillen

4.9.2.3 Ziele im sozialen/umgebungsbedingten Bereich

- Erhält Unterstützung durch das soziale Umfeld
- Verfügt über einen ruhigen und angenehmen Ort zum Stillen

4.9.3 Pflegemaßnahmen

Die angeführten Maßnahmen sind beispielhaft und müssen individuell konkretisiert werden.

4.9.3.1 Pflegemaßnahmen im körperlichen/funktionellen Bereich

- Anlegen des Kindes innerhalb der ersten Stunde nach der Geburt an die Brust
- Anleiten im Umgang mit dem Kind
- Unterstützen, die optimale individuelle Stilldauer und -häufigkeit zu finden
- Anleiten in der Anwendung von Stilltechniken
- Unterstützen bei der stillbezogenen Strukturierung des Alltags

4.9.3.2 Pflegemaßnahmen im psychischen Bereich

- Besprechen der verfügbaren Ressourcen
- Besprechen der Einschätzung der aktuellen Situation durch die Frau
- Diskutieren über mögliche Verbesserungspotenziale aus der Sicht der Frau
- Ermutigen, Gefühle und Sorgen zu äußern
- Informieren über den Ablauf des Stillvorgangs
- Informieren über bestehende Unterstützungsangebote
- Beraten über positive und negative Einflussfaktoren
- Informieren über die Bedeutung der Ernährung und der Flüssigkeitszufuhr
- Informieren über mögliche Hungerzeichen des Kindes
- Informieren über unterschiedliche Möglichkeiten, Beratung und Informationen einzuholen
- Geben von positiver Rückmeldung nach erfolgreichem Stillvorgang
- Stärken der Motivation, das Kind zu stillen
- Aufzeigen bereits erreichter Ziele

4.9.3.3 Pflegemaßnahmen im sozialen/umgebungsbedingten Bereich

- Bereitstellen von Informationsmaterialien und -broschüren
- Beraten der Bezugspersonen

Weiterführende Literatur

Literatur zu 4.1 Überernährung, Risiko

Bentley F, Swift JA, Cook R, Redsell SA (2017) „I would rather be told than not know" – A qualitative study exploring parental views on identifying the future risk of childhood overweight and obesity during infancy. BMC Public Health 17:684. https://doi.org/10.1186/s12889-017-4684-y

Duan R, Kou C, Jie J et al (2020) Prevalence and correlates of overweight and obesity among adolescents in northeastern China: a cross-sectional study. BMJ Open 10:e036820. https://doi.org/10.1136/bmjopen-2020-036820

Finne E, Reinehr T, Schaefer A et al (2013) Health-related quality of life in overweight German children and adolescents: do treatment-seeking youth have lower quality of life levels? Comparison of a clinical sample with the general population using a multilevel model approach. BMC Public Health 13:561. https://doi.org/10.1186/1471-2458-13-561

Hajek A, Lehnert T, Ernst A et al (2015) Prevalence and determinants of overweight and obesity in old age in Germany. BMC Geriatr 15:83. https://doi.org/10.1186/s12877-015-0081-5

Hilbert A, Rief W (Hrsg) (2006) Adipositasprävention. Eine interdisziplinäre Perspektive. Hans Huber, Bern

Hilbert A, Rief W, Dabrock P (2008) Gewichtige Gene. Adipositas zwischen Prädisposition und Eigenverantwortung. Hans Huber, Bern

Hirmke T (2011) Fächerübergreifende Adipositasprävention. An Schulen aus der Bewegungsperspektive. VDM Verlag Dr. Müller, Saarbrücken

Leske S, Strodl E, Hou X-Y (2012) A qualitative study of the determinants of dieting and non-dieting approaches in overweight/obese Australian adults. BMC Public Health 12:1086. https://doi.org/10.1186/1471-2458-12-1086

Morrissey B, Malakellis M, Whelan J et al (2016) Sleep duration and risk of obesity among a sample of Victorian school children. BMC Public Health 16:245. https://doi.org/10.1186/s12889-016-2913-4

Powell K, Wilcox J, Clonan A et al (2015) The role of social networks in the development of overweight and obesity among adults: a scoping review. BMC Public Health 15:996. https://doi.org/10.1186/s12889-015-2314-0

Pyper E, Harrington D, Manson H (2016) The impact of different types of parental support behaviours on child physical activity, healthy eating, and screen time: a cross-sectional study. BMC Public Health 16:568. https://doi.org/10.1186/s12889-016-3245-0

Reilly A, Mawn B, Susta D et al (2015) Lessons learned about primary weight maintenance and secondary weight maintenance: results from a qualitative study. BMC Public Health 15:580. https://doi.org/10.1186/s12889-015-1930-z

Robinson E, Hogenkamp PS (2015) Visual perceptions of male obesity: a cross-cultural study examining male and female lay perceptions of obesity in Caucasian males. BMC Public Health 15:492. https://doi.org/10.1186/s12889-015-1821-3

Russell CG, Taki S, Laws R et al (2016) Effects of parent and child behaviours on overweight and obesity in infants and young children from disadvantaged backgrounds: systematic review with narrative synthesis. BMC Public Health 16:151. https://doi.org/10.1186/s12889-016-2801-y

Sand A-S, Emaus N, Lian OS (2017) Motivation and obstacles for weight management among young women – a qualitative study with a public health focus – the Tromsø study: Fit Futures. BMC Public Health 17:417. https://doi.org/10.1186/s12889-017-4321-9

Literatur zu 4.2. Überernährung

Bentley F, Swift JA, Cook R, Redsell SA (2017) „I would rather be told than not know" A qualitative study exploring parental views on identifying the future risk of childhood overweight and obesity during infancy. BMC Public Health 17:684. https://doi.org/10.1186/s12889-017-4684-y

Duan R, Kou C, Jie J et al (2020) Prevalence and correlates of overweight and obesity among adolescents in northeastern China: a cross-sectional study. BMJ Open 10:e036820. https://doi.org/10.1136/bmjopen-2020-036820

Ferentzi B (2010) Die Bedeutung des Salutogenese-Modells nach Antonovsky in der Beratungspraxis bei Klienten mit Übergewicht und Adipositas. Examensarbeit. GRIN, Norderstedt

Finne E, Reinehr T, Schaefer A et al (2013) Health-related quality of life in overweight German children and adolescents: do treatment-seeking youth have lower quality of life levels? Comparison of a clinical sample with the general population using a multilevel model approach. BMC Public Health 13:561. https://doi.org/10.1186/1471-2458-13-561

Hajek A, Lehnert T, Ernst A et al (2015) Prevalence and determinants of overweight and obesity in old age in Germany. BMC Geriatr 15:83. https://doi.org/10.1186/s12877-015-0081-5

Hilbert A, Rief W (Hrsg) (2006) Adipositasprävention. Eine interdisziplinäre Perspektive. Hans Huber, Bern

Hilbert A, Rief W, Dabrock P (2008) Gewichtige Gene. Adipositas zwischen Prädisposition und Eigenverantwortung. Hans Huber, Bern

Hirmke T (2011) Fächerübergreifende Adipositasprävention. An Schulen aus der Bewegungsperspektive. VDM Verlag Dr. Müller, Saarbrücken

Kiess W, Hauner H, Wabitsch M, Reinehr T (Hrsg) (2009) Das metabolische Syndrom im Kindes- und Jugendalter. Diagnose – Therapie – Prävention. Urban & Fischer/Elsevier GmbH, München

Leske S, Strodl E, Hou X-Y (2012) A qualitative study of the determinants of dieting and non-dieting approaches in overweight/obese Australian adults. BMC Public Health 12:1086. https://doi.org/10.1186/1471-2458-12-1086

Morrissey B, Malakellis M, Whelan J et al (2016) Sleep duration and risk of obesity among a sample of Victorian school children. BMC Public Health 16:245. https://doi.org/10.1186/s12889-016-2913-4

Powell K, Wilcox J, Clonan A et al (2015) The role of social networks in the development of overweight and obesity among adults: a scoping review. BMC Public Health 15:996. https://doi.org/10.1186/s12889-015-2314-0

Pyper E, Harrington D, Manson H (2016) The impact of different types of parental support behaviours on child physical activity, healthy eating, and screen time: a cross-sectional study. BMC Public Health 16:568. https://doi.org/10.1186/s12889-016-3245-0

Reilly A, Mawn B, Susta D et al (2015) Lessons learned about primary weight maintenance and secondary weight maintenance: results from a qualitative study. BMC Public Health 15:580. https://doi.org/10.1186/s12889-015-1930-z

Robinson E, Hogenkamp PS (2015) Visual perceptions of male obesity: a cross-cultural study examining male and female lay perceptions of obesity in Caucasian males. BMC Public Health 15:492. https://doi.org/10.1186/s12889-015-1821-3

Russell CG, Taki S, Laws R et al (2016) Effects of parent and child behaviours on overweight and obesity in infants and young children from disadvantaged backgrounds: systematic review with narrative synthesis. BMC Public Health 16:151. https://doi.org/10.1186/s12889-016-2801-y

Sand A-S, Emaus N, Lian OS (2017) Motivation and obstacles for weight management among young women – a qualitative study with a public health focus – the Tromsø study: fit futures. BMC Public Health 17:417. https://doi.org/10.1186/s12889-017-4321-9

Wiegand S, Ernst M (Hrsg) (2010) Adipositas bei Kindern und Jugendlichen einmal anders. Die BABELUGA-Methode, Prävention, Therapie, Selbstmanagement. Hans Huber, Bern

Literatur zu 4.3 Mangelernährung, Risiko

Bartholomeyczik S, Hardenacke D (2010) Prävention von Mangelernährung in der Pflege. Forschungsergebnisse, Instrumente und Maßnahmen. Pflegebibliothek „Wittener Schriften". Schlütersche Verlagsgesellschaft GmbH & Co. KG, Hannover

Bartholomeyczik S, Schreier MM, Volkert D, Bai JC (2008) Qualitätsniveau II. Orale Nahrungs- und Flüssigkeitsversorgung von Menschen in Einrichtungen der Pflege und Betreuung; Herausgegeben von der Bundeskonferenz zur Qualitätssicherung im gesundheits- und Pflegewesen e.V. Economica Hüthig Rehm Jehle, Heidelberg

Bunn DK, Abdelhamid A, Copley M et al (2016) Effectiveness of interventions to indirectly support food and drink intake in people with dementia: Eating and Drinking Well IN dementiA (EDWINA) systematic review. BMC Geriatr 16:89. https://doi.org/10.1186/s12877-016-0256-8

DGEM – Deutschen Gesellschaft für Ernährungsmedizin e.V (2007) DGEM-Leitlinien Enterale und Parenterale Ernährung. Kurzfassung. Georg Thieme, Stuttgart

DNQP – Deutsches Netzwerk für Qualitätsentwicklung in der Pflege (Hrsg) (2010) Expertenstandard Ernährungsmanagement zur Sicherstellung und Förderung der oralen Ernährung in der Pflege. Entwicklung – Konsentierung – Implementierung

Huhn S (2010a) Ernährung bei Demenz. Die Lust aufs Essen wecken. In: Die Schwester Der Pfleger (2/10) :112–117. Bibliomed Medizinische Verlagsgesellschaft mbH, Melsungen

Huhn S (2010b) Ernährung im Alter. Mit Freude und Genuss essen. In: Die Schwester Der Pfleger (6/10):546–549. Bibliomed Medizinische Verlagsgesellschaft mbH, Melsungen

Kröner A, Stoll H, Spichiger E (2012) Malnutrition und Gewichtsverlust. Erfassen des Ernährungsstatus und Beratung durch Pflegende. Das Erleben von Patienten mit einer neu diagnostizierten oder rezidivierten Tumorerkrankung. Pflege 25(2):85–96

Kröner A, Stoll H, Spichiger E (2012) Malnutrition und Gewichtsverlust – Erfassen des Ernährungsstatus und Beratung durch Pflegende: Das Erleben von Patienten mit einer neu diagnostizierten oder rezidivierten Tumorerkrankung. Pflege 25:85–95. https://doi.org/10.1024/1012-5302/a000184

Palese A, Bressan V, Kasa T et al (2018) Interventions maintaining eating Independence in nursing home residents: a multicentre qualitative study. BMC Geriatr 18:292. https://doi.org/10.1186/s12877-018-0985-y

Rittler P, Jauch K-W (2009) Perioperative Ernährung – II. Mangelernährung in der Chirurgie. Perioperative Nutrition – II. Malnutrition in surgery. Perioper Med 1(4):194–200

Schreier MM, Bartholomeyczik S (2004) Mangelernährung bei alten und pflegebedürftigen Menschen – Ursachen und Prävention aus pflegerischer Perspektive. Review/Literaturanalyse. Pflegebibliothek „Wittener Schriften". Schlütersche, Hannover

Tannen A, Schütz T (Hrsg) (2011) Mangelernährung. Problemerkennung und pflegerische Versorgung. Verlag W. Kohlhammer, Stuttgart

Tannen A, Schütz T, Smoliner C, Dassen T, Lahmann N (2012) Care problems and nursing interventions related to oral intake in German Nursing homes and hospitals. A descriptive multicentre study. Int J Nurs Stud 49(4):378–385

Literatur zu 4.4 Mangelernährung

Bartholomeyczik S, Hardenacke D (2010) Prävention von Mangelernährung in der Pflege. Forschungs-ergebnisse, Instrumente und Maßnahmen. Pflegebibliothek „Wittener Schriften". Schlütersche Verlagsgesellschaft GmbH & Co. KG, Hannover

Bartholomeyczik S, Schreier MM, Volkert D, Bai JC (2008) Qualitätsniveau II. Orale Nahrungs- und Flüssigkeitsversorgung von Menschen in Einrichtungen der Pflege und Betreuung; Herausgegeben von der Bundeskonferenz zur Qualitätssicherung im gesundheits- und Pflegewesen e.V. Economica Hüthig Rehm Jehle, Heidelberg

Bunn DK, Abdelhamid A, Copley M et al (2016) Effectiveness of interventions to indirectly support food and drink intake in people with dementia: Eating and Drinking Well IN dementiA (EDWINA) systematic review. BMC Geriatr 16:89. https://doi.org/10.1186/s12877-016-0256-8

DGEM – Deutschen Gesellschaft für Ernährungsmedizin e.V (2007) DGEM-Leitlinien Enterale und Parenterale Ernährung. Kurzfassung. Georg Thieme, Stuttgart

DNQP – Deutsches Netzwerk für Qualitätsentwicklung in der Pflege (Hrsg) (2010) Expertenstandard Ernährungsmanagement zur Sicherstellung und Förderung der oralen Ernährung in der Pflege. Entwicklung – Konsentierung – Implementierung

Huhn S (2010a) Ernährung bei Demenz. Die Lust aufs Essen wecken. In: Die Schwester Der Pfleger (2/10) :112–117. Bibliomed Medizinische Verlagsgesellschaft mbH, Melsungen

Huhn S (2010b) Ernährung im Alter. Mit Freude und Genuss essen. In: Die Schwester Der Pfleger (6/10): 546–549. Bibliomed Medizinische Verlagsgesellschaft mbH, Melsungen

Kröner A, Stoll H, Spichiger E (2012) Maltnutrition und Gewichtsverlust. Erfassen des Ernährungs-status und Beratung durch Pflegende. Das Erleben von Patienten mit einer neu diagnostizierten oder rezidivierten Tumorerkrankung. Pflege 25(2):85–96

Kröner S, Spichiger (2012) Malnutrition und Gewichtsverlust – Erfassen des Ernährungsstatus und Beratung durch Pflegende: Das Erleben von Patienten mit einer neu diagnostizierten oder rezidivierten Tumorerkrankung. Pflege 25:85–95. https://doi.org/10.1024/1012-5302/a000184

Löser C (Hrsg) (2011) Unter- und Mangelernährung. Klinik – moderne Therapiestrategien – Budget-relevanz. Georg Thieme Verlag KG, Stuttgart

Palese A, Bressan V, Kasa T et al (2018) Interventions maintaining eating Independence in nursing home residents: a multicentre qualitative study. BMC Geriatr 18:292. https://doi.org/10.1186/s12877-018-0985-y

Rittler P, Jauch K-W (2009) Perioperative Ernährung – II. Mangelernährung in der Chirurgie. Perioperative Nutrition – II. Malnutrition in surgery. Perioper Med 1(4):194–200

Schreier MM, Bartholomeyczik S (2004) Mangelernährung bei alten und pflegebedürftigen Menschen – Ursachen und Prävention aus pflegerischer Perspektive. Review/Literaturanalyse. Pflegebibliothek „Wittener Schriften". Schlütersche, Hannover

Tannen A, Schütz T (Hrsg) (2011) Mangelernährung. Problemerkennung und pflegerische Versorgung. Verlag W. Kohlhammer, Stuttgart

Tannen A, Schütz T, Smoliner C, Dassen T, Lahmann N (2012) Care problems and nursing interventions related to oral intake in German Nursing homes and hospitals. A descriptive multicentre study. Int J Nurs Stud 49(4):378–385

Literatur zu 4.5 Ernährung, Entwicklung der Ressourcen

Abdelhamid A, Bunn D, Copley M et al (2016) Effectiveness of interventions to directly support food and drink intake in people with dementia: systematic review and meta-analysis. BMC Geriatr 16:26. https://doi.org/10.1186/s12877-016-0196-3

Bartholomeyczik S, Schreier MM, Volkert D, Bai JC (2008) Qualitätsniveau II. Orale Nahrungs- und Flüssigkeitsversorgung von Menschen in Einrichtungen der Pflege und Betreuung; Herausgegeben von der Bundeskonferenz zur Qualitätssicherung im gesundheits- und Pflegewesen e.V. Economica Hüthig Rehm Jehle, Heidelberg

Bos C, Van der Lans IA, Van Rijnsoever FJ, Van Trijp HC (2013) Understanding consumer acceptance of intervention strategies for healthy food choices: a qualitative study. BMC Public Health 13:1073. https://doi.org/10.1186/1471-2458-13-1073

Bunn DK, Abdelhamid A, Copley M et al (2016) Effectiveness of interventions to indirectly support food and drink intake in people with dementia: Eating and Drinking Well IN dementiA (EDWINA) systematic review. BMC Geriatr 16:89. https://doi.org/10.1186/s12877-016-0256-8

DNQP – Deutsches Netzwerk für Qualitätsentwicklung in der Pflege (Hrsg) (2010) Expertenstandard Ernährungsmanagement zur Sicherstellung und Förderung der oralen Ernährung in der Pflege. Entwicklung – Konsentierung – Implementierung

Duan R, Kou C, Jie J et al (2020) Prevalence and correlates of overweight and obesity among adolescents in northeastern China: a cross-sectional study. BMJ Open 10:e036820. https://doi.org/10.1136/bmjopen-2020-036820

EUFIC (2012) The European Food Information Council (das Europäische Informationszentrum für Lebensmittel). http://www.eufic.org/index/de/. Zugegriffen am 18.05.2012

Finne E, Reinehr T, Schaefer A et al (2013) Health-related quality of life in overweight German children and adolescents: do treatment-seeking youth have lower quality of life levels? Comparison of a clinical sample with the general population using a multilevel model approach. BMC Public Health 13:561. https://doi.org/10.1186/1471-2458-13-561

Hajek A, Lehnert T, Ernst A et al (2015) Prevalence and determinants of overweight and obesity in old age in Germany. BMC Geriatr 15:83. https://doi.org/10.1186/s12877-015-0081-5

Huhn S (2010a) Ernährung bei Demenz. Die Lust aufs Essen wecken. In: Die Schwester Der Pfleger (2/10):112–117. Bibliomed Medizinische Verlagsgesellschaft mbH, Melsungen

Huhn S (2010b) Ernährung im Alter. Mit Freude und Genuss essen. In: Die Schwester Der Pfleger (6/10):546–549. Bibliomed Medizinische Verlagsgesellschaft mbH, Melsungen

Johansson L, Björklund A, Sidenvall B, Christensson L (2017) Staff views on how to improve mealtimes for elderly people with dementia living at home. Dementia 16:835–852. https://doi.org/10.1177/1471301215619083

Kröner A, Stoll H, Spichiger E (2012) Malnutrition und Gewichtsverlust. Erfassen des Ernährungsstatus und Beratung durch Pflegende. Das Erleben von Patienten mit einer neu diagnostizierten oder rezidivierten Tumorerkrankung. Pflege 25(2):85–96

Leske S, Strodl E, Hou X-Y (2012) A qualitative study of the determinants of dieting and non-dieting approaches in overweight/obese Australian adults. BMC Public Health 12:1086. https://doi.org/10.1186/1471-2458-12-1086

London F (2010) Informieren, Schulen, Beraten. Praxishandbuch zur Patientenedukation, 2., durchges. u. erg. Aufl. Hans Huber, Bern

Morrissey B, Malakellis M, Whelan J et al (2016) Sleep duration and risk of obesity among a sample of Victorian school children. BMC Public Health 16:245. https://doi.org/10.1186/s12889-016-2913-4

Myhre JB, Løken EB, Wandel M, Andersen LF (2015) The contribution of snacks to dietary intake and their association with eating location among Norwegian adults – results from a cross-sectional dietary survey. BMC Public Health 15:369. https://doi.org/10.1186/s12889-015-1712-7

Palese A, Bressan V, Kasa T et al (2018) Interventions maintaining eating Independence in nursing home residents: a multicentre qualitative study. BMC Geriatr 18:292. https://doi.org/10.1186/s12877-018-0985-y

Powell K, Wilcox J, Clonan A et al (2015) The role of social networks in the development of overweight and obesity among adults: a scoping review. BMC Public Health 15:996. https://doi.org/10.1186/s12889-015-2314-0

Pyper E, Harrington D, Manson H (2016) The impact of different types of parental support behaviours on child physical activity, healthy eating, and screen time: a cross-sectional study. BMC Public Health 16:568. https://doi.org/10.1186/s12889-016-3245-0

Reilly A, Mawn B, Susta D et al (2015) Lessons learned about primary weight maintenance and secondary weight maintenance: results from a qualitative study. BMC Public Health 15:580. https://doi.org/10.1186/s12889-015-1930-z

Robinson E, Hogenkamp PS (2015) Visual perceptions of male obesity: a cross-cultural study examining male and female lay perceptions of obesity in Caucasian males. BMC Public Health 15:492. https://doi.org/10.1186/s12889-015-1821-3

Russell CG, Taki S, Laws R et al (2016) Effects of parent and child behaviours on overweight and obesity in infants and young children from disadvantaged backgrounds: systematic review with narrative synthesis. BMC Public Health 16:151. https://doi.org/10.1186/s12889-016-2801-y

Sand A-S, Emaus N, Lian OS (2017) Motivation and obstacles for weight management among young women – a qualitative study with a public health focus – the Tromsø study: fit futures. BMC Public Health 17:417. https://doi.org/10.1186/s12889-017-4321-9

4

Sjögren Forss K, Nilsson J, Borglin G (2018) Registered nurses' and older people's experiences of participation in nutritional care in nursing homes: a descriptive qualitative study. BMC Nurs 17:19. https://doi.org/10.1186/s12912-018-0289-8

Stephens LD, Crawford D, Thornton L et al (2018) A qualitative study of the drivers of socioeconomic inequalities in men's eating behaviours. BMC Public Health 18:1257. https://doi.org/10.1186/s12889-018-6162-6

Vajdi M, Farhangi MA (2020) A systematic review of the association between dietary patterns and health-related quality of life. Health Qual Life Outcomes 18:337. https://doi.org/10.1186/s12955-020-01581-z

Watkins R, Goodwin VA, Abbott RA et al (2017) Exploring residents' experiences of mealtimes in care homes: a qualitative interview study. BMC Geriatr 17:141. https://doi.org/10.1186/s12877-017-0540-2

Literatur zu 4.6 Schlucken, beeinträchtigt

Bienstein C, Fröhlich A (2010) Basale Stimulation® in der Pflege. Die Grundlagen, 6., überarb. Aufl. Hans Huber, Bern

Fröhlich A. (2010): Basale Stimulation® in der Pflege. Das Arbeitsbuch, 2., überarb. Aufl. Hans Huber, Bern

Nydahl P, Bartoszek G (Hrsg) (2008) Basale Stimulation. Neue Wege in der Pflege Schwerstkranker, 5. Aufl. Urban & Fischer, München

Zimmer B, Zimmer M (2009) Schluckstörungen. In: Heuwinkel-Otter A, Nümann-Dulke A, Matscheko N (Hrsg) Menschen pflegen. Der Praxisbegleiter für Pflegeprofis basierend auf Pflegediagnosen. Springer Medizin, Heidelberg, S 497–513

Zu 4.7 Stillen, beeinträchtigt, Risiko

Furrer J (2009) Beeinflussende Faktoren des Milchspendereflexes bei stillenden Müttern. Systematische Literaturreview; Fachhochschule Westschweiz, Studiengang Pflege. http://doc.rero.ch/lm.php?url=1000,41,22,20090605083552-NE/TD_Furrer_Jeannine.pdf. Zugegriffen am 09.12.2021

Normann AK, Bakiewicz A, Kjerulff Madsen F et al (2020) Intimate partner violence and breastfeeding: a systematic review. BMJ Open 10:e034153. https://doi.org/10.1136/bmjopen-2019-034153

Literatur zu 4.8 Stillen, beeinträchtigt

Furrer J (2009) Beeinflussende Faktoren des Milchspendereflexes bei stillenden Müttern. Systematische Literaturreview; Fachhochschule Westschweiz, Studiengang Pflege. http://doc.rero.ch/lm.php?url=1000,41,22,20090605083552-NE/TD_Furrer_Jeannine.pdf. Zugegriffen am 09.12.2021

Normann AK, Bakiewicz A, Kjerulff Madsen F et al (2020) Intimate partner violence and breastfeeding: a systematic review. BMJ Open 10:e034153. https://doi.org/10.1136/bmjopen-2019-034153

Literatur zu 4.9 Stillen, Entwicklung der Ressourcen

Furrer J (2009) Beeinflussende Faktoren des Milchspendereflexes bei stillenden Müttern. Systematische Literaturreview; Fachhochschule Westschweiz, Studiengang Pflege. http://doc.rero.ch/lm.php?url=1000,41,22,20090605083552-NE/TD_Furrer_Jeannine.pdf. Zugegriffen am 09.12.2021

Normann AK, Bakiewicz A, Kjerulff Madsen F et al (2020) Intimate partner violence and breastfeeding: a systematic review. BMJ Open 10:e034153. https://doi.org/10.1136/bmjopen-2019-034153

Domäne: Ausscheidung

Inhaltsverzeichnis

H. Stefan et al., *POP - PraxisOrientierte Pflegediagnostik*,
https://doi.org/10.1007/978-3-662-62673-3_5

Pflegediagnose 40051 Definition: Ein Pflegephänomen, bei dem das Risiko besteht, dass ein Mensch aus somatischen und/oder psychischen Gründen eine Beeinträchtigung in der geregelten Entleerung des Darms erlebt. Anmerkung der Autoren Eine Risiko-Diagnose kann nicht durch Zeichen und Symptome belegt werden, da das Problem nicht aufgetreten ist und die Pflegemaßnahmen die Prävention bezwecken.

5.1 Stuhlausscheidung, beeinträchtigt, Risiko

Pflegediagnose 40051

> **Definition**
>
> Ein Pflegephänomen, bei dem das Risiko besteht, dass ein Mensch aus somatischen und/oder psychischen Gründen eine Beeinträchtigung in der geregelten Entleerung des Darms erlebt.

Anmerkung der Autoren

Eine Risiko-Diagnose kann nicht durch Zeichen und Symptome belegt werden, da das Problem nicht aufgetreten ist und die Pflegemaßnahmen die Prävention bezwecken.

5.1.1 Risikofaktoren

5.1.1.1 Körperliche/funktionelle Risikofaktoren

- Überanstrengung
- Mangelnde Bewegung im Alltag
- Regressives Verhalten
- Überdehnung durch Verstopfung
- Hoher abdominaler oder intestinaler Druck
- Beeinträchtigte Energie/Kraft
- Beeinträchtigte Energie/Kraft der Bauchmuskeln
- Ballaststoffarme Ernährung
- Beeinträchtigter Flüssigkeitshaushalt
- Nahrungsmittelunverträglichkeit/-allergie (spezifizieren)
- Beeinträchtigte kognitive Fähigkeiten (spezifizieren)
- Beeinträchtigte Kontrolle der Schließmuskulatur
- Unterdrücken/Ignorieren des Stuhldrangs
- Adipositas
- Beeinträchtigte körperliche Mobilität (spezifizieren)
- Beeinträchtigte Beckenbodenmuskulatur
- Verdorbene Lebensmittel
- Beeinträchtigte Funktion der Stuhlausscheidungsorgane (spezifizieren)
- Ungewohnte Körperposition bei der Stuhlausscheidung
- Schmerzen
- Schwangerschaft

- Beeinträchtigte Sinneswahrnehmung (spezifizieren)
- Substanzmissbrauch (spezifizieren: z. B. Laxantien, Alkohol, Nahrungsmittel)
- Drogenkonsum (spezifizieren)
- Medikamentenwirkung (spezifizieren)
- Übermäßige Anwendung von „Stuhlweichmacher"/Abführmitteln (Gewöhnungseffekt)
- Vergiftung (spezifizieren)
- Mangelnde Abstimmung des Tagesablaufes auf das persönliche Ausscheidungsmuster
- Beeinträchtigte Verdauung (spezifizieren)
- Beeinträchtigte Darmperistaltik

5.1.1.2 Psychische Risikofaktoren

- Hemmung, Unterstützung bei der Stuhlausscheidung anzunehmen
- Beeinträchtigte Bewusstseinslage
- Beeinträchtigte kognitive Fähigkeit, Zusammenhänge zwischen Einflussfaktoren und Stuhlausscheidung herzustellen
- Fehleinschätzung der Situation (z. B. hat das Gefühl, mit Stuhl überfüllt zu sein)
- Stress
- Aufregung
- Konflikte mit Betreuungspersonen
- Mangelndes Interesse an gesunder Lebensweise
- Angst (spezifizieren)
- Spezielle kultur- und familienbedingte Einstellungen/Ansichten zum Thema Gesundheit
- Mangelndes Wissen über positive und negative Einflussfaktoren (z. B. Flüssigkeitshaushalt, Wirkung von Nahrungsmitteln, Medikamente)
- Mangelndes Wissen über die Funktion des Verdauungssystems

5.1.1.3 Soziale/umgebungsbedingte Risikofaktoren

- Fehllage der Ernährungssonde
- Sondenernährung
- Mangelnde finanzielle Mittel, um gesunde Lebensmittel zu kaufen
- Veränderung der üblichen Nahrungs- und Essgewohnheiten (z. B. Kur-/Krankenhausaufenthalt)
- Mangelnde Berücksichtigung individueller Ausscheidungsrituale (z. B. Hygiene)
- Mangelnde Intimsphäre
- Mangelnde Unterstützung durch das soziale Umfeld (spezifizieren)
- Mangelnder Zugang zu gesunden Nahrungsmitteln (z. B. fehlende Infrastruktur)

5.1.2 Ressourcen

Die Ressourcen eines Menschen können körperlicher/funktioneller, psychischer und sozialer/umgebungsbedingter Art sein. Achten Sie immer auf eine umfassende Beurteilung der Ressourcen. Die folgende Aufzählung der Ressourcen kann individuell ergänzt werden.

5

5.1.2.1 Körperliche/funktionelle Ressourcen

- Führt regelmäßig körperliche Aktivitäten durch
- Führt regelmäßig Bewegungsübungen durch
- Hält Behandlungsempfehlungen ein
- Verfügt über Energie/Kraft der Bauchmuskeln
- Wendet Entspannungsmethoden an
- Nimmt der gesundheitlichen Situation angemessen Ballaststoffe zu sich
- Trinkt der gesundheitlichen Situation angemessen (spezifizieren)
- Wendet Inkontinenzhilfsmittel bedarfsorientiert an
- Verfügt über willentliche Kontrolle der Schließmuskulatur
- Erreicht die WC-Anlage
- Verfügt über intakte Beckenbodenmuskulatur
- Führt die vereinbarte Beckenbodengymnastik durch
- Nimmt eine geeignete Position für die Stuhlausscheidung ein
- Entleert den Darm schmerzfrei
- Führt die Selbstpflege im Rahmen der Stuhlausscheidung durch
- Verspürt Stuhldrang
- Gestaltet den Tagesablauf in Abstimmung auf das persönliche Ausscheidungsmuster
- Nimmt Beratungsangebote wahr
- Verfügt über funktionierende Verdauung

5.1.2.2 Psychische Ressourcen

- Akzeptiert Unterstützung bei der Stuhlausscheidung
- Verfügt über kognitive Fähigkeiten, um Zusammenhänge zwischen Einflussfaktoren und Stuhlausscheidung herzustellen
- Zeigt Interesse, die Lebensgewohnheiten/Ernährungsgewohnheiten zu verändern
- Zeigt Interesse an ausscheidungsbezogenen Informationen (spezifizieren)
- Zeigt Motivation, vorhandene Entwicklungspotenziale zu nutzen
- Zeigt Motivation, präventive Maßnahmen zu erlernen und anzuwenden
- Kennt den persönlichen Ausscheidungsrhythmus
- Verfügt über Wissen zu positiven und negative Einflussfaktoren (z. B. Flüssigkeitshaushalt, Wirkung von Nahrungsmitteln, Hygienefaktoren, Medikamente)
- Verfügt über Wissen zu den Risikofaktoren der beeinträchtigten Stuhlausscheidung
- Kennt den Umgang mit Inkontinenzhilfsmitteln
- Verfügt über Wissen über die Funktion des Verdauungssystems

5.1.2.3 Soziale/umgebungsbedingte Ressourcen

- Verfügt über finanzielle Mittel, um Hygieneartikel und Inkontinenzhilfsmittel zu kaufen (z. B. Reinigungsmittel, Inkontinenzeinlage)
- Erfährt Unterstützung durch eine Bezugsperson bei der Veränderung der Essgewohnheiten
- Erfährt Unterstützung durch eine Bezugsperson bei der Veränderung der Lebensgewohnheiten
- Verfügt über Intimsphäre bei der Stuhlausscheidung
- Verfügt über ein kultursensibles soziales Umfeld

- Erhält Unterstützung, wenn diese eingefordert wird
- Verfügt über eine Vertrauensperson
- Verfügt über die Möglichkeit, sich gesund zu ernähren (z. B. finanzielle Mittel, Kochgelegenheit, Infrastruktur)

5.1.3 Pflegeziele

Übergeordnetes Ziel
Erhält eine zufriedenstellende Stuhlausscheidung.

5.1.3.1 Ziele im körperlichen/funktionellen Bereich
- Wendet geeignete Methoden/Techniken an, um die Stuhlausscheidung zu kontrollieren (spezifizieren)
- Prüft selbstständig Menge, Geruch, Farbe und Formung des ausgeschiedenen Stuhls
- Stimmt die Ernährung auf die Stuhlausscheidung ab
- Trinkt der gesundheitlichen Situation angemessen (spezifizieren)
- Berichtet über normale Stuhlausscheidung mit weichem, geformten Stuhl (spezifizieren nach individuellen Gewohnheiten täglich, jeden 2. oder 3. Tag)
- Nimmt verdauungsfördernde Nahrungsmittel zu sich
- Führt ein Beckenbodentraining durch (spezifizieren)
- Führt ein der Gesundheitssituation angemessenes Bewegungsprogramm durch (spezifizieren)
- Äußert Schmerzfreiheit beim Stuhlgang
- Führt die Intimpflege durch
- Achtet auf angemessene Hygiene in Zusammenhang mit der Stuhlausscheidung (spezifizieren)
- Gestaltet den Tagesablauf in Abstimmung auf das persönliche Ausscheidungsmuster
- Pflegt regelmäßige soziale Kontakte (spezifizieren)
- Bewahrt das Selbstwertgefühl
- Schränkt den Gebrauch von Abführmedikamenten, Einläufen und Suppositorien ein (spezifizieren)
- Berichtet, eine Position gefunden zu haben, die die Stuhlausscheidung erleichtert
- Nimmt Beratung in Anspruch
- Holt bei Unklarheiten Informationen ein

5.1.3.2 Ziele im psychischen Bereich
- Äußert Zufriedenheit mit den Stuhlgewohnheiten (spezifizieren)
- Berichtet über Zufriedenheit mit alternativen Maßnahmen, um die Stuhlausscheidung zu fördern (spezifizieren: z. B. Bewegung, Flüssigkeitszufuhr, Massage)
- Beschreibt Risikofaktoren
- Nennt Zeichen einer beeinträchtigten Stuhlausscheidung
- Beschreibt Faktoren, die Einfluss auf die Stuhlausscheidung haben

- Äußert Bereitschaft, alltägliche Gewohnheiten an die Ausscheidungserfordernisse anzupassen
- Äußert Interesse an Informationen über die Verdauung
- Äußert Bereitschaft, die vereinbarten Maßnahmen durchzuführen
- Ist motiviert, Maßnahmen zur Verbesserung der Stuhlausscheidung durchzuführen
- Beschreibt die Funktionsweise des Verdauungstraktes
- Beschreibt Maßnahmen, die eine zufriedenstellende Stuhlausscheidung fördern (spezifizieren)
- Beschreibt Menge, Geruch und Farbe von unauffälligem und auffälligem Stuhl
- Akzeptiert erforderliche Maßnahmen, um die Darmfunktion zu fördern
- Akzeptiert die angebotene Unterstützung
- Nennt Probleme, die durch einen Missbrauch von Abführmitteln entstehen können (spezifizieren)
- Nennt Risiken, die im Zusammenhang mit der beeinträchtigten Stuhlausscheidung auftreten können (spezifizieren)
- Beschreibt die Bedeutung der Hygiene für die Gesundheit
- Nennt vertrauenswürdige Quellen für Beratung und Informationen

5.1.3.3 Ziele im sozialen/umgebungsbedingten Bereich
- Verfügt über Intimsphäre während der Ausscheidung
- Bezugsperson bietet sich als Gesprächspartner an
- Bezugsperson äußert wertschätzende Rückmeldungen
- Bezugsperson bietet Unterstützung an
- Erhält professionelle Unterstützungsleistungen
- Erhält Unterstützung aus finanziellen Ansprüchen

5.1.4 Pflegemaßnahmen

Die angeführten Maßnahmen sind beispielhaft und müssen individuell konkretisiert werden.

5.1.4.1 Pflegemaßnahmen im körperlichen/funktionellen Bereich
- Führen eines Stuhl-/Ernährungstagebuches, um das individuelle Ausscheidungsmuster zu erkennen
- Beobachten von Farbe, Geruch, Konsistenz, Menge und Häufigkeit der Stuhlentleerung
- Abhören des Darmes auf Geräusche (Motorik/Blähungen/Winde)
- Planen einer Tagesstruktur in Abstimmung auf das persönliche Ausscheidungsmuster
- Unterstützen bei der Anpassung der Lebensgewohnheiten (spezifizieren)
- Anleiten bei der Selbstbeobachtung hinsichtlich Veränderungen der Stuhlausscheidung
- Anleiten zum Beckenbodentraining
- Unterstützen bei den Übungen zur Stärkung der Beckenbodenmuskulatur
- Fördern von stressabbauenden Aktivitäten, um das Aneignen von individuell annehmbaren Ausscheidungsgewohnheiten zu unterstützen

- Anleiten bei Entspannungsübungen
- Trainieren von Entspannungstechniken
- Anleiten zur fachgerechten Intim- und Hautpflege
- Beobachten des Zustandes der Haut und der Schleimhäute
- Anbieten von wohltuenden Maßnahmen und Beschäftigungen, um die Aufmerksamkeit von den Stuhlgewohnheiten abzulenken
- Kontrolle des Körpergewichtes in vereinbarten Intervallen
- Flüssigkeitszufuhr entsprechend der gesundheitlichen Situation (spezifizieren)
- Achten auf Zeichen eines defizitären Flüssigkeitshaushaltes
- Anleiten zu Maßnahmen, die helfen, den Darm möglichst vollständig zu entleeren
- Ermutigen, die Umsetzung der erfolgreichen Maßnahmen beizubehalten
- Ermutigen, das Übungsprogramm durchzuführen, um Muskeltonus/-kraft einschließlich der perianalen Muskeln zu stärken
- Ermutigen Gefühle verbal auszudrücken

5.1.4.2 Pflegemaßnahmen im psychischen Bereich

- Besprechen der Einschätzung der aktuellen Situation durch den Betroffenen
- Beraten über Möglichkeiten zur Förderung von Wohlbefinden
- Informieren über die Funktion des Verdauungssystems
- Informieren über eine normale Darm- und Ausscheidungsfunktion sowie über Möglichkeiten zu ihrer Erhaltung und Förderung
- Informieren über die Bandbreite von üblichen Stuhlausscheidungsmustern
- Informieren über den Einfluss von Lebensstil und Umgebung auf die Stuhlausscheidung
- Informieren über den Zusammenhang von Ernährung und Stuhlausscheidung
- Informieren über die Bedeutung der Intimpflege nach der Darmentleerung
- Informieren über präventive Möglichkeiten gegen Infektionen
- Informieren über die Bedeutung der Stärkung der Beckenbodenmuskulatur und deren Einfluss auf die Kontrolle der Stuhlausscheidung
- Informieren, wann die Anwendung von Medikamenten/Darmeinläufen angezeigt ist und wann nicht
- Informieren über die nachteilige Wirkung von zu häufig angewendeten Medikamenten/ Darmeinläufen
- Informieren über Zeichen/Symptome, die auf Komplikationen hinweisen und eine medizinische Kontrolle erfordern
- Informieren über eine der Gesundheitssituation angepassten Flüssigkeitszufuhr
- Beraten, wie die Flüssigkeitsaufnahme über den Tag gefördert werden kann
- Besprechen von individuellen Stressfaktoren und Bewältigungsformen
- Besprechen möglicher Verbesserungspotenziale aus der Sicht des Betroffenen
- Beraten zur Wirkung von Nahrungsmitteln und Getränken auf die Stuhlausscheidung
- Beraten über den Zusammenhang zwischen Ernährung, körperlicher Bewegung und Stuhlausscheidung
- Beraten zu einer ausgewogenen Ernährung mit hohem Ballaststoffanteil und ausreichender Flüssigkeit (spezifizieren)
- Beraten zur Nahrungsmittelauswahl und -zubereitung
- Beraten zu stuhlfördernden und stuhlhemmenden Methoden

— Motivieren, nach dem Aufstehen ein warmes stimulierendes Getränk einzunehmen
— Motivieren zum Training der Beckenbodenmuskulatur
— Motivieren zu vermehrter Aktivität/Bewegung, entsprechend der individuellen Leistungsfähigkeit
— Anbieten von Gesprächen
— Beraten über Unterstützungsmöglichkeiten
— Informieren über Möglichkeit der Ernährungsberatung
— Informieren über die Möglichkeit einer Psychotherapie bei Anzeichen auf psychosomatische Risikofaktoren
— Informieren über Möglichkeit einer speziellen Kontinenzberatung
— Anbieten von Informationsmaterial

5.1.4.3 Pflegemaßnahmen im sozialen/umgebungsbedingten Bereich

— Wahren der Privat-/Intimsphäre bei der Ausscheidung
— Informieren der Bezugsperson
— Anleiten/Schulen der Bezugsperson
— Schulen der Bezugspersonen, Komplikationen zu erkennen, die eine medizinische Behandlung erfordern
— Unterstützen bei der Nutzung von Informations- und Beratungsangeboten (z. B. Kontinenzberatungsstelle)
— Unterstützen bei der Inanspruchnahme von Unterstützungsleistungen
— Unterstützen bei der Inanspruchnahme von finanziellen Ansprüchen

5.2 Stuhlausscheidung, beeinträchtigt

Pflegediagnose 40052

> **Definition**
>
> Ein Pflegephänomen, bei dem ein Mensch aus somatischen und/oder psychischen Gründen in der geregelten Entleerung des Darms beeinträchtigt ist.

Anmerkung der Autoren

Diese Pflegediagnose dient der Beschreibung von Beeinträchtigungen in der Stuhlausscheidung (wie Durchfall, Verstopfung, Inkontinenz), die auf Grund von körperlichen oder psychischen Veränderungen auftreten.

Zur Beschreibung von Beeinträchtigungen der Selbstpflege im Rahmen der Stuhlausscheidung sowie dem sicheren Umgang mit einer künstlichen Stuhlableitung empfehlen die Autoren folgende Pflegediagnosen:

PD Ausscheidung, Handhabung, Entwicklung der Ressourcen

PD Ausscheidung, Handhabung, beeinträchtigt

5.2.1 Ätiologie

5.2.1.1 Körperliche/funktionelle Ursachen

- Überanstrengung
- Mangelnde Bewegung im Alltag
- Regressives Verhalten
- Überdehnung durch Verstopfung
- Hoher abdominaler oder intestinaler Druck
- Beeinträchtigte Energie/Kraft
- Beeinträchtigte Energie/Kraft der Bauchmuskeln
- Ballaststoffarme Ernährung
- Beeinträchtigter Flüssigkeitshaushalt
- Nahrungsmittelunverträglichkeit/-allergie (spezifizieren)
- Beeinträchtigte kognitive Fähigkeiten (spezifizieren)
- Beeinträchtigte Kontrolle der Schließmuskulatur
- Unterdrücken/Ignorieren des Stuhldrangs
- Adipositas
- Beeinträchtigte körperliche Mobilität (spezifizieren)
- Beeinträchtigte Beckenbodenmuskulatur
- Verdorbene Lebensmittel
- Beeinträchtigte Funktion der Stuhlausscheidungsorgane (spezifizieren)
- Ungewohnte Körperposition bei der Stuhlausscheidung
- Schmerzen
- Schwangerschaft
- Beeinträchtigte Sinneswahrnehmung (spezifizieren)
- Beeinträchtigte Wahrnehmung von Stuhldrang
- Substanzmissbrauch (spezifizieren: z. B. Laxantien, Alkohol, Nahrungsmittel)
- Drogenkonsum (spezifizieren)
- Medikamentenwirkung (spezifizieren)
- Übermäßige Anwendung von „Stuhlweichmacher"/Abführmitteln (Gewöhnungseffekt)
- Vergiftung (spezifizieren)
- Mangelnde Abstimmung des Tagesablaufes auf das persönliche Ausscheidungsmuster
- Beeinträchtigter Verdauungstrakt
- Beeinträchtigte Darmperistaltik

5.2.1.2 Psychische Ursachen

- Hemmung, Unterstützung bei der Stuhlausscheidung anzunehmen
- Beeinträchtigte Bewusstseinslage
- Beeinträchtigte kognitive Fähigkeiten, Zusammenhänge zwischen Einflussfaktoren und Stuhlausscheidung herzustellen
- Fehleinschätzung der Situation (z. B. hat das Gefühl, mit Stuhl überfüllt zu sein)
- Stress
- Aufregung
- Konflikte mit Betreuungspersonen
- Mangelndes Interesse an gesunder Lebensweise

- Instrumentalisieren der Stuhlausscheidung zur Erreichung von Zielen
- Angst (spezifizieren)
- Werthaltungen (spezifizieren)
- Mangelndes Wissen über positive und negative Einflussfaktoren (z. B. Flüssigkeitshaushalt, Wirkung von Nahrungsmitteln, Medikamente)
- Mangelndes Wissen über das Verdauungssystem und die Stuhlausscheidung

5.2.1.3 Soziale/umgebungsbedingte Ursachen

- Fehllage der Ernährungssonde
- Sondenernährung
- Mangelnde finanzielle Mittel, um gesunde Lebensmittel zu kaufen
- Veränderung der üblichen Nahrungs- und Essgewohnheiten (z. B. Kur-/Krankenhausaufenthalt)
- Mangelnde Berücksichtigung individueller Ausscheidungsrituale (z. B. Hygiene)
- Mangelnde Intimsphäre
- Mangelnde Unterstützung durch das soziale Umfeld (spezifizieren)
- Mangelnder Zugang zu gesunden Nahrungsmitteln (z. B. fehlende Infrastruktur)

5.2.2 Symptome

5.2.2.1 Aus der Sicht des Betroffenen

- Beeinträchtigung, die Stuhlentleerung zu verzögern
- Unwillkürliche Stuhlentleerung
- Unvollständige Stuhlentleerung
- Äußerung, den Stuhldrang nicht wahrnehmen zu können
- Äußerungen über erschwerte Stuhlausscheidung
- Verminderung der gewohnten Stuhlmenge
- Abnahme der gewohnten Entleerungshäufigkeit
- Schmerzen
- Anstrengung beim Stuhlgang
- Druck-/Völlegefühl
- Blähungen
- Beeinträchtigter Appetit
- Erschöpfung
- Übelkeit und/oder Erbrechen
- Häufiger Stuhlgang (mehr als 3 mal pro Tag)
- Dünne, wässrige Stühle
- Bauchkrämpfe
- Übelriechender Stuhl

5.2.2.2 Aus der Sicht der Pflegeperson

- Konstanter Verlust von Stuhl
- Geruchsbildung
- Fäkale Spuren auf der Kleidung/Bettwäsche
- Stuhlentleerung vor Erreichen der WC-Anlage
- Perianal gerötete Haut

- Veränderung der Darmgeräusche
- Geblähter Bauch
- Weicher, salbenartiger (schmieriger) Stuhl im Rektum
- Harter, geformter Stuhl
- Stuhlknollen im Rektum
- Farbveränderungen/Beimengungen (z. B. reiswasserähnlich)
- Herz-Kreislaufsymptomatik (z. B. Blutdruckabfall, Pulsanstieg, Schwindel)
- Gewichtsabnahme

5.2.3 Ressourcen

Die Ressourcen eines Menschen können körperlicher/funktioneller, psychischer und sozialer/umgebungsbedingter Art sein. Achten Sie immer auf eine umfassende Beurteilung der Ressourcen. Die folgende Aufzählung der Ressourcen kann individuell ergänzt werden.

5.2.3.1 Körperliche/funktionelle Ressourcen
- Führt regelmäßig körperliche Aktivitäten durch
- Führt regelmäßig Bewegungsübungen durch
- Hält Behandlungsempfehlungen ein
- Verfügt über Energie/Kraft der Bauchmuskeln
- Wendet Entspannungsmethoden an
- Nimmt der gesundheitlichen Situation angemessen Ballaststoffe zu sich
- Trinkt der gesundheitlichen Situation angemessen (spezifizieren)
- Wendet Inkontinenzhilfsmittel bedarfsorientiert an
- Verfügt über willentliche Kontrolle der Schließmuskulatur
- Erreicht die WC-Anlage
- Verfügt über intakte Beckenbodenmuskulatur
- Führt die vereinbarte Beckenbodengymnastik durch
- Nimmt eine geeignete Position für die Stuhlausscheidung ein
- Entleert den Darm schmerzfrei
- Führt die Selbstpflege im Rahmen der Stuhlausscheidung durch
- Verspürt Stuhldrang
- Gestaltet den Tagesablauf in Abstimmung auf das persönliche Ausscheidungsmuster
- Nimmt Beratungsangebote wahr
- Verfügt über funktionierenden Verdauung

5.2.3.2 Psychische Ressourcen
- Akzeptiert Unterstützung bei der Stuhlausscheidung
- Verfügt über kognitive Fähigkeiten, um Zusammenhänge zwischen Einflussfaktoren und Stuhlausscheidung herzustellen
- Zeigt Interesse, die Lebensgewohnheiten/Ernährungsgewohnheiten zu verändern
- Zeigt Interesse an ausscheidungsbezogenen Informationen (spezifizieren)
- Zeigt Motivation, vorhandene Entwicklungspotenziale zu nutzen
- Zeigt Motivation, präventive Maßnahmen zu erlernen und anzuwenden
- Kennt den persönlichen Ausscheidungsrhythmus

- Verfügt über Wissen zu positiven und negative Einflussfaktoren (z. B. Flüssigkeitshaushalt, Wirkung von Nahrungsmitteln, Hygienefaktoren, Medikamente)
- Verfügt über Wissen zu den ursächlichen Faktoren der beeinträchtigten Stuhlausscheidung
- Kennt den Umgang mit Inkontinenzhilfsmitteln
- Verfügt über Wissen über die Funktion des Verdauungssystems

5.2.3.3 Soziale/umgebungsbedingte Ressourcen

- Verfügt über finanzielle Mittel, um Hygieneartikel und Inkontinenzhilfsmittel zu kaufen (z. B. Reinigungsmittel, Inkontinenzeinlage)
- Erfährt Unterstützung durch eine Bezugsperson bei der Veränderung der Essgewohnheiten
- Erfährt Unterstützung durch eine Bezugsperson bei der Veränderung der Lebensgewohnheiten
- Verfügt über Intimsphäre bei der Stuhlausscheidung
- Verfügt über ein kultursensibles soziales Umfeld
- Erhält Unterstützung, wenn diese eingefordert wird
- Verfügt über eine Vertrauensperson
- Verfügt über die Möglichkeit, sich gesund zu ernähren (z. B. finanzielle Mittel, Kochgelegenheit, Infrastruktur)

5.2.4 Pflegeziele

> **Übergeordnetes Ziel**
> Scheidet Stuhl beschwerdefrei und zufriedenstellend aus.

5.2.4.1 Ziele im körperlichen/funktionellen Bereich

- Wendet geeignete Verhaltensweisen/Techniken an, um die Stuhlausscheidung zu kontrollieren (spezifizieren)
- Prüft selbstständig Menge, Geruch, Farbe und Formung des ausgeschiedenen Stuhls
- Führt ein Ernährung-/Stuhlausscheidungsprotokoll
- Stimmt die Ernährung auf die Stuhlausscheidung ab
- Überprüft den persönlichen Flüssigkeitsbedarf
- Trinkt der gesundheitlichen Situation angemessen (spezifizieren)
- Trinkt die vereinbarte Flüssigkeitsmenge (spezifizieren)
- Äußert wahrgenommene Verbesserungen der Darmentleerung (spezifizieren)
- Berichtet über normale Stuhlausscheidung mit weichem, geformten Stuhl (spezifizieren nach individuellen Gewohnheiten täglich, jeden 2. oder 3. Tag)
- Passt sich an die vereinbarte Lebensweise an (spezifizieren)
- Nimmt verdauungsfördernde Nahrungsmittel zu sich
- Führt ein Beckenbodentraining durch (spezifizieren)
- Führt ein der Gesundheitssituation angemessenes Bewegungsprogramm durch (spezifizieren)

- Äußert Schmerzfreiheit beim Stuhlgang
- Führt die Intimpflege durch
- Achtet auf angemessene Hygiene in Zusammenhang mit der Stuhlausscheidung (spezifizieren)
- Führt die Versorgung mit Inkontinenzhilfsmitteln selbstständig durch
- Gestaltet den Tagesablauf in Abstimmung auf das persönliche Ausscheidungsmuster
- Pflegt regelmäßige soziale Kontakte (spezifizieren)
- Schränkt den Gebrauch von Abführmedikamenten, Einläufen und Suppositorien ein
- Führt eine Therapie zur persönlichen Problembewältigung durch (spezifizieren)
- Berichtet, eine Position gefunden zu haben, welche die Stuhlausscheidung erleichtert
- Nimmt eine Kontinenzberatung in Anspruch
- Spricht über die Schwierigkeiten bei der Stuhlausscheidung
- Holt bei Unklarheiten Informationen ein

5.2.4.2 Ziele im psychischen Bereich

- Äußert Zufriedenheit mit den Stuhlgewohnheiten (spezifizieren)
- Berichtet über Zufriedenheit mit alternativen Maßnahmen, um die Stuhlausscheidung zu fördern (spezifizieren: z. B. Bewegung, Flüssigkeitszufuhr, Massage)
- Bewahrt das Selbstwertgefühl
- Beschreibt die Ursachen des aktuellen Gesundheitszustandes
- Nennt Zeichen der beeinträchtigten Stuhlausscheidung
- Nennt Faktoren, die Einfluss auf die Stuhlausscheidung haben
- Äußert den Wunsch, die Stuhlausscheidung zu kontrollieren
- Äußert Bereitschaft, alltägliche Gewohnheiten an die Ausscheidungserfordernisse anzupassen
- Äußert Interesse an Informationen über die Verdauung
- Äußert Bereitschaft, die vereinbarten Maßnahmen durchzuführen
- Ist motiviert, Maßnahmen zur Verbesserung der Stuhlausscheidung durchzuführen
- Beschreibt die Funktionsweise des Verdauungstraktes
- Beschreibt Maßnahmen, die eine zufriedenstellende Stuhlausscheidung fördern (spezifizieren)
- Beschreibt Menge, Geruch und Farbe von unauffälligem und auffälligem Stuhl
- Nennt mögliche Behandlungsstrategien
- Beschreibt den vereinbarten Behandlungsplan
- Akzeptiert erforderliche Maßnahmen, um die Darmfunktion zu fördern
- Akzeptiert die angebotene Unterstützung
- Nennt Probleme, die durch einen Missbrauch von Abführmitteln entstehen können (spezifizieren)
- Nennt Risiken, die im Zusammenhang mit der beeinträchtigten Stuhlausscheidung auftreten können (spezifizieren)
- Nennt angemessene Inkontinenzhilfsmittel (spezifizieren)
- Beschreibt die Bedeutung der Hygiene für die Gesundheit
- Nennt vertrauenswürdige Quellen für Beratung und Informationen

5.2.4.3 Ziele im sozialen/umgebungsbedingten Bereich

— Verfügt über Intimsphäre während der Ausscheidung
— Bezugsperson bietet sich als Gesprächspartner an
— Bezugsperson äußert wertschätzende Rückmeldungen
— Bezugsperson bietet Unterstützung an
— Erhält professionelle Unterstützungsleistungen
— Erhält Unterstützung aus finanziellen Ansprüchen

5.2.5 Pflegemaßnahmen

Die angeführten Maßnahmen sind beispielhaft und müssen individuell konkretisiert werden.

5.2.5.1 Pflegemaßnahmen im körperlichen/funktionellen Bereich

— Führen eines Stuhl-/Ernährungstagebuches, um das individuelle Ausscheidungsmuster zu erkennen
— Adäquate Inkontinenzhilfsmittelversorgung (anhand des Schweregrades der Stuhlinkontinenz, vgl. Charité – Campus Benjamin Franklin Chirurgische Klinik I 2008; Internet)
— Grad 1: Leichte Form – Gelegentliches Stuhlschmieren oder Abgang von Darmgasen
— Grad 2: Mittlere Form – Unkontrollierter Abgang von flüssigem Stuhl
— Grad 3: Schwere Form – Unkontrollierter Abgang von geformtem Stuhl
— Beobachten von Farbe, Geruch, Konsistenz, Menge und Häufigkeit der Stuhlentleerung
— Abhören des Darmes auf Geräusche (Motorik/Blähungen/Winde)
— Vergleichen von derzeitigen und früheren Stuhlgewohnheiten
— Durchführen eines Toilettentrainings nach geplanten Intervallen
— Planen einer Tagesstruktur in Abstimmung auf das persönliche Ausscheidungsmuster
— Unterstützen bei der Anpassung der Lebensgewohnheiten (spezifizieren)
— Anleiten bei der Selbstbeobachtung hinsichtlich Veränderungen der Stuhlausscheidung
— Führen einer Ein- und Ausfuhrbilanz
— Anleiten zur Regulierung der Darmfunktion, zur Zunahme von Stuhlkonsistenz und -volumen (z. B. diätetische Maßnahmen, Aufnahme von Quellmitteln)
— Anleiten im Umgang mit Inkontinenzhilfsmitteln
— Unterstützen bei der Anwendung von Inkontinenzhilfsmitteln (spezifizieren)
— Anleiten zum Beckenbodentraining
— Unterstützen bei den Übungen zur Stärkung der Beckenbodenmuskulatur
— Fördern von stressabbauenden Aktivitäten, um das Aneignen von individuell annehmbaren Ausscheidungsgewohnheiten zu unterstützen
— Anleiten bei Entspannungsübungen
— Trainieren von Entspannungstechniken
— Anleiten zur fachgerechten Intim- und Hautpflege
— Beobachten des Zustandes der Haut und der Schleimhäute

- Unterstützen bei der Intim- und Hautpflege nach jedem Stuhlgang
- Anbieten von wohltuenden Maßnahmen und Beschäftigungen, um die Aufmerksamkeit von den Stuhlgewohnheiten abzulenken
- Kontrolle des Körpergewichtes in vereinbarten Intervallen
- Flüssigkeitszufuhr entsprechend der gesundheitlichen Situation (spezifizieren)
- Achten auf Zeichen eines defizitären Flüssigkeitshaushaltes
- Anwenden von feuchtwarmen Bauchwickeln oder Kompressen zur Krampflösung und Entspannung (spezifizieren)
- Anleiten zu Maßnahmen, die helfen, den Darm möglichst vollständig zu entleeren
- Durchführen einer Kolonmassage
- Entfernen von Kotsteinen durch eine digitale rektale Ausräumung

5.2.5.2 Pflegemaßnahmen im psychischen Bereich

- Besprechen der Einschätzung der aktuellen Situation durch den Betroffenen
- Besprechen der Auswirkungen der beeinträchtigten Stuhlausscheidung auf die Lebensgewohnheiten
- Beraten über Möglichkeiten zur Förderung von Wohlbefinden
- Beraten bei der Anpassung der Lebensweise an die aktuelle Situation
- Informieren über die Funktion des Verdauungssystems
- Informieren über eine normale Darm- und Ausscheidungsfunktion sowie über Möglichkeiten zu ihrer Erhaltung und Förderung
- Informieren über die Bandbreite von üblichen Stuhlausscheidungsmustern
- Informieren über den Einfluss von Lebensstil und Umgebung auf die Stuhlausscheidung
- Informieren über den Zusammenhang von Ernährung und Stuhlausscheidung
- Informieren über die Wichtigkeit der Intimpflege nach der Darmentleerung
- Informieren über präventive Möglichkeiten gegen Infektionen
- Informieren über die Bedeutung der Stärkung der Beckenbodenmuskulatur und deren Einfluss auf die Kontrolle der Stuhlausscheidung
- Informieren über die Anwendung von Laxantien, um die Stuhlentleerung zur geplanten Zeit zu erwirken
- Informieren, wann die Anwendung von Medikamenten/Darmeinläufen angezeigt ist und wann nicht
- Informieren über die nachteilige Wirkung von zu häufig angewendeten Medikamente/ Darmeinläufe
- Informieren über Zeichen/Symptome, die auf Komplikationen hinweisen und eine medizinische Kontrolle erfordern
- Informieren über eine der Gesundheitssituation angepassten Flüssigkeitszufuhr
- Beraten, wie die Flüssigkeitsaufnahme über den Tag gefördert werden kann
- Besprechen der verfügbaren Ressourcen
- Besprechen von individuellen Stressfaktoren und Bewältigungsformen
- Besprechen möglicher Verbesserungspotenziale aus der Sicht des Betroffenen
- Beraten zur Wirkung von Nahrungsmitteln und Getränken auf die Stuhlausscheidung
- Beraten über den Zusammenhang zwischen Ernährung, körperlicher Bewegung und Stuhlausscheidung

— Beraten zu einer ausgewogenen Ernährung mit hohem Ballaststoffanteil und ausreichender Flüssigkeit (spezifizieren)
— Beraten zur Nahrungsmittelauswahl und -zubereitung
— Beraten über erreichbare Ziele aus pflegerischer Sicht
— Beraten zu geeigneten Inkontinenzhilfsmitteln
— Beraten zu stuhlfördernden und stuhlhemmenden Methoden
— Anerkennen von erfolgreich umgesetzten Maßnahmen
— Motivieren, nach dem Aufstehen ein warmes stimulierendes Getränk einzunehmen
— Motivieren zum Training der Beckenbodenmuskulatur
— Motivieren zu vermehrter Aktivität/Bewegung, entsprechend der individuellen Leistungsfähigkeit
— Ermutigen, die Umsetzung der erfolgreichen Maßnahmen beizubehalten
— Ermutigen, das Übungsprogramm durchzuführen, um Muskeltonus/-kraft einschließlich der perianalen Muskeln zu stärken
— Anbieten von Gesprächen
— Ermutigen, über Befürchtungen und Sorgen zu sprechen (z. B. Störung der sexuellen Aktivität, Arbeitsunfähigkeit)
— Anbieten von emotionaler Unterstützung
— Ermutigen Gefühle verbal auszudrücken
— Ermutigen zur Planung sozialer Aktivitäten in Abstimmung mit den individuellen Ausscheidungsgewohnheiten
— Unterstützen bei der Anpassung der Lebensgewohnheiten (spezifizieren)
— Beraten bei der Beschaffung von Inkontinenzhilfsmitteln
— Beraten über Unterstützungsmöglichkciten
— Informieren über Möglichkeit der Ernährungsberatung
— Informieren über die Möglichkeit einer Psychotherapie bei Anzeichen auf psychosomatische Ursachen
— Informieren über Möglichkeit einer speziellen Kontinenzberatung
— Anbieten von Informationsmaterial

5.2.5.3 Pflegemaßnahmen im sozialen/umgebungsbedingten Bereich

— Wahren der Privat-/Intimsphäre bei der Ausscheidung
— Informieren der Bezugsperson
— Bezugsperson ermutigen, an der Routinepflege teilzunehmen
— Einbeziehen und Anleiten von Bezugspersonen in der korrekten Durchführung von Hygiene- und Pflegemaßnahmen nach jeder Stuhlentleerung
— Anleiten/Schulen der Bezugsperson
— Schulen der Bezugspersonen, Komplikationen zu erkennen, die eine medizinische Behandlung erfordern
— Organisieren von Gesprächsmöglichkeiten zwischen den Personen, die an der Pflege des Betroffenen beteiligt sind
— Unterstützen bei der Nutzung von Informations- und Beratungsangeboten (z. B. Kontinenzberatungsstelle)
— Unterstützen bei der Inanspruchnahme von Unterstützungsleistungen
— Unterstützen bei der Inanspruchnahme von finanziellen Ansprüchen

5.3 Stuhlausscheidung, Entwicklung der Ressourcen

Pflegediagnose 40053

> **Definition**
>
> Ein Pflegephänomen, bei dem ein Mensch seine somatischen und/oder psychischen Möglichkeiten für eine angemessene und zufriedenstellende Entleerung des Darms stärken und/oder erweitern möchte.

Anmerkung der Autoren

Diese Pflegediagnose ist eine Gesundheitsdiagnose und beinhaltet keine möglichen Ursachen, sondern Ressourcen. Nähere Informationen zu Gesundheitsdiagnosen finden sich im einleitenden Abschnitt „Gesundheitspflegediagnosen".

Zur Beschreibung von Entwicklungswünschen zur Selbstpflege im Rahmen der Stuhlausscheidung sowie dem sicheren Umgang mit einer künstlichen Stuhlableitung empfehlen die Autoren folgende Pflegediagnose:

PD Ausscheidung, Handhabung, Entwicklung der Ressourcen

5.3.1 Ressourcen

Die Ressourcen eines Menschen können körperlicher/funktioneller, psychischer und sozialer/umgebungsbedingter Art sein. Achten Sie immer auf eine umfassende Beurteilung der Ressourcen. Die folgende Aufzählung der Ressourcen kann individuell ergänzt werden.

5.3.1.1 Körperliche/funktionelle Ressourcen

- Führt regelmäßig körperliche Aktivitäten durch
- Führt regelmäßig Bewegungsübungen durch
- Verfügt über Energie/Kraft der Bauchmuskeln
- Wendet Entspannungsmethoden an
- Nimmt der gesundheitlichen Situation angemessen Ballaststoffe zu sich
- Trinkt der gesundheitlichen Situation angemessen (spezifizieren)
- Wendet Inkontinenzhilfsmittel bedarfsorientiert an
- Verfügt über willentliche Kontrolle der Schließmuskulatur
- Erreicht die WC-Anlage
- Verfügt über intakte Beckenbodenmuskulatur
- Führt die vereinbarte Beckenbodengymnastik durch
- Nimmt eine geeignete Position für die Stuhlausscheidung ein
- Entleert den Darm schmerzfrei
- Führt die Selbstpflege im Rahmen der Stuhlausscheidung durch
- Verspürt Stuhldrang
- Gestaltet den Tagesablauf in Abstimmung auf das persönliche Ausscheidungsmuster
- Nimmt Beratungsangebote wahr
- Verfügt über funktionierende Verdauung

5.3.1.2 Psychische Ressourcen

— Akzeptiert Unterstützung bei der Stuhlausscheidung
— Verfügt über kognitive Fähigkeiten, um Zusammenhänge zwischen Einfluss-
  faktoren und Stuhlausscheidung herzustellen
— Zeigt Interesse, die Lebensgewohnheiten/Ernährungsgewohnheiten zu verändern
— Zeigt Interesse an ausscheidungsbezogenen Informationen (spezifizieren)
— Zeigt Motivation, vorhandene Entwicklungspotenziale zu nutzen
— Zeigt Motivation, präventive Maßnahmen zu erlernen und anzuwenden
— Kennt den persönlichen Ausscheidungsrhythmus
— Verfügt über Wissen zu positiven und negative Einflussfaktoren (z. B. Flüssig-
  keitshaushalt, Wirkung von Nahrungsmitteln, Hygienefaktoren, Medikamente)
— Kennt den Umgang mit Inkontinenzhilfsmitteln
— Verfügt über Wissen über die Funktion des Verdauungssystems

5.3.1.3 Soziale/umgebungsbedingte Ressourcen

— Verfügt über finanzielle Mittel, um Hygieneartikel und Inkontinenzhilfsmittel zu
  kaufen (z. B. Reinigungsmittel, Inkontinenzeinlage)
— Erfährt Unterstützung durch eine Bezugsperson bei der Veränderung der Essge-
  wohnheiten
— Verfügt über Intimsphäre bei der Stuhlausscheidung
— Verfügt über ein kultursensibles soziales Umfeld
— Erhält Unterstützung, wenn diese eingefordert wird
— Verfügt über eine Vertrauensperson
— Verfügt über die Möglichkeit, sich gesund zu ernähren (z. B. finanzielle Mittel,
  Kochgelegenheit, Infrastruktur)

5.3.2 Pflegeziele

> **Übergeordnetes Ziel**
> Verfügt über die Kompetenz, eine angemessene und zufriedenstellende Stuhlaus-
> scheidung zu fördern.

5.3.2.1 Ziele im körperlichen/funktionellen Bereich

— Wendet geeignete Verhaltensweisen/Techniken an, um die Stuhlausscheidung zu
  kontrollieren (spezifizieren)
— Führt ein Ernährung-/Stuhlausscheidungsprotokoll
— Prüft selbstständig Menge, Geruch, Farbe und Formung des ausgeschiedenen
  Stuhls
— Stimmt die Ernährung auf die Stuhlausscheidung ab
— Gestaltet den Tagesablauf in Abstimmung auf das persönliche Ausscheidungs-
  muster
— Überprüft den persönlichen Flüssigkeitsbedarf
— Trinkt der gesundheitlichen Situation angemessen (spezifizieren)

— Führt ein der Gesundheitssituation angemessenes Bewegungsprogramm durch (spezifizieren)
— Führt ein Beckenbodentraining durch (spezifizieren)
— Nutzt erkannte Handlungsmöglichkeiten durch das Umsetzen entsprechender Maßnahmen (spezifizieren)
— Achtet auf angemessene Hygiene in Zusammenhang mit der Stuhlausscheidung (spezifizieren)
— Nimmt eine Kontinenzberatung in Anspruch

5.3.2.2 Ziele im psychischen Bereich

— Äußert Bereitschaft, erkannte Verbesserungsmöglichkeiten in den Alltag integrieren zu wollen
— Äußert den Wunsch, die eigene Stuhlausscheidung zu kontrollieren
— Nennt die individuell vorhandenen Möglichkeiten für Verbesserungen (spezifizieren)
— Nennt individuell relevante Faktoren, die Einfluss auf die Stuhlausscheidung haben (spezifizieren)
— Beschreibt die Funktionsweise des Verdauungssystems
— Beschreibt Farbe, Geruch und Formung von unauffälligem und auffälligem Stuhl
— Beschreibt die Rolle der Hygiene für die Gesundheit
— Beschreibt Maßnahmen, die eine verbesserte Stuhlausscheidung fördern
— Nennt vertrauenswürdige Quellen für Beratung und Informationen

5.3.2.3 Ziele im sozialen/umgebungsbedingten Bereich

— Bezugsperson bietet sich als Gesprächspartner an
— Bezugsperson äußert wertschätzende Rückmeldungen
— Bezugsperson bietet Unterstützung an
— Hat Inkontinenzhilfsmittel zur Verfügung
— Erhält Unterstützung aus bestehenden finanziellen Ansprüchen

5.3.3 Pflegemaßnahmen

Die angeführten Maßnahmen sind beispielhaft und müssen individuell konkretisiert werden.

5.3.3.1 Pflegemaßnahmen im körperlichen/funktionellen Bereich

— Unterstützen beim Planen einer Tagesstruktur in Abstimmung auf das persönliche Ausscheidungsmuster
— Unterstützen bei der Anpassung der Lebensgewohnheiten (spezifizieren)
— Anleiten, eine Flüssigkeitsbilanz zu führen
— Anleiten im Umgang mit Inkontinenzhilfsmitteln
— Anleiten zu Maßnahmen, die helfen, den Darm möglichst vollständig zu entleeren (z. B. Anspannen der Bauchmuskeln, Vorbeugen des Oberkörpers, manueller Druck, Stimulieren der Darmperistaltik durch Massage entlang des Kolonverlaufs)
— Anleiten zur fachgerechten Intimpflege
— Unterstützen bei der Anwendung von Inkontinenzhilfsmitteln (spezifizieren)

- Anleiten zum Beckenbodentraining
- Anleiten bei Entspannungsübungen
- Trainieren von Entspannungstechniken
- Kontrolle des Körpergewichtes in vereinbarten Intervallen
- Ermutigen, Gefühle verbal auszudrücken
- Unterstützen bei der Nutzung von Informations- und Beratungsangeboten (z. B. Kontinenzberatungsstelle)
- Unterstützen bei der Inanspruchnahme von Unterstützungsleistungen
- Unterstützen bei der Inanspruchnahme von finanziellen Ansprüchen

5.3.3.2 Pflegemaßnahmen im psychischen Bereich

- Besprechen der Einschätzung der aktuellen Situation durch den Betroffenen
- Beraten über Möglichkeiten zur Förderung von Wohlbefinden
- Informieren über die Funktion des Verdauungssystems
- Informieren über den Einfluss von Lebensstil und Umgebung auf die Stuhlausscheidung
- Informieren über Einflussfaktoren
- Informieren über den Zusammenhang von Ernährung und Stuhlausscheidung
- Informieren über präventive Möglichkeiten gegen Infektionen
- Beraten, wie die Flüssigkeitsaufnahme über den Tag gefördert werden kann
- Besprechen der verfügbaren Ressourcen
- Besprechen möglicher Verbesserungspotenziale aus der Sicht des Betroffenen
- Beraten über erreichbare Ziele aus pflegerischer Sicht
- Beraten zu geeigneten Inkontinenzhilfsmitteln
- Beraten zu stuhlfördernden und stuhlhemmenden Methoden
- Anerkennen von erfolgreich umgesetzten Maßnahmen
- Motivieren zum Training der Beckenbodenmuskulatur
- Ermutigen, die Umsetzung der vereinbarten Maßnahmen beizubehalten
- Anbieten von Gesprächen
- Beraten über Unterstützungsmöglichkeiten
- Informieren über Möglichkeit der Ernährungsberatung
- Informieren über Möglichkeit einer speziellen Kontinenzberatung

5.3.3.3 Pflegemaßnahmen im sozialen/umgebungsbedingten Bereich

- Wahren der Privatsphäre bei der Ausscheidung
- Informieren der Bezugsperson
- Anleiten/Schulen der Bezugsperson
- Organisieren von Gesprächsmöglichkeiten zwischen den Personen, die an der Pflege des Betroffenen beteiligt sind

5.4 Harnausscheidung, beeinträchtigt, Risiko

Pflegediagnose 40061

Definition

Ein Pflegephänomen, bei dem das Risiko besteht, dass ein Mensch aus somatischen und/oder psychischen Gründen eine Beeinträchtigung in der Harnausscheidung erlebt.

Anmerkung der Autoren

Eine Risiko-Diagnose kann nicht durch Zeichen und Symptome belegt werden, da das Problem nicht aufgetreten ist und die Pflegemaßnahmen die Prävention bezwecken.

5.4.1 Risikofaktoren

5.4.1.1 Körperliche/funktionelle Risikofaktoren

- Erhöhter intraabdomineller Druck (z. B. bei Adipositas, Schwangerschaft, Geburt, Heben, Lachen, Nießen, Husten, Stiegen steigen)
- Beeinträchtigte Energie/Kraft des Blasenschließmuskels
- Defizitärer Flüssigkeitshaushalt (spezifizieren)
- Veränderte Harnproduktion (z. B. Diuretika, Nahrungsmittel, Getränke)
- Beeinträchtigte Kontrolle der Schließmuskulatur
- Physisches Trauma (spezifizieren)
- Beeinträchtigte Beckenbodenmuskulatur
- Beeinträchtigte Funktion der Harnausscheidungsorgane (z. B. Verengungen, Fisteln, Missbildungen)
- Ungewohnte Körperposition bei der Harnausscheidung
- Schmerzen
- Mangelnde Abstimmung des Tagesablaufes auf das persönliche Ausscheidungsmuster

5.4.1.2 Psychische Risikofaktoren

- Verneinung der Harnausscheidungssituation (z. B. nicht wahr haben können)
- Überschätzen der persönlichen Belastungsgrenzen
- Emotionale Belastung (z. B. Anspannung, Aufregung, Stress, Angst, Furcht)
- Schamgefühl (z. B. beeinträchtigte Intimsphäre)
- Mangelndes Wissen über positive und negative Einflussfaktoren (z. B. Flüssigkeit, Nahrungsmittel, Medikamente)

5.4.1.3 Soziale/umgebungsbedingte Risikofaktoren

- Mangelnde finanzielle Mittel für die Versorgung mit Inkontinenzhilfsmitteln
- Mangelnde Unterstützung durch das soziale Umfeld (spezifizieren)
- Lebenssituation mit unvermeidbaren körperlichen Belastungen (z. B. wohnt im 4. Stock ohne Lift)

5.4.2 **Ressourcen**

Die Ressourcen eines Menschen können körperlicher/funktioneller, psychischer und sozialer/umgebungsbedingter Art sein. Achten Sie immer auf eine umfassende Beurteilung der Ressourcen. Die folgende Aufzählung der Ressourcen kann individuell ergänzt werden.

5.4.2.1 **Körperliche/funktionelle Ressourcen**

- Verfügt über Energie/Kraft des Blasenschließmuskels
- Trinkt der gesundheitlichen Situation angemessen (spezifizieren)
- Wendet Inkontinenzhilfsmittel bedarfsorientiert an
- Setzt Hilfsmittel ein (z. B. Einkaufswagen)
- Entleert Blase vor geplanter körperlicher Belastung
- Geht bewusst mit Alltagsbelastungen um (z. B. Tragen von Einkaufstaschen oder Kleinkindern, lange Treppenwege)
- Spannt die Beckenbodenmuskulatur bewusst an
- Verfügt über willentliche Kontrolle der Schließmuskulatur
- Verfügt über ein Körpergewicht innerhalb des Normbereichs
- Erreicht die WC-Anlage
- Verfügt über intakte Beckenbodenmuskulatur
- Verfügt über funktionierende Harnausscheidungsorgane
- Nimmt eine geeignete Position für die Harnausscheidung ein
- Entleert die Blase schmerzfrei
- Verspürt Harndrang
- Gestaltet den Tagesablauf in Abstimmung auf das persönliche Ausscheidungsmuster
- Nimmt Beratungsangebote wahr

5.4.2.2 **Psychische Ressourcen**

- Akzeptiert die aktuelle Lebenssituation
- Akzeptiert Unterstützung bei der Harnausscheidung
- Verfügt über kognitive Fähigkeiten, um Zusammenhänge zwischen Einflussfaktoren und Harnausscheidung herzustellen
- Zeigt Interesse an ausscheidungsbezogenen Informationen (spezifizieren)
- Zeigt Motivation, vorhandene Entwicklungspotenziale zu nutzen
- Verfügt über das Selbstbewusstsein, Inkontinenzereignisse in Gesellschaft zu managen
- Erkennt den erforderlichen Unterstützungsbedarf (spezifizieren)
- Erkennt die Beeinträchtigung und ist bereit, darüber zu sprechen
- Kennt den persönlichen Ausscheidungsrhythmus
- Verfügt über Wissen zu positiven und negative Einflussfaktoren (z. B. Belastungen, Flüssigkeitshaushalt, Wirkung von Nahrungsmitteln, Hygienefaktoren, Medikamente, Beckenbodentraining)
- Verfügt über Wissen zur Funktion der Harnausscheidungsorgane
- Kennt den Umgang mit Inkontinenzhilfsmitteln

5.4.2.3 Soziale/umgebungsbedingte Ressourcen

- Verfügt über finanzielle Mittel, um Hygieneartikel und Inkontinenzhilfsmittel zu kaufen (z. B. Reinigungsmittel, Inkontinenzeinlage)
- Verfügt über ein soziales Umfeld, welches die Harnausscheidungssituation akzeptiert
- Verfügt über Intimsphäre bei der Harnausscheidung
- Erhält Unterstützung, wenn diese eingefordert wird
- Verfügt über eine Vertrauensperson

5.4.3 Pflegeziele

> **Übergeordnetes Ziel**
> Erhält eine kontrollierte und zufriedenstellende Harnausscheidung.

5.4.3.1 Ziele im körperlichen/funktionellen Bereich

- Passt die zugeführte Flüssigkeitsmenge an die individuelle Blasenkapazität und den Körperbedarf an (spezifizieren)
- Gestaltet den Tagesablauf in Abstimmung auf das persönliche Ausscheidungsmuster
- Bleibt frei von Harnwegsinfektionen (spezifizieren: Ergebnis des Harnteststreifens liegt im angegebenen Normwertebereich)
- Beteiligt sich an sozialen Aktivitäten (spezifizieren)
- Bleibt tagsüber kontinent
- Bleibt während der Nacht kontinent
- Hat eine ausgewogene Flüssigkeitsbilanz
- Trinkt der gesundheitlichen Situation angemessen (spezifizieren)
- Prüft selbstständig Menge, Geruch und Farbe des ausgeschiedenen Harns
- Achtet auf angemessene Hygiene im Zusammenhang mit der Harnausscheidung (spezifizieren)
- Überprüft den persönlichen Flüssigkeitsbedarf
- Führt ein Beckenbodentraining durch (spezifizieren)
- Entleert Blase vor geplanter körperlicher Belastung
- Nimmt eine Kontinenzberatung in Anspruch
- Holt bei Unklarheiten Informationen ein

5.4.3.2 Ziele im psychischen Bereich

- Nennt verfügbare Ressourcen
- Äußert Bereitschaft, erkannte Verbesserungsmöglichkeiten in den Alltag integrieren zu wollen
- Äußert Bereitschaft, alltägliche Gewohnheiten an die Ausscheidungserfordernisse anzupassen
- Spricht über mögliche Schwierigkeiten mit der Harnausscheidung
- Nennt die Risikofaktoren, die Einfluss auf die Harnausscheidung haben
- Beschreibt den vereinbarten Behandlungsplan

- Beschreibt Maßnahmen, die eine verbesserte Harnausscheidung fördern
- Ist motiviert Maßnahmen zur Verbesserung der Harnausscheidung durchzuführen
- Beschreibt die Funktionsweise des Urogenitaltraktes
- Beschreibt Menge, Geruch und Farbe von unauffälligem und auffälligem Harn
- Beschreibt die Bedeutung der Hygiene für die Gesundheit
- Nennt vertrauenswürdige Quellen für Beratung und Informationen
- Akzeptiert die angebotene Unterstützung

5.4.3.3 Ziele im sozialen/umgebungsbedingten Bereich

- Verfügt über Intimsphäre während der Ausscheidung
- Bezugsperson bietet sich als Gesprächspartner an
- Bezugsperson äußert wertschätzende Rückmeldungen
- Bezugsperson bietet Unterstützung an
- Erhält professionelle Unterstützungsleistungen
- Erhält Unterstützung aus finanziellen Ansprüchen

5.4.4 Pflegemaßnahmen

Die angeführten Maßnahmen sind beispielhaft und müssen individuell konkretisiert werden.

5.4.4.1 Pflegemaßnahmen im körperlichen/funktionellen Bereich

- Planen einer Tagesstruktur in Abstimmung auf das persönliche Ausscheidungsmuster
- Anleiten, eine Flüssigkeitsbilanz zu führen
- Anleiten im Umgang mit Inkontinenzhilfsmitteln
- Anleiten zur fachgerechten Intimpflege
- Unterstützen bei der Anwendung von Inkontinenzhilfsmitteln (spezifizieren)
- Instruieren, wie durch Stärkung der Beckenbodenmuskulatur das Risiko vermindert werden kann
- Anleiten zum Beckenbodentraining
- Unterstützen bei den Übungen zur Stärkung der Beckenbodenmuskulatur
- Erinnern an die Einhaltung des Blasenentleerungsplans
- Aufwecken, auch nachts, um den Zeitplan der Blasenentleerung aufrechtzuerhalten
- Durchführen von Harnkontrollen mittels Indikatorstreifen
- Empfehlen der Einnahme von harnansäuernden Substanzen (Fruchtsäfte, Vitamin C, eiweißreiche Kost), um Bakterienwachstum und Steinbildung einzudämmen, wenn der Harn basisch ist (pH > 6)
- Anleiten bei der Selbstbeobachtung hinsichtlich Veränderungen der Harnausscheidung
- Anwenden von Techniken, die große Restharnmengen nach dem Urinieren ausschließen (z. B. intermittierender Selbst-/Katheterismus)
- Eruieren, ob eine Retention vorliegt (Palpieren des Unterbauches, Ultraschall)

- Achten auf Schmerzäußerungen
- Durchführen einer regelmäßigen Intimtoilette und Hautpflege
- Beobachten des Zustandes der Haut und der Schleimhäute
- Unterstützen bei der Anpassung der Lebensgewohnheiten (spezifizieren)
- Durchführen von Gewichtskontrollen zu vereinbarten Zeitpunkten
- Unterstützen bei der Nutzung von Informations- und Beratungsangeboten (z. B. Kontinenzberatungsstelle)
- Unterstützen bei der Inanspruchnahme von Unterstützungsleistungen
- Unterstützen bei der Inanspruchnahme von finanziellen Ansprüchen

5.4.4.2 Pflegemaßnahmen im psychischen Bereich

- Besprechen der Einschätzung der aktuellen Situation durch den Betroffenen
- Beraten über Möglichkeiten zur Förderung von Wohlbefinden
- Beraten bei der Anpassung der Lebensweise an die aktuelle Situation
- Informieren über die Bedeutung der Intimpflege nach der Blasenentleerung
- Informieren über die Funktion des Urogenitaltrakts
- Informieren über Risikofaktoren
- Informieren über die diuretische Wirkung von Nahrungsmitteln und Getränken
- Informieren über Maßnahmen, die einer Harnwegsinfektion vorbeugen
- Informieren über präventive Möglichkeiten gegen Infektionen
- Informieren zur verbesserten Kontrolle der Harnausscheidung durch Stärkung der Beckenbodenmuskulatur
- Informieren über Zeichen/Symptome, die eine medizinische Kontrolle erfordern
- Beraten, wie die Flüssigkeitsaufnahme über den Tag gefördert werden kann
- Besprechen der verfügbaren Ressourcen
- Besprechen möglicher Verbesserungspotenziale aus der Sicht des Betroffenen
- Beraten zu geeigneten Inkontinenzhilfsmitteln
- Beraten zu diuresefördernden und diuresehemmenden Methoden
- Motivieren zum Training der Beckenbodenmuskulatur
- Ermutigen, die Umsetzung der vereinbarten Maßnahmen beizubehalten
- Anbieten von Gesprächen
- Ermutigen, Gefühle verbal auszudrücken
- Ermutigen, über Befürchtungen und Sorgen zu sprechen (z. B. Störung der sexuellen Aktivität, Arbeitsunfähigkeit)
- Informieren über konservative Maßnahmen wie Physiotherapie, Biofeedbackmethoden, Elektrostimulation und mechanische Behelfe (z. B. Vaginalkegel und spezielle Tampons)
- Beraten über Unterstützungsmöglichkeiten
- Informieren über vorhandene Möglichkeiten einer speziellen Kontinenzberatung

5.4.4.3 Pflegemaßnahmen im sozialen/umgebungsbedingten Bereich

- Wahren der Privatsphäre bei der Ausscheidung
- Informieren der Bezugsperson
- Anleiten/Schulen der Bezugsperson
- Schulen der Bezugspersonen, Komplikationen zu erkennen, die eine medizinische Behandlung erfordern

5.5 Harnausscheidung, beeinträchtigt

Pflegediagnose 40062

> **Definition**
>
> Ein Pflegephänomen, bei dem ein Mensch aus somatischen und/oder psychischen Gründen in der Harnausscheidung beeinträchtigt ist.

5

Anmerkung der Autoren

Diese Pflegediagnose dient der Beschreibung von Beeinträchtigungen in der Harnausscheidung, die auf Grund von körperlichen oder psychischen Veränderungen auftreten.

Zur Beschreibung von Beeinträchtigungen der Selbstpflege im Rahmen der Harnausscheidung sowie dem sicheren Umgang mit einer künstlichen Harnableitung empfehlen die Autoren folgende Pflegediagnosen:

PD Ausscheidung, Handhabung, Entwicklung der Ressourcen

PD Ausscheidung Handhabung, beeinträchtigt

5.5.1 Ätiologie

5.5.1.1 Körperliche/funktionelle Ursachen

- Harnverhalten
- Erhöhter intraabdomineller Druck (z. B. bei Adipositas, Schwangerschaft, Geburt, Heben, Lachen, Niesen, Husten, Stiegen steigen)
- Beeinträchtigte Energie/Kraft des Blasenschließmuskels
- Defizitärer Flüssigkeitshaushalt (spezifizieren)
- Veränderte Harnproduktion (z. B. Diuretika, Nahrungsmittel, Getränke)
- Beeinträchtigte Kontrolle der Schließmuskulatur
- Physisches Trauma (spezifizieren)
- Beeinträchtigte Beckenbodenmuskulatur
- Beeinträchtigte Funktion der Harnausscheidungsorgane (z. B. Verengungen, Fisteln, Missbildungen)
- Ungewohnte Körperposition bei der Harnausscheidung
- Schmerzen
- Beeinträchtigte Wahrnehmung von Harndrang
- Mangelnde Abstimmung des Tagesablaufes auf das persönliche Ausscheidungsmuster

5.5.1.2 Psychische Ursachen

- Verneinung der Harnausscheidungssituation (z. B. nicht wahr haben können)
- Überschätzen der persönlichen Belastungsgrenzen
- Emotionale Belastung (z. B. Anspannung, Aufregung, Stress, Angst, Furcht)
- Schamgefühl (z. B. beeinträchtigte Intimsphäre)
- Mangelndes Wissen über positive und negative Einflussfaktoren (z. B. Flüssigkeit, Nahrungsmittel, Medikamente)

5.5.1.3 Soziale/umgebungsbedingte Ursachen

- Mangelnde finanzielle Mittel für die Versorgung mit Inkontinenzhilfsmitteln
- Mangelnde Unterstützung durch das soziale Umfeld (spezifizieren)
- Lebenssituation mit unvermeidbaren körperlichen Belastungen (z. B. wohnt im 4. Stock ohne Lift)

5.5.2 Symptome

5.5.2.1 Aus der Sicht des Betroffenen

- Verzögerte Harnausscheidung
- Erschwerte Harnausscheidung
- Schmerzhafte Harnausscheidung
- Intermittierendes Unterbrechen des Harnflusses
- Harndrang
- Gefühl einer vollen Blase
- Häufige Harnausscheidung
- Fehlendes Gefühl des Harndrangs
- Harnverlust beim Niesen
- Harnverlust beim Husten
- Harnverlust beim Lachen
- Harnverlust beim Stiegen steigen
- Harnverlust beim Laufen
- Harnverlust beim Heben
- Harnverlust beim Tragen
- Harnverlust beim Gehen
- Harnverlust beim Stehen
- Harnverlust beim Liegen
- Geruchsveränderung des Harns

5.5.2.2 Aus der Sicht der Pflegeperson

- Inkontinenz
- vermehrter nächtlicher Harndrang (Nykturie)
- Harnverhalten (Retention)
- Entzündungszeichen (z. B. Blut im Harn, Trübung des Harns, Fieber)
- Veränderung der Harnkonzentration
- Restharnmengen > 100–200 ml
- Motorische Unruhe
- Vermeidung von körperlichen Belastungssituationen
- Schamhaftes Verhalten nach einer körperlichen Belastungssituation
- Reduktion der Flüssigkeitszufuhr
- Geruchsbildung
- Harnspuren in der Wäsche
- Inkontinenzprodukte im Besitz des Betroffenen

5.5.3 Ausprägungsgrade

Die Einstufung des Unterstützungsbedarfs erfolgt anhand der Kontinenzprofile des DNQP.

5.5.3.1 Einteilungsgrade des Unterstützungsbedarfs durch Kontinenzprofile

00 Kontinenz
- Kein unwillkürlicher Harnverlust
- Keine personelle Hilfe
- Keine Hilfsmittel

  01 Unabhängig erreichte Kontinenz
- Kein unwillkürlicher Harnverlust
- Keine personelle Unterstützung
- Selbstständige Durchführung von Maßnahmen

  02 Abhängig erreichte Kontinenz
- Kein unwillkürlicher Harnverlust
- Personelle Unterstützung bei der Durchführung von Maßnahmen

  03 Unabhängig kompensierte Inkontinenz
- Unwillkürlicher Harnverlust
- Keine personelle Unterstützung bei der Versorgung mit Hilfsmitteln

  04 Abhängig kompensierte Inkontinenz
- Unwillkürlicher Harnverlust
- Personelle Unterstützung bei der Inkontinenzversorgung notwendig

  05 Nicht kompensierte Inkontinenz
- Unwillkürlicher Harnverlust
- Personelle Unterstützung und therapeutische bzw. Versorgungsmaßnahmen werden nicht in Anspruch genommen

5.5.4 Ressourcen

Die Ressourcen eines Menschen können körperlicher/funktioneller, psychischer und sozialer/umgebungsbedingter Art sein. Achten Sie immer auf eine umfassende Beurteilung der Ressourcen. Die folgende Aufzählung der Ressourcen kann individuell ergänzt werden.

5.5.4.1 Körperliche/funktionelle Ressourcen
- Verfügt über Energie/Kraft des Blasenschließmuskels
- Trinkt der gesundheitlichen Situation angemessen (spezifizieren)
- Wendet Inkontinenzhilfsmittel bedarfsorientiert an
- Setzt Hilfsmittel ein (z. B. Einkaufswagen)
- Entleert Blase vor geplanter körperlicher Belastung
- Geht bewusst mit Alltagsbelastungen um (z. B. Tragen von Einkaufstaschen oder Kleinkindern, lange Treppenwege)
- Spannt die Beckenbodenmuskulatur bewusst an
- Verfügt über willentliche Kontrolle der Schließmuskulatur

- Verfügt über ein Körpergewicht innerhalb des Normbereichs
- Erreicht die WC-Anlage
- Verfügt über intakte Beckenbodenmuskulatur
- Verfügt über funktionierende Harnausscheidungsorgane
- Nimmt eine geeignete Position für die Harnausscheidung ein
- Entleert die Blase schmerzfrei
- Verspürt Harndrang
- Gestaltet den Tagesablauf in Abstimmung auf das persönliche Ausscheidungsmuster
- Nimmt Beratungsangebote wahr

5.5.4.2 Psychische Ressourcen

- Akzeptiert die aktuelle Lebenssituation
- Akzeptiert Unterstützung bei der Harnausscheidung
- Verfügt über kognitive Fähigkeiten, um Zusammenhänge zwischen Einflussfaktoren und Harnausscheidung herzustellen
- Zeigt Interesse an ausscheidungsbezogenen Informationen (spezifizieren)
- Zeigt Motivation, vorhandene Entwicklungspotenziale zu nutzen
- Verfügt über das Selbstbewusstsein, Inkontinenzereignisse in Gesellschaft zu managen
- Erkennt den erforderlichen Unterstützungsbedarf (spezifizieren)
- Erkennt die Beeinträchtigung und ist bereit, darüber zu sprechen
- Kennt den persönlichen Ausscheidungsrhythmus
- Verfügt über Wissen zu positiven und negative Einflussfaktoren (z. B. Belastungen, Flüssigkeitshaushalt, Wirkung von Nahrungsmitteln, Hygienefaktoren, Medikamente, Beckenbodentraining)
- Verfügt über Wissen zur Funktion der Harnausscheidungsorgane
- Kennt den Umgang mit Inkontinenzhilfsmitteln

5.5.4.3 Soziale/umgebungsbedingte Ressourcen

- Verfügt über finanzielle Mittel, um Hygieneartikel und Inkontinenzhilfsmittel zu kaufen (z. B. Reinigungsmittel, Inkontinenzeinlage)
- Verfügt über ein soziales Umfeld, welches die Harnausscheidungssituation akzeptiert
- Verfügt über Intimsphäre bei der Harnausscheidung
- Erhält Unterstützung, wenn diese eingefordert wird
- Verfügt über eine Vertrauensperson

5.5.5 Pflegeziele

Übergeordnetes Ziel
Scheidet Harn kontrolliert und beschwerdefrei aus.

5.5.5.1 Ziele im körperlichen/funktionellen Bereich

- Wendet geeignete Verhaltensweisen/Techniken an, um die Harnausscheidung zu kontrollieren (spezifizieren)
- Führt ein Miktionsprotokoll
- Gestaltet den Tagesablauf in Abstimmung auf das persönliche Ausscheidungsmuster
- Überprüft den persönlichen Flüssigkeitsbedarf
- Trinkt der gesundheitlichen Situation angemessen (spezifizieren)
- Passt die zugeführte Flüssigkeitsmenge an die individuelle Blasenkapazität und den Körperbedarf an (spezifizieren)
- Passt den Zeitpunkt der letzten Flüssigkeitsaufnahme an den individuellen Tag-Nacht-Rhythmus an
- Bleibt frei von Harnwegsinfektionen (spezifizieren: Ergebnis des Harnteststreifens liegt im angegebenen Normwertebereich)
- Prüft selbstständig Menge, Geruch und Farbe des ausgeschiedenen Harns
- Bleibt tagsüber kontinent
- Bleibt während der Nacht kontinent
- Lernt Trainingsmethoden, um die Harnausscheidung zu kontrollieren (spezifizieren)
- Führt ein Beckenbodentraining durch (spezifizieren)
- Teilt mit, dass der Zeitabstand zwischen Harndrang und dem unkontrollierten Harnabgang zunimmt
- Entleert Blase vor geplanter körperlicher Belastung
- Achtet auf angemessene Hygiene im Zusammenhang mit der Harnausscheidung (spezifizieren)
- Führt ein der Gesundheitssituation angemessenes Bewegungsprogramm durch (spezifizieren)
- Lernt Verhaltensweisen/Techniken, um den Zustand zu kontrollieren und/oder Komplikationen zu vermeiden (spezifizieren: z. B. Selbstkatheterismus)
- Wendet Inkontinenzhilfsmittel (spezifizieren) bedarfsorientiert an
- Beteiligt sich an sozialen Aktivitäten (spezifizieren)
- Verbessert den Schweregrad der Harninkontinenz (spezifizieren)
- Nimmt eine Kontinenzberatung in Anspruch
- Holt bei Unklarheiten Informationen ein

5.5.5.2 Ziele im psychischen Bereich

- Äußert den Wunsch, die Harnausscheidung zu kontrollieren
- Äußert Bereitschaft, alltägliche Gewohnheiten an die Ausscheidungserfordernisse anzupassen
- Beschreibt die Funktionsweise des Urogenitaltraktes
- Beschreibt die Ursachen des aktuellen Gesundheitszustandes
- Beschreibt Menge, Geruch und Farbe von unauffälligem und auffälligem Harn
- Nennt Zeichen der beeinträchtigten Harnausscheidung
- Nennt die Faktoren die Einfluss auf die Harnausscheidung haben
- Beschreibt die geplanten Maßnahmen zur Verbesserung der Harnausscheidung und deren Wirkung (spezifizieren)

— Ist motiviert, Maßnahmen zur Verbesserung der Harnausscheidung durchzuführen
— Nennt mögliche Behandlungsstrategien
— Beschreibt den vereinbarten Behandlungsplan
— Nennt Risiken, die im Zusammenhang mit der beeinträchtigten Harnausscheidung auftreten können (spezifizieren)
— Äußert Bereitschaft, die vereinbarten Maßnahmen durchzuführen
— Spricht über Schwierigkeiten mit der Harnausscheidung
— Nennt angemessene Inkontinenzhilfsmittel (spezifizieren)
— Beschreibt die Bedeutung der Hygiene für die Gesundheit
— Nennt vertrauenswürdige Quellen für Beratung und Informationen
— Akzeptiert die angebotene Unterstützung

5.5.5.3 Ziele im sozialen/umgebungsbedingten Bereich
— Verfügt über Intimsphäre während der Ausscheidung
— Bezugsperson bietet sich als Gesprächspartner an
— Bezugsperson äußert wertschätzende Rückmeldungen
— Bezugsperson bietet Unterstützung an
— Erhält professionelle Unterstützungsleistungen
— Erhält Unterstützung aus finanziellen Ansprüchen

5.5.6 Pflegemaßnahmen

Die angeführten Maßnahmen sind beispielhaft und müssen individuell konkretisiert werden.

5.5.6.1 Pflegemaßnahmen im körperlichen/funktionellen Bereich
— Miktionsprotokoll zur Erhebung des Ausscheidungsmusters sowie der näheren Umstände des Harnverlustes (Erhebung für 3 Tage wird empfohlen; die Tage müssen nicht aufeinanderfolgend sein)
— Adäquate Inkontinenzhilfsmittelversorgung (anhand des Inkontinenzschweregrades als Richtwert; vgl. Deutsche Gesellschaft für Allgemeinmedizin und Familienmedizin 2004, zit. n. DNQP 2007, S. 94)
— IK 01: leichte Inkontinenz: Harnverlust in vier Stunden ca. 50–100 ml
— IK 02: mittlere Inkontinenz: Harnverlust in vier Stunden ca. 100–200 ml
— IK 03: schwere Inkontinenz: Harnverlust in vier Stunden ca. 200–300 ml
— IK 04: absolute Inkontinenz: Harnverlust in vier Stunden mehr als 300 ml

Beachte: Während der Nacht und bei Medikamenten, die die Ausscheidung forcieren, ist ein Inkontinenzhilfsmittel mit dem nächstfolgenden Fassungsvermögen zu wählen. Der Wechsel erfolgt gemäß dem Indikatorstreifen oder dem Miktionsprotokoll, also nach der tatsächlichen Ausscheidung und nicht nach der Zeit! Zusätzlich wird vom DNQP das Abwiegen des Inkontinenzhilfsmittels empfohlen. Beachten Sie, dass bei einer erhöhten Flüssigkeitszufuhr bzw. bei Verabreichung von Diuretika sich auch der Inkontinenzschweregrad erhöht

- Anleiten im Umgang mit Inkontinenzhilfsmitteln
- Unterstützen bei der Anwendung von Inkontinenzhilfsmitteln (spezifizieren)
- Planen einer Tagesstruktur in Abstimmung auf das persönliche Ausscheidungsmuster
- Durchführen eines Miktionstrainings, um eine aktive Verlängerung von zu kurzen oder die Verkürzung von zu langen Miktionsintervallen zu erreichen, indem die Miktionszeiten unabhängig vom Harndrang nach Durchführung eines Miktionsprotokolls festgelegt werden
- Wecken laut Aufzeichnungen im Miktionsprotokoll auch nachts, damit eine Blasenentleerung durchgeführt werden kann
- Durchführen des Toilettentrainings, um eine passive Anpassung des Entleerungsrhythmus an die individuelle Blasenkapazität zu erreichen, mit dem Ziel, der unwillkürlichen Blasenentleerung zuvorzukommen
- Erinnern an die Einhaltung des Blasenentleerungsplans
- Anleiten, eine Flüssigkeitsbilanz zu führen
- Anleiten zur fachgerechten Intimpflege
- Anleiten zum Beckenbodentraining
- Unterstützen bei den Übungen zur Stärkung der Beckenbodenmuskulatur
- Anleiten bei der Selbstbeobachtung hinsichtlich Veränderungen der Harnausscheidung
- Durchführen von Harnkontrollen mittels Indikatorstreifen
- Anwenden von Techniken, die große Restharnmengen nach dem Urinieren ausschließen (z. B. intermittierender Selbst-/Katheterismus)
- Eruieren, ob eine Retention vorliegt (Palpieren des Unterbauches, Ultraschall)
- Achten auf Schmerzäußerungen
- Unterstützen bei der Anpassung der Lebensgewohnheiten (spezifizieren)
- Durchführen von Gewichtskontrollen zu vereinbarten Zeitpunkten
- Empfehlen der Einnahme von harnansäuernden Substanzen (Fruchtsäfte, Vitamin C, eiweißreiche Kost), um Bakterienwachstum und Steinbildung einzudämmen, wenn der Harn basisch ist
- Durchführen einer regelmäßigen Intimtoilette und Hautpflege
- Beobachten des Zustandes der Haut und der Schleimhäute
- Unterstützen bei der Nutzung von Informations- und Beratungsangeboten (z. B. Kontinenzberatungsstelle)
- Unterstützen bei der Inanspruchnahme von Unterstützungsleistungen
- Unterstützen bei der Inanspruchnahme von finanziellen Ansprüchen

5.5.6.2 Pflegemaßnahmen im psychischen Bereich

- Besprechen der Einschätzung der aktuellen Situation durch den Betroffenen
- Besprechen der Auswirkungen der beeinträchtigten Harnausscheidung auf die Lebensgewohnheiten
- Beraten über Möglichkeiten zur Förderung von Wohlbefinden
- Beraten bei der Anpassung der Lebensweise an die aktuelle Situation
- Informieren über die Funktion des Urogenitaltrakts
- Informieren über den Einfluss von Lebensstil und Umgebung auf die Harnausscheidung
- Informieren über Einflussfaktoren

- Informieren über Aktivitäten/Sportarten, welche zu einer Erhöhung des intra-abdominalen Druckes führen
- Informieren zur verbesserten Kontrolle der Harnausscheidung durch Stärkung der Beckenbodenmuskulatur
- Informieren über die diuretische Wirkung von Nahrungsmitteln und Getränken
- Informieren über Maßnahmen, die einer Harnwegsinfektion vorbeugen
- Informieren über die Bedeutung der Intimpflege nach der Blasenentleerung
- Informieren über präventive Möglichkeiten gegen Infektionen
- Informieren über Zeichen/Symptome, die auf Komplikationen hinweisen und eine medizinische Kontrolle erfordern
- Beraten, wie die Flüssigkeitsaufnahme über den Tag gefördert werden kann
- Besprechen möglicher Verbesserungspotenziale aus der Sicht des Betroffenen
- Beraten über Methoden zur Selbsthilfe (z. B. kontrollierte Flüssigkeitszufuhr, Beckenboden anspannen)
- Beraten zu geeigneten Inkontinenzhilfsmitteln
- Beraten zu diuresefördernden und diuresehemmenden Methoden
- Beraten bei der Beschaffung von Inkontinenzhilfsmitteln
- Beraten über Unterstützungsmöglichkeiten
- Anerkennen von erfolgreich umgesetzten Maßnahmen
- Motivieren zum Training der Beckenbodenmuskulatur
- Aufzeigen bereits erreichter Ziele
- Ermutigen, die Umsetzung der vereinbarten Maßnahmen beizubehalten
- Anbieten von Gesprächen
- Ermutigen, über Befürchtungen und Sorgen zu sprechen (z. B. Störung der sexuellen Aktivität, Arbeitsunfähigkeit)
- Ermutigen, Gefühle verbal auszudrücken
- Unterstützen bei der Anpassung der Lebensgewohnheiten (spezifizieren)
- Informieren über die Möglichkeit einer Psychotherapie bei Verdacht auf psychosomatische Ursachen
- Informieren über die Möglichkeit anderer Therapiemöglichkeiten und Herstellen von Kontakten zu den jeweiligen Fachleuten (Pharmakotherapie, Elektrische Neuromodulation, operative Verfahren)
- Informieren über konservative Maßnahmen wie Physiotherapie, Biofeedback-methoden, Elektrostimulation und mechanische Behelfe (z. B. Vaginalkegel und spezielle Tampons)
- Informieren, dass bei Infektionen des Urogenital-Traktes in vielen Fällen auch eine Partnerbehandlung erforderlich ist
- Informieren über vorhandene Möglichkeiten einer speziellen Kontinenzberatung

5.5.6.3 Pflegemaßnahmen im sozialen/umgebungsbedingten Bereich

- Wahren der Privatsphäre bei der Ausscheidung
- Informieren der Bezugsperson
- Bezugsperson ermutigen, an der Routinepflege teilzunehmen
- Anleiten/Schulen der Bezugsperson
- Schulen der Bezugsperson, Komplikationen zu erkennen, die eine medizinische Behandlung erfordern
- Organisieren von Gesprächsmöglichkeiten zwischen den Personen, die an der Pflege des Betroffenen beteiligt sind

5.6 Harnausscheidung, Entwicklung der Ressourcen

Pflegediagnose 40063

> **Definition**
>
> Ein Pflegephänomen, bei dem ein Mensch seine somatischen und/oder psychischen Möglichkeiten für eine zufriedenstellende Harnausscheidung stärken und/oder erweitern möchte.

Anmerkung der Autoren

Diese Pflegediagnose ist eine Gesundheitsdiagnose und beinhaltet keine möglichen Ursachen, sondern Ressourcen. Nähere Informationen zu Gesundheitsdiagnosen finden sich im einleitenden Abschnitt „Gesundheitspflegediagnosen".

Zur Beschreibung von Entwicklungswünschen zur Selbstpflege im Rahmen der Harnausscheidung sowie dem sicheren Umgang mit einer künstlichen Harnableitung empfehlen die Autoren folgende Pflegediagnose:

PD Ausscheidung, Handhabung, Entwicklung der Ressourcen

5.6.1 Ressourcen

Die Ressourcen eines Menschen können körperlicher/funktioneller, psychischer und sozialer/umgebungsbedingter Art sein. Achten Sie immer auf eine umfassende Beurteilung der Ressourcen. Die folgende Aufzählung der Ressourcen kann individuell ergänzt werden.

5.6.1.1 Körperliche/funktionelle Ressourcen

- Verfügt über Energie/Kraft des Blasenschließmuskels
- Trinkt der gesundheitlichen Situation angemessen (spezifizieren)
- Wendet Inkontinenzhilfsmittel bedarfsorientiert an
- Setzt Hilfsmittel ein (z. B. Einkaufswagen)
- Entleert Blase vor geplanter körperlicher Belastung
- Spannt die Beckenbodenmuskulatur bewusst an
- Verfügt über willentliche Kontrolle der Schließmuskulatur
- Verfügt über ein Körpergewicht innerhalb des Normbereichs
- Erreicht die WC-Anlage
- Verfügt über intakte Beckenbodenmuskulatur
- Verfügt über funktionierende Harnausscheidungsorgane
- Nimmt eine geeignete Position für die Harnausscheidung ein
- Entleert die Blase schmerzfrei
- Verspürt Harndrang
- Gestaltet den Tagesablauf in Abstimmung auf das persönliche Ausscheidungsmuster
- Nimmt Beratungsangebote wahr

5.6.1.2 Psychische Ressourcen

- Akzeptiert die aktuelle Lebenssituation
- Akzeptiert Unterstützung bei der Harnausscheidung
- Verfügt über kognitive Fähigkeiten, um Zusammenhänge zwischen Einflussfaktoren und Harnausscheidung herzustellen
- Zeigt Interesse an ausscheidungsbezogenen Informationen (spezifizieren)
- Geht bewusst mit Alltagsbelastungen, wie dem Tragen von Einkaufstaschen oder Kleinkindern, lange Treppenwege etc. um
- Zeigt Motivation, vorhandene Entwicklungspotenziale zu nutzen
- Zeigt Motivation, präventive Maßnahmen zu erlernen und anzuwenden
- Verfügt über das Selbstbewusstsein, Inkontinenzereignisse in Gesellschaft zu managen
- Erkennt den erforderlichen Unterstützungsbedarf (spezifizieren)
- Erkennt die Beeinträchtigung und ist bereit, darüber zu sprechen
- Kennt den persönlichen Ausscheidungsrhythmus
- Verfügt über Wissen zu positiven und negativen Einflussfaktoren (z. B. Belastungen, Flüssigkeitshaushalt, Wirkung von Nahrungsmitteln, Hygienefaktoren, Medikamente, Beckenbodentraining)
- Verfügt über Wissen zur Funktion der Harnausscheidungsorgane
- Kennt den Umgang mit Inkontinenzhilfsmitteln

5.6.1.3 Soziale/umgebungsbedingte Ressourcen

- Verfügt über finanzielle Mittel
- Verfügt über ein soziales Umfeld, welches die Harnausscheidungssituation akzeptiert
- Verfügt über Intimsphäre bei der Harnausscheidung
- Erhält Unterstützung, wenn diese eingefordert wird
- Verfügt über eine Vertrauensperson

5.6.2 Pflegeziele

> **Übergeordnetes Ziel**
> Nutzt und entwickelt vorhandene Ressourcen, um eine zufriedenstellende Harnausscheidung zu fördern.

5.6.2.1 Ziele im körperlichen/funktionellen Bereich

- Prüft selbstständig Menge, Geruch und Farbe des ausgeschiedenen Harns
- Achtet auf angemessene Hygiene im Zusammenhang mit der Harnausscheidung (spezifizieren)
- Überprüft den persönlichen Flüssigkeitsbedarf
- Trinkt der gesundheitlichen Situation angemessen (spezifizieren)
- Hat eine ausgewogene Flüssigkeitsbilanz
- Nimmt eine Kontinenzberatung in Anspruch

- Führt ein der Gesundheitssituation angemessenes Bewegungsprogramm durch (spezifizieren)
- Führt ein Beckenbodentraining durch (spezifizieren)
- Entleert Blase vor geplanter körperlicher Belastung
- Wendet Inkontinenzhilfsmittel (spezifizieren) bedarfsorientiert an
- Gestaltet den Tagesablauf in Abstimmung auf das persönliche Ausscheidungsmuster
- Holt bei Unklarheiten Informationen ein

5.6.2.2 Ziele im psychischen Bereich

- Nennt verfügbare Ressourcen
- Ist motiviert, Maßnahmen zur Verbesserung der Harnausscheidung durchzuführen
- Nennt die vorhandenen Möglichkeiten für Verbesserungen (spezifizieren)
- Nennt relevante Faktoren, die Einfluss auf die Harnausscheidung haben
- Beschreibt die Funktionsweise des Urogenitaltraktes
- Beschreibt Menge, Geruch und Farbe von unauffälligem und auffälligem Harn
- Beschreibt die Bedeutung der Hygiene für die Gesundheit
- Beschreibt die fachgerechte Inkontinenzversorgung
- Beschreibt Maßnahmen, die eine verbesserte Harnausscheidung fördern
- Äußert Bereitschaft, alltägliche Gewohnheiten an die Ausscheidungserfordernisse anzupassen
- Nennt vertrauenswürdige Quellen für Beratung und Informationen
- Äußert Bereitschaft, erkannte Verbesserungsmöglichkeiten in den Alltag integrieren zu wollen
- Äußert Interesse an Informationen über Inkontinenzhilfsmittel
- Äußert Bereitschaft, notwendige Unterstützung in Anspruch zu nehmen
- Akzeptiert die angebotene Unterstützung

5.6.2.3 Ziele im sozialen/umgebungsbedingten Bereich

- Bezugsperson bietet sich als Gesprächspartner an
- Bezugsperson äußert wertschätzende Rückmeldungen
- Bezugsperson bietet Unterstützung an
- Hat Inkontinenzhilfsmittel zur Verfügung
- Erhält professionelle Unterstützungsleistungen
- Erhält Unterstützung aus finanziellen Ansprüchen

5.6.3 Pflegemaßnahmen

Die angeführten Maßnahmen sind beispielhaft und müssen individuell konkretisiert werden.

5.6.3.1 Pflegemaßnahmen im körperlichen/funktionellen Bereich

- Planen einer Tagesstruktur in Abstimmung auf das persönliche Ausscheidungsmuster
- Anleiten, eine Flüssigkeitsbilanz zu führen
- Anleiten zum Umgang mit Inkontinenzhilfsmitteln
- Anleiten zur fachgerechten Intimpflege
- Unterstützen bei der Anwendung von Inkontinenzhilfsmitteln (spezifizieren)
- Anleiten zum Beckenbodentraining
- Ermutigen Gefühle verbal auszudrücken

5.6.3.2 Pflegemaßnahmen im psychischen Bereich

- Besprechen der Einschätzung der aktuellen Situation durch den Betroffenen
- Beraten über Möglichkeiten zur Förderung von Wohlbefinden
- Informieren über die Funktion des Urogenitaltrakts
- Informieren über den Einfluss von Lebensstil und Umgebung auf die Harnausscheidung
- Informieren über Einflussfaktoren
- Informieren über präventive Möglichkeiten gegen Infektionen
- Beraten, wie die Flüssigkeitsaufnahme über den Tag gefördert werden kann
- Besprechen der verfügbaren Ressourcen
- Besprechen möglicher Verbesserungspotenziale aus der Sicht des Betroffenen
- Beraten über erreichbare Ziele aus pflegerischer Sicht
- Beraten zu geeigneten Inkontinenzhilfsmitteln
- Beraten zu diuresefördernden und diuresehemmenden Methoden
- Anerkennen von erfolgreich umgesetzten Maßnahmen
- Motivieren zum Training der Beckenbodenmuskulatur
- Aufzeigen bereits erreichter Ziele
- Ermutigen, die Umsetzung der vereinbarten Maßnahmen beizubehalten
- Anbieten von Gesprächen
- Unterstützen bei der Anpassung der Lebensgewohnheiten (spezifizieren)
- Beraten über Unterstützungsmöglichkeiten
- Informieren über vorhandene Möglichkeiten einer speziellen Kontinenzberatung

5.6.3.3 Pflegemaßnahmen im sozialen/umgebungsbedingten Bereich

- Wahren der Privatsphäre bei der Ausscheidung
- Informieren der Bezugsperson
- Anleiten/Schulen der Bezugsperson
- Organisieren von Gesprächsmöglichkeiten zwischen den Personen, die an der Pflege des Betroffenen beteiligt sind
- Unterstützen bei der Nutzung von Informations- und Beratungsangeboten (z. B. Kontinenzberatungsstelle)
- Unterstützen bei der Inanspruchnahme von Unterstützungsleistungen
- Unterstützen bei der Inanspruchnahme von finanziellen Ansprüchen

5.7   Gewebeintegrität, beeinträchtigt, Risiko

Pflegediagnose 40121

> **Definition**
>
> Ein Pflegephänomen, bei dem ein Mensch das Risiko für eine Beeinträchtigung der Haut- und/oder der darunter liegenden Gewebeschichten und/oder der Schleimhäute hat.

5

Anmerkung der Autoren

Eine Risiko-Diagnose kann nicht durch Zeichen und Symptome belegt werden, da das Problem nicht aufgetreten ist und die Pflegemaßnahmen die Prävention bezwecken.

Die PD Gewebeintegrität, beeinträchtigt, Risiko beschreibt das Risiko einer Haut-/Gewebeschädigung, welche mehrere Schichten umfassen kann (z. B. Schädigung der Haut und darunter liegender Schichten, Mitbeteiligung von Muskelgewebe und/oder Knochengewebe). Risiken für eine Schädigung der Kornea bzw. der Schleimhäute werden ebenfalls mit dieser Pflegediagnose beschrieben (auch ein möglicher Nasenflügeldekubitus, z. B. bedingt durch eine Ernährungssonde, wird mittels der PD Gewebeintegrität, beeinträchtigt, Risiko beschrieben).

Eine Ausnahme sind Beeinträchtigungen der Mundschleimhaut: Hierfür gibt es die eigene PD Mundschleimhaut, verändert. Die Ausprägung (z. B. Tiefe) kann anhand von Wundskalen und Wundklassifikationen beschrieben werden.

5.7.1   Risikofaktoren

5.7.1.1   Körperliche/funktionelle Risikofaktoren

- Beeinträchtigte Durchblutung
- Entwicklungsbedingte Ursachen (spezifizieren)
- Mangelernährung
- Beeinträchtigter Flüssigkeitshaushalt
- Ödeme
- Erhöhte Transpiration
- Mangelnde Druckentlastung
- Reib- und Scherbelastungen
- Juckreiz
- Beeinträchtigter Hautturgor (Veränderung der Elastizität)
- Beeinträchtigter Säure-/Basenhaushalt der Haut
- Beeinträchtigter Säuremantel der Haut
- Mangelnder Schutz der Haut vor Umwelteinflüssen
- Immunologische Faktoren (Allergien, Immunsuppression)
- Entzündlicher Prozess
- Beeinträchtigte kognitive Fähigkeiten (spezifizieren)
- Beeinträchtigte Kontinenz (spezifizieren)
- Körpergewicht über dem Normbereich
- Körpertemperatur unter dem Normbereich
- Körpertemperatur über dem Normbereich
- Beeinträchtigte körperliche Mobilität (spezifizieren)
- Mangelhafte Hautpflege

- Beeinträchtigte Sensibilität (spezifizieren)
- Beeinträchtigter Stoffwechsel
- Medikamentenwirkung (spezifizieren)

5.7.1.2 Psychische Risikofaktoren

- Ablehnung von erforderlichen Hilfsmitteln
- Mangelnde Akzeptanz der Positionierung
- Mangelnde Akzeptanz von angebotener Zusatznahrung
- Stress
- Beeinträchtigte Motivation (spezifizieren)
- Mangelndes Wissen (spezifizieren)

5.7.1.3 Soziale/umgebungsbedingte Risikofaktoren

- Behandlungsbedingte/diagnostische Maßnahmen (spezifizieren)
- Chirurgischer Eingriff
- Mangelnde finanzielle Mittel
- Mangelnde Sicherheitsvorkehrungen (spezifizieren)
- Mangelnde Unterstützung durch Bezugspersonen (spezifizieren)
- Erhöhte Luftfeuchtigkeit
- Verminderte Luftfeuchtigkeit
- Strahlung (einschließlich therapeutischer Bestrahlung)
- Hautreizende Substanzen (spezifizieren: z. B. Paravasate, ätzende Substanzen)
- Kälte
- Hitze
- Beeinträchtigter Zugang zu Pflegemitteln

5.7.2 Ressourcen

Die Ressourcen eines Menschen können körperlicher/funktioneller, psychischer und sozialer/umgebungsbedingter Art sein. Achten Sie immer auf eine umfassende Beurteilung der Ressourcen. Die folgende Aufzählung der Ressourcen kann individuell ergänzt werden.

5.7.2.1 Körperliche/funktionelle Ressourcen

- Führt Druckentlastung durch
- Beugt Reib- und Scherbelastungen vor (z. B. trägt passende Schuhe)
- Verfügt über intakte Durchblutung
- Ernährt sich entsprechend den Empfehlungen
- Nimmt die empfohlene Flüssigkeitsmenge zu sich (spezifizieren)
- Verfügt über Hautelastizität
- Verfügt über ausgeglichenen Säure-/Basenhaushalt der Haut
- Verfügt über intakten Säuremantel der Haut
- Äußert den Wunsch nach einem Positionswechsel
- Kommuniziert Schmerzen verbal/nonverbal (spezifizieren)
- Kommuniziert Missempfindungen verbal/nonverbal (z. B. Jucken, Brennen, Ameisenlaufen)
- Verfügt über ein Körpergewicht innerhalb des Normbereichs

— Verfügt über eine Körpertemperatur innerhalb des Normbereiches
— Verfügt über körperliche Mobilität (spezifizieren)
— Führt die Hautpflege regelmäßig durch
— Führt Positionswechsel durch
— Schläft ausreichend (Tiefschlafphasen)
— Schützt Haut vor Umwelteinflüssen (z. B. passende Kleidung)
— Verfügt über Schmerzempfinden
— Verfügt über Sensibilität (spezifizieren)
— Verfügt über Tiefensensibilität (Propriozeption)
— Verfügt über einen funktionierenden Stoffwechsel

5.7.2.2 Psychische Ressourcen

— Akzeptiert die verwendeten Positionierungshilfsmittel
— Akzeptiert die Behandlungsempfehlungen
— Akzeptiert die angebotene Zusatznahrung
— Verfügt über kognitive Fähigkeiten, um Zusammenhänge zwischen Einfluss-faktoren und Gewebeintegrität zu verstehen
— Fühlt sich frei von Stressbelastung
— Zeigt Motivation, Gesundheitsberatung in Anspruch zu nehmen
— Zeigt Motivation, die Hautpflege durchzuführen
— Verfügt über Wissen zu positiven und negativen Einflussfaktoren
— Verfügt über Wissen zur Hautfunktion
— Kennt präventive Maßnahmen (spezifizieren)

5.7.2.3 Soziale/umgebungsbedingte Ressourcen

— Verfügt über finanzielle Mittel
— Die Bezugsperson achtet auf Zeichen einer beeinträchtigten Wundheilung
— Erhält von Bezugsperson passende Bekleidung (z. B. Schuhe, Wäsche)
— Verfügt über ausreichend Bewegungsfreiraum (spezifizieren)
— Lebt in Umgebung ohne Extreme der Luftfeuchtigkeit
— Ist frei von Strahlenbelastung
— Lebt in einer Umgebung frei von hautreizenden Substanzen
— Lebt in einer Umgebung ohne Extreme der Umgebungstemperatur
— Verfügt über Zugang zu Pflegemitteln

5.7.3 Pflegeziele

Übergeordnetes Ziel
Erhält eine intakte Haut/ein intaktes Gewebe/eine intakte Schleimhaut.

5.7.3.1 Ziele im körperlichen/funktionellen Bereich

— Hält sich an getroffene Vereinbarungen
— Führt präventive Maßnahmen durch (spezifizieren)
— Führt Sicherheitsmaßnahmen durch (spezifizieren)
— Nimmt dem Bedarf angepasste Nahrung zu sich

5.7.3.2 Ziele im psychischen Bereich

- Beschreibt ursächliche Faktoren für den Zustand
- Beschreibt Entzündungszeichen
- Beschreibt die Bedeutung einer ausreichenden Flüssigkeitszufuhr
- Beschreibt die Bedeutung einer eiweißreichen Ernährung
- Benennt Sicherheitsmaßnahmen (spezifizieren)
- Äußert den Wunsch nach Informationen
- Akzeptiert präventive Maßnahmen

5.7.3.3 Ziele im sozialen/umgebungsbedingten Bereich

- Erhält Unterstützung durch soziales Umfeld
- Bezugsperson beschafft erforderliche Materialien

5.7.4 Pflegemaßnahmen

Die angeführten Maßnahmen sind beispielhaft und müssen individuell konkretisiert werden.

5.7.4.1 Pflegemaßnahmen im körperlichen/funktionellen Bereich

- Sorgen für eine ausreichende Flüssigkeitsaufnahme
- Anbieten geeigneter Pflegeprodukte
- Einhalten von Hygienerichtlinien
- Beobachten auf Infektionszeichen
- Fördern der körperlichen Mobilität
- Sorgen für angemessene Ruhe und Schlafphasen
- Durchführen von Positionsveränderungen (spezifizieren)

5.7.4.2 Pflegemaßnahmen im psychischen Bereich

- Beachten psychischer Auswirkungen
- Motivieren, präventive Maßnahmen durchzuführen
- Informieren über die Bedeutung von Früherkennung
- Informieren über eine ausgewogene Nahrungsaufnahme
- Informieren über eine ausgewogene Flüssigkeitszufuhr
- Informieren über die Bedeutung atmungsaktiver Kleidung
- Informieren über Risikofaktoren im Zusammenhang mit der Lebensweise
- Informieren über verfügbare Unterstützungsangebote
- Motivieren, Gefühle zu äußern
- Unterstützen, ein positives Körperbild zu erhalten

5.7.4.3 Pflegemaßnahmen im sozialen/umgebungsbedingten Bereich

- Bereitstellen von Hilfsmitteln (spezifizieren)
- Achten auf angenehmes Raumklima
- Beraten von Bezugspersonen über positive und negative Einflussfaktoren

5.8　Gewebeintegrität, beeinträchtigt

Pflegediagnose 40122

> **Definition**
>
> Ein Pflegephänomen, bei dem die Haut- und/oder die darunter liegenden Gewebe-
> schichten und/oder die Schleimhäute beeinträchtigt sind.

Anmerkung der Autoren

Die PD Gewebeintegrität, beeinträchtigt beschreibt eine Haut-/Gewebeschädigung, welche mehrere Schichten umfassen kann (z. B. Schädigung der Haut und darunter liegender Schichten, Mitbeteiligung von Muskelgewebe und/oder Knochengewebe). Schädigungen der Kornea bzw. der Schleimhäute werden ebenfalls mit dieser Pflegediagnose beschrieben (auch ein Nasenflügeldekubitus, z. B. bedingt durch eine Ernährungssonde, wird mittels der PD Gewebeintegrität, beeinträchtigt beschrieben).

Eine Ausnahme sind Beeinträchtigungen der Mundschleimhaut: Hierfür gibt es die eigene PD Mund-schleimhaut, verändert, Risiko. Die Ausprägung (z. B. Tiefe) kann anhand von Wundskalen und Wund-klassifikationen beschrieben werden.

5.8.1　Ätiologie

5.8.1.1　Körperliche/funktionelle Ursachen

- Beeinträchtigte Durchblutung
- Entwicklungsbedingte Ursachen (spezifizieren)
- Mangelernährung
- Beeinträchtigter Flüssigkeitshaushalt (Dehydratation)
- Ödeme
- Erhöhte Transpiration
- Mangelnde Druckentlastung
- Reib- und Scherbelastungen
- Juckreiz
- Beeinträchtigter Hautturgor (Veränderung der Elastizität)
- Beeinträchtigter Säure-/Basenhaushalt der Haut
- Beeinträchtigter Säuremantel der Haut
- Mangelnder Schutz der Haut vor Umwelteinflüssen
- Immunologische Faktoren (Allergien, Immunsuppression)
- Entzündlicher Prozess
- Beeinträchtigte kognitive Fähigkeiten (spezifizieren)
- Beeinträchtigte Kontinenz (spezifizieren)
- Körpergewicht über dem Normbereich
- Körpertemperatur unter dem Normbereich
- Körpertemperatur über dem Normbereich
- Körperliche Verletzung
- Beeinträchtigte körperliche Mobilität (spezifizieren)
- Mangelhafte Hautpflege
- Beeinträchtigte Sensibilität (spezifizieren)
- Beeinträchtigter Stoffwechsel
- Medikamentenwirkung (spezifizieren)

5.8.1.2 Psychische Ursachen

- Ablehnung von erforderlichen Hilfsmitteln
- Mangelnde Akzeptanz der Positionierung
- Mangelnde Akzeptanz von angebotener Zusatznahrung
- Stress
- Beeinträchtigte Motivation (spezifizieren)
- Mangelndes Wissen (spezifizieren)

5.8.1.3 Soziale/umgebungsbedingte Ursachen

- Behandlungsbedingte/diagnostische Maßnahmen (spezifizieren)
- Chirurgischer Eingriff
- Strahlung (einschließlich therapeutischer Bestrahlung)
- Mangelnde finanzielle Mittel
- Mangelnde Sicherheitsvorkehrungen (spezifizieren)
- Mangelnde Unterstützung durch Bezugspersonen (spezifizieren)
- Erhöhte Luftfeuchtigkeit
- Verminderte Luftfeuchtigkeit
- Hautreizende Substanzen (spezifizieren: z. B. Paravasate, ätzende Substanzen)
- Kälte
- Hitze
- Beeinträchtigter Zugang zu Pflegemitteln

5.8.2 Symptome

5.8.2.1 Aus der Sicht des Betroffenen

- Schmerz
- Juckreiz
- Brennendes Gefühl
- Gefühllosigkeit
- Wärme im betroffenen Gebiet/in der betroffenen Umgebung
- Tränen des Auges
- Schwellung

5.8.2.2 Aus der Sicht der Pflegeperson

- Rötungen
- Blässe
- Veränderung der Hautfarbe (spezifizieren)
- Oberflächliche Schädigung der Haut (z. B. Blasen)
- Knötchenbildung
- Schuppenbildung
- Risse
- Quaddelbildung
- Geschädigte oder zerstörte Haut und darunter liegende Gewebeschichten
- Geschädigte oder zerstörte Schleimhaut
- Geschädigte Kornea
- Exsudat
- Übler Geruch

5.8.3 **Ressourcen**

Die Ressourcen eines Menschen können körperlicher/funktioneller, psychischer und sozialer/umgebungsbedingter Art sein. Achten Sie immer auf eine umfassende Beurteilung der Ressourcen. Die folgende Aufzählung der Ressourcen kann individuell ergänzt werden.

5.8.3.1 **Körperliche/funktionelle Ressourcen**

- Führt Druckentlastung durch
- Beugt Reib- und Scherbelastungen vor (z. B. trägt passende Schuhe)
- Verfügt über intakte Durchblutung
- Ernährt sich entsprechend den Empfehlungen
- Nimmt die empfohlene Flüssigkeitsmenge zu sich (spezifizieren)
- Verfügt über Hautelastizität
- Verfügt über ausgeglichenen Säure-/Basenhaushalt der Haut
- Verfügt über intakten Säuremantel der Haut
- Äußert den Wunsch nach einem Positionswechsel
- Kommuniziert Schmerzen verbal/nonverbal (spezifizieren)
- Kommuniziert Missempfindungen verbal/nonverbal (z. B. Jucken, Brennen, Ameisenlaufen)
- Verfügt über ein Körpergewicht innerhalb des Normbereichs
- Verfügt über eine Körpertemperatur innerhalb des Normbereiches
- Verfügt über körperliche Mobilität (spezifizieren)
- Führt die Hautpflege regelmäßig durch
- Führt Positionswechsel durch
- Schläft ausreichend (Tiefschlafphasen)
- Schützt Haut vor Umwelteinflüssen (z. B. passende Kleidung)
- Verfügt über Schmerzempfinden
- Verfügt über Sensibilität (spezifizieren)
- Verfügt über Tiefensensibilität (Propriozeption)
- Verfügt über einen funktionierenden Stoffwechsel

5.8.3.2 **Psychische Ressourcen**

- Akzeptiert die verwendeten Positionierungshilfsmittel
- Akzeptiert die Behandlungsempfehlungen
- Akzeptiert die angebotene Zusatznahrung
- Verfügt über kognitive Fähigkeiten, um Zusammenhänge zwischen Einflussfaktoren und Gewebeintegrität zu verstehen
- Fühlt sich frei von Stressbelastung
- Zeigt Motivation, Gesundheitsberatung in Anspruch zu nehmen
- Zeigt Motivation, die Hautpflege durchzuführen
- Verfügt über Wissen zu gesundheitsfördernden und -schädigenden Einflussfaktoren
- Verfügt über Wissen zur Hautfunktion
- Kennt präventive Maßnahmen (spezifizieren)

5.8.3.3 Soziale/umgebungsbedingte Ressourcen

- Verfügt über finanzielle Mittel
- Die Bezugsperson achtet auf Zeichen einer beeinträchtigten Wundheilung
- Erhält von Bezugsperson passende Bekleidung (z. B. Schuhe, Wäsche)
- Die Bezugsperson übernimmt den Verbandwechsel
- Die Bezugsperson organisiert den Transport zur Wundbehandlung
- Verfügt über ausreichend Bewegungsfreiraum (spezifizieren)
- Lebt in Umgebung ohne Extreme der Luftfeuchtigkeit
- Ist frei von Strahlenbelastung
- Lebt in einer Umgebung frei von hautreizenden Substanzen
- Lebt in einer Umgebung ohne Extreme der Umgebungstemperatur
- Verfügt über Zugang zu Pflegemitteln

5.8.4 Pflegeziele

Übergeordnetes Ziel
Weist im betroffenen Bereich eine intakte Haut/ein intaktes Gewebe/eine intakte Schleimhaut auf.

5.8.4.1 Ziele im körperlichen/funktionellen Bereich

- Hält sich an getroffene Vereinbarungen
- Führt den Verbandwechsel durch
- Beteiligt sich an der Erstellung des Behandlungsplanes
- Führt präventive Maßnahmen durch (spezifizieren)
- Führt Sicherheitsmaßnahmen durch (spezifizieren)
- Nimmt dem Bedarf angepasste Nahrung zu sich
- Weist Fortschritte bei der Wundheilung auf (spezifizieren)

5.8.4.2 Ziele im psychischen Bereich

- Beschreibt ursächliche Faktoren für den Zustand
- Beschreibt Entzündungszeichen
- Beschreibt die Bedeutung einer ausreichenden Flüssigkeitszufuhr
- Beschreibt die Bedeutung einer eiweißreichen Ernährung
- Benennt Sicherheitsmaßnahmen (spezifizieren)
- Erklärt die wichtigsten Punkte des Behandlungsplans
- Äußert den Wunsch nach Informationen
- Akzeptiert den Behandlungsplan

5.8.4.3 Ziele im sozialen/umgebungsbedingten Bereich

- Bezugsperson äußert die Bereitschaft den Verbandwechsel durchzuführen
- Bezugsperson beschreibt Maßnahmen zur Wundversorgung
- Bezugsperson beschafft erforderliche Materialien

5.8.5   Pflegemaßnahmen

Die angeführten Maßnahmen sind beispielhaft und müssen individuell konkretisiert werden.

5.8.5.1   Pflegemaßnahmen im körperlichen/funktionellen Bereich
- Beobachten und Dokumentieren des Verlaufes der Wundheilung
- Sorgen für eine ausreichende Flüssigkeitsaufnahme
- Einhalten von Hygienerichtlinien
- Durchführen des Verbandwechsels
- Beobachten auf Infektionszeichen
- Fördern der körperlichen Mobilität
- Sorgen für angemessene Ruhe und Schlafphasen
- Durchführen von Positionsveränderungen (spezifizieren)
- Anleiten zur Wundversorgung (spezifizieren)

5.8.5.2   Pflegemaßnahmen im psychischen Bereich
- Beachten psychischer Auswirkungen
- Unterstützen, Bewältigungsstrategien zu erkennen
- Informieren über die Bedeutung von Früherkennung
- Informieren über eine ausgewogene Nahrungsaufnahme
- Informieren über eine ausgewogene Flüssigkeitszufuhr
- Informieren über die Bedeutung atmungsaktiver Kleidung
- Informieren über Ursachen im Zusammenhang mit der Lebensweise
- Informieren über verfügbare Unterstützungsangebote
- Motivieren, Gefühle zu äußern
- Unterstützen, Folgen einer Gewebeschädigung in ein positives Körperbild zu integrieren

5.8.5.3   Pflegemaßnahmen im sozialen/umgebungsbedingten Bereich
- Bereitstellen von Hilfsmitteln (spezifizieren)
- Achten auf angenehmes Raumklima
- Beraten der Bezugsperson bei der Besorgung von Verbandmaterial
- Anleiten der Bezugsperson bei der Durchführung des Verbandwechsels

5.9   Gewebeintegrität, Entwicklung der Ressourcen

Pflegediagnose 40123

> **Definition**
>
> Ein Pflegephänomen, bei dem ein Mensch seine Möglichkeit zur Pflege der Haut, dem darunter liegendem Gewebe und/oder der Schleimhäute verbessern und/oder erweitern möchte.

Anmerkung der Autoren

Diese Pflegediagnose ist eine Gesundheitsdiagnose und beinhaltet keine möglichen Ursachen, sondern Ressourcen. Nähere Informationen zu Gesundheitsdiagnosen finden sich im einleitenden Abschnitt „Gesundheitspflegediagnosen".

5.9.1 Ressourcen

Die Ressourcen eines Menschen können körperlicher/funktioneller, psychischer und sozialer/umgebungsbedingter Art sein. Achten Sie immer auf eine umfassende Beurteilung der Ressourcen. Die folgende Aufzählung der Ressourcen kann individuell ergänzt werden.

5.9.1.1 Körperliche/funktionelle Ressourcen

- Führt Druckentlastung durch
- Beugt Reib- und Scherbelastungen vor (z. B. trägt passende Schuhe)
- Verfügt über intakte Durchblutung
- Ernährt sich entsprechend den Empfehlungen
- Nimmt die empfohlene Flüssigkeitsmenge zu sich (spezifizieren)
- Verfügt über Hautelastizität
- Verfügt über ausgeglichenen Säure-/Basenhaushalt der Haut
- Verfügt über intakten Säuremantel der Haut
- Äußert den Wunsch nach einem Positionswechsel
- Kommuniziert Schmerzen verbal/nonverbal (spezifizieren)
- Kommuniziert Missempfindungen verbal/nonverbal (z. B. Jucken, Brennen, Ameisenlaufen)
- Verfügt über ein Körpergewicht innerhalb des Normbereichs
- Verfügt über eine Körpertemperatur innerhalb des Normbereiches
- Verfügt über körperliche Mobilität (spezifizieren)
- Führt die Hautpflege regelmäßig durch
- Führt Positionswechsel durch
- Schläft ausreichend (Tiefschlafphasen)
- Schützt Haut vor Umwelteinflüssen (z. B. passende Kleidung)
- Verfügt über Schmerzempfinden
- Verfügt über Sensibilität (spezifizieren)
- Verfügt über Tiefensensibilität (Propriozeption)
- Verfügt über einen funktionierenden Stoffwechsel

5.9.1.2 Psychische Ressourcen

- Akzeptiert die verwendeten Positionierungshilfsmittel
- Akzeptiert die Behandlungsempfehlungen
- Akzeptiert die angebotene Zusatznahrung
- Verfügt über kognitive Fähigkeiten, um Zusammenhänge zwischen Einflussfaktoren und Gewebeintegrität zu verstehen
- Fühlt sich frei von Stressbelastung
- Zeigt Motivation, Gesundheitsberatung in Anspruch zu nehmen
- Zeigt Motivation, die Hautpflege durchzuführen
- Verfügt über Wissen zu positiven und negativen Einflussfaktoren

5

- Verfügt über Wissen zur Hautfunktion
- Kennt präventive Maßnahmen (spezifizieren)

5.9.1.3 Soziale/umgebungsbedingte Ressourcen

- Verfügt über finanzielle Mittel
- Erhält von Bezugsperson passende Bekleidung (z. B. Schuhe, Wäsche)
- Verfügt über ausreichend Bewegungsfreiraum (spezifizieren)
- Lebt in Umgebung ohne Extreme der Luftfeuchtigkeit
- Ist frei von Strahlenbelastung
- Lebt in einer Umgebung frei von hautreizenden Substanzen
- Lebt in einer Umgebung ohne Extreme der Umgebungstemperatur
- Verfügt über Zugang zu Pflegemitteln

5.9.2 Pflegeziele

> **Übergeordnetes Ziel**
> Verfügt über die Selbstpflegekompetenz zur bestmöglichen Gesundheit der Haut, des
> darunter liegenden Gewebes und/oder der Schleimhäute beizutragen.

5.9.2.1 Ziele im körperlichen/funktionellen Bereich

- Nimmt Beratung in Anspruch
- Plant wirksame und zielgerichtete Vorgehensweisen
- Beteiligt sich an der Gestaltung der Umgebung

5.9.2.2 Ziele im psychischen Bereich

- Nennt persönliche Entwicklungspotenziale
- Nennt Ressourcen zur Förderung einer sicheren Umgebung
- Beschreibt Maßnahmen zur Entwicklung der persönlichen Ressourcen
- Äußert persönliche Entwicklungsziele
- Äußert die Bereitschaft, Verhaltensweisen zu ändern (spezifizieren)
- Äußert, die gesundheitsfördernden Maßnahmen weiterführen zu wollen
- Äußert Zufriedenheit mit den erreichten Fähigkeiten

5.9.2.3 Ziele im sozialen/umgebungsbedingten Bereich

- Erhält Unterstützung aus bestehenden Ansprüchen
- Bezugsperson unterstützt beim Erlernen von präventiven Maßnahmen
- Bezugsperson erkennt Unterstützungsbedarf zur Erhaltung der Gewebeintegrität
- Bezugsperson beschafft erforderliche Materialien

5.9.3　Pflegemaßnahmen

Die angeführten Maßnahmen sind beispielhaft und müssen individuell konkretisiert werden.

5.9.3.1　Pflegemaßnahmen im körperlichen/funktionellen Bereich

- Unterstützen bei der Anpassung der Lebensgewohnheiten (spezifizieren)
- Unterstützen bei der Nutzung von Informations- und Beratungsmöglichkeiten
- Unterstützen bei der Gestaltung der Umgebung

5.9.3.2　Pflegemaßnahmen im psychischen Bereich

- Besprechen der verfügbaren Ressourcen
- Informieren über eine ausgewogene Nahrungsaufnahme
- Informieren über eine ausgewogene Flüssigkeitszufuhr
- Informieren über die Bedeutung atmungsaktiver Kleidung
- Informieren über die Bedeutung von persönlicher Hygiene
- Informieren über die Bedeutung der Körperpflege
- Informieren über die Bedeutung körperlicher Bewegung
- Informieren über somatologische Zusammenhänge
- Beraten über geeignete Pflegeprodukte
- Besprechen von präventiven Maßnahmen
- Positive Rückmeldung bei erfolgreich umgesetzten Maßnahmen
- Aufzeigen bereits erreichter Ziele

5.9.3.3　Pflegemaßnahmen im sozialen/umgebungsbedingten Bereich

- Einbeziehen des sozialen Umfeldes in die Umsetzung von Maßnahmen (spezifizieren)
- Bereitstellen von Informationsmaterial

5.10　Mundschleimhaut, verändert, Risiko

Pflegediagnose 40141

> **Definition**
>
> Ein Pflegephänomen, bei dem ein Mensch ein Risiko hat, eine Veränderung an den Lippen und/oder der Mundschleimhaut zu erfahren.

Anmerkung der Autoren

Eine Risiko-Diagnose kann nicht durch Zeichen und Symptome belegt werden, da das Problem nicht aufgetreten ist und die Pflegemaßnahmen die Prävention bezwecken.

5.10.1   Risikofaktoren

5.10.1.1   Körperliche/funktionelle Risikofaktoren

- Mangelernährung
- Beeinträchtigter Flüssigkeitshaushalt
- Beeinträchtigtes Immunsystem
- Infektionen
- Einnahme von zu heißen Speisen und Getränken
- Beeinträchtigte Mundhygiene
- Beeinträchtigte Sensibilität im Mundhöhlen- und Lippenbereich
- Beeinträchtige Speichelproduktion
- Chemische Faktoren (z. B. säurehaltige Nahrungsmittel, Alkohol, Rauchen)
- Beeinträchtigter Zahnstatus
- Schlecht sitzender Zahnersatz (spezifizieren)

5.10.1.2   Psychische Risikofaktoren

- Beeinträchtigte kognitive Fähigkeiten, um Zusammenhänge zwischen Einflussfaktoren und gesunder Mundschleimhaut zu verstehen
- Mangelndes Interesse an Mundpflegetechniken
- Beeinträchtigte Motivation zur Mundhygiene
- Selbstverletzungsabsicht
- Mangelndes Wissen (spezifizieren)

5.10.1.3   Soziale/umgebungsbedingte Risikofaktoren

- Behandlungsbedingte Maßnahmen (z. B. Strahlen, Medikamentc, Chemotherapie)
- Verminderte Luftfeuchtigkeit
- Mechanische Faktoren (z. B. Tuben, Sonden)
- UV-Belastung (spezifizieren: z. B. Sonneneinstrahlung)
- Extrcmc der Umgebungstemperatur (Hitze, Kälte)

5.10.2   Ressourcen

Die Ressourcen eines Menschen können körperlicher/funktioneller, psychischer und sozialer/umgebungsbedingter Art sein. Achten Sie immer auf eine umfassende Beurteilung der Ressourcen. Die folgende Aufzählung der Ressourcen kann individuell ergänzt werden.

5.10.2.1   Körperliche/funktionelle Ressourcen

- Nimmt die empfohlene Flüssigkeitsmenge zu sich (spezifizieren)
- Pflegt den Zahnersatz
- Verwendet den Zahnersatz
- Isst warme Gerichte unter 40 °C
- Führt die Mundhygiene durch

- Schützt Lippen vor Umwelteinflüssen (z. B. Temperatur, Sonneneinstrahlung)
- Verfügt über Sensibilität im Mundhöhlen- und Lippenbereich
- Verfügt über ausreichende Speichelproduktion
- Geht regelmäßig zur zahnärztlichen Kontrolle

5.10.2.2 Psychische Ressourcen

- Verfügt über kognitive Fähigkeiten, um Zusammenhänge zwischen Einfluss-faktoren und gesunder Mundschleimhaut zu verstehen
- Zeigt Interesse an Mundpflegetechniken (spezifizieren)
- Äußert den Wunsch, die Ernährungsgewohnheiten zu verbessern
- Zeigt Motivation zur Durchführung der Mundhygiene
- Verfügt über Wissen zu positiven und negativen Einflussfaktoren auf die Mund-schleimhaut

5.10.2.3 Soziale/umgebungsbedingte Ressourcen

- Die Bezugsperson sorgt für Lieblingskost und -getränke
- Die Bezugsperson unterstützt bei der Mundhygiene
- Lebt in Umgebung mit ausreichender Luftfeuchtigkeit

5.10.3 Pflegeziele

> **Übergeordnetes Ziel**
> Erhält eine gesunde Mundschleimhaut.

5.10.3.1 Ziele im körperlichen/funktionellen Bereich

- Führt die Mundhygiene durch
- Ergreift präventive Maßnahmen (spezifizieren)
- Achtet auf angepasste Ernährung
- Nimmt ausreichend Flüssigkeit zu sich (spezifizieren)

5.10.3.2 Ziele im psychischen Bereich

- Nennt Risikofaktoren
- Nennt präventive Maßnahmen zur Erhaltung einer gesunden Mundschleimhaut
- Äußert den Wunsch, die Mundhygiene zu verbessern
- Äußert Interesse, sich Techniken der Mundhygiene anzueignen

5.10.3.3 Ziele im sozialen/umgebungsbedingten Bereich

- Bezugsperson unterstützt bei der Mundhygiene
- Hat Zugang zu Pflegemittel (spezifizieren)
- Hat Zugang zu Informationsquellen

5.10.4 Pflegemaßnahmen

Die angeführten Maßnahmen sind beispielhaft und müssen individuell konkretisiert werden.

5.10.4.1 Pflegemaßnahmen im körperlichen/funktionellen Bereich

— Regelmäßiges Inspizieren der Mundhöhle auf Veränderungen
— Anbieten von künstlichem Speichel
— Durchführen einer regelmäßigen Mund-, Zahn- und Lippenpflege
— Anleiten in der Anwendung geeigneter Hilfsmittel

5.10.4.2 Pflegemaßnahmen im psychischen Bereich

— Informieren über die Häufigkeit und Methode der Mundhygiene
— Informieren über medizinische Therapien, die zu einer Veränderung der Mundschleimhaut führen können
— Informieren über Risikofaktoren, die Mundtrockenheit bewirken
— Informieren über die Bedeutung einer passenden Temperatur von Speisen und Getränken
— Informieren über Methoden, den Speichelfluss anzuregen
— Beraten über eine ausreichende Flüssigkeitszufuhr
— Beraten über eine ausgewogene Nahrungszufuhr
— Informieren über spezielle Mundpflegetechniken
— Informieren über präventive Maßnahmen
— Informieren über die Bedeutung der Selbstkontrolle des Mund- und Rachenraumes
— Anbieten von Entlastungsgesprächen
— Empfehlen von regelmäßiger Zahnkontrolle und professioneller Zahnhygiene

5.10.4.3 Pflegemaßnahmen im sozialen/umgebungsbedingten Bereich

— Bereitstellen von Hilfsmitteln
— Anleiten der Bezugsperson in der Durchführung von Maßnahmen (spezifizieren)

5.11 Mundschleimhaut, verändert

Pflegediagnose 40142

> **Definition**
>
> Ein Pflegephänomen, bei dem Veränderungen an den Lippen und/oder der Mundschleimhaut auftreten.

5.11.1 Ätiologie

5.11.1.1 Körperliche/funktionelle Ursachen

- Mangelernährung
- Beeinträchtigter Flüssigkeitshaushalt
- Beeinträchtigtes Immunsystem
- Infektionen
- Einnahme von zu heißen Speisen und Getränken
- Beeinträchtigte Mundhygiene
- Selbstverletzung
- Beeinträchtigte Sensibilität im Mundhöhlen- und Lippenbereich
- Beeinträchtige Speichelproduktion
- Chemische Faktoren (z. B. säurehaltige Nahrungsmittel, Alkohol, Rauchen)
- Beeinträchtigter Zahnstatus
- Schlecht sitzender Zahnersatz (spezifizieren)

5.11.1.2 Psychische Ursachen

- Beeinträchtigte kognitive Fähigkeiten, um Zusammenhänge zwischen Einflussfaktoren und gesunder Mundschleimhaut zu verstehen
- Mangelndes Interesse an Mundpflegetechniken
- Beeinträchtigte Motivation zur Mundhygiene
- Mangelndes Wissen (spezifizieren)

5.11.1.3 Soziale/umgebungsbedingte Ursachen

- Behandlungsbedingte Maßnahmen (z. B. Strahlen, Medikamente, Chemotherapie)
- Verminderte Luftfeuchtigkeit
- Mechanische Faktoren (z. B. Tuben, Sonden)
- UV-Belastung (spezifizieren: z. B. Sonneneinstrahlung)
- Extreme der Umgebungstemperatur (Hitze, Kälte)

5.11.2 Symptome

5.11.2.1 Aus der Sicht des Betroffenen

- Schmerzen in der Mundhöhle
- Mundtrockenheit
- Ess- und Schluckschwierigkeiten
- Übler, veränderter oder nicht vorhandener Geschmack
- Beeinträchtigtes Geschmacksempfinden

5.11.2.2 Aus der Sicht der Pflegeperson

- Zahnfleischschwund
- Glatte, atrophische, sensible Zunge
- Belegte Zunge
- Blasses Zahnfleisch oder blasse Mucosa
- Sprechschwierigkeiten

— Bläschenbildung
— Knötchen
— Weiße Beläge
— Mundgeruch
— Hyperämie
— Abschuppung
— Blutungen
— Orale Läsionen oder Geschwüre
— Fissuren
— Rötliche oder bläuliche Verfärbungen
— Entzündungen
— Rötungen
— Nekrosen
— Schorfbildung
— Beeinträchtige Sensibilität
— Veränderte Speichelproduktion

5.11.3 Ressourcen

Die Ressourcen eines Menschen können körperlicher/funktioneller, psychischer und sozialer/umgebungsbedingter Art sein. Achten Sie immer auf eine umfassende Beurteilung der Ressourcen. Die folgende Aufzählung der Ressourcen kann individuell ergänzt werden.

5.11.3.1 Körperliche/funktionelle Ressourcen
— Nimmt die empfohlene Flüssigkeitsmenge zu sich (spezifizieren)
— Pflegt den Zahnersatz
— Verwendet den Zahnersatz
— Isst warme Gerichte unter 40 °C
— Führt die Mundhygiene durch
— Schützt Lippen vor Umwelteinflüssen (z. B. Temperatur, Sonneneinstrahlung)
— Verfügt über Sensibilität im Mundhöhlen- und Lippenbereich
— Verfügt über ausreichende Speichelproduktion
— Geht regelmäßig zur zahnärztlichen Kontrolle

5.11.3.2 Psychische Ressourcen
— Verfügt über kognitive Fähigkeiten, um Zusammenhänge zwischen Einflussfaktoren und gesunder Mundschleimhaut zu verstehen
— Zeigt Interesse an Mundpflegetechniken (spezifizieren)
— Äußert den Wunsch, die Ernährungsgewohnheiten zu verbessern
— Zeigt Motivation zur Durchführung der Mundhygiene
— Verfügt über Wissen zu positiven und negativen Einflussfaktoren auf die Mundschleimhaut

5.11.3.3 Soziale/umgebungsbedingte Ressourcen

- Die Bezugsperson sorgt für Lieblingskost und -getränke
- Die Bezugsperson unterstützt bei der Mundhygiene
- Lebt in Umgebung mit ausreichender Luftfeuchtigkeit

5.11.4 Pflegeziele

> **Übergeordnetes Ziel**
> Hat eine gesunde/intakte Mundschleimhaut.

5.11.4.1 Ziele im körperlichen/funktionellen Bereich

- Führt die Mundhygiene selbstständig durch
- Achtet auf angepasste Ernährung
- Nimmt ausreichend Flüssigkeit zu sich (spezifizieren)
- Führt empfohlene Pflegemaßahmen durch (spezifizieren)

5.11.4.2 Ziele im psychischen Bereich

- Benennt mögliche Ursachen
- Benennt Maßnahmen zur Erhaltung einer intakten Mundschleimhaut
- Benennt erforderlichen Maßnahmen zur Wiedererlangung einer gesunden/intakten Mundschleimhaut
- Äußert den Wunsch, die Mundhygiene zu verbessern
- Äußert Interesse, sich Techniken der Mundhygiene anzueignen

5.11.4.3 Ziele im sozialen/umgebungsbedingten Bereich

- Bezugsperson unterstützt bei der Mundhygiene
- Hat Zugang zu Pflegemittel (spezifizieren)
- Hat Zugang zu Informationsquellen

5.11.5 Pflegemaßnahmen

Die angeführten Maßnahmen sind beispielhaft und müssen individuell konkretisiert werden.

5.11.5.1 Pflegemaßnahmen im körperlichen/funktionellen Bereich

- Regelmäßiges Inspizieren der Mundhöhle auf Veränderungen
- Anbieten von künstlichem Speichel
- Durchführen einer regelmäßigen Mund-, Zahn- und Lippenpflege
- Unterstützen bei der Einnahme/Anwendung der medikamentösen Therapie
- Anleiten in der Anwendung geeigneter Hilfsmittel

5.11.5.2   Pflegemaßnahmen im psychischen Bereich

- Informieren über die Häufigkeit und Methode der Mundhygiene
- Informieren über medizinische Therapien, die zu einer Veränderung der Mundschleimhaut führen können
- Informieren über Einflussfaktoren, die Mundtrockenheit bewirken
- Informieren über die Wirkung scharf gewürzter Nahrungsmittel/scharfer Flüssigkeiten
- Informieren über die Bedeutung einer passenden Temperatur von Speisen und Getränken
- Informieren über den Einfluss von Alkohol und Nikotin
- Informieren über Methoden, den Speichelfluss anzuregen
- Motivieren zu einer ausreichenden Flüssigkeitszufuhr
- Motivieren zu einer ausgewogenen Nahrungszufuhr
- Informieren über spezielle Mundpflegetechniken
- Informieren über präventive Maßnahmen
- Informieren über die Bedeutung der Selbstkontrolle des Mund- und Rachenraumes
- Anbieten von Entlastungsgesprächen
- Empfehlen von regelmäßiger Zahnkontrolle und professioneller Zahnhygiene

5.11.5.3   Pflegemaßnahmen im sozialen/umgebungsbedingten Bereich

- Bereitstellen von Hilfsmitteln
- Bereitstellen von geeigneten Speisen und Getränken
- Anleiten der Bezugsperson in der Durchführung von Maßnahmen (spezifizieren)

5.12   Mundschleimhaut, Entwicklung der Ressourcen

Pflegediagnose 40143

> **Definition**
>
> Ein Pflegephänomen, bei dem ein Mensch die Möglichkeiten für intakte Lippen und/oder Mundschleimhaut verbessern und/oder erweitern möchte.

Anmerkung der Autoren
Diese Pflegediagnose ist eine Gesundheitsdiagnose und beinhaltet keine möglichen Ursachen, sondern Ressourcen. Nähere Informationen zu Gesundheitsdiagnosen finden sich im einleitenden Abschnitt „Gesundheitspflegediagnosen".

5.12.1   Ressourcen

Die Ressourcen eines Menschen können körperlicher/funktioneller, psychischer und sozialer/umgebungsbedingter Art sein. Achten Sie immer auf eine umfassende Beurteilung der Ressourcen. Die folgende Aufzählung der Ressourcen kann individuell ergänzt werden.

5.12.1.1 Körperliche/funktionelle Ressourcen

- Nimmt die empfohlene Flüssigkeitsmenge zu sich (spezifizieren)
- Pflegt den Zahnersatz
- Verwendet den Zahnersatz
- Isst warme Gerichte unter 40 °C
- Führt die Mundhygiene durch
- Schützt Lippen vor Umwelteinflüssen (z. B. Temperatur, Sonneneinstrahlung)
- Verfügt über Sensibilität im Mundhöhlen- und Lippenbereich
- Verfügt über ausreichende Speichelproduktion
- Geht regelmäßig zur zahnärztlichen Kontrolle

5.12.1.2 Psychische Ressourcen

- Verfügt über kognitive Fähigkeiten, um Zusammenhänge zwischen Einflussfaktoren und gesunder Mundschleimhaut zu verstehen
- Zeigt Interesse an Mundpflegetechniken (spezifizieren)
- Äußert den Wunsch, die Ernährungsgewohnheiten zu verbessern
- Zeigt Motivation zur Durchführung der Mundhygiene
- Verfügt über Wissen zu positiven und negativen Einflussfaktoren auf die Mundschleimhaut

5.12.1.3 Soziale/umgebungsbedingte Ressourcen

- Die Bezugsperson sorgt für Lieblingskost und -getränke
- Die Bezugsperson unterstützt bei der Mundhygiene
- Lebt in Umgebung mit ausreichender Luftfeuchtigkeit

5.12.2 Pflegeziele

Übergeordnetes Ziel
Verfügt über die Selbstpflegekompetenz, zur bestmöglichen Gesundheit der Lippen und/ oder der Mundschleimhaut beizutragen.

5.12.2.1 Ziele im körperlichen/funktionellen Bereich

- Führt die Mundhygiene durch
- Achtet auf angepasste Ernährung
- Nimmt ausreichend Flüssigkeit zu sich (spezifizieren)
- Nimmt Beratung in Anspruch
- Plant wirksame und zielgerichtete Vorgehensweisen
- Beteiligt sich an der Gestaltung der Umgebung
- Ergreift präventive Maßnahmen (spezifizieren)

5.12.2.2 Ziele im psychischen Bereich

- Beschreibt positive und negative Einflussfaktoren
- Nennt Maßnahmen zur Förderung einer gesunden Mundschleimhaut
- Äußert den Wunsch, die Mundhygiene zu verbessern

- Äußert Interesse, sich Techniken der Mundhygiene anzueignen
- Nennt persönliche Entwicklungspotenziale
- Beschreibt Maßnahmen zur Entwicklung der persönlichen Ressourcen
- Äußert persönliche Entwicklungsziele
- Äußert die Bereitschaft, Verhaltensweisen zu ändern (spezifizieren)
- Äußert, die gesundheitsfördernden Maßnahmen weiterführen zu wollen
- Äußert Zufriedenheit mit den erreichten Fähigkeiten

5.12.2.3 Ziele im sozialen/umgebungsbedingten Bereich

- Bezugsperson unterstützt bei der Mundhygiene
- Hat Zugang zu Pflegemittel (spezifizieren)
- Hat Zugang zu Informationsquellen
- Nutzt bestehende Ansprüche
- Bezugsperson unterstützt beim Erlernen von Mundpflegemaßnahmen
- Bezugsperson beschafft erforderliche Materialien

5.12.3 Pflegemaßnahmen

Die angeführten Maßnahmen sind beispielhaft und müssen individuell konkretisiert werden.

5.12.3.1 Pflegemaßnahmen im körperlichen/funktionellen Bereich

- Unterstützen bei der Anpassung der Lebensgewohnheiten (spezifizieren)
- Unterstützen bei der Nutzung von Informations- und Beratungsmöglichkeiten
- Unterstützen bei der Gestaltung der Umgebung
- Unterstützen beim Durchführen einer regelmäßigen Mund-, Zahn- und Lippenpflege
- Anleiten in der Anwendung geeigneter Hilfsmittel

5.12.3.2 Pflegemaßnahmen im psychischen Bereich

- Besprechen der verfügbaren Ressourcen
- Informieren über eine ausgewogene Nahrungsaufnahme
- Informieren über eine ausgewogene Flüssigkeitszufuhr
- Informieren über die Bedeutung von Mundhygiene
- Beraten über die Durchführung der Mundhygiene
- Informieren über die Bedeutung der Selbstkontrolle des Mund- und Rachenraumes
- Beraten zum Umgang mit positiven und negativen Einflussfaktoren
- Informieren über somatologische Zusammenhänge
- Beraten über geeignete Pflegeprodukte
- Besprechen von gesundheitsfördernden Maßnahmen
- Positive Rückmeldung bei erfolgreich umgesetzten Maßnahmen
- Aufzeigen bereits erreichter Ziele
- Empfehlen von regelmäßiger Zahnkontrolle und professioneller Zahnhygiene
- Anbieten von Reflexionsgesprächen

5.12.3.3 Pflegemaßnahmen im sozialen/umgebungsbedingten Bereich

- Bereitstellen von Hilfsmittel
- Bereitstellen von Informationsmaterial
- Anleiten der Bezugsperson in der Durchführung von Maßnahmen (spezifizieren)

5.13 Ausscheidung, Handhabung beeinträchtigt

Pflegediagnose 40152

Definition

Ein Pflegephänomen, bei dem ein Mensch beeinträchtigt ist, die WC-Anlage rechtzeitig zu erreichen und/oder die Selbstpflege im Rahmen der Harn- und/oder Stuhlausscheidung durchzuführen.

Anmerkung der Autoren

Das Management der Ausscheidung beinhaltet ebenso die Versorgung einer künstlichen Harn-/Stuhlableitung, wenn der Betroffene dazu nicht in der Lage und/oder nicht motiviert ist. Für die Versorgung einer Harn-/Stuhlableitung vgl.:

PD Ausscheidung, Handhabung, Entwicklung der Ressourcen
PD Körperbild, Entwicklung der Ressourcen
PD Körperbild, beeinträchtigt, Risiko
PD Körperbild, beeinträchtigt

5.13.1 Ätiologie

5.13.1.1 Körperliche/funktionelle Ursachen

- Beeinträchtigte Ausdauer
- Beeinträchtigte Energie/Kraft
- Beeinträchtigte Fähigkeit das Mobilitätshilfsmittel einzusetzen
- Beeinträchtigte kognitive Fähigkeiten (spezifizieren)
- Beeinträchtigte Koordination
- Beeinträchtigte körperliche Mobilität (spezifizieren)
- Beeinträchtigte Beweglichkeit (spezifizieren)
- Beeinträchtigte Feinmotorik
- Beeinträchtigte örtliche Orientierung
- Schmerzen
- Beeinträchtigte Sinneswahrnehmung (spezifizieren)

5.13.1.2 Psychische Ursachen

- Ablehnung von Mobilitätshilfsmitteln
- Hemmung, Unterstützung anzufordern
- Beeinträchtigter Denkprozess (spezifizieren)
- Beeinträchtigte Motivation (spezifizieren)

- Angst vor Sturz/Verletzung
- Hospitalismus
- Mangelndes Wissen über den Umgang mit Inkontinenzhilfsmitteln

5.13.1.3   Soziale/umgebungsbedingte Ursachen

- Angeordnete Bewegungseinschränkungen (spezifizieren)
- Mangelnde finanzielle Mittel
- Mangelnde Unterstützung beim Erreichen der WC-Anlage
- Nicht interpretierbare Umgebung (z. B. unbekannte Zeichen/Sprache, schlechte Beleuchtung, fehlendes oder unklares Orientierungssystem)
- Mangelnde Vertrautheit der Umgebung (spezifizieren)
- Fehlende Verfügbarkeit von geeigneten Hilfsmitteln (spezifizieren)
- Erschwerter Zugang zur WC-Anlage (z. B. zu weite Wegstrecke, Barriere)
- Fehlender Zugang zur WC-Anlage (z. B. WC-Anlage versperrt)

5.13.2   Symptome

5.13.2.1   Aus der Sicht des Betroffenen

- Unwillkürlicher Harnverlust, da die WC-Anlage nicht rechtzeitig erreicht wird
- Unwillkürlicher Stuhlverlust, da die WC-Anlage nicht rechtzeitig erreicht wird
- Schwierigkeiten in der örtlichen Orientierung
- Beeinträchtigte Fähigkeit, die Rufanlage zu betätigen
- Beeinträchtigte Fähigkeit, die Selbstpflege durchzuführen (spezifizieren)
- Fehlende Bereitschaft, die Selbstpflege zu übernehmen
- Mangelndes Interesse, die Selbstpflege zu übernehmen

5.13.2.2   Aus der Sicht der Pflegeperson

- Harnverlust vor Erreichen der WC-Anlage
- Stuhlverlust vor Erreichen der WC-Anlage
- Geruchsbildung
- Inguinale Rötung
- Beeinträchtigte Fähigkeit die Distanz zur WC-Anlage zurückzulegen
- Verwendet das empfohlene Mobilitätshilfsmittel nicht
- Beeinträchtigte grobmotorische Fähigkeiten
- Beeinträchtigte feinmotorische Fähigkeiten
- Beeinträchtigte Fähigkeit, sich zielgerichtet zu bewegen
- Beeinträchtigte Fähigkeit, die Intimpflege durchzuführen
- Vernachlässigtes Harnableitungssystem
- Vernachlässigtes Stuhlableitungssystem

5.13.3   Grad der Selbstständigkeit

- 00: Selbstständig (auch in der Verwendung von Hilfsmitteln), es sind keine direkten Pflegeleistungen zu erbringen
- 01: Großteils selbstständig, der/die Betroffene bedarf nur geringer Hilfestellung und/oder Anleitung, direkte Pflegeleistungen sind nur in geringem Ausmaß zu erbringen

- 02: Teilweise selbstständig und teilweise auf Hilfestellung/Anleitung angewiesen; der/die Betroffene ist etwa zu 50 % selbstständig, das Ausmaß der zu erbringenden direkten Pflegeleistung/Anleitung liegt ebenfalls bei etwa 50 %
- 03: Geringfügig selbstständig, der/die Betroffene beteiligt sich nur in geringem Ausmaß an der Aktivität und ist großteils auf Hilfestellung/Anleitung angewiesen, der/die Betroffene ist aber kooperativ
- 04: Unselbstständig/Abhängig, der/die Betroffene ist nicht in der Lage, sich an der Aktivität zu beteiligen und ist vollständig abhängig; bzw. es sind mehrmals täglich intensive Selbsthilfetrainings mit maximaler Unterstützung und Anleitung zu absolvieren; bzw. Status des/der Betroffenen wie in Grad 3, jedoch unkooperatives Verhalten bei der Pflege
  (Einteilungsstufen nach JONES E. et al., überarbeitet vom Verein S.E.P.P. 2000)

5.13.4 Ressourcen

Die Ressourcen eines Menschen können körperlicher/funktioneller, psychischer und sozialer/umgebungsbedingter Art sein. Achten Sie immer auf eine umfassende Beurteilung der Ressourcen. Die folgende Aufzählung der Ressourcen kann individuell ergänzt werden.

5.13.4.1 Körperliche/funktionelle Ressourcen
- Verfügt über Ausdauer
- Verfügt über Energie/Kraft
- Verfügt über die nötige Kraft, sich kontrolliert hinzusetzen und aufzustehen
- Hält das Gleichgewicht
- Verwendet Mobilitätshilfsmittel (z. B. Gehhilfe)
- Erreicht mittels Gehhilfe die Toilette
- Bedient die Rufanlage
- Verwendet geeignete Hilfsmittel (z. B. Haltegriffe, Toilettenstuhl, Harnflasche)
- Wünscht vertraute Pflegeprodukte
- Fordert rechtzeitig Unterstützung an (z. B. Patientenruf)
- Verfügt über Koordination
- Verfügt über körperliche Mobilität (spezifizieren)
- Verfügt über Beweglichkeit (spezifizieren)
- Findet sich in der Umgebung zurecht
- Ist schmerzfrei
- Verfügt über Sinneswahrnehmung (spezifizieren)
- Gestaltet den Tagesablauf in Abstimmung auf das persönliche Ausscheidungsmuster

5.13.4.2 Psychische Ressourcen
- Akzeptiert das Enterostoma (spezifizieren) als notwendige Maßnahme
- Akzeptiert die künstliche Harnableitung (spezifizieren)
- Akzeptiert die angebotenen Hilfsmittel (spezifizieren)
- Akzeptiert die künstliche Stuhlableitung (spezifizieren)
- Zeigt Bereitschaft zur Mitarbeit
- Zeigt Motivation, die WC-Anlage rechtzeitig zu erreichen

— Fühlt sich sicher bei Bewegung
— Erkennt den erforderlichen Unterstützungsbedarf (spezifizieren)
— Kennt das persönliche Ausscheidungsmuster
— Kennt die örtliche Verfügbarkeit von WC-Anlagen
— Verfügt über Wissen zu Zusammenhängen von Ausscheidung und Einflussfaktoren (z. B. Flüssigkeit, Nahrungsmittel, Medikamente)

5.13.4.3 Soziale/umgebungsbedingte Ressourcen

— Verfügt über finanzielle Mittel
— Verfügt über ein soziales Umfeld, welches die Ausscheidungssituation akzeptiert
— Erhält Unterstützung, wenn diese eingefordert wird
— Erhält Unterstützung beim Erreichen der WC-Anlage
— Verfügt über eine Vertrauensperson
— Verfügt über ein verständliches Orientierungssystem (z. B. deutliche Kennzeichnung der Wege zur WC-Anlage)
— Verfügt über eine sichere Umgebung (spezifizieren)
— Hat Zugang zu einer geeigneten WC-Anlage (z. B. barrierefrei, erreichbare Nähe)

5.13.5 Pflegeziele

> **Übergeordnetes Ziel**
> Erreicht die WC-Anlage rechtzeitig und führt die Selbstpflege bei der Ausscheidung durch.

5.13.5.1 Ziele im körperlichen/funktionellen Bereich

— Verändert die Umgebung entsprechend den individuellen Bedürfnissen (spezifizieren)
— Schätzt die Zeitspanne zur Erreichung der Toilette realistisch ein
— Wählt bei Harn-/Stuhldrang den kürzesten Weg zur Toilette
— Äußert, die Selbstpflege entsprechend den Ressourcen durchzuführen
— Führt Selbstpflegetraining durch (spezifizieren)
— Erlernt alternative Methoden der Selbstpflege (spezifizieren)
— Wendet Mobilitätshilfsmittel an (spezifizieren)
— Wendet Orientierungshilfen an (spezifizieren)
— Scheidet in geplanten Zeitintervallen an passenden Orten aus
— Berücksichtigt Selbstpflegeerfordernisse in der Tagesstruktur
— Verbessert den Grad der Selbstständigkeit nach Jones (spezifizieren)
— Setzt Inkontinenzhilfsmittel zweckmäßig ein
— Führt die Pflege der künstliche Harnableitung (spezifizieren) durch
— Führt die Pflege der künstliche Stuhlableitung (spezifizieren) durch
— Wechselt das Versorgungssystem der künstliche Harnableitung (spezifizieren)
— Wechselt das Versorgungssystem der künstliche Stuhlableitung (spezifizieren)
— Hält die Behandlungsempfehlungen ein (spezifizieren)

- Erreicht zunehmende Selbstständigkeit bei der Selbstpflege im Rahmen der Ausscheidung (spezifizieren)
- Fordert gezielt Hilfestellung ein
- Nützt professionelle Unterstützung
- Holt bei Unklarheiten Informationen ein

5.13.5.2 Ziele im psychischen Bereich
- Benennt die Bedeutung der Selbstpflege für das Wohlbefinden
- Nennt verfügbare Ressourcen
- Äußert die Bereitschaft, bei der Selbstpflege mitzuwirken
- Äußert den Wunsch, die Selbstpflegefähigkeit zu verbessern
- Beschreibt Techniken und Verhaltensweisen, um die Selbstpflege zu fördern
- Nennt die vereinbarten pflegerischen Behandlungsschritte
- Beschreibt förderliche und hemmende Faktoren
- Nennt geeignete Hilfsmittel zur Selbstpflege
- Äußert Bereitschaft, alltägliche Gewohnheiten an die Selbstpflegeerfordernisse anzupassen
- Nennt Maßnahmen, die bei Auftreten des Harn-/Stuhldranges gesetzt werden
- Äußert die Bereitschaft, die vereinbarten Maßnahmen durchzuführen
- Beschreibt die fachgerechte Versorgung der künstlichen Harnableitung
- Beschreibt die fachgerechte Versorgung der künstlichen Stuhlableitung
- Äußert Bereitschaft, notwendige Unterstützung in Anspruch zu nehmen
- Akzeptiert die angebotene Unterstützung

5.13.5.3 Ziele im sozialen/umgebungsbedingten Bereich
- Bezugsperson bietet sich als Gesprächspartner an
- Bezugsperson bietet Unterstützung an
- Bezugsperson äußert wertschätzende Rückmeldungen
- Bezugsperson unterstützt fachgerecht in der Selbstpflege
- Bezugsperson vermittelt Sicherheit bei der Selbstpflege
- Hat Selbstpflegeartikel zur Verfügung
- Verfügt über einen sicheren und barrierefreien Wohnbereich
- Nimmt professionelle Unterstützungsleistungen in Anspruch
- Erhält Unterstützung aus finanziellen Ansprüchen

5.13.6 Pflegemaßnahmen

Die angeführten Maßnahmen sind beispielhaft und müssen individuell konkretisiert werden.

5.13.6.1 Pflegemaßnahmen im körperlichen/funktionellen Bereich
- Einräumen von genügend Zeit, damit der Betroffene seine Ressourcen bestmöglich einsetzen kann
- Anpassen der Umgebungsreize an die Belastungsfähigkeit
- Planen einer Tagesstruktur in Abstimmung auf das persönliche Ausscheidungsmuster
- Anwenden von Orientierungshilfen (spezifizieren)

- Durchführen eines Orientierungstrainings
- Anleiten zur fachgerechten Selbstpflege
- Anleiten/Schulen von alternativen Methoden in der Selbstpflege
- Trainieren der Selbstpflege
- Schulen in der Anwendung von Mobilitätshilfsmittel (spezifizieren)
- Anleiten von kräftesparende Techniken (z. B. Kinästhetik)
- Sorgen für einen barrierefreien Weg zur Toilette
- Sorgen für behindertengerechte Toiletten
- Fachgerechte Pflege der künstliche Harnableitung (spezifizieren) anleiten
- Fachgerechte Pflege der künstliche Stuhlableitung (spezifizieren) anleiten
- Fachgerechten Umgang mit dem Versorgungssystem der künstliche Harnableitung (spezifizieren) schulen
- Fachgerechten Umgang mit dem Versorgungssystem der künstliche Stuhlableitung (spezifizieren) schulen
- Unterstützen beim Gang auf die Toilette
- Unterstützen bei der Anwendung von Hilfsmitteln (spezifizieren)
- Unterstützen bei Trainingsprogrammen
- Leibstuhl zur Verfügung stellen
- Harnflasche zur Verfügung stellen
- Leibschüssel/Steckbecken/Bettpfanne zur Verfügung stellen

5.13.6.2 Pflegemaßnahmen im psychischen Bereich

- Besprechen der Einschätzung der aktuellen Situation durch den Betroffenen
- Beraten bei gesundheitsbezogenen Entscheidungen
- Beraten über Möglichkeiten zur Förderung von Wohlbefinden
- Motivieren zur Übernahme von Verantwortung
- Beraten zur Verteilung der Tagestrinkmenge, um die Nachtruhe zu gewährleisten
- Beraten über erreichbare Ziele aus pflegerischer Sicht
- Besprechen möglicher Verbesserungspotenziale aus der Sicht des Betroffenen
- Besprechen der verfügbaren Ressourcen
- Informieren über Einflussfaktoren
- Informieren über kräftesparende Techniken
- Informieren über die Wichtigkeit der Intimpflege nach dem Ausscheiden
- Motivieren zur Mitarbeit
- Anbieten von Gesprächen
- Ermutigen Gefühle verbal auszudrücken
- Ermutigen, die Umsetzung der vereinbarten Maßnahmen beizubehalten
- Beraten zu angemessenen Ruhepausen
- Beraten zu geeigneten Hilfsmitteln
- Beraten zu Orientierungshilfen
- Beraten über die sichere Umgebungsgestaltung
- Motivieren zum Training der Selbstpflegefähigkeit
- Motivieren verfügbare Hilfestellungen anzufordern
- Aufzeigen bereits erreichter Ziele

- Besprechen von auftretenden Sorgen und Befürchtungen
- Anerkennen der erfolgreich umgesetzten Maßnahmen
- Besprechen von bereits eingeleiteten Veränderungsprozessen
- Beraten über Unterstützungsmöglichkeiten
- Information und Beratung über finanzielle Ansprüche

5.13.6.3 Pflegemaßnahmen im sozialen/umgebungsbedingten Bereich

- Wahren der Privatsphäre bei der Durchführung der Selbstpflege
- Informieren der Bezugsperson zur fachgerechten Pflege
- Anleiten/Schulen der Bezugsperson zur fachgerechten Pflege
- Organisieren von Gesprächsmöglichkeiten zwischen den Personen, die an der Pflege des Betroffenen beteiligt sind
- Einbeziehen von Unterstützung aus dem sozialen Umfeld
- Unterstützen bei der Gestaltung einer sicheren Umgebung
- Informieren der Bezugsperson über Angebote, die Erholungsphasen von der Pflege ermöglichen
- Unterstützen bei der Nutzung von Informations- und Beratungsangeboten (z. B. Stomaberatungsstelle)
- Herstellen des Kontaktes zu Unterstützungsleistungen
- Unterstützen bei der Inanspruchnahme von Unterstützungsleistungen
- Unterstützen bei der Inanspruchnahme von finanziellen Ansprüchen

5.14 Ausscheidung, Handhabung, Entwicklung der Ressourcen

Pflegediagnose 40153

Definition

Ein Pflegephänomen, bei dem ein Mensch seine Möglichkeiten für das zeitgerechte Erreichen der WC-Anlage und/oder die Selbstpflege im Rahmen der Harn- und/oder Stuhlausscheidung stärken und/oder erweitern möchte.

Anmerkung der Autoren

Diese Pflegediagnose ist eine Gesundheitsdiagnose und beinhaltet keine möglichen Ursachen, sondern Ressourcen. Nähere Informationen zu Gesundheitsdiagnosen finden sich im einleitenden Abschnitt „Gesundheitspflegediagnosen".

Das Management der Ausscheidung beinhaltet ebenso die Versorgung einer künstlichen Harn-/Stuhlableitung, wenn der Betroffene dazu nicht in der Lage und/oder nicht motiviert ist. Für die Versorgung einer Harn-/Stuhlableitung vgl.:

PD Ausscheidung Handhabung, beeinträchtigt

PD Körperbild, Entwicklung der Ressourcen

PD Körperbild, beeinträchtigt, Risiko

PD Körperbild, beeinträchtigt

5.14.1 Ressourcen

Die Ressourcen eines Menschen können körperlicher/funktioneller, psychischer und sozialer/umgebungsbedingter Art sein. Achten Sie immer auf eine umfassende Beurteilung der Ressourcen. Die folgende Aufzählung der Ressourcen kann individuell ergänzt werden.

5.14.1.1 Körperliche/funktionelle Ressourcen
- Verfügt über Ausdauer
- Verfügt über Energie/Kraft
- Verfügt über die nötige Kraft, sich kontrolliert hinzusetzen und aufzustehen
- Hält das Gleichgewicht
- Verwendet Mobilitätshilfsmittel (z. B. Gehhilfe)
- Erreicht mittels Gehhilfe die Toilette
- Bedient die Rufanlage
- Verwendet geeignete Hilfsmittel (z. B. Haltegriffe, Toilettenstuhl, Harnflasche)
- Wünscht vertraute Pflegeprodukte
- Fordert rechtzeitig Unterstützung an (z. B. Patientenruf)
- Verfügt über Koordination
- Verfügt über körperliche Mobilität (spezifizieren)
- Verfügt über Beweglichkeit (spezifizieren)
- Findet sich in der Umgebung zurecht
- Ist schmerzfrei
- Verfügt über Sinneswahrnehmung (spezifizieren)
- Gestaltet den Tagesablauf in Abstimmung auf das persönliche Ausscheidungsmuster

5.14.1.2 Psychische Ressourcen
- Akzeptiert die künstliche Harnableitung (spezifizieren)
- Akzeptiert die angebotenen Hilfsmittel (spezifizieren)
- Akzeptiert die künstliche Stuhlableitung (spezifizieren)
- Zeigt Bereitschaft zur Mitarbeit
- Zeigt Motivation, die WC-Anlage rechtzeitig zu erreichen
- Fühlt sich sicher bei Bewegung
- Erkennt den erforderlichen Unterstützungsbedarf (spezifizieren)
- Kennt das persönliche Ausscheidungsmuster
- Kennt die örtliche Verfügbarkeit von WC-Anlagen
- Verfügt über Wissen zu den Zusammenhängen von Ausscheidung und Einflussfaktoren (z. B. Flüssigkeit, Nahrungsmittel, Medikamente)

5.14.1.3 Soziale/umgebungsbedingte Ressourcen
- Verfügt über finanzielle Mittel, um Hilfsmittel zu beschaffen
- Verfügt über ein soziales Umfeld, welches die Ausscheidungssituation akzeptiert
- Erhält Unterstützung, wenn diese eingefordert wird
- Erhält Unterstützung beim Erreichen der WC-Anlage
- Verfügt über eine Vertrauensperson

- Verfügt über ein verständliches Orientierungssystem (z. B. deutliche Kennzeichnung der Wege zur WC-Anlage)
- Verfügt über eine sichere Umgebung (spezifizieren)
- Verfügt über geeignete WC-Anlage
- Hat Zugang zu einer behindertengerechten WC-Anlage

5.14.2 Pflegeziele

Übergeordnetes Ziel
Stärkt und/oder erweitert die Fähigkeiten für das rechtzeitige Erreichen der WC-Anlage und die Selbstpflege bei der Ausscheidung.

5.14.2.1 Ziele im körperlichen/funktionellen Bereich
- Führt die Selbstpflege entsprechend den Ressourcen durch
- Führt Selbstpflegetraining durch (spezifizieren)
- Wendet Mobilitätshilfsmittel an (spezifizieren)
- Wendet Orientierungshilfen an (spezifizieren)
- Erlernt alternative Methoden der Selbstpflege (spezifizieren)
- Berücksichtigt Selbstpflegeerfordernisse in der Tagesstruktur
- Führt die Pflege der künstliche Harnableitung (spezifizieren) durch
- Führt die Pflege der künstliche Stuhlableitung (spezifizieren) durch
- Wechselt das Versorgungssystem der künstliche Harnableitung (spezifizieren)
- Wechselt das Versorgungssystem der künstliche Stuhlableitung (spezifizieren)
- Fordert gezielt Hilfestellung ein
- Nützt professionelle Unterstützung
- Holt bei Unklarheiten Informationen ein

5.14.2.2 Ziele im psychischen Bereich
- Benennt die Bedeutung der Selbstpflege für das Wohlbefinden
- Nennt verfügbare Ressourcen
- Ist motiviert die Selbstpflege durchzuführen
- Äußert den Wunsch, die Selbstpflegefähigkeit zu verbessern
- Beschreibt Techniken und Verhaltensweisen, um die Selbstpflege zu fördern
- Nennt geeignete Hilfsmittel zur Selbstpflege
- Äußert Bereitschaft, alltägliche Gewohnheiten an die Selbstpflegeerfordernisse anzupassen
- Beschreibt die fachgerechte Versorgung der künstlichen Harnableitung
- Beschreibt die fachgerechte Versorgung der künstlichen Stuhlableitung
- Äußert Bereitschaft, notwendige Unterstützung in Anspruch zu nehmen
- Akzeptiert die angebotene Unterstützung

5.14.2.3   Ziele im sozialen/umgebungsbedingten Bereich
- Bezugsperson bietet sich als Gesprächspartner an
- Bezugsperson bietet Unterstützung an
- Bezugsperson äußert wertschätzende Rückmeldungen
- Bezugsperson unterstützt fachgerecht in der Selbstpflege
- Bezugsperson vermittelt Sicherheit bei der Selbstpflege
- Hat Selbstpflegeartikel zur Verfügung
- Verfügt über einen sicheren und barrierefreien Wohnbereich
- Erhält Unterstützung aus finanziellen Ansprüchen

5.14.3   Pflegemaßnahmen

Die angeführten Maßnahmen sind beispielhaft und müssen individuell konkretisiert werden.

5.14.3.1   Pflegemaßnahmen im körperlichen/funktionellen Bereich
- Anpassen der Umgebungsreize an die Belastungsfähigkeit
- Planen einer Tagesstruktur in Abstimmung auf das persönliche Ausscheidungsmuster
- Anwenden von Orientierungshilfen (spezifizieren)
- Anleiten zur regelmäßigen und fachgerechten Selbstpflege
- Anleiten/Schulen von alternativen Methoden in der Selbstpflege
- Schulen in der Anwendung von Mobilitätshilfsmittel (spezifizieren)
- Anleiten in der fachgerechten Pflege der künstliche Harnableitung (spezifizieren)
- Anleiten in der fachgerechten Pflege der künstliche Stuhlableitung (spezifizieren)
- Schulen des fachgerechten Umgangs mit dem Versorgungssystem der künstliche Harnableitung (spezifizieren)
- Schulen des fachgerechten Umgangs mit dem Versorgungssystem der künstliche Stuhlableitung (spezifizieren)
- Unterstützen bei der Anwendung von Hilfsmitteln (spezifizieren)
- Unterstützen bei Trainingsprogrammen
- Unterstützen bei der Nutzung von Informations- und Beratungsangeboten (z. B. Stomaberatungsstelle)

5.14.3.2   Pflegemaßnahmen im psychischen Bereich
- Besprechen der Einschätzung der aktuellen Situation durch den Betroffenen
- Beraten bei gesundheitsbezogenen Entscheidungen
- Beraten über Möglichkeiten zur Förderung von Wohlbefinden
- Beraten über erreichbare Ziele aus pflegerischer Sicht
- Besprechen möglicher Verbesserungspotenziale aus der Sicht des Betroffenen
- Besprechen der verfügbaren Ressourcen
- Informieren über Einflussfaktoren
- Informieren über kräftesparende Techniken
- Anbieten von Gesprächen
- Ermutigen Gefühle verbal auszudrücken
- Ermutigen, die Umsetzung der vereinbarten Maßnahmen beizubehalten

- Beraten zu angemessenen Ruhepausen
- Beraten zu geeigneten Hilfsmitteln
- Beraten zu Orientierungshilfen
- Beraten über die sichere Umgebungsgestaltung
- Motivieren zum Training der Selbstpflegefähigkeit
- Motivieren verfügbare Hilfestellungen anzufordern
- Aufzeigen bereits erreichter Ziele
- Besprechen von auftretenden Sorgen und Befürchtungen
- Anerkennen der erfolgreich umgesetzten Maßnahmen
- Besprechen von bereits eingeleiteten Veränderungsprozessen
- Beraten über Unterstützungsmöglichkeiten

5.14.3.3 Pflegemaßnahmen im sozialen/umgebungsbedingten Bereich

- Wahren der Privatsphäre bei der Durchführung der Selbstpflege
- Einbeziehen von Unterstützung aus dem sozialen Umfeld
- Informieren der Bezugsperson zur fachgerechten Pflege
- Anleiten/Schulen der Bezugsperson zur fachgerechten Pflege
- Unterstützen der Bezugsperson bei der Gestaltung einer sicheren Umgebung
- Organisieren von Gesprächsmöglichkeiten zwischen den Personen, die an der Pflege des Betroffenen beteiligt sind
- Ermöglichen des Zugangs zu Unterstützungsleistungen (spezifizieren)

Weiterführende Literatur

Literatur zu 5.1 Stuhlausscheidung, beeinträchtigt, Risiko

Asilisco G, De Marco E, Tomba C, Cesana BM (2007) Bowel urgency in patients with irritable Bowel syndrome. Gastroenterology 132(1):38–44

Biordi D (2002) Soziale Isolation. In: Lubkin IM (Autor), Lorenz-Krause R, Hanne Niemann H, Mecke S (Hrsg) Chronisch Kranksein. Implikationen und Interventionen für Pflege- und Gesundheitsberufe, 1. Aufl., deutschsprachige Ausgabe. Hans Huber, Bern/Göttingen/Toronto/Seattle, S 289–322

Curtin M, Lubkin IM (2002) Was versteht man unter Chronizität. In: Lubkin IM (Autor), Lorenz-Krause R, Hanne Niemann H, Mecke S (Hrsg) Chronisch Kranksein. Implikationen und Interventionen für Pflege- und Gesundheitsberufe, 1. Aufl. deutschsprachige Ausgabe. Hans Huber, Bern/Göttingen/Toronto/Seattle, S 19–53

Dancey CP, Hutton-Young SA, Moye S, Devins GM (2002) Perceived stigma, illness intrusiveness and quality of life in men and women with irritable bowel syndrome. Psychol Health Med 7(4):381–395

Egger JW (2005) Das biopsychosoziale Krankheitsmodell – Grundzüge eines wissenschaftlich begründeten ganzheitlichen Verständnisses von Krankheit. Psychol Med 16(2):3–12

Eickhoff A, Riemann JF (2008) Stuhlinkontinenz. In: Riemann JF, Fischbach W, Gall PR, Mössner J (Hrsg) Gastroenterologie. Das Referenzwerk für Klinik und Praxis. Band 1, Intestinum, 1. Aufl. Georg Thieme, Stuttgart/New York, S 103–116

Fischbach W (2008) Diarrhö. In: Riemann JF, Fischbach W, Gall PR, Mössner J (Hrsg) Gastroenterologie. Das Referenzwerk für Klinik und Praxis. Band 1, Intestinum, 1. Aufl. Georg Thieme, Stuttgart/New York, S 103–116

Gruss HJ (2004) Konservative Therapie der Stuhlinkontinenz. J Urol Urogynäkol 11(Sonderheft 5) (Ausgabe für Österreich):35–38. https://www.kup.at/kup/pdf/4577.pdf

Grypdonck M (2005) Ein Modell zur Pflege chronisch Kranker. In: SEIDL E, WALTER I (Hrsg) Chronisch kranke Menschen in ihrem Alltag. Wilhelm Maudrich, Wien/München/Bern

Gustafsson M, Lämås K, Isaksson U et al (2019) Constipation and laxative use among people living in nursing homes in 2007 and 2013. BMC Geriatr 19:38. https://doi.org/10.1186/s12877-019-1054-x

Holtmann G, Adam B (2008) Reizdarmsyndrom. In: Riemann JF, Fischbach W, Gall PR, Mössner J (Hrsg) Gastroenterologie. Das Referenzwerk für Klinik und Praxis. Band 1. Intestinum, 1. Aufl. Georg Thieme, Stuttgart/New York, S 103–116

Motzer SA, Hertig V, Jarrett M, Heitkemper MM (2003) Sense of coherence and quality of life in women with and without irritable bowel syndrome. Nurs Res 52(5):329–337

Saga S, Vinsnes AG, Mørkved S et al (2013) Prevalence and correlates of fecal incontinence among nursing home residents: a population-based cross-sectional study. BMC Geriatr 13:87. https://doi.org/10.1186/1471-2318-13-87

Smith GD (2006) GI nursing. Irritable bowel syndrome: quality of life and nursing interventions. Br J Nurs 15(21):1152–1156

Taylor EJ, Jones P, Burns M (2002) Lebensqualität. In: Lubkin IM (Autor), Lorenz-Krause R, Niemann H, Mecke S (Hrsg) Chronisch Kranksein. Implikationen und Interventionen für Pflege- und Gesundheitsberufe, 1. Aufl., deutschsprachige Ausgabe. Hans Huber, Bern/Göttingen/Toronto/Seattle, S 325–355

5

Literatur zu 5.2 Stuhlausscheidung, beeinträchtigt

Basilisco G, De Marco E, Tomba C, Cesana BM (2007) Bowel urgency in patients with irritable Bowel syndrome. Gastroenterology 132(1):38–44

Biordi D (2002) Soziale Isolation. In: Lubkin IM (Autor), Lorenz-Krause R, Hanne Niemann H, Mecke S (Hrsg) Chronisch Kranksein. Implikationen und Interventionen für Pflege- und Gesundheitsberufe, 1. Aufl., deutschsprachige Ausgabe. Hans Huber, Bern/Göttingen/Toronto/Seattle, S 289–322

Curtin M, Lubkin IM (2002) Was versteht man unter Chronizität. In: Lubkin IM (Autor), Lorenz-Krause R, Hanne Niemann H, Mecke S (Hrsg) Chronisch Kranksein. Implikationen und Interventionen für Pflege- und Gesundheitsberufe, 1. Aufl., deutschsprachige Ausgabe. Hans Huber, Bern/Göttingen/Toronto/Seattle, S 19–53

Dancey CP, Hutton-Young SA, Moye S, Devins GM (2002) Perceived stigma, illness intrusiveness and quality of life in men and women with irritable bowel syndrome. Psychol Health Mcd 7(4):381–395

Egger JW (2005) Das biopsychosoziale Krankheitsmodell – Grundzüge eines wissenschaftlich begründeten ganzheitlichen Verständnisses von Krankheit. Psychol Med 16(2):3–12

Eickhoff A, Riemann JF (2008) Stuhlinkontinenz. In: Riemann JF, Fischbach W, Gall PR, Mössner J (Hrsg) Gastroenterologie. Das Referenzwerk für Klinik und Praxis. Band 1. Intestinum, 1. Aufl. Georg Thieme, Stuttgart/New York, S 103–116

Fischbach W (2008) Diarrhö. In: Riemann JF, Fischbach W, Gall PR, Mössner J (Hrsg) Gastroenterologie. Das Referenzwerk für Klinik und Praxis. Band 1. Intestinum, 1. Aufl. Georg Thieme, Stuttgart/New York, S 103–116

Gruss HJ (2004) Konservative Therapie der Stuhlinkontinenz. J Urol Urogynäkol 11(Sonderheft 5) (Ausgabe für Österreich):35–38 . https://www.kup.at/kup/pdf/4577.pdf

Grypdonck M (2005) Ein Modell zur Pflege chronisch Kranker. In: Seidl E, Walter I (Hrsg) Chronisch kranke Menschen in ihrem Alltag. Wilhelm Maudrich, Wien/München/Bern

Gustafsson M, Lämås K, Isaksson U et al (2019) Constipation and laxative use among people living in nursing homes in 2007 and 2013. BMC Geriatr 19:38. https://doi.org/10.1186/s12877-019-1054-x

Holtmann G, Adam B (2008) Reizdarmsyndrom. In: Riemann JF, Fischbach W, Gall PR, Mössner J (Hrsg) Gastroenterologie. Das Referenzwerk für Klinik und Praxis. Band 1. Intestinum, 1. Aufl. Georg Thieme, Stuttgart/New York, S 103–116

Motzer SA, Hertig V, Jarrett M, Heitkemper MM (2003) Sense of coherence and quality of life in women with and without irritable Bowel syndrome. Nurs Res 52(5):329–337

Saga S, Vinsnes AG, Mørkved S et al (2013) Prevalence and correlates of fecal incontinence among nursing home residents: a population-based cross-sectional study. BMC Geriatr 13:87. https://doi.org/10.1186/1471-2318-13-87

Smith GD (2006) GI nursing. Irritable bowel syndrome: quality of life and nursing interventions. Br J Nurs 15(21):1152–1156

Taylor EJ, Jones P, Burns M (2002) Lebensqualität. In: Lubkin IM (Autor), Lorenz-Krause R, Niemann H, Mecke S (Hrsg) Chronisch Kranksein. Implikationen und Interventionen für Pflege- und Gesundheitsberufe, 1. Aufl., deutschsprachige Ausgabe. Hans Huber, Bern/Göttingen/Toronto/Seattle, S 325–355

Literatur zu 5.3 Stuhlausscheidung, Entwicklung der Ressourcen

Curtin M, Lubkin IM (2002) Was versteht man unter Chronizität. In: Lubkin IM (Autor), Lorenz-Krause R, Hanne Niemann H, Mecke S (Hrsg) Chronisch Kranksein. Implikationen und Interventionen für Pflege- und Gesundheitsberufe, 1. Aufl., deutschsprachige Ausgabe. Huber, Bern/Göttingen/Toronto/Seattle, S 19–53

Egger JW (2005) Das biopsychosoziale Krankheitsmodell – Grundzüge eines wissenschaftlich begründeten ganzheitlichen Verständnisses von Krankheit. Psychol Med 16(2):3–12

Grypdonck M (2005) Ein Modell zur Pflege chronisch Kranker. In: Seidl E, Walter I (Hrsg) Chronisch kranke Menschen in ihrem Alltag. Wilhelm Maudrich, Wien/München/Bern

Gustafsson M, Lämås K, Isaksson U et al (2019) Constipation and laxative use among people living in nursing homes in 2007 and 2013. BMC Geriatr 19:38. https://doi.org/10.1186/s12877-019-1054-x

Saga S, Vinsnes AG, Mørkved S et al (2013) Prevalence and correlates of fecal incontinence among nursing home residents: a population-based cross-sectional study. BMC Geriatr 13:87. https://doi.org/10.1186/1471-2318-13-87

Taylor EJ, Jones P, Burns M (2002) Lebensqualität. In: Lubkin IM (Autor), Lorenz-Krause R, Niemann H, Mecke S (Hrsg) Chronisch Kranksein. Implikationen und Interventionen für Pflege- und Gesundheitsberufe, 1. Aufl., deutschsprachige Ausgabe. Hans Huber, Bern/Göttingen/Toronto/Seattle, S 325–355

Literatur zu 5.4 Harnausscheidung, beeinträchtigt, Risiko

Hayder D, Kuno E, Müller M (2008) Kontinenz – Inkontinenz – Kontinenzförderung. Praxishandbuch für Pflegende. Hans Huber, Bern

Buczak-Stec E, König H-H, Hajek A (2020) How does the onset of incontinence affect satisfaction with life among older women and men? Findings from a nationally representative longitudinal study (German Ageing Survey). Health Qual Life Outcomes 18:16. https://doi.org/10.1186/s12955-020-1274-y

Choi EPH, Wan EYF, Kwok JYY et al (2019) The mediating role of sleep quality in the association between nocturia and health-related quality of life. Health Qual Life Outcomes 17:181. https://doi.org/10.1186/s12955-019-1251-5

Hayder D, Schnepp W (2010) Umgang mit Harninkontinenz – Ergebnisse einer qualitativen Studie mit Betroffenen und pflegenden Angehörigen. Pflege 23:154–162. https://doi.org/10.1024/1012-5302/a000035

Hayder D, Schnepp W (2008) Urinary incontinence – the family caregivers' perspective. Z Gerontol Geriat 41:261–266. https://doi.org/10.1007/s00391-008-0560-9

Rashidi Fakari F, Hajian S, Darvish S, Alavi Majd H (2021) Explaining factors affecting help-seeking behaviors in women with urinary incontinence: a qualitative study. BMC Health Serv Res 21:60. https://doi.org/10.1186/s12913-020-06047-y

Schumpf LF, Theill N, Scheiner DA et al (2017) Urinary incontinence and its association with functional physical and cognitive health among female nursing home residents in Switzerland. BMC Geriatr 17:17. https://doi.org/10.1186/s12877-017-0414-7

Silva Martins E, Bezerra Pinheiro AK, de Souza Aquino P et al (2016) Urinary incontinence in pregnant women: integrative review. OJN 6:229–238. https://doi.org/10.4236/ojn.2016.63023

Literatur zu 5.5 Harnausscheidung, beeinträchtigt

Ahnis A, Boguth K, Braumann A, Kummer K, Seizmair N, Seither C (2008) Inkontinenz bei alten Menschen. Pflege Gesellschaft 13(1):62–76. http://www.dg-pflegewissenschaft.de/pdf/0801-Ahnis.pdf

Brown JS, McNaughton KS, Wyman JF et al (2003) Measurement characteristics of a voiding diary for use by men and women with overactive bladder. Urology 61(4):802–809

Deutsches Netzwerk Für Qualitätsentwicklung in Der Pflege (DNQP) (Hrsg) (2007) Expertenstandard Förderung der Harnkontinenz in der Pflege. Fachhochschule Osnabrück

Drennan VM, Cole L, Iliffe S (2011) A taboo within a stigma? A qualitative study of managing incontinence with people with dementia living at home. BMC Geriatr 11(75). https://doi.org/10.1186/1471-2318-11-75

Hayder D, Kuno E, Müller M (2008) Kontinenz – Inkontinenz – Kontinenzförderung. Praxishandbuch für Pflegende. Hans Huber, Bern

Hayder D, Schnepp W (2009) Wie Betroffene und pflegende Angehörige den Alltag mit Inkontinenz gestalten. Pfl Ges 14(4):343–361

Hayder D (2010) Umgang mit Harninkontinenz. Ergebnisse einer qualitativen Studie mit Betroffenen und pflegenden Angehörigen. Pflege 23(3):154–162

Buczak-Stec E, König H-H, Hajek A (2020) How does the onset of incontinence affect satisfaction with life among older women and men? Findings from a nationally representative longitudinal study (German Ageing Survey). Health Qual Life Outcomes 18:16. https://doi.org/10.1186/s12955-020-1274-y

Choi EPH, Wan EYF, Kwok JYY et al (2019) The mediating role of sleep quality in the association between nocturia and health-related quality of life. Health Qual Life Outcomes 17:181. https://doi.org/10.1186/s12955-019-1251-5

Hayder D, Schnepp W (2010) Umgang mit Harninkontinenz – Ergebnisse einer qualitativen Studie mit Betroffenen und pflegenden Angehörigen. Pflege 23:154–162. https://doi.org/10.1024/1012-5302/a000035

Hayder D, Schnepp W (2008) Urinary incontinence – the family caregivers' perspective. Z Gerontol Geriat 41:261–266. https://doi.org/10.1007/s00391-008-0560-9

Rashidi Fakari F, Hajian S, Darvish S, Alavi Majd H (2021) Explaining factors affecting help-seeking behaviors in women with urinary incontinence: a qualitative study. BMC Health Serv Res 21:60. https://doi.org/10.1186/s12913-020-06047-y

Schumpf LF, Theill N, Scheiner DA et al (2017) Urinary incontinence and its association with functional physical and cognitive health among female nursing home residents in Switzerland. BMC Geriatr 17:17. https://doi.org/10.1186/s12877-017-0414-7

Silva Martins E, Bezerra Pinheiro AK, de Souza Aquino P et al (2016) Urinary incontinence in pregnant women: integrative review. OJN 06:229–238. https://doi.org/10.4236/ojn.2016.63023

Literatur zu 5.6 Harnausscheidung, Entwicklung der Ressourcen

Ahnis A, Boguth K, Braumann A, Kummer K, Seizmair N, Seither C (2008) Inkontinenz bei alten Menschen. Pfl Ges 13(1):62–76. http://www.dg-pflegewissenschaft.de/pdf/0801-Ahnis.pdf

Buczak-Stec E, König H-H, Hajek A (2020) How does the onset of incontinence affect satisfaction with life among older women and men? Findings from a nationally representative longitudinal study (German Ageing Survey). Health Qual Life Outcomes 18:16. https://doi.org/10.1186/s12955-020-1274-y

Choi EPH, Wan EYF, Kwok JYY et al (2019) The mediating role of sleep quality in the association between nocturia and health-related quality of life. Health Qual Life Outcomes 17:181. https://doi.org/10.1186/s12955-019-1251-5

Hayder D, Schnepp W (2010) Umgang mit Harninkontinenz – Ergebnisse einer qualitativen Studie mit Betroffenen und pflegenden Angehörigen. Pflege 23:154–162. https://doi.org/10.1024/1012-5302/a000035

Hayder D, Schnepp W (2008) Urinary incontinence – the family caregivers' perspective. Z Gerontol Geriatr 41:261–266. https://doi.org/10.1007/s00391-008-0560-9

Rashidi Fakari F, Hajian S, Darvish S, Alavi Majd H (2021) Explaining factors affecting help-seeking behaviors in women with urinary incontinence: a qualitative study. BMC Health Serv Res 21:60. https://doi.org/10.1186/s12913-020-06047-y

Schumpf LF, Theill N, Scheiner DA et al (2017) Urinary incontinence and its association with functional physical and cognitive health among female nursing home residents in Switzerland. BMC Geriatr 17:17. https://doi.org/10.1186/s12877-017-0414-7

Silva Martins E, Bezerra Pinheiro AK, de Souza Aquino P et al (2016) Urinary incontinence in pregnant women: integrative review. OJN 6:229–238. https://doi.org/10.4236/ojn.2016.63023

Literatur zu 5.7 Gewebeintegrität, beeinträchtigt, Risiko

Herber OR, Schnepp W, Rieger MA (2007) A systematic review on the impact of leg ulceration on patients' quality of life. Health Qual Life Outcomes 5(44). http://www.hqlo.com/content/pdf/1477-7525-5-44.pdf

Gabriel S, Hahnel E, Blume-Peytavi U, Kottner J (2019) Prevalence and associated factors of intertrigo in aged nursing home residents: a multi-center cross-sectional prevalence study. BMC Geriatr 19:105. https://doi.org/10.1186/s12877-019-1100-8

Herber OR, Schnepp W, Rieger MA (2007) A systematic review on the impact of leg ulceration on patients' quality of life. Health Qual Life Outcomes 5:44. https://doi.org/10.1186/1477-7525-5-44

de Oliveira Matos SD, Vitorino Diniz I, Rufino de Lucena AL et al (2017) Pressure ulcers in institutionalized elderly people: association of sociodemographic and clinical characteristics and risk factors. OJN 7:111–122. https://doi.org/10.4236/ojn.2017.71010

VanDenKerkhof EG, Hopman WM, Carley ME et al (2013) Leg ulcer nursing care in the community: a prospective cohort study of the symptom of pain. BMC Nurs 12:9. https://doi.org/10.1186/1472-6955-12-3

Literatur zu 5.8 Gewebeintegrität, beeinträchtigt

Gabriel S, Hahnel E, Blume-Peytavi U, Kottner J (2019) Prevalence and associated factors of intertrigo in aged nursing home residents: a multi-center cross-sectional prevalence study. BMC Geriatr 19:105. https://doi.org/10.1186/s12877-019-1100-8

Herber OR, Schnepp W, Rieger MA (2007) A systematic review on the impact of leg ulceration on patients' quality of life. Health Qual Life Outcomes 5:44. https://doi.org/10.1186/1477-7525-5-44

Herber OR, Schnepp W, Rieger MA (2007) A systematic review on the impact of leg ulceration on patients' quality of life. Health Qual Life Outcomes 5(44). http://www.hqlo.com/content/pdf/1477-7525-5-44.pdf

Kozon V (2003) Professionelle Wundversorgung durch diplomierte Wundexperten. Der Mediziner 5:22–24

Kozon V (2006) Die Entwicklungsschritte einer (guten) Wunddokumentation. In: Kozon V, Fortner N (Hrsg) Wundmanagement Pflegephaleristik. ÖGVP, Wien, S 65–78

Kozon V, Fortner N, Ecker C (2003) Die Wundbehandlung chronischer Wunden in der klinischen Praxis – Standard Wundverband. Österreichische Pflegezeitschrift 56(11):25–28

de Oliveira Matos SD, Vitorino Diniz I, Rufino de Lucena AL et al (2017) Pressure ulcers in institutionalized elderly people: association of sociodemographic and clinical characteristics and risk factors. OJN 7:111–122. https://doi.org/10.4236/ojn.2017.71010

VanDenKerkhof EG, Hopman WM, Carley ME et al (2013) Leg ulcer nursing care in the community: a prospective cohort study of the symptom of pain. BMC Nurs 12:9. https://doi.org/10.1186/1472-6955-12-3

Literatur zu 5.9 Gewebeintegrität, Entwicklung der Ressourcen

Gabriel S, Hahnel E, Blume-Peytavi U, Kottner J (2019) Prevalence and associated factors of intertrigo in aged nursing home residents: a multi-center cross-sectional prevalence study. BMC Geriatr 19:105. https://doi.org/10.1186/s12877-019-1100-8

Herber OR, Schnepp W, Rieger MA (2007) A systematic review on the impact of leg ulceration on patients' quality of life. Health Qual Life Outcomes 5(44). http://www.hqlo.com/content/pdf/1477-7525-5-44.pdf

Herber OR, Schnepp W, Rieger MA (2007) A systematic review on the impact of leg ulceration on patients' quality of life. Health Qual Life Outcomes 5:44. https://doi.org/10.1186/1477-7525-5-44

de Oliveira Matos SD, Vitorino Diniz I, Rufino de Lucena AL et al (2017) Pressure ulcers in institutionalized elderly people: association of sociodemographic and clinical characteristics and risk factors. OJN 7:111–122. https://doi.org/10.4236/ojn.2017.71010

VanDenKerkhof EG, Hopman WM, Carley ME et al (2013) Leg ulcer nursing care in the community: a prospective cohort study of the symptom of pain. BMC Nurs 12:9. https://doi.org/10.1186/1472-6955-12-3

Literatur zu 5.13 Ausscheidung, Handhabung beeinträchtigt

Ahnis A, Boguth K, Braumann A et al (2008) Inkontinenz bei alten Menschen. Pflege Gesellschaft 13:62–75

Choi EPH, Wan EYF, Kwok JYY et al (2019) The mediating role of sleep quality in the association between nocturia and health-related quality of life. Health Qual Life Outcomes 17:181. https://doi.org/10.1186/s12955-019-1251-5

Gustafsson M, Lämås K, Isaksson U et al (2019) Constipation and laxative use among people living in nursing homes in 2007 and 2013. BMC Geriatr 19:38. https://doi.org/10.1186/s12877-019-1054-x

Hayder D, Schnepp W (2010) Umgang mit Harninkontinenz – Ergebnisse einer qualitativen Studie mit Betroffenen und pflegenden Angehörigen. Pflege 23:154–162. https://doi.org/10.1024/1012-5302/a000035

Hayder D, Schnepp W (2008) Urinary incontinence – the family caregivers' perspective. Z Gerontol Geriat 41:261–266. https://doi.org/10.1007/s00391-008-0560-9

Rashidi Fakari F, Hajian S, Darvish S, Alavi Majd H (2021) Explaining factors affecting help-seeking behaviors in women with urinary incontinence: a qualitative study. BMC Health Serv Res 21:60. https://doi.org/10.1186/s12913-020-06047-y

Saga S, Vinsnes AG, Mørkved S et al (2013) Prevalence and correlates of fecal incontinence among nursing home residents: a population-based cross-sectional study. BMC Geriatr 13:87. https://doi.org/10.1186/1471-2318-13-87

Schumpf LF, Theill N, Scheiner DA et al (2017) Urinary incontinence and its association with functional physical and cognitive health among female nursing home residents in Switzerland. BMC Geriatr 17:17. https://doi.org/10.1186/s12877-017-0414-7

Silva Martins E, Bezerra Pinheiro AK, de Souza Aquino P et al (2016) Urinary incontinence in pregnant women: integrative review. OJN 6:229–238. https://doi.org/10.4236/ojn.2016.63023

Literatur zu 5.14 Ausscheidung, Handhabung, Entwicklung der Ressourcen

Ahnis A, Boguth K, Braumann A et al (2008) Inkontinenz bei alten Menschen. Pfl Ges 13:62–75

Choi EPH, Wan EYF, Kwok JYY et al (2019) The mediating role of sleep quality in the association between nocturia and health-related quality of life. Health Qual Life Outcomes 17:181. https://doi.org/10.1186/s12955-019-1251-5

Gustafsson M, Lämås K, Isaksson U et al (2019) Constipation and laxative use among people living in nursing homes in 2007 and 2013. BMC Geriatr 19:38. https://doi.org/10.1186/s12877-019-1054-x

Hayder D, Schnepp W (2010) Umgang mit Harninkontinenz – Ergebnisse einer qualitativen Studie mit Betroffenen und pflegenden Angehörigen. Pflege 23:154–162. https://doi.org/10.1024/1012-5302/a000035

Hayder D, Schnepp W (2008) Urinary incontinence – the family caregivers' perspective. Z Gerontol Geriat 41:261–266. https://doi.org/10.1007/s00391-008-0560-9

Rashidi Fakari F, Hajian S, Darvish S, Alavi Majd H (2021) Explaining factors affecting help-seeking behaviors in women with urinary incontinence: a qualitative study. BMC Health Serv Res 21:60. https://doi.org/10.1186/s12913-020-06047-y

Saga S, Vinsnes AG, Mørkved S et al (2013) Prevalence and correlates of fecal incontinence among nursing home residents: a population-based cross-sectional study. BMC Geriatr 13:87. https://doi.org/10.1186/1471-2318-13-87

Schumpf LF, Theill N, Scheiner DA et al (2017) Urinary incontinence and its association with functional physical and cognitive health among female nursing home residents in Switzerland. BMC Geriatr 17:17. https://doi.org/10.1186/s12877-017-0414-7

Silva Martins E, Bezerra Pinheiro AK, de Souza Aquino P et al (2016) Urinary incontinence in pregnant women: integrative review. OJN 6:229–238. https://doi.org/10.4236/ojn.2016.63023

Domäne: Aktivität und Ruhe

Inhaltsverzeichnis

© Der/die Autor(en), exklusiv lizenziert durch Springer-Verlag GmbH, DE,
ein Teil von Springer Nature 2022
H. Stefan et al., *POP - PraxisOrientierte Pflegediagnostik*,
https://doi.org/10.1007/978-3-662-62673-3_6

Pflegediagnose 50012 Definition: Ein Pflegephänomen, bei dem ein Mensch durch beträchtlich eingeschränkte Beweglichkeit in der Selbstpflege, in der Mobilität, im Selbstschutz und in der Befindlichkeit beeinträchtigt ist. Anmerkung der Autoren Anwendung dieser Pflegediagnose, wenn ein Mensch beträchtlich eingeschränkte Ressourcen (z. B. Selbständigkeitsgrad n. Jones 03 oder 04) aufweist. Bei einer schrittweisen Entwicklung von Ressourcen wird die individuelle Beschreibung in den jeweiligen Pflegediagnosen empfohlen.

6.1 Aktivität, umfassend beeinträchtigt

Pflegediagnose 50012

Definition

Ein Pflegephänomen, bei dem ein Mensch durch beträchtlich eingeschränkte Beweglichkeit in der Selbstpflege, in der Mobilität, im Selbstschutz und in der Befindlichkeit beeinträchtigt ist.

Anmerkung der Autoren
Anwendung dieser Pflegediagnose, wenn ein Mensch beträchtlich eingeschränkte Ressourcen (z. B. Selbständigkeitsgrad n. Jones 03 oder 04) aufweist. Bei einer schrittweisen Entwicklung von Ressourcen wird die individuelle Beschreibung in den jeweiligen Pflegediagnosen empfohlen.

Beispiele an Pflegediagnosen für diese typische Entwicklungsmöglichkeit in der Pflegeplanung:

- PD Energie/Kraft, beeinträchtigt
- PD Mobilität im Bett, beeinträchtigt
- PD Selbstpflege Essen/Trinken, beeinträchtigt
- PD Selbstpflege Waschen/Pflegen, beeinträchtigt
- PD Selbstpflege Kleiden, beeinträchtig
- PD Hoffnungslosigkeit
- PD Machtlosigkeit
- PD Selbstwertgefühl, gering
- PD Körperbild, beeinträchtigt
- PD Ausscheidung, Handhabung, beeinträchtigt
- PD Harnausscheidung, beeinträchtigt
- PD Stuhlausscheidung, beeinträchtigt, Risiko
- PD Hautintegrität beeinträchtigt, Risiko
- PD Infektion, Risiko
- PD Freihalten der Atemwege, beeinträchtigt
- PD Hautintegrität, beeinträchtigt

6.1.1 Ätiologie

6.1.1.1 Körperliche/funktionelle Ursachen

- Beeinträchtigte Ausdauer
- Beeinträchtigte Energie/Kraft
- Beeinträchtigte Koordination

— Beeinträchtigte Beweglichkeit im Bett (spezifizieren)
— Schmerzen
— Beeinträchtigte Sinneswahrnehmung (spezifizieren)
— Medikamentenwirkung (spezifizieren)

6.1.1.2 Psychische Ursachen

— Beeinträchtigte Bewusstseinslage

6.1.1.3 Soziale/umgebungsbedingte Ursachen

— Verordnete Bettruhe

6.1.2 Symptome

6.1.2.1 Aus der Sicht des Betroffenen

— Kurzatmigkeit bei geringer Belastung
— Schmerzäußerung (verbal und nonverbal)
— Fehlende Perspektiven
— Fehlende Motivation
— Niedergeschlagenheit

6.1.2.2 Aus der Sicht der Pflegeperson

— Keine Reaktion auf Umweltreize
— Kann Extremitäten nicht bewegen
— Kann sich im Bett nicht positionieren
— Keine Rumpfkontrolle
— Meidet Bewegung
— Abwehrreaktionen bei Pflegehandlungen
— Kann Selbstpflege nicht durchführen
— Rückzug
— Somnolenz
— Sopor
— Koma

6.1.3 Ausprägungsgrade

Einteilungsgrade des Unterstützungsbedarfs durch Kontinenzprofile
Kontinenzprofile des DNQP
— Gradr 04: Abhängig kompensierte Inkontinenz => Unwillkürlicher Harnverlust. Personelle Unterstützung bei der Inkontinenzversorgung notwendig
— Grad 05: Nicht kompensierte Inkontinenz => Unwillkürlicher Harnverlust. Personelle Unterstützung und therapeutische bzw. Versorgungsmaßnahmen werden nicht in Anspruch genommen

(Vgl. Expertenarbeitsgruppe Förderung der Harninkontinenz 2006, zit. n. DNQP 2007, S. 35)

Grad der Selbstständigkeit
- 03: Geringfügig selbstständig, der/die Betroffene beteiligt sich nur in geringem Ausmaß an der Aktivität und ist großteils auf Hilfestellung/Anleitung angewiesen, der/die Betroffene ist aber kooperativ
- 04: Unselbstständig/Abhängig, der/die Betroffene ist nicht in der Lage, sich an der Aktivität zu beteiligen und ist vollständig abhängig; bzw. es sind mehrmals täglich intensive Selbsthilfetrainings mit maximaler Unterstützung und Anleitung zu absolvieren; bzw. Status des/der Betroffenen wie in Grad 3, jedoch unkooperatives Verhalten bei der Pflege (Einteilungsstufen nach JONES E. et al., überarbeitet vom Verein S.E.P.P. 2000, vgl. Stefan, Allmer et al. 2000, S. 230)

Die Klassifikation der Ausprägung erfolgt anhand der Funktionsgrade nach Gordon
- Grad IV: Atemnot und Erschöpfung im Ruhezustand
- (vgl. Gordon 2003, S. 128 f.)

6.1.4 Ressourcen

Die Ressourcen eines Menschen können körperlicher/funktioneller, psychischer und sozialer/umgebungsbedingter Art sein. Achten Sie immer auf eine umfassende Beurteilung der Ressourcen. Die folgende Aufzählung der Ressourcen kann individuell ergänzt werden.

6.1.4.1 Körperliche/funktionelle Ressourcen
- Verfügt über freie Atemwege
- Verfügt über Handlungsstrategien (spezifizieren)
- Verfügt über intakte Durchblutung
- Verfügt über intakte Haut/Schleimhaut
- Verfügt über Hustenreflex
- Verfügt über kognitive Fähigkeiten (spezifizieren)
- Bringt Gefühle zum Ausdruck (verbal/nonverbal)
- Verfügt über Beweglichkeit der Gelenke (spezifizieren)
- Führt Mikrobewegungen durch
- Verfügt über die Fähigkeit, Körper/-teile im Raum zuzuordnen (spezifizieren)
- Verfügt über die Fähigkeit, Reize zuzuordnen (spezifizieren)
- Verfügt über einen intakten Schluckreflex
- Ist schmerzfrei
- Verfügt über Sinneswahrnehmung (spezifizieren)
- Verfügt über Sensibilität (spezifizieren)
- Verspürt Stuhldrang
- Beteiligt sich an Entscheidungen

6.1.4.2 Psychische Ressourcen
- Akzeptiert die aktuelle Lebenssituation
- Ist sich der eigenen Bewältigungsmechanismen bewusst

- Hat das Gefühl, Abläufe oder Situationen kontrollieren zu können
- Zeigt Bereitschaft, sich durch Außenstehende ermutigen zu lassen
- Äußert das Gefühl der Sicherheit
- Hat Ziele

6.1.4.3 Soziale/umgebungsbedingte Ressourcen

- Verfügt über finanzielle Mittel
- Hat Bezugspersonen
- Verfügt über Intimsphäre bei der Ausscheidung
- Erhält Besuch aus dem sozialen Umfeld (spezifizieren)
- Die Bezugsperson verfügt über Wissen in Bezug auf verfügbare Unterstützungsangebote
- Verfügt über eine sichere Umgebung (spezifizieren)

6.1.5 Pflegeziele

Übergeordnetes Ziel
Erhält die Ressourcen sowie einen komplikationsfreien Zustand.

6.1.5.1 Ziele im körperlichen/funktionellen Bereich

- Erhält intaktes Gewebe
- Bleibt frei von lokalen Infektionszeichen
- Berichtet über eine Reduktion des Schmerzes (spezifizieren mittels Schmerzskala)
- Führt Bewegungen durch (spezifizieren)
- Hustet effektiv ab
- Erreicht zunehmende Selbstständigkeit beim Essen und Trinken (spezifizieren)
- Setzt beschwerdefrei Stuhl ab
- Scheidet Stuhl entsprechend dem persönlichen Ausscheidungsmuster aus (spezifizieren)
- Verbessert den Grad der Selbstständigkeit nach Jones (spezifizieren)
- Verbessert den Grad des Unterstützungsbedarfes/Kontinenzprofils (spezifizieren)
- Spricht über Gefühle

6.1.5.2 Ziele im psychischen Bereich

- Spricht über mögliche Auswirkungen der körperlichen Veränderungen
- Beschreibt Einflussfaktoren, welche mögliche Komplikationen hervorrufen bzw. verhindern können
- Äußert den Wunsch, sich am Tagesgeschehen zu beteiligen
- Äußert Bereitschaft, vereinbarte Aktivitäten durchzuführen
- Benennt persönliche Ziele

6.1.5.3 Ziele im sozialen/umgebungsbedingten Bereich

- Bezugsperson äußert wertschätzende Rückmeldungen
- Bezugsperson bietet sich als Gesprächspartner an
- Bezugsperson erlernt Bewegungs-/Pflegetechniken
- Bezugsperson bietet Unterstützung an
- Bezugsperson vermittelt Sicherheit
- Verfügt über einen sicheren Wohnbereich
- Erhält Unterstützung aus finanziellen Ansprüchen

6.1.6 Pflegemaßnahmen

Die angeführten Maßnahmen sind beispielhaft und müssen individuell konkretisiert werden.

6.1.6.1 Pflegemaßnahmen im körperlichen/funktionellen Bereich

- Evaluieren des Dekubitusrisikos anhand eines Einschätzungsinstruments
- Regelmäßiges und fachgerechtes Positionieren
- Durchführen der fachgerechten Hautpflege
- Beginnen mit vertrauten, leicht zu bewältigenden Aufgaben
- Anbieten einer ausgewogenen, ballaststoffreichen Ernährung
- Flüssigkeit zuführen (20–30 ml/kg Körpergewicht)
- Trainieren einer physiologischen Körperhaltung beim Essen und Trinken
- Fördern der Mobilität
- Durchführen eines Ausscheidungstrainings für Darm und Blase
- Durchführen einer ASE (Atemstimulierende Einreibung)
- Kontrollieren der Atemgeräusche
- Beobachten des Aussehens des Sputums (Farbe, Menge, Beimengungen, Konsistenz)
- Sorgen für nicht einengende Kleidung
- Anwenden von Pflegekonzepten/-methoden/-techniken (spezifizieren)
- Anleitung zur regelmäßigen und fachgerechten Bewegung
- Unterstützen bei der Wiedererlangung bzw. Verbesserung der Mobilität
- Ermöglichen der Teilnahme an Aktivitäten
- Planen einer Tagesstruktur
- Evaluieren des Schmerzempfindens
- Unterstützen im Gebrauch von persönlichen Schlafhilfen/Einschlafritualen

6.1.6.2 Pflegemaßnahmen im psychischen Bereich

- Informieren über körperliche Veränderungen
- Informieren über positive und negative Einflussfaktoren
- Informieren über Zeit, Ort, Person etc.
- Ermutigen, Gefühle auszusprechen
- Ermutigen, Wünsche zu äußern
- Ermutigen, verfügbaren Handlungsspielraum zu nützen
- Ermutigen zur Selbstreflexion

- Anbieten von Gesprächen
- Beraten über Unterstützungsmöglichkeiten
- Beraten zu Notrufsystemen

6.1.6.3 Pflegemaßnahmen im sozialen/umgebungs bedingten Bereich

- Sorgen für eine sichere Umgebung
- Sicherstellen der Verfügbarkeit von Kommunikationshilfen (z. B. Rufanlage in Reichweite, schriftliche Mitteilungsmöglichkeiten, Übersetzungshilfen)
- Bereitstellen von Orientierungshilfen (z. B. Uhr, Kalender)
- Anpassen der Umgebungsreize an die Belastungsfähigkeit
- Gestaltung einer stimulierenden Umgebung (z. B. Musik, Fernsehapparat/Radio, Besuche)
- Informieren der Bezugsperson über die Bedeutung von positiven Rückmeldungen
- Anleiten/Schulen der Bezugsperson (spezifizieren)
- Ermutigen der Bezugsperson, sich an der Pflege zu beteiligen
- Information und Beratung der Bezugsperson über finanzielle Unterstützungsmöglichkeiten

6.2 Energie/Kraft, beeinträchtigt, Risiko

Pflegediagnose 50021

> **Definition**
>
> Ein Pflegephänomen, bei dem das Risiko besteht, dass ein Mensch in seiner geistigen und/oder körperlichen Fitness beeinträchtigt wird.

Anmerkung der Autoren
Eine Risiko-Diagnose kann nicht durch Zeichen und Symptome belegt werden, da das Problem nicht aufgetreten ist und die Pflegemaßnahmen die Prävention bezwecken.

6.2.1 Risikofaktoren

6.2.1.1 Körperliche/funktionelle Risikofaktoren

- Beeinträchtigte Ausdauer
- Beeinträchtige Belastbarkeit in bestimmten Situationen (spezifizieren)
- Erhöhter Energieumsatz
- Mangelernährung
- Beeinträchtigte Koordination
- Beeinträchtigte Mobilität (spezifizieren)
- Beeinträchtigtes Schlafen
- Schmerzen
- Medikamentenwirkung (spezifizieren)

6.2.1.2 Psychische Risikofaktoren

- Mangelnde Zukunftsperspektiven
- Beeinträchtigtes Gefühl innerer Ruhe
- Beeinträchtigte Motivation (spezifizieren)
- Mangelndes Selbstvertrauen
- Mangelnde Stresstoleranz

6.2.1.3 Soziale/umgebungsbedingte Risikofaktoren

- Häufiger Wechsel von Umgebungsfaktoren (spezifizieren: z. B. Ort, Bezugspersonen)

6.2.2 Ressourcen

Die Ressourcen eines Menschen können körperlicher/funktioneller, psychischer und sozialer/umgebungsbedingter Art sein. Achten Sie immer auf eine umfassende Beurteilung der Ressourcen. Die folgende Aufzählung der Ressourcen kann individuell ergänzt werden.

6.2.2.1 Körperliche/funktionelle Ressourcen

- Verfügt über wirkungsvolle Copingstrategien im Umgang mit Stress und Belastungen
- Verfügt über die Fähigkeit, Energie/Kraft schonend einzusetzen
- Nutzt persönliche Energiequellen
- Angepasste Zufuhr von gesunder Flüssigkeit und Nahrung
- Verfügt über kognitive Fähigkeiten (spezifizieren)
- Verfügt über Koordination
- Verfügt über Beweglichkeit (spezifizieren)
- Ist schmerzfrei

6.2.2.2 Psychische Ressourcen

- Ist sich der Bedeutung eines kontinuierlichen Trainings bewusst
- Äußert das Gefühl innerer Ruhe
- Zeigt Interesse an Aktivitäten (spezifizieren)
- Zeigt Bereitschaft, bestehende Verhaltensmuster zu hinterfragen
- Schätzt den sozialen Aspekt von Gruppenaktivitäten
- Verfügt über Wissen zur Wirkung von Speisen und Getränken auf den Körper
- Verfügt über Wissen zum Zusammenhang zwischen Wohlbefinden und Fitness
- Verbindet positive Gefühle mit Fitness

6.2.2.3 Soziale/umgebungsbedingte Ressourcen

- Verfügt über finanzielle Mittel
- Erhält Unterstützung durch das soziale Umfeld (spezifizieren)

6.2.3 Pflegeziele

> **Übergeordnetes Ziel**
> Verfügt über ausreichende geistige und/oder körperliche Fitness, um Aktivitäten zu bewältigen.

6.2.3.1 Ziele im körperlichen/funktionellen Bereich
- Berichtet über ausreichend Fitness für die Durchführung von Aktivitäten (spezifizieren)
- Legt Erholungsphasen ein
- Ergreift Maßnahmen zur Reduzierung von aktivitätshemmenden Faktoren
- Zeigt Zeichen der eigenen Fitness im erwarteten Ausmaß (spezifizieren)
- Isst entsprechend den Grundsätzen einer gesunden Ernährung
- Trinkt ausreichend Flüssigkeit (spezifizieren)

6.2.3.2 Ziele im psychischen Bereich
- Schätzt sein Aktivitätspotenzial realistisch ein
- Berichtet über ein sicheres Gefühl bei der Durchführung von Aktivitäten (spezifizieren)
- Nennt Gründe, warum in der derzeitigen Situation ein gesundheitliches Risiko hinsichtlich der eigenen Fitness besteht
- Beschreibt Einflussfaktoren, welche die Aktivität fördern oder hemmen
- Beschreibt Maßnahmen zur Erhaltung der eigenen Fitness (spezifizieren)
- Äußert den Wunsch, die Tagesaktivitäten weiterhin selbstständig durchzuführen
- Äußert die Bereitschaft, vereinbarte Aktivitäten durchzuführen

6.2.3.3 Ziele im sozialen/umgebungsbedingten Bereich
- Bezugsperson erlernt Trainingsmethoden (spezifizieren)
- Bezugsperson äußert bestärkende Rückmeldungen
- Bezugsperson bietet Unterstützung an
- Bezugsperson vermittelt Sicherheit
- Verfügt über sicheren Wohnbereich
- Nutzt bestehende finanzielle Ansprüche

6.2.4 Pflegemaßnahmen

Die angeführten Maßnahmen sind beispielhaft und müssen individuell konkretisiert werden.

6.2.4.1 Pflegemaßnahmen im körperlichen/funktionellen Bereich
- Planen von Aktivität unter Berücksichtigung der Belastbarkeit
- Unterstützen und Anleiten bei Aktivitäten

- Anwenden von Pflegekonzepten/-methoden/-techniken (spezifizieren)
- Planen einer Tagesstruktur
- Planen von Ruhephasen zwischen den einzelnen Aktivitäten
- Evaluieren des Schmerzempfindens
- Anbieten einer ausgewogenen Ernährung
- Anbieten von ausreichend Flüssigkeit (spezifizieren)
- Unterstützen bei psychosozialen Aktivitäten
- Anwenden von komplementären Pflegemethoden (spezifizieren)

6.2.4.2 Pflegemaßnahmen im psychischen Bereich

- Informieren über mögliche körperliche Reaktionen bei Aktivitäten
- Informieren über den Zusammenhang zwischen dem Gesundheitszustand und den dadurch auftretenden Einschränkungen bei Aktivitäten
- Beraten zu verfügbaren Unterstützungsmöglichkeiten (spezifizieren)
- Ermutigen, möglichst oft an Aktivitäten teilzunehmen
- Ermutigen zum Führen eines Aktivitätsprotokolls
- Informieren über allgemein gesundheitsfördernde Maßnahmen in Bezug auf die eigene Fitness
- Informieren über verfügbare Unterstützungsmöglichkeiten

6.2.4.3 Pflegemaßnahmen im sozialen/umgebungsbedingten Bereich

- Sorgen für geeignete Hilfsmittel zur sicheren Durchführung von Aktivitäten
- Sorgen für eine sichere Umgebung
- Informieren der Bezugsperson über die Bedeutung von positiven Rückmeldungen

6.3 Energie/Kraft, beeinträchtigt

Pflegediagnose 50022

Definition

Ein Pflegephänomen, bei dem ein Mensch in der geistigen und/oder körperlichen Fitness beeinträchtigt ist.

6.3.1 Ätiologie

6.3.1.1 Körperliche/funktionelle Ursachen

- Beeinträchtigte Ausdauer
- Beeinträchtige Belastbarkeit in bestimmten Situationen (spezifizieren)
- Mangelnde Bewegung im Alltag
- Erhöhter Energieumsatz
- Über- oder Mangelernährung

- Beeinträchtigte Koordination
- Beeinträchtigte körperliche Mobilität (spezifizieren)
- Beeinträchtigtes Schlafen
- Schmerzen
- Medikamentenwirkung (spezifizieren)

6.3.1.2 Psychische Ursachen

- Fehlende Vorstellung einer erstrebenswerten Zukunft
- Beeinträchtigtes Gefühl innerer Ruhe
- Beeinträchtigtes Lernvermögen (z. B. Menschen mit Lernschwächen)
- Beeinträchtigte Motivation (spezifizieren)
- Beeinträchtigtes Durchhaltevermögen
- Mangelndes Selbstvertrauen
- Mangelnde Stresstoleranz

6.3.1.3 Soziale/umgebungsbedingte Ursachen

- Häufiger Wechsel von Umgebungsfaktoren (spezifizieren: z. B. Ort, Bezugspersonen)

6.3.2 Symptome

6.3.2.1 Aus der Sicht des Betroffenen

- Fehlende Bereitschaft und fehlendes Interesse an Aktivitäten
- Müdigkeit oder Schwäche
- Missbehagen oder Atemnot bei Anstrengung
- Mangelnde Kraft

6.3.2.2 Aus der Sicht der Pflegeperson

- Blässe
- Zyanose
- Gesichtsröte
- Mangelnde Beteiligung an Aktivitäten
- Legt bei Belastung Pausen ein
- Gönnt sich keine Erholung (z. B. führt berufliche Tätigkeiten weiter, übernimmt Aufgaben für Mitpatienten, Haushaltsführung, private Verpflichtungen)

6.3.3 Klassifikation der Funktionsgrade

- Grad I: Gehen in normalem Tempo, ist aber kurzatmiger als normal beim Treppensteigen über ein oder mehrere Stockwerke
- Grad II: Langsam auf ebener Strecke etwa 150 m gehen; langsam einen Treppenabsatz hinaufzugehen ohne anzuhalten

- Grad III: Gehen auf ebener Strecke ohne anzuhalten nicht mehr als 15 m; nicht fähig, einen Treppenabsatz hinaufzugehen ohne anzuhalten
- Grad IV: Atemnot und Erschöpfung im Ruhezustand

(vgl. Gordon 2003, S. 128 f.)

6.3.4 Ressourcen

Die Ressourcen eines Menschen können körperlicher/funktioneller, psychischer und sozialer/umgebungsbedingter Art sein. Achten Sie immer auf eine umfassende Beurteilung der Ressourcen. Die folgende Aufzählung der Ressourcen kann individuell ergänzt werden.

6.3.4.1 Körperliche/funktionelle Ressourcen
- Verfügt über wirkungsvolle Copingstrategien im Umgang mit Stress und Belastungen
- Verfügt über die Fähigkeit, Energie/Kraft schonend einzusetzen
- Nutzt persönliche Energiequellen
- Angepasste Zufuhr von gesunder Flüssigkeit und Nahrung
- Verfügt über kognitive Fähigkeiten (spezifizieren)
- Verfügt über Koordination
- Verfügt über Beweglichkeit (spezifizieren)
- Ist schmerzfrei

6.3.4.2 Psychische Ressourcen
- Akzeptiert den erhöhten Zeitaufwand bei der Durchführung von Aktivitäten
- Ist sich der Bedeutung eines kontinuierlichen Trainings bewusst
- Äußert das Gefühl innerer Ruhe
- Zeigt Interesse an Aktivitäten (spezifizieren)
- Zeigt Bereitschaft, bestehende Verhaltensmuster zu hinterfragen
- Schätzt den sozialen Aspekt von Gruppenaktivitäten
- Verfügt über Wissen zur Wirkung von Speisen und Getränken auf den Körper
- Verfügt über Wissen zum Zusammenhang zwischen Wohlbefinden und Fitness
- Verbindet positive Gefühle mit Fitness

6.3.4.3 Soziale/umgebungsbedingte Ressourcen
- Verfügt über finanzielle Mittel
- Erhält Unterstützung durch das soziale Umfeld (spezifizieren)

6.3.5 Pflegeziele

Übergeordnetes Ziel
Verfügt über eine verbesserte geistige und/oder körperliche Fitness.

6.3.5.1 Ziele im körperlichen/funktionellen Bereich

- Berichtet über ausreichend Fitness für die Durchführung von Aktivitäten (spezifizieren)
- Legt Erholungsphasen ein
- Ergreift Maßnahmen zur Reduzierung von aktivitätshemmenden Faktoren
- Verbessert den Grad der Klassifikation nach Gordon (spezifizieren)
- Zeigt Zeichen der eigenen Fitness im erwarteten Ausmaß (spezifizieren.)
- Isst entsprechend den Grundsätzen einer gesunden Ernährung
- Trinkt ausreichend Flüssigkeit (spezifizieren)
- Berichtet über eine verbesserte Konzentrationsfähigkeit

6.3.5.2 Ziele im psychischen Bereich

- Schätzt sein Aktivitätspotenzial realistisch ein
- Berichtet über ein sicheres Gefühl bei der Durchführung von Aktivitäten (spezifizieren)
- Äußert den Wunsch, die Tagesaktivitäten möglichst selbstständig durchzuführen
- Äußert die Bereitschaft, vereinbarte Aktivitäten durchzuführen
- Beschreibt Einflussfaktoren, welche die Aktivität fördern oder hemmen
- Beschreibt Maßnahmen, welche die eigene Fitness erhöhen

6.3.5.3 Ziele im sozialen/umgebungsbedingten Bereich

- Bezugsperson erlernt Trainingsmethoden (spezifizieren)
- Bezugsperson äußert bestärkende Rückmeldungen
- Bezugsperson bietet Unterstützung an
- Bezugsperson vermittelt Sicherheit
- Verfügt über einen sicheren Wohnbereich
- Nutzt bestehende finanzielle Ansprüche

6.3.6 Pflegemaßnahmen

Die angeführten Maßnahmen sind beispielhaft und müssen individuell konkretisiert werden.

6.3.6.1 Pflegemaßnahmen im körperlichen/funktionellen Bereich

- Anwenden von Pflegekonzepten/-methoden/-techniken (spezifizieren)
- Planen einer Tagesstruktur
- Planen von Aktivität unter Berücksichtigung der Belastbarkeit
- Planen von Ruhephasen zwischen den einzelnen Aktivitäten
- Unterstützen und Anleiten bei Aktivitäten
- Evaluieren des Schmerzempfindens
- Anbieten einer ausgewogenen Ernährung
- Anbieten von ausreichend Flüssigkeit (spezifizieren)
- Unterstützen bei psychosozialen Aktivitäten
- Anwenden von komplementären Pflegemethoden (spezifizieren)

6.3.6.2 Pflegemaßnahmen im psychischen Bereich

- Ermutigen, möglichst oft an Aktivitäten teilzunehmen
- Ermutigen zum Führen eines Aktivitätsprotokolls
- Informieren über allgemein gesundheitsfördernde Maßnahmen in Bezug auf die eigene Fitness
- Informieren und beraten über verfügbare Unterstützungsmöglichkeiten

6.3.6.3 Pflegemaßnahmen im sozialen/umgebungsbedingten Bereich

- Sorgen für geeignete Hilfsmittel zur sicheren Durchführung von Aktivitäten
- Sorgen für eine sichere Umgebung
- Anpassen der Umgebungsreize an die Belastungsfähigkeit
- Informieren der Bezugsperson über die Bedeutung von positiven Rückmeldungen

6.4 Energie/Kraft, Entwicklung der Ressourcen

Pflegediagnose 50023

Definition

Ein Pflegephänomen, bei dem ein Mensch seine Möglichkeiten für geistige und körperliche Fitness stärken und/oder erweitern möchte.

Anmerkung der Autoren

Diese Pflegediagnose ist eine Gesundheitsdiagnose und beinhaltet keine möglichen Ursachen, sondern Ressourcen. Nähere Informationen zu Gesundheitsdiagnosen finden sich im einleitenden Abschnitt „Gesundheitspflegediagnosen".

6.4.1 Ressourcen

Die Ressourcen eines Menschen können körperlicher/funktioneller, psychischer und sozialer/umgebungsbedingter Art sein. Achten Sie immer auf eine umfassende Beurteilung der Ressourcen. Die folgende Aufzählung der Ressourcen kann individuell ergänzt werden.

6.4.1.1 Körperliche/funktionelle Ressourcen

- Verfügt über wirkungsvolle Copingstrategien im Umgang mit Stress und Belastungen
- Nutzt persönliche Energiequellen
- Angepasste Zufuhr von gesunder Flüssigkeit und Nahrung
- Verfügt über kognitive Fähigkeiten (spezifizieren)
- Verfügt über Koordination
- Verfügt über Beweglichkeit (spezifizieren)
- Ist schmerzfrei

6.4.1.2 Psychische Ressourcen

- Ist sich der Bedeutung eines kontinuierlichen Trainings bewusst
- Äußert das Gefühl innerer Ruhe
- Zeigt Interesse an Aktivitäten (spezifizieren)
- Zeigt Bereitschaft, bestehende Verhaltensmuster zu hinterfragen
- Schätzt den sozialen Aspekt von Gruppenaktivitäten
- Verfügt über Wissen zur Wirkung von Speisen und Getränken auf den Körper
- Verfügt über Wissen zum Zusammenhang zwischen Wohlbefinden und Fitness
- Verbindet positive Gefühle mit Fitness

6.4.1.3 Soziale/umgebungsbedingte Ressourcen

- Verfügt über finanzielle Mittel
- Erhält Unterstützung durch das soziale Umfeld (spezifizieren)

6.4.2 Pflegeziele

Übergeordnetes Ziel
Erhält und/oder verbessert die geistige und körperliche Fitness.

6.4.2.1 Ziele im körperlichen/funktionellen Bereich

- Führt Trainingseinheiten nach dem empfohlenen Trainingsplan durch
- Berichtet von einer leichteren Bewältigung der Alltagsaktivitäten (spezifizieren)
- Konsumiert gesunde Nahrungsmittel und Getränke
- Nimmt eine Beratung in Anspruch

6.4.2.2 Ziele im psychischen Bereich

- Berichtet von einem erhöhten Sicherheitsgefühl im Alltag (spezifizieren)
- Berichtet von einem verbesserten Lebensgefühl
- Berichtet von Erfolgserlebnissen
- Beschreibt persönliche Energiequellen
- Beschreibt Einflussfaktoren, welche die Fitness fördern oder hemmen
- Beschreibt die Rolle von Fitness für die Alltagsbewältigung und die Gesundheit
- Beschreibt die Wirkung von Speisen und Getränken auf den Körper
- Beschreibt den Zusammenhang zwischen Fitness und Wohlbefinden
- Nennt der gesundheitlichen Situation angemessene Trainingsmöglichkeiten
- Formuliert realistische Trainingsziele (spezifizieren)
- Integriert sich in eine Trainingsgemeinschaft
- Äußert, den Wert von Erholung für das eigene Leben zu erkennen
- Äußert Freude am Training

6.4.2.3 Ziele im sozialen/umgebungsbedingten Bereich

- Bezugsperson bietet sich als Trainingspartner an
- Bezugsperson bietet Unterstützung an
- Nutzt bestehende finanzielle Ansprüche

6.4.3 Pflegemaßnahmen

Die angeführten Maßnahmen sind beispielhaft und müssen individuell konkretisiert werden.

6.4.3.1 Pflegemaßnahmen im körperlichen/funktionellen Bereich

- Unterstützen bei der Anpassung der Lebensgewohnheiten (spezifizieren)
- Planen einer Tages- und Wochenstruktur
- Ermöglichen der Teilnahme an Aktivitäten

6.4.3.2 Pflegemaßnahmen im psychischen Bereich

- Informieren über die Bedeutung von Fitness
- Besprechen von Verbesserungspotenzialen
- Informieren über die Möglichkeiten einer professionellen Trainingsberatung
- Informieren über Einflussfaktoren
- Unterstützen, Informationen über unterschiedliche Trainingsmethoden einzuholen
- Beraten über erreichbare Ziele
- Beraten über gesunde Ernährung
- Motivieren an Trainingsaktivitäten teilzunehmen
- Anerkennen der erfolgreich umgesetzten Maßnahmen
- Ermutigen, die Umsetzung der vereinbarten Maßnahmen beizubehalten

6.4.3.3 Pflegemaßnahmen im sozialen/ umgebungsbedingten Bereich

- Informieren des Behandlungsteams über die geplanten Aktivitäten des/der Betroffenen
- Einbeziehen von Unterstützung aus dem sozialen Umfeld

6.5 Erschöpfung (Müdigkeit)

Pflegediagnose 50032

Definition

Ein Pflegephänomen, bei dem ein Mensch geistige und/oder körperliche Abgeschlagenheit erlebt.

Anmerkung der Autoren

Diese Pflegediagnose ist als Pflegephänomen zu verstehen, das mit einer ausgeprägten Beeinträchtigung der geistigen und/oder körperlichen Leistungsfähigkeit einhergeht. Vgl.:

- PD Energie/Kraft, beeinträchtigt
- PD Schlafen, beeinträchtigt
- PD Wohlbefinden, beeinträchtigt

6.5.1 Ätiologie

6.5.1.1 Körperliche/funktionelle Ursachen

- Mangelnde körperliche Kondition
- Überforderung
- Beeinträchtigte Fähigkeit, mit belastenden Situationen umzugehen
- Energiemangel (durch z. B. Mangelernährung)
- Beeinträchtigte Fähigkeit, Energie/Kraft schonend einzusetzen
- Mangelnde Erholung
- Beeinträchtigtes Schlafen
- Schmerzen
- Drogenkonsum (spezifizieren)
- Medikamentenwirkung (spezifizieren)
- Vergiftung (spezifizieren)

6.5.1.2 Psychische Ursachen

- Beeinträchtigte Fähigkeit, Grenzen zu setzen bzw. zu erkennen
- Psychisches Ungleichgewicht (z. B. veränderter Gemütszustand)
- Stress
- Beeinträchtigte Motivation (spezifizieren)
- Beeinträchtigte Bereitschaft, Hilfe anzunehmen
- Angst (spezifizieren)

6.5.1.3 Soziale/umgebungsbedingte Ursachen

- Mangelnde finanzielle Mittel
- Fehlendes soziales Netzwerk (z. B. Familie, Freunde, Kollegen)
- Mangelnde Unterstützung durch das soziale Umfeld (spezifizieren)

6.5.2 Symptome

6.5.2.1 Aus der Sicht des Betroffenen

- Energielosigkeit
- Bedürfnis nach zusätzlicher Energie, um die gewohnten Aktivitäten zu erfüllen
- Erhöhtes Schlafbedürfnis
- Lethargie oder Lustlosigkeit
- Schuldgefühle
- Beeinträchtigte Konzentration

- Verminderte Leistungsfähigkeit
- Verminderte Libido
- Erhöhtes Bedürfnis, Pausen einzulegen

6.5.2.2 Aus der Sicht der Pflegeperson
- Desinteresse am Umfeld
- Desinteresse an der eigenen Person
- Beteiligt sich nicht an Aktivitäten
- Passives Verhalten
- Lehnt Hilfsangebote ab

6.5.3 Ressourcen

Die Ressourcen eines Menschen können körperlicher/funktioneller, psychischer und sozialer/umgebungsbedingter Art sein. Achten Sie immer auf eine umfassende Beurteilung der Ressourcen. Die folgende Aufzählung der Ressourcen kann individuell ergänzt werden.

6.5.3.1 Körperliche/funktionelle Ressourcen
- Verfügt über wirkungsvolle Copingstrategien im Umgang mit Stress und Belastungen
- Verfügt über die Fähigkeit, Energie/Kraft schonend einzusetzen
- Nutzt persönliche Energiequellen
- Verfügt über die Fähigkeit zur Entspannung
- Angepasste Zufuhr von gesunder Flüssigkeit und Nahrung
- Verfügt über kognitive Fähigkeiten (spezifizieren)
- Verfügt über Koordination
- Verfügt über Beweglichkeit (spezifizieren)
- Berichtet über erholsamen Schlaf
- Ist schmerzfrei
- Beteiligt sich an der Pflege

6.5.3.2 Psychische Ressourcen
- Kann sich abgrenzen
- Äußert das Gefühl innerer Ruhe
- Zeigt Interesse an Aktivitäten (spezifizieren)
- Zeigt Interesse an Unterstützungsangeboten (spezifizieren)
- Zeigt Motivation, Möglichkeiten der Abgrenzung zu lernen
- Zeigt Bereitschaft, bestehende Verhaltensmuster zu hinterfragen
- Schätzt den sozialen Aspekt von Gruppenaktivitäten
- Kennt die persönlichen Energiequellen
- Verfügt über Wissen zur Wirkung von Speisen und Getränken auf den Körper (z. B. Konzentration, Schlaf, Bewegung, Verdauung)
- Kennt den Zusammenhang zwischen Wohlbefinden und Fitness
- Verbindet positive Gefühle mit Fitness

6.5.3.3 Soziale/umgebungsbedingte Ressourcen

— Verfügt über finanzielle Mittel
— Erhält Unterstützung durch das soziale Umfeld (spezifizieren)

6.5.4 Pflegeziele

> **Übergeordnetes Ziel**
> Äußert zufriedenstellende geistige und/oder körperliche Leistungsfähigkeit.

6.5.4.1 Ziele im körperlichen/funktionellen Bereich

— Beteiligt sich an empfohlenen Aktivitäten
— Wendet Entspannungstechniken an (spezifizieren)
— Nutzt persönliche Energiequellen
— Hält persönliche Grenzen ein
— Nimmt Unterstützungsangebote in Anspruch
— Wendet energiesparende Techniken an
— Isst entsprechend den Grundsätzen einer gesunden Ernährung
— Trinkt ausreichend Flüssigkeit (spezifizieren)

6.5.4.2 Ziele im psychischen Bereich

— Akzeptiert die vorübergehende Erschöpfung (z. B. im Rahmen einer aufwändigen Therapie)
— Definiert persönliche Grenzen
— Berichtet über ein sicheres Gefühl bei der Durchführung von Aktivitäten (spezifizieren)
— Nennt die Ursachen der Erschöpfung
— Beschreibt präventive Maßnahmen, um einer Erschöpfung vorzubeugen
— Beschreibt persönliche Energiequellen
— Beschreibt Einflussfaktoren, welche die Leistungsfähigkeit fördern oder hemmen
— Beschreibt Entspannungstechniken
— Beschreibt beginnende Anzeichen der Erschöpfung
— Beschreibt den Zusammenhang zwischen Leistungsfähigkeit und gesunder Lebensführung
— Strebt eine positive Einstellung an
— Hat eine positive Einstellung zu notwendigen Veränderungen
— Ist bereit, regelmäßig Entspannungstechniken anzuwenden

6.5.4.3 Ziele im sozialen/umgebungsbedingten Bereich

— Bezugsperson bietet Unterstützung an
— Bezugsperson vermittelt Sicherheit
— Nutzt bestehende finanzielle Ansprüche

6.5.5 Pflegemaßnahmen

Die angeführten Maßnahmen sind beispielhaft und müssen individuell konkretisiert werden.

6.5.5.1 Pflegemaßnahmen im körperlichen/funktionellen Bereich

- Einplanen von Ruhephasen
- Planen realistischer Aktivitätsziele und -angebote
- Aktivitäten in jener Zeitspanne einplanen, in welcher der Betroffene am meisten Energie hat
- Unterstützen bei der Pflege
- Sorgen für eine angemessene sensorische und kognitive Stimulation
- Aktivitäten entsprechend der Belastbarkeit steigern (spezifizieren)
- Anleiten in kräftesparenden Methoden
- Einen erholsamen Schlaf fördern (spezifizieren)
- Anbieten von beruhigenden/schlaffördernden Tees
- Anwenden von komplementären Pflegemethoden (spezifizieren)
- Anleiten bei Entspannungsübungen
- Trainieren von Entspannungstechniken
- Anwenden von Pflegekonzepten/-methoden/-techniken (spezifizieren)
- Anbieten einer ausgewogenen Ernährung
- Anbieten von ausreichend Flüssigkeit (spezifizieren)
- Unterstützen und Anleiten bei Aktivitäten
- Evaluieren des Schmerzempfindens

6.5.5.2 Pflegemaßnahmen im psychischen Bereich

- Motivieren, die Zeitplanung mitzugestalten
- Beraten über den Zusammenhang zwischen Erschöpfung und Lebenssituation
- Überlegen, welche Aufgaben delegiert werden können
- Unterstützen bei der Identifikation von wichtigen und weniger wichtigen Aktivitäten
- Informieren über Auswirkung von Konflikten und Stress auf die Leistungsfähigkeit
- Ermutigen zur Selbstbehauptung
- Informieren über Beratungsmöglichkeiten (z. B. Psychotherapie, Selbsthilfegruppen, Seelsorge)
- Informieren über Unterstützungsangebote
- Information und Beratung über finanzielle Unterstützungsmöglichkeiten

6.5.5.3 Pflegemaßnahmen im sozialen/ umgebungsbedingten Bereich

- Ermutigen, die Kontakte zu Familie und Freunden aufrechtzuerhalten
- Unterstützen der Bezugsperson, einen Aktivitäts- und Übungsplan zu erstellen
- Informieren der Bezugsperson über die Bedeutung von positiven Rückmeldungen
- Ermutigen der Bezugsperson, sich am Übungsprogramm zu beteiligen

6.6 Körperliche Mobilität, beeinträchtigt

Pflegediagnose 50052

Definition

Ein Pflegephänomen, bei dem ein Mensch in der Durchführung von eigenständigen und zielgerichteten Bewegungen beeinträchtigt ist.

Anmerkung der Autoren

Diese Pflegediagnose ist als übergeordnetes Pflegephänomen zu verstehen, mit dem unterschiedliche Mobilitätseinschränkungen beschrieben werden können. Liegt eine Beeinträchtigung ausschließlich in einem spezifischen Bereich vor, wird die Verwendung einer spezifischen Mobilitätspflegediagnose empfohlen. Vgl.:

- PD Gehen, beeinträchtigt
- PD Mobilität im Rollstuhl, beeinträchtigt
- PD Transfer, beeinträchtigt
- PD Mobilität im Bett, beeinträchtigt

6.6.1 Ätiologie

6.6.1.1 Körperliche/funktionelle Ursachen

- Beeinträchtigte Ausdauer
- Beeinträchtigte Energie/Kraft
- Über- oder Mangelernährung
- Beeinträchtigte Koordination
- Beeinträchtigte Beweglichkeit (spezifizieren)
- Beeinträchtigte Orientierung (spezifizieren)
- Schmerzen
- Beeinträchtigte Sinneswahrnehmung (spezifizieren)
- Medikamentenwirkung (spezifizieren)

6.6.1.2 Psychische Ursachen

- Ablehnung von erforderlichen Hilfsmitteln
- Beeinträchtigter Denkprozess (spezifizieren)
- Beeinträchtigte Motivation (spezifizieren)
- Angst vor Sturz/Verletzung
- Mangelndes Wissen über die Bedeutung von körperlicher Bewegung

6.6.1.3 Soziale/umgebungsbedingte Ursachen

- Angeordnete Bewegungseinschränkungen (spezifizieren)
- Mangelnde Unterstützung durch das soziale Umfeld (spezifizieren)
- Beeinträchtigende Umgebungsfaktoren (spezifizieren: z. B. Treppen, rutschiger Untergrund, Schwellen, Stolperfallen)

6.6.2 Symptome

6.6.2.1 Aus der Sicht des Betroffenen

- Beeinträchtigte Bereitschaft, sich zu bewegen
- Beeinträchtigte grobmotorische Fähigkeiten
- Beeinträchtigte feinmotorische Fähigkeiten (spezifizieren)
- Unsicherheit

6.6.2.2 Aus der Sicht der Pflegeperson

- Beeinträchtigte Fähigkeit, sich zielgerichtet zu bewegen
- Tremor
- Beeinträchtigung beim Positionieren
- Beeinträchtigung beim Halten der Körpersymmetrie
- Gangunsicherheit (spezifizieren)
- Beeinträchtigte Reaktion
- Kurzatmigkeit während der Bewegung
- Bewegungsvermeidendes Verhalten
- Eingeschränktes Bewegungsfeld (z. B. positioniert Gegenstände in Reichweite)

6.6.3 Grad der Selbstständigkeit

- 00: Selbstständig (auch in der Verwendung von Hilfsmitteln), es sind keine direkten Pflegeleistungen zu erbringen
- 01: Großteils selbstständig, der/die Betroffene bedarf nur geringer Hilfestellung und/oder Anleitung, direkte Pflegeleistungen sind nur in geringem Ausmaß zu erbringen
- 02: Teilweise selbstständig und teilweise auf Hilfestellung/Anleitung angewiesen; der/die Betroffene ist etwa zu 50 % selbstständig, das Ausmaß der zu erbringenden direkten Pflegeleistung/Anleitung liegt ebenfalls bei etwa 50 %
- 03: Geringfügig selbstständig, der/die Betroffene beteiligt sich nur in geringem Ausmaß an der Aktivität und ist großteils auf Hilfestellung/Anleitung angewiesen, der/die Betroffene ist aber kooperativ
- 04: Unselbstständig/Abhängig, der/die Betroffene ist nicht in der Lage, sich an der Aktivität zu beteiligen und ist vollständig abhängig; bzw. es sind mehrmals täglich intensive Selbsthilfetrainings mit maximaler Unterstützung und Anleitung zu absolvieren; bzw. Status des/der Betroffenen wie in Grad 3, jedoch unkooperatives Verhalten bei der Pflege

(Einteilungsstufen nach JONES E. et al., überarbeitet vom Verein S.E.P.P. 2000, vgl. Stefan, Allmer et al., 2000, S. 230)

6.6.4 **Ressourcen**

Die Ressourcen eines Menschen können körperlicher/funktioneller, psychischer und sozialer/umgebungsbedingter Art sein. Achten Sie immer auf eine umfassende Beurteilung der Ressourcen. Die folgende Aufzählung der Ressourcen kann individuell ergänzt werden.

6.6.4.1 **Körperliche/funktionelle Ressourcen**
- Verfügt über Ausdauer
- Führt regelmäßig Bewegungsübungen durch
- Verfügt über Energie/Kraft
- Konsumiert gesunde Nahrungsmittel und Getränke
- Hält das Gleichgewicht
- Verwendet geeignete Hilfsmittel (spezifizieren)
- Verfügt über Koordination
- Verfügt über Beweglichkeit (spezifizieren)
- Geht eine definierte Strecke
- Überwindet Hindernisse (spezifizieren)
- Verfügt über die Fähigkeit sich zu orientieren (spezifizieren)
- Positioniert sich selbstständig
- Ist schmerzfrei
- Verfügt über Sinneswahrnehmung (spezifizieren)

6.6.4.2 **Psychische Ressourcen**
- Zeigt Motivation, sich an Aktivitäten zu beteiligen
- Zeigt Motivation, sich zu bewegen
- Zeigt Motivation, ein Körpergewicht im Normbereich zu erreichen
- Fühlt sich sicher bei Bewegung
- Verfügt über Wissen zur Wirkung von Speisen und Getränken auf den Körper
- Kennt geeignete Hilfsmittel zur Förderung der körperlichen Mobilität
- Kennt verfügbare Unterstützungsangebote
- Verfügt über Wissen zum Zusammenhang zwischen Wohlbefinden und Fitness

6.6.4.3 **Soziale/umgebungsbedingte Ressourcen**
- Verfügt über finanzielle Mittel
- Die Bezugsperson begleitet bei Bewegungsübungen
- Die Bezugsperson eignet sich Bewegungstechniken an (z. B. Bobath, Kinästhetik)
- Erhält Unterstützung, wenn diese eingefordert wird
- Verfügt über eine sichere Umgebung (spezifizieren)

6.6.5 **Pflegeziele**

Übergeordnetes Ziel
Bewegt sich eigenständig und zielgerichtet.

6.6.5.1 Ziele im körperlichen/funktionellen Bereich

- Führt Bewegungsübungen durch
- Berichtet über verbesserte Kraft und/oder Bewegungsfähigkeit
- Fordert gezielt Hilfestellung ein
- Verbessert den Grad der Selbstständigkeit nach Jones (spezifizieren)
- Wendet geeignete Hilfsmittel an (spezifizieren)

6.6.5.2 Ziele im psychischen Bereich

- Nennt die Ursache(n) der Beeinträchtigung
- Beschreibt Techniken und Verhaltensweisen, um die Aktivität zu fördern
- Äußert den Wunsch, die Bewegungsfähigkeit zu bewahren und/oder zu verbessern
- Äußert die Bereitschaft, bei Pflegemaßnahmen mitzuwirken
- Akzeptiert Unterstützungsangebote
- Akzeptiert die Notwendigkeit, Hilfsmittel anzuwenden

6.6.5.3 Ziele im sozialen/umgebungsbedingten Bereich

- Bezugsperson erlernt Bewegungstechniken
- Bezugsperson bietet Unterstützung an
- Verfügt über einen sicheren Wohnbereich
- Bezugsperson vermittelt Sicherheit bei der Bewegung
- Nutzt bestehende finanzielle Ansprüche

6.6.6 Pflegemaßnahmen

Die angeführten Maßnahmen sind beispielhaft und müssen individuell konkretisiert werden.

6.6.6.1 Pflegemaßnahmen im körperlichen/funktionellen Bereich

- Anleitung zur regelmäßigen und fachgerechten Bewegung
- Anleiten im Gebrauch von Hilfsmitteln
- Regelmäßiges und fachgerechtes Positionieren (Positionierungsplan)
- Kontrollieren der Zirkulation und Nervenfunktion der betroffenen Körperteile
- Achten auf eine ausgewogene Ernährung und Flüssigkeitszufuhr
- Achten auf Ausscheidungsgewohnheiten
- Evaluieren des Dekubitusrisikos anhand eines Einschätzungsinstruments
- Durchführen der fachgerechten Hautpflege
- Planen angemessener Ruhepausen
- Anwenden von Pflegekonzepten/-methoden/-techniken (spezifizieren)
- Unterstützen bei der Wiedererlangung bzw. Verbesserung der Mobilität
- Ermöglichen der Teilnahme an Aktivitäten

6.6.6.2 Pflegemaßnahmen im psychischen Bereich
- Informieren über Einflussfaktoren
- Informieren über eine ausgewogene Ernährung und Flüssigkeitszufuhr
- Motivieren zur Durchführung des Trainingsprogramms
- Motivieren verfügbare Hilfestellungen anzufordern
- Anbieten von Entlastungsgesprächen
- Beraten über die sichere Gestaltung der Umgebung
- Beraten zu geeigneten Hilfsmitteln
- Beraten über Unterstützungsmöglichkeiten
- Beraten zu Notrufsystemen

6.6.6.3 Pflegemaßnahmen im sozialen/ umgebungsbedingten Bereich
- Sorgen für eine sichere Umgebung
- Anpassen der Umgebungsreize an die Belastungsfähigkeit
- Anleiten/Schulen der Bezugsperson (spezifizieren)
- Unterstützen bei der Gestaltung einer sicheren Umgebung
- Ermutigen der Bezugsperson, sich am Übungsprogramm zu beteiligen

6.7 Körperliche Mobilität, Entwicklung der Ressourcen

Pflegediagnose 50053

Definition

Ein Pflegephänomen, bei dem ein Mensch seine Möglichkeiten für die Durchführung von eigenständigen und zielgerichteten Bewegungen stärken und/oder erweitern möchte.

Anmerkung der Autoren

Diese Pflegediagnose ist eine Gesundheitsdiagnose und beinhaltet keine möglichen Ursachen, sondern Ressourcen. Nähere Informationen zu Gesundheitsdiagnosen finden sich im einleitenden Abschnitt „Gesundheitspflegediagnosen".

6.7.1 Ressourcen

Die Ressourcen eines Menschen können körperlicher/funktioneller, psychischer und sozialer/umgebungsbedingter Art sein. Achten Sie immer auf eine umfassende Beurteilung der Ressourcen. Die folgende Aufzählung der Ressourcen kann individuell ergänzt werden.

6.7.1.1 Körperliche/funktionelle Ressourcen
- Verfügt über Ausdauer
- Führt regelmäßig Bewegungsübungen durch
- Verfügt über Energie/Kraft

- Konsumiert gesunde Nahrungsmittel und Getränke
- Hält das Gleichgewicht
- Verwendet geeignete Hilfsmittel
- Verfügt über Koordination
- Verfügt über Beweglichkeit (spezifizieren)
- Geht eine definierte Strecke
- Überwindet Hindernisse (spezifizieren)
- Verfügt über die Fähigkeit sich zu orientieren (spezifizieren)
- Positioniert sich selbstständig
- Ist schmerzfrei
- Verfügt über Sinneswahrnehmung (spezifizieren)

6.7.1.2 Psychische Ressourcen

- Akzeptiert die angebotenen Hilfsmittel
- Zeigt Motivation, sich an Aktivitäten zu beteiligen
- Zeigt Motivation, sich zu bewegen
- Zeigt Motivation, ein Körpergewicht im Normbereich zu erreichen
- Fühlt sich sicher bei Bewegung
- Verfügt über Wissen zur Wirkung von Speisen und Getränken auf den Körper
- Kennt geeignete Hilfsmittel zur Förderung der körperlichen Mobilität
- Kennt verfügbare Unterstützungsangebote
- Verfügt über Wissen zum Zusammenhang zwischen Wohlbefinden und Fitness

6.7.1.3 Soziale/umgebungsbedingte Ressourcen

- Verfügt über finanzielle Mittel
- Die Bezugsperson begleitet bei Bewegungsübungen
- Die Bezugsperson eignet sich Bewegungstechniken an (z. B. Bobath, Kinästhetik)
- Die Bezugsperson motiviert zu Bewegungsübungen
- Erhält Unterstützung, wenn diese eingefordert wird
- Verfügt über eine sichere Umgebung (spezifizieren)

6.7.2 Pflegeziele

Übergeordnetes Ziel
Bewegt sich eigenständig und zielgerichtet.

6.7.2.1 Ziele im körperlichen/funktionellen Bereich

- Führt Bewegungsübungen durch
- Berichtet über verbesserte Kraft und/oder Bewegungsfähigkeit (spezifizieren)
- Fordert gezielt Hilfestellung ein
- Verbessert den Grad der Selbstständigkeit nach Jones (spezifizieren)

6.7.2.2 Ziele im psychischen Bereich
- Benennt Einflussfaktoren für die körperliche Mobilität
- Beschreibt Techniken und Verhaltensweisen, um die Aktivität zu fördern
- Äußert den Wunsch, die Bewegungsfähigkeit zu bewahren und/oder zu verbessern
- Äußert die Bereitschaft, bei Pflegemaßnahmen mitzuwirken
- Äußert, auf eine bevorstehende Beeinträchtigung der Bewegung vorbereitet zu sein

6.7.2.3 Ziele im sozialen/umgebungsbedingten Bereich
- Bezugsperson erlernt Bewegungstechniken
- Bezugsperson bietet Unterstützung an
- Verfügt über einen sicheren Wohnbereich
- Bezugsperson vermittelt Sicherheit bei der Bewegung
- Nutzt bestehende finanzielle Ansprüche

6.7.3 Pflegemaßnahmen

Die angeführten Maßnahmen sind beispielhaft und müssen individuell konkretisiert werden.

6.7.3.1 Pflegemaßnahmen im körperlichen/funktionellen Bereich
- Anleitung zur regelmäßigen und fachgerechten Bewegung
- Anleiten/Schulen von kompensierenden Bewegungen bei bevorstehender Beeinträchtigung (z. B. OP, chronische Erkrankung)
- Anwenden von Pflegekonzepten/-methoden/-techniken (spezifizieren)
- Ermöglichen der Teilnahme an Aktivitäten

6.7.3.2 Pflegemaßnahmen im psychischen Bereich
- Besprechen der Einschätzung der aktuellen Situation durch den Betroffenen
- Beraten über erreichbare Ziele aus pflegerischer Sicht
- Besprechen möglicher Verbesserungspotenziale aus der Sicht des Betroffenen
- Besprechen der verfügbaren Ressourcen
- Informieren über Einflussfaktoren
- Informieren über eine ausgewogene Ernährung und Flüssigkeitszufuhr
- Informieren über kräftesparende Techniken und gegebenenfalls Methoden der Kinästhetik
- Beraten zu angemessenen Ruhepausen
- Beraten über die sichere Umgebungsgestaltung
- Beraten zu geeigneten Hilfsmitteln
- Beraten über Unterstützungsmöglichkeiten
- Beraten zu Notrufsystemen
- Beraten über das Ausmaß von bevorstehenden Beeinträchtigungen
- Motivieren zur Durchführung des Trainingsprogramms
- Motivieren, verfügbare Hilfestellungen anzufordern
- Aufzeigen bereits erreichter Ziele

- Anbieten von Entlastungsgesprächen
- Hinweisen, dass Rückschläge zu einem normalen Umsetzungsprozess gehören
- Ermutigen, die Umsetzung der gefassten Ziele beizubehalten
- Besprechen von auftretenden Sorgen und Befürchtungen

6.7.3.3 Pflegemaßnahmen im sozialen/umgebungsbedingten Bereich

- Anpassen der Umgebungsreize an die Belastungsfähigkeit
- Anleiten/Schulen der Bezugspersonen
- Unterstützen bei der Gestaltung einer sicheren Umgebung

6.8 Mobilität im Bett, beeinträchtigt

Pflegediagnose 50062

> **Definition**
>
> Ein Pflegephänomen, bei dem die Fähigkeit eines Menschen beeinträchtigt ist, die Körperposition im Bett selbstständig zu verändern.

6.8.1 Ätiologie

6.8.1.1 Körperliche/funktionelle Ursachen

- Beeinträchtigte Ausdauer
- Beeinträchtigte Energie/Kraft
- Über- oder Mangelernährung
- Beeinträchtigte Koordination
- Beeinträchtigte Beweglichkeit (spezifizieren)
- Beeinträchtigte Orientierung (spezifizieren)
- Schmerzen
- Beeinträchtigte Sinneswahrnehmung (spezifizieren)
- Medikamentenwirkung (spezifizieren)

6.8.1.2 Psychische Ursachen

- Ablehnung von erforderlichen Hilfsmitteln
- Beeinträchtigter Denkprozess (spezifizieren)
- Beeinträchtigte Motivation (spezifizieren)
- Angst vor einem Sturz aus dem Bett

6.8.1.3 Soziale/umgebungsbedingte Ursachen

- Angeordnete Positionierung im Bett
- Mangelnde Unterstützung durch das soziale Umfeld (spezifizieren)
- Beeinträchtigende Umgebungsfaktoren (spezifizieren: z. B. keine Seitenteile, kein Pflegebett)

6.8.2 Symptome

6.8.2.1 Aus der Sicht des Betroffenen

- Fehlende Bereitschaft, die Körperposition zu verändern
- Beeinträchtigte grobmotorische Fähigkeiten (spezifizieren)
- Beeinträchtigte feinmotorische Fähigkeiten (spezifizieren)
- Unsicherheit
- Äußerung von Schmerzen
- Äußerung von Unbehagen
- Äußerung von Ungeschicklichkeit

6.8.2.2 Aus der Sicht der Pflegeperson

- Beeinträchtigung beim Halten der Körpersymmetrie
- Kurzatmigkeit während der Bewegung
- Bewegungsvermeidendes Verhalten
- Beeinträchtigte Fähigkeit, sich von einer zur anderen Seite zu drehen
- Beeinträchtigte Fähigkeit, sich aus der Rückenlage aufzusetzen
- Beeinträchtigte Fähigkeit, sich vom Sitzen in die Rückenlage zu begeben
- Beeinträchtigte Fähigkeit, sich im Bett zum Kopfende zu bewegen
- Beeinträchtigte Fähigkeit, sich aus der Rückenlage auf den Bauch zu drehen
- Beeinträchtigte Fähigkeit, sich aus der Bauchlage in die Rückenlage zu drehen
- Beeinträchtigte Fähigkeit, sich aus der Rückenlage zum Langsitz aufzurichten
- Beeinträchtigte Fähigkeit, sich vom Langsitz in die Rückenlage zu begeben
- Beeinträchtigte Fähigkeit, sich in eine Querbettposition zu bringen

6.8.3 Grad der Selbstständigkeit

- 00: Selbstständig (auch in der Verwendung von Hilfsmitteln), es sind keine direkten Pflegeleistungen zu erbringen
- 01: Großteils selbstständig, der/die Betroffene bedarf nur geringer Hilfestellung und/oder Anleitung, direkte Pflegeleistungen sind nur in geringem Ausmaß zu erbringen
- 02: Teilweise selbstständig und teilweise auf Hilfestellung/Anleitung angewiesen; der/die Betroffene ist etwa zu 50 % selbstständig, das Ausmaß der zu erbringenden direkten Pflegeleistung/Anleitung liegt ebenfalls bei etwa 50 %
- 03: Geringfügig selbstständig, der/die Betroffene beteiligt sich nur in geringem Ausmaß an der Aktivität und ist großteils auf Hilfestellung/Anleitung angewiesen, der/die Betroffene ist aber kooperativ
- 04: Unselbstständig/Abhängig, der/die Betroffene ist nicht in der Lage, sich an der Aktivität zu beteiligen und ist vollständig abhängig; bzw. es sind mehrmals täglich intensive Selbsthilfetrainings mit maximaler Unterstützung und Anleitung zu absolvieren; bzw. Status des/der Betroffenen wie in Grad 3, jedoch unkooperatives Verhalten bei der Pflege

(Einteilungsstufen nach JONES E. et al., überarbeitet vom Verein S.E.P.P. 2000, vgl. Stefan, Allmer et al., 2000, S. 230)

6.8.4 Ressourcen

Die Ressourcen eines Menschen können körperlicher/funktioneller, psychischer und sozialer/umgebungsbedingter Art sein. Achten Sie immer auf eine umfassende Beurteilung der Ressourcen. Die folgende Aufzählung der Ressourcen kann individuell ergänzt werden.

6.8.4.1 Körperliche/funktionelle Ressourcen

- Verfügt über Ausdauer
- Führt regelmäßig Bewegungsübungen durch
- Verfügt über Energie/Kraft
- Konsumiert gesunde Nahrungsmittel und Getränke
- Hält das Gleichgewicht
- Verwendet geeignete Hilfsmittel (spezifizieren)
- Verfügt über Koordination
- Verfügt über Beweglichkeit (spezifizieren)
- Verfügt über die Fähigkeit sich zu orientieren (spezifizieren)
- Bringt sich mit Festhalten am Bettseitenteil in die gewünschte Position
- Positioniert sich im Bett selbstständig
- Ist schmerzfrei
- Verfügt über Sinneswahrnehmung (spezifizieren)

6.8.4.2 Psychische Ressourcen

- Zeigt Motivation, ein Körpergewicht im Normbereich zu erreichen
- Fühlt sich sicher bei Bewegung
- Verfügt über Wissen zur Wirkung von Speisen und Getränken auf den Körper

6.8.4.3 Soziale/umgebungsbedingte Ressourcen

- Verfügt über finanzielle Mittel
- Die Bezugsperson eignet sich Bewegungstechniken an (z. B. Bobath, Kinästhetik)
- Die Bezugsperson motiviert zur Bewegung im Bett
- Erhält Unterstützung, wenn diese eingefordert wird
- Verfügt über eine sichere Umgebung (spezifizieren)

6.8.5 Pflegeziele

> **Übergeordnetes Ziel**
> Verändert die Position im Bett selbstständig.

6.8.5.1 Ziele im körperlichen/funktionellen Bereich

- Verändert mit Hilfe einer Pflegenden die Position
- Verändert unter Anleitung einer Pflegenden die Position

- Setzt erlernte Bewegungstechniken ein (spezifizieren)
- Berichtet über verbesserte Kraft und/oder Bewegungsfähigkeit
- Führt Bewegungsübungen durch
- Fordert gezielt Hilfestellung ein
- Verbessert den Grad der Selbstständigkeit nach Jones (spezifizieren)
- Wendet geeignete Hilfsmittel an (spezifizieren)

6.8.5.2 Ziele im psychischen Bereich

- Äußert den Wunsch, die Bewegungsfähigkeit zu bewahren und/oder zu verbessern
- Akzeptiert Unterstützungsangebote
- Nennt die Ursache(n) der Beeinträchtigung
- Beschreibt die Bedeutung der Mobilität im Bett für die Gesundheit
- Äußert Akzeptanz für die Notwendigkeit, Hilfsmittel anzuwenden
- Beschreibt Techniken und Verhaltensweisen zur Förderung der Aktivität
- Nennt präventive Maßnahmen

6.8.5.3 Ziele im sozialen/umgebungsbedingten Bereich

- Bezugsperson erlernt Bewegungstechniken
- Bezugsperson bietet Unterstützung an
- Sicheren Wohnbereich schaffen
- Bezugsperson vermittelt Sicherheit bei der Bewegung
- Erhält Leistungen aus bestehenden finanziellen Ansprüchen

6.8.6 Pflegemaßnahmen

Die angeführten Maßnahmen sind beispielhaft und müssen individuell konkretisiert werden.

6.8.6.1 Pflegemaßnahmen im körperlichen/funktionellen Bereich

- Anleitung zur regelmäßigen und fachgerechten Bewegung
- Regelmäßiges und fachgerechtes Positionieren (Positionierungsplan)
- Überprüfen auf Spastizität des Bewegungsapparates vor jeder Mobilisation oder Positionierung; gegebenenfalls Durchführen der nötigen Pflegetherapien (z. B. Bobath-Konzept, NDT-Konzept [Scapula-Mobilisation])
- Evaluieren des Dekubitusrisikos anhand eines Einschätzungsinstruments
- Anleiten im Gebrauch von Hilfsmitteln
- Kontrollieren der Zirkulation und Nervenfunktion der betroffenen Körperteile
- Achten auf eine ausgewogene Ernährung und Flüssigkeitszufuhr
- Durchführen regelmäßiger Prophylaxen (z. B. aktive Bewegungsübungen und passives Durchbewegen, atemstimulierende Einreibungen, Kontrakturprophylaxe)
- Planen angemessener Ruhepausen
- Durchführen der fachgerechten Hautpflege
- Anwenden von Pflegekonzepten/-methoden/-techniken (spezifizieren)
- Unterstützen bei der Wiedererlangung bzw. Verbesserung der Mobilität
- Ermöglichen der Teilnahme an Aktivitäten

6.8.6.2 Pflegemaßnahmen im psychischen Bereich

- Informieren über Einflussfaktoren
- Informieren über eine ausgewogene Ernährung und Flüssigkeitszufuhr
- Motivieren zur Durchführung des Trainingsprogramms
- Motivieren verfügbare Hilfestellungen anzufordern
- Anbieten von Entlastungsgesprächen
- Beraten über die sichere Umgebungsgestaltung
- Beraten zu geeigneten Hilfsmitteln
- Beraten über Unterstützungsmöglichkeiten
- Beraten zu Notrufsystemen

6.8.6.3 Pflegemaßnahmen im sozialen/ umgebungsbedingten Bereich

- Sorgen für eine sichere Umgebung
- Anpassen der Umgebungsreize an die Belastungsfähigkeit
- Ermutigen der Bezugsperson sich am Übungsprogramm zu beteiligen
- Anleiten/Schulen der Bezugsperson (spezifizieren)
- Unterstützen bei der Gestaltung einer sicheren Umgebung

6.9 Transfer, beeinträchtigt

Pflegediagnose 50072

Definition

Ein Pflegephänomen, bei dem ein Mensch beeinträchtigt ist, sich unabhängig von einer Sitz- oder Liegeflächen auf eine andere zu bewegen.

6.9.1 Ätiologie

6.9.1.1 Körperliche/funktionelle Ursachen

- Beeinträchtigte Ausdauer
- Beeinträchtigte Energie/Kraft
- Beeinträchtigte Koordination
- Beeinträchtigte Beweglichkeit (spezifizieren)
- Beeinträchtigte Orientierung (spezifizieren)
- Schmerzen
- Beeinträchtigte Sinneswahrnehmung (spezifizieren)
- Medikamentenwirkung (spezifizieren)

6.9.1.2 Psychische Ursachen

- Ablehnung von erforderlichen Hilfsmitteln
- Beeinträchtigter Denkprozess (spezifizieren)
- Beeinträchtigte Motivation (spezifizieren)
- Angst vor Sturz/Verletzung

6.9.1.3 Soziale/umgebungsbedingte Ursachen

- Mangelnde Unterstützung durch das soziale Umfeld (spezifizieren)
- Mangelhaft an individuelle Bedürfnisse angepasstes Wohnumfeld (spezifizieren)
- Fehlende Verfügbarkeit von geeigneten Hilfsmitteln (spezifizieren)

6.9.2 Symptome

6.9.2.1 Aus der Sicht des Betroffenen

- Beeinträchtigte Bereitschaft, einen Transfer durchzuführen
- Glaubt nicht an einen erfolgreichen Transfer
- Unsicherheit
- Beeinträchtigte grobmotorische Fähigkeiten (spezifizieren)
- Beeinträchtigte feinmotorische Fähigkeiten (spezifizieren)

6.9.2.2 Aus der Sicht der Pflegeperson

- Beeinträchtigte Fähigkeit, sich zielgerichtet zu bewegen
- Beeinträchtigung beim Positionieren
- Beeinträchtigung beim Halten der Körpersymmetrie
- Transfervermeidendes Verhalten
- Verweilt lange in einer Position
- Erfolgloser Transfer

6.9.3 Grad der Selbstständigkeit

- 00: Selbstständig (auch in der Verwendung von Hilfsmitteln), es sind keine direkten Pflegeleistungen zu erbringen
- 01: Großteils selbstständig, der/die Betroffene bedarf nur geringer Hilfestellung und/oder Anleitung, direkte Pflegeleistungen sind nur in geringem Ausmaß zu erbringen
- 02: Teilweise selbstständig und teilweise auf Hilfestellung/Anleitung angewiesen; der/die Betroffene ist etwa zu 50 % selbstständig, das Ausmaß der zu erbringenden direkten Pflegeleistung/Anleitung liegt ebenfalls bei etwa 50 %
- 03: Geringfügig selbstständig, der/die Betroffene beteiligt sich nur in geringem Ausmaß an der Aktivität und ist großteils auf Hilfestellung/Anleitung angewiesen, der/die Betroffene ist aber kooperativ
- 04: Unselbstständig/Abhängig, der/die Betroffene ist nicht in der Lage, sich an der Aktivität zu beteiligen und ist vollständig abhängig; bzw. es sind mehrmals täglich intensive Selbsthilfetrainings mit maximaler Unterstützung und Anleitung zu absolvieren; bzw. Status des/der Betroffenen wie in Grad 3, jedoch unkooperatives Verhalten bei der Pflege

(Einteilungsstufen nach JONES E. et al., überarbeitet vom Verein S.E.P.P. 2000, vgl. Stefan, Alllmer et al., 2000, S. 230)

6.9.4 Ressourcen

Die Ressourcen eines Menschen können körperlicher/funktioneller, psychischer und sozialer/umgebungsbedingter Art sein. Achten Sie immer auf eine umfassende Beurteilung der Ressourcen. Die folgende Aufzählung der Ressourcen kann individuell ergänzt werden.

6.9.4.1 Körperliche/funktionelle Ressourcen

- Verfügt über Ausdauer
- Kann das Bein/die Beine belasten
- Verfügt über Energie/Kraft
- Hält das Gleichgewicht
- Verwendet geeignete Hilfsmittel (spezifizieren)
- Verfügt über Koordination
- Verfügt über Beweglichkeit (spezifizieren)
- Führt ein Training für den Muskelaufbau durch
- Verfügt über die Fähigkeit sich zu orientieren (spezifizieren)
- Ist schmerzfrei
- Verfügt über Sinneswahrnehmung (spezifizieren)
- Hilft beim Transfer mit

6.9.4.2 Psychische Ressourcen

- Zeigt Motivation, sich am Transfer zu beteiligen
- Zeigt Motivation, den Transfer selbstständig durchzuführen
- Fühlt sich sicher bei Bewegung
- Kennt geeignete Hilfsmittel (spezifizieren)
- Kennt verfügbare Unterstützungsangebote

6.9.4.3 Soziale/umgebungsbedingte Ressourcen

- Verfügt über finanzielle Mittel
- Die Bezugsperson eignet sich Bewegungstechniken an (z. B. Bobath, Kinästhetik)
- Die Bezugsperson führt den Transfer durch
- Die Bezugsperson unterstützt beim Transfer
- Erhält Unterstützung, wenn diese eingefordert wird
- Lebt in einem Wohnumfeld, das den individuellen Bedürfnissen entspricht (spezifizieren)

6.9.5 Pflegeziele

Übergeordnetes Ziel
Führt den Transfer selbstständig durch.

6.9.5.1 Ziele im körperlichen/funktionellen Bereich

- Beteiligt sich aktiv am Transfer
- Führt Transfer mit Hilfe durch
- Führt Transfer mit Hilfsmitteln durch
- Führt Bewegungsübungen durch
- Berichtet über verbesserte Kraft und/oder Bewegungsfähigkeit
- Fordert gezielt Hilfestellung ein
- Verbessert den Grad der Selbstständigkeit nach Jones (spezifizieren)
- Wendet geeignete Hilfsmittel an (spezifizieren)

6.9.5.2 Ziele im psychischen Bereich

- Nennt die Ursache(n) der Beeinträchtigung
- Beschreibt den Einsatz der Hilfsmittel
- Beschreibt die passende Transfertechnik
- Äußert den Wunsch, den Transfer selbstständig durchzuführen
- Akzeptiert die Notwendigkeit, Unterstützungsangebote anzunehmen
- Akzeptiert die Notwendigkeit, Hilfsmittel anzuwenden

6.9.5.3 Ziele im sozialen/umgebungsbedingten Bereich

- Bezugsperson erlernt Transfertechniken
- Bezugsperson bietet Unterstützung an
- Bezugsperson vermittelt Sicherheit beim Transfer
- Verfügt über einen sicheren Wohnbereich
- Erhält Unterstützung aus finanziellen Ansprüchen

6.9.6 Pflegemaßnahmen

Die angeführten Maßnahmen sind beispielhaft und müssen individuell konkretisiert werden.

6.9.6.1 Pflegemaßnahmen im körperlichen/funktionellen Bereich

- Durchführen des Transfers nach organisationsspezifischen Konzepten (z. B. Bobath, Kinästhetik, NDT-Konzept)
- Durchführen von Bewegungsübungen, um die Muskulatur, die Ausdauer und/oder den Gleichgewichtssinn zu trainieren
- Anleiten in Transfertechniken
- Anleiten im Gebrauch von Hilfsmitteln
- Kontrollieren der Zirkulation und Nervenfunktion der betroffenen Körperteile
- Evaluieren des Dekubitusrisikos anhand eines Einschätzungsinstruments
- Durchführen der fachgerechten Hautpflege
- Planen angemessener Ruhepausen
- Ermöglichen der Teilnahme an Aktivitäten

6.9.6.2 Pflegemaßnahmen im psychischen Bereich

- Informieren über die einzelnen Schritte des Transfers
- Informieren über Einflussfaktoren
- Anbieten von Entlastungsgesprächen
- Motivieren zur Durchführung des Trainingsprogramms
- Motivieren verfügbare Hilfestellungen anzufordern
- Beraten über die sichere Umgebungsgestaltung
- Beraten zu geeigneten Hilfsmitteln
- Beraten über Unterstützungsmöglichkeiten
- Beraten zu Notrufsystemen

6.9.6.3 Pflegemaßnahmen im sozialen/ umgebungsbedingten Bereich

- Anpassen der Umgebungsreize an die Belastungsfähigkeit
- Sorgen für eine sichere Umgebung
- Ermutigen der Bezugsperson, sich am Transfer zu beteiligen
- Anleiten der Bezugsperson in Transfertechniken und in der Anwendung von Hilfsmitteln
- Anleiten/Schulen der Bezugsperson (spezifizieren)
- Unterstützen bei der Gestaltung einer sicheren Umgebung
- Ermutigen der Bezugsperson, sich am Übungsprogramm zu beteiligen

6.10 Mobilität im Rollstuhl, beeinträchtigt

Pflegediagnose 50082

> **Definition**
>
> Ein Pflegephänomen, bei dem ein Mensch beeinträchtigt ist, sich selbstständig mit einem Rollstuhl zu bewegen.

6.10.1 Ätiologie

6.10.1.1 Körperliche/funktionelle Ursachen

- Beeinträchtigte Ausdauer
- Beeinträchtigte Energie/Kraft
- Mangelnde Übung im Umgang mit dem Rollstuhl
- Beeinträchtigte Koordination
- Beeinträchtigte Beweglichkeit (spezifizieren)
- Beeinträchtigte Orientierung (spezifizieren)
- Schmerzen
- Beeinträchtigte Sinneswahrnehmung (spezifizieren)
- Medikamentenwirkung (spezifizieren)

6.10.1.2 Psychische Ursachen

- Beeinträchtigter Denkprozess (spezifizieren)
- Beeinträchtigte Motivation (spezifizieren)
- Angst vor einem Sturz aus dem Rollstuhl

6.10.1.3 Soziale/umgebungsbedingte Ursachen

- Mangelnde Unterstützung durch das soziale Umfeld (spezifizieren)
- Mangelnde Barrierefreiheit des Wohnumfelds (spezifizieren)
- Nicht an die gesundheitlichen Erfordernisse angepasster Rollstuhl

6.10.2 Symptome

6.10.2.1 Aus der Sicht des Betroffenen

- Fehlende Bereitschaft, sich fortzubewegen
- Unsicherheit
- Ungeschicklichkeit
- Unzufriedenheit
- Kann Barrieren nicht überwinden (z. B. Türe öffnen)
- Beeinträchtigte grobmotorische Fähigkeiten (spezifizieren)
- Beeinträchtigte feinmotorische Fähigkeiten (spezifizieren)
- Beeinträchtigung beim Positionieren im Rollstuhl

6.10.2.2 Aus der Sicht der Pflegeperson

- Beherrscht die Technik im Umgang mit dem Rollstuhl nicht (z. B. Richtungsänderung, Bremsen, Hindernisse bewältigen)
- Bewegt sich nicht mit dem Rollstuhl fort
- Erreicht angestrebtes Ziel nicht
- Verletzt sich und/oder Andere beim Rollstuhlfahren
- Beeinträchtigung beim Halten der Körpersymmetrie
- Beeinträchtigte Reaktion

6.10.3 Grad der Selbstständigkeit

- 00: Selbstständig (auch in der Verwendung von Hilfsmitteln), es sind keine direkten Pflegeleistungen zu erbringen
- 01: Großteils selbstständig, der/die Betroffene bedarf nur geringer Hilfestellung und/oder Anleitung, direkte Pflegeleistungen sind nur in geringem Ausmaß zu erbringen
- 02: Teilweise selbstständig und teilweise auf Hilfestellung/Anleitung angewiesen; der/die Betroffene ist etwa zu 50 % selbstständig, das Ausmaß der zu erbringenden direkten Pflegeleistung/Anleitung liegt ebenfalls bei etwa 50 %
- 03: Geringfügig selbstständig, der/die Betroffene beteiligt sich nur in geringem Ausmaß an der Aktivität und ist großteils auf Hilfestellung/Anleitung angewiesen, der/die Betroffene ist aber kooperativ

━ 04: Unselbstständig/Abhängig, der/die Betroffene ist nicht in der Lage, sich an der Aktivität zu beteiligen und ist vollständig abhängig; bzw. es sind mehrmals täglich intensive Selbsthilfetrainings mit maximaler Unterstützung und Anleitung zu absolvieren; bzw. Status des/der Betroffenen wie in Grad 3, jedoch unkooperatives Verhalten bei der Pflege

(Einteilungsstufen nach JONES E. et al., überarbeitet vom Verein S.E.P.P. 2000, vgl. Stefan, Allmer et al., 2000, S. 230)

6.10.4 Ressourcen

Die Ressourcen eines Menschen können körperlicher/funktioneller, psychischer und sozialer/umgebungsbedingter Art sein. Achten Sie immer auf eine umfassende Beurteilung der Ressourcen. Die folgende Aufzählung der Ressourcen kann individuell ergänzt werden.

6.10.4.1 Körperliche/funktionelle Ressourcen

━ Verfügt über Ausdauer
━ Verfügt über Energie/Kraft
━ Hält das Gleichgewicht
━ Bewegt den Rollstuhl sicher
━ Verfügt über Koordination
━ Verfügt über Beweglichkeit (spezifizieren)
━ Führt den Transfer durch
━ Überwindet Hindernisse (spezifizieren)
━ Verfügt über die Fähigkeit sich zu orientieren (spezifizieren)
━ Positioniert sich selbstständig
━ Ist schmerzfrei
━ Verfügt über Sinneswahrnehmung (spezifizieren)

6.10.4.2 Psychische Ressourcen

━ Zeigt Motivation, sich an Aktivitäten zu beteiligen
━ Zeigt Motivation, sich mit dem Rollstuhl zu bewegen
━ Fühlt sich sicher bei Bewegung mit dem Rollstuhl
━ Kennt verfügbare Unterstützungsangebote

6.10.4.3 Soziale/umgebungsbedingte Ressourcen

━ Verfügt über finanzielle Mittel
━ Die Bezugsperson vermittelt Sicherheit durch Begleiten des/der Betroffenen
━ Erhält Unterstützung, wenn diese eingefordert wird
━ Die Bezugsperson unterstützt bei der Handhabung des Rollstuhls
━ Lebt in barrierefreiem Wohnumfeld (spezifizieren)

6.10.5 Pflegeziele

Übergeordnetes Ziel
Bewegt sich selbstständig mit dem Rollstuhl.

6.10.5.1 Ziele im körperlichen/funktionellen Bereich

- Fordert gezielt Hilfestellung ein
- Führt den Transfer durch
- Beherrscht die Handhabung des Rollstuhls
- Bewegt den Rollstuhl in die gewünschte Richtung
- Reagiert auf Hindernisse situationsgerecht
- Erreicht gewünschte Ziele
- Äußert, sich in der Handhabung des Rollstuhls sicher zu fühlen
- Verbessert den Grad der Selbstständigkeit nach Jones (spezifizieren)

6.10.5.2 Ziele im psychischen Bereich

- Nennt die Ursache(n) der Beeinträchtigung
- Akzeptiert die Notwendigkeit, den Rollstuhl zu verwenden
- Äußert den Wunsch, sich selbstständig mit dem Rollstuhl zu bewegen
- Beschreibt die Funktionsweise des Rollstuhls
- Benennt Transfertechniken
- Beschreibt die Sicherheitsmaßnahmen
- Äußert den Wunsch, das Alltagsleben selbstständig zu bewältigen
- Akzeptiert Unterstützungsangebote

6.10.5.3 Ziele im sozialen/umgebungsbedingten Bereich

- Bezugsperson erlernt die Handhabung des Rollstuhls
- Bezugsperson bietet Unterstützung an
- Verfügt über einen sicheren und barrierefreien Wohnbereich
- Bezugsperson vermittelt Sicherheit
- Nutzt bestehende finanzielle Ansprüche

6.10.6 Pflegemaßnahmen

Die angeführten Maßnahmen sind beispielhaft und müssen individuell konkretisiert werden.

6.10.6.1 Pflegemaßnahmen im körperlichen/funktionellen Bereich

- Durchführen von Bewegungsübungen (aktiv, passiv)
- Anleiten des Betroffenen zu Übungen in der Handhabung und Wartung des Rollstuhls
- Anleitung zur regelmäßigen und fachgerechten Bewegung

- Anleiten im Gebrauch von Hilfsmitteln
- Unterstützen beim Üben des Bewältigens von Hindernissen
- Evaluieren des Dekubitusrisikos anhand eines Einschätzungsinstruments
- Durchführen der fachgerechten Hautpflege
- Regelmäßiges und fachgerechtes Positionieren (Positionierungsplan)
- Durchführen von Sicherheitsmaßnahmen
- Beobachten auf Zeichen der Überforderung
- Kontrollieren der Zirkulation und Nervenfunktion der betroffenen Körperteile
- Planen angemessener Ruhepausen
- Anwenden von Pflegekonzepten/-methoden/-techniken (spezifizieren)
- Unterstützen bei der Wiedererlangung bzw. Verbesserung der Rollstuhlmobilität
- Ermöglichen der Teilnahme an Aktivitäten

6.10.6.2 Pflegemaßnahmen im psychischen Bereich

- Informieren über die individuellen Risiken
- Anbieten von Entlastungsgesprächen
- Informieren über Einflussfaktoren
- Motivieren zur Durchführung des Trainingsprogramms
- Motivieren verfügbare Hilfestellungen anzufordern
- Beraten über die sichere Umgebungsgestaltung
- Beraten zu geeigneten Hilfsmitteln
- Beraten über verfügbare Unterstützungsmöglichkeiten
- Beraten zu Notrufsystemen

6.10.6.3 Pflegemaßnahmen im sozialen/umgebungsbedingten Bereich

- Schaffen einer rollstuhlgerechten Umgebung
- Ermutigen der Bezugsperson, sich am Übungsprogramm zu beteiligen
- Anleiten der Bezugsperson zu Übungen in der Handhabung und Wartung des Rollstuhls
- Organisieren eines therapeutischen Ausgangs mit Physio- oder Ergotherapeuten, um Maßnahmen für eine rollstuhlgerechte Adaptierung der Wohnung einzuleiten

6.11 Gehen, beeinträchtigt

Pflegediagnose 50092

> **Definition**
>
> Ein Pflegephänomen, bei dem die Fähigkeit eines Menschen, sich zu Fuß zu bewegen, beeinträchtigt ist.

6.11.1 **Ätiologie**

6.11.1.1 **Körperliche/funktionelle Ursachen**

- Beeinträchtigte Ausdauer
- Beeinträchtigte Energie/Kraft
- Beeinträchtigte Koordination
- Beeinträchtigte Beweglichkeit (spezifizieren)
- Schmerzen
- Beeinträchtigte Sinneswahrnehmung (spezifizieren)
- Medikamentenwirkung (spezifizieren)

6.11.1.2 **Psychische Ursachen**

- Ablehnung von erforderlichen Hilfsmitteln
- Beeinträchtigter Denkprozess (spezifizieren)
- Beeinträchtigte Motivation (spezifizieren)
- Angst vor Sturz/Verletzung
- Mangelndes Wissen über die Bedeutung von körperlicher Bewegung

6.11.1.3 **Soziale/umgebungsbedingte Ursachen**

- Mangelnde Unterstützung durch das soziale Umfeld (spezifizieren)
- Beeinträchtigende Umgebungsfaktoren (spezifizieren: z. B. Treppen, rutschiger Untergrund, Schwellen, Stolperfallen)

6.11.2 **Symptome**

6.11.2.1 **Aus der Sicht des Betroffenen**

- Fehlende Bereitschaft, zu gehen
- Beeinträchtigung beim Gehen
- Unbehagen beim Gehen
- Unsicherheit beim Gehen
- Beeinträchtigte grobmotorische Fähigkeiten (spezifizieren)
- Beeinträchtigte feinmotorische Fähigkeiten (spezifizieren)

6.11.2.2 **Aus der Sicht der Pflegeperson**

- Gangunsicherheit (spezifizieren)
- Beeinträchtigung in der Bewältigung von Entfernungen (spezifizieren)
- Beeinträchtigte Gehgeschwindigkeit
- Beeinträchtigung beim Halten der Körpersymmetrie
- Beeinträchtigte Reaktion
- Kurzatmigkeit während des Gehens
- Bewegungsvermeidendes Verhalten
- Eingeschränktes Bewegungsfeld (z. B. positioniert Gegenstände in Reichweite)
- Beeinträchtigte Fähigkeit, Hindernisse zu bewältigen (spezifizieren)

6.11.3 Grad der Selbstständigkeit

- 00: Selbstständig (auch in der Verwendung von Hilfsmitteln), es sind keine direkten Pflegeleistungen zu erbringen
- 01: Großteils selbstständig, der/die Betroffene bedarf nur geringer Hilfestellung und/oder Anleitung, direkte Pflegeleistungen sind nur in geringem Ausmaß zu erbringen
- 02: Teilweise selbstständig und teilweise auf Hilfestellung/Anleitung angewiesen; der/die Betroffene ist etwa zu 50 % selbstständig, das Ausmaß der zu erbringenden direkten Pflegeleistung/Anleitung liegt ebenfalls bei etwa 50 %
- 03: Geringfügig selbstständig, der/die Betroffene beteiligt sich nur in geringem Ausmaß an der Aktivität und ist großteils auf Hilfestellung/Anleitung angewiesen, der/die Betroffene ist aber kooperativ
- 04: Unselbstständig/Abhängig, der/die Betroffene ist nicht in der Lage, sich an der Aktivität zu beteiligen und ist vollständig abhängig; bzw. es sind mehrmals täglich intensive Selbsthilfetrainings mit maximaler Unterstützung und Anleitung zu absolvieren; bzw. Status des/der Betroffenen wie in Grad 3, jedoch unkooperatives Verhalten bei der Pflege

(Einteilungsstufen nach JONES E. et al., überarbeitet vom Verein S.E.P.P. 2000, vgl. Stefan, Allmer et al., 2000, S. 230)

6.11.4 Ressourcen

Die Ressourcen eines Menschen können körperlicher/funktioneller, psychischer und sozialer/umgebungsbedingter Art sein. Achten Sie immer auf eine umfassende Beurteilung der Ressourcen. Die folgende Aufzählung der Ressourcen kann individuell ergänzt werden.

6.11.4.1 Körperliche/funktionelle Ressourcen
- Verfügt über Ausdauer
- Führt regelmäßig Bewegungsübungen durch
- Verfügt über Energie/Kraft
- Hält das Gleichgewicht
- Verwendet geeignete Hilfsmittel (spezifizieren)
- Verfügt über Koordination
- Verfügt über Beweglichkeit (spezifizieren)
- Geht eine definierte Strecke
- Überwindet Hindernisse (spezifizieren)
- Geht schmerzfrei
- Verfügt über Sinneswahrnehmung (spezifizieren)

6.11.4.2 Psychische Ressourcen
- Zeigt Motivation, zu Gehen
- Fühlt sich sicher beim Gehen
- Kennt geeignete Hilfsmittel (spezifizieren)
- Kennt verfügbare Unterstützungsangebote
- Verfügt über Wissen zum Zusammenhang zwischen Wohlbefinden und Fitness

6.11.4.3 **Soziale/umgebungsbedingte Ressourcen**

- Verfügt über finanzielle Mittel
- Die Bezugsperson begleitet bei Gehübungen
- Erhält Unterstützung, wenn diese eingefordert wird
- Verfügt über eine sichere Umgebung (spezifizieren)

6.11.5 **Pflegeziele**

> **Übergeordnetes Ziel**
> Geht selbstständig.

6.11.5.1 **Ziele im körperlichen/funktionellen Bereich**

- Führt Gehübungen durch
- Geht eine definierte Strecke (spezifizieren)
- Berichtet über verbesserte Kraft und/oder Bewegungsfähigkeit
- Fordert gezielt Hilfestellung ein
- Verbessert den Grad der Selbstständigkeit nach Jones (spezifizieren)
- Wendet geeignete Hilfsmittel an (spezifizieren)
- Fordert gezielte Hilfestellung zur Sicherheit beim Gehen ein
- Geht mit Hilfsmitteln selbstständig
- Geht mit Unterstützung einer Begleitperson eine definierte Strecke (spezifizieren)

6.11.5.2 **Ziele im psychischen Bereich**

- Nennt die Ursachen der Gehbeeinträchtigung
- Beschreibt Techniken und Verhaltensweisen zur Förderung von Aktivität
- Akzeptiert die Notwendigkeit, Hilfsmittel zu verwenden
- Beschreibt die Verwendung der Hilfsmittel
- Äußert den Wunsch, Sicherheit beim Gehen zu erlangen
- Äußert Interesse an einem Training für den Umgang mit den Hilfsmitteln
- Akzeptiert Unterstützungsangebote

6.11.5.3 **Ziele im sozialen/umgebungsbedingten Bereich**

- Bezugsperson bietet Unterstützung an
- Verfügt über einen sicheren Wohnbereich
- Bezugsperson vermittelt Sicherheit beim Gehen
- Nutzt bestehende finanzielle Ansprüche

6.11.6 **Pflegemaßnahmen**

Die angeführten Maßnahmen sind beispielhaft und müssen individuell konkretisiert werden.

6.11.6.1 Pflegemaßnahmen im körperlichen/funktionellen Bereich

- Anleitung zur regelmäßigen und fachgerechten Bewegung
- Anleiten im Gebrauch von Hilfsmitteln
- Kontrollieren der Zirkulation und Nervenfunktion der betroffenen Körperteile
- Planen angemessener Ruhepausen
- Anpassen der Umgebungsreize an die Belastungsfähigkeit
- Unterstützen bei der Wiedererlangung bzw. Verbesserung der Gehfähigkeit (spezifizieren)
- Anwenden von Pflegekonzepten/-methoden/-techniken (spezifizieren)
- Ermöglichen der Teilnahme an Aktivitäten
- Gehübungen unter Berücksichtigung der Ressourcen
- Motivieren zur Verwendung von gut sitzenden, rutschfesten Schuhen
- Beobachten auf Zeichen der Überforderung während des Gehens

6.11.6.2 Pflegemaßnahmen im psychischen Bereich

- Informieren über Einflussfaktoren
- Motivieren zur Durchführung des Trainingsprogramms
- Motivieren verfügbare Hilfestellungen anzufordern
- Anbieten von Entlastungsgesprächen
- Beraten über die sichere Umgebungsgestaltung
- Beraten zu geeigneten Hilfsmitteln
- Beraten über Unterstützungsmöglichkeiten
- Beraten zu Notrufsystemen

6.11.6.3 Pflegemaßnahmen im sozialen/ umgebungsbedingten Bereich

- Sorgen für eine sichere Umgebung
- Unterstützen bei der Gestaltung einer sicheren Umgebung
- Ermutigen der Bezugsperson, sich am Übungsprogramm zu beteiligen

6.12 Hemineglect

Pflegediagnose 50112

Definition

Ein Pflegephänomen, bei dem ein Mensch eine Körperseite/einen Körperteil weder beachtet noch wahrnimmt.

6.12.1 Ätiologie

6.12.1.1 Psychische Ursachen

- Beeinträchtigte Wahrnehmung (spezifizieren)

6.12.2 Symptome

6.12.2.1 Aus der Sicht des Betroffenen

— Äußert das Gefühl, dass der betroffene Körperteil nicht zu ihm gehört

6.12.2.2 Aus der Sicht der Pflegeperson

— Anhaltende Unaufmerksamkeit gegenüber Reizen von der betroffenen Seite/dem betroffenen Körperteil
— Schaut nicht zur betroffenen Seite/zu dem betroffenen Körperteil
— Das Essen bleibt auf der betroffenen Seite auf dem Teller liegen
— Beeinträchtigte Selbstpflege
— Nicht entsprechende Positionierung und/oder Vorsichtsmaßnahmen bezüglich der betroffenen Seite/dem betroffenen Körperteil
— Transfer von Schmerzwahrnehmungen auf die weniger betroffene Seite/den weniger betroffenen Körperteil
— Ignorieren der betroffenen Seite (z. B. berührt die betroffene Seite nicht; gebraucht die betroffene Seite nicht)

6.12.3 Ressourcen

Die Ressourcen eines Menschen können körperlicher/funktioneller, psychischer und sozialer/umgebungsbedingter Art sein. Achten Sie immer auf eine umfassende Beurteilung der Ressourcen. Die folgende Aufzählung der Ressourcen kann individuell ergänzt werden.

6.12.3.1 Körperliche/funktionelle Ressourcen

— Berührt den betroffenen Körperteil
— Sichert den betroffenen Körperteil
— Verfügt über Energie/Kraft
— Kommuniziert verbal/nonverbal (spezifizieren)
— Verfügt über Koordination
— Verfügt über Beweglichkeit (spezifizieren)
— Wendet Pflegetechniken an, um die Wahrnehmung zu fördern
— Verfügt über Sinneswahrnehmung der nicht betroffenen Körperseite/-teile

6.12.3.2 Psychische Ressourcen

— Ist sich der eigenen Bewältigungsmechanismen bewusst
— Verfügt über Konzentration
— Zeigt Motivation, Techniken zur Wahrnehmungsförderung zu lernen
— Zeigt Motivation, die körperliche Integrität zu erhalten
— Erlebt Sinn im Leben
— Verfügt über Wissen zu positiven und negative Einflussfaktoren

6.12.3.3 Soziale/umgebungsbedingte Ressourcen

- Verfügt über finanzielle Mittel, um Hilfsmittel zu beschaffen und/oder den Wohnraum zu adaptieren
- Die Bezugsperson lernt Techniken, die Wahrnehmung des Betroffenen zu fördern
- Die Bezugsperson sorgt für die Sicherheit des betroffenen Körperteils
- Erhält Unterstützung durch das soziale Umfeld (spezifizieren)
- Verfügt über eine sichere Umgebung (spezifizieren)

6.12.4 Pflegeziele

Übergeordnetes Ziel
Beachtet und schützt den betroffenen Körperteil.

6.12.4.1 Ziele im körperlichen/funktionellen Bereich

- Ergreift Maßnahmen, um die körperliche Sicherheit zu fördern (spezifizieren)
- Baut schrittweise die Aktivitäten aus (spezifizieren)
- Führt die Selbstpflege entsprechend den Ressourcen durch (spezifizieren)
- Konzentriert sich für die Dauer einer Tätigkeit auf diese (spezifizieren)

6.12.4.2 Ziele im psychischen Bereich

- Nennt die Risiken, die sich aus der halbseitigen Vernachlässigung ergeben
- Nennt Anpassungsmöglichkeiten/Schutzmaßnahmen für die individuelle Sicherheit
- Nennt Maßnahmen zur Wiedererlangung der Wahrnehmung auf der betroffenen Seite
- Äußert den Wunsch, die Selbstständigkeit wiederzuerlangen
- Äußert Interesse an Pflegekonzepten, die die Ressourcen fördern und die Risiken minimieren (spezifizieren)

6.12.4.3 Ziele im sozialen/umgebungsbedingten Bereich

- Bezugsperson bietet Unterstützung an
- Verfügt über sichere Umgebung
- Bezugsperson vermittelt Sicherheit
- Bezugsperson erlernt Bewegungstechniken (spezifizieren)
- Bezugsperson erlernt Pflegetechniken/-methoden (spezifizieren)
- Nutzt bestehende finanzielle Ansprüche

6.12.5 Pflegemaßnahmen

Die angeführten Maßnahmen sind beispielhaft und müssen individuell konkretisiert werden.

6.12.5.1 Pflegemaßnahmen im körperlichen/funktionellen Bereich

- Fördern der Körperwahrnehmung (spezifizieren)
- Stimulieren (perzeptiv/sensomotorisch) der Wahrnehmung der betroffenen Körperseite bei jeder Pflegehandlung (spezifizieren)
- Fördern der taktilen Wahrnehmung (spezifizieren)
- Setzen von Präventionsmaßnahmen zum Schutz der betroffenen Körperteile (spezifizieren)
- Ermutigen die betroffene Seite anzuschauen, anzufassen und mit einzubeziehen
- Anleiten, die betroffene Extremität richtig zu positionieren und regelmäßig zu kontrollieren
- Anleiten, mit Hilfe eines Spiegels die Sitzposition zu verbessern und zu kontrollieren
- Unterstützen und Fördern der Selbstpflege
- Planen angemessener Ruhepausen
- Unterstützen bei der Wiedererlangung bzw. Verbesserung der Mobilität (spezifizieren)
- Anwenden von Pflegekonzepten/-methoden/-techniken (spezifizieren)
- Ermöglichen der Teilnahme an Aktivitäten

6.12.5.2 Pflegemaßnahmen im psychischen Bereich

- Ermutigen Gefühle zu äußern
- Ermutigen, auch bei einem Fremdkörpergefühl den betroffenen Körperteil/die Körperseite zu akzeptieren
- Informieren über verfügbare Unterstützungsangebote
- Beraten zu geeigneten Hilfsmitteln
- Anbieten von Entlastungsgesprächen
- Beraten über die sichere Umgebungsgestaltung
- Motivieren zur Durchführung des Trainingsprogramms
- Motivieren verfügbare Hilfestellungen anzufordern
- Beraten zu Notrufsystemen

6.12.5.3 Pflegemaßnahmen im sozialen/ umgebungsbedingten Bereich

- Sorgen für eine sichere Umgebung
- Anpassen der Umgebungsreize an die Belastungsfähigkeit
- Sicherstellen, dass bei der Arbeit keine Störfaktoren auftreten
- Unterstützen der Bezugsperson, den Betroffenen nicht als invalide zu behandeln
- Ermutigen der Bezugsperson, den Betroffenen die Teilnahme an Familienaktivitäten zu ermöglichen
- Anleiten/Schulen der Bezugsperson (spezifizieren)
- Ermutigen der Bezugsperson, sich am Übungsprogramm zu beteiligen
- Unterstützen bei der Gestaltung einer sicheren Umgebung

6.13 Selbstpflege Essen/Trinken, beeinträchtigt

Pflegediagnose 50122

> ┌─ **Definition** ───
>
> Ein Pflegephänomen, bei dem ein Mensch in der Einnahme von Speisen und
> Getränken beeinträchtigt ist.

Anmerkung der Autoren

Selbstpflege wird definiert als ein Pflegephänomen bei dem ein Mensch eigenverantwortlich entscheidet
und selbständig handelt, um seine Gesundheit und das individuelle Wohlbefinden zu entwickeln und/oder
zu erhalten. Vgl.:

- PD Flüssigkeitshaushalt defizitär, Risiko
- PD Mangelernährung, Risiko
- PD Schlucken, beeinträchtigt
- PD Aspiration, Risiko

6.13.1 Ätiologie

6.13.1.1 Körperliche/funktionelle Ursachen

- Beeinträchtigte Ausdauer
- Beeinträchtigte Energie/Kraft
- Beeinträchtigte kognitive Fähigkeiten (spezifizieren)
- Beeinträchtigte Koordination
- Beeinträchtigte Beweglichkeit (spezifizieren)
- Beeinträchtigte Orientierung (spezifizieren)
- Schmerzen
- Beeinträchtigte Sinneswahrnehmung (spezifizieren)
- Medikamentenwirkung (spezifizieren)

6.13.1.2 Psychische Ursachen

- Mangelnde Aufmerksamkeit
- Beeinträchtigter Denkprozess (spezifizieren)
- Fehleinschätzung der eigenen Selbstpflegefähigkeiten
- Beeinträchtigte Motivation (spezifizieren)
- Hospitalismus

6.13.1.3 Soziale/umgebungsbedingte Ursachen

- Angeordnete Bewegungseinschränkungen (spezifizieren)
- Unappetitliche Aufbereitung der Mahlzeiten
- Mangelnde Unterstützung durch das soziale Umfeld (spezifizieren)
- Ungemütliche Umgebung für Mahlzeiten
- Fehlende Verfügbarkeit von geeigneten Hilfsmitteln (spezifizieren)

6.13.2 Symptome

6.13.2.1 Aus der Sicht des Betroffenen

- Beeinträchtigte Fähigkeit zu essen/zu trinken (spezifizieren)
- Fehlende Bereitschaft zu essen/zu trinken
- Mangelndes Interesse zu essen/zu trinken

6.13.2.2 Aus der Sicht der Pflegeperson

- Beeinträchtigte grobmotorische Fähigkeiten
- Beeinträchtigte feinmotorische Fähigkeiten
- Beeinträchtigte Fähigkeit, sich zielgerichtet zu bewegen
- Kurzatmigkeit während des Essens/Trinkens
- Beeinträchtigte Selbstständigkeit (laut Klassifikation nach Jones)
- Beeinträchtigte Fähigkeit, Speisen mundgerecht zu zerkleinern (Messer und Gabel zu benützen)
- Beeinträchtigte Fähigkeit, Nahrungsmittel aus einem Gefäß zum Mund zu führen (Löffel, Gabel)
- Beeinträchtigte Fähigkeit, Nahrung in einer sozial akzeptierten Art und Weise zu sich zu nehmen
- Beeinträchtigte Fähigkeit, Hilfsmittel einzusetzen
- Beeinträchtigte Fähigkeit, Flaschen/Dosen zu öffnen
- Beeinträchtigte Fähigkeit, eine sichere, verletzungsfreie Nahrungsaufnahme durchzuführen
- Beeinträchtigte Fähigkeit, eine Mahlzeit fertig zu essen
- Beeinträchtigte Fähigkeit, aus einem Glas zu trinken
- Beeinträchtigte Fähigkeit, ausreichend Nahrung zu sich zu nehmen
- Beeinträchtigte Fähigkeit, Gebäck aufzuschneiden
- Beeinträchtigte Fähigkeit, Brote oder Gebäck zu bestreichen bzw. zu belegen
- Beeinträchtigte Fähigkeit, Getränke einzuschenken
- Beeinträchtigte Fähigkcit, mit Trinkhilfen (Strohhalm/Spezialgefäßen) umzugehen
- Beeinträchtigte Fähigkeit, mit Besteck umzugehen
- Beeinträchtigte Fähigkeit, Verpackungen zu öffnen
- Beeinträchtigte Fähigkeit, mit Fertiggerichten umzugehen

6.13.3 Grad der Selbstständigkeit

- 00: Selbstständig (auch in der Verwendung von Hilfsmitteln), es sind keine direkten Pflegeleistungen zu erbringen
- 01: Großteils selbstständig, der/die Betroffene bedarf nur geringer Hilfestellung und/oder Anleitung, direkte Pflegeleistungen sind nur in geringem Ausmaß zu erbringen
- 02: Teilweise selbstständig und teilweise auf Hilfestellung/Anleitung angewiesen; der/die Betroffene ist etwa zu 50 % selbstständig, das Ausmaß der zu erbringenden direkten Pflegeleistung/Anleitung liegt ebenfalls bei etwa 50 %

- 03: Geringfügig selbstständig, der/die Betroffene beteiligt sich nur in geringem Ausmaß an der Aktivität und ist großteils auf Hilfestellung/Anleitung angewiesen, der/die Betroffene ist aber kooperativ
- 04: Unselbstständig/Abhängig, der/die Betroffene ist nicht in der Lage, sich an der Aktivität zu beteiligen und ist vollständig abhängig; bzw. es sind mehrmals täglich intensive Selbsthilfetrainings mit maximaler Unterstützung und Anleitung zu absolvieren; bzw. Status des/der Betroffenen wie in Grad 3, jedoch unkooperatives Verhalten bei der Pflege

(Einteilungsstufen nach JONES E. et al., überarbeitet vom Verein S.E.P.P. 2000, vgl. Stefan, Allmer et al., 2000, S. 230)

6.13.4 Ressourcen

Die Ressourcen eines Menschen können körperlicher/funktioneller, psychischer und sozialer/umgebungsbedingter Art sein. Achten Sie immer auf eine umfassende Beurteilung der Ressourcen. Die folgende Aufzählung der Ressourcen kann individuell ergänzt werden.

6.13.4.1 Körperliche/funktionelle Ressourcen

- Verfügt über Ausdauer
- Verfügt über Energie/Kraft
- Nimmt mundgerecht vorbereitete Speisen zu sich
- Würzt Speisen nach
- Trinkt morgens leichter als abends
- Verwendet geeignete Hilfsmittel (z. B. Spezialbesteck, spezielle Trinkbecher)
- Verfügt über Koordination
- Verfügt über Beweglichkeit (spezifizieren)
- Verfügt über die Fähigkeit sich zu orientieren (spezifizieren)
- Nimmt eine geeignete Position zum Essen und Trinken ein
- Ist schmerzfrei
- Verfügt über Sinneswahrnehmung (spezifizieren)
- Führt Becher zum Mund
- Trinkt, wenn das Getränk in Reichweite steht

6.13.4.2 Psychische Ressourcen

- Akzeptiert die angebotenen Hilfsmittel (z. B. Becher mit verstärkten Griffen)
- Schätzt die Selbstpflegefähigkeit realistisch ein
- Konzentriert sich auf eine Aufgabe
- Zeigt Bereitschaft zur aktiven Mithilfe beim Essen und Trinken
- Schätzt zum Essen ein Wunschgetränk (spezifizieren)

6.13.4.3 Soziale/umgebungsbedingte Ressourcen

- Verfügt über finanzielle Mittel, um Hilfsmittel zu beschaffen (z. B. Spezialbesteck, spezielle Trinkbecher)
- Die Bezugsperson motiviert während der Besuche zum Trinken

— Wird durch die Gesellschaft von Mitbewohnern zur Nahrungs- und Getränke-
  aufnahme stimuliert
— Erhält Unterstützung, wenn diese eingefordert wird
— Verfügt über eine sichere Umgebung (spezifizieren)

6.13.5 Pflegeziele

> **Übergeordnetes Ziel**
> Erhaltung der bestehenden Selbstpflegefähigkeiten und/oder Wiederherstellung der
> Selbstständigkeit beim Essen und Trinken.

6.13.5.1 Ziele im körperlichen/funktionellen Bereich

— Äußert, die Nahrungs- und Flüssigkeitsaufnahme entsprechend den Ressourcen
  durchzuführen
— Äußert, die vereinbarten Maßnahmen durchzuführen (spezifizieren)
— Nützt professionelle Unterstützung (z. B. mobile Dienste)
— Erreicht zunehmende Selbstständigkeit beim Essen und Trinken (spezifizieren)
— Isst mundgerecht vorbereite Speisen
— Streicht Brote mit Hilfe des Einhandschneidbrettes
— Trinkt mit dem Nosey-Becher
— Verbessert den Grad der Selbständigkeit nach Jones (spezifizieren)

6.13.5.2 Ziele im psychischen Bereich

— Nennt verfügbare Ressourcen
— Erkennt, in welchen Bereichen Bedürfnisse und/oder Schwächen vorhanden sind
— Beschreibt gesundheitsfördernde Maßnahmen und/oder Verhaltensweisen
— Nennt Hilfsmittel zur Nahrungs-/Flüssigkeitsaufnahme
— Akzeptiert die angebotene Unterstützung

6.13.5.3 Ziele im sozialen/umgebungsbedingten Bereich

— Bezugsperson äußert wertschätzende Rückmeldungen
— Bezugsperson unterstützt fachgerecht in der Selbstpflege
— Bezugsperson vermittelt Sicherheit bei der Selbstpflege
— Hilfsmittel stehen zur Verfügung
— Erhält Unterstützung aus finanziellen Ansprüchen

6.13.6 Pflegemaßnahmen

Die angeführten Maßnahmen sind beispielhaft und müssen individuell konkretisiert
werden.

6.13.6.1 Pflegemaßnahmen im körperlichen/funktionellen Bereich

- Schulen in der Anwendung von Hilfsmitteln zur Nahrungs-/Flüssigkeitsaufnahme
- Planen von Aktivitäten, die möglichst den Gewohnheiten entsprechen
- Beginnen mit vertrauten, leicht zu bewältigenden Aufgaben
- Unterstützen bei Rehabilitationsprogrammen
- Einräumen von genügend Zeit, damit der Betroffene seine Ressourcen bestmöglich einsctzen kann
- Unterstützen bei der Anwendung von Hilfsmitteln zur Nahrungs-/Flüssigkeitsaufnahme
- Anleiten beim Essen und Trinken
- Trainieren einer physiologischen Körperhaltung beim Essen und Trinken

6.13.6.2 Pflegemaßnahmen im psychischen Bereich

- Informieren über eine physiologische Körperhaltung beim Essen und Trinkcn
- Mit Fachwissen bei Entscheidungen, welche die Gesundheit betreffen, unterstützen
- Fördern dcr Beteiligung des Betroffenen an der Problemerfassung und Entscheidungsfindung
- Einplanen von Zeit für Gespräche
- Motivieren, ein Tagebuch über Fortschritte zu führen

6.13.6.3 Pflegemaßnahmen im sozialen/umgebungsbedingten Bereich

- Wahren der Privatsphäre bei der Durchführung der Selbstpflege
- Organisieren von Gesprächsmöglichkeiten zwischcn den Personen, die an der Pflege des Betroffenen beteiligt sind
- Beraten über soziale Einrichtungen, Physio- und/oder Ergotherapie, Rehabilitations- und Beratungsstellen
- Beschaffen von Hilfsmitteln (z. B. Hilfsmittel zum Essen)
- Umgebungsgestaltung, um die Nahrungs- und Flüssigkeitsaufnahme ohne Ablenkung zu ermöglichen
- Informieren der Bezugsperson über Angebote, die Erholungsphasen von der Pflege ermöglichen (mobile Dienste, Tageszentren, Urlaubspflege in einem Pflegeheim/Geriatriezentrum)
- Einbeziehen der Bezugsperson
- Information und Beratung der Bezugsperson über finanzielle Unterstützungsmöglichkeiten
- Regelmäßiges Austauschen von Informationen zur Therapie im multiprofessionellen Team

6.14 Selbstpflege Waschen/Pflegen der äußeren Erscheinung, beeinträchtigt

Pflegediagnose 50132

> **Definition**
>
> Ein Pflegephänomen, bei dem ein Mensch in der Durchführung seiner Körperpflege beeinträchtigt ist.

Anmerkung der Autoren

Selbstpflege wird definiert als ein Pflegephänomen bei dem ein Mensch eigenverantwortlich entscheidet und selbständig handelt, um seine Gesundheit und das individuelle Wohlbefinden zu entwickeln und/oder zu erhalten.

6.14.1 Ätiologie

6.14.1.1 Körperliche/funktionelle Ursachen

- Beeinträchtigte Ausdauer
- Beeinträchtigte Energie/Kraft
- Beeinträchtigtes Gleichgewicht
- Beeinträchtigte kognitive Fähigkeiten (spezifizieren)
- Beeinträchtigte Koordination
- Beeinträchtigte Beweglichkeit (spezifizieren)
- Beeinträchtigte Orientierung (spezifizieren)
- Schmerzen
- Beeinträchtigte Sinneswahrnehmung (spezifizieren)
- Medikamentenwirkung (spezifizieren)

6.14.1.2 Psychische Ursachen

- Mangelnde Aufmerksamkeit
- Beeinträchtigter Denkprozess (spezifizieren)
- Fehleinschätzung der eigenen Selbstpflegefähigkeiten
- Beeinträchtigte Motivation (spezifizieren)
- Angst vor Sturz/Verletzung
- Hospitalismus

6.14.1.3 Soziale/umgebungsbedingte Ursachen

- Angeordnete Bewegungseinschränkungen (spezifizieren)
- Mangelnde Unterstützung durch das soziale Umfeld (spezifizieren)
- Mangelhaft an individuelle Bedürfnisse angepasstes Wohnumfeld (spezifizieren)

6.14.2 Symptome

6.14.2.1 Aus der Sicht des Betroffenen

- Fehlende Bereitschaft, sich zu waschen/pflegen
- Mangelndes Interesse, sich zu waschen/pflegen
- Äußerungen über die beeinträchtigte Fähigkeit, die Selbstpflege durchzuführen (spezifizieren: z. B. Kraft, Beweglichkeit, Ausdauer)

6.14.2.2 Aus der Sicht der Pflegeperson

- Beeinträchtigte grobmotorische Fähigkeiten
- Beeinträchtigte feinmotorische Fähigkeiten
- Beeinträchtigte Fähigkeit, sich zielgerichtet zu bewegen
- Kurzatmigkeit während des Waschens/Pflegens
- Beeinträchtigte Selbstständigkeit (laut Klassifikation nach Jones)
- Beeinträchtigte Fähigkeit, den Körper oder Körperteile zu waschen/pflegen z. B. Hände und Gesicht
- Beeinträchtigte Fähigkeit, die Intimpflege durchzuführen
- Beeinträchtigte Fähigkeit, Wasch- und Pflegeutensilien bereitzustellen, zu öffnen bzw. zu dosieren
- Beeinträchtigte Fähigkeit, sich abzutrocknen
- Beeinträchtigte Fähigkeit, selbst zu entscheiden, sich in angemessenen Zeitabständen oder bei Bedarf zu waschen/pflegen
- Beeinträchtigte Fähigkeit, zum Waschbecken zu gelangen
- Beeinträchtigte Fähigkeit, in die Dusche/Badewanne zu steigen bzw. zu gelangen
- Beeinträchtigte Fähigkeit, aus der Dusche/Badewanne zu steigen
- Beeinträchtigte Fähigkeit, die Haarpflege durchzuführen
- Beeinträchtigte Fähigkeit, sich nass/trocken zu rasieren
- Beeinträchtigte Fähigkeit, sich die Zähne zu putzen
- Beeinträchtigte Fähigkeit, mit Zahnprothesen umzugehen (herausnehmen, reinigen, aufbewahren, einsetzen)
- Beeinträchtigte Fähigkeit, die Nagelpflege durchzuführen
- Beeinträchtigte Fähigkeit, die Hautpflege durchzuführen
- Beeinträchtigte Fähigkeit, sich zu schminken

6.14.3 Grad der Selbstständigkeit

- 00: Selbstständig (auch in der Verwendung von Hilfsmitteln), es sind keine direkten Pflegeleistungen zu erbringen
- 01: Großteils selbstständig, der/die Betroffene bedarf nur geringer Hilfestellung und/oder Anleitung, direkte Pflegeleistungen sind nur in geringem Ausmaß zu erbringen
- 02: Teilweise selbstständig und teilweise auf Hilfestellung/Anleitung angewiesen; der/die Betroffene ist etwa zu 50 % selbstständig, das Ausmaß der zu erbringenden direkten Pflegeleistung/Anleitung liegt ebenfalls bei etwa 50 %

- 03: Geringfügig selbstständig, der/die Betroffene beteiligt sich nur in geringem Ausmaß an der Aktivität und ist großteils auf Hilfestellung/Anleitung angewiesen, der/die Betroffene ist aber kooperativ
- 04: Unselbstständig/Abhängig, der/die Betroffene ist nicht in der Lage, sich an der Aktivität zu beteiligen und ist vollständig abhängig; bzw. es sind mehrmals täglich intensive Selbsthilfetrainings mit maximaler Unterstützung und Anleitung zu absolvieren; bzw. Status des/der Betroffenen wie in Grad 3, jedoch unkooperatives Verhalten bei der Pflege

(Einteilungsstufen nach JONES E. et al., überarbeitet vom Verein S.E.P.P. 2000, vgl. Stefan, Allmer et al., 2000, S. 230)

6.14.4 Ressourcen

Die Ressourcen eines Menschen können körperlicher/funktioneller, psychischer und sozialer/umgebungsbedingter Art sein. Achten Sie immer auf eine umfassende Beurteilung der Ressourcen. Die folgende Aufzählung der Ressourcen kann individuell ergänzt werden.

6.14.4.1 Körperliche/funktionelle Ressourcen
- Verfügt über Ausdauer
- Verfügt über Energie/Kraft
- Hält das Gleichgewicht
- Nimmt die Zahnprothese aus dem Mund und legt sie in ein Glas
- Verwendet geeignete Hilfsmittel (z. B. Rückenbürste, Spezialkamm)
- Äußert Wünsche zum eigenen Erscheinungsbild
- Verfügt über Koordination
- Verfügt über Beweglichkeit (spezifizieren)
- Wäscht Gesicht, Hände und Brust
- Verfügt über die Fähigkeit sich zu orientieren (spezifizieren)
- Ist schmerzfrei
- Verfügt über Sinneswahrnehmung (spezifizieren)

6.14.4.2 Psychische Ressourcen
- Anerkennt die Notwendigkeit der Körperpflege
- Schätzt die Selbstpflegefähigkeit realistisch ein
- Konzentriert sich auf eine Aufgabe
- Zeigt Bereitschaft zur Mitarbeit bei der Körperpflege
- Fühlt sich sicher bei Bewegung

6.14.4.3 Soziale/umgebungsbedingte Ressourcen
- Verfügt über finanzielle Mittel, um Hilfsmittel zu beschaffen (z. B. Duschsessel, Badewannenlift)
- Erhält Unterstützung, wenn diese eingefordert wird

- Lebt in einem Wohnumfeld, das den individuellen Bedürfnissen entspricht (spezifizieren)
- Verfügt über eine sichere Umgebung (spezifizieren)

6.14.5 Pflegeziele

> **Übergeordnetes Ziel**
> Erhaltung der bestehenden Selbstpflegefähigkeiten und/oder Wiederherstellung der Selbstständigkeit bei der Körperpflege.

6.14.5.1 Ziele im körperlichen/funktionellen Bereich
- Äußert, die Körperpflege entsprechend den Ressourcen durchzuführen
- Äußert, die vereinbarten Maßnahmen durchzuführen (spezifizieren)
- Nützt professionelle Unterstützung (z. B. mobile Dienste)
- Erreicht zunehmende Selbstständigkeit bei der Körperpflege (spezifizieren)
- Verbessert den Grad der Selbständigkeit nach Jones (spezifizieren)

6.14.5.2 Ziele im psychischen Bereich
- Nennt verfügbare Ressourcen
- Erkennt, in welchen Bereichen Bedürfnisse und/oder Schwächen vorhanden sind
- Beschreibt gesundheitsfördernde Maßnahmen und/oder Verhaltensweisen
- Nennt Hilfsmittel zur Körperpflege
- Akzeptiert die angebotene Unterstützung

6.14.5.3 Ziele im sozialen/umgebungsbedingten Bereich
- Bezugsperson äußert wertschätzende Rückmeldungen
- Bezugsperson unterstützt fachgerecht in der Selbstpflege
- Bezugsperson vermittelt Sicherheit bei der Selbstpflege
- Hilfsmittel stehen zur Verfügung
- Erhält Unterstützung aus finanziellen Ansprüchen

6.14.6 Pflegemaßnahmen

Die angeführten Maßnahmen sind beispielhaft und müssen individuell konkretisiert werden.

6.14.6.1 Pflegemaßnahmen im körperlichen/funktionellen Bereich
- Schulen in der Anwendung von Hilfsmitteln zur Körperpflege
- Planen von Aktivitäten, die möglichst den normalen Gewohnheiten entsprechen
- Beginnen mit vertrauten, leicht zu bewältigenden Aufgaben
- Unterstützen bei Rehabilitationsprogrammen

- Einräumen von genügend Zeit, damit der/die Betroffene die eigenen Ressourcen bestmöglich einsetzen kann
- Unterstützen bei der Anwendung von Hilfsmitteln zur Körperpflege
- Anleiten bei der Körperpflege (spezifizieren)
- Trainieren der Körperpflege

6.14.6.2 Pflegemaßnahmen im psychischen Bereich

- Informieren über kräftesparende Techniken und gegebenenfalls Methoden der Kinästhetik
- Mit Fachwissen bei Entscheidungen, welche die Gesundheit betreffen, unterstützen
- Fördern der Beteiligung des Betroffenen an der Problemerfassung und Entscheidungsfindung
- Einplanen von Zeit für Gespräche, um Faktoren festzustellen, welche die Beteiligung an der Pflege behindern
- Motivieren, ein Tagebuch über Fortschritte zu führen

6.14.6.3 Pflegemaßnahmen im sozialen/ umgebungsbedingten Bereich

- Wahren der Privatsphäre bei der Durchführung der Selbstpflege
- Organisieren von Gesprächsmöglichkeiten zwischen den Personen, die an der Pflege des Betroffenen beteiligt sind
- Beraten über soziale Einrichtungen, Physio- und/oder Ergotherapie, Rehabilitations- und Beratungsstellen
- Umgebungsgestaltung, um die Körperpflege ohne Ablenkung zu ermöglichen
- Beschaffen von Hilfsmitteln (z. B. Duschsessel, Gehbehelfe)
- Einbeziehen der Bezugsperson
- Information und Beratung der Bezugsperson über finanzielle Unterstützungsmöglichkeiten
- Informieren der Bezugsperson über Angebote, die Erholungsphasen von der Pflege ermöglichen (mobile Dienste, Tageszentren, Urlaubspflege in einem Pflegeheim/Geriatriezentrum)

6.15 Selbstpflege Kleiden, beeinträchtigt

Pflegediagnose 50142

> **Definition**
>
> Ein Pflegephänomen, bei dem ein Mensch beim An- und/oder Auskleiden beeinträchtigt ist.

Anmerkung der Autoren

Selbstpflege wird definiert als ein Pflegephänomen bei dem ein Mensch eigenverantwortlich entscheidet und selbständig handelt, um seine Gesundheit und das individuelle Wohlbefinden zu entwickeln und/oder zu erhalten.

6.15.1 Ätiologie

6.15.1.1 Körperliche/funktionelle Ursachen

- Beeinträchtigte Ausdauer
- Beeinträchtigte Energie/Kraft
- Beeinträchtigtes Gleichgewicht
- Beeinträchtigte kognitive Fähigkeiten (spezifizieren)
- Beeinträchtigte Koordination
- Beeinträchtigte Beweglichkeit (spezifizieren)
- Beeinträchtigte Orientierung (spezifizieren)
- Schmerzen
- Beeinträchtigte Sinneswahrnehmung (spezifizieren)
- Medikamentenwirkung (spezifizieren)

6.15.1.2 Psychische Ursachen

- Mangelnde Aufmerksamkeit
- Beeinträchtigter Denkprozess (spezifizieren)
- Fehleinschätzung der eigenen Selbstpflegefähigkeiten
- Beeinträchtigte Motivation (spezifizieren)
- Angst vor Sturz/Verletzung
- Hospitalismus
- Beeinträchtigte Wahrnehmung (spezifizieren)

6.15.1.3 Soziale/umgebungsbedingte Ursachen

- Angeordnete Bewegungseinschränkungen (spezifizieren)
- Mangelnde Unterstützung durch das soziale Umfeld (spezifizieren)
- Mangelhaft an individuelle Bedürfnisse angepasstes Wohnumfeld (spezifizieren)
- Fehlende Verfügbarkeit von geeigneten Hilfsmitteln (spezifizieren)

6.15.2 Symptome

6.15.2.1 Aus der Sicht des Betroffenen

- Fehlende Bereitschaft, sich zu kleiden
- Mangelndes Interesse sich zu kleiden
- Beeinträchtigte Fähigkeit, die Selbstpflege durchzuführen (spezifizieren)

6.15.2.2 Aus der Sicht der Pflegeperson

- Beeinträchtigte grobmotorische Fähigkeiten
- Beeinträchtigte feinmotorische Fähigkeiten
- Beeinträchtigte Fähigkeit, sich zielgerichtet zu bewegen
- Kurzatmigkeit während des Kleidens
- Beeinträchtigte Selbstständigkeit (laut Klassifikation nach Jones)
- Beeinträchtigte Fähigkeit, sich an- und/oder auszukleiden
- Beeinträchtigte Fähigkeit, sich in der richtigen Reihenfolge an- und/oder auszukleiden
- Beeinträchtigte Fähigkeit, Zippverschluss und/oder Knöpfe auf- und/oder zuzumachen
- Beeinträchtigte Fähigkeit, Kleidung zu wechseln
- Beeinträchtigte Fähigkeit, den Oberkörper an- und/oder auszukleiden
- Beeinträchtigte Fähigkeit, den Unterkörper an- und/oder auszukleiden
- Beeinträchtigte Fähigkeit, passende Kleidung auszusuchen
- Beeinträchtigte Fähigkeit, Hilfsmittel zu verwenden
- Beeinträchtigte Fähigkeit, Unterwäsche an- und/oder auszuziehen
- Beeinträchtigte Fähigkeit, Socken oder Strumpfhose an- und/oder auszuziehen
- Beeinträchtigte Fähigkeit, Schuhe an- und/oder auszuziehen
- Beeinträchtigte Fähigkeit, Schuhbänder auf- und/oder zuknüpfen
- Beeinträchtigte Fähigkeit, Klettverschlüsse zu öffnen und/oder zu schließen

6.15.3   Grad der Selbstständigkeit

- 00: Selbstständig (auch in der Verwendung von Hilfsmitteln), es sind keine direkten Pflegeleistungen zu erbringen
- 01: Großteils selbstständig, der/die Betroffene bedarf nur geringer Hilfestellung und/oder Anleitung, direkte Pflegeleistungen sind nur in geringem Ausmaß zu erbringen
- 02: Teilweise selbstständig und teilweise auf Hilfestellung/Anleitung angewiesen; der/die Betroffene ist etwa zu 50 % selbstständig, das Ausmaß der zu erbringenden direkten Pflegeleistung/Anleitung liegt ebenfalls bei etwa 50 %
- 03: Geringfügig selbstständig, der/die Betroffene beteiligt sich nur in geringem Ausmaß an der Aktivität und ist großteils auf Hilfestellung/Anleitung angewiesen, der/die Betroffene ist aber kooperativ
- 04: Unselbstständig/Abhängig, der/die Betroffene ist nicht in der Lage, sich an der Aktivität zu beteiligen und ist vollständig abhängig; bzw. es sind mehrmals täglich intensive Selbsthilfetrainings mit maximaler Unterstützung und Anleitung zu absolvieren; bzw. Status des/der Betroffenen wie in Grad 3, jedoch unkooperatives Verhalten bei der Pflege

(Einteilungsstufen nach JONES E. et al., überarbeitet vom Verein S.E.P.P. 2000, vgl. Stefan, Allmer et al., 2000, S. 230)

6.15.4 Ressourcen

Die Ressourcen eines Menschen können körperlicher/funktioneller, psychischer und sozialer/umgebungsbedingter Art sein. Achten Sie immer auf eine umfassende Beurteilung der Ressourcen. Die folgende Aufzählung der Ressourcen kann individuell ergänzt werden.

6.15.4.1 Körperliche/funktionelle Ressourcen

- Verfügt über Ausdauer
- Verfügt über Energie/Kraft
- Trifft der Jahreszeit gemäße Auswahl der Kleidung
- Hält das Gleichgewicht
- Verwendet geeignete Hilfsmittel (z. B. Anziehhilfe)
- Zieht die Kleidung in der richtigen Reihenfolge an
- Äußert Wünsche zum eigenen Erscheinungsbild
- Verfügt über Koordination
- Verfügt über Beweglichkeit (spezifizieren)
- Verfügt über die Fähigkeit sich zu orientieren (spezifizieren)
- Ist schmerzfrei
- Verfügt über Sinneswahrnehmung (spezifizieren)

6.15.4.2 Psychische Ressourcen

- Schätzt die Selbstpflegefähigkeit realistisch ein
- Konzentriert sich auf eine Aufgabe
- Zeigt Bereitschaft zur Mitarbeit beim Kleiden
- Fühlt sich sicher bei Bewegung
- Erkennt die Kleidungsstücke

6.15.4.3 Soziale/umgebungsbedingte Ressourcen

- Verfügt über finanzielle Mittel, um Hilfsmittel zu beschaffen (z. B. Anziehhilfe, spezielle Kleidung – Klettverschluss, Spezialschuhe)
- Erhält Unterstützung, wenn diese eingefordert wird
- Verfügt über eine sichere Umgebung (spezifizieren)

6.15.5 Pflegeziele

Übergeordnetes Ziel
Erhaltung der bestehenden Selbstpflegefähigkeiten und/oder Wiederherstellung der Selbstständigkeit beim An- und/oder Auskleiden.

6.15.5.1 Ziele im körperlichen/funktionellen Bereich

- Äußert, das Kleiden entsprechend den Ressourcen durchzuführen
- Äußert, die vereinbarten Maßnahmen durchzuführen (spezifizieren)
- Nützt professionelle Unterstützung (z. B. mobile Dienste)
- Erreicht zunehmende Selbstständigkeit beim Kleiden (spezifizieren)
- Kleidet den Oberkörper an und/oder aus
- Zieht Schuhe mit Klettverschlüssen selbstständig an
- Verbessert den Grad der Selbständigkeit nach Jones (spezifizieren)

6.15.5.2 Ziele im psychischen Bereich

- Akzeptiert die angebotene Unterstützung
- Nennt verfügbare Ressourcen
- Erkennt, in welchen Bereichen Bedürfnisse und/oder Schwächen vorhanden sind
- Beschreibt gesundheitsfördernde Maßnahmen und/oder Verhaltensweisen
- Nennt Hilfsmittel zum Kleiden

6.15.5.3 Ziele im sozialen/umgebungsbedingten Bereich

- Bezugsperson äußert wertschätzende Rückmeldungen
- Bezugsperson unterstützt fachgerecht in der Selbstpflege
- Bezugsperson vermittelt Sicherheit bei der Selbstpflege
- Hilfsmittel stehen zur Verfügung
- Erhält Unterstützung aus finanziellen Ansprüchen

6.15.6 Pflegemaßnahmen

Die angeführten Maßnahmen sind beispielhaft und müssen individuell konkretisiert werden.

6.15.6.1 Pflegemaßnahmen im körperlichen/funktionellen Bereich

- Schulen in der Anwendung von Hilfsmitteln
- Planen von Aktivitäten, die möglichst den normalen Gewohnheiten entsprechen
- Beginnen mit vertrauten, leicht zu bewältigenden Aufgaben
- Unterstützen bei Rehabilitationsprogrammen
- Einräumen von genügend Zeit, damit der Betroffene seine Ressourcen bestmöglich einsetzen kann
- Unterstützen bei der Anwendung von Hilfsmitteln zum An- und/oder Auskleiden
- Anleiten beim An- und/oder Auskleiden
- Trainieren des An- und/oder Auskleidens

6.15.6.2 Pflegemaßnahmen im psychischen Bereich

- Informieren über kräftesparende Techniken und gegebenenfalls Methoden der Kinästhetik
- Informieren über eine physiologische Körperhaltung beim Kleiden

- Mit Fachwissen bei Entscheidungen, welche die Gesundheit betreffen, unterstützen
- Fördern der Beteiligung des Betroffenen an der Problemerfassung und Entscheidungsfindung
- Einplanen von Zeit für Gespräche, um Faktoren festzustellen, welche die Beteiligung an der Pflege behindern
- Motivieren, ein Tagebuch über Fortschritte zu führen

6.15.6.3 Pflegemaßnahmen im sozialen/ umgebungsbedingten Bereich

- Wahren der Privatsphäre bei der Durchführung der Selbstpflege
- Organisieren von Gesprächsmöglichkeiten zwischen den Personen, die an der Pflege des Betroffenen beteiligt sind
- Beraten über soziale Einrichtungen, Physio- und/oder Ergotherapie, Rehabilitations- und Beratungsstellen
- Beschaffen von Hilfsmitteln (z. B. Knopfhalter, Strumpfanziehhilfen)
- Umgebungsgestaltung, um das Kleiden ohne Ablenkung zu ermöglichen
- Informieren der Bezugsperson über Angebote, die Erholungsphasen von der Pflege ermöglichen (mobile Dienste, Tageszentren, Urlaubspflege in einem Pflegeheim/Geriatriezentrum)
- Einbeziehen der Bezugsperson
- Information und Beratung der Bezugsperson über finanzielle Unterstützungsmöglichkeiten
- Regelmäßiges Austauschen von Informationen zur Therapie im multiprofessionellen Team

6.16 Selbstpflege, Entwicklung der Ressourcen

Pflegediagnose 50153

> **Definition**
>
> Ein Pflegephänomen, bei dem ein Mensch seine Möglichkeiten der Selbstpflege stärken und/oder erweitern möchte.

Anmerkung der Autoren

Selbstpflege wird definiert als ein Pflegephänomen bei dem ein Mensch eigenverantwortlich entscheidet und selbständig handelt, um seine Gesundheit und das individuelle Wohlbefinden zu entwickeln und/oder zu erhalten.

Diese Pflegediagnose ist eine Gesundheitsdiagnose und beinhaltet keine möglichen Ursachen, sondern Ressourcen. Nähere Informationen zu Gesundheitsdiagnosen finden sich im einleitenden Abschnitt „Gesundheitspflegediagnosen".

6.16.1   Ressourcen

Die Ressourcen eines Menschen können körperlicher/funktioneller, psychischer und sozialer/umgebungsbedingter Art sein. Achten Sie immer auf eine umfassende Beurteilung der Ressourcen. Die folgende Aufzählung der Ressourcen kann individuell ergänzt werden.

6.16.1.1 Körperliche/funktionelle Ressourcen
- Verfügt über Ausdauer
- Verfügt über Energie/Kraft
- Konsumiert gesunde Nahrungsmittel und Getränke
- Hält das Gleichgewicht
- Verwendet geeignete Hilfsmittel (spezifizieren)
- Äußert Wünsche zum eigenen Erscheinungsbild
- Verfügt über Koordination
- Verfügt über Beweglichkeit (spezifizieren)
- Geht eine definierte Strecke
- Verfügt über die Fähigkeit sich zu orientieren (spezifizieren)
- Nimmt die geeignete Position ein (spezifizieren)
- Ist schmerzfrei
- Führt die Selbstpflege in Teilbereichen durch (spezifizieren)
- Führt Selbstpflegetraining durch (spezifizieren)
- Verfügt über Sinneswahrnehmung (spezifizieren)

6.16.1.2 Psychische Ressourcen
- Akzeptiert die angebotenen Hilfsmittel
- Anerkennt die Notwendigkeit der Selbstpflege
- Schätzt die Selbstpflegefähigkeit realistisch ein
- Konzentriert sich auf eine Aufgabe
- Zeigt Bereitschaft zur Mitarbeit
- Zeigt Motivation zur Selbstpflege
- Äußert das Gefühl der Sicherheit
- Kennt geeignete Hilfsmittel zur Selbstpflege
- Kennt verfügbare Unterstützungsangebote
- Verfügt über Wissen zum Zusammenhang zwischen Wohlbefinden und Selbstpflege

6.16.1.3 Soziale/umgebungsbedingte Ressourcen
- Verfügt über finanzielle Mittel
- Die Bezugsperson motiviert zur Selbstpflege
- Erhält Unterstützung, wenn diese eingefordert wird
- Verfügt über eine sichere Umgebung (spezifizieren)
- Verfügt über Zugang zu Selbstpflegeartikeln

6.16.2 Pflegeziele

Übergeordnetes Ziel
Führt die Selbstpflege eigenständig und zielgerichtet durch.

6.16.2.1 Ziele im körperlichen/funktionellen Bereich
- Führt die Selbstpflege entsprechend den Ressourcen durch
- Führt Selbstpflegetraining durch (spezifizieren)
- Fordert gezielt Hilfestellung ein
- Nützt professionelle Unterstützung
- Erlernt alternative Methoden der Selbstpflege (spezifizieren)
- Berücksichtigt Selbstpflegeerfordernisse in der Tagesstruktur

6.16.2.2 Ziele im psychischen Bereich
- Benennt die Bedeutung der Selbstpflege für das Wohlbefinden
- Nennt verfügbare Ressourcen
- Äußert den Wunsch, die Selbstpflegefähigkeit zu bewahren und/oder zu verbessern
- Äußert die Bereitschaft, bei der Selbstpflege mitzuwirken
- Beschreibt Techniken und Verhaltensweisen, um die Selbstpflege zu fördern
- Nennt geeignete Hilfsmittel zur Selbstpflege
- Akzeptiert die angebotene Unterstützung

6.16.2.3 Ziele im sozialen/umgebungsbedingten Bereich
- Bezugsperson unterstützt fachgerecht in der Selbstpflege
- Bezugsperson vermittelt Sicherheit bei der Selbstpflege
- Verfügt über einen sicheren Wohnbereich
- Erhält Unterstützung aus finanziellen Ansprüchen
- Hat Selbstpflegeartikel zur Verfügung

6.16.3 Pflegemaßnahmen

Die angeführten Maßnahmen sind beispielhaft und müssen individuell konkretisiert werden.

6.16.3.1 Pflegemaßnahmen im körperlichen/funktionellen Bereich
- Anleiten zur regelmäßigen und fachgerechten Selbstpflege
- Unterstützen bei der Planung der Tagesstruktur
- Schulen in der Anwendung von Hilfsmitteln
- Unterstützen bei der Anwendung von Hilfsmitteln
- Unterstützen bei gesundheitsbezogenen Entscheidungen
- Unterstützen bei Trainingsprogrammen
- Anleiten/Schulen von alternativen Methoden in der Selbstpflege

6.16.3.2 Pflegemaßnahmen im psychischen Bereich

- Besprechen der Einschätzung der aktuellen Situation durch den Betroffenen
- Beraten über erreichbare Ziele aus pflegerischer Sicht
- Besprechen möglicher Verbesserungspotenziale aus der Sicht des Betroffenen
- Besprechen der verfügbaren Ressourcen
- Informieren über Einflussfaktoren
- Informieren über kräftesparende Techniken
- Beraten zu angemessenen Ruhepausen
- Beraten über die sichere Umgebungsgestaltung
- Beraten zu geeigneten Hilfsmitteln
- Beraten über Unterstützungsmöglichkeiten
- Beraten über das Ausmaß von bevorstehenden Beeinträchtigungen
- Motivieren zum Training der Selbstpflegefähigkeit
- Motivieren verfügbare Hilfestellungen anzufordern
- Aufzeigen bereits erreichter Ziele
- Anbieten von Entlastungsgesprächen
- Hinweisen, dass Rückschläge zu einem normalen Umsetzungsprozess gehören
- Ermutigen, die Umsetzung der gefassten Ziele beizubehalten
- Besprechen von auftretenden Sorgen und Befürchtungen
- Beraten zu Notrufsystemen

6.16.3.3 Pflegemaßnahmen im sozialen/ umgebungsbedingten Bereich

- Anpassen der Umgebungsreize an die Belastungsfähigkeit
- Wahren der Privatsphäre bei der Durchführung der Selbstpflege
- Informieren der Bezugsperson
- Anleiten/Schulen der Bezugsperson
- Unterstützen bei der Gestaltung einer sicheren Umgebung
- Organisieren von Gesprächsmöglichkeiten zwischen den Personen, die an der Pflege des Betroffenen beteiligt sind
- Beschaffen von Hilfsmitteln
- Informieren der informell Pflegenden über Angebote, die Erholungsphasen von der Pflege ermöglichen (mobile Dienste, Tageszentren, Urlaubspflege in einem Pflegeheim/Geriatriezentrum)

6.17 Haushaltsführung, beeinträchtigt, Risiko

Pflegediagnose 50161

> **Definition**
>
> Ein Pflegephänomen, bei dem ein Mensch oder eine zusammen lebende Gruppe von Menschen das Risiko hat, in der eigenständigen Organisation und Erfüllung der Erfordernisse der Hauswirtschaft beeinträchtigt zu werden und dadurch die Erhaltung der Gesundheit gefährdet ist.

Anmerkung der Autoren
Eine Risiko-Diagnose kann nicht durch Zeichen und Symptome belegt werden, da das Problem nicht aufgetreten ist und die Pflegemaßnahmen die Prävention bezwecken.

6.17.1 Risikofaktoren

6.17.1.1 Körperliche/funktionelle Risikofaktoren
- Beeinträchtigte Energie/Kraft
- Krankheit oder Verletzung
- Beeinträchtigte kognitive Fähigkeiten (spezifizieren)
- Beeinträchtigte Kommunikation (spezifizieren)
- Beeinträchtigte körperliche Mobilität (spezifizieren)
- Beeinträchtigte Organisationsfähigkeit
- Beeinträchtigte Orientierung (spezifizieren)
- Beeinträchtigte Sinneswahrnehmung (spezifizieren)

6.17.1.2 Psychische Risikofaktoren
- Mangelnde Akzeptanz von Unterstützung
- Beeinträchtigte Prioritätensetzung
- Beeinträchtigte Konzentration
- Beeinträchtigte Motivation (spezifizieren)
- Mangelnde Lernbereitschaft
- Mangelndes Erleben von Sinn in der Führung des Haushalts
- Mangelndes Wissen (spezifizieren)

6.17.1.3 Soziale/umgebungsbedingte Risikofaktoren
- Beeinträchtigte Familienorganisation oder -planung
- Mangelnde finanzielle Mittel
- Krankheit oder Verletzung eines Familienmitgliedes
- Fehlendes soziales Netzwerk (z. B. Familie, Freunde, Kollegen)
- Mangelnde Unterstützung durch das soziale Umfeld (spezifizieren)
- Fehlende positive Vorbilder
- Mangelnde Zeitressourcen
- Mangelnder Zugang zu Informationen (spezifizieren)
- Mangelnder Zugang zu Infrastruktur (spezifizieren: z. B. Geschäfte, Post, Ämter)

6.17.2 Ressourcen

Die Ressourcen eines Menschen können körperlicher/funktioneller, psychischer und
sozialer/umgebungsbedingter Art sein. Achten Sie immer auf eine umfassende Beurteilung der Ressourcen. Die folgende Aufzählung der Ressourcen kann individuell
ergänzt werden.

6.17.2.1 Körperliche/funktionelle Ressourcen

- Verfügt über Energie/Kraft
- Verfügt über kognitive Fähigkeiten (spezifizieren)
- Kommuniziert verbal/nonverbal (spezifizieren)
- Fordert bei Bedarf Hilfe und Unterstützung an
- Verfügt über körperliche Mobilität (spezifizieren)
- Verfügt über Organisationsfähigkeit
- Verfügt über die Fähigkeit sich zu orientieren (spezifizieren)
- Verfügt über Sinneswahrnehmung (spezifizieren)

6.17.2.2 Psychische Ressourcen

- Akzeptiert Unterstützung
- Setzt Prioritäten
- Verfügt über Konzentration
- Zeigt Motivation (spezifizieren)
- Zeigt Lernbereitschaft
- Erlebt Sinn in der Führung des Haushalts
- Verfügt über Wissen (spezifizieren)

6.17.2.3 Soziale/umgebungsbedingte Ressourcen

- Familienprozess ist intakt
- Verfügt über finanzielle Mittel
- Nimmt die angebotene Nachbarschaftshilfe in Anspruch
- Erhält Unterstützung durch das soziale Umfeld (spezifizieren)
- Verfügt über ausreichend Zeitressourcen
- Lebt in barrierefreiem Wohnumfeld (spezifizieren)
- Hat Zugang zu Informationen (spezifizieren)
- Verfügt über Zugang zu Infrastruktur (spezifizieren: z. B. Geschäfte, Post, Ämter)

6.17.3 Pflegeziele

Übergeordnetes Ziel
Erhält die Fähigkeit zur eigenständigen Organisation der Haushaltsaufgaben und zur Durchführung von Tätigkeiten.

6.17.3.1 Ziele im körperlichen/funktionellen Bereich

- Führt Tätigkeiten, die im Haushaltsplan vereinbart wurden, durch
- Führt Aktivitäten entsprechend dem Trainingsplan durch
- Führt Haushaltsarbeiten durch (spezifizieren)
- Nimmt Beratung/Schulung in Anspruch
- Nimmt Hilfe von Bezugspersonen und Nachbarn an
- Nutzt Unterstützung durch mobile/ambulante Dienste
- Verwendet bereitgestellte Hilfsmittel

6.17.3.2 Ziele im psychischen Bereich
- Beschreibt Möglichkeiten, den Haushalt zu gestalten
- Zählt die für den Haushalt erforderlichen Tätigkeiten und Aufgaben auf
- Nennt vorhandene Unterstützungsangebote
- Spricht aus, Hilfe in Anspruch nehmen zu wollen
- Äußert Bereitschaft, den Haushalt aufrechtzuerhalten
- Äußert Interesse am Entwickeln eines Haushaltsplanes
- Äußert Interesse an einer Beratung

6.17.3.3 Ziele im sozialen/umgebungsbedingten Bereich
- Erhält Unterstützung durch Bezugsperson
- Erhält Angebote der Nachbarschaftshilfe
- Verfügt über Hilfsmittel
- Verfügt über barrierefreies Wohnumfeld

6.17.4 Pflegemaßnahmen

Die angeführten Maßnahmen sind beispielhaft und müssen individuell konkretisiert werden.

6.17.4.1 Pflegemaßnahmen im körperlichen/funktionellen Bereich
- Unterstützen bei der Auswahl und Anschaffung von Hilfsmitteln
- Anleiten bei der Verwendung von Hilfsmitteln
- Ermutigen, Unterstützungsangebote in Anspruch zu nehmen
- Anleiten beim Erlernen von Entspannungstechniken
- Unterstützen bei der Durchführung von Aktivitäten (spezifizieren)
- Unterstützen bei der Erstellung eines Haushaltsplanes

6.17.4.2 Pflegemaßnahmen im psychischen Bereich
- Informieren über die Möglichkeiten von finanziellen Unterstützungen
- Informieren über Unterstützungs- und Entlastungsangebote für betreuende und pflegende Angehörige
- Informieren über Entspannungsmöglichkeiten
- Informieren über Möglichkeiten zum sozialen Austausch
- Geben von positiven Rückmeldungen
- Informieren über sicherheitstechnische Möglichkeiten
- Empfehlen von weiterführender Literatur

6.17.4.3 Pflegemaßnahmen im sozialen/ umgebungsbedingten Bereich
- Koordinieren der interdisziplinären Zusammenarbeit vor der Entlassung
- Organisieren von Unterstützung durch Bezugsperson bei der Haushaltsführung

- Anerkennen der Leistungen und Problemlösungskompetenz der pflegenden Angehörigen
- Involvieren aller Personen, die an der Betreuung beteiligt sind
- Unterstützen, eine barrierefreie Umgebung zu gestalten

6.18 Haushaltsführung, beeinträchtigt

Pflegediagnose 50162

> **Definition**
>
> Ein Pflegephänomen, bei dem ein Mensch oder eine zusammenlebende Gruppe von Menschen in der eigenständigen Organisation und Erfüllung der Erfordernisse der Hauswirtschaft beeinträchtigt ist/sind und dadurch die Erhaltung der Gesundheit nicht gewährleistet ist.

6.18.1 Ätiologie

6.18.1.1 Körperliche/funktionelle Ursachen
- Beeinträchtigte Energie/Kraft
- Krankheit oder Verletzung
- Beeinträchtigte kognitive Fähigkeiten (spezifizieren)
- Beeinträchtigte Kommunikation (spezifizieren)
- Beeinträchtigte körperliche Mobilität (spezifizieren)
- Beeinträchtigte Organisationsfähigkeit
- Beeinträchtigte Orientierung (spezifizieren)
- Schmerzen
- Beeinträchtigte Sinneswahrnehmung (spezifizieren)

6.18.1.2 Psychische Ursachen
- Mangelnde Akzeptanz von Unterstützung
- Beeinträchtigte Prioritätensetzung
- Beeinträchtigte Konzentration
- Beeinträchtigte Motivation (spezifizieren)
- Mangelnde Lernbereitschaft
- Angst (spezifizieren)
- Mangelndes Erleben von Sinn in der Führung des Haushalts
- Mangelndes Wissen (spezifizieren)

6.18.1.3 Soziale/umgebungsbedingte Ursachen
- Beeinträchtigte Familienorganisation oder -planung
- Mangelnde finanzielle Mittel
- Krankheit oder Verletzung eines Familienmitgliedes

- Fehlendes soziales Netzwerk (z. B. Familie, Freunde, Kollegen)
- Mangelnde Unterstützung durch das soziale Umfeld (spezifizieren)
- Fehlende positive Vorbilder
- Mangelnde Zeitressourcen
- Umgebungsbedingte Faktoren (spezifizieren: z. B. baulich)
- Mangelnder Zugang zu Informationen (spezifizieren)
- Mangelnder Zugang zu Infrastruktur (spezifizieren: z. B. Geschäfte, Post, Ämter)

6.18.2 Symptome

6.18.2.1 Aus der Sicht des Betroffenen

- Unterstützungsbedarf in der Haushaltsführung
- Schwierigkeit, die unmittelbare Wohnumgebung auf angemessene Art und Weise zu pflegen
- Finanzielle Krisen
- Ablehnung von Besuch

6.18.2.2 Aus der Sicht der Pflegeperson

- Ungewaschene oder nicht zur Verfügung stehende Kochutensilien, Kleider oder Bettwäsche
- Ansammlung von Schmutz, Nahrung oder Abfällen
- Vorhandensein von Ungeziefer oder Nagetieren
- Wiederholte hygienische Übelstände, Verseuchungen oder Infektionen
- Üble, abstoßende Gerüche
- Unangemessene Wohnungstemperatur
- Fehlen von Haushaltsartikeln
- Defekte und/oder fehlende Haushaltsgeräte
- Genuss von verdorbenen Lebensmitteln
- Selbst- und fremdgefährdende Haushaltstätigkeit
- Ungeöffnete Post/Schriftstücke
- Mahnungen/Zahlungsrückstände (z. B. Miete, Energie)
- Beschwerden von Nachbarn und/oder Anrainern
- Fehlen von Nahrungsmitteln
- Überforderte und/oder vernachlässigte Familienmitglieder (erschöpft, ängstlich, apathisch, zurückgezogen, teilnahmslos, besorgt, beunruhigt)
- Überfordertes soziales Umfeld

6.18.3 Ressourcen

Die Ressourcen eines Menschen können körperlicher/funktioneller, psychischer und sozialer/umgebungsbedingter Art sein. Achten Sie immer auf eine umfassende Beurteilung der Ressourcen. Die folgende Aufzählung der Ressourcen kann individuell ergänzt werden.

6.18.3.1 Körperliche/funktionelle Ressourcen

- Verfügt über Energie/Kraft
- Nimmt soziale Hilfsdienste in Anspruch (z. B. Heimhilfe, Essen auf Räder, Reinigungsdienst, Wäschedienst und Besuchsdienste)
- Verwendet geeignete Hilfsmittel
- Verfügt über kognitive Fähigkeiten (spezifizieren)
- Kommuniziert verbal/nonverbal (spezifizieren)
- Fordert bei Bedarf Hilfe und Unterstützung an
- Verfügt über körperliche Mobilität (spezifizieren)
- Nimmt die angebotene Nachbarschaftshilfe in Anspruch
- Verfügt über Organisationsfähigkeit
- Verfügt über die Fähigkeit sich zu orientieren (spezifizieren)
- Ist schmerzfrei
- Verfügt über Sinneswahrnehmung (spezifizieren)

6.18.3.2 Psychische Ressourcen

- Akzeptiert Unterstützung
- Setzt Prioritäten
- Verfügt über Konzentration
- Zeigt Motivation (spezifizieren)
- Zeigt Lernbereitschaft
- Äußert das Gefühl der Sicherheit
- Erlebt Sinn in der Führung des Haushalts
- Verfügt über Wissen (spezifizieren)

6.18.3.3 Soziale/umgebungsbedingte Ressourcen

- Familienprozess ist intakt
- Verfügt über finanzielle Mittel
- Erhält Unterstützung durch das soziale Umfeld (spezifizieren)
- Verfügt über ausreichend Zeitressourcen
- Lebt in barrierefreiem Wohnumfeld (spezifizieren)
- Hat Zugang zu Informationen (spezifizieren)
- Verfügt über Zugang zu Infrastruktur (spezifizieren: z. B. Geschäfte, Post, Ämter)

6.18.4 Pflegeziele

Übergeordnetes Ziel
Übernimmt eigenständig die Organisation der Haushaltsaufgaben und führt Tätigkeiten durch.

6.18.4.1 Ziele im körperlichen/funktionellen Bereich

- Führt Tätigkeiten, die im Haushaltsplan vereinbart wurden, durch
- Führt Aktivitäten entsprechend dem Trainingsplan durch
- Führt Haushaltsarbeiten durch (spezifizieren)
- Nimmt Beratung/Schulung in Anspruch
- Nimmt Hilfe von Bezugspersonen und Nachbarn an
- Nutzt Unterstützung durch mobile/ambulante Dienste
- Verwendet bereitgestellte Hilfsmittel

6.18.4.2 Ziele im psychischen Bereich

- Beschreibt Möglichkeiten, den Haushalt zu gestalten
- Zählt die für den Haushalt erforderlichen Tätigkeiten und Aufgaben auf
- Nennt vorhandene Unterstützungsangebote
- Spricht aus, Hilfe in Anspruch nehmen zu wollen
- Äußert Bereitschaft, den Haushalt aufrechtzuerhalten
- Äußert Interesse am Entwickeln eines Haushaltsplanes
- Äußert Interesse an einer Beratung

6.18.4.3 Ziele im sozialen/umgebungsbedingten Bereich

- Erhält Unterstützung durch Bezugsperson
- Erhält Angebote der Nachbarschaftshilfe
- Verfügt über Hilfsmittel
- Verfügt über barrierefreies Wohnumfeld
- Erhält Unterstützung aus bestehenden Ansprüchen

6.18.5 Pflegemaßnahmen

Die angeführten Maßnahmen sind beispielhaft und müssen individuell konkretisiert werden.

6.18.5.1 Pflegemaßnahmen im körperlichen/funktionellen Bereich

- Unterstützen bei der Auswahl und Anschaffung von Hilfsmitteln
- Anleiten bei der Verwendung von Hilfsmitteln
- Ermutigen, Unterstützungsangebote in Anspruch zu nehmen
- Anleiten beim Erlernen von Entspannungstechniken
- Unterstützen bei der Durchführung von Aktivitäten (spezifizieren)
- Unterstützen bei der Erstellung eines Haushaltsplanes

6.18.5.2 Pflegemaßnahmen im psychischen Bereich

- Informieren über die Möglichkeiten von finanziellen Unterstützungen
- Informieren über Entspannungsmöglichkeiten
- Informieren über Möglichkeiten zum sozialen Austausch
- Geben von positiver Rückmeldung

- Informieren über sicherheitstechnische Möglichkeiten
- Empfehlen von weiterführender Literatur

6.18.5.3 Pflegemaßnahmen im sozialen/ umgebungsbedingten Bereich

- Koordinieren der erforderlichen Unterstützungsleistungen vor der Entlassung
- Organisieren von Unterstützung durch Bezugsperson bei der Haushaltsführung
- Anerkennen der Leistungen und Problemlösungskompetenz der pflegenden Angehörigen
- Involvieren aller Personen, die an der Betreuung beteiligt sind
- Unterstützen, eine barrierefreie Umgebung zu gestalten
- Informieren über Unterstützungs- und Entlastungsangebote für betreuende und pflegende Angehörige
- Unterstützen bei der Inanspruchnahme von Unterstützungsleistungen

6.19 Haushaltsführung, Entwicklung der Ressourcen

Pflegediagnose 50163

> **Definition**
>
> Ein Pflegephänomen, bei dem ein Mensch oder eine zusammen lebende Gruppe von Menschen die Möglichkeiten für die eigenständige Organisation und Erfüllung der Erfordernisse der Hauswirtschaft stärken und/oder erweitern möchte.

Anmerkung der Autoren

Diese Pflegediagnose ist eine Gesundheitsdiagnose und beinhaltet keine möglichen Ursachen, sondern Ressourcen. Nähere Informationen zu Gesundheitsdiagnosen finden sich im einleitenden Abschnitt „Gesundheitspflegediagnosen".

6.19.1 Ressourcen

Die Ressourcen eines Menschen können körperlicher/funktioneller, psychischer und sozialer/umgebungsbedingter Art sein. Achten Sie immer auf eine umfassende Beurteilung der Ressourcen. Die folgende Aufzählung der Ressourcen kann individuell ergänzt werden.

6.19.1.1 Körperliche/funktionelle Ressourcen

- Verfügt über Energie/Kraft
- Verwendet geeignete Hilfsmittel
- Verfügt über kognitive Fähigkeiten (spezifizieren)
- Kommuniziert verbal/nonverbal (spezifizieren)
- Fordert bei Bedarf Hilfe und Unterstützung an
- Verfügt über körperliche Mobilität (spezifizieren)
- Verfügt über Organisationsfähigkeit

- Verfügt über die Fähigkeit sich zu orientieren (spezifizieren)
- Ist schmerzfrei
- Verfügt über Sinneswahrnehmung (spezifizieren)

6.19.1.2 Psychische Ressourcen

- Akzeptiert Unterstützung
- Setzt Prioritäten
- Verfügt über Erfahrung
- Verfügt über Konzentration
- Zeigt Motivation (spezifizieren)
- Zeigt Lernbereitschaft
- Äußert das Gefühl der Sicherheit
- Erlebt Sinn in der Führung des Haushalts
- Verfügt über Wissen (spezifizieren)

6.19.1.3 Soziale/umgebungsbedingte Ressourcen

- Familienprozess ist intakt
- Verfügt über finanzielle Mittel
- Erhält Unterstützung durch das soziale Umfeld (spezifizieren)
- Verfügt über ausreichend Zeitressourcen
- Lebt in barrierefreiem Wohnumfeld (spezifizieren)
- Hat Zugang zu Informationen (spezifizieren)
- Verfügt über Zugang zu Infrastruktur (spezifizieren: z. B. Geschäfte, Post, Ämter)

6.19.2 Pflegeziele

Übergeordnetes Ziel
Verfügt über die Kompetenz, die Möglichkeiten für die eigenständige Organisation und Erfüllung der Erfordernisse der Hauswirtschaft zu stärken und/oder zu erweitern.

6.19.2.1 Ziele im körperlichen/funktionellen Bereich

- Führt Haushaltsarbeiten durch (spezifizieren)
- Plant Haushaltsaktivitäten eigenständig
- Organisiert Unterstützung durch Bezugspersonen und Nachbarn
- Nimmt Beratung/Schulung in Anspruch
- Nimmt Unterstützung durch mobile/ambulante Dienste in Anspruch
- Verwendet bereitgestellte Hilfsmittel
- Gestaltet die Umgebung den Bedürfnissen entsprechend

6.19.2.2 Ziele im psychischen Bereich

- Beschreibt Möglichkeiten, den Haushalt zu gestalten
- Beschreibt die sichere Bedienung von Hilfsmitteln und Haushaltsgeräten
- Zählt die für den Haushalt erforderlichen Tätigkeiten und Aufgaben auf
- Äußert Interesse an einer Beratung
- Äußert Bereitschaft, bestehende Handlungsroutinen zu hinterfragen
- Äußert Interesse, neue Methoden/Techniken der Haushaltsführung zu lernen
- Beschreibt persönliche Entwicklungspotenziale
- Akzeptiert Unterstützungsmaßnahmen
- Nennt vorhandene Unterstützungsangebote
- Berichtet über ein sicheres Gefühl bei der Haushaltsführung

6.19.2.3 Ziele im sozialen/umgebungsbedingten Bereich

- Hat Zugang zu Informationen
- Hat Zugang zu Gütern des täglichen Bedarfs (z. B. Nahrungsmittel, Haushaltswaren)
- Erhält Unterstützung durch Bezugsperson
- Erhält Angebote der Nachbarschaftshilfe
- Verfügt über Hilfsmittel
- Verfügt über barrierefreies Wohnumfeld
- Erhält Leistungen aus bestehenden Ansprüchen (spezifizieren)

6.19.3 Pflegemaßnahmen

Die angeführten Maßnahmen sind beispielhaft und müssen individuell konkretisiert werden.

6.19.3.1 Pflegemaßnahmen im körperlichen/funktionellen Bereich

- Unterstützen bei der Anschaffung von Hilfsmitteln
- Unterstützen bei der Organisation von Unterstützung durch Bezugsperson
- Anleiten bei der Verwendung von Hilfsmitteln
- Ermutigen, Unterstützungsangebote in Anspruch zu nehmen
- Anleiten beim Erlernen von Entspannungstechniken
- Unterstützen bei der Durchführung von Aktivitäten (spezifizieren)
- Unterstützen bei der Erstellung eines Haushaltsplanes
- Unterstützen bei der Gestaltung einer barrierefreien Umgebung

6.19.3.2 Pflegemaßnahmen im psychischen Bereich

- Beraten bei der Anschaffung von Hilfsmitteln
- Beraten über sinnvolle Adaptierungen des Wohnraums/der Umgebung
- Informieren über verfügbare Unterstützungsangebote
- Informieren über Entspannungsmöglichkeiten
- Informieren über Möglichkeiten zum sozialen Austausch
- Anerkennen der Leistungen und Problemlösungskompetenz der Betroffenen
- Geben von positiver Rückmeldung
- Empfehlen von weiterführender Literatur

6.19.3.3 Pflegemaßnahmen im sozialen/ umgebungsbedingten Bereich

- Koordinieren der interdisziplinären Zusammenarbeit vor der Entlassung
- Bereitstellen von relevantem Informationsmaterial
- Involvieren aller Personen, die an der Betreuung beteiligt sind

6.20 Beschäftigung/Arbeit, beeinträchtigt, Risiko

Pflegediagnose 50171

Definition

Ein Pflegephänomen, bei dem das Risiko besteht, dass ein Mensch in seinem Interesse und Engagement zur Tagesgestaltung beeinträchtigt wird.

Anmerkung der Autoren

Eine Risiko-Diagnose kann nicht durch Zeichen und Symptome belegt werden, da das Problem nicht aufgetreten ist und die Pflegemaßnahmen die Prävention bezwecken.

6.20.1 Risikofaktoren

6.20.1.1 Körperliche/funktionelle Risikofaktoren

- Beeinträchtigte Energie/Kraft
- Beeinträchtigte kognitive Fähigkeiten (spezifizieren)
- Beeinträchtigte Koordination
- Beeinträchtigte körperliche Mobilität (spezifizieren)
- Beeinträchtigte Beweglichkeit (spezifizieren)
- Beeinträchtigtes Schlafen
- Schmerzen
- Beeinträchtigte Sinneswahrnehmung (spezifizieren)

6.20.1.2 Psychische Risikofaktoren

- Beeinträchtigte kognitive Fähigkeit, Zusammenhänge zwischen Wohlbefinden und Aktivitäten herzustellen
- Mangelndes Interesse an Aktivitäten (spezifizieren)
- Mangelndes Interesse an Unterstützungsangeboten
- Beeinträchtigte Motivation (spezifizieren)
- Mangelndes Wissen um die persönlichen Energiequellen

6.20.1.3 Soziale/umgebungsbedingte Risikofaktoren

- Mangelnde finanzielle Mittel
- Mangelnde Unterstützung durch das soziale Umfeld (spezifizieren)
- Mangelnde Angebote zu Aktivitäten in der Umgebung

6.20.2 **Ressourcen**

Die Ressourcen eines Menschen können körperlicher/funktioneller, psychischer und sozialer/umgebungsbedingter Art sein. Achten Sie immer auf eine umfassende Beurteilung der Ressourcen. Die folgende Aufzählung der Ressourcen kann individuell ergänzt werden.

6.20.2.1 **Körperliche/funktionelle Ressourcen**
- Verfügt über die Fähigkeit, Energie/Kraft gezielt einzusetzen
- Nutzt persönliche Energiequellen
- Wählt mit der Fernbedienung das Fernsehprogramm selbstständig aus
- Verfügt über kognitive Fähigkeiten (spezifizieren)
- Verfügt über Koordination
- Verfügt über Beweglichkeit (spezifizieren)
- Berichtet über erholsamen Schlaf
- Ist schmerzfrei
- Nimmt im Rollstuhl sitzend an Gruppenaktivitäten teil (spezifizieren)

6.20.2.2 **Psychische Ressourcen**
- Äußert das Gefühl innerer Ruhe
- Ist interessiert an Aktivitäten
- Zeigt Interesse an Unterstützungsangeboten (spezifizieren)
- Äußert den Wunsch, selbstständig Aktivitäten durchführen zu wollen (z. B. lesen, stricken, spielen, arbeiten)
- Zeigt Lernbereitschaft
- Zeigt Bereitschaft, bestehende Verhaltensmuster zu hinterfragen
- Schätzt den sozialen Aspekt von Gruppenaktivitäten
- Kennt die persönlichen Energiequellen
- Verfügt über Wissen zum Zusammenhang zwischen Wohlbefinden und Aktivitäten

6.20.2.3 **Soziale/umgebungsbedingte Ressourcen**
- Verfügt über finanzielle Mittel
- Umgebung ermöglicht Aktivitäten (z. B. Beschäftigung, Arbeit, Tageszentrum, Therapiegruppe)
- Die Bezugsperson beteiligt sich an den Beschäftigungen
- Verfügt über die Möglichkeit den Zeitpunkt der Aktivitäten selbst zu bestimmen
- Erhält Unterstützung durch das soziale Umfeld (spezifizieren)
- Die Bezugsperson stellt Utensilien zur Beschäftigung zur Verfügung
- Verfügt über einen strukturierten Tagesablauf

6.20.3 **Pflegeziele**

Übergeordnetes Ziel
Erhält das Interesse und Engagement zur Tagesgestaltung.

6.20.3.1 Ziele im körperlichen/funktionellen Bereich

- Beteiligt sich an den angebotenen Aktivitäten
- Erlernt neue Aktivitäten (spezifizieren)
- Plant Tagesaktivitäten
- Trifft Entscheidungen

6.20.3.2 Ziele im psychischen Bereich

- Nennt Beschäftigungsangebote
- Nennt die persönlichen Energiequellen
- Beschreibt Entspannungstechniken
- Beschreibt Einflussfaktoren, welche die Aktivität fördern und hemmen
- Schätzt den sozialen Aspekt von Gruppenaktivitäten
- Äußert Interesse, an den Aktivitäten teilzunehmen
- Beschreibt den Zusammenhang zwischen Aktivität und Wohlbefinden
- Äußert Zufriedenheit mit dem bestehenden Angebot an Aktivitäten

6.20.3.3 Ziele im sozialen/umgebungsbedingten Bereich

- Bezugsperson bietet sich als Partner für Aktivitäten an
- Bezugsperson äußert bestärkende Rückmeldungen
- Bezugsperson bietet Unterstützung an
- Erhält Unterstützung aus bestehenden Ansprüchen

6.20.4 Pflegemaßnahmen

Die angeführten Maßnahmen sind beispielhaft und müssen individuell konkretisiert werden.

6.20.4.1 Pflegemaßnahmen im körperlichen/funktionellen Bereich

- Fördern abwechslungsreicher körperlicher und geistiger Aktivitäten/Anregungen (z. B. Nachrichten, Musik, Lesematerial, Rätsel, Besuche, Spiele, Handarbeiten, Tiertherapie)
- Einplanen entsprechender Erholungsphasen/Ruhepausen
- Suchen weiterer Möglichkeiten für sinnvolle Aktivitäten unter Berücksichtigung der Stärken/Fähigkeiten
- Anleiten bei Entspannungsübungen
- Trainieren von Entspannungstechniken
- Anwenden von Pflegekonzepten/-methoden/-techniken (spezifizieren)
- Planen einer Tages-/Wochenstruktur

6.20.4.2 Pflegemaßnahmen im psychischen Bereich

- Informieren über die Bedeutung von Aktivität/Beschäftigung
- Informieren über Beschäftigungsmöglichkeiten
- Ermutigen, bei der Planung und Auswahl der Aktivitäten mitzuhelfen

- Einholen eines Feedbacks über die durchgeführten Beschäftigungen
- Akzeptieren negativer Gefühlsäußerungen, jedoch bei aggressivem Verhalten Grenzen setzen
- Informieren über Selbsthilfegruppen, Vereine, soziale Einrichtungen
- Besprechen von vorhandenen Sorgen und Ängsten

6.20.4.3 Pflegemaßnahmen im sozialen/ umgebungsbedingten Bereich

- Sorgen für regelmäßige Veränderungen in der unmittelbaren Umgebung, wenn diese nicht mehr verlassen werden kann (z. B. jahreszeitabhängige Dekoration, Feste, farbliche Veränderungen, Bilder)
- Berücksichtigen von Vorschlägen des Betroffenen bei der Umgebungsgestaltung
- Sorgen für Umgebungswechsel (innerhalb und außerhalb des Hauses)
- Vorschlagen von Aktivitäten in der Natur (z. B. Vogelfutterstellen/-bäder, Blumenpflege), um die Anteilnahme und Beteiligung zu fördern
- Vornehmen von Veränderungen nur nach vorhergehender Absprache (z. B. Möbelumstellung)
- Beraten der Bezugsperson über mögliche Aktivitäten
- Anleiten der Bezugsperson zur Unterstützung von Aktivitäten
- Beraten der Bezugsperson über finanzielle Unterstützungsmöglichkeiten

6.21 Beschäftigung/Arbeit, beeinträchtigt

Pflegediagnose 50172

> **Definition**
>
> Ein Pflegephänomen, bei dem ein Mensch eine Beeinträchtigung in seinem Interesse und Engagement zur Tagesgestaltung erlebt.

6.21.1 Ätiologie

6.21.1.1 Körperliche/funktionelle Ursachen

- Situations- und entwicklungsbedingte Probleme (spezifizieren)
- Beeinträchtigte Energie/Kraft
- Erschöpfung
- Mangelnde Erholung
- Beeinträchtigte kognitive Fähigkeiten (spezifizieren)
- Beeinträchtigte Koordination
- Beeinträchtigte körperliche Mobilität (spezifizieren)
- Beeinträchtigte Beweglichkeit (spezifizieren)
- Beeinträchtigtes Schlafen
- Schmerzen
- Beeinträchtigte Sinneswahrnehmung (spezifizieren)

6.21.1.2 Psychische Ursachen

- Beeinträchtigte kognitive Fähigkeiten, Zusammenhänge zwischen Wohlbefinden und Aktivitäten herzustellen
- Gefühl der Hoffnungslosigkeit
- Stress durch Ortswechsel (z. B. Aufnahme in ein Pflegeheim)
- Mangelndes Interesse an Aktivitäten (spezifizieren)
- Mangelndes Interesse an Unterstützungsangeboten
- Niedergeschlagenheit
- Gefühl der Machtlosigkeit (spezifizieren)
- Beeinträchtigte Motivation (spezifizieren)
- Mangelndes Wissen um die persönlichen Energiequellen

6.21.1.3 Soziale/umgebungsbedingte Ursachen

- Mangelnde finanzielle Mittel
- Angeordnete Bewegungseinschränkungen
- Mangelnde Unterstützung durch das soziale Umfeld (spezifizieren)
- Mangelnde Angebote zu Aktivitäten in der Umgebung

6.21.2 Symptome

6.21.2.1 Aus der Sicht des Betroffenen

- Mangel an gewohnten Beschäftigungsmöglichkeiten
- Langeweile
- Unzufriedenheit

6.21.2.2 Aus der Sicht der Pflegeperson

- Zurückgezogenheit
- Unaufmerksamkeit
- Erhöhtes Schlafbedürfnis
- Aggressives Verhalten
- Destruktives Verhalten
- Kann sich zu keiner Beschäftigung aufraffen
- Hält sich nicht an Vereinbarungen
- Appetitlosigkeit
- Essen als Zeitvertreib
- Übermäßiger Genuss von Zigaretten
- Motorische Unruhe
- Ruheloses Auf- und Abgehen ohne erkennbares Ziel

6.21.3 Ressourcen

Die Ressourcen eines Menschen können körperlicher/funktioneller, psychischer und sozialer/umgebungsbedingter Art sein. Achten Sie immer auf eine umfassende Beurteilung der Ressourcen. Die folgende Aufzählung der Ressourcen kann individuell ergänzt werden.

6.21.3.1 **Körperliche/funktionelle Ressourcen**

- Verfügt über die Fähigkeit, Energie/Kraft gezielt einzusetzen
- Nutzt persönliche Energiequellen
- Wählt mit der Fernbedienung das Fernsehprogramm selbstständig aus
- Verfügt über kognitive Fähigkeiten (spezifizieren)
- Verfügt über Koordination
- Verfügt über Beweglichkeit (spezifizieren)
- Berichtet über erholsamen Schlaf
- Ist schmerzfrei
- Nimmt im Rollstuhl sitzend an Gruppenaktivitäten teil (spezifizieren)

6.21.3.2 **Psychische Ressourcen**

- Äußert das Gefühl innerer Ruhe
- Zeigt Interesse an Aktivitäten (spezifizieren)
- Zeigt Interesse an Unterstützungsangeboten (spezifizieren)
- Äußert den Wunsch, selbstständig Aktivitäten durchführen zu wollen
- Zeigt Lernbereitschaft
- Zeigt Bereitschaft, bestehende Verhaltensmuster zu hinterfragen
- Schätzt den sozialen Aspekt von Gruppenaktivitäten
- Kennt die persönlichen Energiequellen
- Verfügt über Wissen zum Zusammenhang zwischen Wohlbefinden und Aktivitäten

6.21.3.3 **Soziale/umgebungsbedingte Ressourcen**

- Verfügt über finanzielle Mittel
- Umgebung ermöglicht Aktivitäten (z. B. Beschäftigung, Arbeit, Tageszentrum, Therapiegruppe)
- Die Bezugsperson beteiligt sich an den Beschäftigungen
- Verfügt über die Möglichkeit den Zeitpunkt der Aktivitäten selbst zu bestimmen
- Erhält Unterstützung durch das soziale Umfeld (spezifizieren)
- Die Bezugsperson stellt Utensilien zur Beschäftigung zur Verfügung
- Verfügt über einen strukturierten Tagesablauf

6.21.4 **Pflegeziele**

Übergeordnetes Ziel
Verbalisiert Interesse und Engagement an der Tagesgestaltung.

6.21.4.1 **Ziele im körperlichen/funktionellen Bereich**

- Erlernt neue Aktivitäten (spezifizieren)
- Beteiligt sich an den angebotenen Aktivitäten
- Plant Tagesaktivitäten
- Trifft Entscheidungen

6.21.4.2 Ziele im psychischen Bereich

- Nennt Beschäftigungsangebote
- Nennt die Gründe für das Beschäftigungsdefizit (spezifizieren)
- Nennt die persönlichen Energiequellen
- Beschreibt Entspannungstechniken
- Beschreibt Einflussfaktoren, welche die Aktivität fördern bzw. hemmen
- Äußert Interesse, an den Aktivitäten teilzunehmen
- Äußert Zufriedenheit mit dem bestehenden Angebot an Aktivitäten
- Beschreibt den Zusammenhang zwischen Aktivität und Wohlbefinden

6.21.4.3 Ziele im sozialen/umgebungsbedingten Bereich

- Bezugsperson bietet sich als Partner für Aktivitäten an
- Bezugsperson äußert bestärkende Rückmeldungen
- Bezugsperson bietet Unterstützung an
- Erhält Unterstützung aus bestehenden Ansprüchen
- Bezugsperson erlernt die Anwendung eines Pflegekonzeptes (spezifizieren)

6.21.5 Pflegemaßnahmen

Die angeführten Maßnahmen sind beispielhaft und müssen individuell konkretisiert werden.

6.21.5.1 Pflegemaßnahmen im körperlichen/funktionellen Bereich

- Einplanen entsprechender Erholungsphasen/Ruhepausen (spezifizieren)
- Fördern abwechslungsreicher körperlicher und geistiger Aktivitäten/Anregungen (z. B. Nachrichten, Musik, Lesematerial, Rätsel, Besuche, Spiele, Handarbeiten, Tiertherapie)
- Suchen weiterer Möglichkeiten für sinnvolle Aktivitäten unter Berücksichtigung der Stärken/Fähigkeiten
- Anleiten bei Entspannungsübungen
- Trainieren von Entspannungstechniken
- Anwenden von Pflegekonzepten/-methoden/-techniken (spezifizieren)
- Planen einer Tages-/Wochenstruktur

6.21.5.2 Pflegemaßnahmen im psychischen Bereich

- Informieren über die Bedeutung von Aktivität/Beschäftigung
- Informieren über die Beschäftigungsmöglichkeiten
- Ermutigen, bei der Planung und Auswahl der Aktivitäten mitzuhelfen
- Einholen eines Feedbacks über die durchgeführten Beschäftigungen
- Akzeptieren negativer Gefühlsäußerungen, jedoch bei aggressivem Verhalten Grenzen setzen
- Informieren über vorhandene Selbsthilfegruppen, Vereine, soziale Einrichtungen
- Besprechen von vorhandenen Sorgen und Ängsten

6.21.5.3 Pflegemaßnahmen im sozialen/umgebungsbedingten Bereich

- Sorgen für regelmäßige Veränderungen in der unmittelbaren Umgebung, wenn diese nicht mehr verlassen werden kann (z. B. jahreszeitabhängige Dekoration, Feste, farbliche Veränderungen, Bilder)
- Berücksichtigen von Vorschlägen des Betroffenen bei der Umgestaltung
- Sorgen für Umgebungswechsel (innerhalb und außerhalb des Hauses)
- Vorschlagen von Aktivitäten in der Natur (z. B. Vogelfutterstellen/-bäder, Blumenpflege), um die Anteilnahme und Beteiligung zu fördern
- Beraten der Bezugsperson über mögliche Aktivitäten
- Vornehmen von Veränderungen nur nach vorhergehender Absprache (z. B. Möbelumstellung)
- Anleiten der Bezugsperson zur Unterstützung von Aktivitäten
- Beraten der Bezugsperson über finanzielle Unterstützungsmöglichkeiten

6

6.22 Beschäftigung/Arbeit, Entwicklung der Ressourcen

Pflegediagnose 50173

> **Definition**
>
> Ein Pflegephänomen, bei dem ein Mensch sein Interesse und Engagement zur Tagesgestaltung stärken und/oder erweitern möchte.

Anmerkung der Autoren

Diese Pflegediagnose ist eine Gesundheitsdiagnose und beinhaltet keine möglichen Ursachen, sondern Ressourcen. Nähere Informationen zu Gesundheitsdiagnosen finden sich im einleitenden Abschnitt „Gesundheitspflegediagnosen".

6.22.1 Ressourcen

Die Ressourcen eines Menschen können körperlicher/funktioneller, psychischer und sozialer/umgebungsbedingter Art sein. Achten Sie immer auf eine umfassende Beurteilung der Ressourcen. Die folgende Aufzählung der Ressourcen kann individuell ergänzt werden.

6.22.1.1 Körperliche/funktionelle Ressourcen

- Verfügt über die Fähigkeit, Energie/Kraft gezielt einzusetzen
- Nutzt persönliche Energiequellen
- Wählt mit der Fernbedienung das Fernsehprogramm selbstständig aus
- Verfügt über kognitive Fähigkeiten (spezifizieren)
- Verfügt über Koordination
- Verfügt über Beweglichkeit (spezifizieren)
- Berichtet über erholsamen Schlaf
- Ist schmerzfrei
- Nimmt im Rollstuhl sitzend an Gruppenaktivitäten teil (spezifizieren)

6.22.1.2 Psychische Ressourcen

- Äußert das Gefühl innerer Ruhe
- Zeigt Interesse an Aktivitäten (spezifizieren)
- Zeigt Interesse an Unterstützungsangeboten (spezifizieren)
- Äußert den Wunsch, selbstständig Aktivitäten durchführen zu wollen (z. B. lesen, stricken, spielen, arbeiten)
- Zeigt Lernbereitschaft
- Zeigt Bereitschaft, bestehende Verhaltensmuster zu hinterfragen
- Schätzt den sozialen Aspekt von Gruppenaktivitäten
- Kennt die persönlichen Energiequellen
- Verfügt über Wissen zum Zusammenhang zwischen Wohlbefinden und Aktivitäten

6.22.1.3 Soziale/umgebungsbedingte Ressourcen

- Verfügt über finanzielle Mittel
- Umgebung ermöglicht Aktivitäten (z. B. Beschäftigung, Arbeit, Tageszentrum, Therapiegruppe)
- Die Bezugsperson beteiligt sich an den Beschäftigungen
- Verfügt über die Möglichkeit den Zeitpunkt der Aktivitäten selbst zu bestimmen
- Erhält Unterstützung durch das soziale Umfeld (spezifizieren)
- Die Bezugsperson stellt Utensilien zur Beschäftigung zur Verfügung
- Verfügt über einen strukturierten Tagesablauf

6.22.2 Pflegeziele

Übergeordnetes Ziel
Erhält und/oder verbessert sein Interesse und Engagement zur Tagesgestaltung.

6.22.2.1 Ziele im körperlichen/funktionellen Bereich

- Erlernt neue Aktivitäten (spezifizieren)
- Beteiligt sich an den angebotenen Aktivitäten
- Trifft Entscheidungen
- Plant Tagesaktivitäten

6.22.2.2 Ziele im psychischen Bereich

- Nennt Beschäftigungsangebote
- Nennt die persönlichen Energiequellen
- Äußert Interesse, an den Aktivitäten teilzunehmen
- Äußert Zufriedenheit mit dem bestehenden Angebot an Aktivitäten
- Beschreibt Entspannungstechniken
- Beschreibt Einflussfaktoren, welche die Aktivität fördern
- Schätzt den sozialen Aspekt von Gruppenaktivitäten
- Beschreibt den Zusammenhang zwischen Aktivität und Wohlbefinden

6.22.2.3   Ziele im sozialen/umgebungsbedingten Bereich

- Bezugsperson bietet sich als Partner für Aktivitäten an
- Bezugsperson äußert bestärkende Rückmeldungen
- Bezugsperson bietet Unterstützung an
- Erhält Unterstützung aus bestehenden Ansprüchen

6.22.3   Pflegemaßnahmen

Die angeführten Maßnahmen sind beispielhaft und müssen individuell konkretisiert werden.

6.22.3.1 Pflegemaßnahmen im körperlichen/funktionellen Bereich

- Fördern abwechslungsreicher körperlicher und geistiger Aktivitäten/Anregungen
- Einplanen von Erholungsphasen
- Planen einer Tages-/Wochenstruktur

6.22.3.2 Pflegemaßnahmen im psychischen Bereich

- Beraten über Möglichkeiten zur Förderung von Aktivitäten
- Informieren über die Bedeutung von Aktivität/Beschäftigung
- Informieren über Wellnessangebote
- Informieren über die geplanten Beschäftigungsmöglichkeiten
- Besprechen von Sorgen und Ängsten
- Beraten über ehrenamtliche Tätigkeit
- Beraten über Unterstützungsmöglichkeiten
- Informieren über Selbsthilfegruppen, Vereine, soziale Einrichtungen

6.22.3.3 Pflegemaßnahmen im sozialen/ umgebungsbedingten Bereich

- Sorgen für Umgebungswechsel
- Beraten der Bezugsperson über mögliche Aktivitäten
- Anleiten der Bezugsperson zur Unterstützung von Aktivitäten
- Beraten der Bezugsperson über finanzielle Unterstützungsmöglichkeiten

6.23 Selbstorganisation, beeinträchtigt, Risiko

Pflegediagnose 50181

> **Definition**
>
> Ein Pflegephänomen, bei dem das Risiko besteht, dass ein Mensch in der eigenständigen Strukturierung des individuellen Tagesablaufs und in der zeitgerechten Durchführung von Alltagsaktivitäten beeinträchtigt wird.

Anmerkung der Autoren
Eine Risiko-Diagnose kann nicht durch Zeichen und Symptome belegt werden, da das Problem nicht aufgetreten ist und die Pflegemaßnahmen die Prävention bezwecken.

6.23.1 Risikofaktoren

6.23.1.1 Körperliche/funktionelle Risikofaktoren
- Beeinträchtigte Energie/Kraft
- Beeinträchtigte kognitive Fähigkeiten (spezifizieren)
- Beeinträchtigte Kommunikation (spezifizieren)
- Beeinträchtigte körperliche Mobilität (spezifizieren)
- Beeinträchtigte Orientierung (spezifizieren)
- Beeinträchtigte Sinneswahrnehmung (spezifizieren)

6.23.1.2 Psychische Risikofaktoren
- Mangelnde Akzeptanz sozialer Regeln
- Mangelnde Akzeptanz von Unterstützung
- Beeinträchtigte Prioritätensetzung
- Beeinträchtigte Konzentration
- Beeinträchtigte Motivation (spezifizieren)
- Beeinträchtigte Selbstdisziplin
- Beeinträchtigtes Selbstwertgefühl
- Angst (spezifizieren)
- Unangemessene Interpretation von Sachverhalten
- Mangelndes Wissen (spezifizieren)

6.23.1.3 Soziale/umgebungsbedingte Risikofaktoren
- Mangelnde finanzielle Mittel
- Beeinträchtigte soziale Teilhabe (spezifizieren)
- Mangelnder Zugang zu Informationen (spezifizieren)
- Mangelnder Zugang zu Unterstützungsangeboten

6.23.2 Ressourcen

Die Ressourcen eines Menschen können körperlicher/funktioneller, psychischer und sozialer/umgebungsbedingter Art sein. Achten Sie immer auf eine umfassende Beurteilung der Ressourcen. Die folgende Aufzählung der Ressourcen kann individuell ergänzt werden.

6.23.2.1 Körperliche/funktionelle Ressourcen
- Verfügt über Energie/Kraft
- Holt sich aktiv Anregung zur besseren Bewältigung des Alltages
- Verfügt über kognitive Fähigkeiten (spezifizieren)
- Kommuniziert verbal/nonverbal (spezifizieren)

- Verfügt über körperliche Mobilität (spezifizieren)
- Nimmt die angebotene Nachbarschaftshilfe in Anspruch
- Nimmt Unterstützung in Anspruch
- Verfügt über die Fähigkeit sich zu orientieren (spezifizieren)
- Findet sich in der Umgebung zurecht
- Verfügt über Sinneswahrnehmung (spezifizieren)

6.23.2.2 Psychische Ressourcen

- Akzeptiert soziale Regeln
- Akzeptiert Unterstützung beim Aufbau einer Tagesstruktur
- Setzt Prioritäten
- Führt Tätigkeiten konzentriert durch
- Zeigt Motivation (spezifizieren)
- Verfügt über Selbstdisziplin
- Verfügt über ein positives Selbstwertgefühl
- Äußert das Gefühl der Sicherheit
- Erkennt den erforderlichen Unterstützungsbedarf (spezifizieren)
- Interpretiert Sachverhalte angemessen
- Verfügt über Wissen zur Alltagsorganisation (spezifizieren)

6.23.2.3 Soziale/umgebungsbedingte Ressourcen

- Verfügt über finanzielle Mittel
- Die Bezugsperson zeigt Bereitschaft zu unterstützen
- Erhält Unterstützung durch Bezugspersonen (spezifizieren)
- Hat Zugang zu Informationen (spezifizieren)
- Verfügt über Zugang zu Programmen, die eine Tagesstruktur fördern (z. B. Tageszentrum, Arbeitstherapie, geschützte Werkstätte)

6.23.3 Pflegeziele

Übergeordnetes Ziel
Erhält die Fähigkeit, den Tagesablauf selbstständig zu organisieren und Alltagsaufgaben zeitgerecht zu erledigen.

6.23.3.1 Ziele im körperlichen/funktionellen Bereich

- Holt Informationen ein
- Führt einzelne Schritte vereinbarungsgemäß durch
- Plant die Erledigung der Alltagsaufgaben
- Erledigt geplante Aufgaben zeitgerecht
- Nimmt an Trainingsprogrammen teil
- Nimmt ein Betreuungsangebot wahr

6.23.3.2 Ziele im psychischen Bereich

- Akzeptiert, Alltagsaufgaben zeitgerecht zu erledigen
- Äußert Bereitschaft, Unterstützung in Anspruch zu nehmen
- Nennt vorhandene Ressourcen (spezifizieren)
- Nennt die Risikofaktoren
- Beschreibt Möglichkeiten den Alltag zu planen
- Setzt Prioritäten
- Nennt die durchzuführenden Aufgaben der nächsten Woche
- Äußert Interesse an einem konfliktarmen Umgang mit Behörden und Gesundheitseinrichtungen
- Äußert, sich den Alltagsaufgaben gewachsen zu fühlen
- Nennt vorhandene Unterstützungsangebote
- Äußert Interesse an einer Beratung
- Berichtet von gestiegenem Selbstvertrauen
- Berichtet von Zufriedenheit mit der Gestaltung des Tagesablaufes

6.23.3.3 Ziele im sozialen/umgebungsbedingten Bereich

- Hat Zugang zu Informationsquellen
- Bezugsperson unterstützt bei der Tagesgestaltung
- Erhält Wertschätzung

6.23.4 Pflegemaßnahmen

Die angeführten Maßnahmen sind beispielhaft und müssen individuell konkretisiert werden.

6.23.4.1 Pflegemaßnahmen im körperlichen/funktionellen Bereich

- Schließen konkreter Vereinbarungen
- Anbieten eines Training von körperlichen Funktionen (spezifizieren)
- Unterstützen beim Umgang mit Hilfsmitteln
- Unterstützen beim Einholen von Informationen
- Unterstützen beim Führen von Aufgabenlisten
- Anbieten von Trainingsprogrammen
- Anbieten eines sozialen Kompetenztrainings
- Motivieren, Unterstützungsangebote in Anspruch zu nehmen
- Unterstützen bei der Inanspruchnahme von Unterstützung
- Motivieren, Bedürfnisse auszusprechen
- Motivieren, über das subjektive Empfinden zu sprechen
- Erinnern an das Einhalten von Erholungsphasen
- Nachfragen, welche Aufgaben bereits erledigt wurden

6.23.4.2 Pflegemaßnahmen im psychischen Bereich

- Informieren über die Risikofaktoren
- Diskutieren der Bedeutung der zeitgerechten Erledigung von Alltagsaufgaben
- Beraten zu Methoden zur Prioritätensetzung

- Besprechen der bestehenden Verpflichtungen
- Besprechen des zeitlichen Aufwands einzelner Aktivitäten
- Achten auf Zeichen der Überforderung
- Besprechen von auftretenden Überforderungen
- Durchführen von Entlastungsgesprächen
- Informieren über Hilfsmittel
- Informieren über verfügbare Unterstützungsangebote
- Loben bei positiven Verhaltensweisen
- Aufzeigen erreichter Fortschritte

6.23.4.3 Pflegemaßnahmen im sozialen/ umgebungsbedingten Bereich

- Organisieren von Hilfsmitteln
- Beraten der Bezugsperson zu Unterstützungsmaßnahmen
- Einbeziehen der Bezugsperson in das therapeutische Konzept
- Informieren der Bezugsperson über die Bedeutung von Wertschätzung
- Gestalten eines Tagesplanes

6.24 Selbstorganisation, beeinträchtigt

Pflegediagnose 50182

> **Definition**
>
> Ein Pflegephänomen, bei dem ein Mensch beeinträchtigt ist, den individuellen Tagesablauf eigenständig zu strukturieren und Alltagsaktivitäten zeitgerecht durchzuführen.

6.24.1 Ätiologie

6.24.1.1 Körperliche/funktionelle Ursachen

- Beeinträchtigte Energie/Kraft
- Beeinträchtigte kognitive Fähigkeiten (spezifizieren)
- Beeinträchtigte Kommunikation (spezifizieren)
- Beeinträchtigte körperliche Mobilität (spezifizieren)
- Beeinträchtigte Orientierung (spezifizieren)
- Beeinträchtigte Sinneswahrnehmung (spezifizieren)

6.24.1.2 Psychische Ursachen

- Mangelnde Akzeptanz sozialer Regeln
- Mangelnde Akzeptanz von Unterstützung
- Beeinträchtigte Prioritätensetzung
- Beeinträchtigte Konzentration

- Beeinträchtigte Motivation (spezifizieren)
- Beeinträchtigte Selbstdisziplin
- Beeinträchtigtes Selbstwertgefühl
- Angst (spezifizieren)
- Unangemessene Interpretation von Sachverhalten
- Mangelndes Wissen (spezifizieren)

6.24.1.3 Soziale/umgebungsbedingte Ursachen

- Mangelnde finanzielle Mittel
- Beeinträchtigte soziale Teilhabe (spezifizieren)
- Mangelnder Zugang zu Informationen (spezifizieren)
- Mangelnder Zugang zu Unterstützungsangeboten

6.24.2 Symptome

6.24.2.1 Aus der Sicht des Betroffenen

- Schwierigkeiten, eine zufriedenstellende Tagesstruktur aufzubauen
- Ablehnung einer geregelten Tagesstruktur
- Schwierigkeiten bei der Erwerbsarbeit und/oder im Umgang mit Behörden und Gesundheitseinrichtungen
- Unsicherheit
- Fehlende Sinnhaftigkeit
- Bedarf an Hilfe und Unterstützung im Alltag
- Ermüdung
- Ablenkbarkeit
- Überforderung
- Langeweile

6.24.2.2 Aus der Sicht der Pflegeperson

- Nichteinhaltung von Terminen
- Verabsäumte Verpflichtungen (z. B. Schriftstücke abholen, Rechnungen einzahlen, Einreichfristen)
- Fehlende Realisierung geplanter Aktivitäten
- Treibenlassen im Alltag
- Ungeöffnete Post/Schriftstücke
- Sozialer Rückzug
- Passives Verhalten
- Überaktivität

6.24.3 Ressourcen

Die Ressourcen eines Menschen können körperlicher/funktioneller, psychischer und sozialer/umgebungsbedingter Art sein. Achten Sie immer auf eine umfassende Beurteilung der Ressourcen. Die folgende Aufzählung der Ressourcen kann individuell ergänzt werden.

6.24.3.1 Körperliche/funktionelle Ressourcen

- Verfügt über Energie/Kraft
- Holt sich aktiv Anregung zur besseren Bewältigung des Alltages
- Verfügt über kognitive Fähigkeiten (spezifizieren)
- Kommuniziert verbal/nonverbal (spezifizieren)
- Verfügt über körperliche Mobilität (spezifizieren)
- Nimmt die angebotene Nachbarschaftshilfe in Anspruch
- Nimmt Unterstützung in Anspruch
- Verfügt über die Fähigkeit sich zu orientieren (spezifizieren)
- Findet sich in der Umgebung zurecht
- Verfügt über Sinneswahrnehmung (spezifizieren)

6.24.3.2 Psychische Ressourcen

- Akzeptiert soziale Regeln
- Akzeptiert Unterstützung beim Aufbau einer Tagesstruktur
- Setzt Prioritäten
- Führt Tätigkeiten konzentriert durch
- Zeigt Motivation (spezifizieren)
- Verfügt über Selbstdisziplin
- Verfügt über ein positives Selbstwertgefühl
- Äußert das Gefühl der Sicherheit
- Erkennt den erforderlichen Unterstützungsbedarf (spezifizieren)
- Interpretiert Sachverhalte angemessen
- Verfügt über Wissen zur Alltagsorganisation (spezifizieren)

6.24.3.3 Soziale/umgebungsbedingte Ressourcen

- Verfügt über finanzielle Mittel
- Die Bezugsperson zeigt Bereitschaft zu unterstützen
- Erhält Unterstützung durch Bezugspersonen (spezifizieren)
- Hat Zugang zu Informationen (spezifizieren)
- Verfügt über Zugang zu Programmen, die eine Tagesstruktur fördern (z. B. Tageszentrum, Arbeitstherapie, geschützte Werkstätte)

6.24.4 Pflegeziele

Übergeordnetes Ziel
Organisiert den Tagesablauf selbstständig und erledigt Alltagsaufgaben zeitgerecht.

6.24.4.1 Ziele im körperlichen/funktionellen Bereich

- Holt Informationen ein
- Führt einzelne Schritte vereinbarungsgemäß durch
- Plant die Erledigung der Alltagsaufgaben

- Erledigt geplante Aufgaben zeitgerecht
- Nimmt an Trainingsprogrammen teil
- Nimmt ein Betreuungsangebot wahr

6.24.4.2 Ziele im psychischen Bereich

- Akzeptiert, Alltagsaufgaben zeitgerecht zu erledigen
- Äußert Bereitschaft, Unterstützung in Anspruch zu nehmen
- Nennt vorhandene Ressourcen (spezifizieren)
- Beschreibt Möglichkeiten den Alltag zu planen
- Setzt Prioritäten
- Nennt die durchzuführenden Aufgaben der nächsten Woche
- Äußert Interesse an einem konfliktarmen Umgang mit Behörden und Gesundheitseinrichtungen
- Äußert, sich den Alltagsaufgaben gewachsen zu fühlen
- Nennt vorhandene Unterstützungsangebote
- Äußert Interesse an einer Beratung
- Berichtet von gestiegenem Selbstvertrauen
- Berichtet von Zufriedenheit mit der Gestaltung des Tagesablaufes

6.24.4.3 Ziele im sozialen/umgebungsbedingten Bereich

- Hat Zugang zu Informationsquellen
- Bezugsperson unterstützt bei der Tagesgestaltung
- Erhält Wertschätzung

6.24.5 Pflegemaßnahmen

Die angeführten Maßnahmen sind beispielhaft und müssen individuell konkretisiert werden.

6.24.5.1 Pflegemaßnahmen im körperlichen/funktionellen Bereich

- Schließen konkreter Vereinbarungen
- Anbieten eines Trainings von körperlichen Funktionen (spezifizieren)
- Unterstützen beim Umgang mit Hilfsmitteln
- Unterstützen beim Einholen von Informationen
- Führen von Aufgabenlisten
- Anbieten von Trainingsprogrammen
- Anbieten eines sozialen Kompetenztrainings
- Motivieren, Unterstützungsangebote in Anspruch zu nehmen
- Unterstützen bei der Inanspruchnahme von Unterstützung
- Motivieren, Bedürfnisse auszusprechen
- Motivieren, über das subjektive Empfinden zu sprechen
- Erinnern an das Einhalten von Erholungsphasen
- Nachfragen, welche Aufgaben bereits erledigt wurden

6.24.5.2 Pflegemaßnahmen im psychischen Bereich

- Informieren über die Ursachen
- Diskutieren der Bedeutung der zeitgerechten Erledigung von Alltagsaufgaben
- Beraten zu Methoden der Prioritätensetzung
- Besprechen der bestehenden Verpflichtungen
- Besprechen des zeitlichen Aufwands einzelner Aktivitäten
- Achten auf Zeichen der Überforderung
- Besprechen von auftretenden Überforderungen
- Durchführen von Entlastungsgesprächen
- Informieren über Hilfsmittel
- Informieren über verfügbare Unterstützungsangebote
- Anerkennen positiver Verhaltensweisen
- Aufzeigen erreichter Fortschritte

6.24.5.3 Pflegemaßnahmen im sozialen/ umgebungsbedingten Bereich

- Organisieren von Hilfsmitteln
- Beraten der Bezugsperson zu Unterstützungsmaßnahmen
- Einbeziehen der Bezugsperson in das therapeutische Konzept
- Informieren der Bezugsperson über die Bedeutung von Wertschätzung
- Gestalten eines Tagesplanes

6.25 Selbstorganisation, Entwicklung der Ressourcen

Pflegediagnose 50183

> **Definition**
>
> Ein Pflegephänomen, bei dem ein Mensch die Möglichkeiten für einen eigenständig strukturierten individuellen Tagesablauf und für die zeitgerechte Durchführung von Alltagsaktivitäten erweitern und/oder verbessern möchte.

Anmerkung der Autoren

Diese Pflegediagnose ist eine Gesundheitsdiagnose und beinhaltet keine möglichen Ursachen, sondern Ressourcen. Nähere Informationen zu Gesundheitsdiagnosen finden sich im einleitenden Abschnitt „Gesundheitspflegediagnosen".

6.25.1 Ressourcen

Die Ressourcen eines Menschen können körperlicher/funktioneller, psychischer und sozialer/umgebungsbedingter Art sein. Achten Sie immer auf eine umfassende Beurteilung der Ressourcen. Die folgende Aufzählung der Ressourcen kann individuell ergänzt werden.

6.25.1.1 Körperliche/funktionelle Ressourcen

- Verfügt über Energie/Kraft
- Holt sich aktiv Anregung zur besseren Bewältigung des Alltages
- Verfügt über kognitive Fähigkeiten (spezifizieren)
- Kommuniziert verbal/nonverbal (spezifizieren)
- Verfügt über körperliche Mobilität (spezifizieren)
- Nimmt die angebotene Nachbarschaftshilfe in Anspruch
- Nimmt Unterstützung in Anspruch
- Verfügt über die Fähigkeit sich zu orientieren (spezifizieren)
- Findet sich in der Umgebung zurecht
- Verfügt über Sinneswahrnehmung (spezifizieren)

6.25.1.2 Psychische Ressourcen

- Akzeptiert soziale Regeln
- Akzeptiert Unterstützung beim Aufbau einer Tagesstruktur
- Setzt Prioritäten
- Führt Tätigkeiten konzentriert durch
- Zeigt Motivation (spezifizieren)
- Verfügt über Selbstdisziplin
- Verfügt über ein positives Selbstwertgefühl
- Äußert das Gefühl der Sicherheit
- Erkennt den erforderlichen Unterstützungsbedarf (spezifizieren)
- Interpretiert Sachverhalte angemessen
- Verfügt über Wissen zur Alltagsorganisation (spezifizieren)

6.25.1.3 Soziale/umgebungsbedingte Ressourcen

- Verfügt über finanzielle Mittel
- Verfügt über soziale Kontakte
- Die Bezugsperson zeigt Bereitschaft zu unterstützen
- Hat Zugang zu Informationen (spezifizieren)
- Verfügt über Zugang zu Programmen, die eine Tagesstruktur fördern (z. B. Tageszentrum, Arbeitstherapie, geschützte Werkstätte)

6.25.2 Pflegeziele

Übergeordnetes Ziel
Verfügt über die Kompetenz, den Tagesablauf selbstständig zu organisieren und Alltagsaufgaben zeitgerecht zu erledigen.

6.25.2.1 Ziele im körperlichen/funktionellen Bereich
- Holt Informationen ein
- Führt einzelne Schritte vereinbarungsgemäß durch
- Plant die Erledigung der Alltagsaufgaben
- Erledigt geplante Aufgaben zeitgerecht
- Nimmt an Trainingsprogrammen teil
- Nimmt ein Betreuungsangebot wahr

6.25.2.2 Ziele im psychischen Bereich
- Äußert Zuversicht, Alltagsaufgaben zeitgerecht erledigen zu können
- Äußert Bereitschaft, Unterstützung in Anspruch zu nehmen
- Nennt vorhandene Ressourcen (spezifizieren)
- Beschreibt Möglichkeiten den Alltag zu planen
- Setzt Prioritäten
- Nennt die durchzuführenden Aufgaben der nächsten Woche
- Äußert Interesse an einem konfliktarmen Umgang mit Behörden und Gesundheitseinrichtungen
- Äußert, sich den Alltagsaufgaben gewachsen zu fühlen
- Nennt vorhandene Unterstützungsangebote
- Äußert Interesse an einer Beratung
- Berichtet von gestiegenem Selbstvertrauen
- Berichtet von Zufriedenheit mit der Gestaltung des Tagesablaufes

6.25.2.3 Ziele im sozialen/umgebungsbedingten Bereich
- Hat Zugang zu Informationsquellen
- Bezugsperson unterstützt bei der Tagesgestaltung
- Erhält Wertschätzung

6.25.3 Pflegemaßnahmen

Die angeführten Maßnahmen sind beispielhaft und müssen individuell konkretisiert werden.

6.25.3.1 Pflegemaßnahmen im körperlichen/funktionellen Bereich
- Anbieten eines Trainings von körperlichen Funktionen (spezifizieren)
- Anleiten im Umgang mit Hilfsmitteln
- Anleiten zum Einholen von Informationen
- Unterstützen beim Führen von Aufgabenlisten
- Anbieten von Trainingsprogrammen
- Anbieten eines sozialen Kompetenztrainings
- Motivieren, Unterstützungsangebote in Anspruch zu nehmen
- Unterstützen bei der Inanspruchnahme von Unterstützung
- Unterstützen beim Organisieren von Hilfsmitteln
- Unterstützen beim Gestalten eines Tagesplanes
- Motivieren, Bedürfnisse auszusprechen

- Motivieren, über das subjektive Empfinden zu sprechen
- Erinnern an das Einhalten von Erholungsphasen
- Nachfragen, welche Aufgaben bereits erledigt wurden

6.25.3.2 Pflegemaßnahmen im psychischen Bereich

- Informieren über positive und negative Einflussfaktoren
- Diskutieren der Bedeutung der zeitgerechten Erledigung von Alltagsaufgaben
- Beraten zu Methoden der Prioritätensetzung
- Besprechen der bestehenden Verpflichtungen
- Besprechen des zeitlichen Aufwands einzelner Aktivitäten
- Achten auf Zeichen der Überforderung
- Besprechen von auftretenden Überforderungen
- Durchführen von Entlastungsgespräche
- Informieren über Hilfsmittel
- Informieren über verfügbare Unterstützungsangebote
- Anerkennen positiver Verhaltensweisen
- Aufzeigen erreichter Fortschritte

6.25.3.3 Pflegemaßnahmen im sozialen/ umgebungsbedingten Bereich

- Beraten der Bezugsperson zu Unterstützungsmaßnahmen
- Informieren der Bezugsperson über die Bedeutung von Wertschätzung

6.26 Schlafen, beeinträchtigt, Risiko

Pflegediagnose 50191

Definition

Ein Pflegephänomen, bei dem das Risiko besteht, dass ein Mensch eine Minderung der Qualität des Schlafes erfährt und/oder keinen Schlaf findet, wodurch eine Beeinträchtigung der psychischen sowie der physischen Regeneration entstehen kann.

Anmerkung der Autoren
Eine Risiko-Diagnose kann nicht durch Zeichen und Symptome belegt werden, da das Problem nicht aufgetreten ist und die Pflegemaßnahmen die Prävention bezwecken.

6.26.1 Risikofaktoren

6.26.1.1 Körperliche/funktionelle Risikofaktoren

- Inaktivität
- Geringe körperliche Betätigung während des Tages
- Beeinträchtigtes Atmen (spezifizieren)

- Durst
- Hunger
- Körperliche Überanstrengung
- Gastrointestinale Beschwerden (z. B. Reflux, Völlegefühl, Übelkeit, Durchfall)
- Beeinträchtigte Kontinenz (spezifizieren)
- Nächtliches Einnässen (Enuresis)
- Fieber (> 38,0°C)
- Beeinträchtigte körperliche Mobilität (spezifizieren)
- Muskelkrämpfe
- Schlafphasenwechsel (Tag-Nacht-Umkehr)
- Schmerzen
- Harndrang während der Nacht
- Aufputschende Substanzen
- Alkoholkonsum (spezifizieren)
- Drogenkonsum (spezifizieren)
- Alkohol-/Suchtmittelentzug (spezifizieren)
- Medikamentenwirkung (spezifizieren)
- Unrhythmischer Lebenswandel
- Schlafen am Tag

6.26.1.2 Psychische Risikofaktoren

- Schlafverweigerung
- Übermüdung
- Stress
- Beeinträchtigtes Gefühl innerer Ruhe
- Krampfhaftes Bemühen einzuschlafen
- Sorgen
- Niedergeschlagenheit
- Albträume
- Angst (spezifizieren)
- Halluzinationen
- Beeinträchtigte Wahrnehmung von Müdigkeit
- Beeinträchtigtes Wohlbefinden (spezifizieren)

6.26.1.3 Soziale/umgebungsbedingte Risikofaktoren

- Durch-, Überqueren von Zeitzonen (Jetlag)
- Beeinträchtigte Möglichkeit, Schlafrituale einzuhalten
- Betreuung unterstützungsabhängiger Personen in der Nacht
- Fehlen einer Bezugsperson
- Mangelnde Privatsphäre
- Mangelnde Unterstützung durch Bezugspersonen (spezifizieren)
- Mangelnde Übereinstimmung des Tagesablaufs mit dem Biorhythmus
- Häufiger Wechsel des Wach-Schlaf-Rhythmus (Schichtarbeit)
- Umwelteinflüsse (spezifizieren)
- Geräusche/Lärm
- Üble Gerüche

- Licht
- Erhöhte Luftfeuchtigkeit
- Umgebungstemperatur (spezifizieren)
- Mangelnde Vertrautheit der Schlafumgebung (spezifizieren)
- Unbequeme Schlafumgebung (spezifizieren)
- Mangelnde Verfügbarkeit adäquater Schlafkleidung
- Fehlen eines angemessenen Schlafplatzes

6.26.2 Ressourcen

Die Ressourcen eines Menschen können körperlicher/funktioneller, psychischer und sozialer/umgebungsbedingter Art sein. Achten Sie immer auf eine umfassende Beurteilung der Ressourcen. Die folgende Aufzählung der Ressourcen kann individuell ergänzt werden.

6.26.2.1 Körperliche/funktionelle Ressourcen
- Führt tagsüber Aktivitäten aus
- Verfügt über freie Atemwege
- Führt regelmäßig körperliche Aktivitäten durch
- Verfügt über wirkungsvolle Copingstrategien im Umgang mit Stress und Belastungen
- Wendet Entspannungsmethoden an
- Nimmt dem Schlaf zuträgliche Flüssigkeit und Nahrung zu sich
- Gestaltet die Umgebung schlaffördernd
- Verwendet der Situation angepasste Schlafkleidung
- Äußert den Wunsch nach einem Positionswechsel
- Verfügt über körperliche Mobilität (spezifizieren)
- Nimmt die bevorzugte Körperposition zum Einschlafen ein
- Führt persönliche Rituale beim Zu-Bett-Gehen aus (spezifizieren)
- Ist schmerzfrei
- Nutzt die Möglichkeiten des individuellen Schmerzmanagements (spezifizieren)
- Nimmt Medikamente und/oder schlaffördernde Substanzen selbstständig ein

6.26.2.2 Psychische Ressourcen
- Äußert das Gefühl innerer Ruhe
- Äußert den Wunsch zu schlafen
- Zeigt Bereitschaft, bestehende Verhaltensmuster zu hinterfragen
- Äußert das Gefühl der Sicherheit
- Nimmt Müdigkeit wahr
- Erkennt Zusammenhänge zwischen Schlaf/Schlafqualität und dem Lebensstil
- Kennt Rituale, die die Schlafgewohnheiten verbessern
- Verfügt über Wissen zum Zusammenhang zwischen körperlichem Wohlbefinden und ausreichend Schlaf

6.26.2.3 Soziale/umgebungsbedingte Ressourcen

- Verfügt über finanzielle Mittel
- Erhält Unterstützung durch Bezugspersonen (spezifizieren)
- Verfügt über einen strukturierten Tagesablauf
- Verfügt über schlafunterstützende Umgebung (spezifizieren)
- Verfügt über einen angemessenen Schlafplatz

6.26.3   Pflegeziele

> **Übergeordnetes Ziel**
> Berichtet über die Beibehaltung von ausreichend erholsamem Schlaf.

6.26.3.1 Ziele im körperlichen/funktionellen Bereich

- Führt tagsüber Aktivitäten aus (spezifizieren)
- Führt individuelle Rituale vor dem Schlafen durch
- Achtet auf schlafförderliche Ernährung und Flüssigkeitszufuhr
- Wendet Entspannungstechniken an
- Stimmt das Verhalten auf Zeichen von Müdigkeit ab
- Führt ein Schlafprotokoll
- Gestaltet die Lebensweise schlafförderlich
- Berichtet über ein verbessertes Wohlbefinden
- Berichtet, ausgeruht zu sein
- Berichtet über konkrete Schritte, um mit psychischen Belastungen umzugehen

6.26.3.2 Ziele im psychischen Bereich

- Nennt Risikofaktoren für den beeinträchtigten Schlaf
- Nennt individuell geeignete Maßnahmen, um den Schlaf/die Schlafqualität zu fördern
- Äußert den Wunsch, die Schlafsituation zu verbessern
- Äußert den Wunsch, den Zimmerpartner zu wechseln
- Äußert Bereitschaft, bestehende Verhaltensmuster zu hinterfragen
- Äußert, sich sicher zu fühlen
- Äußert den Wunsch, den Tag-Nacht-Rhythmus zu verbessern

6.26.3.3 Ziele im sozialen/umgebungsbedingten Bereich

- Verfügt über eine schlafförderliche Umgebung
- Verfügt über Intimsphäre
- Therapeutische Programme sind mit dem Schlafbedürfnis abgestimmt

6.26.4 Pflegemaßnahmen

Die angeführten Maßnahmen sind beispielhaft und müssen individuell konkretisiert werden.

6.26.4.1 Pflegemaßnahmen im körperlichen/funktionellen Bereich

- Anbieten von wohltuenden Maßnahmen zur Schlafvorbereitung (spezifizieren)
- Unterstützen bei der Durchführung von individuellen Einschlafritualen
- Anleiten zu Entspannungsübungen
- Sorgen für eine möglichst angenehme Positionierung
- Anbieten von Maßnahmen zur Linderung von Beschwerden/Schmerzen
- Einplanen von ungestörten Ruhephasen nach den Pflegehandlungen und Berücksichtigen von längeren Schlafperioden in der Nacht
- Anbieten von Hilfsmitteln (spezifizieren)
- Unterstützen bei der Teilnahme an Aktivitätsprogrammen tagsüber
- Unterstützen bei der Erstellung eines individuellen Entspannungsprogrammes

6.26.4.2 Pflegemaßnahmen im psychischen Bereich

- Beraten zu schlaffördernden Maßnahmen
- Informieren über die Auswirkungen von Koffein, alkoholhaltiger Getränke und sonstiger Aufputschmittel
- Informieren über die Auswirkungen von übermäßiger Nahrungsaufnahme vor dem Schlafen
- Anbieten eines persönlichen Gesprächs
- Motivieren, an einem regelmäßigen Aktivitätsprogramm teilzunehmen
- Informieren über verfügbare Unterstützungsangebote
- Informieren über Zeichen von Müdigkeit
- Hinweisen auf auftretende Zeichen der Müdigkeit

6.26.4.3 Pflegemaßnahmen im sozialen/ umgebungsbedingten Bereich

- Sorgen für eine schlafförderliche Umgebung
- Besprechen von Einflussfaktoren auf den Schlaf/die Schlafqualität mit der Bezugsperson
- Abstimmen des Tagesablaufes mit dem aktuellen Schlafbedürfnis

6.27 Schlafen, beeinträchtigt

Pflegediagnose 50192

Definition

Ein Pflegephänomen, bei dem ein Mensch eine Minderung der Qualität des Schlafes erfährt und/oder keinen Schlaf findet, wodurch er eine Beeinträchtigung der psychischen sowie der physischen Regeneration erlebt.

6.27.1 Ätiologie

6.27.1.1 Körperliche/funktionelle Ursachen

- Inaktivität
- Geringe körperliche Betätigung während des Tages
- Beeinträchtigtes Atmen (spezifizieren)
- Durst
- Hunger
- Körperliche Überanstrengung
- Gastrointestinale Beschwerden (z. B. Reflux, Völlegefühl, Übelkeit, Durchfall)
- Beeinträchtigte Kontinenz (spezifizieren)
- Nächtliches Einnässen (Enuresis)
- Fieber (> 38,0°C)
- Beeinträchtigte körperliche Mobilität (spezifizieren)
- Muskelkrämpfe
- Schlafphasenwechsel (Tag-Nacht-Umkehr)
- Schmerzen
- Harndrang während der Nacht
- Aufputschende Substanzen
- Alkoholkonsum (spezifizieren)
- Drogenkonsum (spezifizieren)
- Alkohol-/Suchtmittelentzug (spezifizieren)
- Medikamentenwirkung (spezifizieren)
- Unrhythmischer Lebenswandel
- Schlafen am Tag

6.27.1.2 Psychische Ursachen

- Schlafverweigerung
- Übermüdung
- Stress
- Beeinträchtigtes Gefühl innerer Ruhe
- Krampfhaftes Bemühen einzuschlafen
- Sorgen
- Niedergeschlagenheit
- Albträume
- Angst (spezifizieren)
- Halluzinationen
- Beeinträchtigte Wahrnehmung von Müdigkeit
- Beeinträchtigtes Wohlbefinden (spezifizieren)

6.27.1.3 Soziale/umgebungsbedingte Ursachen

- Durch-, Überqueren von Zeitzonen (Jetlag)
- Beeinträchtigte Möglichkeit, Schlafrituale einzuhalten
- Betreuung unterstützungsabhängiger Personen in der Nacht
- Fehlen einer Bezugsperson

- Mangelnde Privatsphäre
- Mangelnde Unterstützung durch Bezugspersonen (spezifizieren)
- Mangelnde Übereinstimmung des Tagesablaufs mit dem Biorhythmus
- Häufiger Wechsel des Wach-Schlaf-Rhythmus (Schichtarbeit)
- Umwelteinflüsse (spezifizieren)
- Geräusche/Lärm
- Üble Gerüche
- Licht
- Verminderte Luftfeuchtigkeit
- Umgebungstemperatur (spezifizieren)
- Mangelnde Vertrautheit der Schlafumgebung (spezifizieren)
- Unbequeme Schlafumgebung (spezifizieren)
- Mangelnde Verfügbarkeit adäquater Schlafkleidung
- Fehlen eines angemessenen Schlafplatzes

6.27.2 Symptome

6.27.2.1 Aus der Sicht des Betroffenen

- Gefühl, nicht ausgeruht zu sein
- Schwierigkeiten beim Einschlafen
- Schwierigkeiten beim Durchschlafen
- Früheres oder späteres Erwachen als erwünscht
- Müdigkeit
- Beeinträchtigte Konzentration
- Einschlafen während Aktivitäten
- Unzufriedenheit mit der Schlafqualität
- Unwohlsein
- Gesteigerte Schmerzempfindlichkeit
- Lustlosigkeit
- Beeinträchtigte Körperempfindung
- Angst vor anhaltender Schlaflosigkeit
- Grübeln

6.27.2.2 Aus der Sicht der Pflegeperson

- Ermüdungserscheinungen
- Lethargie
- Teilnahmslosigkeit
- Desorientierung
- Ruhelosigkeit
- Reizbarkeit
- Verlangsamte Reaktion
- Halluzinationen als Folge von Schlafentzug
- Vorübergehende Wahnvorstellungen
- Erregung
- Aggression

6

6.27.3 **Ressourcen**

Die Ressourcen eines Menschen können körperlicher/funktioneller, psychischer und sozialer/umgebungsbedingter Art sein. Achten Sie immer auf eine umfassende Beurteilung der Ressourcen. Die folgende Aufzählung der Ressourcen kann individuell ergänzt werden.

6.27.3.1 **Körperliche/funktionelle Ressourcen**
- Führt tagsüber Aktivitäten aus
- Verfügt über freie Atemwege
- Führt regelmäßig körperliche Aktivitäten durch
- Verfügt über wirkungsvolle Copingstrategien im Umgang mit Stress und Belastungen
- Wendet Entspannungsmethoden an
- Nimmt dem Schlaf zuträgliche Flüssigkeit und Nahrung zu sich
- Gestaltet die Umgebung schlaffördernd
- Verwendet der Situation angepasste Schlafkleidung
- Äußert den Wunsch nach einem Positionswechsel
- Verfügt über körperliche Mobilität (spezifizieren)
- Nimmt die bevorzugte Körperposition zum Einschlafen ein
- Führt persönliche Rituale beim Zu-Bett-Gehen aus (spezifizieren)
- Ist schmerzfrei
- Nutzt die Möglichkeiten des individuellen Schmerzmanagements (spezifizieren)
- Nimmt Medikamente und/oder schlaffördernde Substanzen selbstständig ein

6.27.3.2 **Psychische Ressourcen**
- Äußert das Gefühl innerer Ruhe
- Äußert den Wunsch zu schlafen
- Zeigt Bereitschaft, bestehende Verhaltensmuster zu hinterfragen
- Äußert das Gefühl der Sicherheit
- Nimmt Müdigkeit wahr
- Erkennt Zusammenhänge zwischen Schlaf/Schlafqualität und dem Lebensstil
- Kennt Rituale, die die Schlafgewohnheiten verbessern
- Verfügt über Wissen zum Zusammenhang zwischen Wohlbefinden und Aktivitäten

6.27.3.3 **Soziale/umgebungsbedingte Ressourcen**
- Verfügt über finanzielle Mittel
- Erhält Unterstützung durch Bezugspersonen (spezifizieren)
- Verfügt über einen strukturierten Tagesablauf
- Verfügt über schlafunterstützende Umgebung (spezifizieren)
- Verfügt über einen angemessenen Schlafplatz

6.27.4 Pflegeziele

> **Übergeordnetes Ziel**
> Berichtet über ausreichenden, erholsamen Schlaf.

6.27.4.1 Ziele im körperlichen/funktionellen Bereich
- Führt tagsüber Aktivitäten aus (spezifizieren)
- Führt individuelle Rituale vor dem Schlafen durch
- Achtet auf schlafförderliche Ernährung und Flüssigkeitszufuhr
- Wendet Entspannungstechniken an
- Stimmt Verhalten auf Zeichen von Müdigkeit ab
- Führt ein Schlafprotokoll
- Gestaltet die Lebensweise schlafförderlich
- Berichtet, ausgeruht zu sein
- Berichtet über konkrete Schritte, um mit psychischen Belastungen umzugehen

6.27.4.2 Ziele im psychischen Bereich
- Berichtet über ein verbessertes Wohlbefinden
- Nennt die ursächlichen Faktoren für den beeinträchtigten Schlaf
- Nennt individuell geeignete Maßnahmen, um den Schlaf/die Schlafqualität zu fördern
- Äußert den Wunsch, die Schlafsituation zu verbessern
- Äußert den Wunsch, den Zimmerpartner zu wechseln
- Äußert Bereitschaft, bestehende Verhaltensmuster zu hinterfragen
- Äußert, sich sicher zu fühlen
- Berichtet, Müdigkeit wahrzunehmen

6.27.4.3 Ziele im sozialen/umgebungsbedingten Bereich
- Verfügt über eine schlafförderliche Umgebung
- Verfügt über Intimsphäre
- Therapeutische Programme sind mit dem Schlafbedürfnis abgestimmt

6.27.5 Pflegemaßnahmen

Die angeführten Maßnahmen sind beispielhaft und müssen individuell konkretisiert werden.

6.27.5.1 Pflegemaßnahmen im körperlichen/funktionellen Bereich
- Anbieten von wohltuenden Maßnahmen zur Schlafvorbereitung (spezifizieren)
- Unterstützen bei der Durchführung von individuellen Einschlafritualen
- Anleiten zu Entspannungsübungen

— Sorgen für eine möglichst angenehme Positionierung
— Anbieten von Maßnahmen zur Linderung von Beschwerden/Schmerzen
— Einplanen von ungestörten Ruhephasen nach den Pflegehandlungen und Berücksichtigen von längeren Schlafperioden in der Nacht
— Anbieten von Hilfsmitteln (spezifizieren)
— Unterstützen bei der Teilnahme an Aktivitätsprogrammen tagsüber
— Unterstützen bei der Erstellung eines individuellen Entspannungsprogrammes

6.27.5.2 Pflegemaßnahmen im psychischen Bereich

— Beraten zu schlaffördernden Maßnahmen
— Informieren über die Auswirkungen von Koffein, alkoholhaltiger Getränke und sonstiger Aufputschmittel
— Informieren über die Auswirkungen von übermäßiger Nahrungsaufnahme vor dem Schlafen
— Anbieten eines persönlichen Gesprächs
— Motivieren, an einem regelmäßigen Aktivitätsprogramm teilzunehmen
— Informieren über verfügbare Unterstützungsangebote
— Informieren über Zeichen von Müdigkeit
— Hinweisen auf auftretende Zeichen der Müdigkeit

6.27.5.3 Pflegemaßnahmen im sozialen/ umgebungsbedingten Bereich

— Sorgen für eine schlafförderliche Umgebung
— Besprechen von Einflussfaktoren auf den Schlaf/die Schlafqualität mit der Bezugsperson
— Abstimmen des Tagesablaufes mit dem aktuellen Schlafbedürfnis

6.28 Schlafen, Entwicklung der Ressourcen

Pflegediagnose 50193

Definition

Ein Pflegephänomen, bei dem ein Mensch die Möglichkeiten für erholsamen Schlaf und die damit verbundene psychische und physische Regeneration verbessern und/ oder erweitern möchte.

Anmerkung der Autoren

Diese Pflegediagnose ist eine Gesundheitsdiagnose und beinhaltet keine möglichen Ursachen, sondern Ressourcen. Nähere Informationen zu Gesundheitsdiagnosen finden sich im einleitenden Abschnitt „Gesundheitspflegediagnosen".

6.28.1 Ressourcen

Die Ressourcen eines Menschen können körperlicher/funktioneller, psychischer und sozialer/umgebungsbedingter Art sein. Achten Sie immer auf eine umfassende Beurteilung der Ressourcen. Die folgende Aufzählung der Ressourcen kann individuell ergänzt werden.

6.28.1.1 Körperliche/funktionelle Ressourcen

- Führt tagsüber Aktivitäten aus
- Führt regelmäßig körperliche Aktivitäten durch
- Verfügt über wirkungsvolle Copingstrategien im Umgang mit Stress und Belastungen
- Wendet Entspannungsmethoden an
- Nimmt dem Schlaf zuträgliche Flüssigkeit und Nahrung zu sich
- Gestaltet die Umgebung schlaffördernd
- Verwendet der Situation angepasste Schlafkleidung
- Äußert den Wunsch nach einem Positionswechsel
- Verfügt über körperliche Mobilität (spezifizieren)
- Nimmt die bevorzugte Körperposition zum Einschlafen ein
- Führt persönliche Rituale beim Zu-Bett-Gehen aus (spezifizieren)
- Ist schmerzfrei
- Nutzt die Möglichkeiten des individuellen Schmerzmanagements (spezifizieren)
- Nimmt Medikamente und/oder schlaffördernde Substanzen selbstständig ein

6.28.1.2 Psychische Ressourcen

- Äußert das Gefühl innerer Ruhe
- Äußert den Wunsch zu schlafen
- Zeigt Bereitschaft, bestehende Verhaltensmuster zu hinterfragen
- Äußert das Gefühl der Sicherheit
- Nimmt Müdigkeit wahr
- Kennt Rituale, die die Schlafgewohnheiten verbessern
- Erkennt Zusammenhänge zwischen Schlaf/Schlafqualität und dem Lebensstil
- Verfügt über Wissen zum Zusammenhang zwischen körperlichem Wohlbefinden und ausreichend Schlaf

6.28.1.3 Soziale/umgebungsbedingte Ressourcen

- Verfügt über finanzielle Mittel
- Erhält Unterstützung durch Bezugspersonen (spezifizieren)
- Verfügt über einen strukturierten Tagesablauf
- Verfügt über eine reizarme Schlafumgebung
- Verfügt über einen angemessenen Schlafplatz

6.28.2 Pflegeziele

Übergeordnetes Ziel
Verfügt über die Kompetenz, die Möglichkeiten für ausreichenden, erholsamen Schlaf zu verbessern und/oder zu erweitern.

6.28.2.1 Ziele im körperlichen/funktionellen Bereich
- Führt tagsüber Aktivitäten aus (spezifizieren)
- Führt individuelle Rituale vor dem Schlafen durch
- Achtet auf schlafförderliche Ernährung und Flüssigkeitszufuhr
- Wendet Entspannungstechniken an
- Stimmt Verhalten auf Zeichen von Müdigkeit ab
- Führt ein Schlafprotokoll
- Gestaltet die Lebensweise schlafförderlich
- Berichtet, ausgeruht zu sein
- Erprobt unterschiedliche Maßnahmen (spezifizieren)
- Übernimmt erfolgreiche Maßnahmen in den Alltag
- Berichtet über konkrete Schritte, um mit psychischen Belastungen umzugehen

6.28.2.2 Ziele im psychischen Bereich
- Berichtet über ein verbessertes Wohlbefinden
- Äußert die Bereitschaft, die Schlafsituation zu verbessern
- Äußert Bereitschaft, bestehende Verhaltensmuster zu hinterfragen
- Beschreibt positive und negative Einflussfaktoren für erholsamen Schlaf
- Nennt individuelle Entwicklungspotenziale
- Nennt individuell geeignete Maßnahmen, um den Schlaf/die Schlafqualität zu fördern
- Berichtet, sich sicher zu fühlen
- Berichtet, Müdigkeit wahrzunehmen
- Äußert Bereitschaft, Beratung bei der Gestaltung der Schlafumgebung in Anspruch zu nehmen
- Äußert Bereitschaft, über belastende Lebensumstände und Sorgen zu sprechen
- Berichtet von Zufriedenheit mit den Schlafgewohnheiten

6.28.2.3 Ziele im sozialen/umgebungsbedingten Bereich
- Verfügt über eine schlafförderliche Umgebung
- Verfügt über Intimsphäre
- Tägliche Aktivitäten sind mit dem Schlafbedürfnis abgestimmt

6.28.3   Pflegemaßnahmen

Die angeführten Maßnahmen sind beispielhaft und müssen individuell konkretisiert werden.

6.28.3.1 Pflegemaßnahmen im körperlichen/funktionellen Bereich

- Unterstützen bei der Anpassung der Lebensgewohnheiten (spezifizieren)
- Anleiten zu Entspannungsübungen
- Unterstützen bei Maßnahmen zur Linderung von Beschwerden/Schmerzen
- Anleiten im Umgang mit Hilfsmitteln (spezifizieren)
- Unterstützen bei der Teilnahme an Aktivitätsprogrammen tagsüber
- Unterstützen bei der Erstellung eines individuellen Entspannungsprogrammes
- Unterstützen beim Gestalten einer schlafförderlichen Umgebung

6.28.3.2 Pflegemaßnahmen im psychischen Bereich

- Besprechen der verfügbaren Ressourcen
- Diskutieren über mögliche Verbesserungspotenziale
- Beraten über erreichbare Ziele
- Beraten zu schlaffördernden Maßnahmen
- Informieren über die Auswirkungen von Koffein, alkoholhaltiger Getränke und sonstiger Aufputschmittel
- Informieren über die Auswirkungen von übermäßiger Nahrungsaufnahme vor dem Schlafen
- Anbieten eines persönlichen Gesprächs
- Motivieren, an einem regelmäßigen Aktivitätsprogramm teilzunehmen
- Informieren über verfügbare Unterstützungsangebote
- Informieren über Zeichen von Müdigkeit

6.28.3.3 Pflegemaßnahmen im sozialen/ umgebungsbedingten Bereich

- Besprechen von Einflussfaktoren auf den Schlaf/die Schlafqualität mit der Bezugsperson
- Informieren des Behandlungsteams über die geplanten Aktivitäten des Betroffenen

6.29 Erholung/Freizeit, Entwicklung der Ressourcen

Pflegediagnose 50203

> **Definition**
>
> Ein Pflegephänomen, bei dem ein Mensch seine Möglichkeiten für eine erholsame Freizeitgestaltung stärken und/oder erweitern möchte.

Anmerkung der Autoren

Diese Pflegediagnose ist eine Gesundheitsdiagnose und beinhaltet keine möglichen Ursachen, sondern Ressourcen. Nähere Informationen zu Gesundheitsdiagnosen finden sich im einleitenden Abschnitt „Gesundheitspflegediagnosen".

6.29.1 Ressourcen

Die Ressourcen eines Menschen können körperlicher/funktioneller, psychischer und sozialer/umgebungsbedingter Art sein. Achten Sie immer auf eine umfassende Beurteilung der Ressourcen. Die folgende Aufzählung der Ressourcen kann individuell ergänzt werden.

6.29.1.1 Körperliche/funktionelle Ressourcen

- Übt Freizeitaktivitäten aus
- Verfügt über wirkungsvolle Copingstrategien im Umgang mit Stress und Belastungen
- Nutzt persönliche Energiequellen
- Verfügt über kognitive Fähigkeiten (spezifizieren)
- Verfügt über soziale Kompetenz (spezifizieren)

6.29.1.2 Psychische Ressourcen

- Anerkennt das eigene Recht auf Erholung
- Zeigt Interesse an Aktivitäten (spezifizieren)
- Äußert den Wunsch nach einem ausgeglichenen Verhältnis von Freizeit und Pflichten
- Zeigt Motivation, vorhandene Entwicklungspotenziale zu nutzen
- Zeigt Bereitschaft, bestehende Verhaltensmuster zu hinterfragen
- Schätzt den sozialen Aspekt von Gruppenaktivitäten
- Kennt den Zusammenhang zwischen Wohlbefinden und Aktivitäten

6.29.1.3 Soziale/umgebungsbedingte Ressourcen

- Verfügt über finanzielle Mittel für die Freizeitgestaltung
- Verfügt über Anschluss an Gleichgesinnte
- Erhält Unterstützung durch das soziale Umfeld (spezifizieren)
- Verfügt über einen strukturierten Tagesablauf

6.29.2 Pflegeziele

Übergeordnetes Ziel

Erhält und/oder verbessert seine Möglichkeiten für eine erholsame Freizeitgestaltung.

6.29.2.1 Ziele im körperlichen/funktionellen Bereich
- Plant die Gestaltung der Freizeit
- Erhält die Leistungsfähigkeit zur Erledigung der Alltagspflichten
- Berichtet von einem verbesserten Erholungseffekt
- Hält vereinbarte Tagesstruktur ein
- Nutzt persönliche Energiequellen
- Nimmt an Aktivitäten in Gruppen teil

6.29.2.2 Ziele im psychischen Bereich
- Berichtet über zufriedenstellende Distanz zu den Alltagspflichten
- Beschreibt die Notwendigkeit von Erholung
- Beschreibt Methoden zum Stressabbau (spezifizieren)
- Beschreibt persönliche Energiequellen
- Formuliert Ziele zur Freizeitgestaltung
- Äußert, den Wert von Erholung für das eigene Leben zu kennen
- Äußert, Distanz zu den Alltagspflichten einnehmen zu wollen
- Äußert gesteigerte Freude an der Freizeitgestaltung

6.29.2.3 Ziele im sozialen/umgebungsbedingten Bereich
- Trifft mit dem sozialen Umfeld Vereinbarungen über die Abgrenzung von Alltagspflichten und Freizeit
- Erhält Unterstützung aus bestehenden Ansprüchen
- Bezugsperson bietet Unterstützung an

6.29.3 Pflegemaßnahmen

Die angeführten Maßnahmen sind beispielhaft und müssen individuell konkretisiert werden.

6.29.3.1 Pflegemaßnahmen im körperlichen/funktionellen Bereich
- Anleiten von Entspannungsübungen
- Trainieren von Entspannungstechniken
- Unterstützen bei der Anpassung der Lebensgewohnheiten (spezifizieren)
- Planen einer Tages- und Wochenstruktur

6.29.3.2 Pflegemaßnahmen im psychischen Bereich
- Informieren über die Funktion von Freizeit und Erholung
- Information über Angebote zur Freizeitgestaltung
- Informieren über die Möglichkeit einer professionellen Lebensberatung
- Beraten über den Umgang mit Leistungsdruck
- Motivieren, Methoden des Stressmanagements zu erlernen
- Anerkennen der erfolgreich umgesetzten Maßnahmen
- Aufzeigen bereits erreichter Ziele

— Besprechen von möglichen Verbesserungspotenzialen
— Ermutigen, die Umsetzung der vereinbarten Maßnahmen beizubehalten
— Einplanen von Zeit für Gespräche

6.29.3.3 Pflegemaßnahmen im sozialen/umgebungsbedingten Bereich

— Unterstützen bei Vereinbarungen mit dem sozialen Umfeld
— Einbeziehen von Unterstützung aus dem sozialen Umfeld
— Informieren des Behandlungsteams über die geplanten Aktivitäten des Betroffenen

Weiterführende Literatur

Literatur zu 6.1 Aktivität, umfassend beeinträchtigt

Asmussen M (2010) Praxisbuch Kinaesthetics. Erfahrungen zur individuellen Bewegungsunterstützung auf Basis der Kinästhetik, 2. Aufl. Elsevier GmbH, München

Bauder-Missbach H, Eisenschink AM, Kirchner E (2009) Kinästhetische Mobilisation. Wie Pflegekräfte die Genesung unterstützen können – eine Studie am Universitätsklinikum Ulm. Schlütersche, Hannover

Bienstein C, Fröhlich A (2010) Basale Stimulation® in der Pflege. Die Grundlagen, 6., überarb. Aufl. Hans Huber, Bern

Deutsch-Grasl E, Buchmayr B, Fink M (2018) Aromapflegehandbuch. Leitfaden für den Einsatz ätherischer Öle im Gesundheits-, Krankenpflege- und Sozialbereich. Verlag Aromapflege, Lechaschau

Dammshäuser B (2012) Bobath-Konzept in der Pflege. Grundlagen. Problemerkennung und Praxis, 2. Aufl. Elsevier/GmbH, München/Stuttgart

Dennis CM (2001) Dorothea Orem. Selbstpflege- und Selbstpflegedefizit-Theorie. Verlag Hans Huber, Bern

Deutsches Netzwerk für Qualitätsentwicklung in der Pflege (DNQP) (Hrsg) (2010) Expertenstandard Dekubitusprophylaxe in der Pflege. 1. Aktualisierung 2010

European Pressure Ulcer Advisory Panel and National Pressure Ulcer Advisory Panel (EPUAP & NPUAP) (2009) Prevention and treatment of pressure ulcers: quick reference guide. National Pressure Ulcer Advisory Panel, Washington, DC

Evers G (Hrsg) (2002) Professionelle Selbstpflege. Einschätzen – messen – anwenden. Hans Huber, Bern

Friedhoff M, Schieberle D (2012) Praxis des Bobath-Konzepts. Grundlagen. Handlings. Fallbeispiele, 2. Aufl. Thieme Verlag, Stuttgart

Fröhlich A (2010) Basale Stimulation® in der Pflege. Das Arbeitsbuch, 2., überarb. Aufl. Hans Huber, Bern

Gordon M (2003) Handbuch Pflegediagnosen. Das Buch zur Praxis, 4. Aufl. Verlag Urban & Fischer, München/Jena

Hatch F, Maietta L (2003) Kinästhetik. Gesundheitsentwicklung und menschliche Aktivitäten, 2. Aufl. Urban & Fischer, München

Hatch F, Maietta L (2011) Kinaesthetics. Infant Handling, 2., durchges. Aufl. Hans Huber, Bern

Hatch F, Maietta L, Schmidt S (2005) Kinästhetik. Interaktion durch Berührung und Bewegung in der Pflege, 5., unveränd. Aufl. DBfK Verlag, Eschborn

Hayder D, Kuno E, Müller M (2008) Kontinenz – Inkontinenz – Kontinenzförderung. Praxishandbuch für Pflegende. Hans Huber, Bern

Institut für Innovation im Gesundheitswesen und angewandte Pflegeforschung e.V. (IGAP) (aktualisiert September 2007) Dekubitus Pflege-Ratgeber Dekubitusprophylaxe. http://www.dekubitus.de/dekubitusprophylaxe.htm

Kamphausen U (2011) Prophylaxen in der Pflege. Anregungen für kreatives Handeln, 7., akt. Aufl. Verlag Kohlhammer W, Stuttgart

Nydahl P, Bartoszek G (Hrsg) (2008) Basale Stimulation. Neue Wege in der Pflege Schwerstkranker, 5. Aufl. Urban & Fischer, München

Orem DE, Taylor SG, Mclaughlin Renpenning K (2001) Nursing: concepts of practice, 6. Aufl. Verlag Mosby. ISBN 9780323008648

Peinsold F (2001) Basale Stimulation® in der Pflege. Atemstimulierende Einreibung bei Angst- und Schlafstörungen. Projekt- und Untersuchungsergebnis. Psych Pflege heute 7(4):194

Schröder G, Kottner J (Hrsg) (2011) Dekubitus und Dekubitusprophylaxe, 1. Aufl. Hans Huber, Bern

Steigele W (2012) Bewegung, Mobilisation und Lagerungen in der Pflege. Praxistipps für Bewegungsübungen und Positionswechsel. Springer Verlag, Wien

Zegelin A (2005) Festgenagelt sein. Der Prozess des Bettlägerigwerdens, 2. Nachdruck der 1. Aufl 2010. Hans Huber, Bern

Literatur zu 6.2 Energie/Kraft, beeinträchtigt, Risiko

Charlton R, Gravenor MB, Rees A et al (2014) Factors associated with low fitness in adolescents – a mixed methods study. BMC Public Health 14:764. https://doi.org/10.1186/1471-2458-14-764

Chew-Graham C, Dowrick C, Wearden A et al (2010) Making the diagnosis of Chronic Fatigue Syndrome/Myalgic Encephalitis in primary care: a qualitative study. BMC Fam Pract 11:16. https://doi.org/10.1186/1471-2296-11-16

Choi J, Lee M, Lee J et al (2017) Correlates associated with participation in physical activity among adults: a systematic review of reviews and update. BMC Public Health 17:356. https://doi.org/10.1186/s12889-017-4255-2

Hayley AC, Williams LJ, Kennedy GA et al (2015) Excessive daytime sleepiness and falls among older men and women: cross-sectional examination of a population-based sample. BMC Geriatr 15:74. https://doi.org/10.1186/s12877-015-0068-2

Horton SM, Poland F, Kale S et al (2010) Chronic fatigue syndrome/myalgic encephalomyelitis (CFS/ ME) in adults: a qualitative study of perspectives from professional practice. BMC Fam Pract 11:89. https://doi.org/10.1186/1471-2296-11-89

Jakobsson U (2006) A literature review on fatigue among older people in pain: prevalence and predictors: fatigue, prevalence and predictors. Int J Older People Nurs 1:11–16. https://doi.org/10.1111/j.1748-3743.2006.00004.x

Kocalevent R-D, Klapp BF, Albani C, Brähler E (2014) Gender differences in a resources-demands model in the general population. BMC Public Health 14:902. https://doi.org/10.1186/1471-2458-14-902

Reif, de Vries, Petermann (2012) Was hilft wirklich bei tumorbedingter Fatigue? Ein Überblick über systematische Übersichtsarbeiten. Pflege 25:439–457. https://doi.org/10.1024/1012-5302/a000246

Similä WA, Halsteinli V, Helland IB et al (2020) Health-related quality of life in Norwegian adolescents living with chronic fatigue syndrome. Health Qual Life Outcomes 18:170. https://doi.org/10.1186/s12955-020-01430-z

Stormorken E, Jason LA, Kirkevold M (2015) Fatigue in adults with post-infectious fatigue syndrome: a qualitative content analysis. BMC Nurs 14:64. https://doi.org/10.1186/s12912-015-0115-5

Stormorken E, Jason LA, Kirkevold M (2017) From good health to illness with post-infectious fatigue syndrome: a qualitative study of adults' experiences of the illness trajectory. BMC Fam Pract 18:49. https://doi.org/10.1186/s12875-017-0614-4

Thomas K, Hjalmarsson C, Mullis R, Mant J (2019) Conceptualising post-stroke fatigue: a cross-sectional survey of UK-based physiotherapists and occupational therapists. BMJ Open 9:e033066. https://doi.org/10.1136/bmjopen-2019-033066

van der Starre RE, Coffeng JK, Hendriksen IJ et al (2013) Associations between overweight, obesity, health measures and need for recovery in office employees: a cross-sectional analysis. BMC Public Health 13:1207. https://doi.org/10.1186/1471-2458-13-1207

Literatur zu 6.3 Energie/Kraft, beeinträchtigt

Gordon M (2003) Handbuch Pflegediagnosen. Das Buch zur Praxis, 4. Aufl. Verlag Urban & Fischer, München/Jena

Charlton R, Gravenor MB, Rees A et al (2014) Factors associated with low fitness in adolescents – A mixed methods study. BMC Public Health 14:764. https://doi.org/10.1186/1471-2458-14-764

Chew-Graham C, Dowrick C, Wearden A et al (2010) Making the diagnosis of Chronic Fatigue Syndrome/Myalgic Encephalitis in primary care: a qualitative study. BMC Fam Pract 11:16. https://doi.org/10.1186/1471-2296-11-16

Choi J, Lee M, Lee J et al (2017) Correlates associated with participation in physical activity among adults: a systematic review of reviews and update. BMC Public Health 17:356. https://doi.org/10.1186/s12889-017-4255-2

Hayley AC, Williams LJ, Kennedy GA et al (2015) Excessive daytime sleepiness and falls among older men and women: cross-sectional examination of a population-based sample. BMC Geriatr 15:74. https://doi.org/10.1186/s12877-015-0068-2

Horton SM, Poland F, Kale S et al (2010) Chronic fatigue syndrome/myalgic encephalomyelitis (CFS/ME) in adults: a qualitative study of perspectives from professional practice. BMC Fam Pract 11:89. https://doi.org/10.1186/1471-2296-11-89

Jakobsson U (2006) A literature review on fatigue among older people in pain: prevalence and predictors: fatigue, prevalence and predictors. Int J Older People Nurs 1:11–16. https://doi.org/10.1111/j.1748-3743.2006.00004.x

Kocalevent R-D, Klapp BF, Albani C, Brähler E (2014) Gender differences in a resources-demands model in the general population. BMC Public Health 14:902. https://doi.org/10.1186/1471-2458-14-902

Reif, de Vries, Petermann (2012) Was hilft wirklich bei tumorbedingter Fatigue? Ein Überblick über systematische Übersichtsarbeiten. Pflege 25:439–457. https://doi.org/10.1024/1012-5302/a000246

Similä WA, Halsteinli V, Helland IB et al (2020) Health-related quality of life in Norwegian adolescents living with chronic fatigue syndrome. Health Qual Life Outcomes 18:170. https://doi.org/10.1186/s12955-020-01430-z

Stormorken E, Jason LA, Kirkevold M (2015) Fatigue in adults with post-infectious fatigue syndrome: a qualitative content analysis. BMC Nurs 14:64. https://doi.org/10.1186/s12912-015-0115-5

Stormorken E, Jason LA, Kirkevold M (2017) From good health to illness with post-infectious fatigue syndrome: a qualitative study of adults' experiences of the illness trajectory. BMC Fam Pract 18:49. https://doi.org/10.1186/s12875-017-0614-4

Thomas K, Hjalmarsson C, Mullis R, Mant J (2019) Conceptualising post-stroke fatigue: a cross-sectional survey of UK-based physiotherapists and occupational therapists. BMJ Open 9:e033066. https://doi.org/10.1136/bmjopen-2019-033066

van der Starre RE, Coffeng JK, Hendriksen IJ et al (2013) Associations between overweight, obesity, health measures and need for recovery in office employees: a cross-sectional analysis. BMC Public Health 13:1207. https://doi.org/10.1186/1471-2458-13-1207

Literatur zu 6.4 Energie/Kraft, Entwicklung der Ressourcen

Charlton R, Gravenor MB, Rees A et al (2014) Factors associated with low fitness in adolescents – a mixed methods study. BMC Public Health 14:764. https://doi.org/10.1186/1471-2458-14-764

Chew-Graham C, Dowrick C, Wearden A et al (2010) Making the diagnosis of Chronic Fatigue Syndrome/Myalgic Encephalitis in primary care: a qualitative study. BMC Fam Pract 11:16. https://doi.org/10.1186/1471-2296-11-16

Choi J, Lee M, Lee J et al (2017) Correlates associated with participation in physical activity among adults: a systematic review of reviews and update. BMC Public Health 17:356. https://doi.org/10.1186/s12889-017-4255-2

Hayley AC, Williams LJ, Kennedy GA et al (2015) Excessive daytime sleepiness and falls among older men and women: cross-sectional examination of a population-based sample. BMC Geriatr 15:74. https://doi.org/10.1186/s12877-015-0068-2

Horton SM, Poland F, Kale S et al (2010) Chronic fatigue syndrome/myalgic encephalomyelitis (CFS/ME) in adults: a qualitative study of perspectives from professional practice. BMC Fam Pract 11:89. https://doi.org/10.1186/1471-2296-11-89

Jakobsson U (2006) A literature review on fatigue among older people in pain: prevalence and predictors: fatigue, prevalence and predictors. Int J Older People Nurs 1:11–16. https://doi.org/10.1111/j.1748-3743.2006.00004.x

Kocalevent R-D, Klapp BF, Albani C, Brähler E (2014) Gender differences in a resources-demands model in the general population. BMC Public Health 14:902. https://doi.org/10.1186/1471-2458-14-902

Reif, de Vries, Petermann (2012) Was hilft wirklich bei tumorbedingter Fatigue? Ein Überblick über systematische Übersichtsarbeiten. Pflege 25:439–457. https://doi.org/10.1024/1012-5302/a000246

Similä WA, Halsteinli V, Helland IB et al (2020) Health-related quality of life in Norwegian adolescents living with chronic fatigue syndrome. Health Qual Life Outcomes 18:170. https://doi.org/10.1186/s12955-020-01430-z

Stormorken E, Jason LA, Kirkevold M (2015) Fatigue in adults with post-infectious fatigue syndrome: a qualitative content analysis. BMC Nurs 14:64. https://doi.org/10.1186/s12912-015-0115-5

Stormorken E, Jason LA, Kirkevold M (2017) From good health to illness with post-infectious fatigue syndrome: a qualitative study of adults' experiences of the illness trajectory. BMC Fam Pract 18:49. https://doi.org/10.1186/s12875-017-0614-4

Thomas K, Hjalmarsson C, Mullis R, Mant J (2019) Conceptualising post-stroke fatigue: a cross-sectional survey of UK-based physiotherapists and occupational therapists. BMJ Open 9:e033066. https://doi.org/10.1136/bmjopen-2019-033066

van der Starre RE, Coffeng JK, Hendriksen IJ et al (2013) Associations between overweight, obesity, health measures and need for recovery in office employees: a cross-sectional analysis. BMC Public Health 13:1207. https://doi.org/10.1186/1471-2458-13-1207

Literatur zu 6.5 Erschöpfung (Müdigkeit)

Bernstein DA, Borkovec TD (2007) Entspannungstraining. Handbuch der Progressiven Muskelentspannung nach Jacobson, 12. Aufl. Klett-Cotta, Stuttgart

Bienstein C, Fröhlich A (2010) Basale Stimulation® in der Pflege. Die Grundlagen, 6., überarb. Aufl. Hans Huber, Bern

Co S, Robins E (2005) Prana-Selbstheilung. Verbesserung von Vitalität und Abwehrkraft, sofortige Selbsthilfe bei den häufigsten Leiden und Beschwerden, 2. Aufl. Heyne Verlag, München

Fröhlich A (2010) Basale Stimulation® in der Pflege. Das Arbeitsbuch, 2., überarb. Aufl. Hans Huber, Bern

Honervogt T (2009) Reiki. Das große Praxisbuch. Hans Nietsch Verlag, Rossdorf

Jacobson E (Autor), Wirth K (Übersetzung) (2011) Entspannung als Therapie. Progressive Relaxation in Theorie und Praxis, 7., erw. Aufl. Klett-Cotta, Stuttgart

Krieger D (2004) Therapeutic Touch. Die Heilkraft unserer Hände. Lüchow Verlag, Stuttgart

Nydahl P, Bartoszek G (Hrsg) (2008) Basale Stimulation. Neue Wege in der Pflege Schwerstkranker, 5. Aufl. Urban & Fischer, München

Peinsold F (2001) Basale Stimulation® in der Pflege. Atemstimulierende Einreibung bei Angst- und Schlafstörungen. Projekt- und Untersuchungsergebnis. Psych Pflege heute 7(4):194

Petter FA (2009) Das ist Reiki. Heilung für Körper, Geist und Seele. Von den Anfängen bis zur Anwendung. Windpferd Verlag, Aitrang

Schumm C (2005) Feng Shui im Krankenhaus. Architektur und Heilung. Räume für die Seele. Springer Verlag, Wien/New York

Literatur zu 6.6 Körperliche Mobilität, beeinträchtigt

Asmussen M (2010) Praxisbuch Kinaesthetics. Erfahrungen zur individuellen Bewegungsunterstützung auf Basis der Kinästhetik, 2. Aufl. Elsevier GmbH, München

Bauder-Mißbach H, Eisenschink AM, Kirchner E (2009) Kinästhetische Mobilisation. Wie Pflegekräfte die Genesung unterstützen können – eine Studie am Universitätsklinikum Ulm. Schlütersche, Hannover

Dammshäuser B (2012) Bobath-Konzept in der Pflege. Grundlagen. Problemerkennung und Praxis, 2. Aufl. Elsevier GmbH, München/Stuttgart

Deutsches Netzwerk für Qualitätsentwicklung in der Pflege (DNQP) (Hrsg) (2010) Expertenstandard Dekubitusprophylaxe in der Pflege. 1. Aktualisierung 2010

European Pressure Ulcer Advisory Panel and National Pressure Ulcer Advisory Panel (EPUAP & NPUAP) (2009) Prevention and treatment of pressure ulcers: quick reference guide. National Pressure Ulcer Advisory Panel, Washington, DC

Friedhoff M, Schieberle D (2012) Praxis des Bobath-Konzepts. Grundlagen. Handlings. Fallbeispiele, 2. Aufl. Thieme Verlag, Stuttgart

Gao M, Sa Z, Li Y et al (2018) Does social participation reduce the risk of functional disability among older adults in China? A survival analysis using the 2005–2011 waves of the CLHLS data. BMC Geriatr 18:224. https://doi.org/10.1186/s12877-018-0903-3

Giesbrecht EM, Miller WC, Woodgate RL (2015) Navigating uncharted territory: a qualitative study of the experience of transitioning to wheelchair use among older adults and their care providers. BMC Geriatr 15:91. https://doi.org/10.1186/s12877-015-0092-2

Hatch F, Maietta L (2003) Kinästhetik. Gesundheitsentwicklung und menschliche Aktivitäten, 2. Aufl. Urban & Fischer, München

Hatch F, Maietta L, Schmidt S (2005) Kinästhetik. Interaktion durch Berührung und Bewegung in der Pflege, 5., unveränd. Aufl. DBfK Verlag, Eschborn

Hatch F, Maietta L (2011) Kinaesthetics. Infant Handling, 2., durchges. Aufl. Hans Huber, Bern

Institut für Innovation im Gesundheitswesen und angewandte Pflegeforschung e.V. (IGAP) (aktualisiert September 2007) Dekubitus Pflege-Ratgeber Dekubitusprophylaxe. http://www.dekubitus.de/dekubitusprophylaxe.htm

Jonasson SB, Nilsson MH, Lexell J, Carlsson G (2018) Experiences of fear of falling in persons with Parkinson's disease – a qualitative study. BMC Geriatr 18:44. https://doi.org/10.1186/s12877-018-0735-1

Kalinowski, Kuhnert, Wulff et al (2012) Schmerzen, Sturzangst und funktionelle Fähigkeiten von Menschen in Pflegeheimen – eine Querschnittsstudie. Pflege 25:411–425. https://doi.org/10.1024/1012-5302/a000244

Kamphausen U (2011) Prophylaxen in der Pflege. Anregungen für kreatives Handeln, 7., akt. Aufl. Verlag Kohlhammer W, Stuttgart

Kleina T (2014) Mobilität und Bewegungsfähigkeiten von Nutzern stationärer Langzeitversorgung. Pflege Gesellschaft 19:101–112

Kohler M, Saxer S, Fringer A, Hantikainen V (2014) Im Körper gefangen sein – Das Erleben und die Bewältigung der krankheitsbedingt veränderten Bewegungsmuster von Menschen mit Parkinson und ihren Angehörigen. Pflege 27:153–161. https://doi.org/10.1024/1012-5302/a000357

Nguyen AM, Arora KS, Swenor BK et al (2015) Physical activity restriction in age-related eye disease: a cross-sectional study exploring fear of falling as a potential mediator. BMC Geriatr 15:64. https://doi.org/10.1186/s12877-015-0062-8

Rantakokko M, Törmäkangas T, Rantanen T et al (2013) Environmental barriers, person-environment fit and mortality among community-dwelling very old people. BMC Public Health 13:783. https://doi.org/10.1186/1471-2458-13-783

Reuther S (2014) Mobilitätsbeeinflussende Faktoren bei Bewohnern der stationären Altenhilfe in Deutschland. Pflege Gesellschaft 19:124–138

Schirghuber J, Schrems B (2018) Ortsfixierung und Bettlägerigkeit im Kontext von Gebundenheit (boundedness). Die Entwicklung einer konzeptuellen Begriffsdefinition auf Grundlage einer integrativen Übersichtsarbeit. Pflege 31:87–99. https://doi.org/10.1024/1012-5302/a000606

Schröder G, Kottner J (Hrsg) (2011) Dekubitus und Dekubitusprophylaxe, 1. Aufl. Bern, Hans Huber

Shah RC, Buchman AS, Leurgans S et al (2012) Association of total daily physical activity with disability in community-dwelling older persons: a prospective cohort study. BMC Geriatrics 12:63. https://doi.org/10.1186/1471-2318-12-63

Steigele W (2012) Bewegung, Mobilisation und Lagerungen in der Pflege. Praxistipps für Bewegungsübungen und Positionswechsel. Springer Verlag, Wien

Zegelin A (2005) Festgenagelt sein. Der Prozess des Bettlägerigwerdens, 2. Nachdruck der 1. Aufl 2010. Hans Huber, Bern

Literatur zu 6.7 Körperliche Mobilität, Entwicklung der Ressourcen

Abt-Zegelin A (2003) Patienten- und Familienedukation in der Pflege. In: Deutscher Verein für Pflegewissenschaft e.V. (Hrsg) Das Originäre der Pflege entdecken. Pflege beschreiben, erfassen, begrenzen. Mabuse Verlag, Frankfurt am Main

Antonovsky A (1993) Gesundheitsforschung versus Krankheitsforschung. In: Franke A, Broda M (Hrsg) Psychosomatische Gesundheit. dgvt, Tübingen

Asmussen M (2010) Praxisbuch Kinaesthetics. Erfahrungen zur individuellen Bewegungsunterstützung auf Basis der Kinästheti, 2. Aufl. Elsevier GmbH, München

Bauder-Mißbach H, Eisenschink AM, Kirchner E (2009) Kinästhetische Mobilisation. Wie Pflegekräfte die Genesung unterstützen können – eine Studie am Universitätsklinikum Ulm. Schlütersche, Hannover

Brandt I (Hrsg) (2008) Pflegetechniken heute. Pflegehandeln Schritt für Schritt verstehen, 2., vollst. überarb. Aufl. Urban & Fischer, München, S 232–247

Citron I (2004) Kinästhetik – Kommunikatives Bewegungslernen. Thieme, Stuttgart

Dammshäuser B (2012) Bobath-Konzept in der Pflege. Grundlagen. Problemerkennung und Praxis, 2. Aufl. Elsevier GmbH, München/Stuttgart

Friedhoff M, Schieberle D (2012) Praxis des Bobath-Konzepts. Grundlagen. Handlings. Fallbeispiele, 2. Aufl. Thieme Verlag, Stuttgart

Gao M, Sa Z, Li Y et al (2018) Does social participation reduce the risk of functional disability among older adults in China? A survival analysis using the 2005–2011 waves of the CLHLS data. BMC Geriatr 18:224. https://doi.org/10.1186/s12877-018-0903-3

Giesbrecht EM, Miller WC, Woodgate RL (2015) Navigating uncharted territory: a qualitative study of the experience of transitioning to wheelchair use among older adults and their care providers. BMC Geriatr 15:91. https://doi.org/10.1186/s12877-015-0092-2

Gjelsvik B (2012) Die Bobath-Therapie in der Erwachsenenneurologie, 2. Aufl. Thieme Verlag, Stuttgart

Hatch F, Maietta L (2003) Kinästhetik. Gesundheitsentwicklung und menschliche Funktionen, 2. Aufl. Urban & Fischer bei Elsevier, München

Hatch F, Maietta L (2011) Kinaesthetics. Infant Handling, 2., durchges. Aufl. Hans Huber, Bern

Jonasson SB, Nilsson MH, Lexell J, Carlsson G (2018) Experiences of fear of falling in persons with Parkinson's disease – a qualitative study. BMC Geriatr 18:44. https://doi.org/10.1186/s12877-018-0735-1

Kalinowski, Kuhnert, Wulff et al (2012) Schmerzen, Sturzangst und funktionelle Fähigkeiten von Menschen in Pflegeheimen – eine Querschnittsstudie. Pflege 25:411–425. https://doi.org/10.1024/1012-5302/a000244

Kleina T (2014) Mobilität und Bewegungsfähigkeiten von Nutzern stationärer Langzeitversorgung. Pflege Gesellschaft 19:101–112

Kohler M, Saxer S, Fringer A, Hantikainen V (2014) Im Körper gefangen sein – Das Erleben und die Bewältigung der krankheitsbedingt veränderten Bewegungsmuster von Menschen mit Parkinson und ihren Angehörigen. Pflege 27:153–161. https://doi.org/10.1024/1012-5302/a000357

London F (2010) Informieren, Schulen, Beraten. Praxishandbuch zur Patientenedukation, 2., durchges. u. erg. Aufl. Hans Huber, Bern

Nguyen AM, Arora KS, Swenor BK et al (2015) Physical activity restriction in age-related eye disease: a cross-sectional study exploring fear of falling as a potential mediator. BMC Geriatr 15:64. https://doi.org/10.1186/s12877-015-0062-8

Paeth Rohlfs B (2010) Erfahrungen mit dem Bobath-Konzept. Grundlagen. Behandlung. Fallbeispiele, 3. Aufl. Thieme Verlag, Stuttgart/New York

Rantakokko M, Törmäkangas T, Rantanen T et al (2013) Environmental barriers, person-environment fit and mortality among community-dwelling very old people. BMC Public Health 13:783. https://doi.org/10.1186/1471-2458-13-783

Reuther S (2014) Mobilitätsbeeinflussende Faktoren bei Bewohnern der stationären Altenhilfe in Deutschland. Pflege Gesellschaft 19:124–138

Schirghuber J, Schrems B (2018) Ortsfixierung und Bettlägerigkeit im Kontext von Gebundenheit (boundedness). Die Entwicklung einer konzeptuellen Begriffsdefinition auf Grundlage einer integrativen Übersichtsarbeit. Pflege 31:87–99. https://doi.org/10.1024/1012-5302/a000606

Shah RC, Buchman AS, Leurgans S et al (2012) Association of total daily physical activity with disability in community-dwelling older persons: a prospective cohort study. BMC Geriatrics 12:63. https://doi.org/10.1186/1471-2318-12-63

Steigele W (2012) Bewegung, Mobilisation und Lagerungen in der Pflege. Praxistipps für Bewegungsübungen und Positionswechsel. Springer Verlag, Wien

Literatur zu 6.8 Mobilität im Bett, beeinträchtigt

Asmussen M (2010) Praxisbuch Kinaesthetics. Erfahrungen zur individuellen Bewegungsunterstützung auf Basis der Kinästhetik, 2. Aufl. Elsevier GmbH, München

Bauder-Mißbach H, Eisenschink AM, Kirchner E (2009) Kinästhetische Mobilisation. Wie Pflegekräfte die Genesung unterstützen können – eine Studie am Universitätsklinikum Ulm. Schlütersche, Hannover

Brandt I (Hrsg) (2008) Pflegetechniken heute. Pflegehandeln Schritt für Schritt verstehen, 2., vollst. überarb. Aufl. Urban & Fischer, München, S 232–247

Citron I (2004) Kinästhetik – Kommunikatives Bewegungslernen. Thieme, Stuttgart

Dammshäuser B (2012) Bobath-Konzept in der Pflege. Grundlagen. Problemerkennung und Praxis, 2. Aufl. Elsevier GmbH, München/Stuttgart

Deutsches Netzwerk für Qualitätsentwicklung in der Pflege (DNQP) (Hrsg) (2010) Expertenstandard Dekubitusprophylaxe in der Pflege. 1. Aktualisierung 2010

European Pressure Ulcer Advisory Panel and National Pressure Ulcer Advisory Panel (EPUAP & NPUAP) (2009) Prevention and treatment of pressure ulcers: quick reference guide. National Pressure Ulcer Advisory Panel, Washington, DC

Friedhoff M, Schieberle D (2012) Praxis des Bobath-Konzepts. Grundlagen. Handlings. Fallbeispiele, 2. Aufl. Thieme Verlag, Stuttgart

Gjelsvik B (2012) Die Bobath-Therapie in der Erwachsenenneurologie, 2. Aufl. Thieme Verlag, Stuttgart

Hatch F, Maietta L (2003) Kinästhetik. Gesundheitsentwicklung und menschliche Funktionen, 2. Aufl. Urban & Fischer bei Elsevier, München

Hatch F, Maietta L (2011) Kinaesthetics. Infant Handling, 2., durchges. Aufl. Hans Huber, Bern

Institut für Innovation im Gesundheitswesen und angewandte Pflegeforschung e. V. (IGAP) (aktualisiert September 2007) Dekubitus Pflege-Ratgeber Dekubitusprophylaxe. http://www.dekubitus.de/dekubitusprophylaxe.htm

Kamphausen U (2011) Prophylaxen in der Pflege. Anregungen für kreatives Handeln, 7., akt. Aufl. Verlag Kohlhammer W, Stuttgart

Paeth Rohlfs B (2010) Erfahrungen mit dem Bobath-Konzept. Grundlagen. Behandlung. Fallbeispiele, 3. Aufl. Thieme Verlag, Stuttgart/New York

Schröder G, Kottner J (Hrsg) (2011) Dekubitus und Dekubitusprophylaxe, 1. Aufl. Bern, Hans Huber

Steigele W (2012) Bewegung, Mobilisation und Lagerungen in der Pflege. Praxistipps für Bewegungsübungen und Positionswechsel. Springer Verlag, Wien

Zegelin A (2005) Festgenagelt sein. Der Prozess des Bettlägerigwerdens, 2. Nachdruck der 1. Aufl 2010. Hans Huber, Bern

Literatur zu 6.9 Transfer, beeinträchtigt

Asmussen M (2010) Praxisbuch Kinaesthetics Erfahrungen zur individuellen Bewegungsunterstützung auf Basis der Kinästhetik, 2. Aufl. Elsevier GmbH, München

Bauder-Mißbach H, Eisenschink A-M, Kirchner E (2009) Kinästhetische Mobilisation. Wie Pflegekräfte die Genesung unterstützen können – eine Studie am Universitätsklinikum Ulm. Schlütersche, Hannover

Brandt I (Hrsg) (2008) Pflegetechniken heute. Pflegehandeln Schritt für Schritt verstehen, 2., vollst. überarb. Aufl. Urban & Fischer, München

Citron I (2004) Kinästhetik – Kommunikatives Bewegungslernen. Thieme, Stuttgart

Dammshäuser B (2012) Bobath-Konzept in der Pflege. Grundlagen. Problemerkennung und Praxis, 2. Aufl. Elsevier GmbH, München/Stuttgart

Deutsches Netzwerk für Qualitätsentwicklung in der Pflege (DNQP) (Hrsg) (2010) Expertenstandard Dekubitusprophylaxe in der Pflege. 1. Aktualisierung 2010

European Pressure Ulcer Advisory Panel and National Pressure Ulcer Advisory Panel (EPUAP & NPUAP) (2009) Prevention and treatment of pressure ulcers: quick reference guide. National Pressure Ulcer Advisory Panel, Washington, DC

Friedhoff M, Schieberle D (2012) Praxis des Bobath-Konzepts. Grundlagen. Handlings. Fallbeispiele, 2. Aufl. Thieme Verlag, Stuttgart

Gjelsvik B (2012) Die Bobath-Therapie in der Erwachsenenneurologie, 2. Aufl. Thieme Verlag, Stuttgart

Hatch F, Maietta L (2003) Kinästhetik. Gesundheitsentwicklung und menschliche Funktionen, 2. Aufl. Urban & Fischer bei Elsevier, München

Hatch F, Maietta L (2011) Kinaesthetics. Infant Handling, 2., durchges. Aufl. Hans Huber, Bern

Institut für Innovation im Gesundheitswesen und angewandte Pflegeforschung e. V. (IGAP) (aktualisiert September 2007) Dekubitus Pflege-Ratgeber Dekubitusprophylaxe. http://www.dekubitus.de/dekubitusprophylaxe.htm

Kamphausen U (2011) Prophylaxen in der Pflege. Anregungen für kreatives Handeln, 7., akt. Aufl. Verlag Kohlhammer W, Stuttgart

Paeth Rohlfs B (2010) Erfahrungen mit dem Bobath-Konzept. Grundlagen. Behandlung. Fallbeispiele, 3. Aufl. Thieme Verlag, Stuttgart/New York

Schröder G, Kottner J (Hrsg) (2011) Dekubitus und Dekubitusprophylaxe, 1. Aufl. Hans Huber, Bern

Steigele W (2012) Bewegung, Mobilisation und Lagerungen in der Pflege. Praxistipps für Bewegungsübungen und Positionswechsel. Springer Verlag, Wien

Literatur zu 6.10 Mobilität im Rollstuhl, beeinträchtigt

Asmussen M (2010) Praxisbuch Kinaesthetics. Erfahrungen zur individuellen Bewegungsunterstützung auf Basis der Kinästhetik, 2. Aufl. Elsevier GmbH, München

Bauder-Mißbach H, Eisenschink A-M, Kirchner E (2009) Kinästhetische Mobilisation. Wie Pflegekräfte die Genesung unterstützen können – eine Studie am Universitätsklinikum Ulm. Schlütersche, Hannover

Dammshäuser B (2012) Bobath-Konzept in der Pflege. Grundlagen. Problemerkennung und Praxis, 2. Aufl. Elsevier GmbH, München/Stuttgart

Deutsches Netzwerk für Qualitätsentwicklung in der Pflege (DNQP) (Hrsg) (2010) Expertenstandard Dekubitusprophylaxe in der Pflege, 1. Aktualisierung 2010

European Pressure Ulcer Advisory Panel and National Pressure Ulcer Advisory Panel (EPUAP & NPUAP) (2009) Prevention and treatment of pressure ulcers: quick reference guide. National Pressure Ulcer Advisory Panel, Washington, DC

Friedhoff M, Schieberle D (2012) Praxis des Bobath-Konzepts. Grundlagen. Handlings. Fallbeispiele, 2. Aufl. Thieme Verlag, Stuttgart

Giesbrecht EM, Miller WC, Woodgate RL (2015) Navigating uncharted territory: a qualitative study of the experience of transitioning to wheelchair use among older adults and their care providers. BMC Geriatr 15:91. https://doi.org/10.1186/s12877-015-0092-2

Hatch F, Maietta L (2003) Kinästhetik. Gesundheitsentwicklung und menschliche Aktivitäten, 2. Aufl. Urban & Fischer, München

Hatch F, Maietta L, Schmidt S (2005) Kinästhetik. Interaktion durch Berührung und Bewegung in der Pflege, 5., unveränd. Aufl. DBfK Verlag, Eschborn

Hatch F, Maietta L (2011) Kinaesthetics. Infant Handling, 2., durchges. Aufl. Hans Huber, Bern

Institut für Innovation im Gesundheitswesen und angewandte Pflegeforschung e.V. (IGAP) (aktualisiert September 2007) Dekubitus Pflege-Ratgeber Dekubitusprophylaxe. http://www.dekubitus.de/dekubitusprophylaxe.htm

Kamphausen U (2011) Prophylaxen in der Pflege. Anregungen für kreatives Handeln, 7., akt. Aufl. Verlag Kohlhammer W, Stuttgart

Schröder G, Kottner J (Hrsg) (2011) Dekubitus und Dekubitusprophylaxe, 1. Aufl. Hans Huber, Bern

Singh H, Scovil CY, Yoshida K et al (2020) Factors that influence the risk of falling after spinal cord injury: a qualitative photo-elicitation study with individuals that use a wheelchair as their primary means of mobility. BMJ Open 10:e034279. https://doi.org/10.1136/bmjopen-2019-034279

Literatur zu 6.11 Gehen, beeinträchtigt

Asmussen M (2010) Praxisbuch Kinaesthetics. Erfahrungen zur individuellen Bewegungsunterstützung auf Basis der Kinästhetik, 2. Aufl. Elsevier GmbH, München

Bauder-Mißbach H, Eisenschink A-M, Kirchner E (2009) Kinästhetische Mobilisation. Wie Pflegekräfte die Genesung unterstützen können – eine Studie am Universitätsklinikum Ulm. Schlütersche, Hannover

Citron I (2004) Kinästhetik – Kommunikatives Bewegungslernen. Thieme, Stuttgart

Dammshäuser B (2012) Bobath-Konzept in der Pflege. Grundlagen. Problemerkennung und Praxis, 2. Aufl. Elsevier GmbH, München/Stuttgart

Friedhoff M, Schieberle D (2012) Praxis des Bobath-Konzepts. Grundlagen. Handlings. Fallbeispiele, 2. Aufl. Thieme Verlag, Stuttgart

Gjelsvik B (2012) Die Bobath-Therapie in der Erwachsenenneurologie, 2. Aufl. Thieme Verlag, Stuttgart

Hatch F, Maietta L (2003) Kinästhetik. Gesundheitsentwicklung und menschliche Funktionen, 2. Aufl. Urban & Fischer bei Elsevier, München

Hatch F, Maietta L (2011) Kinaesthetics. Infant Handling, 2., durchges. Aufl. Hans Huber, Bern

Paeth Rohlfs B (2010) Erfahrungen mit dem Bobath-Konzept. Grundlagen. Behandlung. Fallbeispiele, 3. Aufl. Thieme Verlag, Stuttgart/New York

Jonasson SB, Nilsson MH, Lexell J, Carlsson G (2018) Experiences of fear of falling in persons with Parkinson's disease – a qualitative study. BMC Geriatr 18:44. https://doi.org/10.1186/s12877-018-0735-1

Nguyen AM, Arora KS, Swenor BK et al (2015) Physical activity restriction in age-related eye disease: a cross-sectional study exploring fear of falling as a potential mediator. BMC Geriatr 15:64. https://doi.org/10.1186/s12877-015-0062-8

Literatur zu 6.13 Selbstpflege Essen/Trinken, beeinträchtigt

Dennis CM (2001) Dorothea Orem. Selbstpflege- und Selbstpflegedefizit-Theorie. Verlag Hans Huber, Bern

Evers G (Hrsg) (2002) Professionelle Selbstpflege. Einschätzen – messen – anwenden. Hans Huber, Bern

Jordan A, Sirsch G et al (2012) Verbesserung der zahnmedizinischen Betreuung in der Altenpflege durch Schulungen von Pflegekräften. Pflege 25:97–105. https://doi.org/10.1024/1012-5302/a000185

Lane NE, Wodchis WP, Boyd CM, Stukel TA (2017) Disability in long-term care residents explained by prevalent geriatric syndromes, not long-term care home characteristics: a cross-sectional study. BMC Geriatr 17:49. https://doi.org/10.1186/s12877-017-0444-1

Natour U (2007) Die Selbstpflegedefizittheorie von D. E. Orem. GRIN Verlag, Akademische Schriftenreihe

Pabst G (2009) Die Selbstpflegedefizit-Theorie nach Dorothea Orem, Bd. v137581. GRIN Verlag, Akademische Schriftenreihe

Ullmann P (2007) Die Bedeutung der gesundheitsfördernden Beratung unter Bezugnahme der Selbstpflege- und Selbstpflegedefizit-Theorie von Dorothea Orem, Bd. v49885. GRIN Verlag, Akademische Schriftenreihe

Literatur zu 6.14 Selbstpflege Waschen/Pflegen der äußeren Erscheinung, beeinträchtigt

Dennis CM (2001) Dorothea Orem. Selbstpflege- und Selbstpflegedefizit-Theorie. Verlag Hans Huber, Bern

Evers G (Hrsg) (2002) Professionelle Selbstpflege. Einschätzen – messen – anwenden. Hans Huber, Bern

Jordan A, Sirsch G et al (2012) Verbesserung der zahnmedizinischen Betreuung in der Altenpflege durch Schulungen von Pflegekräften. Pflege 25:97–105. https://doi.org/10.1024/1012-5302/a000185

Lane NE, Wodchis WP, Boyd CM, Stukel TA (2017) Disability in long-term care residents explained by prevalent geriatric syndromes, not long-term care home characteristics: a cross-sectional study. BMC Geriatr 17:49. https://doi.org/10.1186/s12877-017-0444-1

Natour U (2007) Die Selbstpflegedefizittheorie von D. E. Orem. GRIN Verlag, Akademische Schriftenreihe

Pabst G (2009) Die Selbstpflegedefizit-Theorie nach Dorothea Orem, Bd. v137581. GRIN Verlag, Akademische Schriftenreihe

Ullmann P (2007) Die Bedeutung der gesundheitsfördernden Beratung unter Bezugnahme der Selbstpflege- und Selbstpflegedefizit-Theorie von Dorothea Orem, Bd. v49885. GRIN Verlag, Akademische Schriftenreihe

Literatur zu 6.15 Selbstpflege Kleiden, beeinträchtigt

Dennis CM (2001) Dorothea Orem. Selbstpflege- und Selbstpflegedefizit-Theorie. Verlag Hans Huber, Bern

Evers G (Hrsg) (2002) Professionelle Selbstpflege. Einschätzen – messen – anwenden. Hans Huber, Bern

Jordan A, Sirsch G et al (2012) Verbesserung der zahnmedizinischen Betreuung in der Altenpflege durch Schulungen von Pflegekräften. Pflege 25:97–105. https://doi.org/10.1024/1012-5302/a000185

Lane NE, Wodchis WP, Boyd CM, Stukel TA (2017) Disability in long-term care residents explained by prevalent geriatric syndromes, not long-term care home characteristics: a cross-sectional study. BMC Geriatr 17:49. https://doi.org/10.1186/s12877-017-0444-1

Natour U (2007) Die Selbstpflegedefizittheorie von D. E. Orem. GRIN Verlag, Akademische Schriftenreihe

Pabst G (2009) Die Selbstpflegedefizit-Theorie nach Dorothea Orem, Bd. v137581. GRIN Verlag, Akademische Schriftenreihe

Ullmann P (2007) Die Bedeutung der gesundheitsfördernden Beratung unter Bezugnahme der Selbstpflege- und Selbstpflegedefizit-Theorie von Dorothea Orem, Bd. v49885. GRIN Verlag, Akademische Schriftenreihe

Literatur zu 6.16 Selbstpflege, Entwicklung der Ressourcen

Abt-Zegelin A (2003) Patienten- und Familienedukation in der Pflege. In: Deutscher Verein für Pflegewissenschaft e.V. (Hrsg) Das Originäre der Pflege entdecken. Pflege beschreiben, erfassen, begrenzen. Mabuse Verlag, Frankfurt am Main

Antonovsky A (1993) Gesundheitsforschung versus Krankheitsforschung. In: Franke A, Broda M (Hrsg) Psychosomatische Gesundheit. dgvt, Tübingen

Dennis CM (2001) Dorothea Orem. Selbstpflege- und Selbstpflegedefizit-Theorie. Verlag Hans Huber, Bern

Evers G (Hrsg) (2002) Professionelle Selbstpflege. Einschätzen – messen – anwenden. Hans Huber, Bern

Jordan A, Sirsch G et al (2012) Verbesserung der zahnmedizinischen Betreuung in der Altenpflege durch Schulungen von Pflegekräften. Pflege 25:97–105. https://doi.org/10.1024/1012-5302/a000185

Lane NE, Wodchis WP, Boyd CM, Stukel TA (2017) Disability in long-term care residents explained by prevalent geriatric syndromes, not long-term care home characteristics: a cross-sectional study. BMC Geriatr 17:49. https://doi.org/10.1186/s12877-017-0444-1

London F (2010) Informieren, Schulen, Beraten. Praxishandbuch zur Patientenedukation, 2., durchges. u. erg. Aufl. Hans Huber, Bern

Natour U (2007) Die Selbstpflegedefizittheorie von D. E. Orem. GRIN Verlag, Akademische Schriftenreihe

Pabst G (2009) Die Selbstpflegedefizit-Theorie nach Dorothea Orem, Bd. v137581. GRIN Verlag, Akademische Schriftenreihe

Ullmann P (2007) Die Bedeutung der gesundheitsfördernden Beratung unter Bezugnahme der Selbstpflege- und Selbstpflegedefizit-Theorie von Dorothea Orem, Bd. v49885. GRIN Verlag, Akademische Schriftenreihe

Wydler H, Kolip P, Abel T (Hrsg) (2010) Salutogenese und Kohärenzgefühl. Grundlagen, Empirie und Praxis eines gesundheitswissenschaftlichen Konzepts, 4. Aufl. Verlag Beltz Juventa, Weinheim/München

Literatur zu 6.20 Beschäftigung/Arbeit, beeinträchtigt, Risiko

Backman CL (2006) Psychosocial aspects in the management of arthritis pain. Arthrit Res 8:221. https://doi.org/10.1186/ar2083

Rijken M, Spreeuwenberg P, Schippers J, Groenewegen PP (2013) The importance of illness duration, age at diagnosis and the year of diagnosis for labour participation chances of people with chronic illness: results of a nationwide panel-study in the Netherlands. BMC Public Health 13:803. https://doi.org/10.1186/1471-2458-13-803

Literatur zu 6.21 Beschäftigung/Arbeit, beeinträchtigt

Backman CL (2006) Psychosocial aspects in the management of arthritis pain. Arthrit Res 8:221. https://doi.org/10.1186/ar2083

Rijken M, Spreeuwenberg P, Schippers J, Groenewegen PP (2013) The importance of illness duration, age at diagnosis and the year of diagnosis for labour participation chances of people with chronic illness: results of a nationwide panel-study in the Netherlands. BMC Public Health 13:803. https://doi.org/10.1186/1471-2458-13-803

Literatur zu 6.22 Beschäftigung/Arbeit, Entwicklung der Ressourcen

Backman CL (2006) Psychosocial aspects in the management of arthritis pain. Arthrit Res 8:221. https://doi.org/10.1186/ar2083

Rijken M, Spreeuwenberg P, Schippers J, Groenewegen PP (2013) The importance of illness duration, age at diagnosis and the year of diagnosis for labour participation chances of people with chronic illness: results of a nationwide panel-study in the Netherlands. BMC Public Health 13:803. https://doi.org/10.1186/1471-2458-13-803

Literatur zu 6.26 Schlafen, beeinträchtigt, Risiko

Choi EPH, Wan EYF, Kwok JYY et al (2019) The mediating role of sleep quality in the association between nocturia and health-related quality of life. Health Qual Life Outcomes 17:181. https://doi.org/10.1186/s12955-019-1251-5

Hellström A, Condelius A, Willman A, Fagerström C (2015) The rhythm of the unit is the pace of life: a study of everyday activities and sleep in Swedish residential care. OJN 05:697–706. https://doi.org/10.4236/ojn.2015.58073

Li L, Ren J, Shi L et al (2014) Frequent nocturnal awakening in children: prevalence, risk factors, and associations with subjective sleep perception and daytime sleepiness. BMC Psychiatry 14:204. https://doi.org/10.1186/1471-244X-14-204

Li Y, Bai W, Zhu B et al (2020) Prevalence and correlates of poor sleep quality among college students: a cross-sectional survey. Health Qual Life Outcomes 18:210. https://doi.org/10.1186/s12955-020-01465-2

Ong WJ, Tan XW, Shahwan S et al (2020) Association between sleep quality and domains of quality of life amongst patients with first episode psychosis. Health Qual Life Outcomes 18:114. https://doi.org/10.1186/s12955-020-01367-3

Park J, Chung S, Lee J et al (2017) Noise sensitivity, rather than noise level, predicts the non-auditory effects of noise in community samples: a population-based survey. BMC Public Health 17:315. https://doi.org/10.1186/s12889-017-4244-5

Rognmo K, Bergvik S, Rosenvinge JH et al (2019) Gender differences in the bidirectional relationship between alcohol consumption and sleeplessness: the Tromsø study. BMC Public Health 19:444. https://doi.org/10.1186/s12889-019-6801-6

Scott H, Biello SM, Woods HC (2019) Social media use and adolescent sleep patterns: cross-sectional findings from the UK millennium cohort study. BMJ Open 9:e031161. https://doi.org/10.1136/bmjopen-2019-031161

Thomée S, Härenstam A, Hagberg M (2012) Computer use and stress, sleep disturbances, and symptoms of depression among young adults – a prospective cohort study. BMC Psychiatry 12:176. https://doi.org/10.1186/1471-244X-12-176

Waldman LT, Parthasarathy S, Villa KF et al (2020) Understanding the burden of illness of excessive daytime sleepiness associated with obstructive sleep apnea: a qualitative study. Health Qual Life Outcomes 18:128. https://doi.org/10.1186/s12955-020-01382-4

Warth J, Puth M-T, Tillmann J et al (2019) Over-indebtedness and its association with sleep and sleep medication use. BMC Public Health 19:957. https://doi.org/10.1186/s12889-019-7231-1

Wyszyńska J, Matłosz P, Asif M et al (2021) Association between objectively measured body composition, sleep parameters and physical activity in preschool children: a cross-sectional study. BMJ Open 11:e042669. https://doi.org/10.1136/bmjopen-2020-042669

Literatur zu 6.27 Schlafen, beeinträchtigt

Choi EPH, Wan EYF, Kwok JYY et al (2019) The mediating role of sleep quality in the association between nocturia and health-related quality of life. Health Qual Life Outcomes 17:181. https://doi.org/10.1186/s12955-019-1251-5

Hellström A, Condelius A, Willman A, Fagerström C (2015) The rhythm of the unit is the pace of life: a study of everyday activities and sleep in Swedish residential care. OJN 5:697–706. https://doi.org/10.4236/ojn.2015.58073

Li L, Ren J, Shi L et al (2014) Frequent nocturnal awakening in children: prevalence, risk factors, and associations with subjective sleep perception and daytime sleepiness. BMC Psychiatry 14:204. https://doi.org/10.1186/1471-244X-14-204

Li Y, Bai W, Zhu B et al (2020) Prevalence and correlates of poor sleep quality among college students: a cross-sectional survey. Health Qual Life Outcomes 18:210. https://doi.org/10.1186/s12955-020-01465-2

Ong WJ, Tan XW, Shahwan S et al (2020) Association between sleep quality and domains of quality of life amongst patients with first episode psychosis. Health Qual Life Outcomes 18:114. https://doi.org/10.1186/s12955-020-01367-3

Park J, Chung S, Lee J et al (2017) Noise sensitivity, rather than noise level, predicts the non-auditory effects of noise in community samples: a population-based survey. BMC Public Health 17:315. https://doi.org/10.1186/s12889-017-4244-5

Rognmo K, Bergvik S, Rosenvinge JH et al (2019) Gender differences in the bidirectional relationship between alcohol consumption and sleeplessness: the Tromsø study. BMC Public Health 19:444. https://doi.org/10.1186/s12889-019-6801-6

Scott H, Biello SM, Woods HC (2019) Social media use and adolescent sleep patterns: cross-sectional findings from the UK millennium cohort study. BMJ Open 9:e031161. https://doi.org/10.1136/bmjopen-2019-031161

Thomée S, Härenstam A, Hagberg M (2012) Computer use and stress, sleep disturbances, and symptoms of depression among young adults – a prospective cohort study. BMC Psychiatry 12:176. https://doi.org/10.1186/1471-244X-12-176

Waldman LT, Parthasarathy S, Villa KF et al (2020) Understanding the burden of illness of excessive daytime sleepiness associated with obstructive sleep apnea: a qualitative study. Health Qual Life Outcomes 18:128. https://doi.org/10.1186/s12955-020-01382-4

Warth J, Puth M-T, Tillmann J et al (2019) Over-indebtedness and its association with sleep and sleep medication use. BMC Public Health 19:957. https://doi.org/10.1186/s12889-019-7231-1

Wyszyńska J, Matłosz P, Asif M et al (2021) Association between objectively measured body composition, sleep parameters and physical activity in preschool children: a cross-sectional study. BMJ Open 11:e042669. https://doi.org/10.1136/bmjopen-2020-042669

Literatur zu 6.28 Schlafen, Entwicklung der Ressourcen

Choi EPH, Wan EYF, Kwok JYY et al (2019) The mediating role of sleep quality in the association between nocturia and health-related quality of life. Health Qual Life Outcomes 17:181. https://doi.org/10.1186/s12955-019-1251-5

Hellström A, Condelius A, Willman A, Fagerström C (2015) The rhythm of the unit is the pace of life: a study of everyday activities and sleep in Swedish residential care. OJN 05:697–706. https://doi.org/10.4236/ojn.2015.58073

Li L, Ren J, Shi L et al (2014) Frequent nocturnal awakening in children: prevalence, risk factors, and associations with subjective sleep perception and daytime sleepiness. BMC Psychiatry 14:204. https://doi.org/10.1186/1471-244X-14-204

Li Y, Bai W, Zhu B et al (2020) Prevalence and correlates of poor sleep quality among college students: a cross-sectional survey. Health Qual Life Outcomes 18:210. https://doi.org/10.1186/s12955-020-01465-2

Ong WJ, Tan XW, Shahwan S et al (2020) Association between sleep quality and domains of quality of life amongst patients with first episode psychosis. Health Qual Life Outcomes 18:114. https://doi.org/10.1186/s12955-020-01367-3

Park J, Chung S, Lee J et al (2017) Noise sensitivity, rather than noise level, predicts the non-auditory effects of noise in community samples: a population-based survey. BMC Public Health 17:315. https://doi.org/10.1186/s12889-017-4244-5

Rognmo K, Bergvik S, Rosenvinge JH et al (2019) Gender differences in the bidirectional relationship between alcohol consumption and sleeplessness: the Tromsø study. BMC Public Health 19:444. https://doi.org/10.1186/s12889-019-6801-6

Scott H, Biello SM, Woods HC (2019) Social media use and adolescent sleep patterns: cross-sectional findings from the UK millennium cohort study. BMJ Open 9:e031161. https://doi.org/10.1136/bmjopen-2019-031161

Thomée S, Härenstam A, Hagberg M (2012) Computer use and stress, sleep disturbances, and symptoms of depression among young adults – a prospective cohort study. BMC Psychiatry 12:176. https://doi.org/10.1186/1471-244X-12-176

Waldman LT, Parthasarathy S, Villa KF et al (2020) Understanding the burden of illness of excessive daytime sleepiness associated with obstructive sleep apnea: a qualitative study. Health Qual Life Outcomes 18:128. https://doi.org/10.1186/s12955-020-01382-4

Warth J, Puth M-T, Tillmann J et al (2019) Over-indebtedness and its association with sleep and sleep medication use. BMC Public Health 19:957. https://doi.org/10.1186/s12889-019-7231-1

Wyszyńska J, Matłosz P, Asif M et al (2021) Association between objectively measured body composition, sleep parameters and physical activity in preschool children: a cross-sectional study. BMJ Open 11:e042669. https://doi.org/10.1136/bmjopen-2020-042669

6

Domäne: Alleinsein und soziale Interaktion

Inhaltsverzeichnis

© Der/die Autor(en), exklusiv lizenziert durch Springer-Verlag GmbH, DE,
ein Teil von Springer Nature 2022
H. Stefan et al., *POP - PraxisOrientierte Pflegediagnostik*,
https://doi.org/10.1007/978-3-662-62673-3_7

Pflegediagnose 60011 Definition: Ein Pflegephänomen, bei dem ein Mensch das Risiko hat, sich verbal und/oder nonverbal unverständlich mitzuteilen und/oder Mitteilungen anderer Menschen nicht zu verstehen. Anmerkung der Autoren Eine Risiko-Diagnose kann nicht durch Zeichen und Symptome belegt werden, da das Problem nicht aufgetreten ist und die Pflegemaßnahmen die Prävention bezwecken.

7.1 Kommunikation, beeinträchtigt, Risiko

Pflegediagnose 60011

> ┌─ **Definition** ─────────────────────────────
>
> Ein Pflegephänomen, bei dem ein Mensch das Risiko hat, sich verbal und/oder nonverbal unverständlich mitzuteilen und/oder Mitteilungen anderer Menschen nicht zu verstehen.

7

Anmerkung der Autoren
Eine Risiko-Diagnose kann nicht durch Zeichen und Symptome belegt werden, da das Problem nicht aufgetreten ist und die Pflegemaßnahmen die Prävention bezwecken.

7.1.1 Risikofaktoren

7.1.1.1 Körperliche/funktionelle Risikofaktoren

- Beeinträchtigtes Atmen (spezifizieren)
- Tracheostoma
- Beeinträchtigte Energie/Kraft
- Beeinträchtigtes Gedächtnis
- Beeinträchtigter Umgang mit technischen Kommunikationsmitteln
- Beeinträchtigte kognitive Fähigkeiten (spezifizieren)
- Veränderte Auffassungsgabe
- Beeinträchtigte Kommunikation von Gefühlen
- Beeinträchtigte Gestik
- Beeinträchtigte Mimik
- Beeinträchtigte nonverbale Kommunikation (spezifizieren)
- Beeinträchtigte Funktion der Sprechorgane (spezifizieren)
- Beeinträchtigte Fähigkeit zu lesen bzw. zu schreiben
- Beeinträchtigte Fähigkeit, den Sinn von gelesenen Texten zu verstehen (sekundärer Analphabetismus)
- Beeinträchtigte Fähigkeit, Orte der Begegnung aufzusuchen
- Beeinträchtigter Hörsinn
- Beeinträchtigter Sehsinn
- Beeinträchtigte taktile Wahrnehmung
- Beeinträchtigte Fähigkeit zur Artikulation (spezifizieren)
- Mangelnde Beherrschung einer Sprache, die vom sozialen Umfeld verstanden wird

- Beeinträchtigtes Sprachverständnis
- Beeinträchtigte Wortfindung
- Alkoholkonsum (spezifizieren)
- Drogenkonsum (spezifizieren)
- Medikamentenwirkung (spezifizieren)

7.1.1.2 Psychische Risikofaktoren

- Mangelnde Akzeptanz sozialer Regeln in der Kommunikation
- Mangelnde Aufmerksamkeit
- Beeinträchtigte Bewusstseinslage
- Beeinträchtigtes Einfühlungsvermögen
- Stress
- Emotionale Erregungszustände
- Beeinträchtigtes Selbstwertgefühl
- Angst (spezifizieren)
- Gefühl der Unsicherheit

7.1.1.3 Soziale/umgebungsbedingte Risikofaktoren

- Intubation
- Beeinträchtigte Akzeptanz als Kommunikationspartner durch das soziale Umfeld
- Mangelnde Anerkennung und Respekt durch das soziale Umfeld
- Kulturelle Faktoren (spezifizieren)
- Fehlen von Kommunikationspartnern
- Mangelnde Verfügbarkeit von Kommunikationspartnern mit entsprechenden Sprachkenntnissen
- Umgebungsfaktoren (spezifizieren: z. B. Lärm)
- Mangelnde Sinnesreize aus der Umgebung (spezifizieren)
- Mangelnde Verfügbarkeit von Dolmetschern

7.1.2 Ressourcen

Die Ressourcen eines Menschen können körperlicher/funktioneller, psychischer und sozialer/umgebungsbedingter Art sein. Achten Sie immer auf eine umfassende Beurteilung der Ressourcen. Die folgende Aufzählung der Ressourcen kann individuell ergänzt werden.

7.1.2.1 Körperliche/funktionelle Ressourcen

- Verfügt über ausreichend Luft zum Sprechen
- Zeigt kongruentes Verhalten
- Verfügt über Energie/Kraft
- Beherrscht den Umgang mit technischen Kommunikationsmitteln
- Verwendet Kommunikationshilfen (spezifizieren)
- Verfügt über kognitive Fähigkeiten (spezifizieren)
- Bringt Gefühle zum Ausdruck (verbal/nonverbal)
- Verwendet Gestik
- Beantwortet geschlossene Fragen mit „Ja" oder „Nein"

- Verwendet Mimik
- Kommuniziert nonverbal (spezifizieren)
- Kann lesen und schreiben
- Verfügt über die Fähigkeit, Orte der Begegnung aufzusuchen
- Verfügt über funktionierende Sprechorgane
- Verfügt über Sinneswahrnehmung (spezifizieren)
- Beherrscht Gebärdensprache
- Beherrscht eine Sprache, die vom sozialen Umfeld verstanden wird

7.1.2.2 Psychische Ressourcen

- Akzeptiert Kommunikationshilfen
- Akzeptiert soziale Regeln in der Kommunikation
- Verfügt über Aufmerksamkeit
- Hat Wachphasen
- Verfügt über Einfühlungsvermögen
- Zeigt Interesse am Austausch mit anderen Menschen
- Verfügt über Kreativität in der Gestaltung der Kommunikation
- Zeigt Bereitschaft, alternative Kommunikationsmethoden auszuprobieren
- Zeigt Bereitschaft zu kommunizieren
- Äußert den Wunsch, Gedanken und Gefühle mitzuteilen
- Äußert das Gefühl der Sicherheit

7.1.2.3 Soziale/umgebungsbedingte Ressourcen

- Wird vom sozialen Umfeld als Kommunikationspartner wahrgenommen und akzeptiert
- Erhält Anerkennung und Respekt durch das soziale Umfeld
- Kommunikationspartner beherrschen die nonverbale Kommunikation
- Kommunikationspartner verfügen über entsprechende Sprachkenntnisse
- Erhält Unterstützung durch das soziale Umfeld (spezifizieren)
- Umgebung ermöglicht Kommunikation (spezifizieren)
- Verfügt über Kommunikationspartner
- Dolmetscher sind verfügbar

7.1.3 Pflegeziele

Übergeordnetes Ziel
Kommuniziert verbal und/oder nonverbal und äußert, zu verstehen und verstanden worden zu sein.

7.1.3.1 Ziele im körperlichen/funktionellen Bereich

- Verwendet Kommunikationshilfen (spezifizieren)
- Beteiligt sich an der Erstellung eines Behandlungsplanes
- Teilt Bedürfnisse und Gefühle für das soziale Umfeld verstehbar mit
- Verwendet alternative Kommunikationsformen (spezifizieren)

- Verwendet Hilfsmittel, die sensorische Beeinträchtigungen ausgleichen (spezifizieren: z. B. Hörgerät, Brille)
- Nimmt an Kommunikationstraining teil
- Zeigt Übereinstimmung von verbaler und nonverbaler Kommunikation
- Handelt entsprechend von mitgeteilten Informationen

7.1.3.2 Ziele im psychischen Bereich

- Beschreibt kommunikationsbeeinflussende Faktoren (spezifizieren)
- Nennt verfügbare Ressourcen
- Äußert Interesse am Erlernen neuer Kommunikationsfähigkeiten (spezifizieren)
- Äußert, sich im Umgang mit Kommunikationsmitteln sicher zu fühlen

7.1.3.3 Ziele im sozialen/umgebungsbedingten Bereich

- Mitmenschen geben Feedback die Mitteilungen zu verstehen
- Das soziale Umfeld akzeptiert die verwendete Kommunikationsform
- Das soziale Umfeld versteht die Mitteilungen des Betroffenen und handelt danach
- Das soziale Umfeld äußert sich wertschätzend zur Interaktion
- Kommunikationspartner unterstützen beim Kommunizieren

7.1.4 Pflegemaßnahmen

Die angeführten Maßnahmen sind beispielhaft und müssen individuell konkretisiert werden.

7.1.4.1 Pflegemaßnahmen im körperlichen/funktionellen Bereich

- Achten auf verbale/nonverbale Verhaltensweisen (Sprache, Gestik, Mimik)
- Kommunizieren mit einfachen Wörtern
- Verwenden von nonverbalen/technischen Kommunikationsmöglichkeiten
- Bereitstellen wichtiger Gegenstände in Reichweite
- Bereitstellen von Seh- und Hörhilfen
- Stellen geschlossener Fragen, falls nur mit „Ja" und „Nein" geantwortet werden kann
- Vergewissern, ob die nonverbalen Mitteilungen verstanden wurden
- Aufmerksam machen auf die Diskrepanz der verbalen und nonverbalen Kommunikation
- Klar und deutlich sprechen
- Unterstützen beim Erlernen und Anwenden von therapeutischen Kommunikationsregeln (z. B. Feedback, aktives Zuhören und Ich-Botschaften)
- Anbieten von Gesprächen

7.1.4.2 Pflegemaßnahmen im psychischen Bereich

- Berücksichtigen persönlicher Bedürfnisse (spezifizieren)
- Vermitteln einer ruhigen, stressfreien Haltung
- Einplanen von Zeit für die Antwort des Betroffenen
- Geben von einfachen Rückmeldungen, sodass die Orientierung an der Realität erfolgen kann

- Informieren über mögliche Therapieformen
- Informieren über weiterführende Schulungsmöglichkeiten
- Beseitigen von angstauslösenden Reizüberflutungen
- Achten auf die Verwendung unüblicher bzw. unüblich benutzter Äußerungen im Zusammenhang mit den Emotionen des Betroffenen

7.1.4.3 Pflegemaßnahmen im sozialen/umgebungsbedingten Bereich

- Informieren der Bezugsperson über das Sprach- und Sprechverhalten
- Anleiten der Bezugsperson in der Kommunikation mit dem Betroffenen
- Einbeziehen der Bezugsperson in die Pflege- und Therapiemaßnahmen
- Informieren über soziale Einrichtungen, Sprach- und Gruppentherapie
- Sorgen für ein individuell angemessenes Ausmaß von Umgebungsreizen
- Organisieren von Leserunden
- Organisieren eines Dolmetschers
- Einbeziehen der Kenntnisse und Erfahrungen der Bezugsperson
- Berücksichtigen von soziokulturellen Gegebenheiten

7.2 Kommunikation, beeinträchtigt

Pflegediagnose 60012

> **Definition**
>
> Ein Pflegephänomen, bei dem ein Mensch beeinträchtigt ist, eigene Mitteilungen verbal und/oder nonverbal verständlich zu machen und/oder Mitteilungen anderer Menschen zu verstehen.

7.2.1 Ätiologie

7.2.1.1 Körperliche/funktionelle Ursachen

- Beeinträchtigtes Atmen (spezifizieren)
- Beeinträchtigte Energie/Kraft
- Beeinträchtigtes Gedächtnis
- Beeinträchtigter Umgang mit technischen Kommunikationsmitteln
- Beeinträchtigte kognitive Fähigkeiten (spezifizieren)
- Veränderte Auffassungsgabe
- Beeinträchtigte Kommunikation von Gefühlen
- Beeinträchtigte Gestik
- Beeinträchtigte Mimik
- Beeinträchtigte nonverbale Kommunikation (spezifizieren)
- Beeinträchtigte Fähigkeit zu lesen bzw. zu schreiben
- Beeinträchtigte Fähigkeit, den Sinn von gelesenen Texten zu verstehen (sekundärer Analphabetismus)
- Beeinträchtigte Fähigkeit, Orte der Begegnung aufzusuchen

- Beeinträchtigte Funktion der Sprechorgane (spezifizieren)
- Beeinträchtigter Hörsinn
- Beeinträchtigter Sehsinn
- Beeinträchtigte taktile Wahrnehmung
- Beeinträchtigte Fähigkeit zur Artikulation (spezifizieren)
- Mangelnde Beherrschung einer Sprache, die vom sozialen Umfeld verstanden wird
- Beeinträchtigtes Sprachverständnis
- Beeinträchtigte Wortfindung
- Alkoholkonsum (spezifizieren)
- Drogenkonsum (spezifizieren)
- Medikamentenwirkung (spezifizieren)

7.2.1.2 Psychische Ursachen

- Mangelnde Akzeptanz sozialer Regeln in der Kommunikation
- Mangelnde Aufmerksamkeit
- Beeinträchtigte Bewusstseinslage
- Beeinträchtigtes Einfühlungsvermögen
- Stress
- Emotionaler Erregungszustand
- Mangelnde Bereitschaft zu kommunizieren
- Beeinträchtigtes Selbstwertgefühl
- Angst (spezifizieren)
- Gefühl der Unsicherheit

7.2.1.3 Soziale/umgebungsbedingte Ursachen

- Intubation
- Beeinträchtigte Akzeptanz als Kommunikationspartner durch das soziale Umfeld
- Mangelnde Anerkennung und Respekt durch das soziale Umfeld
- Kulturelle Faktoren (spezifizieren)
- Fehlen von Kommunikationspartnern
- Mangelnde Verfügbarkeit von Kommunikationspartnern mit entsprechenden Sprachkenntnissen
- Umgebungsfaktoren (spezifizieren: z. B. Lärm)
- Mangelnde Sinnesreize aus der Umgebung (spezifizieren)
- Mangelnde Verfügbarkeit von Dolmetschern

7.2.2 Symptome

7.2.2.1 Aus der Sicht des Betroffenen

- Schwierigkeiten in der verbalen Kommunikation
- Ersetzen der verbalen Kommunikation durch nonverbale Kommunikationstechniken
- Wortfindungsstörungen
- Äußerungen gestisch oder mimisch, nicht verstanden worden zu sein
- Äußerungen verbal, gestisch oder mimisch, nicht zu verstehen

- Äußerungen über fehlende Kommunikation
- Fehlende Kontakte

7.2.2.2 Aus der Sicht der Pflegeperson

- Spricht nicht
- Spricht nur einzelne Wörter
- Verwendung von Floskeln und Füllwörtern
- Verwendung einer nicht ortsüblichen Sprache (z. B. Dialekt, Fremdsprache)
- Unverständliche Äußerungen (verbal/nonverbal)
- Schwierigkeiten beim Formen von Wörtern oder Sätzen
- Undeutliche Aussprache (verwaschene Sprache)
- Wendet sich ab
- Unangemessene Wortwahl
- Stottern
- Atemnot
- Fehlender Augenkontakt
- Schwierigkeiten, zu verstehen und die üblichen Kommunikationsmuster beizubehalten
- Nicht folgerichtige Reaktionen (z. B. Antworten)
- Fehlende Reaktion
- Rückzug
- Aggression
- Häufiges Nachfragen
- Selbstgespräche

7.2.3 Ressourcen

Die Ressourcen eines Menschen können körperlicher/funktioneller, psychischer und sozialer/umgebungsbedingter Art sein. Achten Sie immer auf eine umfassende Beurteilung der Ressourcen. Die folgende Aufzählung der Ressourcen kann individuell ergänzt werden.

7.2.3.1 Körperliche/funktionelle Ressourcen

- Verfügt über ausreichend Luft zum Sprechen
- Zeigt kongruentes Verhalten
- Verfügt über Energie/Kraft
- Beherrscht Umgang mit technischen Kommunikationsmitteln
- Verwendet Kommunikationshilfen (spezifizieren)
- Verfügt über kognitive Fähigkeiten (spezifizieren)
- Bringt Gefühle zum Ausdruck (verbal/nonverbal)
- Verwendet Gestik
- Beantwortet geschlossene Fragen mit „Ja" oder „Nein"
- Verwendet Mimik
- Kommuniziert nonverbal (spezifizieren)
- Kann lesen und schreiben
- Verfügt über die Fähigkeit, Orte der Begegnung aufzusuchen
- Verfügt über funktionierende Sprechorgane

- Verfügt über Sinneswahrnehmung (spezifizieren)
- Beherrscht Gebärdensprache
- Beherrscht eine Sprache, die vom sozialen Umfeld verstanden wird

7.2.3.2 Psychische Ressourcen

- Akzeptiert Kommunikationshilfen
- Akzeptiert soziale Regeln in der Kommunikation
- Verfügt über Aufmerksamkeit
- Hat Wachphasen
- Verfügt über Einfühlungsvermögen
- Zeigt Interesse am Austausch mit anderen Menschen
- Verfügt über Kreativität in der Gestaltung der Kommunikation
- Zeigt Bereitschaft, alternative Kommunikationsmethoden auszuprobieren
- Zeigt Bereitschaft zu kommunizieren
- Äußert den Wunsch, Gedanken und Gefühle mitzuteilen
- Äußert das Gefühl der Sicherheit

7.2.3.3 Soziale/umgebungsbedingte Ressourcen

- Wird vom sozialen Umfeld als Kommunikationspartner wahrgenommen und akzeptiert
- Erhält Anerkennung und Respekt durch das soziale Umfeld
- Kommunikationspartner beherrschen die nonverbale Kommunikation
- Kommunikationspartner verfügen über entsprechende Sprachkenntnisse
- Erhält Unterstützung durch das soziale Umfeld (spezifizieren)
- Umgebung ermöglicht Kommunikation (spezifizieren)
- Verfügt über Kommunikationspartner
- Dolmetscher sind verfügbar

7.2.4 Pflegeziele

> **Übergeordnetes Ziel**
> Kommuniziert verbal und/oder nonverbal und äußert, zu verstehen und verstanden worden zu sein.

7.2.4.1 Ziele im körperlichen/funktionellen Bereich

- Verwendet Kommunikationshilfen (spezifizieren)
- Beteiligt sich an der Erstellung eines Behandlungsplanes
- Teilt Bedürfnisse und Gefühle für das soziale Umfeld verstehbar mit
- Verwendet alternative Kommunikationsformen (spezifizieren)
- Verwendet Hilfsmittel, die sensorische Beeinträchtigungen ausgleichen (spezifizieren: z. B. Hörgerät, Brille)
- Nimmt am Kommunikationstraining teil
- Zeigt Übereinstimmung von verbaler und nonverbaler Kommunikation
- Handelt entsprechend der mitgeteilten Informationen

7.2.4.2 Ziele im psychischen Bereich

- Beschreibt kommunikationsbeeinflussende Faktoren (spezifizieren)
- Nennt verfügbare Ressourcen
- Äußert Interesse am Erlernen neuer Kommunikationsfähigkeiten (spezifizieren)
- Äußert sich im Umgang mit Kommunikationsmitteln sicher zu fühlen

7.2.4.3 Ziele im sozialen/umgebungsbedingten Bereich

- Mitmenschen geben Feedback die Mitteilungen zu verstehen
- Das soziale Umfeld akzeptiert die verwendete Kommunikationsform
- Das soziale Umfeld versteht die eingesetzten Kommunikationsformen und handelt danach
- Das soziale Umfeld äußert sich wertschätzend zur Interaktion
- Kommunikationspartner unterstützen beim Kommunizieren

7.2.5 Pflegemaßnahmen

Die angeführten Maßnahmen sind beispielhaft und müssen individuell konkretisiert werden.

7.2.5.1 Pflegemaßnahmen im körperlichen/funktionellen Bereich

- Achten auf verbale/nonverbale Verhaltensweisen (Sprache, Gestik, Mimik)
- Kommunizieren mit einfachen Wörtern
- Verwenden von nonverbalen/technischen Kommunikationsmöglichkeiten
- Stellen geschlossener Fragen, falls nur mit „Ja" und „Nein" geantwortet werden kann
- Vergewissern, ob die nonverbalen Mitteilungen verstanden wurden
- Klar und deutlich sprechen
- Unterstützen beim Erlernen und Anwenden von therapeutischen Kommunikationsregeln (z. B. Feedback, aktives Zuhören und Ich-Botschaften)
- Anbieten von Gesprächen

7.2.5.2 Pflegemaßnahmen im psychischen Bereich

- Aufmerksam machen auf die Diskrepanz zwischen der verbalen und nonverbalen Kommunikation
- Berücksichtigen persönlicher Bedürfnisse (spezifizieren)
- Vermitteln einer ruhigen, stressfreien Haltung
- Einplanen von Zeit für die Antwort des Betroffenen
- Geben von einfachen, Rückmeldungen, sodass die Orientierung an der Realität erfolgen kann
- Informieren über mögliche Therapieformen
- Informieren über weiterführende Schulungsmöglichkeiten
- Achten auf die Verwendung unüblicher bzw. unüblich benutzter Äußerungen im Zusammenhang mit den Emotionen des Betroffenen

7.2.5.3 Pflegemaßnahmen im sozialen/umgebungsbedingten Bereich

- Bereitstellen von Seh- und Hörhilfen
- Sorgen für Umweltstimuli, um den Kontakt mit der Realität zu erhalten
- Einbeziehen der Kenntnisse und Erfahrungen der Bezugsperson
- Informieren der Bezugsperson über das Sprach- und Sprechverhalten
- Anleiten der Bezugsperson in der Kommunikation mit dem Betroffenen
- Einbeziehen der Bezugsperson in die Pflege- und Therapiemaßnahmen
- Informieren über soziale Einrichtungen, Sprach- und Gruppentherapie
- Sorgen für ein individuell angemessenes Ausmaß von Umgebungsreizen
- Organisieren von Leserunden
- Organisieren eines Dolmetschers
- Bereitstellen wichtiger Gegenstände in Reichweite

7.3 Kommunikation, Entwicklung der Ressourcen

Pflegediagnose 60013

Definition

Ein Pflegephänomen, bei dem ein Mensch die Möglichkeiten erweitern und verbessern möchte, eigene Mitteilungen verbal und/oder nonverbal verständlich zu machen und/oder Mitteilungen anderer Menschen zu verstehen.

Anmerkung der Autoren

Diese Pflegediagnose ist eine Gesundheitsdiagnose und beinhaltet keine möglichen Ursachen, sondern Ressourcen. Nähere Informationen zu Gesundheitsdiagnosen finden sich im einleitenden Abschnitt „Gesundheitspflegediagnosen".

7.3.1 Ressourcen

Die Ressourcen eines Menschen können körperlicher/funktioneller, psychischer und sozialer/umgebungsbedingter Art sein. Achten Sie immer auf eine umfassende Beurteilung der Ressourcen. Die folgende Aufzählung der Ressourcen kann individuell ergänzt werden.

7.3.1.1 Körperliche/funktionelle Ressourcen

- Verfügt über ausreichend Luft zum Sprechen
- Zeigt kongruentes Verhalten
- Verfügt über Energie/Kraft
- Beherrscht Umgang mit technischen Kommunikationsmitteln
- Verfügt über kognitive Fähigkeiten (spezifizieren)
- Bringt Gefühle zum Ausdruck (verbal/nonverbal)
- Verwendet Gestik
- Verwendet Mimik

- Kommuniziert nonverbal (spezifizieren)
- Kann lesen und schreiben
- Verfügt über die Fähigkeit, Orte der Begegnung aufzusuchen
- Verfügt über funktionierende Sprechorgane
- Verfügt über Sinneswahrnehmung (spezifizieren)
- Verfügt über die Fähigkeit zur Artikulation
- Beherrscht Gebärdensprache
- Beherrscht eine Sprache, die vom sozialen Umfeld verstanden wird

7.3.1.2 Psychische Ressourcen

- Akzeptiert soziale Regeln in der Kommunikation
- Verfügt über Aufmerksamkeit
- Hat Wachphasen
- Verfügt über Einfühlungsvermögen
- Zeigt Interesse am Austausch mit anderen Menschen
- Verfügt über Kreativität in der Gestaltung der Kommunikation
- Zeigt Bereitschaft, alternative Kommunikationsmethoden auszuprobieren
- Äußert den Wunsch, Gedanken und Gefühle mitzuteilen
- Zeigt Bereitschaft zu kommunizieren
- Äußert das Gefühl der Sicherheit

7.3.1.3 Soziale/umgebungsbedingte Ressourcen

- Wird vom sozialen Umfeld als Kommunikationspartner wahrgenommen und akzeptiert
- Erhält Anerkennung und Respekt durch das soziale Umfeld
- Kommunikationspartner beherrschen die nonverbale Kommunikation
- Kommunikationspartner verfügen über entsprechende Sprachkenntnisse
- Umgebung ermöglicht Kommunikation (spezifizieren)
- Verfügt über Kommunikationspartner

7.3.2 Pflegeziele

Übergeordnetes Ziel
Verfügt über die Kompetenz, die Möglichkeiten zum Informations- und Gedankenaustausch mit anderen zu erweitern und zu verbessern.

7.3.2.1 Ziele im körperlichen/funktionellen Bereich

- Setzt Maßnahmen zur Verbesserung der Kommunikation (spezifizieren)
- Fordert aktiv Rückmeldungen zum eigenen Kommunikationsverhalten ein (z. B. Lob, konstruktive Kritik)
- Lernt Lesen und Schreiben
- Nimmt an einer Schulung im Umgang mit technischen Kommunikationsmedien teil (spezifizieren: z. B. Internet, Mobiltelefon)
- Nimmt eine auf die persönliche Situation abgestimmte professionelle Beratung in Anspruch

- Nimmt an einem Kommunikationstraining teil
- Erwirbt bzw. verbessert die Kenntnisse einer Sprache, die die Kommunikation mit dem Umfeld ermöglicht (spezifizieren: z. B. Deutsch, Türkisch, Gebärdensprache)
- Verwendet Hilfsmittel, die sensorische Beeinträchtigungen ausgleichen (spezifizieren: z. B. Hörgerät, Brille)
- Stellt gezielt Fragen
- Verwendet in der Kommunikation „Ich Botschaften"
- Verwendet in der Kommunikation die Methode des „aktiven Zuhörens"
- Pflegt sein äußeres Erscheinungsbild
- Nimmt an sozialen Aktivitäten teil, bei denen ein Austausch mit anderen Menschen möglich ist
- Spricht mit Vertrauenspersonen über die eigenen Stärken und Schwächen
- Äußert eigene Anliegen klar und deutlich
- Gibt wertschätzendes und positives Feedback an Kommunikationspartner

7.3.2.2 Ziele im psychischen Bereich

- Beschreibt verfügbare und potenzielle Ressourcen
- Nennt Voraussetzungen für zwischenmenschliche Kommunikation
- Äußert Bereitschaft, Neues zu lernen
- Äußert Bereitschaft, bestehende Kommunikationsmuster zu hinterfragen
- Äußert Bereitschaft, Beratung in Anspruch zu nehmen
- Äußert Interesse an Selbstreflexion
- Äußert Interesse an Kommunikationstechniken
- Äußert, als Kommunikationspartner wahrgenommen und respektiert zu werden
- Äußert Zufriedenheit mit dem Informations- und Gedankenaustausch mit anderen Menschen
- Spricht aus, sich der Bedeutung seiner Mimik und Gestik bewusst zu sein
- Spricht aus, sich der Bedeutung der Körperhaltung bewusst zu sein
- Spricht aus, sich der Bedeutung der Stimme bewusst zu sein

7.3.2.3 Ziele im sozialen/umgebungsbedingten Bereich

- Bezugsperson gibt Feedback
- Soziales Umfeld bietet wertschätzenden sozialen Austausch

7.3.3 Pflegemaßnahmen

Die angeführten Maßnahmen sind beispielhaft und müssen individuell konkretisiert werden.

7.3.3.1 Pflegemaßnahmen im körperlichen/funktionellen Bereich

- Besprechen der verfügbaren Ressourcen
- Unterstützen beim Erlernen von neuen Fähigkeiten (spezifizieren)
- Unterstützen bei der Inanspruchnahme von kommunikationsbezogenen Angeboten
- Anleiten zur Nutzung von Kommunikationsmedien
- Anleiten zur Nutzung von Hilfsmitteln

7.3.3.2 Pflegemaßnahmen im psychischen Bereich

- Diskutieren über mögliche Verbesserungspotenziale aus der Sicht des Betroffenen
- Beraten über erreichbare Ziele aus pflegerischer Sicht
- Beraten über Einflussfaktoren für erfolgreiche Kommunikation
- Beraten über die Bedeutung der äußeren Erscheinung
- Unterstützen beim Formulieren von eigenen Bedürfnissen
- Geben von positivem Feedback bei erfolgreich umgesetzten Maßnahmen
- Informieren über unterschiedliche Möglichkeiten, Beratung und Informationen einzuholen
- Informieren über bereits erreichte Ziele
- Unterstützen, sich für seine Bemühungen zu belohnen
- Ermutigen, die Umsetzung der gefassten Ziele beizubehalten

7.3.3.3 Pflegemaßnahmen im sozialen/umgebungsbedingten Bereich

- Einbinden der Bezugsperson in die Kommunikationsübungen
- Anbieten eines Sozialen Kompetenztrainings – SKT
- Unterstützen bei der Suche nach geeigneten Gesprächspartnern
- Unterstützen bei der Organisation von Hilfeleistungen aus dem sozialen Umfeld
- Informieren des Behandlungsteams über die geplanten Aktivitäten des Betroffenen

7.4 Soziale Interaktion, beeinträchtigt, Risiko

Pflegediagnose 60021

> **Definition**
>
> Ein Pflegephänomen, bei dem ein Mensch das Risiko hat in unzufriedenstellender und nicht entsprechender Art und Weise an sozialen Kontakten beteiligt zu sein.

Anmerkung der Autoren
Eine Risiko-Diagnose kann nicht durch Zeichen und Symptome belegt werden, da das Problem nicht aufgetreten ist und die Pflegemaßnahmen die Prävention bezwecken.

7.4.1 Risikofaktoren

7.4.1.1 Körperliche/funktionelle Risikofaktoren

- Beeinträchtigte Anpassungsfähigkeit
- Beeinträchtigte transkulturelle Anpassungsfähigkeit
- Äußeres Erscheinungsbild (spezifizieren)
- Aggressives Verhalten
- Beeinträchtigte Energie/Kraft
- Beeinträchtigte kognitive Fähigkeiten (spezifizieren)

- Beeinträchtigte Kommunikation (spezifizieren)
- Beeinträchtigte körperliche Mobilität (spezifizieren)
- Beeinträchtigte Funktion der Sprechorgane (spezifizieren)
- Beeinträchtigte Sinneswahrnehmung (spezifizieren)
- Beeinträchtigte sozial adäquate Umgangsformen
- Beeinträchtigte Fähigkeit zur Artikulation (spezifizieren)
- Beeinträchtigtes Sprachverständnis

7.4.1.2 Psychische Risikofaktoren

- Mangelnde Akzeptanz von sozialen Regeln
- Beeinträchtigter Denkprozess (spezifizieren)
- Beeinträchtigtes Einfühlungsvermögen
- Mangelndes Interesse (spezifizieren)
- Beeinträchtigte Motivation (spezifizieren)
- Extreme Ichbezogenheit
- Mangelnde Bereitschaft zur Selbstreflexion
- Beeinträchtigung in der Übereinstimmung des Selbst- und Fremdbildes
- Beeinträchtigtes Selbstwertgefühl
- Angst (spezifizieren)
- Mangelnde Toleranz (spezifizieren)
- Mangelndes Erkennen der eigenen Grenzen (spezifizieren)
- Mangelnde Wahrnehmung von unterstützenden Faktoren (spezifizieren)
- Extreme Einstellung zu bestimmten Lebensfragen
- Mangelndes Wissen über sozial adäquate Umgangsformen

7.4.1.3 Soziale/umgebungsbedingte Risikofaktoren

- Therapeutische Isolation
- Mangelnde finanzielle Mittel
- Fehlen einer Bezugsperson
- Kulturelle Faktoren (spezifizieren)
- Fehlendes soziales Netzwerk (z. B. Familie, Freunde, Kollegen)
- Ausgrenzung (spezifizieren)
- Umweltbedingte Einschränkungen (z. B. Wohnverhältnisse, Verlust des Arbeits-platzes)
- Mangelnde Sinnesreize aus der Umgebung (spezifizieren: z. B. Hospitalisierung, Haft, Verlust von Außenkontakten)
- Mangelnde Verfügbarkeit von Kommunikationsmitteln (spezifizieren)

7.4.2 Ressourcen

Die Ressourcen eines Menschen können körperlicher/funktioneller, psychischer und sozialer/umgebungsbedingter Art sein. Achten Sie immer auf eine umfassende Beurteilung der Ressourcen. Die folgende Aufzählung der Ressourcen kann individuell ergänzt werden.

7.4.2.1 Körperliche/funktionelle Ressourcen

- Verfügt über Anpassungsfähigkeit
- Verfügt über transkulturelle Anpassungsfähigkeit
- Verfügt über Energie/Kraft
- Verfügt über kognitive Fähigkeiten (spezifizieren)
- Kommuniziert verbal/nonverbal (spezifizieren)
- Verfügt über körperliche Mobilität (spezifizieren)
- Verfügt über Mobilität (spezifizieren)
- Verfügt über funktionierende Sprechorgane
- Pflegt das äußere Erscheinungsbild (spezifizieren)
- Verfügt über Sinneswahrnehmung (spezifizieren)
- Zeigt sozial adäquate Umgangsformen

7.4.2.2 Psychische Ressourcen

- Akzeptiert soziale Regeln
- Zeigt intakte Denkprozesse
- Verfügt über Einfühlungsvermögen
- Zeigt Interesse (spezifizieren)
- Zeigt Motivation (spezifizieren)
- Zeigt Bereitschaft zur Selbstreflexion
- Verfügt über ein Selbstbild, das mit dem Fremdbild übereinstimmt
- Verfügt über ein positives Selbstwertgefühl
- Verfügt über Sprachverständnis
- Zeigt Toleranz (spezifizieren)
- Erkennt eigene Grenzen (spezifizieren)
- Nimmt unterstützende Faktoren wahr (spezifizieren)
- Verfügt über Wissen über sozial adäquate Umgangsformen

7.4.2.3 Soziale/umgebungsbedingte Ressourcen

- Verfügt über finanzielle Mittel (z. B. PC, Hörapparat, Sprachsysteme, Rollstuhl)
- Hat eine Bezugsperson
- Verfügt über ein soziales Netzwerk (z. B. Familie, Freunde, Kollegen)
- Verfügt über soziale Kontakte
- Verfügt über geeignete umweltbedingte Voraussetzungen (z. B. Wohnverhältnisse, Arbeitsplatz)
- Erhält angemessene Sinnesreize aus der Umgebung
- Verfügt über Kommunikationsmittel (spezifizieren)

7.4.3 Pflegeziele

Übergeordnetes Ziel
Die zufriedenstellende Beteiligung an sozialen Kontakten bleibt gewahrt.

7.4.3.1 Ziele im körperlichen/funktionellen Bereich

- Verändert zielorientiert Verhaltensweisen (spezifizieren)
- Nimmt an Aktivitäten und Programmen teil
- Hört anderen Menschen aktiv zu
- Geht auf Wünsche von anderen Personen ein
- Hält sich an getroffene Vereinbarungen
- Spricht über eigene Erwartungen und Zielsetzungen

7.4.3.2 Ziele im psychischen Bereich

- Nennt realistische Bedürfnisse
- Beschreibt die Faktoren, welche die soziale Interaktion hemmen oder fördern
- Nennt kritische Verhaltensweisen gegenüber anderen
- Reflektiert über eigene kritische Verhaltensweisen gegenüber anderen
- Äußert Bereitschaft, gewohnte Kontakte zum sozialen Umfeld zu erhalten
- Äußert Bereitschaft, eigenes Verhalten zu hinterfragen
- Akzeptiert Entscheidungen, die nicht die eigene Meinung widerspiegeln

7.4.3.3 Ziele im sozialen/umgebungsbedingten Bereich

- Erhält positives Feedback der Mitmenschen betreffend seines Verhaltens
- Das soziale Umfeld akzeptiert die Form der Interaktion
- Das soziale Umfeld äußert sich wertschätzend zur Interaktion

7.4.4 Pflegemaßnahmen

Die angeführten Maßnahmen sind beispielhaft und müssen individuell konkretisiert werden.

7.4.4.1 Pflegemaßnahmen im körperlichen/funktionellen Bereich

- Durchführen von Einzelinteraktionen
- Schaffen von Gelegenheiten, in denen schwierige Situationen aufgezeigt werden können
- Unterstützen bei der Änderung von Verhaltensweisen
- Empfehlen, empfundene Emotionen bei sozialen Interaktionen niederzuschreiben
- Unterstützen bei der Teilnahme an einer Familien- oder Einzeltherapie
- Unterstützen beim Erhalten sozialer Fähigkeiten

7.4.4.2 Pflegemaßnahmen im psychischen Bereich

- Zeigen von Wertschätzung
- Aktives Zuhören im geschützten Gesprächsrahmen
- Motivieren, Probleme und Interpretationen zu verbalisieren
- Bewusst machen von verbalen und nonverbalen Kommunikationsmustern
- Herstellen eines Vertrauensverhältnisses
- Einplanen von Entscheidungsfreiräumen
- Unterstützen beim Setzen von Prioritäten
- Besprechen empfohlener Veränderungen
- Besprechen von Erfahrungen in der Interaktion mit anderen

- Geben von positiven Rückmeldungen auf positive soziale Verhaltensweisen und Interaktionen
- Unterstützen, grundlegende negative Selbstbilder zu verändern
- Informieren über die Möglichkeiten therapeutischer Angebote
- Ermutigen, Gefühle des Unbehagens über die soziale Situation auszudrücken
- Ermutigen, Ängste und Sorgen auszusprechen
- Ermutigen, positive Aspekte zu erkennen
- Rückmeldung von Beobachtungen zu förderlichen und hinderlichen Verhaltensweisen für die soziale Interaktion
- Informieren über Veranstaltungen zur Förderung der sozialen Interaktion

7.4.4.3 Pflegemaßnahmen im sozialen/umgebungsbedingten Bereich

- Einbeziehen in Gruppeninteraktionen
- Beteiligen an Rollenspielen
- Involvieren aller Personen, die an der Betreuung des Betroffenen beteiligt sind
- Informieren der Bezugsperson über die Bedeutung gemeinsamer Aktivitäten

7.5 Soziale Interaktion, beeinträchtigt

Pflegediagnose 60022

> **Definition**
>
> Ein Pflegephänomen, bei dem ein Mensch in unzufriedenstellender und nicht entsprechender Art und Weise an sozialen Kontakten beteiligt ist.

Anmerkung der Autoren

Besteht in einer Situation das Risiko, dass die Verhaltensweisen des Betroffenen anderen Personen und/oder der Umgebung Schaden zufügen, sollte dieser Aspekt besonders berücksichtigt werden. Vgl.: Aggression, Risiko

7.5.1 Ätiologie

7.5.1.1 Körperliche/funktionelle Ursachen

- Beeinträchtigte Anpassungsfähigkeit
- Beeinträchtigte transkulturelle Anpassungsfähigkeit
- Äußeres Erscheinungsbild (spezifizieren)
- Aggressives Verhalten
- Beeinträchtigte Energie/Kraft
- Beeinträchtigte kognitive Fähigkeiten (spezifizieren)
- Beeinträchtigte Kommunikation (spezifizieren)
- Beeinträchtigte körperliche Mobilität (spezifizieren)
- Beeinträchtigte Funktion der Sprechorgane (spezifizieren)
- Beeinträchtigte Sinneswahrnehmung (spezifizieren)
- Beeinträchtigte sozial adäquate Umgangsformen

- Beeinträchtigte Fähigkeit zur Artikulation (spezifizieren)
- Beeinträchtigtes Sprachverständnis

7.5.1.2 Psychische Ursachen

- Mangelnde Akzeptanz von sozialen Regeln
- Beeinträchtigter Denkprozess (spezifizieren)
- Beeinträchtigtes Einfühlungsvermögen
- Mangelndes Interesse (spezifizieren)
- Beeinträchtigte Motivation (spezifizieren)
- Extreme Ichbezogenheit
- Mangelnde Bereitschaft zur Selbstreflexion
- Beeinträchtigung in der Übereinstimmung des Selbst- und Fremdbildes
- Beeinträchtigtes Selbstwertgefühl
- Angst (spezifizieren)
- Mangelnde Toleranz (spezifizieren)
- Mangelndes Erkennen der eigenen Grenzen (spezifizieren)
- Mangelnde Wahrnehmung von unterstützenden Faktoren (spezifizieren)
- Extreme Einstellung zu bestimmten Lebensfragen
- Mangelndes Wissen über sozial adäquate Umgangsformen

7.5.1.3 Soziale/umgebungsbedingte Ursachen

- Therapeutische Isolation
- Mangelnde finanzielle Mittel
- Fehlen einer Bezugsperson
- Kulturelle Faktoren (spezifizieren)
- Fehlendes soziales Netzwerk (z. B. Familie, Freunde, Kollegen)
- Ausgrenzung (spezifizieren)
- Umweltbedingte Einschränkungen (z. B. Wohnverhältnisse, Verlust des Arbeitsplatzes)
- Mangelnde Sinnesreize aus der Umgebung (spezifizieren: z. B. Hospitalisierung, Haft, Verlust von Außenkontakten)
- Mangelnde Verfügbarkeit von Kommunikationsmitteln (spezifizieren)

7.5.2 Symptome

7.5.2.1 Aus der Sicht des Betroffenen

- Unfähigkeit, ein zufriedenstellendes Gefühl der Zugehörigkeit, der Anteilnahme, des Interesses zu erleben
- Unbehagen/Unsicherheit in sozialen Situationen
- Aussagen der Familie über veränderte Interaktionsgewohnheiten
- Aussagen über die Unfähigkeit der anderen, sich auf ihn einzustellen
- Aussagen über die Weigerung von anderen, mit dem/der Betroffenen zu kommunizieren
- Unbehagen in sozialen Situationen (spezifizieren)
- Unfähigkeit, ein zufriedenstellendes Gefühl der Zugehörigkeit, der Anteilnahme, des Interesses zu erleben

7.5.2.2 Aus der Sicht der Pflegeperson

— Beeinträchtigte Interaktion mit Freunden, Familie und/oder anderen Personen
— Wird von anderen nicht angesprochen
— Wird von anderen ausgegrenzt
— Ablehnendes, ausweichendes Verhalten gegenüber den Mitpatienten
— Distanzloses Verhalten
— Nichteinhalten der Privatsphäre
— Verbal inadäquates Verhalten (spezifizieren)
— Unangemessenes Verhalten in der Kommunikation
— Äußerungen von anderen werden nicht wahrgenommen
— In sich gekehrtes Verhalten
— Sozialer Rückzug
— Aggressives Verhalten
— Meiden von bestimmten Kontakten (z. B. aus dem Weg gehen)

7

7.5.3 Ressourcen

Die Ressourcen eines Menschen können körperlicher/funktioneller, psychischer und sozialer/umgebungsbedingter Art sein. Achten Sie immer auf eine umfassende Beurteilung der Ressourcen. Die folgende Aufzählung der Ressourcen kann individuell ergänzt werden.

7.5.3.1 Körperliche/funktionelle Ressourcen

— Verfügt über Anpassungsfähigkeit
— Verfügt über transkulturelle Anpassungsfähigkeit
— Verfügt über Energie/Kraft
— Verfügt über kognitive Fähigkeiten (spezifizieren)
— Kommuniziert verbal/nonverbal (spezifizieren)
— Verfügt über körperliche Mobilität (spezifizieren)
— Verfügt über Mobilität (spezifizieren)
— Verfügt über funktionierende Sprechorgane
— Pflegt das äußere Erscheinungsbild (spezifizieren)
— Verfügt über Sinneswahrnehmung (spezifizieren)
— Zeigt sozial adäquate Umgangsformen
— Verfügt über Sprachverständnis

7.5.3.2 Psychische Ressourcen

— Akzeptiert soziale Regeln
— Zeigt intakte Denkprozesse
— Verfügt über Einfühlungsvermögen
— Zeigt Interesse (spezifizieren)
— Zeigt Motivation (spezifizieren)
— Zeigt Bereitschaft zur Selbstreflexion
— Verfügt über ein Selbstbild, das mit dem Fremdbild übereinstimmt
— Verfügt über ein positives Selbstwertgefühl

- Zeigt Toleranz (spezifizieren)
- Erkennt eigene Grenzen (spezifizieren)
- Nimmt unterstützende Faktoren wahr (spezifizieren)
- Verfügt über Wissen über sozial adäquate Umgangsformen

7.5.3.3 Soziale/umgebungsbedingte Ressourcen

- Verfügt über finanzielle Mittel (z. B. PC, Hörapparat, Sprachsysteme, Rollstuhl)
- Hat eine Bezugsperson
- Verfügt über ein soziales Netzwerk (z. B. Familie, Freunde, Kollegen)
- Verfügt über soziale Kontakte
- Verfügt über frei gestaltbare Zeit
- Verfügt über geeignete umweltbedingte Voraussetzungen (z. B. Wohnverhältnisse, Arbeitsplatz)
- Erhält angemessene Sinnesreize aus der Umgebung
- Verfügt über Kommunikationsmittel (spezifizieren)

7.5.4 Pflegeziele

Übergeordnetes Ziel
Eine zufriedenstellende Beteiligung an sozialen Kontakten wird erreicht.

7.5.4.1 Ziele im körperlichen/funktionellen Bereich

- Verändert zielorientiert Verhaltensweisen (spezifizieren)
- Nimmt an Aktivitäten und Programmen teil
- Hört anderen Menschen aktiv zu
- Geht auf Wünsche von anderen Personen ein
- Hält sich an getroffene Vereinbarungen
- Spricht über eigene Zielsetzungen und Erwartungen

7.5.4.2 Ziele im psychischen Bereich

- Nennt realistische Bedürfnisse
- Beschreibt die Faktoren, welche die soziale Interaktion hemmen oder fördern
- Nennt kritische Verhaltensweisen gegenüber anderen
- Äußert Bereitschaft, gewohnte Kontakte zum sozialen Umfeld aufzunehmen
- Äußert Bereitschaft, eigenes Verhalten zu hinterfragen
- Reflektiert über eigene kritische Verhaltensweisen gegenüber anderen
- Akzeptiert Entscheidungen, die nicht die eigene Meinung widerspiegeln

7.5.4.3 Ziele im sozialen/umgebungsbedingten Bereich

- Erhält positives Feedback der Mitmenschen betreffend seines Verhaltens
- Das soziale Umfeld akzeptiert die Form der Interaktion
- Das soziale Umfeld äußert sich wertschätzend zur Interaktion

7.5.5 Pflegemaßnahmen

Die angeführten Maßnahmen sind beispielhaft und müssen individuell konkretisiert werden.

7.5.5.1 Pflegemaßnahmen im körperlichen/funktionellen Bereich

- Durchführen von Einzelinteraktionen
- Schaffen von Gelegenheiten, in denen schwierige Situationen aufgezeigt werden können
- Unterstützen bei der Änderung von Verhaltensweisen
- Empfehlen, empfundene Emotionen bei sozialen Interaktionen niederzuschreiben
- Unterstützen bei der Teilnahme an einer Familien- oder Einzeltherapie
- Unterstützen beim Erlernen positiver sozialer Fähigkeiten

7.5.5.2 Pflegemaßnahmen im psychischen Bereich

- Zeigen von Wertschätzung
- Aktives Zuhören im geschützten Gesprächsrahmen
- Motivieren, Probleme und Interpretationen zu verbalisieren
- Bewusst machen von verbalen und nonverbalen Kommunikationsmustern
- Herstellen eines Vertrauensverhältnisses
- Einplanen von Entscheidungsfreiräumen
- Unterstützen beim Setzen von Prioritäten
- Finden von Möglichkeiten, Veränderungen bei den sozialen Interaktionen/Verhaltensweisen zu bewirken
- Besprechen empfohlener Veränderungen
- Besprechen von Erfahrungen in der Interaktion mit anderen
- Geben von positiven Rückmeldungen auf positive soziale Verhaltensweisen und Interaktionen
- Unterstützen, grundlegende negative Selbstbilder zu verändern
- Informieren über die Möglichkeit einer Familientherapie
- Ermutigen, Gefühle des Unbehagens über die soziale Situation auszudrücken
- Rückmeldung von Beobachtungen zu förderlichen und hinderlichen Verhaltensweisen für die soziale Interaktion
- Informieren über Veranstaltungen zur Förderung der sozialen Interaktion

7.5.5.3 Pflegemaßnahmen im sozialen/umgebungsbedingten Bereich

- Einbeziehen in Gruppeninteraktionen
- Beteiligen an Rollenspielen
- Involvieren aller Personen, die an der Betreuung des Betroffenen beteiligt sind
- Informieren der Bezugsperson über die Bedeutung gemeinsamer Aktivitäten

7.6 Soziale Interaktion, Entwicklung der Ressourcen

Pflegediagnose 60023

Definition

Ein Pflegephänomen, bei dem ein Mensch die Möglichkeiten wahrnimmt sich in zufriedenstellender und entsprechender Art und Weise an sozialen Kontakten zu beteiligen und diese stärken und/oder erweitern möchte.

Anmerkung der Autoren

Diese Pflegediagnose ist eine Gesundheitsdiagnose und beinhaltet keine möglichen Ursachen, sondern Ressourcen. Nähere Informationen zu Gesundheitsdiagnosen finden sich im einleitenden Abschnitt „Gesundheitspflegediagnosen".

7.6.1 Ressourcen

Die Ressourcen eines Menschen können körperlicher/funktioneller, psychischer und sozialer/umgebungsbedingter Art sein. Achten Sie immer auf eine umfassende Beurteilung der Ressourcen. Die folgende Aufzählung der Ressourcen kann individuell ergänzt werden.

7.6.1.1 Körperliche/funktionelle Ressourcen
- Verfügt über Anpassungsfähigkeit
- Verfügt über transkulturelle Anpassungsfähigkeit
- Verfügt über Energie/Kraft
- Kommuniziert verbal/nonverbal (spezifizieren)
- Verfügt über körperliche Mobilität (spezifizieren)
- Verfügt über Mobilität (spezifizieren)
- Verfügt über funktionierende Sprechorgane
- Pflegt das äußere Erscheinungsbild (spezifizieren)
- Verfügt über Sinneswahrnehmung (spezifizieren)
- Zeigt sozial adäquate Umgangsformen
- Verfügt über die Fähigkeit zur Artikulation

7.6.1.2 Psychische Ressourcen
- Akzeptiert soziale Regeln
- Zeigt intakte Denkprozesse
- Verfügt über Einfühlungsvermögen
- Zeigt Interesse (spezifizieren)
- Zeigt Motivation (spezifizieren)
- Zeigt Bereitschaft zur Selbstreflexion
- Verfügt über ein Selbstbild, das mit dem Fremdbild übereinstimmt
- Verfügt über ein positives Selbstwertgefühl
- Verfügt über Sprachverständnis

- Zeigt Toleranz (spezifizieren)
- Erkennt eigene Grenzen (spezifizieren)
- Nimmt unterstützende Faktoren wahr (spezifizieren)
- Verfügt über Wissen über sozial adäquate Umgangsformen

7.6.1.3 Soziale/umgebungsbedingte Ressourcen

- Verfügt über finanzielle Mittel (z. B. PC, Hörapparat, Sprachsysteme, Rollstuhl)
- Hat eine Bezugsperson
- Verfügt über ein soziales Netzwerk (z. B. Familie, Freunde, Kollegen)
- Verfügt über soziale Kontakte
- Verfügt über geeignete umweltbedingte Voraussetzungen (z. B. Wohnverhältnisse, Arbeitsplatz)
- Erhält angemessene Sinnesreize aus der Umgebung
- Verfügt über Kommunikationsmittel (spezifizieren)

7.6.2 Pflegeziele

> **Übergeordnetes Ziel**
> Verfügt über die Kompetenz, die zufriedenstellende Beteiligung an sozialen Kontakten zu stärken und/oder zu erweitern.

7.6.2.1 Ziele im körperlichen/funktionellen Bereich

- Verändert zielorientiert Verhaltensweisen (spezifizieren)
- Nutzt geeignete Strategien, um die Qualität der sozialen Interaktion zu verbessern (spezifizieren)
- Nimmt an Aktivitäten und Programmen teil
- Hört anderen Menschen aktiv zu
- Geht auf Wünsche von anderen Personen ein
- Hält sich an getroffene Vereinbarungen
- Spricht über eigene Erwartungen und Ziele

7.6.2.2 Ziele im psychischen Bereich

- Nennt realistische Bedürfnisse
- Beschreibt die Faktoren, welche die soziale Interaktion fördern
- Beschreibt persönliche Entwicklungspotenziale
- Reflektiert über eigene Verhaltensweisen gegenüber anderen
- Äußert Bereitschaft, Bedürfnisse anderer Personen zu berücksichtigen
- Äußert Bereitschaft, sich auf Neues einzulassen (spezifizieren)
- Äußert Bereitschaft, eigenes Verhalten zu hinterfragen
- Akzeptiert Entscheidungen, die nicht die eigene Meinung widerspiegeln

7.6.2.3 Ziele im sozialen/umgebungsbedingten Bereich

- Erhält positives Feedback der Mitmenschen betreffend seines Verhaltens
- Das soziale Umfeld akzeptiert die Form der Interaktion
- Das soziale Umfeld äußert sich wertschätzend zur Interaktion

7.6.3 Pflegemaßnahmen

Die angeführten Maßnahmen sind beispielhaft und müssen individuell konkretisiert werden.

7.6.3.1 Pflegemaßnahmen im körperlichen/funktionellen Bereich

- Durchführen von Einzelinteraktionen
- Schaffen von Gelegenheiten, in denen Lernsituationen aufgezeigt werden können
- Unterstützen bei der Änderung von Verhaltensweisen
- Empfehlen, empfundene Emotionen bei sozialen Interaktionen niederzuschreiben
- Unterstützen beim Erhalten sozialer Fähigkeiten

7.6.3.2 Pflegemaßnahmen im psychischen Bereich

- Zeigen von Wertschätzung
- Aktives Zuhören im geschützten Gesprächsrahmen
- Motivieren, Sichtweisen und Interpretationen zu verbalisieren
- Bewusst machen von verbalen und nonverbalen Kommunikationsmustern
- Herstellen eines Vertrauensverhältnisses
- Einplanen von Entscheidungsfreiräumen
- Unterstützen beim Setzen von Prioritäten
- Besprechen empfohlener Veränderungen
- Besprechen von Erfahrungen in der Interaktion mit anderen
- Geben von positiven Rückmeldungen auf positive soziale Verhaltensweisen und Interaktionen
- Unterstützen, das Selbstbild zu verbessern
- Informieren über verfügbare Unterstützungsangebote
- Ermutigen, Gefühle über die soziale Situation auszudrücken
- Ermutigen, positive Aspekte zu erkennen
- Rückmeldung von Beobachtungen zu förderlichen und hinderlichen Verhaltensweisen für die soziale Interaktion

7.6.3.3 Pflegemaßnahmen im sozialen/umgebungsbedingten Bereich

- Einbeziehen in Gruppeninteraktionen
- Beteiligen an Rollenspielen
- Involvieren aller Personen im Umfeld des/der Betroffenen
- Informieren der Bezugsperson über die Bedeutung gemeinsamer Aktivitäten

7.7 Einsamkeit, Risiko

Pflegediagnose 60031

> **Definition**
>
> Ein Pflegephänomen, bei dem ein Mensch dem Risiko ausgesetzt ist, einen Mangel an erwünschten Beziehungen zu anderen Menschen zu erleben.

Anmerkung der Autoren
Eine Risiko-Diagnose kann nicht durch Zeichen und Symptome belegt werden, da das Problem nicht aufgetreten ist und die Pflegemaßnahmen die Prävention bezwecken.

7.7.1 Risikofaktoren

7.7.1.1 Körperliche/funktionelle Risikofaktoren

- Mangelnde Ausübung von Freizeitaktivitäten
- Beeinträchtigte Anpassungsfähigkeit
- Äußeres Erscheinungsbild (spezifizieren)
- Beeinträchtigte Energie/Kraft
- Beeinträchtigte kognitive Fähigkeiten (spezifizieren)
- Beeinträchtigte Kommunikation (spezifizieren)
- Beeinträchtigte Kontinenz (spezifizieren)
- Körpergeruch (spezifizieren)
- Beeinträchtigte körperliche Integrität (spezifizieren)
- Beeinträchtigte Mobilität (spezifizieren)
- Beeinträchtigte Sinneswahrnehmung (spezifizieren)
- Konsum von Substanzen (spezifizieren: z. B. Alkohol, Suchtmittel, Medikamente, Toxine)
- Rückzug aus Sozialkontakten

7.7.1.2 Psychische Risikofaktoren

- Gefühl des Nicht-Angenommenseins
- Pensionsschock
- Mangelndes Interesse
- Beeinträchtigtes Körperbild (spezifizieren)
- Niedergeschlagenheit
- Beeinträchtigte Motivation (spezifizieren)
- Traumatisierende Ereignisse (spezifizieren)
- Beeinträchtigung in der Übereinstimmung des Selbst- und Fremdbildes
- Beeinträchtigtes Selbstwertgefühl
- Angst (spezifizieren)
- Mangelndes Erleben von Sinn
- Mangelnde Wahrnehmung von unterstützenden Faktoren (spezifzieren)

7.7.1.3 Soziale/umgebungsbedingte Risikofaktoren

- Therapeutische Isolation
- Arbeitslosigkeit
- Beeinträchtigte familiäre Beziehungen
- Mangelnde finanzielle Mittel
- Beeinträchtige Akzeptanz durch das soziale Umfeld
- Verlust einer Bezugsperson (z. B. Tod, Scheidung)
- Wechsel in einen anderen Kulturkreis
- Soziale Isolation
- Mangelnde Strukturierung des Tagesablaufs
- Mobilitätshindernisse (spezifizieren)

- Wechselnde Umgebung (spezifizieren)
- Mangelnde Sinnesreize aus der Umgebung (spezifizieren: z. B. Hospitalisierung, Haft, Verlust von Außenkontakten)

7.7.2 Ressourcen

Die Ressourcen eines Menschen können körperlicher/funktioneller, psychischer und sozialer/umgebungsbedingter Art sein. Achten Sie immer auf eine umfassende Beurteilung der Ressourcen. Die folgende Aufzählung der Ressourcen kann individuell ergänzt werden.

7.7.2.1 Körperliche/funktionelle Ressourcen
- Übt Freizeitaktivitäten aus
- Verfügt über Anpassungsfähigkeit
- Verfügt über Energie/Kraft
- Verfügt über die Fähigkeit, Besuchern die Türe zu öffnen
- Gestaltet die Umgebung entsprechend den persönlichen Bedürfnissen
- Verfügt über kognitive Fähigkeiten (spezifizieren)
- Kommuniziert verbal/nonverbal (spezifizieren)
- Verfügt über intakte körperliche Integrität
- Verfügt über Mobilität (spezifizieren)
- Sucht den angebotenen Therapieort auf
- Benutzt öffentliche Verkehrsmittel
- Pflegt das äußere Erscheinungsbild
- Verfügt über Sinneswahrnehmung (spezifizieren)
- Beteiligt sich aktiv an der Behandlung
- Nimmt an familiären Aktivitäten teil

7.7.2.2 Psychische Ressourcen
- Fühlt sich angenommen
- Hat im Leben Krisen bewältigt
- Zeigt Interesse an der Umgebung
- Zeigt Motivation (spezifizieren)
- Verfügt über Optimismus
- Verfügt über ein Selbstbild, das mit dem Fremdbild übereinstimmt
- Verfügt über ein positives Selbstwertgefühl
- Fühlt sich sicher im sozialen Umgang
- Nimmt unterstützende Faktoren wahr (spezifizieren)
- Verfügt über Wissen zu Risikofaktoren der Einsamkeit

7.7.2.3 Soziale/umgebungsbedingte Ressourcen
- Verfügt über intakte familiäre Beziehungen
- Verfügt über finanzielle Mittel
- Wird vom sozialen Umfeld akzeptiert
- Erhält Unterstützung durch Bezugspersonen (spezifizieren)
- Verfügt über einen strukturierten Tagesablauf
- Lebt in barrierefreiem Wohnumfeld (spezifizieren)

- Erhält angemessene Sinnesreize aus der Umgebung
- Lebt in vertrauter Umgebung
- Verfügt über einen Platz im Tageszentrum

7.7.3 Pflegeziele

> **Übergeordnetes Ziel**
> Äußert, das gewünschte Ausmaß an Beziehungen zu anderen Menschen in der gewünschten Qualität zu erleben.

7.7.3.1 Ziele im körperlichen/funktionellen Bereich

- Nimmt telefonisch Kontakt auf
- Nimmt an Aktivitäten und Programmen teil (spezifizieren)
- Nimmt Einladungen an
- Hält sich an getroffene Vereinbarungen

7.7.3.2 Ziele im psychischen Bereich

- Nennt die Ursachen für das Risiko der Einsamkeit
- Nennt unterschiedliche Möglichkeiten der gemeinsamen Freizeitgestaltung
- Beschreibt Strategien, um soziale Kontakte zu erhalten und zu fördern
- Äußert, gewohnte Kontakte zum sozialen Umfeld aufrechterhalten zu wollen
- Spricht positiv über aktuelle gesellschaftliche Ereignisse
- Sieht Sinn im Austausch mit anderen Menschen
- Äußert Zufriedenheit mit Art und Umfang der sozialen Kontakte
- Nennt realistische Bedürfnisse

7.7.3.3 Ziele im sozialen/umgebungsbedingten Bereich

- Bezugsperson bietet sich als Gesprächspartner an
- Bezugsperson bietet Unterstützung an
- Bezugsperson vermittelt Sicherheit
- Bezugsperson unterstützt bei Freizeitaktivitäten

7.7.4 Pflegemaßnahmen

Die angeführten Maßnahmen sind beispielhaft und müssen individuell konkretisiert werden.

7.7.4.1 Pflegemaßnahmen im körperlichen/funktionellen Bereich

- Ermutigen, über Gefühle in sozialen Beziehungen zu sprechen
- Planen eines Aktivitätsprogramms
- Unterstützen, soziale Kontakte zu pflegen
- Planen einer Tages- und Wochenstruktur
- Integrieren kultureller und/oder spiritueller Bedürfnisse in Aktivitäten
- Fördern des Kontaktes zu anderen Menschen

7.7.4.2 Pflegemaßnahmen im psychischen Bereich

- Unterstützen bei der Trauerarbeit nach Verlust
- Anerkennen des persönlichen Kummers
- Unterstützen beim Reflektieren der eigenen Verhaltensweisen gegenüber anderen
- Unterstützen, Selbstzweifel zu überwinden
- Informieren über diverse Transportmöglichkeiten
- Informieren über Kommunikationsmöglichkeiten
- Informieren und Beraten über die Bewältigung von ästhetischen Problemen
- Besprechen von vorhersehbaren Lebensveränderungen
- Aktivieren positiver Erinnerungen
- Informieren über verfügbare Unterstützungsmöglichkeiten
- Herstellen eines Vertrauensverhältnisses
- Unterstützen beim Setzen von Prioritäten

7.7.4.3 Pflegemaßnahmen im sozialen/umgebungsbedingten Bereich

- Einbinden der Bezugsperson in die Betreuung
- Organisieren von Unterstützung durch Bezugsperson (spezifizieren)
- Organisieren der Teilhabe am sozialen Leben

7.8 Einsamkeit

Pflegediagnose 60032

> **Definition**
>
> Ein Pflegephänomen, bei dem ein Mensch einen Mangel an erwünschten Beziehungen zu anderen Menschen erlebt.

7.8.1 Ätiologie

7.8.1.1 Körperliche/funktionelle Ursachen

- Mangelnde Ausübung von Freizeitaktivitäten
- Beeinträchtigte Anpassungsfähigkeit
- Äußeres Erscheinungsbild (spezifizieren)
- Beeinträchtigte Energie/Kraft
- Beeinträchtigte kognitive Fähigkeiten (spezifizieren)
- Beeinträchtigte Kommunikation (spezifizieren)
- Beeinträchtigte Kontinenz (spezifizieren)
- Körpergeruch (spezifizieren)
- Beeinträchtigte körperliche Integrität (spezifizieren)
- Beeinträchtigte Mobilität (spezifizieren)
- Beeinträchtigte Sinneswahrnehmung (spezifizieren)
- Rückzug aus Sozialkontakten
- Konsum von Substanzen (spezifizieren: z. B. Alkohol, Suchtmittel, Medikamente, Toxine)

7.8.1.2 **Psychische Ursachen**

- Gefühl des Nicht-Angenommenseins
- Pensionsschock
- Mangelndes Interesse
- Beeinträchtigtes Körperbild (spezifizieren)
- Niedergeschlagenheit
- Beeinträchtigte Motivation (spezifizieren)
- Traumatisierende Ereignisse (spezifizieren)
- Beeinträchtigung in der Übereinstimmung des Selbst- und Fremdbildes
- Beeinträchtigtes Selbstwertgefühl
- Angst (spezifizieren)
- Mangelndes Erleben von Sinn
- Mangelnde Wahrnehmung von unterstützenden Faktoren (spezifzieren)

7.8.1.3 **Soziale/umgebungsbedingte Ursachen**

- Therapeutische Isolation
- Arbeitslosigkeit
- Beeinträchtigte familiäre Beziehungen
- Mangelnde finanzielle Mittel
- Beeinträchtigte Akzeptanz durch das soziale Umfeld
- Verlust einer Bezugsperson (z. B. Tod, Scheidung)
- Wechsel in einen anderen Kulturkreis
- Soziale Isolation
- Mangelnde Strukturierung des Tagesablaufs
- Mobilitätshindernisse (spezifizieren)
- Wechselnde Umgebung (spezifizieren)
- Mangelnde Sinnesreize aus der Umgebung (spezifizieren: z. B. Hospitalisierung, Haft, Verlust von Außenkontakten)

7.8.2 **Symptome**

7.8.2.1 **Aus der Sicht des Betroffenen**

- Gefühl der Einsamkeit
- Mangelnde Beziehungen/Kontakte
- Mangelnder Selbstwert
- Misstrauen gegenüber anderen Menschen
- Äußerungen über fehlende Lebensfreude/fehlenden Lebenssinn
- Fehlende Eigeninitiative
- Gedankenkreisen
- Trauer
- Selbstmitleid
- Schamgefühl
- Gefühl der Hoffnungslosigkeit

7.8.2.2 Aus der Sicht der Pflegeperson

- Anspannung
- Schlafstörungen
- Niedergeschlagenheit
- Substanzmissbrauch
- Schmerzen (spezifizieren)
- Ausdrucksverarmung in Mimik und Gestik
- Fehlende Beteiligung an Aktivitäten
- Meiden von sozialen Kontakten
- Einsilbigkeit
- Unentschlossenheit
- Verändertes Verhalten (z. B. Distanzlosigkeit, Aggression)
- Unaufgefordertes Mitteilen von persönlichen Angelegenheiten

7.8.3 Ressourcen

Die Ressourcen eines Menschen können körperlicher/funktioneller, psychischer und sozialer/umgebungsbedingter Art sein. Achten Sie immer auf eine umfassende Beurteilung der Ressourcen. Die folgende Aufzählung der Ressourcen kann individuell ergänzt werden.

7.8.3.1 Körperliche/funktionelle Ressourcen

- Übt Freizeitaktivitäten aus
- Verfügt über Anpassungsfähigkeit
- Verfügt über Energie/Kraft
- Verfügt über die Fähigkeit, Besuchern die Türe zu öffnen
- Gestaltet die Umgebung entsprechend den persönlichen Bedürfnissen
- Verfügt über kognitive Fähigkeiten (spezifizieren)
- Kommuniziert verbal/nonverbal (spezifizieren)
- Nimmt telefonisch Kontakt auf
- Verfügt über intakte körperliche Integrität
- Verfügt über Mobilität (spezifizieren)
- Sucht den angebotenen Therapieort auf
- Benutzt öffentliche Verkehrsmittel
- Besucht ein Tageszentrum
- Pflegt das äußere Erscheinungsbild
- Verfügt über Sinneswahrnehmung (spezifizieren)
- Beteiligt sich an Aktivitäten (spezifizieren)
- Beteiligt sich aktiv an der Behandlung
- Nimmt an familiären Aktivitäten teil
- Nimmt Einladungen an
- Hält sich an Vereinbarungen

7.8.3.2 Psychische Ressourcen

- Fühlt sich angenommen
- Hat im Leben Krisen bewältigt
- Zeigt Interesse an der Umgebung
- Zeigt Motivation (spezifizieren)
- Verfügt über Optimismus
- Verfügt über ein Selbstbild, das mit dem Fremdbild übereinstimmt
- Verfügt über ein positives Selbstwertgefühl
- Fühlt sich sicher im sozialen Umgang
- Nimmt unterstützende Faktoren wahr (spezifizieren)
- Verfügt über Wissen zu den Ursachen der Einsamkeit

7.8.3.3 Soziale/umgebungsbedingte Ressourcen

- Verfügt über intakte familiäre Beziehungen
- Verfügt über finanzielle Mittel
- Wird vom sozialen Umfeld akzeptiert
- Erhält Unterstützung durch Bezugspersonen (spezifizieren)
- Verfügt über einen strukturierten Tagesablauf
- Lebt in barrierefreiem Wohnumfeld (spezifizieren)
- Erhält angemessene Sinnesreize aus der Umgebung
- Lebt in vertrauter Umgebung

7.8.4 Pflegeziele

Übergeordnetes Ziel
Äußert, mit der Qualität und dem Ausmaß an Beziehungen zu anderen Menschen zufrieden zu sein.

7.8.4.1 Ziele im körperlichen/funktionellen Bereich

- Nimmt telefonisch Kontakt auf
- Nimmt an Aktivitäten und Programmen teil (spezifizieren)
- Nimmt Einladungen an
- Hält sich an getroffene Vereinbarungen

7.8.4.2 Ziele im psychischen Bereich

- Nennt die Ursachen der Einsamkeit
- Nennt unterschiedliche Möglichkeiten der gemeinsamen Freizeitgestaltung
- Beschreibt Strategien, um soziale Kontakte zu erhalten und zu fördern
- Äußert, gewohnte Kontakte zum sozialen Umfeld aufrechterhalten zu wollen
- Spricht positiv über aktuelle gesellschaftliche Ereignisse
- Sieht Sinn im Austausch mit anderen Menschen
- Äußert Zufriedenheit mit Art und Umfang der sozialen Kontakte
- Nennt realistische Bedürfnisse

7.8.4.3 Ziele im sozialen/umgebungsbedingten Bereich

- Bezugsperson bietet sich als Gesprächspartner an
- Bezugsperson bietet Unterstützung an
- Bezugsperson vermittelt Sicherheit
- Bezugsperson unterstützt bei Freizeitaktivitäten

7.8.5 Pflegemaßnahmen

Die angeführten Maßnahmen sind beispielhaft und müssen individuell konkretisiert werden.

7.8.5.1 Pflegemaßnahmen im körperlichen/funktionellen Bereich

- Ermutigen, über Gefühle der Einsamkeit zu sprechen
- Planen eines Aktivitätsprogramms
- Unterstützen, Bewältigungsstrategien zu entwickeln
- Planen einer Tages- und Wochenstruktur
- Integrieren kultureller und/oder spiritueller Bedürfnisse in Aktivitäten
- Fördern des Kontaktes zu anderen Menschen

7.8.5.2 Pflegemaßnahmen im psychischen Bereich

- Unterstützen bei der Trauerarbeit nach Verlust
- Anerkennen des persönlichen Kummers
- Unterstützen beim Bewusstmachen der Ursachen der Einsamkeit
- Unterstützen beim Reflektieren der eigenen Verhaltensweisen gegenüber anderen
- Unterstützen, Selbstzweifel zu überwinden
- Informieren über diverse Transportmöglichkeiten
- Informieren über Kommunikationsmöglichkeiten
- Informieren und Beraten über die Bewältigung von ästhetischen Problemen
- Besprechen von vorhersehbaren Lebensveränderungen
- Aktivieren positiver Erinnerungen
- Informieren über verfügbare Unterstützungsmöglichkeiten
- Herstellen eines Vertrauensverhältnisses
- Unterstützen beim Setzen von Prioritäten

7.8.5.3 Pflegemaßnahmen im sozialen/umgebungsbedingten Bereich

- Einbinden der Bezugsperson in die Betreuung
- Organisieren von Unterstützung durch Bezugsperson (spezifizieren)
- Organisieren der Teilhabe am sozialen Leben

7.9 Rollenerfüllung, beeinträchtigt, Risiko

Pflegediagnose 60041

Definition

Ein Pflegephänomen, bei dem ein Mensch ein Risiko hat, sein Handeln mit den Erwartungen an seine soziale Funktion nicht in Übereinstimmung bringen zu können.

Anmerkung der Autoren

Eine Risiko-Diagnose kann nicht durch Zeichen und Symptome belegt werden, da das Problem nicht aufgetreten ist und die Pflegemaßnahmen die Prävention bezwecken.

7.9.1 Risikofaktoren

7.9.1.1 Körperliche/funktionelle Risikofaktoren

- Beeinträchtigte Fähigkeit mit Konflikten umzugehen
- Beeinträchtigte Energie/Kraft
- Beeinträchtigte Gesundheit (spezifizieren)
- Beeinträchtigte Kommunikation (spezifizieren)
- Beeinträchtigte Konfliktfähigkeit
- Schmerzen
- Erlerntes Verhaltensmuster (spezifizieren)
- Alkoholkonsum (spezifizieren)
- Drogenkonsum (spezifizieren)
- Medikamentenwirkung (spezifizieren)

7.9.1.2 Psychische Risikofaktoren

- Verneinung (Verdrängung) der derzeitigen Situation
- Mangelnde Akzeptanz der sozialen Rolle (Rollenidentifikation)
- Mangelndes Rollenbewusstsein
- Entscheidungskonflikt
- Stress
- Beeinträchtigtes Körperbild (spezifizieren)
- Beeinträchtigte Kritikfähigkeit
- Gefühl der Machtlosigkeit (spezifizieren)
- Beeinträchtigte Motivation (spezifizieren)
- Beeinträchtigtes Durchhaltevermögen
- Mangelnde Lernbereitschaft
- Mangelnde Offenheit
- Pessimismus
- Beeinträchtigte Reflexionsfähigkeit
- Beeinträchtigtes Selbstwertgefühl
- Angst (spezifizieren)
- Gefühl der Unsicherheit
- Mangelndes Erleben von Sinn

- Mangelndes Rollenverständnis
- Mangelnde Stresstoleranz
- Mangelndes Verantwortungsbewusstsein
- Mangelndes Wissen (spezifizieren)
- Beeinträchtigte Zielorientierung

7.9.1.3 Soziale/umgebungsbedingte Risikofaktoren

- Schwierigkeiten beim Übergang in andere Lebens- oder Entwicklungsphasen (z. B. Adoleszenz, Pension, Scheidung, Arbeitslosigkeit)
- Mangelnde finanzielle Mittel
- Mangelnde Anerkennung und Respekt durch das soziale Umfeld
- Mangelndes Feedback zur Rollenerfüllung
- Fehlendes soziales Netzwerk (z. B. Familie, Freunde, Kollegen)
- Mangelnde Unterstützung durch das soziale Umfeld (spezifizieren)
- Negative Vorbilder
- Mangelnde Aufklärung und Information über die gesundheitliche Situation

7.9.2 Ressourcen

Die Ressourcen eines Menschen können körperlicher/funktioneller, psychischer und sozialer/umgebungsbedingter Art sein. Achten Sie immer auf eine umfassende Beurteilung der Ressourcen. Die folgende Aufzählung der Ressourcen kann individuell ergänzt werden.

7.9.2.1 Körperliche/funktionelle Ressourcen
- Verfügt über Energie/Kraft
- Verfügt über körperliche Fähigkeiten (spezifizieren)
- Verfügt über kognitive Fähigkeiten (spezifizieren)
- Kommuniziert verbal/nonverbal (spezifizieren)
- Verfügt über Sinneswahrnehmung (spezifizieren)

7.9.2.2 Psychische Ressourcen
- Akzeptiert die soziale Rolle (Rollenidentifikation)
- Verfügt über Rollenbewusstsein
- Geht konstruktiv mit Kritik um
- Zeigt Motivation (spezifizieren)
- Zeigt Bereitschaft über die Situation zu sprechen
- Zeigt Bereitschaft, Gefühle auszudrücken
- Zeigt Bereitschaft zur Kooperation
- Zeigt Bereitschaft, Meinungen der Mitmenschen anzuhören
- Verfügt über Reflexionsfähigkeit
- Verfügt über Selbstvertrauen
- Erlebt Sinn in der sozialen Rolle
- Zeigt klares Rollenverständnis
- Zeigt Verantwortungsbewusstsein
- Erkennt eigene Grenzen (spezifizieren)
- Kennt Rollenanforderungen

7.9.2.3 Soziale/umgebungsbedingte Ressourcen
- Verfügt über finanzielle Mittel
- Wird vom sozialen Umfeld akzeptiert
- Erhält Feedback zum rollenbezogenen Verhalten
- Erhält Unterstützung durch das soziale Umfeld (spezifizieren)
- Verfügt über positive Vorbilder

7.9.3 Pflegeziele

Übergeordnetes Ziel
Erhält die Übereinstimmung des eigenen Verhaltens mit den Erwartungen an die soziale Funktion.

7.9.3.1 Ziele im körperlichen/funktionellen Bereich
- Nimmt an Informationsveranstaltungen bzw. Schulungen teil (spezifizieren)
- Recherchiert Informationen
- Diskutiert über die Inhalte der zugeschriebenen Rolle mit den Pflegenden und den Bezugspersonen (spezifizieren)
- Handelt mit den Bezugspersonen die Art und Weise der Rollenerfüllung aus
- Spricht über eigene Gefühle und Gedanken in Verbindung mit der Rollenerwartung
- Wendet sich im Falle auftretender Spannungsgefühle und Aggressionsgefühle an die Pflegenden bzw. Familienmitglieder
- Legt Argumente für den Anpassungsbedarf in Bezug auf eine bestimmten Rolle dar
- Nutzt bestehende Ressourcen zur Unterstützung und Entlastung
- Nimmt sich für eigene Bedürfnisse und Interessen Zeit
- Spricht Probleme direkt an

7.9.3.2 Ziele im psychischen Bereich
- Beschreibt die erforderlichen Kenntnisse betreffend der Rolle
- Nennt verfügbare Entlastungs- und Unterstützungsangebote (spezifizieren)
- Nennt realistische Ziele für die Anpassung an die neue Rolle/den Rollenwechsel
- Beschreibt Bedingungen für die weitere Übernahme der sozialen Rolle
- Beschreibt Bedingungen, unter denen die Übernahme einer neuen sozialen Rolle vorstellbar wäre
- Äußert, Hilfe in Anspruch nehmen zu wollen (spezifizieren)
- Äußert realistische Erwartungen hinsichtlich des Rollenverständnisses und der Reaktion der Mitmenschen (spezifizieren)
- Äußert, die Erwartungen des sozialen Umfeldes unabhängig von der eigenen Einstellung zu respektieren
- Nennt Personen, die positive Rollenvorbilder sind
- Beschreibt die Bedeutung der sozialen Rolle für sich
- Beschreibt die Bedeutung der sozialen Rolle für andere

7.9.3.3 Ziele im sozialen/umgebungsbedingten Bereich

— Erhält Unterstützung durch das soziale Netzwerk
— Bezugsperson verhält sich wertschätzend
— Bezugsperson ist bereit, über die Art und Weise der Rollenerfüllung zu diskutieren
— Erhält Feedback zum rollenbezogenen Verhalten

7.9.4 Pflegemaßnahmen

Die angeführten Maßnahmen sind beispielhaft und müssen individuell konkretisiert werden.

7.9.4.1 Pflegemaßnahmen im körperlichen/funktionellen Bereich

— Unterstützen beim Planen von Bewältigungsstrategien
— Anbieten von vorhandenen Anleitungs- und Beratungskonzepten
— Begleiten und Unterstützen beim Umgang mit Gefühlen
— Austauschen und Thematisieren der gegenseitigen Wahrnehmung
— Anbieten von Möglichkeiten zur Entspannung und zum Abschalten (spezifizieren)
— Übertragen von Verantwortung bei der Planung und Durchführung von Maßnahmen
— Ermutigen, mit der Bezugsperson über die soziale Rolle zu sprechen
— Anbieten von Gesprächen

7.9.4.2 Pflegemaßnahmen im psychischen Bereich

— Schaffen eines Vertrauensverhältnisses
— Besprechen der Selbstwahrnehmung
— Geben von positiven Rückmeldungen
— Anerkennen der Gefühle des Betroffenen
— Informieren über Regeln und Normen einer neuen Umgebung
— Unterstützen beim Akzeptieren von möglichen Veränderungen
— Anbieten von Unterstützung bei der Selbstfindung
— Informieren über vorhandene Unterstützungsangebote
— Austauschen über die gegenseitige Wahrnehmung
— Unterstützen, die Haltung anderer Menschen zu verstehen
— Motivieren, Unterstützung in Anspruch zu nehmen (spezifizieren)

7.9.4.3 Pflegemaßnahmen im sozialen/umgebungsbedingten Bereich

— Ermöglichen des Zugangs zu rollenbezogenen Informationen
— Informieren der Bezugsperson über die Bedeutung wertschätzenden Verhaltens
— Ermutigen der Bezugsperson mit dem Betroffenen über unterschiedliche Vorstellungen zu diskutieren
— Ermöglichen von Kontakt zu Menschen mit Erfahrung in vergleichbaren Situationen

7.10 Rollenerfüllung, beeinträchtigt

Pflegediagnose 60042

> **Definition**
>
> Ein Pflegephänomen, bei dem die Übereinstimmung der Handlungen eines Menschen mit den Erwartungen an seine soziale Funktion beeinträchtigt ist.

7.10.1 Ätiologie

7.10.1.1 Körperliche/funktionelle Ursachen

- Schwierigkeiten beim Übergang in andere Lebens- oder Entwicklungsphasen (z. B. Adoleszenz, Pension, Scheidung, Arbeitslosigkeit)
- Beeinträchtigte Fähigkeit mit Konflikten umzugehen
- Beeinträchtigte Energie/Kraft
- Beeinträchtigte Gesundheit (spezifizieren)
- Beeinträchtigte Kommunikation (spezifizieren)
- Beeinträchtigte Konfliktfähigkeit
- Schmerzen
- Erlerntes Verhaltensmuster (spezifizieren)
- Alkoholkonsum (spezifizieren)
- Drogenkonsum (spezifizieren)
- Medikamentenwirkung (spezifizieren)

7.10.1.2 Psychische Ursachen

- Verneinung (Verdrängung) der derzeitigen Situation
- Mangelnde Akzeptanz der sozialen Rolle (Rollenidentifikation)
- Mangelndes Rollenbewusstsein
- Negative Grundhaltung
- Entscheidungskonflikt
- Stress
- Beeinträchtigtes Körperbild (spezifizieren)
- Beeinträchtigte Kritikfähigkeit
- Gefühl der Machtlosigkeit (spezifizieren)
- Beeinträchtigte Motivation (spezifizieren)
- Beeinträchtigtes Durchhaltevermögen
- Mangelnde Lernbereitschaft
- Mangelnde Offenheit
- Beeinträchtigte Reflexionsfähigkeit
- Beeinträchtigtes Selbstwertgefühl
- Angst (spezifizieren)
- Gefühl der Unsicherheit
- Mangelndes Erleben von Sinn
- Mangelndes Rollenverständnis

- Unzureichende Rollenvorbereitung (z. B. Rollenwechsel, verminderte Geschicklichkeit, fehlende Bestätigung, keine Erprobung der Rolle)
- Mangelnde Stresstoleranz
- Mangelndes Verantwortungsbewusstsein
- Mangelndes Wissen (spezifizieren)
- Beeinträchtigte Zielorientierung

7.10.1.3 Soziale/umgebungsbedingte Ursachen

- Mangelnde finanzielle Mittel
- Mangelnde Anerkennung und Respekt durch das soziale Umfeld
- Mangelndes Feedback zu Rollenerfüllung
- Fehlendes soziales Netzwerk (z. B. Familie, Freunde, Kollegen)
- Mangelnde Unterstützung durch das soziale Umfeld (spezifizieren)
- Negative Vorbilder
- Mangelnde Aufklärung und Information über die gesundheitliche Situation

7.10.2 Symptome

Symptome sind bei dieser Pflegediagnose manchmal schwer zu erkennen bzw. zu deuten und korrespondieren stark mit anderen Pflegediagnosen.

7.10.2.1 Aus der Sicht des Betroffenen

- Probleme mit der Rollenerfüllung (spezifizieren)
- Probleme in der Rollenverantwortung
- Beeinträchtigtes Schlafen
- Negatives Feedback des Umfelds
- Unzufriedenheit
- Gefühl der Benachteiligung
- Gefühl der Überforderung (z. B. weint, ist verzagt, zieht sich zurück)
- Angstgefühle
- Mangelnde Unterstützung des Umfeldes bei der Rollenerfüllung
- Mangelnde Zukunftsperspektiven
- Unruhe
- Veränderungen in sozialen Beziehungen (spezifizieren)
- Müdigkeit
- Trauer über Verluste
- Libidoverlust
- Lustlosigkeit
- Gefühl, zur Last zu fallen
- Beeinträchtigte Konzentration
- Gefühl der Abhängigkeit

7.10.2.2 Aus der Sicht der Pflegeperson

- Verleugnung der Rolle
- Vorspielen einer Rolle
- Sozialer Rückzug
- Aggression

- Anspannung
- Ausweichendes Verhalten
- Körpergewichtsveränderungen (nimmt stark zu oder ab)
- Ungesunde Lebensweise
- Vermittelt den Eindruck, „unglücklich zu sein"
- Niedergeschlagenheit
- Anpassungsprobleme an die Umgebung
- Versäumen von Terminen
- Familienmitglieder beschweren sich über das Verhalten des Betroffenen
- Beeinträchtigtes Wahrnehmen gewohnter Verpflichtungen
- Passives Verhalten
- Rückzug
- Fehlerhäufung
- Vernachlässigung
- Ignorieren von Erwartungen
- Beeinträchtigte Aufgabenerfüllung
- Bagatellisieren

7.10.3 Ressourcen

Die Ressourcen eines Menschen können körperlicher/funktioneller, psychischer und sozialer/umgebungsbedingter Art sein. Achten Sie immer auf eine umfassende Beurteilung der Ressourcen. Die folgende Aufzählung der Ressourcen kann individuell ergänzt werden.

7.10.3.1 Körperliche/funktionelle Ressourcen
- Verfügt über Energie/Kraft
- Verfügt über körperliche Fähigkeiten (spezifizieren)
- Verfügt über kognitive Fähigkeiten (spezifizieren)
- Kommuniziert verbal/nonverbal (spezifizieren)
- Verfügt über Sinneswahrnehmung (spezifizieren)

7.10.3.2 Psychische Ressourcen
- Akzeptiert die soziale Rolle (Rollenidentifikation)
- Verfügt über Rollenbewusstsein
- Geht konstruktiv mit Kritik um
- Zeigt Motivation (spezifizieren)
- Zeigt Bereitschaft über die Situation zu sprechen
- Zeigt Bereitschaft, Gefühle auszudrücken
- Zeigt Bereitschaft zur Kooperation
- Zeigt Bereitschaft, Meinungen der Mitmenschen anzuhören
- Verfügt über Reflexionsfähigkeit
- Verfügt über Selbstvertrauen
- Erlebt Sinn in der sozialen Rolle

- Zeigt klares Rollenverständnis
- Zeigt Verantwortungsbewusstsein
- Erkennt eigene Grenzen (spezifizieren)
- Kennt Rollenanforderungen

7.10.3.3 Soziale/umgebungsbedingte Ressourcen
- Verfügt über finanzielle Mittel
- Wird vom sozialen Umfeld akzeptiert
- Erhält Feedback zum rollenbezogenen Verhalten
- Erhält Unterstützung durch das soziale Umfeld (spezifizieren)
- Verfügt über positive Vorbilder

7.10.4 Pflegeziele

Übergeordnetes Ziel
Erzielt Übereinstimmung des eigenen Handelns mit den Erwartungen an die soziale Funktion.

7.10.4.1 Ziele im körperlichen/funktionellen Bereich
- Nimmt an Informationsveranstaltungen bzw. Schulungen teil (spezifizieren)
- Recherchiert Informationen
- Diskutiert über die Inhalte der zugeschriebenen Rolle mit den Pflegenden und den Familienmitgliedern (spezifizieren)
- Handelt mit den Bezugspersonen die Art und Weise der Rollenerfüllung aus
- Spricht über eigene Gefühle und Gedanken in Verbindung mit der Rollenerwartung
- Wendet sich im Falle auftretender Spannungsgefühle und Aggressionsgefühle an die Pflegenden bzw. Familienmitglieder
- Legt Argumente für den Anpassungsbedarf in Bezug auf eine bestimmten Rolle dar
- Nutzt bestehende Ressourcen zur Unterstützung und Entlastung
- Nimmt sich für eigene Bedürfnisse und Interessen Zeit
- Spricht Probleme direkt an

7.10.4.2 Ziele im psychischen Bereich
- Beschreibt die erforderlichen Kenntnisse betreffend der Rolle
- Nennt verfügbare Entlastungs- und Unterstützungsangebote (spezifizieren)
- Nennt realistische Ziele für die Anpassung an die neue Rolle/den Rollenwechsel
- Beschreibt Bedingungen, unter denen die Übernahme der sozialen Rolle vorstellbar wäre
- Äußert, Hilfe in Anspruch nehmen zu wollen (spezifizieren)
- Äußert realistische Erwartungen hinsichtlich des Rollenverständnisses und der Reaktion der Mitmenschen (spezifizieren)
- Äußert, die Erwartungen des sozialen Umfeldes unabhängig von der eigenen Einstellung zu respektieren

- Nennt Personen, die positive Rollenvorbilder sind
- Beschreibt die Bedeutung der sozialen Rolle für sich
- Beschreibt die Bedeutung der sozialen Rolle für andere

7.10.4.3   Ziele im sozialen/umgebungsbedingten Bereich

- Erhält Unterstützung durch das soziale Netzwerk
- Bezugspersonen verhalten sich wertschätzend
- Bezugspersonen sind bereit, über die Art und Weise der Rollenerfüllung zu diskutieren
- Erhält Feedback zum rollenbezogenen Verhalten

7.10.5   Pflegemaßnahmen

Die angeführten Maßnahmen sind beispielhaft und müssen individuell konkretisiert werden.

7.10.5.1   Pflegemaßnahmen im körperlichen/funktionellen Bereich

- Unterstützen beim Planen von Bewältigungsstrategien
- Anbieten von vorhandenen Anleitungs- und Beratungskonzepten
- Begleiten und Unterstützen beim Umgang mit Gefühlen
- Austauschen und Thematisieren der gegenseitigen Wahrnehmung
- Anbieten von Möglichkeiten zur Entspannung und zum Abschalten (spezifizieren)
- Übertragen von Verantwortung bei der Planung und Durchführung von Maßnahmen
- Ermutigen, mit den Bezugspersonen über die soziale Rolle zu sprechen
- Anbieten von Gesprächen

7.10.5.2   Pflegemaßnahmen im psychischen Bereich

- Schaffen eines Vertrauensverhältnisses
- Besprechen der Selbstwahrnehmung
- Geben von positiven Rückmeldungen
- Anerkennen der Gefühle des Betroffenen
- Informieren über Regeln und Normen in einer neuen Umgebung
- Unterstützen beim Akzeptieren der veränderten Rolle
- Anbieten von Unterstützung bei der Selbstfindung
- Informieren über Selbsthilfegruppen, Berufsberatung, soziale Einrichtungen
- Unterstützen, die Haltung anderer Menschen zu verstehen
- Motivieren, Unterstützung in Anspruch zu nehmen (spezifizieren)

7.10.5.3   Pflegemaßnahmen im sozialen/umgebungsbedingten Bereich

- Ermöglichen des Zugangs zu rollenbezogenen Informationen
- Informieren der Bezugspersonen über die Bedeutung wertschätzenden Verhaltens
- Ermutigen der Bezugspersonen mit dem Betroffenen über unterschiedliche Vorstellungen zu diskutieren
- Ermöglichen von Kontakt zu Menschen mit Erfahrung in vergleichbaren Situationen

7.11 Rollenerfüllung, Entwicklung der Ressourcen

Pflegediagnose 60043

> **Definition**
>
> Ein Pflegephänomen, bei dem ein Mensch die Möglichkeiten stärken und/oder er-
> weitern möchte, sein Handeln mit den Erwartungen an seine soziale Funktion in
> Übereinstimmung zu bringen.

Anmerkung der Autoren

Diese Pflegediagnose ist eine Gesundheitsdiagnose und beinhaltet keine möglichen Ursachen, sondern
Ressourcen. Nähere Informationen zu Gesundheitsdiagnosen finden sich im einleitenden Abschnitt
„Gesundheitspflegediagnosen".

7.11.1 Ressourcen

Die Ressourcen eines Menschen können körperlicher/funktioneller, psychischer und
sozialer/umgebungsbedingter Art sein. Achten Sie immer auf eine umfassende Beurteilung der Ressourcen. Die folgende Aufzählung der Ressourcen kann individuell
ergänzt werden.

7.11.1.1 Körperliche/funktionelle Ressourcen
- Verfügt über Energie/Kraft
- Verfügt über körperliche Fähigkeiten (spezifizieren)
- Verfügt über kognitive Fähigkeiten (spezifizieren)
- Kommuniziert verbal/nonverbal (spezifizieren)
- Verfügt über Sinneswahrnehmung (spezifizieren)

7.11.1.2 Psychische Ressourcen
- Akzeptiert die soziale Rolle (Rollenidentifikation)
- Verfügt über Rollenbewusstsein
- Geht konstruktiv mit Kritik um
- Zeigt Motivation (spezifizieren)
- Zeigt Bereitschaft zur Kooperation
- Zeigt Bereitschaft, Meinungen der Mitmenschen anzuhören
- Verfügt über Reflexionsfähigkeit
- Verfügt über Selbstvertrauen
- Erlebt Sinn in der sozialen Rolle
- Zeigt klares Rollenverständnis
- Zeigt Verantwortungsbewusstsein
- Kennt Rollenanforderungen

7.11.1.3 Soziale/umgebungsbedingte Ressourcen
- Verfügt über finanzielle Mittel
- Wird vom sozialen Umfeld akzeptiert
- Erhält Feedback zum rollenbezogenen Verhalten

- Erhält Unterstützung durch das soziale Umfeld (spezifizieren)
- Verfügt über positive Vorbilder

7.11.2 Pflegeziele

Übergeordnetes Ziel
Verfügt über die Kompetenz, die Übereinstimmung des Handelns mit den Erwartungen an die soziale Funktion zu erhalten und/oder zu verbessern.

7.11.2.1   Ziele im körperlichen/funktionellen Bereich

- Nimmt an Informationsveranstaltungen bzw. Schulungen teil (spezifizieren)
- Recherchiert Informationen
- Diskutiert über die Inhalte der zugeschriebenen Rolle mit den Pflegenden und den Bezugspersonen (spezifizieren)
- Handelt mit den Bezugspersonen die Art und Weise der Rollenerfüllung aus
- Spricht über eigene Gefühle und Gedanken in Verbindung mit der Rollenerwartung
- Wendet sich im Falle auftretender Spannungsgefühle und Aggressionsgefühle an die Pflegenden bzw. Familienmitglieder
- Legt Argumente für den Anpassungsbedarf in Bezug auf eine bestimmten Rolle dar
- Nutzt bestehende Ressourcen zur Unterstützung und Entlastung
- Nimmt sich für eigene Bedürfnisse und Interessen Zeit
- Spricht Probleme direkt an
- Fordert aktiv Rückmeldungen zum eigenen Verhalten ein

7.11.2.2   Ziele im psychischen Bereich

- Beschreibt die erforderlichen Kenntnisse betreffend die Rolle
- Nennt verfügbare Entlastungs- und Unterstützungsangebote (spezifizieren)
- Nennt realistische Ziele für die Anpassung an die neue Rolle/den Rollenwechsel
- Beschreibt Bedingungen für die weitere Übernahme der sozialen Rolle
- Beschreibt Bedingungen, unter denen die Übernahme einer neuen sozialen Rolle vorstellbar wäre
- Äußert, Hilfe in Anspruch nehmen zu wollen (spezifizieren)
- Äußert realistische Erwartungen hinsichtlich des Rollenverständnisses und der Reaktion der Mitmenschen (spezifizieren)
- Äußert, die Erwartungen des sozialen Umfeldes unabhängig von der eigenen Einstellung zu respektieren
- Nennt Personen, die positive Rollenvorbilder sind
- Beschreibt die Bedeutung der sozialen Rolle für sich
- Beschreibt die Bedeutung der sozialen Rolle für andere

7.11.2.3 Ziele im sozialen/umgebungsbedingten Bereich

- Erhält Unterstützung durch das soziale Netzwerk
- Erhält Feedback zum rollenbezogenen Verhalten
- Bezugspersonen verhalten sich wertschätzend
- Bezugspersonen sind bereit, über die Art und Weise der Rollenerfüllung zu diskutieren

7.11.3 Pflegemaßnahmen

Die angeführten Maßnahmen sind beispielhaft und müssen individuell konkretisiert werden.

7.11.3.1 Pflegemaßnahmen im körperlichen/funktionellen Bereich

- Unterstützen beim Formulieren von kleinen, erreichbaren Teilzielen, die in Summe zu einem größeren Ziel führen
- Unterstützen bei der Nutzung von Informations- und Beratungsangeboten
- Begleiten und Unterstützen beim Umgang mit Gefühlen
- Unterstützen beim Erlernen von neuen Fähigkeiten (spezifizieren)
- Anbieten eines Sozialen Kompetenztrainings (SKT)
- Ermutigen, sich für erfolgte Bemühungen zu belohnen
- Ermutigen, mit den Bezugspersonen über die soziale Rolle zu sprechen
- Anbieten von Gesprächen

7.11.3.2 Pflegemaßnahmen im psychischen Bereich

- Geben von positiven Rückmeldungen
- Anerkennen der Gefühle des Betroffenen
- Besprechen der verfügbaren Ressourcen
- Diskutieren über mögliche Verbesserungspotenziale aus der Sicht des Betroffenen
- Beraten über erreichbare Ziele aus pflegerischer Sicht
- Informieren über unterschiedliche Möglichkeiten, Beratung und Informationen einzuholen
- Aufzeigen bereits erreichter Ziele
- Hinweisen, dass Rückschläge zu einem normalen Umsetzungsprozess gehören
- Ermutigen, die Umsetzung der gefassten Ziele beizubehalten
- Besprechen von aufgetreten Befürchtungen und Sorgen

7.11.3.3 Pflegemaßnahmen im sozialen/umgebungsbedingten Bereich

- Einbinden der Bezugspersonen in die Kommunikationsübungen
- Unterstützen bei der Suche nach geeigneten Gesprächspartnern
- Unterstützen bei der Organisation von Hilfeleistungen aus dem sozialen Umfeld
- Ermöglichen des Zugangs zu rollenbezogenen Informationen

7.12   Elterliche Pflege, beeinträchtigt, Risiko

Pflegediagnose 60051

> **Definition**
>
> Ein Pflegephänomen, bei dem das Risiko besteht, dass Eltern/Erziehungsberechtigte
> nicht ausreichend in der Lage sind, ein Umfeld zu gestalten, das den Bedürfnissen
> des Kindes entspricht und dessen Entwicklung zur Eigenständigkeit fördert.

Anmerkung der Autoren

Eine Risiko-Diagnose kann nicht durch Zeichen und Symptome belegt werden, da das Problem nicht aufgetreten ist und die Pflegemaßnahmen die Prävention bezwecken.

Das Pflegephänomen „Elterliche Pflege" beschreibt die umfassende Fähigkeit der Eltern/der Erziehungsberechtigten, das Umfeld für die Entwicklung des Kindes förderlich zu gestalten. Das Pflegephänomen „Eltern-Kind-Beziehung" ist enger gefasst und beschreibt speziell den Beziehungsaspekt zwischen Eltern und Kind, der in unterschiedlichen Entwicklungsphasen im Vordergrund stehen kann.

Das Pflegephänomen „Familienprozess" ist hingegen nicht speziell auf die Eltern-Kind-Beziehung gerichtet, sondern beschreibt generell die Funktionsweise eines Familiensystems und die Auswirkungen auf dessen Mitglieder.

7.12.1   Risikofaktoren

7.12.1.1   Körperliche/funktionelle Risikofaktoren

- Beeinträchtigte Energie/Kraft
- Behinderung der Eltern/Erziehungsberechtigten
- Beeinträchtigte Gesundheit der Eltern/Erziehungsberechtigten (spezifizieren)
- Beeinträchtigte kognitive Fähigkeiten (spezifizieren)
- Beeinträchtigte Kommunikation (spezifizieren)
- Beeinträchtigte Organisationsfähigkeit

7.12.1.2   Psychische Risikofaktoren

- Beeinträchtigtes Bewusstsein hinsichtlich der Vorbildwirkung für das Kind
- Beeinträchtigte Beziehungsfähigkeit
- Stress
- Niedergeschlagenheit der Eltern/Erziehungsberechtigten
- Beeinträchtigte Motivation zur Übernahme der elterlichen Fürsorge
- Traumatisierende Ereignisse (spezifizieren)
- Beeinträchtigte Reflexionsfähigkeit
- Mangelndes Selbstvertrauen
- Gefühl, der Situation nicht gewachsen zu sein (spezifizieren)
- Beeinträchtigte Identifikation mit der Elternrolle/Rolle als Erziehungsberechtigter
- Beeinträchtigtes Verantwortungsbewusstsein
- Beeinträchtige Wahrnehmung von Bedürfnissen anderer Menschen
- Werthaltungen, welche die Entwicklung des Kindes behindern (spezifizieren)
- Mangelndes Wissen (spezifizieren)

7.12.1.3 Soziale/umgebungsbedingte Risikofaktoren

- Arbeitslosigkeit
- Beeinträchtigte Organisation der Kinderbetreuung
- Veränderungen der familiären Situation (spezifizieren)
- Beeinträchtigter Zusammenhalt der Familie
- Trennung vom Kind
- Mangelnde finanzielle Mittel
- Belastende Lebenssituation (spezifizieren)
- Mangelnder wertschätzender Umgang zwischen den Eltern/Erziehungs-berechtigten
- Häusliche Gewalt (spezifizieren)
- Fehlendes positives Vorbild für Eltern/Erziehungsberechtigte
- Mangelnde Zeit für gemeinsame Aktivitäten
- Einschränkendes räumliches Umfeld
- Mangelnder Zugang zu Kinderbetreuungseinrichtungen

7.12.2 Ressourcen

Die Ressourcen eines Menschen können körperlicher/funktioneller, psychischer und sozialer/umgebungsbedingter Art sein. Achten Sie immer auf eine umfassende Beurteilung der Ressourcen. Die folgende Aufzählung der Ressourcen kann individuell ergänzt werden.

7.12.2.1 Körperliche/funktionelle Ressourcen

- Verfügt über Energie/Kraft
- Elternteil übernimmt die Betreuung des Kindes während des Tages
- Verfügt über kognitive Fähigkeiten (spezifizieren)
- Kommuniziert verbal/nonverbal (spezifizieren)
- Verfügt über Organisationsfähigkeit

7.12.2.2 Psychische Ressourcen

- Verfügt über Beziehungsfähigkeit
- Verfügt über Einfühlungsvermögen
- Verfügt über realistische Erwartungen an die Kinder
- Äußert das Gefühl innerer Ruhe
- Zeigt Interesse an Informationen zur Kindeserziehung (spezifizieren)
- Zeigt Motivation zur Pflege des Kindes
- Verfügt über Reflexionsfähigkeit
- Verfügt über Selbstvertrauen
- Identifiziert sich mit der Elternrolle
- Zeigt Verantwortungsbewusstsein
- Verfügt über Werthaltungen, die der Entwicklung des Kindes förderlich sind
- Verfügt über Wissen zu Fragen der elterlichen Fürsorge
- Verfügt über Wissen zum physiologischen Entwicklungsprozess eines Kindes

7.12.2.3   Soziale/umgebungsbedingte Ressourcen

- Eltern/Erziehungsberechtigte teilen Hausarbeit auf (spezifizieren)
- Lebt in stabilem Familienverband
- Verfügt über finanzielle Mittel
- Eltern/Erziehungsberechtigte haben eine wertschätzende Beziehung zueinander
- Eltern/Erziehungsberechtigte und Kind erhalten Unterstützung durch das soziale Umfeld (spezifizieren)
- Eltern/Erziehungsberechtigte verfügen über positive Vorbilder
- Eltern/Erziehungsberechtigte und Kind verfügen über Zeit für gemeinsame Aktivitäten
- Räumliches Umfeld ist für die Entwicklung des Kindes förderlich (spezifizieren)
- Verfügt über Zugang zu Kinderbetreuungseinrichtungen

7.12.3   Pflegeziele

> **Übergeordnetes Ziel**
> Der/Die Erziehende(n) erhalten ein Umfeld, das die Entwicklung des Kindes fördert.

7.12.3.1   Ziele im körperlichen/funktionellen Bereich

- Zeigt Zuwendung zum Kind
- Mahlzeiten werden ausgewogen zubereitet
- Die Kommunikation mit dem Kind ist wertschätzend gestaltet
- Organisiert die Betreuung des Kindes
- Unternimmt gemeinsame Aktivitäten mit dem Kind
- Berücksichtigt Bedürfnisse und Wünsche des Kindes

7.12.3.2   Ziele im psychischen Bereich

- Beschreibt die Anforderungen der Kindeserziehung
- Beschreibt geeignete kindorientierte Handlungsstrategien (spezifizieren)
- Nennt bestehende Unterstützungsmöglichkeiten
- Nennt Maßnahmen zur Gesundheitsförderung für das Kind
- Nennt Maßnahmen zur Erhaltung der eigenen Gesundheit
- Äußert, sich mit der Elternrolle/Rolle als Erziehungsberechtigte(r) zu identifizieren
- Äußert, sich den Anforderungen der Kinderbetreuung gewachsen zu fühlen

7.12.3.3   Ziele im sozialen/umgebungsbedingten Bereich

- Erhält Unterstützung durch soziales Netzwerk
- Verfügt über positive Rollenvorbilder

7.12.4   Pflegemaßnahmen

Die angeführten Maßnahmen sind beispielhaft und müssen individuell konkretisiert werden.

7.12.4.1 Pflegemaßnahmen im körperlichen/funktionellen Bereich

- Unterstützen, Erholungsphasen einzuplanen
- Anleiten der Eltern/Erziehungsberechtigten in entwicklungsfördernden Aktivitäten
- Anleiten der Eltern/Erziehungsberechtigten bei der Zeiteinteilung
- Anleiten der Eltern/Erziehungsberechtigten in Entspannungsmethoden
- Ermutigen der Eltern, Elternbildungskurse zu besuchen
- Anleiten der Eltern/Erziehungsberechtigten in wertschätzender Kommunikation
- Unterstützen der Eltern/Erziehungsberechtigten beim Festlegen von gemeinsamen Zielen
- Unterstützen der Eltern/Erziehungsberechtigten bei der Nutzung von Unterstützungsangeboten
- Ermutigen der Eltern, ihre Gefühle zu zeigen

7.12.4.2 Pflegemaßnahmen im psychischen Bereich

- Informieren über die Entwicklungsphasen von Kindern/Jugendlichen
- Informieren über die Bedeutung von sensorischer Stimulation
- Informieren über geeignete Unterstützungsangeboten
- Informieren über Selbsthilfegruppen
- Geben von positiven Rückmeldungen
- Anbieten von Informationsmaterial
- Hinweisen auf unterschiedliche Formen, Zuwendung zu zeigen
- Informieren über die Bedeutung eines bewussten Umgangs mit Gefühlen
- Beraten zum Umgang mit unterschiedlichen Erwartungshaltungen
- Beraten über Möglichkeiten, das Leben mit konkurrierenden Lebensbereichen zu organisieren

7.12.4.3 Pflegemaßnahmen im sozialen/umgebungsbedingten Bereich

- Unterstützen der Eltern/Erziehungsberechtigten, positive Rollenvorbilder zu finden
- Einbeziehen aller verfügbaren Familienmitglieder in den Lernprozess

7.13 Elterliche Pflege, beeinträchtigt

Pflegediagnose 60052

> **Definition**
>
> Ein Pflegephänomen, bei dem Eltern/Erziehungsberechtigte nicht ausreichend in der Lage sind, ein Umfeld zu gestalten, das den Bedürfnissen des Kindes entspricht und dessen Entwicklung zur Eigenständigkeit fördert.

Anmerkung der Autoren

Das Pflegephänomen „Elterliche Pflege" beschreibt die umfassende Fähigkeit der Eltern/der Erziehungsberechtigten, das Umfeld für die Entwicklung des Kindes förderlich zu gestalten. Das Pflegephänomen „Eltern-Kind-Beziehung" ist enger gefasst und beschreibt speziell den Beziehungsaspekt zwischen Eltern und Kind, der in unterschiedlichen Entwicklungsphasen im Vordergrund stehen kann.

Das Pflegephänomen „Familienprozess" ist hingegen nicht speziell auf die Eltern-Kind-Beziehung gerichtet, sondern beschreibt generell die Funktionsweise eines Familiensystems und die Auswirkungen auf dessen Mitglieder.

7.13.1 Ätiologie

7.13.1.1 Körperliche/funktionelle Ursachen

- Beeinträchtigte Energie/Kraft
- Behinderung der Eltern/Erziehungsberechtigten
- Beeinträchtigte Gesundheit der Eltern/Erziehungsberechtigten (spezifizieren)
- Beeinträchtigte kognitive Fähigkeiten (spezifizieren)
- Beeinträchtigte Kommunikation (spezifizieren)
- Beeinträchtigte Organisationsfähigkeit

7.13.1.2 Psychische Ursachen

- Beeinträchtigtes Bewusstsein hinsichtlich der Vorbildwirkung für das Kind
- Beeinträchtigte Beziehungsfähigkeit
- Unrealistische Erwartungen
- Stress
- Niedergeschlagenheit der Eltern/Erziehungsberechtigten
- Beeinträchtigte Motivation zur Übernahme der elterlichen Fürsorge
- Traumatisierende Ereignisse (spezifizieren)
- Beeinträchtigte Reflexionsfähigkeit
- Mangelndes Selbstvertrauen
- Gefühl, der Situation nicht gewachsen zu sein (spezifizieren)
- Beeinträchtigte Identifikation mit der Elternrolle/Rolle als Erziehungsberechtigter
- Mangelndes Verantwortungsbewusstsein
- Beeinträchtige Wahrnehmung von Bedürfnissen anderer Menschen
- Werthaltungen, welche die Entwicklung des Kindes behindern (spezifizieren)
- Mangelndes Wissen (spezifizieren)

7.13.1.3 Soziale/umgebungsbedingte Ursachen

- Arbeitslosigkeit
- Veränderungen der familiären Situation (spezifizieren)
- Beeinträchtigter Zusammenhalt der Familie
- Trennung vom Kind
- Mangelnde finanzielle Mittel
- Belastende Lebenssituation (spezifizieren)
- Mangelnder wertschätzender Umgang zwischen den Eltern/Erziehungsberechtigten
- Häusliche Gewalt (spezifizieren)
- Mangelnde Unterstützung durch das soziale Umfeld (spezifizieren)
- Fehlendes positives Vorbild für Eltern/Erziehungsberechtigte

- Mangelnde Zeitressourcen für gemeinsame Aktivitäten
- Einschränkendes räumliches Umfeld
- Mangelnder Zugang zu Kinderbetreuungseinrichtungen

7.13.2 Symptome

7.13.2.1 Aus der Sicht des Betroffenen

- Negative Äußerungen über das Kind
- Probleme mit der Elternrolle
- Überforderung mit der elterlichen Fürsorge
- Äußerungen von fehlender Kontrolle über das Kind
- Zweifel gegenüber den eigenen Fähigkeiten
- Regelmäßiges Sanktionieren des Kindes
- Frustration
- Resignation
- Schlechte schulische Leistungen des Kindes
- Aussagen der Eltern/Erziehungsberechtigten über erfolglose Maßnahmen

7.13.2.2 Aus der Sicht der Pflegeperson

- Distanzloses Verhalten des Kindes gegenüber wenig vertrauten Personen
- Mangelnder Ausdruck von Zuneigung und Liebe (verbal und nonverbal)
- Aggressiver Kommunikationsstil (z. B. Abwertung, Schimpfworte, Zynismus)
- Zeichen der körperliche Vernachlässigung bis Verwahrlosung
- Keine Aktivitäten des Kindes außerhalb der Familie
- Einstellen von gewohnten Aktivitäten der Kinder
- Zeichen für Spannungen zwischen den Familienmitgliedern (z. B. Kommunikationsstil, Körpersprache, Äußerungen)
- Zeichen von Verletzungen des Kindes
- Sozialer Rückzug des Kindes
- Beeinträchtigte soziale Kompetenzen des Kindes (z. B. Freundeskreis, Gruppen)
- Angst des Kindes
- Beeinträchtigung der Aufmerksamkeit des Kindes
- Beeinträchtigung der Konzentration des Kindes
- Davonlaufen des Kindes
- Alleinlassen des Kindes
- Nichteinhalten von Terminen (z. B. Arzt, Behörden, Schule)
- Aggressives Verhalten des Kindes (fremd-/selbstgerichtet)
- Zurückweisung oder Feindseligkeit der Eltern/Erziehungsberechtigten gegenüber dem Kind
- Häufige Unfälle
- Häufige Erkrankungen
- Beeinträchtigte soziale Kompetenz (z. B. Ignorieren von Regeln, Vereinbarungen)
- Wachstums- und Entwicklungsverzögerung beim Kind
- Auffällige Abweichungen des Körpergewichts vom Normbereich
- Auffällige Veränderungen des Körpergewichts
- Mangelnde Übung in Fertigkeiten für die Pflege des Kindes

- Wechselnde Verhaltensmuster gegenüber dem Kind (mangelnde Orientierung)
- Beeinträchtigte Kommunikation zwischen Eltern und Kind
- Ignorieren von geäußerten Bedürfnissen des Kindes

7.13.3 Ressourcen

Die Ressourcen eines Menschen können körperlicher/funktioneller, psychischer und sozialer/umgebungsbedingter Art sein. Achten Sie immer auf eine umfassende Beurteilung der Ressourcen. Die folgende Aufzählung der Ressourcen kann individuell ergänzt werden.

7.13.3.1 Körperliche/funktionelle Ressourcen
- Verfügt über Energie/Kraft
- Elternteil übernimmt die Betreuung des Kindes während des Tages
- Verfügt über kognitive Fähigkeiten (spezifizieren)
- Kommuniziert verbal/nonverbal (spezifizieren)
- Verfügt über Organisationsfähigkeit

7.13.3.2 Psychische Ressourcen
- Ist sich der Vorbildwirkung für das Kind bewusst
- Verfügt über Beziehungsfähigkeit
- Verfügt über Einfühlungsvermögen
- Verfügt über realistische Erwartungen an die Kinder
- Äußert das Gefühl innerer Ruhe
- Zeigt Interesse an Informationen zur Kindeserziehung (spezifizieren)
- Zeigt Motivation zur Pflege des Kindes
- Verfügt über Reflexionsfähigkeit
- Verfügt über Selbstvertrauen
- Identifiziert sich mit der Elternrolle
- Zeigt Verantwortungsbewusstsein
- Verfügt über Werthaltungen, die der Entwicklung des Kindes förderlich sind
- Verfügt über Wissen zu Fragen der elterlichen Fürsorge
- Verfügt über Wissen zum physiologischen Entwicklungsprozess eines Kindes

7.13.3.3 Soziale/umgebungsbedingte Ressourcen
- Eltern/Erziehungsberechtigte teilen Hausarbeit auf (spezifizieren)
- Lebt in stabilem Familienverband
- Verfügt über finanzielle Mittel
- Eltern/Erziehungsberechtigte haben eine wertschätzende Beziehung zueinander
- Eltern/Erziehungsberechtigte und Kind erhalten Unterstützung durch das soziale Umfeld (spezifizieren)
- Eltern/Erziehungsberechtigte verfügen über positive Vorbilder
- Eltern/Erziehungsberechtigte und Kind verfügen über Zeit für gemeinsame Aktivitäten
- Räumliches Umfeld ist für die Entwicklung des Kindes förderlich (spezifizieren)
- Verfügt über Zugang zu Kinderbetreuungseinrichtungen

7.13.4 Pflegeziele

> **Übergeordnetes Ziel**
> Der/Die Erziehende(n) gestalten ein Umfeld, das die Entwicklung des Kindes fördert.

7.13.4.1 Ziele im körperlichen/funktionellen Bereich
- Zeigt Zuwendung zum Kind
- Mahlzeiten werden ausgewogen zubereitet
- Die Kommunikation mit dem Kind ist wertschätzend gestaltet
- Organisiert die Betreuung des Kindes
- Unternimmt gemeinsame Aktivitäten mit dem Kind
- Berücksichtigt Bedürfnisse und Wünsche des Kindes

7.13.4.2 Ziele im psychischen Bereich
- Beschreibt die Anforderungen der Kindeserziehung
- Beschreibt geeignete kindorientierte Handlungsstrategien (spezifizieren)
- Nennt bestehende Unterstützungsmöglichkeiten
- Nennt Maßnahmen zur Gesundheitsförderung für das Kind
- Nennt Maßnahmen zur Erhaltung der eigenen Gesundheit
- Äußert, sich mit der Elternrolle/Rolle als Erziehungsberechtigte(r) zu identifizieren
- Äußert, sich den Anforderungen der Kinderbetreuung gewachsen zu fühlen

7.13.4.3 Ziele im sozialen/umgebungsbedingten Bereich
- Erhält Unterstützung durch soziales Netzwerk
- Verfügt über positive Rollenvorbilder

7.13.5 Pflegemaßnahmen

Die angeführten Maßnahmen sind beispielhaft und müssen individuell konkretisiert werden.

7.13.5.1 Pflegemaßnahmen im körperlichen/funktionellen Bereich
- Unterstützen, Erholungsphasen einzuplanen
- Anleiten der Eltern/Erziehungsberechtigten in entwicklungsfördernden Aktivitäten
- Anleiten der Eltern/Erziehungsberechtigten bei der Zeiteinteilung
- Anleiten der Eltern/Erziehungsberechtigten in Entspannungsmethoden
- Ermutigen der Eltern, Elternbildungskurse zu besuchen
- Anleiten der Eltern/Erziehungsberechtigten in wertschätzender Kommunikation
- Unterstützen der Eltern/Erziehungsberechtigten beim Festlegen von gemeinsamen Zielen
- Unterstützen der Eltern/Erziehungsberechtigten bei der Nutzung von Unterstützungsangeboten
- Ermutigen der Eltern, ihre Gefühle zu zeigen

7.13.5.2 Pflegemaßnahmen im psychischen Bereich

- Informieren über die Entwicklungsphasen von Kindern/Jugendlichen
- Informieren über die Bedeutung von sensorischer Stimulation
- Informieren über geeignete Unterstützungsangebote
- Informieren über Selbsthilfegruppen
- Geben von positiven Rückmeldungen
- Anbieten von Informationsmaterial
- Hinweisen auf unterschiedliche Formen, Zuwendung zu zeigen
- Informieren über die Bedeutung eines bewussten Umgangs mit Gefühlen
- Beraten zum Umgang mit unterschiedlichen Erwartungshaltungen
- Beraten über Möglichkeiten, das Leben mit konkurrierenden Lebensbereichen zu organisieren

7.13.5.3 Pflegemaßnahmen im sozialen/umgebungsbedingten Bereich

- Unterstützen der Eltern/Erziehungsberechtigten, positive Rollenvorbilder zu finden
- Einbeziehen aller verfügbaren Familienmitglieder in den Lernprozess

7.14 Elterliche Pflege, Entwicklung der Ressourcen

Pflegediagnose 60053

Definition

Ein Pflegephänomen, bei dem Eltern/Erziehungsberechtigte ihre Möglichkeiten, ein Umfeld zu gestalten, das den Bedürfnissen des Kindes entspricht und dessen Entwicklung zur Eigenständigkeit fördert, stärken und/oder erweitern möchten.

Anmerkung der Autoren

Diese Pflegediagnose ist eine Gesundheitsdiagnose und beinhaltet keine möglichen Ursachen, sondern Ressourcen. Nähere Informationen zu Gesundheitsdiagnosen finden sich im einleitenden Abschnitt „Gesundheitspflegediagnosen".

Das Pflegephänomen „Elterliche Pflege" beschreibt die umfassende Fähigkeit der Eltern/der Erziehungsberechtigten, das Umfeld für die Entwicklung des Kindes förderlich zu gestalten. Das Pflegephänomen „Eltern-Kind-Beziehung" ist enger gefasst und beschreibt speziell den Beziehungsaspekt zwischen Eltern und Kind, der in unterschiedlichen Entwicklungsphasen im Vordergrund stehen kann.

Das Pflegephänomen „Familienprozess" ist hingegen nicht speziell auf die Eltern-Kind-Beziehung gerichtet, sondern beschreibt generell die Funktionsweise eines Familiensystems und die Auswirkungen auf dessen Mitglieder.

7.14.1 Ressourcen

Die Ressourcen eines Menschen können körperlicher/funktioneller, psychischer und sozialer/umgebungsbedingter Art sein. Achten Sie immer auf eine umfassende Beurteilung der Ressourcen. Die folgende Aufzählung der Ressourcen kann individuell ergänzt werden.

7.14.1.1 Körperliche/funktionelle Ressourcen
- Verfügt über Energie/Kraft
- Elternteil übernimmt die Betreuung des Kindes während des Tages
- Verfügt über kognitive Fähigkeiten (spezifizieren)
- Kommuniziert verbal/nonverbal (spezifizieren)
- Verfügt über Organisationsfähigkeit

7.14.1.2 Psychische Ressourcen
- Ist sich der Vorbildwirkung für das Kind bewusst
- Verfügt über Beziehungsfähigkeit
- Verfügt über Einfühlungsvermögen
- Verfügt über realistische Erwartungen an die Kinder
- Äußert das Gefühl innerer Ruhe
- Zeigt Interesse an Informationen zur Kindeserziehung (spezifizieren)
- Zeigt Motivation zur Pflege des Kindes
- Zeigt Motivation, vorhandene Entwicklungspotenziale für das elterliche Verhalten zu nutzen
- Verfügt über Reflexionsfähigkeit
- Verfügt über Selbstvertrauen
- Identifiziert sich mit der Elternrolle
- Zeigt Verantwortungsbewusstsein
- Verfügt über Werthaltungen, die der Entwicklung des Kindes förderlich sind
- Verfügt über Wissen zu Fragen der elterlichen Fürsorge
- Verfügt über Wissen zum physiologischen Entwicklungsprozess eines Kindes

7.14.1.3 Soziale/umgebungsbedingte Ressourcen
- Eltern/Erziehungsberechtigte teilen Hausarbeit auf (spezifizieren)
- Lebt in stabilem Familienverband
- Verfügt über finanzielle Mittel
- Eltern/Erziehungsberechtigte haben eine wertschätzende Beziehung zueinander
- Das soziale Umfeld berücksichtigt die Bedürfnissen der Kinder
- Das Kind erhält emotionale Unterstützung (z. B. sichtbare Bindung und Zuneigung)
- Eltern/Erziehungsberechtigte und Kind erhalten Unterstützung durch das soziale Umfeld (spezifizieren)
- Kinder können über Unzufriedenheit mit dem sozialen Umfeld zu Hause reden
- Eltern/Erziehungsberechtigte verfügen über positive Vorbilder
- Eltern/Erziehungsberechtigte und Kind verfügen über Zeit für gemeinsame Aktivitäten
- Räumliches Umfeld ist für die Entwicklung des Kindes förderlich (spezifizieren)
- Verfügt über Zugang zu Kinderbetreuungseinrichtungen

7.14.2 Pflegeziele

> **Übergeordnetes Ziel**
> Der/Die Erziehende(n) verfügen über die Kompetenz, ein Umfeld zu gestalten, das die Entwicklung des Kindes fördert und nutzen vorhandene Ressourcen.

7.14.2.1 Ziele im körperlichen/funktionellen Bereich
- Die Eltern nehmen Beratung von Personen/Einrichtungen zur Verbesserung ihrer Erziehung in Anspruch
- Kommuniziert mit dem Kind auf wertschätzende Art und Weise
- Informiert sich über die Einschätzungen der Betreuungs- und Bildungsinstitutionen (z. B. Kindergarten, Schule)
- Bezieht das Kind altersgerecht in Entscheidungen ein

7.14.2.2 Ziele im psychischen Bereich
- Beschreibt vorhandene Verbesserungspotenziale
- Nennt Möglichkeiten zur Schaffung von Ressourcen
- Beschreibt Maßnahmen zur Gesundheitsförderung für das Kind
- Nennt Maßnahmen zur Erhaltung der eigenen Gesundheit
- Nennt vertrauenswürdige Informationsquellen
- Nennt verfügbare Beratungsangebote
- Äußert den Wunsch, die eigenen Fähigkeiten zu optimieren
- Äußert den Wunsch, die Gesundheit und Entwicklung des Kindes zu fördern
- Äußert die Bereitschaft, eigene Verhaltensweisen zu hinterfragen
- Äußert die Bereitschaft, eigene Grenzen anzuerkennen
- Äußert, sich den Anforderungen der Kinderbetreuung gewachsen zu fühlen

7.14.2.3 Ziele im sozialen/umgebungsbedingten Bereich
- Erhält Unterstützung durch das soziale Netzwerk
- Verfügt über positive Rollenvorbilder

7.14.3 Pflegemaßnahmen

Die angeführten Maßnahmen sind beispielhaft und müssen individuell konkretisiert werden.

7.14.3.1 Pflegemaßnahmen im körperlichen/funktionellen Bereich
- Unterstützen beim Formulieren von kleinen, erreichbaren Teilzielen, die in Summe zu einem größeren Ziel führen
- Unterstützen bei der Planung von Ruhephasen
- Unterstützen bei der Anpassung der Lebensgewohnheiten
- Unterstützen der Fähigkeiten zur Verbesserung der Kommunikation

7.14.3.2 Pflegemaßnahmen im psychischen Bereich

- Ermutigen der Beteiligten, ihre Gefühle zu äußern
- Ernstnehmen der Probleme des Kindes
- Zeigen von Verständnis für die altersabhängigen Probleme des Kindes
- Diskutieren mit den Eltern über unterschiedliche Erziehungsansätze
- Beraten über erziehungs- und entwicklungsfördernde Maßnahmen
- Beraten über Umgang mit Informationsangeboten zu Fragen der Erziehung
- Informieren über die Möglichkeiten und Grenzen von Betreuungs- und Bildungs-institutionen (z. B. Kindergarten, Schule)
- Beraten über Möglichkeiten, das Leben mit konkurrierenden Lebensbereichen zu organisieren
- Diskutieren über mögliche Verbesserungspotenziale aus der Sicht des Betroffenen
- Bestärken von erfolgreich umgesetzten Maßnahmen
- Aufzeigen bereits erreichter Ziele
- Besprechen von auftretenden Sorgen und Befürchtungen
- Informieren über Unterstützungsangebote
- Informieren, wie Überforderungszeichen der Betroffenen erkannt werden können
- Ermutigen, Überforderungszeichen anzusprechen

7.14.3.3 Pflegemaßnahmen im sozialen/umgebungsbedingten Bereich

- Unterstützen der Eltern/Erziehungsberechtigten, positive Rollenvorbilder zu finden
- Einbeziehen aller verfügbaren Familienmitglieder in den Lernprozess

7.15 Eltern-Kind-Beziehung, beeinträchtigt, Risiko

Pflegediagnose 60061

Definition

Ein Pflegephänomen, bei dem das Risiko besteht, dass aufgrund des emotionalen Verhältnisses zwischen Elternteil(en) und Kind ein Leidensdruck bei zumindest einem der Beteiligten entsteht.

Anmerkung der Autoren

Eine Risiko-Diagnose kann nicht durch Zeichen und Symptome belegt werden, da das Problem nicht auf-getreten ist und die Pflegemaßnahmen die Prävention bezwecken.

Das Pflegephänomen „Eltern-Kind-Beziehung" beschreibt sehr eng den Beziehungsaspekt zwischen Eltern und Kind, der in unterschiedlichen Entwicklungsphasen belastend sein kann. Das Pflegephänomen „Elterliche Pflege" ist weiter gefasst und beschreibt die umfassende Fähigkeit der Eltern/der Erziehungs-berechtigten, das Umfeld für die Entwicklung des Kindes förderlich zu gestalten.

Das Pflegephänomen „Familienprozess" ist hingegen nicht speziell auf die Eltern-Kind-Beziehung gerichtet, sondern beschreibt generell die Funktionsweise eines Familiensystems und die Auswirkungen auf dessen Mitglieder.

7.15.1   Risikofaktoren

7.15.1.1   Körperliche/funktionelle Risikofaktoren

- Elternteil beteiligt sich nicht an der Betreuung des Kindes
- Konfliktreiche Elternbeziehung
- Beeinträchtigte Elternbeziehung
- Beeinträchtigte Kommunikation (spezifizieren)
- Beeinträchtigte Kommunikation von Bedürfnissen
- Beeinträchtigte Kommunikation von Gefühlen
- Beeinträchtigte Konfliktfähigkeit
- Destruktive Konfliktaustragung

7.15.1.2   Psychische Risikofaktoren

- Eltern nehmen das Kind nicht an (z. B. ungewollte Schwangerschaft, Kind mit Behinderung)
- Beeinträchtigtes Zulassen von Nähe (körperlich, emotional)
- Mangelnde Akzeptanz von sozialen Regeln
- Mangelndes Verständnis für Verhaltensweisen (spezifizieren)
- Mangelndes Erleben emotionaler Wärme
- Beeinträchtigte Motivation eine Beziehung zu pflegen
- Mangelnde Bereitschaft der Eltern, sich mit dem Kind zu beschäftigen
- Beeinträchtigte Reflexionsfähigkeit
- Mangelndes Gefühl, respektiert zu werden
- Mangelndes Selbstvertrauen der Eltern im Umgang mit ihrem Kind
- Angst (spezifizieren)
- Mangelnde Toleranz (spezifizieren)
- Mangelndes Verantwortungsbewusstsein
- Mangelnde Verbundenheit mit Familienmitgliedern
- Mangelnde Kontinuität im Verhalten (Berechenbarkeit)
- Mangelndes Vertrauen zu Familienmitgliedern
- Beeinträchtige Wahrnehmung von Bedürfnissen anderer Menschen
- Gefühl der mangelnden Wertschätzung durch andere Menschen
- Mangelndes Wissen (spezifizieren)

7.15.1.3   Soziale/umgebungsbedingte Risikofaktoren

- Instabile Familienverhältnisse
- Mangelnde finanzielle Mittel
- Ablehnung des Kindes durch das soziale Umfeld der Eltern
- Beeinträchtigte Möglichkeit, eigene Bedürfnisse zu befriedigen
- Mangelnde Wahrnehmung gemeinsamer Interessen
- Mangelnde Unterstützung durch das soziale Umfeld (spezifizieren)
- Fehlende positive Vorbilder
- Mangelnde Zeit für die Beschäftigung mit dem Kind
- Beeinträchtigte Privatsphäre

7.15.2 Ressourcen

Die Ressourcen eines Menschen können körperlicher/funktioneller, psychischer und sozialer/umgebungsbedingter Art sein. Achten Sie immer auf eine umfassende Beurteilung der Ressourcen. Die folgende Aufzählung der Ressourcen kann individuell ergänzt werden.

7.15.2.1 Körperliche/funktionelle Ressourcen
- Elternteil übernimmt die Betreuung des Kindes während des Tages
- Kommuniziert verbal/nonverbal (spezifizieren)
- Kind äußert Bedürfnisse
- Bringt Gefühle zum Ausdruck (verbal/nonverbal)
- Verfügt über Konfliktfähigkeit
- Zeigt Kontinuität im Verhalten (Berechenbarkeit)

7.15.2.2 Psychische Ressourcen
- Lässt Nähe zu (körperlich, emotional)
- Akzeptiert soziale Regeln
- Zeigt Verständnis für Verhaltensweisen (spezifizieren)
- Erlebt emotionale Wärme
- Zeigt Motivation, eine Beziehung zu pflegen
- Verfügt über Reflexionsfähigkeit
- Fühlt sich respektiert
- Äußert das Gefühl der Sicherheit
- Zeigt Toleranz (spezifizieren)
- Zeigt Verantwortungsbewusstsein
- Fühlt sich mit Familienmitgliedern verbunden
- Zeigt Vertrauen zu Familienmitgliedern
- Nimmt einen Handlungsbedarf wahr (spezifizieren)
- Nimmt Bedürfnisse anderer Menschen wahr
- Fühlt sich wertgeschätzt
- Verfügt über Wissen zum physiologischen Entwicklungsprozess eines Kindes

7.15.2.3 Soziale/umgebungsbedingte Ressourcen
- Lebt in stabilem Familienverband
- Verfügt über finanzielle Mittel
- Eltern/Erziehungsberechtigte haben eine wertschätzende Beziehung zueinander
- Ist physisch anwesend und/oder erreichbar
- Eltern(teil) und Kind(er) nehmen gemeinsame Interessen wahr
- Erhält Unterstützung durch das soziale Umfeld (spezifizieren)
- Verfügt über positive Vorbilder
- Verfügt über ausreichend Zeitressourcen
- Verfügt über Privatsphäre

7.15.3 Pflegeziele

> **Übergeordnetes Ziel**
> Elternteil(e) und Kind(er) erhalten ein positives emotionales Verhältnis zueinander.

7.15.3.1 Ziele im körperlichen/funktionellen Bereich
- Die Eltern planen ihre Zukunft, in der das Kind eine zentrale Rolle hat
- Die Eltern nehmen eine Beratung in Anspruch
- Die Eltern geben dem Kind Aufmerksamkeit
- Die Eltern zeigen Zuneigung zum Kind und sprechen diese auch aus
- Die Eltern kommunizieren mit dem Kind wertschätzend und altersgerecht
- Das Kind drückt Zuneigung zu den Eltern verbal oder nonverbal aus
- Eltern und Kind(er) tragen Konflikte zwischen Eltern und Kind konstruktiv aus

7.15.3.2 Ziele im psychischen Bereich
- Die Eltern beschreiben die Anforderungen der Kindeserziehung
- Die Eltern beschreiben die Risikofaktoren
- Die Eltern nennen Möglichkeiten zur Schaffung von Ressourcen
- Die Eltern beschreiben Maßnahmen zur Beziehungsförderung zum Kind
- Die Eltern äußern den Wunsch, die eigenen Fähigkeiten zu verbessern
- Die Eltern äußern den Wunsch, die positive Beziehung zum Kind zu erhalten
- Die Eltern äußern den Wunsch, Verantwortung bei der Pflege des Kindes zu übernehmen
- Das Kind drückt Zufriedenheit mit der Beziehung zu den Eltern aus
- Die Eltern äußern, eine zufriedenstellende Beziehung zu ihrem Kind zu haben

7.15.3.3 Ziele im sozialen/umgebungsbedingten Bereich
- Eltern und Kind(er) haben die Möglichkeit, ungestört gemeinsam Zeit zu verbringen
- Die Eltern haben die Möglichkeit, positive Rollenvorbilder kennenzulernen

7.15.4 Pflegemaßnahmen

Die angeführten Maßnahmen sind beispielhaft und müssen individuell konkretisiert werden.

7.15.4.1 Pflegemaßnahmen im körperlichen/funktionellen Bereich
- Unterstützen beim „Bonding"
- Ermutigen, mit dem Kind in Kontakt zu treten
- Ermutigen der Eltern, das Kind zu halten
- Den Eltern ermöglichen, das Kind so bald als möglich zu besuchen und es zu berühren
- Unterstützen und Anleiten der Mutter beim Stillen
- Achten auf Zeichen der Erschöpfung bei der Mutter

- Ermutigen der Beteiligten, ihre Gefühle zu äußern
- Fördern von bekannten, erfolgreich angewendeten Bewältigungsstrategien
- Unterstützen beim Festlegen von gemeinsamen Zielen in der Familie
- Unterstützen der Eltern beim Aushandeln der innerfamiliären Aufgabenverteilung
- Anleiten der Eltern in Interaktionen mit dem Kind
- Ermutigen, neue Interaktionsweisen auszuprobieren
- Unterstützen, Hilfe im sozialen Umfeld zu organisieren

7.15.4.2 Pflegemaßnahmen im psychischen Bereich

- Den Eltern aktiv zuhören und ihre Meinung akzeptieren
- Erklären von kindlichen Empfindungen und Reaktionen
- Informieren über die Bedeutung der Säuglingspflege
- Informieren über die Entwicklungsphasen von Kindern/Jugendlichen
- Informieren der Eltern über die Bedeutung von Konflikten zwischen Eltern und pubertierenden Kindern
- Beraten über Möglichkeiten einer verbesserten Familienorganisation
- Beraten über Möglichkeiten, das Leben mit konkurrierenden Lebensbereichen zu organisieren
- Informieren der Eltern über verfügbare Unterstützungsangebote
- Informieren über die Möglichkeiten und Grenzen von Betreuungs- und Bildungsinstitutionen
- Geben von positiven Rückmeldungen
- Anbieten von Informationsmaterial über die Kinderpflege
- Hinweisen auf unterschiedliche Formen, Zuwendung zu zeigen
- Informieren über die Bedeutung eines bewussten Umgangs mit Gefühlen
- Beraten über die Rolle des Zuhörens in der Kommunikation
- Beraten zum Umgang mit unterschiedlichen Erwartungshaltungen

7.15.4.3 Pflegemaßnahmen im sozialen/umgebungsbedingten Bereich

- Anbieten eines Rooming-in
- Ermöglichen von ungestörter, gemeinsamer Zeit von Eltern und Kind
- Unterstützen der Eltern, positive Rollenvorbilder für die Elternschaft zu finden
- Organisieren einer Nachsorge

7.16 Eltern-Kind-Beziehung, beeinträchtigt

Pflegediagnose 60062

Definition

Ein Pflegephänomen, bei dem das emotionale Verhältnis zwischen Elternteil(en) und Kind(ern) einen individuellen Leidensdruck bei zumindest einem der Beteiligten verursacht.

Anmerkung der Autoren

Das Pflegephänomen „Eltern-Kind-Beziehung" beschreibt sehr eng den Beziehungsaspekt zwischen Eltern und Kind, der in unterschiedlichen Entwicklungsphasen belastend sein kann. Das Pflegephänomen „Elterliche Pflege" ist weiter gefasst und beschreibt die umfassende Fähigkeit der Eltern/der Erziehungsberechtigten, das Umfeld für die Entwicklung des Kindes förderlich zu gestalten.

Das Pflegephänomen „Familienprozess" ist hingegen nicht speziell auf die Eltern-Kind-Beziehung gerichtet, sondern beschreibt generell die Funktionsweise eines Familiensystems und die Auswirkungen auf dessen Mitglieder.

7.16.1 Ätiologie

7.16.1.1 Körperliche/funktionelle Ursachen

— Elternteil beteiligt sich nicht an der Betreuung des Kindes
— Konfliktreiche Elternbeziehung
— Beeinträchtigte Elternbeziehung
— Beeinträchtigte Kommunikation (spezifizieren)
— Beeinträchtigte Kommunikation von Bedürfnissen
— Beeinträchtigte Kommunikation von Gefühlen
— Beeinträchtigte Konfliktfähigkeit
— Destruktive Konfliktaustragung
— Mangelnde Kontinuität im Verhalten (Berechenbarkeit)

7.16.1.2 Psychische Ursachen

— Eltern nehmen das Kind nicht an (z. B. ungewollte Schwangerschaft, Kind mit Behinderung)
— Beeinträchtigtes Zulassen von Nähe (körperlich, emotional)
— Mangelnde Akzeptanz sozialer Regeln
— Mangelndes Verständnis für Verhaltensweisen (spezifizieren)
— Mangelndes Erleben emotionaler Wärme
— Beeinträchtigte Motivation eine Beziehung zu pflegen
— Mangelnde Bereitschaft der Eltern, sich mit dem Kind zu beschäftigen
— Beeinträchtigte Reflexionsfähigkeit
— Mangelndes Gefühl, respektiert zu werden
— Mangelndes Selbstvertrauen der Eltern im Umgang mit ihrem Kind
— Angst (spezifizieren)
— Mangelnde Toleranz (spezifizieren)
— Mangelndes Verantwortungsbewusstsein
— Mangelnde Verbundenheit mit Familienmitgliedern
— Mangelndes Vertrauen zu Familienmitgliedern
— Beeinträchtige Wahrnehmung von Bedürfnissen anderer Menschen
— Gefühl der mangelnden Wertschätzung durch andere Menschen
— Mangelndes Wissen (spezifizieren)

7.16.1.3 Soziale/umgebungsbedingte Ursachen

— Instabile Familienverhältnisse
— Mangelnde finanzielle Mittel
— Ablehnung des Kindes durch das soziale Umfeld der Eltern
— Beeinträchtigte Möglichkeit, eigene Bedürfnisse zu befriedigen

- Mangelnde Wahrnehmung gemeinsamer Interessen
- Mangelnde Privatsphäre
- Mangelnde Unterstützung durch das soziale Umfeld (spezifizieren)
- Fehlende positive Vorbilder
- Mangelnde Zeitressourcen für die Beschäftigung mit dem Kind
- Räumliche Trennung

7.16.2 Symptome

7.16.2.1 Aus der Sicht der Eltern/des Kindes

- Fehlender Zugang zum Kind
- Zurückweisung
- Überforderung
- Gefühl der Hilflosigkeit
- Lernschwächen des Kindes
- Geäußerte Gefühle der Zurückweisung
- Berichtet, sich bei anderen Betreuern wohler zu fühlen
- Trauer
- Schlafstörungen
- Psychosomatische Erscheinungen (spezifizieren)
- Weinerlichkeit
- Vermeiden von Kontakt
- Interessenlosigkeit
- Initiativlosigkeit
- Unverständnis

7.16.2.2 Aus der Sicht der Pflegeperson

- Abweisendes Verhalten
- Rückzug
- Erschrecken bei Besuch der Eltern, eines Elternteiles
- Kommunikativer Ausschluss von Familienmitgliedern
- Kein Interesse an der pflegerischen Situation des Kindes
- Unbeholfenheit im Umgang mit dem Kind
- Nicht kindgerechter Kommunikationsstil
- Erfolglose Beziehungsaufnahme
- Mangelnder Austausch
- Aggression
- Streit
- Abwertende Äußerungen
- Apathie

7.16.3 Ressourcen

Die Ressourcen eines Menschen können körperlicher/funktioneller, psychischer und sozialer/umgebungsbedingter Art sein. Achten Sie immer auf eine umfassende Beurteilung der Ressourcen. Die folgende Aufzählung der Ressourcen kann individuell ergänzt werden.

7.16.3.1　Körperliche/funktionelle Ressourcen

- Elternteil übernimmt die Betreuung des Kindes während des Tages
- Kommuniziert verbal/nonverbal (spezifizieren)
- Kind äußert Bedürfnisse
- Bringt Gefühle zum Ausdruck (verbal/nonverbal)
- Verfügt über Konfliktfähigkeit
- Zeigt Kontinuität im Verhalten (Berechenbarkeit)

7.16.3.2　Psychische Ressourcen

- Lässt Nähe zu (körperlich, emotional)
- Akzeptiert soziale Regeln
- Erlebt emotionale Wärme
- Zeigt Motivation, eine Beziehung zu pflegen
- Verfügt über Reflexionsfähigkeit
- Fühlt sich respektiert
- Äußert das Gefühl der Sicherheit
- Zeigt Toleranz (spezifizieren)
- Zeigt Verantwortungsbewusstsein
- Fühlt sich mit Familienmitgliedern verbunden
- Zeigt Vertrauen zu Familienmitgliedern
- Eltern nehmen einen Handlungsbedarf wahr (spezifizieren)
- Nimmt Bedürfnisse anderer Menschen wahr
- Fühlt sich wertgeschätzt
- Eltern verfügen über Wissen zum physiologischen Entwicklungsprozess eines Kindes

7.16.3.3　Soziale/umgebungsbedingte Ressourcen

- Lebt in stabilem Familienverband
- Verfügt über finanzielle Mittel
- Eltern/Erziehungsberechtigte haben eine wertschätzende Beziehung zueinander
- Ist physisch anwesend und/oder erreichbar
- Eltern(teil) und Kind(er) nehmen gemeinsame Interessen wahr
- Erhält Unterstützung durch das soziale Umfeld (spezifizieren)
- Verfügt über positive Vorbilder
- Verfügt über ausreichend Zeitressourcen
- Verfügt über Privatsphäre

7.16.4　Pflegeziele

Übergeordnetes Ziel
Elternteil(e) und Kind(er) erleben ein positives emotionales Verhältnis zueinander.

7.16.4.1　Ziele im körperlichen/funktionellen Bereich

- Die Eltern planen ihre Zukunft, in der das Kind eine zentrale Rolle hat
- Die Eltern nehmen eine Beratung in Anspruch

- Die Eltern geben dem Kind Aufmerksamkeit
- Die Eltern zeigen Zuneigung zum Kind und sprechen diese auch aus
- Die Eltern kommunizieren mit dem Kind wertschätzend und altersgerecht
- Das Kind drückt Zuneigung zu den Eltern verbal oder nonverbal aus
- Eltern und Kind(er) tragen Konflikte zwischen Eltern und Kind konstruktiv aus

7.16.4.2 Ziele im psychischen Bereich

- Die Eltern beschreiben die Anforderungen der Kindeserziehung
- Die Eltern nennen Möglichkeiten zur Schaffung von Ressourcen
- Die Eltern beschreiben Maßnahmen zur Beziehungsförderung zum Kind
- Die Eltern äußern den Wunsch, die eigenen Fähigkeiten zu verbessern
- Die Eltern äußern den Wunsch, eine positive Beziehung zum Kind herzustellen
- Die Eltern äußern den Wunsch, Verantwortung bei der Pflege des Kindes zu übernehmen
- Die Eltern äußern, sich sicher im Umgang mit dem Kind zu fühlen
- Das Kind drückt Zufriedenheit mit der Beziehung zu den Eltern aus
- Die Eltern äußern, eine zufriedenstellende Beziehung zu ihrem Kind zu haben

7.16.4.3 Ziele im sozialen/umgebungsbedingten Bereich

- Eltern und Kind(er) haben die Möglichkeit, ungestört gemeinsam Zeit zu verbringen
- Die Eltern haben die Möglichkeit, positive Rollenvorbilder kennenzulernen

7.16.5 Pflegemaßnahmen

Die angeführten Maßnahmen sind beispielhaft und müssen individuell konkretisiert werden.

7.16.5.1 Pflegemaßnahmen im körperlichen/funktionellen Bereich

- Unterstützen beim „Bonding"
- Ermutigen, mit dem Kind in Kontakt zu treten
- Den Eltern ermöglichen, das Kind so bald als möglich zu besuchen und es zu berühren
- Ermutigen der Eltern, das Kind zu halten
- Unterstützen und Anleiten der Mutter beim Stillen
- Achten auf Zeichen der Erschöpfung bei der Mutter
- Ermutigen der Beteiligten, ihre Gefühle zu äußern
- Fördern von bekannten, erfolgreich angewendeten Bewältigungsstrategien
- Unterstützen beim Festlegen von gemeinsamen Zielen in der Familie
- Unterstützen der Eltern beim Aushandeln der innerfamiliären Aufgabenverteilung
- Anleiten der Eltern in Interaktionen mit dem Kind
- Ermutigen, neue Interaktionsweisen auszuprobieren
- Unterstützen, Hilfe im sozialen Umfeld zu organisieren

7.16.5.2   Pflegemaßnahmen im psychischen Bereich

- Den Eltern aktiv zuhören und ihre Meinung akzeptieren
- Erklären von kindlichen Empfindungen und Reaktionen
- Informieren über die Bedeutung der Säuglingspflege
- Informieren über die Entwicklungsphasen von Kindern/Jugendlichen
- Informieren der Eltern über die Bedeutung von Konflikten zwischen Eltern und pubertierenden Kindern
- Beraten über Möglichkeiten einer verbesserten Familienorganisation
- Beraten über Möglichkeiten, das Leben mit konkurrierenden Lebensbereichen zu organisieren
- Informieren über die Möglichkeiten und Grenzen von Betreuungs- und Bildungsinstitutionen
- Informieren der Eltern über verfügbare Unterstützungsangebote
- Geben von positiven Rückmeldungen
- Anbieten von Informationsmaterial über die Kinderpflege
- Hinweisen auf unterschiedliche Formen, Zuwendung zu zeigen
- Informieren über die Bedeutung eines bewussten Umgangs mit Gefühlen
- Beraten über die Rolle des Zuhörens in der Kommunikation
- Beraten zum Umgang mit unterschiedlichen Erwartungshaltungen

7.16.5.3   Pflegemaßnahmen im sozialen/umgebungsbedingten Bereich

- Anbieten eines Rooming-in
- Ermöglichen von ungestörter, gemeinsamer Zeit von Eltern und Kind
- Unterstützen der Eltern, positive Rollenvorbilder für die Elternschaft zu finden
- Organisieren einer Nachsorge

7.17 Eltern-Kind-Beziehung, Entwicklung der Ressourcen

Pflegediagnose 60063

> **Definition**
>
> Ein Pflegephänomen, bei dem Eltern/ein Elternteil und das Kind die Möglichkeiten für ein positives emotionales Verhältnis zueinander stärken und/oder erweitern möchten.

Anmerkung der Autoren

Diese Pflegediagnose ist eine Gesundheitsdiagnose und beinhaltet keine möglichen Ursachen, sondern Ressourcen. Nähere Informationen zu Gesundheitsdiagnosen finden sich im einleitenden Abschnitt „Gesundheitspflegediagnosen".

Das Pflegephänomen „Eltern-Kind-Beziehung" beschreibt sehr eng den Beziehungsaspekt zwischen Eltern und Kind, der in unterschiedlichen Entwicklungsphasen belastend sein kann. Das Pflegephänomen „Elterliche Pflege" ist weiter gefasst und beschreibt die umfassende Fähigkeit der Eltern/der Erziehungsberechtigten, das Umfeld für die Entwicklung des Kindes förderlich zu gestalten.

Das Pflegephänomen „Familienprozess" ist hingegen nicht speziell auf die Eltern-Kind-Beziehung gerichtet, sondern beschreibt generell die Funktionsweise eines Familiensystems und die Auswirkungen auf dessen Mitglieder.

7.17.1 Ressourcen

Die Ressourcen eines Menschen können körperlicher/funktioneller, psychischer und sozialer/umgebungsbedingter Art sein. Achten Sie immer auf eine umfassende Beurteilung der Ressourcen. Die folgende Aufzählung der Ressourcen kann individuell ergänzt werden.

7.17.1.1 Körperliche/funktionelle Ressourcen
— Elternteil übernimmt die Betreuung des Kindes während des Tages
— Kommuniziert verbal/nonverbal (spezifizieren)
— Kind äußert Bedürfnisse
— Bringt Gefühle zum Ausdruck (verbal/nonverbal)
— Verfügt über Konfliktfähigkeit
— Zeigt Kontinuität im Verhalten (Berechenbarkeit)

7.17.1.2 Psychische Ressourcen
— Lässt Nähe zu (körperlich, emotional)
— Akzeptiert soziale Regeln
— Zeigt Verständnis für Verhaltensweisen (spezifizieren)
— Erlebt emotionale Wärme
— Zeigt Motivation, eine Beziehung zu pflegen
— Verfügt über Reflexionsfähigkeit
— Fühlt sich respektiert
— Äußert das Gefühl der Sicherheit
— Zeigt Toleranz (spezifizieren)
— Zeigt Verantwortungsbewusstsein
— Fühlt sich mit Familienmitgliedern verbunden
— Zeigt Vertrauen zu Familienmitgliedern
— Nimmt einen Handlungsbedarf wahr (spezifizieren)
— Nimmt Bedürfnisse anderer Menschen wahr
— Fühlt sich wertgeschätzt
— Verfügt über Wissen zum physiologischen Entwicklungsprozess eines Kindes

7.17.1.3 Soziale/umgebungsbedingte Ressourcen
— Lebt in stabilem Familienverband
— Verfügt über finanzielle Mittel
— Eltern/Erziehungsberechtigte haben eine wertschätzende Beziehung zueinander
— Ist physisch anwesend und/oder erreichbar
— Eltern(teil) und Kind(er) nehmen gemeinsame Interessen wahr
— Verfügt über Privatsphäre
— Erhält Unterstützung durch das soziale Umfeld (spezifizieren)
— Verfügt über positive Vorbilder
— Verfügt über ausreichend Zeitressourcen

7.17.2 Pflegeziele

> **Übergeordnetes Ziel**
> Die Eltern/Ein Elternteil und das Kind äußern, verbesserte Handlungsmöglichkeiten hinsichtlich eines positiven emotionalen Verhältnisses zueinander zu nutzen.

7.17.2.1 Ziele im körperlichen/funktionellen Bereich

- Die Eltern kommunizieren mit dem Kind wertschätzend und altersgerecht
- Die Eltern zeigen Zuneigung zum Kind und sprechen diese auch aus
- Die Eltern nehmen eine Beratung in Anspruch
- Das Kind drückt Zuneigung zu den Eltern verbal oder nonverbal aus
- Eltern und Kind(er) treffen gemeinsame Zielvereinbarungen
- Eltern und Kind(er) verbringen mehr gemeinsame Zeit (spezifizieren)
- Eltern und Kind(er) tragen Konflikte zwischen Eltern und Kind konstruktiv aus

7.17.2.2 Ziele im psychischen Bereich

- Eltern und Kind(er) beschreiben Entwicklungspotenziale
- Die Eltern äußern, sich sicher im Umgang mit dem Kind zu fühlen
- Das Kind drückt Zufriedenheit mit der Beziehung zu den Eltern aus
- Die Eltern äußern, eine zufriedenstellende Beziehung zu ihrem Kind zu haben
- Eltern und Kind(er) äußern die Bereitschaft, ihr Verhalten auf die erkannten Verbesserungspotenziale abzustimmen (spezifizieren)

7.17.2.3 Ziele im sozialen/umgebungsbedingten Bereich

- Das soziale Umfeld unterstützt die Nutzung von Entwicklungspotenzialen
- Das Wohnumfeld wird den bestehenden Bedürfnissen entsprechend angepasst

7.17.3 Pflegemaßnahmen

Die angeführten Maßnahmen sind beispielhaft und müssen individuell konkretisiert werden.

7.17.3.1 Pflegemaßnahmen im körperlichen/funktionellen Bereich

- Unterstützen beim „Bonding"
- Ermutigen, mit dem Kind in Kontakt zu treten
- Ermutigen der Eltern, das Kind zu halten
- Ermutigen der Beteiligten, ihre Gefühle zu äußern
- Fördern von bekannten, erfolgreich angewendeten Bewältigungsstrategien
- Unterstützen beim Festlegen von gemeinsamen Zielen in der Familie
- Unterstützen der Eltern beim Aushandeln der innerfamiliären Aufgabenverteilung
- Anleiten der Eltern in Interaktionen mit dem Kind
- Ermutigen, neue Interaktionsweisen auszuprobieren

7.17.3.2 Pflegemaßnahmen im psychischen Bereich

- Den Eltern aktiv zuhören und ihre Meinung akzeptieren
- Diskutieren über mögliche Verbesserungspotenziale aus der Sicht des Betroffenen
- Beraten über erreichbare Ziele aus pflegerischer Sicht
- Erklären von kindlichen Empfindungen und Reaktionen
- Informieren über die Bedeutung der Säuglingspflege
- Informieren über die Entwicklungsphasen von Kindern/Jugendlichen
- Informieren der Eltern über die Bedeutung von Konflikten zwischen Eltern und pubertierenden Kindern
- Beraten über Möglichkeiten einer verbesserten Familienorganisation
- Beraten über Möglichkeiten, das Leben mit konkurrierenden Lebensbereichen zu organisieren
- Informieren der Eltern über verfügbare Unterstützungsangebote
- Informieren über unterschiedliche Möglichkeiten, Beratung und Informationen einzuholen
- Informieren über die Möglichkeiten und Grenzen von Betreuungs- und Bildungsinstitutionen
- Geben von positiven Rückmeldungen
- Hinweisen auf unterschiedliche Formen, Zuwendung zu zeigen
- Informieren über die Bedeutung eines bewussten Umgangs mit Gefühlen
- Beraten über die Rolle des Zuhörens in der Kommunikation
- Beraten zum Umgang mit unterschiedlichen Erwartungshaltungen
- Aufzeigen bereits erreichter Ziele
- Informieren, dass Rückschläge zu einer normalen Eltern-Kind-Beziehung gehören
- Ermutigen, die Umsetzung der gefassten Ziele beizubehalten
- Besprechen von auftretenden Sorgen und Befürchtungen

7.17.3.3 Pflegemaßnahmen im sozialen/umgebungsbedingten Bereich

- Ermöglichen von ungestörter, gemeinsamer Zeit von Eltern und Kind
- Unterstützen der Eltern, positive Rollenvorbilder für die Elternschaft zu finden

7.18 Soziale Teilhabe, beeinträchtigt, Risiko

Pflegediagnose 60071

Definition

Ein Pflegephänomen bei dem ein Mensch das Risiko hat, seinen Anteil am sozialen Leben und an Entscheidungen einer Gemeinschaft zu verlieren.

Anmerkung der Autoren
Eine Risiko-Diagnose kann nicht durch Zeichen und Symptome belegt werden, da das Problem nicht aufgetreten ist und die Pflegemaßnahmen die Prävention bezwecken.

7.18.1   Risikofaktoren

7.18.1.1   Körperliche/funktionelle Risikofaktoren

- Beeinträchtigte Anpassungsfähigkeit
- Beeinträchtigte Ausdauer
- Äußeres Erscheinungsbild (spezifizieren)
- Beeinträchtigte Energie/Kraft
- Beeinträchtigte Fähigkeit sich Wissen selbst anzueignen
- Beeinträchtigte kognitive Fähigkeiten (spezifizieren)
- Beeinträchtigte Kommunikation (spezifizieren)
- Beeinträchtigter Austausch mit anderen Menschen
- Beeinträchtigte körperliche Mobilität (spezifizieren)
- Beeinträchtigte Feinmotorik
- Beeinträchtigte Orientierung (spezifizieren)
- Beeinträchtigte Sinneswahrnehmung (spezifizieren)
- Beeinträchtigte soziale Kompetenz (spezifizieren)
- Mangelnde Beteiligung an Gemeinschaftsaktivitäten

7.18.1.2   Psychische Risikofaktoren

- Mangelnde Achtsamkeit
- Mangelnde Konsensbereitschaft
- Fehlender Antrieb
- Unklare persönliche Werthaltungen
- Beeinträchtigte Bewusstseinslage
- Mangelnde Hoffnung
- Mangelnde Zukunftsperspektiven
- Mangelndes Interesse (spezifizieren)
- Beeinträchtigte Konzentration
- Mangelnde Bereitschaft zur Mitarbeit
- Mangelnde Offenheit gegenüber Neuem
- Beeinträchtigte Selbstreflexion
- Beeinträchtigte Selbstdisziplin
- Gefühl, der Situation nicht gewachsen zu sein (spezifizieren)
- Mangelndes Vertrauen in die eigenen Fähigkeiten
- Beeinträchtigtes Selbstwertgefühl
- Angst (spezifizieren)
- Mangelndes Erleben von Sinn
- Mangelnde Frustrationstoleranz
- Mangelndes Verantwortungsbewusstsein
- Mangelndes Vertrauen in andere Menschen
- Mangelndes Wissen (spezifizieren)
- Mangelndes Wissen über Informationsquellen

7.18.1.3   Soziale/umgebungsbedingte Risikofaktoren

- Mangelnde finanzielle Mittel
- Beeinträchtigte Akzeptanz durch das soziale Umfeld
- Mangelnde soziale Kontakte
- Mangelnde Unterstützung durch das soziale Umfeld (spezifizieren)

- Mangelnde Wertschätzung
- Mangelnde Barrierefreiheit des Wohnumfelds (spezifizieren)
- Fehlender Arbeitsplatz
- Fehlende Verfügbarkeit von geeigneten Hilfsmitteln (spezifizieren)
- Fehlende Verfügbarkeit von Mitteln der Telekommunikation
- Fehlende Wohnmöglichkeit

7.18.2 Ressourcen

Die Ressourcen eines Menschen können körperlicher/funktioneller, psychischer und sozialer/umgebungsbedingter Art sein. Achten Sie immer auf eine umfassende Beurteilung der Ressourcen. Die folgende Aufzählung der Ressourcen kann individuell ergänzt werden.

7.18.2.1 Körperliche/funktionelle Ressourcen

- Verfügt über Anpassungsfähigkeit
- Verfügt über Ausdauer
- Verfügt über Energie/Kraft
- Eignet sich Wissen an
- Verfügt über kognitive Fähigkeiten (spezifizieren)
- Kommuniziert verbal/nonverbal (spezifizieren)
- Tauscht sich mit anderen Menschen aus
- Verfügt über körperliche Mobilität (spezifizieren)
- Verfügt über Feinmotorik
- Verfügt über die Fähigkeit sich zu orientieren (spezifizieren)
- Pflegt das äußere Erscheinungsbild (spezifizieren)
- Verfügt über Sinneswahrnehmung (spezifizieren)
- Verfügt über soziale Kompetenz (spezifizieren)
- Beteiligt sich aktiv an Gemeinschaftsaktivitäten

7.18.2.2 Psychische Ressourcen

- Verfügt über Achtsamkeit
- Verfügt über Konsensbereitschaft
- Verfügt über Antrieb
- Verfügt über klare Bewusstseinslage
- Verfügt über eine positive, lebensbejahende Grundhaltung
- Verfügt über Hoffnung
- Verfügt über Zukunftsperspektiven
- Zeigt Interesse (spezifizieren)
- Verfügt über Konzentration
- Zeigt Bereitschaft zur Mitarbeit
- Zeigt Offenheit gegenüber Neuem
- Reflektiert eigenes Verhalten
- Verfügt über Selbstdisziplin
- Fühlt sich der Situation gewachsen
- Verfügt über Vertrauen in die eigenen Fähigkeiten
- Verfügt über ein positives Selbstwertgefühl

- Äußert das Gefühl der Sicherheit
- Erlebt Sinn im Leben
- Zeigt Frustrationstoleranz
- Zeigt Verantwortungsbewusstsein
- Zeigt Vertrauen in andere Menschen
- Verfügt über persönliche Werthaltungen
- Verfügt über Wissen (spezifizieren)
- Kennt Informationsquellen (spezifizieren)

7.18.2.3 Soziale/umgebungsbedingte Ressourcen

- Verfügt über finanzielle Mittel
- Wird vom sozialen Umfeld akzeptiert
- Verfügt über soziale Kontakte
- Erhält Unterstützung durch das soziale Umfeld (spezifizieren)
- Verfügt über eine Vertrauensperson
- Erhält wertschätzende Rückmeldungen zur eigenen Person
- Lebt in barrierefreiem Wohnumfeld (spezifizieren)
- Verfügt über einen Arbeitsplatz
- Verfügt über geeignete Hilfsmittel (spezifizieren)
- Verfügt über Mittel der Telekommunikation
- Verfügt über eine Wohnmöglichkeit
- Hat Zugang zu benötigten Ressourcen (spezifizieren)

7.18.3 Pflegeziele

> **Übergeordnetes Ziel**
> Erhält die Teilnahme am sozialen Leben sowie an gemeinschaftlichen Entscheidungs-
> und Planungsprozessen entsprechend den eigenen Bedürfnissen.

7.18.3.1 Ziele im körperlichen/funktionellen Bereich

- Trainiert bestehende Fähigkeiten (spezifizieren)
- Hält Erholungsphasen ein
- Pflegt bestehende Sozialkontakte
- Beteiligt sich an Gemeinschaftsaktivitäten
- Reagiert auf Enttäuschungen mit Gelassenheit
- Nutzt verfügbare Hilfsmittel (spezifizieren)
- Äußert eigene Wünsche und Bedürfnisse
- Spricht mit einer Vertrauensperson über Gefühle im Zusammenhang mit der sozialen Teilhabe
- Erlernt neue Fertigkeiten (spezifizieren)

7.18.3.2 Ziele im psychischen Bereich

- Äußert Bereitschaft an Entscheidungsprozessen mitzuarbeiten
- Äußert, vereinbarte Entscheidungen und Planungen zu verstehen
- Äußert die Bereitschaft, eigene Verhaltensweisen zu hinterfragen

- Äußert, sich im Umgang mit anderen Menschen sicher zu fühlen
- Äußert Akzeptanz für eigene Stärken, Schwächen und Grenzen
- Äußert Vertrauen in die eigenen Fähigkeiten
- Beschreibt Risikofaktoren für eine beeinträchtigte soziale Teilhabe
- Nennt mögliche Informationsquellen
- Beschreibt eigene Wünsche und Ziele
- Beschreibt Möglichkeiten, sich in Entscheidungsprozesse einzubringen
- Nennt verfügbare Unterstützungsangebote
- Äußert Zufriedenheit mit der Beteiligung am soziale Leben
- Äußert Akzeptanz mit der gegenwärtigen Situation
- Entwickelt Akzeptanz gegenüber Dingen, die sich nicht verändern lassen

7.18.3.3 Ziele im sozialen/umgebungsbedingten Bereich

- Erhält Wertschätzung durch das soziale Umfeld
- Erhält Feedback durch Bezugspersonen
- Erhält Unterstützung, wenn diese eingefordert wird
- Verfügt über Hilfsmittel (spezifizieren)
- Hat Zugang zu Gemeinschaftsräumen oder Treffpunkten
- Wird an Entscheidungen beteiligt (spezifizieren)
- Erhält Zugang zu gesellschaftlichen Aktivitäten

7.18.4 Pflegemaßnahmen

Die angeführten Maßnahmen sind beispielhaft und müssen individuell konkretisiert werden.

7.18.4.1 Pflegemaßnahmen im körperlichen/funktionellen Bereich

- Anbieten von individuellen Trainingseinheiten (spezifizieren)
- Anbieten von Rollenspielen zur Vorbereitung von Gesprächssituationen
- Erinnern an Ruhephasen
- Ermutigen, mit anderen in Kontakt zu treten
- Ermutigen, eigene Wünsche und Bedürfnisse zu äußern
- Unterstützen beim Einholen von Informationen
- Anleiten im Umgang mit Hilfsmitteln
- Beteiligen an Alltagsaktivitäten

7.18.4.2 Pflegemaßnahmen im psychischen Bereich

- Informieren über positive und negative Einflussfaktoren
- Informieren über den Ablauf der Entscheidungsprozesse
- Beraten zu Möglichkeiten, eigene Beiträge einzubringen
- Besprechen der Wünsche und Ziele des/der Betroffenen
- Geben von positivem Feedback
- Vermitteln von Wertschätzung
- Besprechen von Ängsten
- Informieren über bestehende Unterstützungsangebote
- Beraten zu möglichen Handlungsalternativen
- Aufzeigen von erfolgreichen Interaktionen

7.18.4.3 Pflegemaßnahmen im sozialen/umgebungsbedingten Bereich

- Informieren der Bezugsperson über die Bedeutung von Wertschätzung gegenüber dem/der Betroffenen
- Informieren der Bezugsperson über die Bedeutung von konstruktivem Feedback
- Beraten der Bezugsperson über Möglichkeiten zur Einbindung des/der Betroffenen in Entscheidungen
- Beraten der Bezugsperson über Möglichkeiten zur Einbindung des/der Betroffenen in Alltagsaktivitäten
- Informieren der Bezugsperson über die Möglichkeiten der Förderung und Forderung der Betroffenen in Bezug auf Alltagskompetenzen
- Anleiten der Bezugsperson bei unterstützenden Maßnahmen (spezifizieren)
- Bereitstellen von Hilfsmitteln (spezifizieren)
- Bereitstellen von Informationsmaterial
- Ermöglichen des Zugangs zu Gemeinschaftsräumen oder Treffpunkten
- Einbinden des/der Betroffenen in laufende Entscheidungsprozesse (spezifizieren)

7.19 Soziale Teilhabe, beeinträchtigt

Pflegediagnose 60072

Definition

Ein Pflegephänomen bei dem ein Mensch beeinträchtigt ist, am sozialen Leben und an Entscheidungen einer Gemeinschaft Anteil zu nehmen.

7.19.1 Ätiologie

7.19.1.1 Körperliche/funktionelle Ursachen

- Beeinträchtigte Anpassungsfähigkeit
- Beeinträchtigte Ausdauer
- Äußeres Erscheinungsbild (spezifizieren)
- Beeinträchtigte Energie/Kraft
- Beeinträchtigte Fähigkeit sich Wissen selbst anzueignen
- Beeinträchtigte kognitive Fähigkeiten (spezifizieren)
- Beeinträchtigte Kommunikation (spezifizieren)
- Beeinträchtigter Austausch mit anderen Menschen
- Beeinträchtigte körperliche Mobilität (spezifizieren)
- Beeinträchtigte Feinmotorik
- Beeinträchtigte Orientierung (spezifizieren)
- Beeinträchtigte Sinneswahrnehmung (spezifizieren)
- Beeinträchtigte soziale Kompetenz (spezifizieren)
- Mangelnde Beteiligung an Gemeinschaftsaktivitäten

7.19.1.2 Psychische Ursachen

- Mangelnde Achtsamkeit
- Mangelnde Konsensbereitschaft
- Fehlender Antrieb
- Unklare persönliche Werthaltungen
- Beeinträchtigte Bewusstseinslage
- Mangelnde Hoffnung
- Mangelnde Zukunftsperspektiven
- Mangelndes Interesse (spezifizieren)
- Beeinträchtigte Konzentration
- Mangelnde Bereitschaft zur Mitarbeit
- Mangelnde Offenheit gegenüber Neuem
- Beeinträchtigte Selbstreflexion
- Beeinträchtigte Selbstdisziplin
- Gefühl, der Situation nicht gewachsen zu sein (spezifizieren)
- Mangelndes Vertrauen in die eigenen Fähigkeiten
- Beeinträchtigtes Selbstwertgefühl
- Angst (spezifizieren)
- Mangelndes Erleben von Sinn
- Mangelnde Frustrationstoleranz
- Mangelndes Verantwortungsbewusstsein
- Mangelndes Vertrauen in andere Menschen
- Mangelndes Wissen (spezifizieren)
- Mangelndes Wissen über Informationsquellen

7.19.1.3 Soziale/umgebungsbedingte Ursachen

- Mangelnde finanzielle Mittel
- Beeinträchtigte Akzeptanz durch das soziale Umfeld
- Mangelnde soziale Kontakte
- Mangelnde Unterstützung durch das soziale Umfeld (spezifizieren)
- Mangelnde Wertschätzung
- Mangelnde Barrierefreiheit des Wohnumfelds (spezifizieren)
- Fehlender Arbeitsplatz
- Fehlende Verfügbarkeit von geeigneten Hilfsmitteln (spezifizieren)
- Fehlende Verfügbarkeit von Mitteln der Telekommunikation
- Fehlende Wohnmöglichkeit

7.19.2 Symptome

7.19.2.1 Aus der Sicht des Betroffenen

- Müdigkeit
- Abgeschlagenheit
- Verlust der Motivation
- Gefühl des Ausgeschlossenseins
- Gefühl, übergangen zu werden
- Gefühl mangelnder Unterstützung

- Enttäuschung
- Wut
- Trauer
- Verlustgefühle
- Einsamkeit
- Verzweiflung
- Ablehnung von Angeboten
- Verneinung der Notwendigkeit von Veränderungen
- Neid
- Beschuldigungen
- Unsicherheit
- Geringschätzung der eigenen Person
- Fehlende Lebensziele
- Schüchternheit
- Weinen
- Ignorieren
- Erfolglose Versuche der Teilnahme
- Fehlgeschlagene Kommunikationsversuche
- Fehlende Information über Gemeinschaftsaktivitäten

7.19.2.2 Aus der Sicht der Pflegeperson

- Rückzug
- Vermeidung von Gesprächen
- Geringschätzung durch andere
- Aggressives Verhalten
- Fehlendes Durchsetzungsvermögen
- Passives Verhalten
- Wortkargheit
- Beharren auf der eigenen Sichtweise
- Mangelnde Einhaltung von Vereinbarungen
- Ungepflegtes Äußeres

7.19.3 · Ressourcen

Die Ressourcen eines Menschen können körperlicher/funktioneller, psychischer und sozialer/umgebungsbedingter Art sein. Achten Sie immer auf eine umfassende Beurteilung der Ressourcen. Die folgende Aufzählung der Ressourcen kann individuell ergänzt werden.

7.19.3.1 Körperliche/funktionelle Ressourcen

- Verfügt über Anpassungsfähigkeit
- Verfügt über Ausdauer
- Verfügt über Energie/Kraft
- Eignet sich Wissen an
- Verfügt über kognitive Fähigkeiten (spezifizieren)
- Kommuniziert verbal/nonverbal (spezifizieren)
- Tauscht sich mit anderen Menschen aus

- Verfügt über körperliche Mobilität (spezifizieren)
- Verfügt über Feinmotorik
- Verfügt über die Fähigkeit sich zu orientieren (spezifizieren)
- Pflegt das äußere Erscheinungsbild (spezifizieren)
- Verfügt über Sinneswahrnehmung (spezifizieren)
- Verfügt über soziale Kompetenz (spezifizieren)
- Beteiligt sich aktiv an Gemeinschaftsaktivitäten

7.19.3.2 Psychische Ressourcen
- Verfügt über Achtsamkeit
- Verfügt über Konsensbereitschaft
- Verfügt über Antrieb
- Verfügt über klare Bewusstseinslage
- Verfügt über positive Lebensperspektive
- Verfügt über Hoffnung
- Verfügt über Zukunftsperspektiven
- Zeigt Interesse (spezifizieren)
- Verfügt über Konzentration
- Zeigt Bereitschaft zur Mitarbeit
- Zeigt Offenheit gegenüber Neuem
- Reflektiert eigenes Verhalten
- Verfügt über Selbstdisziplin
- Fühlt sich der Situation gewachsen
- Verfügt über Vertrauen in die eigenen Fähigkeiten
- Verfügt über ein positives Selbstwertgefühl
- Äußert das Gefühl der Sicherheit
- Erlebt Sinn im Leben
- Zeigt Frustrationstoleranz
- Zeigt Verantwortungsbewusstsein
- Zeigt Vertrauen in andere Menschen
- Verfügt über persönliche Werthaltungen
- Verfügt über Wissen (spezifizieren)
- Kennt Informationsquellen (spezifizieren)

7.19.3.3 Soziale/umgebungsbedingte Ressourcen
- Verfügt über finanzielle Mittel
- Wird vom sozialen Umfeld akzeptiert
- Verfügt über soziale Kontakte
- Erhält Unterstützung durch das soziale Umfeld (spezifizieren)
- Verfügt über eine Vertrauensperson
- Erhält wertschätzende Rückmeldungen zur eigenen Person
- Lebt in barrierefreiem Wohnumfeld (spezifizieren)
- Verfügt über einen Arbeitsplatz
- Verfügt über geeignete Hilfsmittel (spezifizieren)
- Verfügt über Mittel der Telekommunikation
- Verfügt über eine Wohnmöglichkeit
- Hat Zugang zu benötigten Ressourcen (spezifizieren)

7.19.4   Pflegeziele

Übergeordnetes Ziel
Nimmt entsprechend den eigenen Bedürfnissen am sozialen Leben und an gemeinschaftlichen Entscheidungs- und Planungsprozessen teil.

7.19.4.1   Ziele im körperlichen/funktionellen Bereich
- Nimmt an Übungen zur Stärkung der sozialen Kompetenz teil
- Hält Erholungsphasen ein
- Kommuniziert mit anderen Menschen
- Beteiligt sich an Gemeinschaftsaktivitäten
- Reagiert auf Enttäuschungen mit Gelassenheit
- Nutzt verfügbare Hilfsmittel (spezifizieren)
- Äußert eigene Wünsche und Bedürfnisse
- Spricht mit einer Vertrauensperson über Gefühle im Zusammenhang mit der sozialen Teilhabe
- Erlernt neue Fertigkeiten (spezifizieren)

7.19.4.2   Ziele im psychischen Bereich
- Äußert Bereitschaft an Entscheidungsprozessen mitzuarbeiten
- Äußert, vereinbarte Entscheidungen und Planungen zu verstehen
- Äußert die Bereitschaft, eigene Verhaltensweisen zu hinterfragen
- Äußert, sich im Umgang mit anderen Menschen sicher zu fühlen
- Äußert Akzeptanz für eigene Stärken, Schwächen und Grenzen
- Äußert Vertrauen in die eigenen Fähigkeiten
- Beschreibt die Ursachen für die beeinträchtigte soziale Teilhabe
- Beschreibt mögliche Informationsquellen
- Beschreibt eigene Wünsche und Ziele
- Beschreibt Möglichkeiten, sich in Entscheidungsprozesse einzubringen
- Nennt verfügbare Unterstützungsangebote
- Äußert Zufriedenheit mit der Beteiligung am sozialen Leben
- Äußert Akzeptanz mit der gegenwärtigen Situation

7.19.4.3   Ziele im sozialen/umgebungsbedingten Bereich
- Erhält Wertschätzung durch soziales Umfeld
- Erhält Feedback durch Bezugspersonen
- Erhält Unterstützung, wenn diese eingefordert wird
- Verfügt über Hilfsmittel (spezifizieren)
- Hat Zugang zu Gemeinschaftsräumen oder Treffpunkten
- Wird an Entscheidungen beteiligt (spezifizieren)
- Erhält Zugang zu gesellschaftlichen Aktivitäten

7.19.5 Pflegemaßnahmen

Die angeführten Maßnahmen sind beispielhaft und müssen individuell konkretisiert werden.

7.19.5.1 Pflegemaßnahmen im körperlichen/funktionellen Bereich

- Anbieten von Training der sozialen Kompetenz
- Anbieten von Rollenspielen zur Vorbereitung von Gesprächssituationen
- Erinnern an Ruhephasen
- Ermutigen, mit anderen in Kontakt zu treten
- Ermutigen, eigene Wünsche und Bedürfnisse zu äußern
- Unterstützen beim Einholen von Informationen
- Anleiten im Umgang mit Hilfsmitteln

7.19.5.2 Pflegemaßnahmen im psychischen Bereich

- Informieren über positive und negative Einflussfaktoren
- Informieren über den Ablauf der Entscheidungsprozesse
- Beraten zu Möglichkeiten, eigene Beiträge einzubringen
- Besprechen der Wünsche und Ziele des/der Betroffenen
- Geben von positivem Feedback
- Vermitteln von Wertschätzung
- Besprechen von Ängsten
- Informieren über bestehende Unterstützungsangebote
- Beraten zu möglichen Handlungsalternativen
- Aufzeigen von erfolgreichen Interaktionen

7.19.5.3 Pflegemaßnahmen im sozialen/umgebungsbedingten Bereich

- Informieren der Bezugsperson über die Bedeutung von Wertschätzung gegenüber dem/der Betroffenen
- Informieren der Bezugsperson über die Bedeutung von konstruktivem Feedback
- Beraten der Bezugsperson über Möglichkeiten zur Einbindung des/der Betroffenen in Entscheidungen
- Beraten der Bezugsperson über Möglichkeiten zur Einbindung des/der Betroffenen in Alltagsaktivitäten
- Informieren der Bezugsperson über die Möglichkeiten der Förderung und Forderung der Betroffenen in Bezug auf Alltagskompetenzen
- Anleiten der Bezugsperson bei unterstützenden Maßnahmen (spezifizieren)
- Bereitstellen von Hilfsmitteln (spezifizieren)
- Bereitstellen von Informationsmaterial
- Ermöglichen des Zugangs zu Gemeinschaftsräumen oder Treffpunkten
- Einbinden des/der Betroffenen in laufende Entscheidungsprozesse (spezifizieren)

7.20 Soziale Teilhabe, Entwicklung der Ressourcen

Pflegediagnose 60073

Definition

Ein Pflegephänomen, bei dem ein Mensch seine Möglichkeiten, Anteil am sozialen Leben und an Entscheidungen einer Gemeinschaft zu haben, stärken und/oder erweitern möchte.

Anmerkung der Autoren

Diese Pflegediagnose ist eine Gesundheitsdiagnose und beinhaltet keine möglichen Ursachen, sondern Ressourcen. Nähere Informationen zu Gesundheitsdiagnosen finden sich im einleitenden Abschnitt „Gesundheitspflegediagnosen".

7.20.1 Ressourcen

Die Ressourcen eines Menschen können körperlicher/funktioneller, psychischer und sozialer/umgebungsbedingter Art sein. Achten Sie immer auf eine umfassende Beurteilung der Ressourcen. Die folgende Aufzählung der Ressourcen kann individuell ergänzt werden.

7.20.1.1 Körperliche/funktionelle Ressourcen

- Verfügt über Anpassungsfähigkeit
- Verfügt über Ausdauer
- Verfügt über Energie/Kraft
- Eignet sich Wissen an
- Verfügt über kognitive Fähigkeiten (spezifizieren)
- Kommuniziert verbal/nonverbal (spezifizieren)
- Tauscht sich mit anderen Menschen aus
- Verfügt über körperliche Mobilität (spezifizieren)
- Verfügt über Feinmotorik
- Verfügt über die Fähigkeit sich zu orientieren (spezifizieren)
- Pflegt das äußere Erscheinungsbild (spezifizieren)
- Verfügt über Sinneswahrnehmung (spezifizieren)
- Verfügt über soziale Kompetenz (spezifizieren)
- Beteiligt sich aktiv an Gemeinschaftsaktivitäten

7.20.1.2 Psychische Ressourcen

- Verfügt über Achtsamkeit
- Verfügt über Konsensbereitschaft
- Akzeptiert Lebensumstände, die sich nicht verändern lassen
- Verfügt über Antrieb
- Verfügt über klare Bewusstseinslage
- Verfügt über eine positive, lebensbejahende Grundhaltung
- Verfügt über Hoffnung
- Verfügt über Zukunftsperspektiven

- Zeigt Interesse (spezifizieren)
- Verfügt über Konzentration
- Zeigt Bereitschaft zur Mitarbeit
- Zeigt Offenheit gegenüber Neuem
- Reflektiert eigenes Verhalten
- Verfügt über Selbstdisziplin
- Fühlt sich der Situation gewachsen
- Verfügt über Vertrauen in die eigenen Fähigkeiten
- Verfügt über ein positives Selbstwertgefühl
- Äußert das Gefühl der Sicherheit
- Erlebt Sinn im Leben
- Zeigt Frustrationstoleranz
- Zeigt Verantwortungsbewusstsein
- Zeigt Vertrauen in andere Menschen
- Verfügt über persönliche Werthaltungen
- Verfügt über Wissen (spezifizieren)
- Kennt Informationsquellen (spezifizieren)

7.20.1.3 Soziale/umgebungsbedingte Ressourcen

- Verfügt über finanzielle Mittel
- Wird vom sozialen Umfeld akzeptiert
- Verfügt über soziale Kontakte
- Erhält Unterstützung durch das soziale Umfeld (spezifizieren)
- Verfügt über eine Vertrauensperson
- Erhält wertschätzende Rückmeldungen zur eigenen Person
- Lebt in barrierefreiem Wohnumfeld (spezifizieren)
- Verfügt über einen Arbeitsplatz
- Verfügt über geeignete Hilfsmittel (spezifizieren)
- Verfügt über Mittel der Telekommunikation
- Verfügt über eine Wohnmöglichkeit
- Hat Zugang zu benötigten Ressourcen (spezifizieren)

7.20.2 Pflegeziele

Übergeordnetes Ziel
Verfügt über die Kompetenz, sich entsprechend den eigenen Bedürfnissen eigenständig am sozialen Leben zu beteiligen und sich aktiv in Entscheidungs- und Planungsprozesse einzubringen.

7.20.2.1 Ziele im körperlichen/funktionellen Bereich

- Trainiert bestehende Fähigkeiten (spezifizieren)
- Organisiert benötigte Unterstützung
- Hält Erholungsphasen ein
- Pflegt bestehende Sozialkontakte
- Beteiligt sich an Gemeinschaftsaktivitäten

- Reagiert auf Enttäuschungen mit Gelassenheit
- Nutzt verfügbare Hilfsmittel (spezifizieren)
- Äußert eigene Wünsche und Bedürfnisse
- Holt relevante Informationen zur Situation ein
- Nimmt Beratung in Anspruch
- Spricht mit einer Vertrauensperson über Gefühle im Zusammenhang mit der sozialen Teilhabe
- Erlernt neue Fertigkeiten (spezifizieren)

7.20.2.2 Ziele im psychischen Bereich

- Äußert die Bereitschaft an Entscheidungsprozessen mitzuarbeiten
- Äußert, vereinbarte Entscheidungen und Planungen einzuhalten
- Äußert die Bereitschaft, eigene Verhaltensweisen zu hinterfragen
- Äußert, sich im Umgang mit anderen Menschen sicher zu fühlen
- Äußert Akzeptanz für eigene Stärken, Schwächen und Grenzen
- Äußert Vertrauen in die eigenen Fähigkeiten
- Beschreibt beeinflussende Faktoren auf die soziale Teilhabe
- Nennt mögliche Informationsquellen
- Beschreibt eigene Wünsche und Ziele
- Beschreibt persönliche Entwicklungspotenziale
- Beschreibt Möglichkeiten sich besser in Entscheidungsprozesse einzubringen
- Nennt verfügbare Unterstützungsangebote
- Äußert Zufriedenheit mit der Beteiligung am soziale Leben
- Äußert Akzeptanz mit der gegenwärtigen Situation

7.20.2.3 Ziele im sozialen/umgebungsbedingten Bereich

- Erhält Wertschätzung durch soziales Umfeld
- Erhält positives Feedback durch Bezugsperson
- Erhält Unterstützung, wenn diese eingefordert wird
- Verfügt über Hilfsmittel (spezifizieren)
- Hat Zugang zu Gemeinschaftsräumen oder Treffpunkten
- Wird an Entscheidungen beteiligt (spezifizieren)
- Erhält Zugang zu gesellschaftlichen Aktivitäten

7.20.3 Pflegemaßnahmen

Die angeführten Maßnahmen sind beispielhaft und müssen individuell konkretisiert werden.

7.20.3.1 Pflegemaßnahmen im körperlichen/funktionellen Bereich

- Anbieten von individuellen Trainingseinheiten (spezifizieren)
- Anbieten von Rollenspielen zur Vorbereitung von Gesprächssituationen
- Erinnern an Ruhephasen
- Ermutigen, über die Gefühle im Zusammenhang mit der sozialen Teilhabe zu sprechen
- Ermutigen, eigene Wünsche und Bedürfnisse zu äußern
- Unterstützen beim Einholen von Informationen

- Anleiten im Umgang mit Hilfsmitteln
- Beteiligen an Alltagsaktivitäten

7.20.3.2 Pflegemaßnahmen im psychischen Bereich

- Informieren über positive und negative Einflussfaktoren
- Beraten zu Möglichkeiten, eigene Beiträge einzubringen
- Besprechen der Wünsche und Ziele des/der Betroffenen
- Beraten zu Maßnahmen zur Entwicklung der Potenziale (spezifizieren)
- Geben von positivem Feedback
- Vermitteln von Wertschätzung
- Besprechen von Ängsten
- Informieren über bestehende Unterstützungsangebote
- Beraten zu möglichen Handlungsalternativen
- Aufzeigen von erfolgreichen Interaktionen

7.20.3.3 Pflegemaßnahmen im sozialen/umgebungsbedingten Bereich

- Informieren der Bezugsperson über die Bedeutung von Wertschätzung gegenüber dem/der Betroffenen
- Informieren der Bezugsperson über die Bedeutung von konstruktivem Feedback
- Beraten der Bezugsperson über Möglichkeiten zur Einbindung des/der Betroffenen in Entscheidungen
- Beraten der Bezugsperson über Möglichkeiten zur Einbindung des/der Betroffenen in Alltagsaktivitäten
- Informieren der Bezugsperson über die Möglichkeiten der Förderung und Forderung der Betroffenen in Bezug auf Alltagskompetenzen
- Anleiten der Bezugsperson bei unterstützenden Maßnahmen (spezifizieren)
- Bereitstellen von Hilfsmitteln (spezifizieren)
- Bereitstellen von Informationsmaterial
- Ermöglichen des Zugangs zu Gemeinschaftsräumen oder Treffpunkten

7.21 Aggression, Risiko

Pflegediagnose 60081

> **Definition**
>
> Ein Pflegephänomen, bei dem das Risiko besteht, dass ein Mensch durch eigenes Verhalten (verbal, nonverbal, sozial, psychisch oder körperlich), sich selbst und/oder anderen Menschen und/oder eigenem/fremdem Eigentum Schaden zufügt.

Anmerkung der Autoren

Eine Risiko-Diagnose kann nicht durch Zeichen und Symptome belegt werden, da das Problem nicht aufgetreten ist und die Pflegemaßnahmen die Prävention bezwecken.

Die Schädigung kann von Vernachlässigung über Misshandlung bis zum Tod reichen und sowohl sozialer, psychischer wie physischer Natur sein.

Oberste Priorität im Umgang mit Aggression hat die Sicherheit des Betroffenen und des Umfeldes. Bei aggressivem Verhalten kommen vorübergehend auch Maßnahmen gegen den Willen des Betroffenen unter Einhaltung der gesetzlichen Vorschriften zur Anwendung. Aus diesem Grund werden in der Pflegeplanung auch Pflegeziele formuliert, die der/die Betroffene in der Situation für sich selbst nicht anerkennt.

7.21.1   Risikofaktoren

7.21.1.1   Körperliche/funktionelle Risikofaktoren

- Beeinträchtigte Anpassungsfähigkeit
- Beeinträchtige Belastbarkeit in bestimmten Situationen (spezifizieren)
- Frühere Aggression gegen andere Menschen
- Frühere aggressive Drohungen
- Frühere aggressive Handlungen
- Unterzuckerung
- Unwirksame Copingstrategien
- Übermüdung
- Erschöpfung
- Anspannung
- Beeinträchtigte kognitive Fähigkeiten (spezifizieren)
- Beeinträchtigte Kommunikation (spezifizieren)
- Beeinträchtigte Kommunikation von Gefühlen
- Beeinträchtigte Impulskontrolle
- Beeinträchtigte Orientierung (spezifizieren)
- Schlaflosigkeit
- Schmerzen
- Beeinträchtigte Sinneswahrnehmung (spezifizieren)
- Erlerntes Verhaltensmuster (spezifizieren)
- Alkohol-/Suchtmittelentzug (spezifizieren)
- Konsum von Alkohol-/Suchtmitteln (spezifizieren)
- Vergiftung (spezifizieren)

7.21.1.2   Psychische Risikofaktoren

- Mangelnde Abgrenzung
- Mangelnde Konsensbereitschaft
- Beeinträchtigter Denkprozess (spezifizieren)
- Wut
- Gefühl der Hoffnungslosigkeit
- Verzweiflung
- Fehlende Zukunftsperspektiven
- Erregungszustände
- Erhöhte Reizbarkeit
- Spannungszustände
- Gefühl der Machtlosigkeit (spezifizieren)
- Beeinträchtigte Reflexionsfähigkeit
- Beeinträchtigte Selbstreflexion
- Beeinträchtigtes Selbstwertgefühl
- Angst (spezifizieren)

- Gefühl der Bedrohung oder Verfolgung
- Sorgen
- Gefühl der Unsicherheit
- Gefühl der Einsamkeit
- Gefühl, ignoriert zu werden
- Mangelnde Frustrationstoleranz
- Verdächtigungen
- Wahnhafte Gedanken (spezifizieren)
- Mangelnde Wahrnehmung von Bedürfnissen (spezifizieren)
- Unangemessene Interpretation von Sachverhalten
- Mangelnde Wahrnehmung von unterstützenden Faktoren (spezifizieren)
- Mangelndes Wissen (spezifizieren)

7.21.1.3 Soziale/umgebungsbedingte Risikofaktoren

- Mehrfachbelastungen
- Mangelnde Intimsphäre
- Konfliktreiche zwischenmenschliche Beziehungen
- Mangelnder Respekt durch das soziale Umfeld
- Fehlendes soziales Netzwerk (z. B. Familie, Freunde, Kollegen)
- Soziale Isolation
- Negative Vorbilder
- Mangelnde Wertschätzung
- Stressoren (spezifizieren)
- Extreme der Umgebungstemperatur (Hitze, Kälte)

7.21.2 Ressourcen

Die Ressourcen eines Menschen können körperlicher/funktioneller, psychischer und sozialer/umgebungsbedingter Art sein. Achten Sie immer auf eine umfassende Beurteilung der Ressourcen. Die folgende Aufzählung der Ressourcen kann individuell ergänzt werden.

7.21.2.1 Körperliche/funktionelle Ressourcen

- Verfügt über Anpassungsfähigkeit
- Kommt mit Anforderungen zurecht (spezifizieren)
- Betreibt Sport
- Kann mit Enttäuschungen umgehen
- Setzt erlernte Skills adäquat ein (spezifizieren)
- Verfügt über kognitive Fähigkeiten (spezifizieren)
- Kommuniziert verbal/nonverbal (spezifizieren)
- Bringt Gefühle zum Ausdruck (verbal/nonverbal)
- Verhält sich in Konfliktsituationen kooperationsbereit
- Verfügt über die Fähigkeit sich zu orientieren (spezifizieren)
- Ist selbstständig
- Verfügt über Sinneswahrnehmung (spezifizieren)
- Hält Erholungsphasen ein

7.21.2.2   Psychische Ressourcen

- Kann sich abgrenzen
- Ist sich der eigenen Bedürfnisse bewusst
- Schätzt Situationen realistisch ein
- Hat das Gefühl, selbst entscheiden zu können
- Hat Freude an Bewegung/Sport
- Lässt sich von Bezugsperson beruhigen
- Zeigt Bereitschaft, anderen zuzuhören
- Zeigt Bereitschaft, das eigene Verhalten aktiv zu beeinflussen
- Verfügt über Reflexionsfähigkeit
- Verfügt über ein positives Selbstwertgefühl
- Nimmt unterstützende Faktoren wahr (spezifizieren)
- Verfügt über Wissen zu wirkungsvollen Strategien, um Angst und Anspannung zu reduzieren
- Verfügt über Wissen zu Maßnahmen, um auftretende Spannungszustände zu beeinflussen
- Empfindet die Umgebung angenehm
- Hat Ziele

7.21.2.3   Soziale/umgebungsbedingte Ressourcen

- Verfügt über Möglichkeit, die Lebensumstände der gesundheitlichen Situation anzupassen
- Ist in soziale Beziehungen integriert
- Die Bezugsperson reagiert deeskalierend
- Verfügt über Intimsphäre
- Die Bezugsperson vermittelt ein Gefühl der Ruhe und Sicherheit
- Die Bezugsperson erkennt Frühzeichen von Spannungszuständen
- Erhält Unterstützung durch das soziale Umfeld (spezifizieren)
- Verfügt über eine Vertrauensperson
- Verfügt über positive Vorbilder
- Lebt in einer Umgebung ohne Extreme der Umgebungstemperatur

7.21.3   Pflegeziele

Übergeordnetes Ziel
Bewältigt aggressive Impulse, ohne anderen Menschen, sich selbst oder eigenem/fremdem Eigentum Schaden zuzufügen.

7.21.3.1   Ziele im körperlichen/funktionellen Bereich

- Teilt Bedürfnisse mit
- Zeigt eine entspannte Körperhaltung
- Nutzt Atemtechniken zur Beruhigung
- Beteiligt sich an den geplanten Pflegemaßnahmen
- Verhält sich bei Spannungszuständen in sozial akzeptabler Form (spezifizieren)

- Wendet Maßnahmen an, um aggressive Impulse zu kontrollieren (spezifizieren)
- Diskutiert eigene Gedanken bezüglich aggressiven Verhaltens
- Plant den Umgang mit den individuellen Risikofaktoren (spezifizieren)
- Zeigt aggressionsfreies Verhalten bei Pflegehandlungen

7.21.3.2 Ziele im psychischen Bereich

- Beschreibt die ursächlichen Faktoren der inneren Unruhe (spezifizieren)
- Beschreibt Zusammenhänge zwischen Angst und Aggression
- Beschreibt Methoden, die zu Entspannung führen (spezifizieren)
- Benennt Situationen, in denen die Neigung zu aggressiven Handlungen besteht
- Spricht aus, sich sicher zu fühlen
- Äußert Bereitschaft, aggressionsfördernde Verhaltensweisen zu ändern
- Äußert den Wunsch, Skills anzuwenden (spezifizieren)

7.21.3.3 Ziele im sozialen/umgebungsbedingten Bereich

- Erhält Unterstützung durch das soziale Umfeld (spezifizieren)
- Verfügt über eine Vertrauensperson
- Bezugsperson erkennt Frühzeichen von Spannungszuständen und reagiert situationsbezogen
- Der/die Betroffene und die Betreuenden bleiben bei der Durchführung der Pflegemaßnahmen unverletzt

7.21.4 Pflegemaßnahmen

Die angeführten Maßnahmen sind beispielhaft und müssen individuell konkretisiert werden.

7.21.4.1 Pflegemaßnahmen im körperlichen/funktionellen Bereich

- Dokumentieren von Frühzeichen bzw. Vorboten aggressiven Verhaltens
- Ermutigen, aggressive oder gewalttätige Gefühle zu äußern
- Ermutigen, über Gefühle zu sprechen
- Ermutigen Bedürfnisse zu äußern
- Unterstützen, angemessene Lösungen/Verhaltensweisen anzuwenden
- Überwachen der medikamentösen Therapie und dokumentieren der Wirkung
- Anbieten von gesundheitsfördernden Aktivitäten (z. B. Entspannungsübungen, Visualisierungstechniken, sportliche Betätigung)

7.21.4.2 Pflegemaßnahmen im psychischen Bereich

- Besprechen von Faktoren, welche die Selbstkontrolle beeinträchtigen (z. B. akutes/chronisches hirnorganisches Syndrom, medikamenteninduzierte, postoperative und nach Krampfanfällen auftretende Verwirrung, psychomotorische Krampfanfälle)
- Einschätzen des Aggressionsrisikos laut Einschätzungsskala (z. B. Brøset-Checkliste)
- Besprechen von relevanten Laborwerten (z. B. Blutalkoholgehalt, Blutzucker, arterielle Blutgasanalyse, Elektrolyte, Nierenfunktionswerte)
- Ansprechen von Mordabsicht durch direkte Befragung

- Ansprechen von aggressivem Verhalten in der Vorgeschichte
- Entgegenbringen von Wertschätzung
- Respektieren eines Wunsches nach körperlicher Distanz
- Anerkennen der Realität ausgedrückter Gefühle
- Ansprechen von Gefühlsausbrüchen und Erregungszuständen, ohne emotional zu reagieren
- Gefühl vermitteln, dass das Pflegeteam unterstützen möchte
- Mitteilen, wann Grenzen erreicht sind
- Unterstützen, angemessene Lösungen/Verhaltensweisen zu erkennen
- Einnehmen einer positiven Haltung gegenüber ängstlichen/aggressiven Betroffenen
- Klares Informieren während der Deeskalation (keine ausschweifenden Erklärungen)
- Unterstützen bei der Unterscheidung zwischen Realität und Halluzinationen/Wahnvorstellungen
- Positives Rückmelden bei Bemühungen des/der Betroffenen
- Bestätigen vorhandener Stärken
- Achten auf Todesphantasien und diese gegebenenfalls im Behandlungsteam besprechen
- Wahren einer ruhigen, sachlichen Haltung, ohne zu werten
- Besprechen von Faktoren (Gefühle/Ereignisse), die zu gewaltsamen Verhaltensweisen geführt haben
- Besprechen von spezifischen Maßnahmen im Falle aggressiven Verhaltens (vgl. Empfehlungen aus dem Basiskurs Deeskalationsmanagement, z. B. Basisgriffe, Teamtechniken; vgl. Walter et al. 2012, S. 141 ff.)
- Besprechen einer individuellen Präferenz für bestimmte Formen freiheitsbeschränkender Maßnahmen im Falle einer notwendigen Anwendung
- Erklären, dass Gefühle des Zorns und der Rache verständlich sind
- Besprechen von Verhaltensweisen und Umgangsformen mit den Bezugspersonen
- Unterstützen beim Erlangen von Selbstsicherheit
- Informieren über Selbsthilfegruppen, Kriseninterventionszentren und psychosoziale Dienste

7.21.4.3 Pflegemaßnahmen im sozialen/umgebungsbedingten Bereich

- Erkennen von Gegenständen/Möglichkeiten, mit deren Hilfe aggressive Handlungen verübt werden können
- Beobachten und Rückmelden von individuell angewendeten Bewältigungsformen
- Achten auf Hinweise bezüglich Kindesmisshandlungen/Vernachlässigung (z. B. unerklärbare, häufige Verletzungen, beeinträchtigte Entwicklung)
- Durchführung einer kontinuierlichen Betreuung durch eine Bezugsperson
- Einplanen von Zeitressourcen für eine entspannte Kommunikation
- Wahrung größtmöglicher Selbstbestimmung/Selbstkontrolle des Patienten (spezifizieren)
- Möglichkeit geben, Gefühle und Erregungszustände auf sozial akzeptable Weise zu äußern
- Beruhigen der Situationen und Setzen klarer Grenzen

- Sorgen für eine sichere und ruhige Umgebung
- Ermöglichen von entsprechendem Freiraum zum körperlichen Ausagieren (z. B. Herumlaufen, Gehen)
- Bei Gefahr im Verzug mit entsprechenden Sicherheitsmaßnahmen reagieren und umgehend den Arzt informieren
- Aufrechterhalten des Augenkontakts und des verbalen Kontakts durch eine Person (mit beruhigender Stimme Orientierung geben)
- Richtlinien für Handlungen geben, die der Patient ausführen kann. Negative Formulierungen vermeiden, wie „Das darf man nicht"
- Informieren der Bezugsperson, welche Hilfestellungen angemessen sind
- Informieren der Bezugsperson über Vorzeichen von selbstverletzenden Handlungen
- Informieren über verfügbare Beratungs- und Interventionsstellen (z. B. Krisenintervention, Männerberatung, Frauenhäuser)
- Informieren der Bezugsperson über durchgeführte freiheitsbeschränkende Maßnahmen
- Nachbesprechen von freiheitsbeschränkenden Maßnahmen, um ein besseres Verständnis der erlebten Situation zu gewinnen
- Halten von Distanz zu um sich schlagenden Patienten
- Einleiten von deeskalierenden Maßnahmen
- Erstellen eines Notfallplans (z. B. Alarmanlage, Rufanlage)
- Überwachen des Patienten beim Gebrauch von Glas, Nagelfeilen, Rasierern, Dosen, Plastiktaschen, Feuerzeugen, elektrischer Ausstattung, Gürteln, Kleiderhaken, Messern, Pinzetten, Alkohol etc.
- Überwachen von Mahlzeiten
- Sicherstellen, dass die Medikamente vollständig eingenommen werden
- Durchführen von Personenchecks auf gefährliche Gegenstände und Substanzen (z. B. Feuerzeug, scharfe Gegenstände, Medikamente)
- Anwenden von freiheitsbeschränkenden Maßnahmen nach den gesetzlichen Vorgaben und vorhandenen Leitlinien
- Begleiten und Überwachen des/der Betroffenen bei Aufenthalten außerhalb der Station
- Informieren von Besuchern über bestehende Einschränkung in der Verwendung von bestimmten Gegenständen und Substanzen durch den Patienten
- Kontrollieren der näheren Umgebung auf gefährliche Gegenstände und Substanzen
- Verständigen des Arztes bei Abgängigkeit des/der Betroffenen
- Informieren des Betreuungsteams von der bestehenden Fremdgefährdung
- Festhalten von Vereinbarungen in Form eines schriftlichen Therapievertrages
- Bereithalten von geeigneten Beschränkungsmitteln
- Einplanen von zusätzlichem Personal/zusätzlichen Sicherheitsdiensten
- Achten auf die Sicherheit des sozialen Umfeldes
- Integrieren von individuellen Bedürfnissen in den Behandlungsalltag
- Unterstützen der Bezugspersonen bei der Entwicklung von Copingstrategien (z. B. Elternbildungskurse, sinnvoller Umgang mit Frustrationen)

7.22 **Aggression**

Pflegediagnose 60082

Definition

Ein Pflegephänomen, bei dem ein Mensch durch eigenes Verhalten (verbal, non-verbal, sozial, psychisch oder körperlich), sich selbst und/oder anderen Menschen und/oder eigenem/fremdem Eigentum Schaden zufügt.

Anmerkung der Autoren

Die Schädigung kann von Vernachlässigung über Misshandlung bis zum Tod reichen und sowohl sozialer, psychischer wie physischer Natur sein. Vgl.:

- PD Elterliche Pflege, beeinträchtigt
- PD Coping der Familie, beeinträchtigt
- PD Coping des Betroffenen, beeinträchtigt
- PD Machtlosigkeit
- PD Hoffnungslosigkeit

7.22.1 **Ätiologie**

7.22.1.1 **Körperliche/funktionelle Ursachen**

- Beeinträchtigte Anpassungsfähigkeit
- Beeinträchtige Belastbarkeit in bestimmten Situationen (spezifizieren)
- Frühere Aggression gegen andere Menschen
- Frühere aggressive Drohungen
- Frühere aggressive Handlungen
- Unterzuckerung
- Unwirksame Copingstrategien
- Übermüdung
- Erschöpfung
- Anspannung
- Beeinträchtigte kognitive Fähigkeiten (spezifizieren)
- Beeinträchtigte Kommunikation (spezifizieren)
- Beeinträchtigte Kommunikation von Gefühlen
- Beeinträchtigte Impulskontrolle
- Beeinträchtigte Orientierung (spezifizieren)
- Schlaflosigkeit
- Schmerzen
- Beeinträchtigte Sinneswahrnehmung (spezifizieren)
- Erlerntes Verhaltensmuster (spezifizieren)
- Alkohol-/Suchtmittelentzug (spezifizieren)
- Konsum von Alkohol-/Suchtmitteln (spezifizieren)
- Vergiftung (spezifizieren)

7.22.1.2 Psychische Ursachen

- Mangelnde Abgrenzung
- Mangelnde Konsensbereitschaft
- Beeinträchtigter Denkprozess (spezifizieren)
- Wut
- Gefühl der Hoffnungslosigkeit
- Verzweiflung
- Fehlende Zukunftsperspektiven
- Erregungszustände
- Erhöhte Reizbarkeit
- Spannungszustände
- Gefühl der Machtlosigkeit (spezifizieren)
- Beeinträchtigte Reflexionsfähigkeit
- Beeinträchtigte Selbstreflexion
- Beeinträchtigtes Selbstwertgefühl
- Angst (spezifizieren)
- Gefühl der Bedrohung oder Verfolgung
- Sorgen
- Gefühl der Unsicherheit
- Gefühl der Einsamkeit
- Gefühl, ignoriert zu werden
- Mangelnde Frustrationstoleranz
- Verdächtigungen
- Wahnhafte Gedanken (spezifizieren)
- Mangelnde Wahrnehmung von Bedürfnissen (spezifizieren)
- Unangemessene Interpretation von Sachverhalten
- Mangelnde Wahrnehmung von unterstützenden Faktoren (spezifizieren)
- Mangelndes Wissen (spezifizieren)

7.22.1.3 Soziale/umgebungsbedingte Ursachen

- Mehrfachbelastungen
- Mangelnde Intimsphäre
- Konfliktreiche zwischenmenschliche Beziehungen
- Mangelnder Respekt durch das soziale Umfeld
- Fehlendes soziales Netzwerk (z. B. Familie, Freunde, Kollegen)
- Soziale Isolation
- Negative Vorbilder
- Mangelnde Wertschätzung
- Stressoren (spezifizieren)
- Extreme der Umgebungstemperatur (Hitze, Kälte)

7.22.2 Symptome

7.22.2.1 Aus der Sicht der Pflegeperson

- Verbale Übergriffe
- Beleidigungen
- Fluchen

- Beschimpfungen
- Abwertende Bemerkungen
- Abwertende Gesten
- Drohungen
- Demütigendes aggressives Verhalten
- Herausfordernde aggressive Verhaltensweisen (z. B. Provokation)
- Passive aggressive Verhaltensweisen (z. B. passiver Widerstand)
- Ignorieren
- Aggressive spaltende Verhaltensweisen (z. B. Zwietracht sähen, Menschen gegeneinander ausspielen)
- Bedrohliche Verhaltensweisen
- Zerstörerische aggressive Verhaltensweisen
- Zerstören von Gegenständen
- Gefährliches Verhalten (z. B. legen von Feuer)
- Treten
- Schlagen
- Stoßen
- Fausthiebe austeilen
- Kratzen
- Spucken
- An den Haaren ziehen
- Beißen
- Verletzungen (z. B. Hämatome, Schnittwunden, Verbrennungen, Brüche)
- Sexuelle Belästigung
- Sexueller Übergriff
- Ausschließen
- Ausgrenzen
- Isolieren
- Verwehren von Bedürfniserfüllung
- Liebesentzug

7.22.3   Ressourcen

Die Ressourcen eines Menschen können körperlicher/funktioneller, psychischer und sozialer/umgebungsbedingter Art sein. Achten Sie immer auf eine umfassende Beurteilung der Ressourcen. Die folgende Aufzählung der Ressourcen kann individuell ergänzt werden.

7.22.3.1   Körperliche/funktionelle Ressourcen
- Verfügt über Anpassungsfähigkeit
- Kommt mit Anforderungen zurecht (spezifizieren)
- Betreibt Sport
- Kann mit Enttäuschungen umgehen
- Setzt erlernte Skills adäquat ein (spezifizieren)
- Verfügt über kognitive Fähigkeiten (spezifizieren)
- Kommuniziert verbal/nonverbal (spezifizieren)
- Bringt Gefühle zum Ausdruck (verbal/nonverbal)

- Verhält sich in Konfliktsituationen kooperationsbereit
- Verfügt über die Fähigkeit sich zu orientieren (spezifizieren)
- Ist selbstständig
- Verfügt über Sinneswahrnehmung (spezifizieren)
- Hält Erholungsphasen ein

7.22.3.2 Psychische Ressourcen

- Kann sich abgrenzen
- Ist sich der eigenen Bedürfnisse bewusst
- Schätzt Situationen realistisch ein
- Hat das Gefühl, selbst entscheiden zu können
- Hat Freude an Bewegung/Sport
- Lässt sich von Bezugsperson beruhigen
- Zeigt Bereitschaft, anderen zuzuhören
- Zeigt Bereitschaft, das eigene Verhalten aktiv zu beeinflussen
- Verfügt über Reflexionsfähigkeit
- Verfügt über ein positives Selbstwertgefühl
- Nimmt unterstützende Faktoren wahr (spezifizieren)
- Verfügt über Wissen zu wirkungsvollen Strategien, um Angst und Anspannung zu reduzieren
- Kennt Maßnahmen, um auftretende Spannungszustände zu beeinflussen
- Empfindet die Umgebung angenehm
- Hat Ziele

7.22.3.3 Soziale/umgebungsbedingte Ressourcen

- Verfügt über Möglichkeit, die Lebensumstände der gesundheitlichen Situation anzupassen
- Ist in soziale Beziehungen integriert
- Die Bezugsperson reagiert deeskalierend
- Verfügt über Intimsphäre
- Die Bezugsperson vermittelt ein Gefühl der Ruhe und Sicherheit
- Die Bezugsperson erkennt Frühzeichen von Spannungszuständen
- Erhält Unterstützung durch das soziale Umfeld (spezifizieren)
- Verfügt über eine Vertrauensperson
- Verfügt über positive Vorbilder
- Lebt in einer Umgebung ohne Extreme der Umgebungstemperatur

7.22.4 Pflegeziele

Übergeordnetes Ziel
Bewältigt aggressive Impulse ohne anderen Menschen, sich selbst oder eigenem/fremdem Eigentum Schaden zuzufügen.

7.22.4.1 Ziele im körperlichen/funktionellen Bereich

- Teilt Bedürfnisse mit
- Zeigt eine entspannte Körperhaltung
- Diskutiert eigene Gedanken bezüglich aggressiven Verhaltens
- Nutzt Atemtechniken zur Beruhigung
- Beteiligt sich an den geplanten Pflegemaßnahmen
- Verhält sich bei Spannungszuständen in sozial akzeptabler Form (spezifizieren)
- Wendet Maßnahmen an, um aggressive Impulse zu kontrollieren (spezifizieren)
- Zeigt aggressionsfreies Verhalten bei Pflegehandlungen
- Plant den Umgang mit den individuellen Risikofaktoren (spezifizieren)

7.22.4.2 Ziele im psychischen Bereich

- Beschreibt bestehende Risikofaktoren
- Spricht aus, sich sicher zu fühlen
- Beschreibt Zusammenhänge zwischen Angst und Aggression
- Beschreibt Methoden, die zu Entspannung führen (spezifizieren)
- Benennt Situationen, in denen die Neigung zu aggressiven Handlungen besteht
- Äußert Bereitschaft, aggressionsfördernde Verhaltensweisen zu ändern
- Äußert den Wunsch, Skills anzuwenden (spezifizieren)

7.22.4.3 Ziele im sozialen/umgebungsbedingten Bereich

- Erhält Unterstützung durch das soziale Umfeld (spezifizieren)
- Verfügt über eine Vertrauensperson
- Bezugsperson erkennt Frühzeichen von Spannungszuständen und reagiert situationsbezogen
- Der/die Betroffene und die Betreuenden bleiben bei der Durchführung der Pflegemaßnahmen unverletzt

7.22.5 Pflegemaßnahmen

Die angeführten Maßnahmen sind beispielhaft und müssen individuell konkretisiert werden.

7.22.5.1 Pflegemaßnahmen im körperlichen/funktionellen Bereich

- Dokumentieren von Frühzeichen bzw. Vorboten aggressiven Verhaltens
- Ermutigen, aggressive oder gewalttätige Gefühle zu äußern
- Ermutigen, über Gefühle zu sprechen
- Ermutigen Bedürfnisse zu äußern
- Unterstützen, angemessene Lösungen/Verhaltensweisen anzuwenden
- Überwachen der medikamentösen Therapie und dokumentieren der Wirkung
- Anbieten von gesundheitsfördernder Aktivitäten (z. B. Entspannungsübungen, Visualisierungstechniken, sportliche Betätigung)

7.22.5.2 Pflegemaßnahmen im psychischen Bereich

- Besprechen von Faktoren, welche die Selbstkontrolle beeinträchtigen (z. B. akutes/chronisches hirnorganisches Syndrom, medikamenteninduzierte, postoperative und nach Krampfanfällen auftretende Verwirrung, psychomotorische Krampfanfälle)
- Einschätzen des Aggressionsrisikos laut Einschätzungsskala (z. B. Brøset-Checkliste)
- Besprechen von relevanten Laborwerten (z. B. Blutalkoholgehalt, Blutzucker, arterielle Blutgasanalyse, Elektrolyte, Nierenfunktionswerte)
- Ansprechen von Mordabsicht durch direkte Befragung
- Ansprechen von aggressivem Verhalten in der Vorgeschichte
- Entgegenbringen von Wertschätzung
- Respektieren eines Wunsches nach körperlicher Distanz
- Anerkennen der Realität ausgedrückter Gefühle
- Ansprechen von Gefühlsausbrüchen und Erregungszuständen, ohne emotional zu reagieren
- Gefühl vermitteln, dass das Pflegeteam unterstützen möchte
- Mitteilen, wann Grenzen erreicht sind
- Unterstützen, angemessene Lösungen/Verhaltensweisen zu erkennen
- Einnehmen einer positiven Haltung gegenüber ängstlichen/aggressiven Betroffenen
- Klares Informieren während der Deeskalation (keine ausschweifenden Erklärungen)
- Unterstützen bei der Unterscheidung zwischen Realität und Halluzinationen/Wahnvorstellungen
- Positives Rückmelden bei Bemühungen des Patienten und Bestätigen vorhandener Stärken
- Achten auf Todesphantasien und diese gegebenenfalls im Behandlungsteam besprechen
- Wahren einer ruhigen, sachlichen Haltung, ohne zu werten
- Besprechen von Faktoren (Gefühle/Ereignisse), die zu gewaltsamen Verhaltensweisen geführt haben
- Besprechen von spezifischen Maßnahmen im Falle aggressiven Verhaltens (vgl. Empfehlungen aus dem Basiskurs Deeskalationsmanagement, z. B. Basisgriffe, Teamtechniken; vgl. Walter et al. 2012, S. 141 ff.)
- Besprechen einer individuellen Präferenz für bestimmte Formen freiheitsbeschränkender Maßnahmen im Falle einer notwendigen Anwendung
- Erklären, dass Gefühle des Zorns und der Rache verständlich sind
- Besprechen von Verhaltensweisen und Umgangsformen mit den Bezugspersonen
- Unterstützen beim Erlangen von Selbstsicherheit
- Informieren über Selbsthilfegruppen, Kriseninterventionszentren und psychosoziale Dienste

7.22.5.3 Pflegemaßnahmen im sozialen/umgebungsbedingten Bereich

- Erkennen von Gegenstände/Möglichkeiten, mit deren Hilfe aggressive Handlungen verübt werden können
- Beobachten und Rückmelden von individuell angewendeten Bewältigungsformen
- Achten auf Hinweise bezüglich Kindesmisshandlungen/Vernachlässigung (z. B. unerklärbare, häufige Verletzungen, beeinträchtigte Entwicklung)
- Durchführung einer kontinuierlichen Betreuung durch eine Bezugsperson
- Einplanen von Zeitressourcen für eine entspannte Kommunikation
- Wahrung größtmöglicher Selbstbestimmung/Selbstkontrolle des Patienten (spezifizieren)
- Möglichkeit geben, Gefühle und Erregungszustände auf sozial akzeptable Weise zu äußern
- Beruhigen der Situationen und Setzen klarer Grenzen
- Sorgen für eine sichere und ruhige Umgebung
- Ermöglichen von entsprechendem Freiraum zum körperlichen Ausagieren
- Bei Gefahr im Verzug mit entsprechenden Sicherheitsmaßnahmen reagieren und umgehend den Arzt informieren
- Aufrechterhalten des Augenkontakts und des verbalen Kontakts durch eine Person (mit beruhigender Stimme Orientierung geben)
- Richtlinien für Handlungen geben, die der Betroffene ausführen kann. Negative Formulierungen vermeiden, wie „Das darf man nicht"
- Informieren der Bezugsperson, welche Hilfestellungen angemessen sind
- Informieren der Bezugsperson über Vorzeichen von selbstverletzenden Handlungen
- Informieren über verfügbare Beratungs- und Interventionsstellen
- Informieren der Bezugsperson über durchgeführte freiheitsbeschränkende Maßnahmen
- Nachbesprechen von freiheitsbeschränkenden Maßnahmen, um ein besseres Verständnis der erlebten Situation zu gewinnen
- Halten von Distanz zu um sich schlagenden Patienten
- Einleiten von deeskalierenden Maßnahmen
- Erstellen eines Notfallplans
- Überwachen des Patienten beim Gebrauch von Glas, Nagelfeilen, Rasierern, Dosen, Plastiktaschen, Feuerzeugen, elektrischer Ausstattung, Gürteln, Kleiderhaken, Messern, Pinzetten, Alkohol etc.
- Überwachen von Mahlzeiten
- Sicherstellen, dass die Medikamente vollständig eingenommen werden
- Durchführen von Personenchecks auf gefährliche Gegenstände und Substanzen (z. B. Feuerzeug, scharfe Gegenstände, Medikamente)
- Anwenden von freiheitsbeschränkenden Maßnahmen nach den gesetzlichen Vorgaben und vorhandenen Leitlinien
- Begleiten und Überwachen des/der Betroffenen bei Aufenthalten außerhalb der Station
- Informieren von Besuchern über bestehende Einschränkung in der Verwendung von bestimmten Gegenständen und Substanzen durch den Patienten
- Kontrollieren der näheren Umgebung auf gefährliche Gegenstände und Substanzen
- Verständigen des Arztes bei Abgängigkeit des Patienten

- Informieren des Betreuungsteams von der bestehenden Fremdgefährdung
- Festhalten von Vereinbarungen in Form eines schriftlichen Therapievertrages
- Bereithalten von geeigneten Beschränkungsmitteln
- Einplanen von zusätzlichem Personal/zusätzlichen Sicherheitsdiensten
- Achten auf die Sicherheit des Umfeldes
- Integrieren von individuellen Bedürfnissen in den Behandlungsalltag
- Unterstützen der Bezugsperson bei der Entwicklung von Copingstrategien (z. B. Elternbildungskurse, sinnvoller Umgang mit Frustrationen)

7.23 Selbstschädigung, Risiko

Pflegediagnose 60101

> **Definition**
>
> Ein Pflegephänomen, bei dem ein Risiko besteht, dass sich ein Mensch ohne Selbstmordabsicht Schaden zufügt, um damit Spannung abzubauen, sich selbst wahrzunehmen und/oder Druck auf andere auszuüben.

Anmerkung der Autoren

Eine Risiko-Diagnose kann nicht durch Zeichen und Symptome belegt werden, da das Problem nicht aufgetreten ist und die Pflegemaßnahmen die Prävention bezwecken.

Es kann sein, dass der/die Betroffene das Team manipuliert/spaltet. Dies kann Abwehrgefühle hervorrufen und einen daraus resultierenden Konflikt verursachen. Diese Gefühle müssen erkannt und offengelegt werden. Sowohl das Team als auch der/die Betroffene müssen offen damit umgehen. Fallbesprechungen und Supervision können hilfreich sein.

Die Schädigung kann physischer, psychischer und sozialer Art sein. Vgl.:
- PD Selbstschädigung
  PD Angst
- PD Selbstwertschätzung, gering
- PD Soziale Interaktion, beeinträchtigt
- PD Coping des Betroffenen, beeinträchtigt
- PD Aggression

7.23.1 Risikofaktoren

7.23.1.1 Körperliche/funktionelle Risikofaktoren

- Mangelnde alternative Strategien zum Spannungsabbau
- Beeinträchtigte Anwendung von Skills (spezifizieren)
- Beeinträchtigte Kommunikation von Spannungszuständen
- Beeinträchtigte Fertigkeiten zum schädigungsfreien Spannungsabbau
- Beeinträchtigte Selbstwahrnehmung

7.23.1.2 Psychische Risikofaktoren

- Unbewältigte Enttäuschungen
- Beeinträchtigte Identität
- Beeinträchtigtes Gefühl innerer Ruhe
- Unerträglich empfundene Spannungszustände

- Beeinträchtigte emotionale Kontrolle
- Beeinträchtigte Impulskontrolle
- Traumatisierende Ereignisse (spezifizieren)
- Beeinträchtigte Selbstachtung
- Erlebte Depersonalisation/Entfremdung
- Angst (spezifizieren)
- Mangelndes Vertrauen (spezifizieren)
- Imperative Stimmen
- Perfektionismus
- Fehlende positive Lebensziele

7.23.1.3 Soziale/umgebungsbedingte Risikofaktoren

- Mangelnde positiv erlebte Beziehungen
- Mangelnde stabile Beziehungen
- Fehlen einer Vertrauensperson
- Fehlende positive Vorbilder
- Mangelnde Wertschätzung
- Mangelnde Zuwendung und Aufmerksamkeit

7.23.2 Ressourcen

Die Ressourcen eines Menschen können körperlicher/funktioneller, psychischer und sozialer/umgebungsbedingter Art sein. Achten Sie immer auf eine umfassende Beurteilung der Ressourcen. Die folgende Aufzählung der Ressourcen kann individuell ergänzt werden.

7.23.2.1 Körperliche/funktionelle Ressourcen

- Verfügt über Energie/Kraft
- Setzt erlernte Skills adäquat ein (spezifizieren)
- Verfügt über Fertigkeiten zum schädigungsfreien Spannungsabbau (spezifizieren)
- Verfügt über Selbstwahrnehmung
- Nimmt psychotherapeutische Beratung in Anspruch
- Besucht eine Selbsthilfegruppe (spezifizieren)
- Beteiligt sich an Skills-Gruppen (spezifizieren)
- Pflegt Freundschaften

7.23.2.2 Psychische Ressourcen

- Akzeptiert vereinbarte Regeln
- Verfügt über klare Vorstellungen zur persönlichen Identität
- Äußert das Gefühl innerer Ruhe
- Zeigt Interesse an alternativen Methoden zur Spannungsverminderung/-lösung
- Verfügt über emotionale Kontrolle
- Verfügt über Selbstachtung
- Äußert das Gefühl der Sicherheit
- Zeigt Vertrauen (spezifizieren)
- Fühlt sich wertgeschätzt
- Hat positive Lebensziele

7.23.2.3 Soziale/umgebungsbedingte Ressourcen

- Die Familie ist an einer Familientherapie interessiert
- Die Familie ist in familientherapeutischer Betreuung
- Lebt in einer stabilen Beziehung
- Erhält vom sozialen Umfeld positives Feedback
- Erhält Unterstützung durch das soziale Umfeld (spezifizieren)
- Verfügt über eine Vertrauensperson
- Verfügt über positive Vorbilder

7.23.3 Pflegeziele

Übergeordnetes Ziel
Verfügt über Bewältigungsstrategien, um den Anforderungen des täglichen Lebens weiterhin sicher/schadensfrei gerecht zu werden.

7.23.3.1 Ziele im körperlichen/funktionellen Bereich

- Zeigt Selbstkontrolle in Spannungs- und Stresssituationen (spezifizieren)
- Stimmt einem Therapievertrag zu
- Wendet erlernte Entspannungstechniken zum Spannungsabbau an
- Setzt Atemtechniken zum Spannungsabbau ein
- Spricht mit einer Vertrauensperson über die Beweggründe des Verhaltens
- Nimmt bei Spannungszuständen Kontakt mit Bezugsperson auf

7.23.3.2 Ziele im psychischen Bereich

- Beschreibt mögliche Ursachen eines Flashbacks
- Nennt alternative Strategien zum Spannungsabbau (spezifizieren)
- Spricht über die Risikofaktoren des selbstschädigenden Verhaltens
- Nennt auslösende Faktoren, die dem Ereignis vorangehen
- Beschreibt die Anwendung von Entspannungstechniken (spezifizieren)
- Berichtet über ein verbessertes Selbstwertgefühl
- Spricht aus, die Therapievereinbarungen einzuhalten

7.23.3.3 Ziele im sozialen/umgebungsbedingten Bereich

- Wird von Mitmenschen akzeptiert
- Erhält positive Bestärkung durch das soziale Umfeld

7.23.4 Pflegemaßnahmen

Die angeführten Maßnahmen sind beispielhaft und müssen individuell konkretisiert werden.

7.23.4.1 Pflegemaßnahmen im körperlichen/funktionellen Bereich

- Unterstützen beim Herausarbeiten von Fähigkeiten, um das eigene Verhalten zu kontrollieren
- Vereinbaren eines Therapievertrages mit der Zusicherung, sich für eine bestimmte Zeit und/oder in einem bestimmten Setting keine Verletzungen zuzufügen
- Besprechen des Therapievertrags und des Vorgehens bei Anzeichen selbstschädigenden Verhaltens
- Einschätzen des Suizidrisikos mit Hilfe einer Risikoskala (z. B. NGASR – Global Suizid Assessment, GMHAT/PC – Global Mental Health Assessment)
- Ermutigen, an Gruppentherapien, Beschäftigungs- und Arbeitstherapien teilzunehmen
- Unterstützen beim Erlernen eines selbstsicheren, selbstbewussten Verhaltens
- Nachbesprechen von Situationen mit selbstschädigendem Verhalten (z. B.: „Haben Sie damit erreicht, was Sie wollten?", „Inwiefern führte dieses Verhalten zum Ziel?", „Was könnten wir gemeinsam dazu beitragen, die Situation anders zu lösen?")
- Anwenden von körper- und sinnesbezogenen Therapieformen („sich spüren lernen")
- Vorbereiten auf eine stationäre und/oder nachfolgende Therapiephase
- Vorbereiten auf die Alltagsanforderungen nach der Entlassung aus einem stationären Aufenthalt

7.23.4.2 Pflegemaßnahmen im psychischen Bereich

- Gestalten eines offenen Gesprächsklimas, in dem Erwartungen und Grenzen von Patienten/Klienten, Angehörigen und Teammitgliedern ausgesprochen werden
- Besprechen von Wertvorstellungen, kulturellen/religiösen Gepflogenheiten, die einen Zusammenhang mit dem selbstschädigenden Verhalten haben können
- Besprechen des Ausmaßes der Belastungen im sozialen und beruflichen Umfeld
- Unterstützten beim Erkennen von Gefühlen und Verhaltensweisen, die dem Drang nach Selbstschädigung vorangehen
- Geben von Orientierung (z. B. Tagesablauf, Beziehungsgestaltung)
- Ermutigen, eigene Gefühle zu erkennen und auszudrücken
- Bestärken durch positives Feedback im Alltag
- Besprechen von Alternativen zu autoaggressiven Verhaltensweisen (spezifizieren)
- Unterstützen, das Leben auf der Kognitions- und Erfahrungsebene bewusst wahrzunehmen

7.23.4.3 Pflegemaßnahmen im sozialen/umgebungsbedingten Bereich

- Einbeziehen der Gefühle von Teammitgliedern (Frustration, Wut, Abwehr, Missachtung, Verzweiflung und Machtlosigkeit, Gefühl, den Betroffenen „retten" zu müssen)
- Informieren der Bezugsperson über verfügbare Unterstützungsangebote
- Einbeziehen der Bezugsperson in die Entlassungsberatung
- Ermutigen der Bezugsperson, positive Rückmeldungen zu geben

7.24 Selbstschädigung

Pflegediagnose 60102

Definition

Ein Pflegephänomen, bei dem sich ein Mensch ohne Selbstmordabsicht Schaden zufügt, um damit Spannung abzubauen, sich selbst wahrzunehmen und/oder Druck
auf andere auszuüben.

Anmerkung der Autoren
Es kann sein, dass der/die Betroffene das Team manipuliert/spaltet. Dies kann Abwehrgefühle hervorrufen und einen daraus resultierenden Konflikt verursachen. Diese Gefühle müssen erkannt und offengelegt werden. Sowohl das Team als auch der/die Betroffene müssen offen damit umgehen. Fallbesprechungen und Supervision können hilfreich sein.

Die Schädigung kann physischer, psychischer und sozialer Art sein. Vgl.:
- PD Selbstschädigung
- PD Angst
- PD Selbstwertschätzung, gering
- PD Soziale Interaktion, beeinträchtigt
- PD Coping des Betroffenen, beeinträchtigt
- PD Aggression

7.24.1 Ätiologie

7.24.1.1 Körperliche/funktionelle Ursachen
- Mangelnde alternative Strategien zum Spannungsabbau
- Beeinträchtigte Anwendung von Skills (spezifizieren)
- Beeinträchtigte Kommunikation von Spannungszuständen
- Beeinträchtigte Fertigkeiten zum schädigungsfreien Spannungsabbau
- Beeinträchtigte Selbstwahrnehmung

7.24.1.2 Psychische Ursachen
- Unbewältigte Enttäuschungen
- Beeinträchtigte Identität
- Beeinträchtigtes Gefühl innerer Ruhe
- Unerträglich empfundene Spannungszustände
- Beeinträchtigte emotionale Kontrolle
- Beeinträchtigte Impulskontrolle
- Traumatisierende Ereignisse (spezifizieren)
- Beeinträchtigte Selbstachtung
- Erlebte Depersonalisation/Entfremdung
- Angst (spezifizieren)
- Mangelndes Vertrauen (spezifizieren)
- Imperative Stimmen
- Perfektionismus
- Fehlende positive Lebensziele

7.24.1.3 Soziale/umgebungsbedingte Ursachen

- Mangelnde positiv erlebte Beziehungen
- Mangelnde stabile Beziehungen
- Fehlen einer Vertrauensperson
- Fehlende positive Vorbilder
- Mangelnde Wertschätzung
- Mangelnde Zuwendung und Aufmerksamkeit

7.24.2 Symptome

7.24.2.1 Aus der Sicht des Betroffenen

- Unzufriedenheit
- Abwertende Aussagen

7.24.2.2 Aus der Sicht der Pflegeperson

- Eingeengte Wahrnehmung
- Schnittwunden
- Kratzer am Körper
- Manipulieren an Wunden
- Selbst zugefügte Verbrennungen (z. B. Zigaretten)
- Selbst zugefügte Verletzungen (z. B. subkutane Injektionen mit gewebe-schädigenden Substanzen)
- Einatmen gefährlicher Substanzen
- Schlucken gefährlicher Substanzen
- Schlucken von Gegenständen
- Substanzmissbrauch
- Sich selbst beißen
- An den eigenen Haaren reißen
- Abschürfungen
- Einführen von Gegenständen in Körperöffnung(en)
- Sich selbst schlagen
- Abschnüren eines Körperteiles
- Mangelernährung
- Essstörung
- Bewusstes Zerstören von Beziehungen
- Bewusstes Herbeiführen eines eigenen Nachteils (spezifizieren)
- Mangelnde Akzeptanz vereinbarter Regeln
- Erpressung mit angedrohter Selbstschädigung
- Spaltende Verhaltensweisen (z. B. Zwietracht säen, Menschen gegeneinander ausspielen)
- Nichteinhalten von Vereinbarungen
- Motorische Unruhe

7.24.3 Ressourcen

Die Ressourcen eines Menschen können körperlicher/funktioneller, psychischer und sozialer/umgebungsbedingter Art sein. Achten Sie immer auf eine umfassende Beurteilung der Ressourcen. Die folgende Aufzählung der Ressourcen kann individuell ergänzt werden.

7.24.3.1 Körperliche/funktionelle Ressourcen
- Verfügt über Energie/Kraft
- Setzt erlernte Skills adäquat ein (spezifizieren)
- Verfügt über Fertigkeiten zum schädigungsfreien Spannungsabbau (spezifizieren)
- Nimmt psychotherapeutische Beratung in Anspruch
- Besucht eine Selbsthilfegruppe (spezifizieren)
- Beteiligt sich an Skills-Gruppen (spezifizieren)

7.24.3.2 Psychische Ressourcen
- Verfügt über Achtsamkeit gegenüber sich selbst
- Akzeptiert vereinbarte Regeln
- Verfügt über klare Vorstellungen zur persönlichen Identität
- Äußert das Gefühl innerer Ruhe
- Zeigt Interesse an alternativen Methoden zur Spannungsverminderung/-lösung
- Verfügt über emotionale Kontrolle
- Verfügt über Selbstachtung
- Äußert das Gefühl der Sicherheit
- Zeigt Vertrauen (spezifizieren)
- Fühlt sich wertgeschätzt
- Hat positive Lebensziele

7.24.3.3 Soziale/umgebungsbedingte Ressourcen
- Die Familie ist an einer Familientherapie interessiert
- Die Familie ist in familientherapeutischer Betreuung
- Lebt in einer stabilen Beziehung
- Erhält vom sozialen Umfeld positives Feedback
- Verfügt über ein soziales Netzwerk (z. B. Familie, Freunde, Kollegen)
- Erhält Unterstützung durch das soziale Umfeld (spezifizieren)
- Verfügt über eine Vertrauensperson
- Verfügt über positive Vorbilder

7.24.4 Pflegeziele

Übergeordnetes Ziel
Verfügt über Bewältigungsstrategien, um den Anforderungen des täglichen Lebens sicher/schadensfrei gerecht zu werden.

7.24.4.1   Ziele im körperlichen/funktionellen Bereich

- Zeigt Selbstkontrolle in Spannungs- und Stresssituationen (spezifizieren)
- Stimmt einem Therapievertrag zu
- Wendet erlernte Entspannungstechniken zum Spannungsabbau an
- Setzt Atemtechniken zum Spannungsabbau ein
- Spricht mit einer Vertrauensperson über die Beweggründe des Verhaltens
- Nimmt bei Spannungszuständen Kontakt mit Bezugspersonen auf

7.24.4.2   Ziele im psychischen Bereich

- Beschreibt mögliche Ursachen eines Flashbacks
- Nennt alternative Strategien zum Spannungsabbau (spezifizieren)
- Spricht über die Ursachen des selbstschädigenden Verhaltens
- Nennt auslösende Faktoren, die dem Ereignis vorangehen
- Beschreibt die Anwendung von Entspannungstechniken (spezifizieren)
- Berichtet über ein verbessertes Selbstwertgefühl
- Spricht aus, die Therapievereinbarungen einzuhalten

7.24.4.3   Ziele im sozialen/umgebungsbedingten Bereich

- Wird von Mitmenschen akzeptiert
- Erhält positive Bestärkung durch das soziale Umfeld

7.24.5   Pflegemaßnahmen

Die angeführten Maßnahmen sind beispielhaft und müssen individuell konkretisiert werden.

7.24.5.1   Pflegemaßnahmen im körperlichen/funktionellen Bereich

- Unterstützen beim Herausarbeiten von Fähigkeiten, um das eigene Verhalten zu kontrollieren
- Vereinbaren eines Therapievertrages mit der Zusicherung, sich für eine bestimmte Zeit und/oder in einem bestimmten Setting keine Verletzungen zuzufügen
- Besprechen des Therapievertrags und des Vorgehens bei Anzeichen selbstschädigenden Verhaltens
- Einschätzen des Suizidrisikos mit Hilfe einer Risikoskala (z. B. NGASR – Global Suizid Assessment, GMHAT/PC – Global Mental Health Assessment)
- Ermutigen, an Gruppentherapien, Beschäftigungs- und Arbeitstherapien teilzunehmen
- Unterstützen beim Erlernen eines selbstsicheren, selbstbewussten Verhaltens
- Nachbesprechen von Situationen mit selbstschädigendem Verhalten (z. B. „Haben Sie damit erreicht, was Sie wollten?", „Inwiefern führte dieses Verhalten zum Ziel?", „Was könnten wir gemeinsam dazu beitragen, die Situation anders zu lösen?")
- Anwenden von körper- und sinnesbezogenen Therapieformen („sich spüren lernen")
- Vorbereiten auf eine stationäre und/oder nachfolgende Therapiephase
- Vorbereiten auf die Alltagsanforderungen nach der Entlassung aus einem stationären Aufenthalt

7.24.5.2 Pflegemaßnahmen im psychischen Bereich

- Gestalten eines offenen Gesprächsklimas, in dem Erwartungen und Grenzen von Patienten/Klienten, Angehörigen und Teammitgliedern ausgesprochen werden
- Besprechen von Wertvorstellungen, kulturellen/religiösen Gepflogenheiten, die einen Zusammenhang mit dem selbstschädigenden Verhalten haben können
- Besprechen des Ausmaßes der Belastungen im sozialen und beruflichen Umfeld
- Unterstützen beim Erkennen von Gefühlen und Verhaltensweisen, die dem Drang nach Selbstschädigung vorangehen
- Geben von Orientierung (z. B. Tagesablauf, Beziehungsgestaltung)
- Ermutigen, eigene Gefühle zu erkennen und auszudrücken
- Bestärken durch positives Feedback im Alltag
- Besprechen von Alternativen zu autoaggressiven Verhaltensweisen (spezifizieren)
- Unterstützen, das Leben auf der Kognitions- und Erfahrungsebene bewusst wahrzunehmen

7.24.5.3 Pflegemaßnahmen im sozialen/umgebungsbedingten Bereich

- Einbeziehen der Gefühle von Teammitgliedern (Frustration, Wut, Abwehr, Missachtung, Verzweiflung und Machtlosigkeit, Gefühl, den Betroffenen „retten" zu müssen)
- Informieren der Bezugsperson über verfügbare Unterstützungsangebote
- Einbeziehen der Bezugsperson in die Entlassungsberatung
- Ermutigen der Bezugsperson, positive Rückmeldungen zu geben

7.25 Suizid, Risiko

Pflegediagnose 60111

Definition

Ein Pflegephänomen, bei dem ein Mensch dem Risiko ausgesetzt ist, sich in Verbindung mit Selbstmordgedanken eine lebensbedrohliche Körperschädigung zuzufügen.

Anmerkung der Autoren

Eine Risiko-Diagnose kann nicht durch Zeichen und Symptome belegt werden, da das Problem nicht aufgetreten ist und die Pflegemaßnahmen die Prävention bezwecken. Vgl.:

- PD Selbstwertschätzung, gering
- PD Aggression, Risiko
- PD Elterliche Pflege, beeinträchtigt
- PD Coping des Betroffenen, beeinträchtigt
- PD Selbstschädigung
- PD Angst

7.25.1   **Risikofaktoren**

Vorbereitungshandlungen und -hinweise, die auf die PD Suizid, Risiko deuten können
- Waffenkauf
- Sammeln von Medikamenten
- Verfassen oder Abänderung eines Testaments
- Weggeben von Eigentum oder Besitztümern
- Plötzliche euphorische Genesung nach einer Niedergeschlagenheit
- Markante Veränderung des Verhaltens, der Einstellung, der schulischen Leistungen
- Androhung, sich selbst zu töten
- Äußerung, sterben zu wollen, allem ein Ende zu setzen
- Äußerung von Perspektivlosigkeit
- Äußerung von erlebter Sinnlosigkeit

7.25.1.1   **Körperliche/funktionelle Risikofaktoren**
- Verlust von Fähigkeiten und Fertigkeiten
- Beeinträchtigte Gesundheit (spezifizieren)
- Beeinträchtigte kognitive Fähigkeiten (spezifizieren)
- Beeinträchtigte Kommunikation von Gefühlen
- Beeinträchtigte körperliche Verfassung
- Schmerzen
- Konsum von Alkohol-/Suchtmitteln (spezifizieren)

7.25.1.2   **Psychische Risikofaktoren**
- Mangelndes Gefühl der Anerkennung
- Gefühl der Unausgeglichenheit
- Suizidversuche in der Anamnese
- Gefühl der Ausweglosigkeit
- Gefühl der Hoffnungslosigkeit
- Fehlende lebensbejahende Zukunftsperspektiven
- Identitätskrise
- Ausgeprägte Schuldgefühle
- Mangelndes Interesse am Alltagsgeschehen (spezifizieren)
- Niedergeschlagenheit
- Freudlosigkeit
- Mangelndes Gefühl, geliebt zu werden
- Mangelnde Bereitschaft über sich zu sprechen
- Posttraumatische Reaktion (z. B. Missbrauch)
- Beeinträchtigte Selbstachtung
- Verlust der Selbstkontrolle (Fremdbestimmtheit, Machtlosigkeit)
- Zweifel an der eigenen Leistungsfähigkeit (Selbstwirksamkeit)
- Gefühl, der Situation nicht gewachsen zu sein (spezifizieren)
- Gefühl des „Nicht-mehr-gebraucht-Werdens"
- Beeinträchtigtes Selbstwertgefühl
- Negativ bewertete Lebensbilanz

- Angst (spezifizieren)
- Fehlendes Erleben von Lebenssinn
- Gefühl der Einsamkeit
- Hospitalismus
- Bedrohung durch imperative Stimmen
- Beeinträchtigte Realitätswahrnehmung

7.25.1.3 Soziale/umgebungsbedingte Risikofaktoren

- Verlust des Arbeitsplatzes (z. B. Kündigung, ungewollte Pensionierung)
- Einschneidende Erlebnisse (z. B. Scheidung, Todesfall)
- Suizid in der Familie
- Wirtschaftlicher Ruin
- Finanzielle Unsicherheit
- Veränderung der Lebensumstände (spezifizieren)
- Probleme in der Partnerschaft
- Verfolgung (z. B. politisch, rassistisch, Mobbing, Stalking)
- Mangelnde Möglichkeit zur Mitbestimmung (spezifizieren)
- Manipulation durch das soziale Umfeld (Übertragung oder Einfluss von außen)
- Soziale Isolation
- Beeinträchtigte soziale Teilhabe (spezifizieren)
- Fehlen einer Vertrauensperson
- Fehlende Tagesstruktur
- Mangelndes Angebot an Beschäftigungsmöglichkeiten

7.25.2 Ressourcen

Die Ressourcen eines Menschen können körperlicher/funktioneller, psychischer und sozialer/umgebungsbedingter Art sein. Achten Sie immer auf eine umfassende Beurteilung der Ressourcen. Die folgende Aufzählung der Ressourcen kann individuell ergänzt werden.

7.25.2.1 Körperliche/funktionelle Ressourcen

- Setzt erlernte Skills adäquat ein (spezifizieren)
- Verfügt über gute körperliche Verfassung
- Verfügt über kognitive Fähigkeiten (spezifizieren)
- Bringt Gefühle zum Ausdruck (verbal/nonverbal)
- Nimmt psychotherapeutische Beratung in Anspruch
- Besucht eine Selbsthilfegruppe (spezifizieren)
- Beteiligt sich an Skills-Gruppen (spezifizieren)
- Pflegt soziale Kontakte

7.25.2.2 Psychische Ressourcen

- Erlebt Anerkennung
- Fühlt sich ausgeglichen
- Verfügt über lebensbejahende Zukunftsperspektiven
- Zeigt Interesse am Alltagsgeschehen (spezifizieren)
- Zeigt Interesse an alternativen Methoden zur Spannungsverminderung/-lösung

— Empfindet Freude (spezifizieren)
— Fühlt sich geliebt
— Zeigt Bereitschaft über sich zu sprechen
— Verfügt über Selbstachtung
— Fühlt sich den Anforderungen gewachsen
— Verfügt über Vertrauen in die eigene Leistungsfähigkeit (Selbstwirksamkeit)
— Verfügt über ein positives Selbstwertgefühl
— Zieht eine positive Lebensbilanz
— Äußert das Gefühl der Sicherheit
— Erlebt Sinn im Leben
— Verfügt über eine intakte Realitätswahrnehmung

7.25.2.3 Soziale/umgebungsbedingte Ressourcen

— Die Familie ist an einer Familientherapie interessiert
— Die Familie ist in familientherapeutischer Betreuung
— Verfügt über finanzielle Mittel
— Lebt in einer stabilen Beziehung
— Verfügt über die Möglichkeit zur Mitbestimmung (spezifizieren)
— Verfügt über soziale Teilhabe
— Verfügt über eine Vertrauensperson
— Verfügt über einen strukturierten Tagesablauf
— Verfügt über die Möglichkeit, Aktivitäten auszuüben (spezifizieren)

7.25.3 Pflegeziele

> **Übergeordnetes Ziel**
> Spricht darüber, wie das eigene Leben zukünftig gestaltet wird, nennt Inhalte, angestrebte Ziele und äußert konkrete Vorstellungen, wie diese zu erreichen sind.

7.25.3.1 Ziele im körperlichen/funktionellen Bereich

— Beteiligt sich am sozialen Geschehen
— Wendet erlernte Entspannungstechniken zum Spannungsabbau an
— Setzt die Atmung zum Spannungsabbau ein
— Zeigt lebensbejahende Verhaltensmuster (spezifizieren)
— Zeigt Selbstkontrolle in Spannungs- und Stresssituationen (spezifizieren)
— Spricht mit einer Vertrauensperson über die Beweggründe des eigenen Verhaltens
— Nimmt bei Spannungszuständen Kontakt mit Bezugsperson auf
— Stimmt einem Therapievertrag zu
— Spricht über vorhandene Gefühle

7.25.3.2 Ziele im psychischen Bereich

— Nennt individuelle Risikofaktoren
— Beschreibt mögliche Ursachen vorhandener Suizidgedanken
— Nennt alternative Strategien zum Spannungsabbau (spezifizieren)
— Spricht über die Ursachen des selbstschädigenden Verhaltens

- Beschreibt auslösende Faktoren, die dem Ereignis vorangehen
- Beschreibt die Anwendung von Entspannungstechniken (spezifizieren)
- Spricht aus, die Therapievereinbarungen einhalten zu wollen
- Interessiert sich für alternative Möglichkeiten des Spannungsabbaus
- Beschreibt realistische Perspektiven für das weitere Vorgehen (spezifizieren)
- Distanziert sich von Suizidgedanken
- Berichtet über ein verbessertes Selbstwertgefühl

7.25.3.3　Ziele im sozialen/umgebungsbedingten Bereich
- Erhält Kontaktangebote aus dem sozialen Umfeld
- Erhält Unterstützung durch Bezugsperson
- Hat die Gelegenheit bei Entscheidungen mitzuwirken
- Verfügt über Angebote sich zu beschäftigen (spezifizieren)

7.25.4　Pflegemaßnahmen

Die angeführten Maßnahmen sind beispielhaft und müssen individuell konkretisiert werden.

7.25.4.1　Pflegemaßnahmen im körperlichen/funktionellen Bereich
- Ermöglichen, Bedürfnisse in die Stationsaktivitäten zu integrieren
- Unterstützen, selbstsicheres Verhalten zu erlernen
- Durchführen von gesundheitsfördernden Maßnahmen (z. B. Entspannungsübungen, Visualisierungstechniken, sportliche Betätigung)
- Aktive Beteiligung des Betroffenen am Pflegeprozess
- Treffen von Vereinbarungen in Form eines Therapievertrages (schriftlich, mündlich)
- Sicherstellen, dass beim Verabreichen von Medikamenten alle Medikamente geschluckt werden

7.25.4.2　Pflegemaßnahmen im psychischen Bereich
- Einschätzen des Suizidrisikos mit Hilfe einer Risikoskala (z. B. NGASR – Global Suizid Assessment, GMHAT/PC – Global Mental Health Assessment)
- Dokumentieren von Zeichen des präsuizidalen Syndroms (z. B. nach Erwin Ringel)
- Anbieten von Gesprächen in einem störungsfreien Umfeld
- Zeit nehmen, um zuzuhören
- Geben von positiven Rückmeldungen
- Bestätigen vorhandener Stärken
- Geben von klarer Orientierung (z. B. Tagesablauf, Beziehungsgestaltung)
- Ermutigen, eigene Gefühle zu erkennen und auszusprechen
- Zulassen eigener Kontrollmöglichkeit, soweit die individuelle Situation dies zulässt
- Akzeptieren von Zorn, ohne mit Emotionen zu reagieren
- Ermöglichen, zornige Gefühle auf annehmbare Weise zu äußern
- Vermitteln, dass das Pflegeteam da ist, um zu helfen

- Mitteilen, wann Grenzen erreicht sind, um die eigenen Handlungen kontrollieren zu können
- Vermitteln von Grenzen des Betreuungsteams
- Vermitteln von Richtlinien und Vereinbarungen
- Ermutigen und unterstützen, angemessene Lösungen/Verhaltensweisen zu erkennen (z. B. körperliche Aktivitäten/Entspannungsübungen)
- Vermeiden von negativen Formulierungen wie „Das darf man nicht!"
- Unterstützen, zwischen Realität und Halluzinationen/Wahnvorstellungen zu unterscheiden
- Gezieltes Ansprechen auf Suizidgedanken bei möglichen Anzeichen/Hinweisen
- Unterstützten beim Erkennen von Gefühlen und Verhaltensweisen, die den Selbstmordgedanken vorangehen
- Ermutigen, eigene Gefühle zu erkennen und auszudrücken
- Besprechen von Faktoren (Gefühle/Ereignisse), die zu suizidalen Verhaltensweisen geführt haben
- Informieren über die zuständige Betreuungsperson und über deren Erreichbarkeit
- Informieren über verfügbare Unterstützungsangebote
- Unterstützen, über präsuizidale Zeichen oder andere autoaggressive Zeichen zu sprechen und Gegenstrategien zu entwickeln
- Besprechen von spezifischen Maßnahmen im Falle autoaggressiven Verhaltens
- Zeigen einer positiver Haltung und Wertschätzung gegenüber dem/der Betroffenen, angemessenen Augenkontakt halten und mit beruhigender Stimme sprechen

7.25.4.3 Pflegemaßnahmen im sozialen/umgebungsbedingten Bereich

- Bereitstellen einer kontinuierlichen Ansprechperson
- Besprechen der Gründe für das Verhalten des/der Betroffenen mit der Bezugsperson
- Planen von Strategien als Hilfestellung für die Eltern, damit diese lernen, ihre Elternrolle wirksamer zu erfüllen (z. B. Elternbildungskurse, sinnvoller Umgang mit Frustrationen)
- Informieren der Bezugsperson, wie sich ein bevorstehender Suizidversuch erkennen lässt
- Informieren der Bezugsperson, wie man mit angemessenen Interventionen unterstützen kann
- Vermeiden des Gebrauchs von Glas, Nagelfeile, Rasierer, Dosen, Plastiktaschen, Feuerzeug, elektrischer Ausstattung, Gürtel, Kleiderhaken, Messern, Pinzetten, Alkohol, Waffen
- Sorgen für eine sichere und ruhige Umgebung
- Informieren des diensthabenden Personals bezüglich Selbstmordgefährdung des/der Betroffenen
- Informieren von Besuchern über die Einschränkung von Gegenständen
- Permanentes Kommunizieren über den Aufenthaltsort des/der Betroffenen an der Station
- Reagieren mit entsprechenden Sicherheitsmaßnahmen bei Gefahr im Verzug (spezifizieren)

- Beachten von geäußerten Todesphantasien und die Vorgehensweise im Behandlungsteam besprechen
- Umgehendes Informieren des Arztes bei akut notwendigen freiheitsbeschränkenden Maßnahmen
- Verständigen von Polizei und Angehörigen bei Entweichung des/der Betroffenen (nach ärztlicher Anordnung)

7.26 Sexualität, verändert, Risiko

Pflegediagnose 60121

> **Definition**
>
> Ein Pflegephänomen, bei dem ein Mensch dem Risiko ausgesetzt ist, negative Veränderungen in seinem Sexualerleben und -verhalten (z. B. in den Bereichen sexuelle Entwicklung, sexuelle Aktivität, Fortpflanzungsfähigkeit, Partnerschaft) zu erfahren.

Anmerkung der Autoren

Eine Risiko-Diagnose kann nicht durch Zeichen und Symptome belegt werden, da das Problem nicht aufgetreten ist und die Pflegemaßnahmen die Prävention bezwecken.

7.26.1 Risikofaktoren

7.26.1.1 Körperliche/funktionelle Risikofaktoren

- Atemnot
- Beeinträchtigte Energie/Kraft
- Beeinträchtigte Fähigkeit zu Entspannung
- Veränderte Körperstruktur oder -funktion (z. B. Schwangerschaft, kurz zurückliegende Geburt, Operationen, Anomalien, Verletzung, Bestrahlung, frühzeitige Ejakulation, Genitalverstümmelung, trockene Scheide)
- Hormonelle Veränderungen
- Beeinträchtigte Kommunikation (spezifizieren)
- Beeinträchtigte Kontinenz (spezifizieren)
- Beeinträchtigte körperliche Mobilität (spezifizieren)
- Schmerzen
- Beeinträchtigte Sinneswahrnehmung (spezifizieren)
- Konsum von Substanzen (spezifizieren: z. B. Alkohol, Suchtmittel, Medikamente, Toxine)
- Medikamentenwirkung (spezifizieren)

7.26.1.2 Psychische Risikofaktoren

- Beeinträchtigte Bewusstseinslage
- Beeinträchtigtes Einfühlungsvermögen
- Hemmungen
- Negative Gefühle (z. B. Schuldgefühle)

- Unklarheit über sexuelle Identität (z. B. Transidentität, Crossdressing)
- Stress
- Niedergeschlagenheit
- Mangelndes Empfinden von Lust
- Beeinträchtigte Motivation (spezifizieren)
- Beeinträchtigte Phantasie
- Traumatisierende Ereignisse (spezifizieren)
- Negatives Selbstbild
- Unklarheit über sexuelle Orientierung (Hetero-, Bi-, Homosexualität)
- Angst (spezifizieren)
- Beeinträchtigte Rollenerfüllung
- Negative Einstellung zur Sexualität
- Mangelndes Wissen (spezifizieren)
- Seelische Konflikte

7.26.1.3 Soziale/umgebungsbedingte Risikofaktoren

- Mangelnde finanzielle Mittel
- Abweichende sexuelle Interessen zwischen den Partnern
- Beeinträchtigte Beziehung zum Partner/zur Partnerin
- Mangelnde Intimsphäre
- Fehlende/r Partner/in
- Fehlen einer Vertrauensperson
- Routine in Alltag und/oder Pflege
- Mangelnde frei gestaltbare Zeit
- Unpassende Umgebungsfaktoren (spezifizieren)
- Mangelnde Sinnesreize aus der Umgebung (spezifizieren)
- Wertekonflikte (Soziale, kulturelle oder religiöse Normen)

7.26.2 Ressourcen

Die Ressourcen eines Menschen können körperlicher/funktioneller, psychischer und sozialer/umgebungsbedingter Art sein. Achten Sie immer auf eine umfassende Beurteilung der Ressourcen. Die folgende Aufzählung der Ressourcen kann individuell ergänzt werden.

7.26.2.1 Körperliche/funktionelle Ressourcen

- Verfügt über Energie/Kraft
- Nutzt Entspannungsmöglichkeiten
- Kommuniziert verbal/nonverbal (spezifizieren)
- Spricht über Sexualität
- Verfügt über körperliche Mobilität (spezifizieren)
- Verfügt über funktionierende Geschlechtsorgane
- Verfügt über Sinneswahrnehmung (spezifizieren)
- Hält Ruhe-/Regenerationsphasen ein
- Nimmt therapeutische Beratung in Anspruch
- Beteiligt sich an Informationsgesprächen zum Thema Sexualität
- Besucht eine Selbsthilfegruppe (spezifizieren)

7.26.2.2 Psychische Ressourcen

- Verfügt über klare Bewusstseinslage
- Verfügt über klare sexuelle Identität (Mann, Frau)
- Zeigt Interesse an alternativen Methoden zur Erreichung eines erfüllten Sexuallebens
- Empfindet Liebe für den Partner/die Partnerin
- Empfindet Lust
- Zeigt Motivation (spezifizieren)
- Zeigt Bereitschaft, Zeit und Energie für die Entwicklung der Ressourcen aufzuwenden
- Verfügt über Phantasie
- Verfügt über ein positives Selbstbild
- Verfügt über klare sexuelle Orientierung (Hetero-, Bi-, Homosexualität)
- Äußert das Gefühl der Sicherheit
- Verfügt über eine positive Einstellung zur Sexualität

7.26.2.3 Soziale/umgebungsbedingte Ressourcen

- Verfügt über finanzielle Mittel
- Lebt in einer Beziehung, die Vertrauen und Zärtlichkeit ermöglicht
- Verfügt über Intimsphäre
- Verfügt über Sexualpartner/in
- Verfügt über soziale Kontakte
- Verfügt über eine Vertrauensperson
- Verfügt über frei gestaltbare Zeit
- Verfügt über passende Umgebung (spezifizieren)

7.26.3 Pflegeziele

Übergeordnetes Ziel
Verfügt über Bewältigungsstrategien, um den eigenen Anforderungen und Bedürfnissen in Bezug auf das sexuelle Verhalten gerecht zu werden.

7.26.3.1 Ziele im körperlichen/funktionellen Bereich

- Verwendet geeignete Methoden zur Empfängnisverhütung
- Wendet erlernte Entspannungstechniken zum Spannungsabbau an
- Äußert, ausreichend Energie für ein erfülltes Sexualleben zu haben
- Bespricht mit Bezugspersonen vorhandene Sorgen bezüglich Körperbild, Geschlechtsrolle, sexueller Attraktivität
- Nimmt Unterstützungsangebote in Anspruch (spezifizieren)
- Spricht mit einer Vertrauensperson über die Beweggründe des eigenen Verhaltens

7.26.3.2 Ziele im psychischen Bereich

- Spricht aus, die Risikofaktoren für sexuelle Einschränkungen, Schwierigkeiten oder Veränderungen, zu kennen und zu verstehen
- Nennt Faktoren im Zusammenhang mit den Lebensumständen, welche das sexuelle Verhalten beeinflussen können
- Nennt alternative Strategien für ein erfülltes Sexualerleben (spezifizieren)
- Spricht über den richtigen Einsatz von Hilfsmitteln (spezifizieren)
- Nennt alternative sexuelle Praktiken und Alternativen, um der eigenen Sexualität Ausdruck zu geben
- Nennt geeignete Maßnahmen für sicheren Geschlechtsverkehr (z. B. Verwendung von Kondomen bei neuen oder häufig wechselnden Sexualpartnern/Sexualpartnerinnen)
- Spricht über anatomische und physiologische Kenntnisse der Geschlechtsorgane
- Beschreibt stimulierende Maßnahmen (akustische, optische, olfaktorische und taktile Reize)
- Spricht aus, die Therapievereinbarungen einhalten zu wollen
- Beschreibt die Anwendung von Entspannungstechniken (spezifizieren)
- Berichtet über ein verbessertes Selbstwertgefühl
- Äußert Zufriedenheit mit dem bestehenden Sexualleben
- Spricht aus, sich der sexuellen Identität bewusst zu sein
- Nimmt bei Spannungszuständen Kontakt mit Bezugsperson auf
- Zeigt Selbstkontrolle in Spannungs- und Stresssituationen (spezifizieren)
- Spricht über wahrgenommene Unterstützungs- und Beratungsmöglichkeiten

7.26.3.3 Ziele im sozialen/umgebungsbedingten Bereich

- Der Partner/die Partnerin äußert, den gegenwärtigen (veränderten) Zustand zu akzeptieren

7.26.4 Pflegemaßnahmen

Die angeführten Maßnahmen sind beispielhaft und müssen individuell konkretisiert werden.

7.26.4.1 Pflegemaßnahmen im körperlichen/funktionellen Bereich

- Anleiten bei der Anwendung geeigneter Methoden zur Empfängnisverhütung
- Anleiten beim Erlernen von Entspannungstechniken (spezifizieren)
- Anleiten, wie mit individuellen technischen Hilfen umzugehen ist (z. B. Uro-, Ileo-, Colostoma, Harnableitungssystemen)
- Ermutigen, über die individuelle Situation zu sprechen und Gefühle auszudrücken

7.26.4.2 Pflegemaßnahmen im psychischen Bereich

- Besprechen von Gefühlen, Ängsten und Fragen zur Sexualität im Zusammenhang mit dem derzeitigen Gesundheitszustand
- Besprechen von Bedürfnissen und Wünschen in Bezug auf das sexuelle Verhalten

- Unterstützen beim Herausarbeiten von Konflikten zwischen aktuellem und/oder gewünschtem Sexualverhalten und sozialen, kulturellen und religiösen Werten bzw. Vorschriften
- Besprechen von Stressfaktoren, die Angst oder psychologische Reaktionen verursachen können
- Informieren, dass Sexualität viele Erscheinungsformen hat, die auch von gesellschaftlichen Normen abweichen können
- Besprechen der Bedürfnisse und Erwartungen
- Besprechen der Bedeutung von Vertrauen, Intimität, Zärtlichkeit für die Sexualität
- Besprechen des Stellenwertes von Sexualität aus der Sicht des/der Betroffenen
- Besprechen von Befürchtungen im Zusammenhang mit dem Sexualverhalten
- Diskutieren möglicher Entwicklungspotenziale aus der Sicht des/der Betroffenen
- Bestärken von erfolgreich umgesetzten Maßnahmen
- Ermutigen, die Umsetzung der gefassten Ziele beizubehalten
- Signalisieren von Gesprächsbereitschaft
- Besprechen von alternativen Formen des sexuellen Ausdrucks, die für beide Partner annehmbar sind
- Beraten betreffend der Anwendung individueller Hilfsmittel (z. B. Gleitgel, Vibrator, Penisring)
- Informieren über Physiologie und Anatomie der Geschlechtsorgane
- Beraten über Empfängnisverhütung
- Informieren über entsprechende Körperhygiene
- Informieren über die Möglichkeit der individuellen Psychotherapie/Sexualtherapie
- Rückmelden von bestehenden Interaktionsmuster

7.26.4.3 Pflegemaßnahmen im sozialen/umgebungsbedingten Bereich

- Informieren des Behandlungsteams über die geplanten Aktivitäten des/der Betroffenen
- Informieren der Bezugsperson über soziale Einrichtungen und Selbsthilfegruppen
- Informieren der Bezugsperson über sexuelle Bedürfnisse in den verschiedenen Lebensphasen
- Informieren der Bezugsperson zum Thema Sexualassistenz/Sexualbegleitung

7.27 Sexualität, verändert

Pflegediagnose 60122

Definition

Ein Pflegephänomen, bei dem ein Mensch negative Veränderungen in seinem Sexualerleben und -verhalten (z. B. in den Bereichen sexuelle Entwicklung, sexuelle Aktivität, Fortpflanzungsfähigkeit, Partnerschaft) erfährt.

7.27.1 Ätiologie

7.27.1.1 Körperliche/funktionelle Ursachen

- Atemnot
- Beeinträchtigte Energie/Kraft
- Beeinträchtigte Fähigkeit zur Entspannung
- Veränderte Körperstruktur oder -funktion (z. B. Schwangerschaft, kurz zurückliegende Geburt, Operationen, Anomalien, Verletzung, Bestrahlung, frühzeitige Ejakulation, Genitalverstümmelung, trockene Scheide)
- Hormonelle Veränderungen
- Beeinträchtigte Kommunikation (spezifizieren)
- Beeinträchtigte Kontinenz (spezifizieren)
- Beeinträchtigte körperliche Mobilität (spezifizieren)
- Schmerzen
- Beeinträchtigte Sinneswahrnehmung (spezifizieren)
- Konsum von Substanzen (spezifizieren: z. B. Alkohol, Suchtmittel, Medikamente, Toxine)
- Medikamentenwirkung (spezifizieren)

7.27.1.2 Psychische Ursachen

- Beeinträchtigte Bewusstseinslage
- Beeinträchtigtes Einfühlungsvermögen
- Hemmungen
- Negative Gefühle (z. B. Schuldgefühle)
- Unklarheit über sexuelle Identität (z. B. Transidentität, Crossdressing)
- Stress
- Niedergeschlagenheit
- Mangelndes Empfinden von Lust
- Beeinträchtigte Motivation (spezifizieren)
- Beeinträchtigte Phantasie
- Traumatisierende Ereignisse (spezifizieren)
- Negatives Selbstbild
- Unklarheit über sexuelle Orientierung (Hetero-, Bi-, Homosexualität)
- Angst (spezifizieren)
- Beeinträchtigte Rollenerfüllung
- Wertekonflikte (Soziale, kulturelle oder religiöse Normen)
- Negative Einstellung zur Sexualität
- Mangelndes Wissen (spezifizieren)
- Seelische Konflikte

7.27.1.3 Soziale/umgebungsbedingte Ursachen

- Mangelnde finanzielle Mittel
- Abweichende sexuelle Interessen zwischen den Partnern
- Beeinträchtigte Beziehung zum Partner/zur Partnerin
- Mangelnde Intimsphäre
- Fehlende/r Partner/in
- Fehlen einer Vertrauensperson

- Mangelnde frei gestaltbare Zeit
- Unpassende Umgebungsfaktoren (spezifizieren)
- Mangelnde Sinnesreize aus der Umgebung (spezifizieren)

7.27.2 Symptome

7.27.2.1 Aus der Sicht des Betroffenen

- Veränderungen im Sexualverhalten oder bei sexuellen Aktivitäten
- Veränderungen beim Erlangen der sexuellen Befriedigung
- Unzufriedenheit
- Unsicherheit
- Interessenlosigkeit am eigenen Körper
- Schmerzen
- Schwächegefühl
- Lustlosigkeit
- Anspannung
- Schwierigkeiten bei der Kontaktaufnahme
- Zeitmangel
- Veränderung in der Beziehung zum Partner

7.27.2.2 Aus der Sicht der Pflegeperson

- Zurückweisen von sozialen Interaktionen
- Abbruch von Beziehungen
- Distanziertheit
- Vermeidung von Berührungen
- Aggression
- Therapieverweigerung
- Niedergeschlagenheit
- Rückzug
- Ablehnende Haltung
- Interesselosigkeit am sozialen Umfeld
- Distanzlosigkeit
- Sexuelle Belästigung
- Abwertende Äußerungen

7.27.3 Ressourcen

Die Ressourcen eines Menschen können körperlicher/funktioneller, psychischer und sozialer/umgebungsbedingter Art sein. Achten Sie immer auf eine umfassende Beurteilung der Ressourcen. Die folgende Aufzählung der Ressourcen kann individuell ergänzt werden.

7.27.3.1 Körperliche/funktionelle Ressourcen

- Verfügt über Energie/Kraft
- Nutzt Entspannungsmöglichkeiten
- Kommuniziert verbal/nonverbal (spezifizieren)

- Spricht über Sexualität
- Verfügt über körperliche Mobilität (spezifizieren)
- Verfügt über funktionierende Geschlechtsorgane
- Verfügt über Sinneswahrnehmung (spezifizieren)
- Hält Ruhe-/Regenerationsphasen ein
- Nimmt therapeutische Beratung in Anspruch
- Beteiligt sich an Informationsgesprächen zum Thema Sexualität
- Besucht eine Selbsthilfegruppe (spezifizieren)

7.27.3.2 Psychische Ressourcen

- Verfügt über klare Bewusstseinslage
- Verfügt über klare sexuelle Identität (Mann, Frau)
- Zeigt Interesse an alternativen Methoden zur Erreichung eines erfüllten Sexuallebens
- Empfindet Liebe für den Partner/die Partnerin
- Empfindet Lust
- Zeigt Motivation (spezifizieren)
- Zeigt Bereitschaft, Zeit und Energie für die Entwicklung der Ressourcen aufzuwenden
- Verfügt über Phantasie
- Verfügt über ein positives Selbstbild
- Verfügt über klare sexuelle Orientierung (Hetero-, Bi-, Homosexualität)
- Äußert das Gefühl der Sicherheit
- Verfügt über eine positive Einstellung zur Sexualität

7.27.3.3 Soziale/umgebungsbedingte Ressourcen

- Verfügt über finanzielle Mittel
- Lebt in einer Beziehung, die Vertrauen und Zärtlichkeit ermöglicht
- Verfügt über Intimsphäre
- Verfügt über Sexualpartner/in
- Verfügt über soziale Kontakte
- Verfügt über eine Vertrauensperson
- Verfügt über frei gestaltbare Zeit
- Verfügt über passende Umgebung (spezifizieren)

7.27.4 Pflegeziele

Übergeordnetes Ziel
Verfügt über Bewältigungsstrategien, um den eigenen Anforderungen und Bedürfnissen in Bezug auf das sexuelle Verhalten gerecht zu werden.

7.27.4.1 Ziele im körperlichen/funktionellen Bereich

- Verwendet geeignete Methoden zur Empfängnisverhütung
- Wendet erlernte Entspannungstechniken zum Spannungsabbau an
- Äußert, ausreichend Energie für ein erfülltes Sexualleben zu haben

- Bespricht mit Bezugspersonen vorhandene Sorgen bezüglich Körperbild, Geschlechtsrolle, sexueller Attraktivität
- Nimmt Unterstützungsangebote in Anspruch (spezifizieren)
- Spricht mit einer Vertrauensperson über die Beweggründe des eigenen Verhaltens

7.27.4.2 Ziele im psychischen Bereich

- Spricht aus, die sexuellen Einschränkungen, Schwierigkeiten oder Veränderungen, die aufgetreten sind, zu kennen und zu verstehen
- Nennt Faktoren im Zusammenhang mit den Lebensumständen, welche das sexuelle Verhalten beeinflussen
- Nennt alternative Strategien für ein erfülltes Sexualerleben (spezifizieren)
- Beschreibt den richtigen Einsatz von Hilfsmitteln (spezifizieren)
- Nennt alternative sexuelle Praktiken und Alternativen, um der eigenen Sexualität Ausdruck zu geben
- Spricht über die individuellen Gründe des beeinträchtigten Sexualerlebens
- Nennt geeignete Maßnahmen für sicheren Geschlechtsverkehr (z. B. Verwendung von Kondomen bei neuen oder häufig wechselnden Sexualpartnern/Sexualpartnerinnen)
- Spricht über anatomische und physiologische Kenntnisse der Geschlechtsorgane
- Beschreibt stimulierende Maßnahmen (akustische, optische, olfaktorische und taktile Reize)
- Spricht aus, die Therapievereinbarungen einhalten zu wollen
- Beschreibt die Anwendung von Entspannungstechniken (spezifizieren)
- Berichtet über ein verbessertes Selbstwertgefühl
- Äußert Zufriedenheit mit dem bestehenden Sexualleben
- Spricht aus, sich der sexuellen Identität bewusst zu sein
- Nimmt bei Spannungszuständen Kontakt mit Bezugspersonen auf
- Zeigt Selbstkontrolle in Spannungs- und Stresssituationen (spezifizieren)
- Spricht über wahrgenommene Unterstützungs- und Beratungsmöglichkeiten
- Äußert den gegenwärtigen (veränderten) Zustand zu akzeptieren

7.27.4.3 Ziele im sozialen/umgebungsbedingten Bereich

- Der Partner/die Partnerin äußert den gegenwärtigen (veränderten) Zustand zu akzeptieren

7.27.5 Pflegemaßnahmen

Die angeführten Maßnahmen sind beispielhaft und müssen individuell konkretisiert werden.

7.27.5.1 Pflegemaßnahmen im körperlichen/funktionellen Bereich

- Anleiten bei der Anwendung geeigneter Methoden zur Empfängnisverhütung
- Anleiten beim Erlernen von Entspannungstechniken (spezifizieren)
- Anleiten, wie mit individuellen technischen Hilfen umzugehen ist (z. B. Uro-, Ileo-, Colostoma, Harnableitungssystemen)
- Ermutigen, über die individuelle Situation zu sprechen und Gefühle auszudrücken

7.27.5.2   Pflegemaßnahmen im psychischen Bereich

- Besprechen von Gefühlen, Ängsten und Fragen zur Sexualität im Zusammenhang mit dem derzeitigen Gesundheitszustand
- Besprechen von Bedürfnissen und Wünschen in Bezug auf das sexuelle Verhalten
- Unterstützen beim Herausarbeiten von Konflikten zwischen aktuellem und/oder gewünschtem Sexualverhalten und sozialen, kulturellen und religiösen Werten bzw. Vorschriften
- Besprechen von Stressfaktoren, die Angst oder psychologische Reaktionen verursachen können
- Informieren, dass Sexualität viele Erscheinungsformen hat, die auch von gesellschaftlichen Normen abweichen können
- Besprechen der Bedürfnisse und Erwartungen
- Besprechen der Bedeutung von Vertrauen, Intimität, Zärtlichkeit für die Sexualität
- Besprechen des Stellenwertes von Sexualität aus der Sicht des/der Betroffenen
- Besprechen von Befürchtungen im Zusammenhang mit dem Sexualverhalten
- Besprechen wie das veränderte Sexualverhalten wahrgenommen wird
- Besprechen inwieweit das veränderte Verhalten einen Zusammenhang mit körperlichen Veränderungen oder dem Verlust eines Körperteils hat
- Besprechen inwieweit altersspezifische Zusammenhänge bestehen
- Diskutieren möglicher Entwicklungspotenziale aus der Sicht des/der Betroffenen
- Beraten über erreichbare Ziele aus pflegerischer Sicht
- Bestärken von erfolgreich umgesetzten Maßnahmen
- Ermutigen, die Umsetzung der gefassten Ziele beizubehalten
- Informieren, dass Rückschläge zu einem normalen Umsetzungsprozess gehören
- Signalisieren von Gesprächsbereitschaft
- Besprechen von alternativen Formen des sexuellen Ausdrucks, die für beide Partner annehmbar sind
- Beraten betreffend der Anwendung individueller Hilfsmittel (z. B. Gleitgel, Vibrator, Penisring)
- Informieren über Physiologie und Anatomie der Geschlechtsorgane
- Beraten über Empfängnisverhütung
- Informieren über entsprechende Körperhygiene
- Informieren über die Möglichkeit der individuellen Psychotherapie/Sexualtherapie
- Rückmelden von bestehenden Interaktionsmuster

7.27.5.3   Pflegemaßnahmen im sozialen/umgebungsbedingten Bereich

- Informieren der Bezugsperson über soziale Einrichtungen und Selbsthilfegruppen
- Informieren der Bezugsperson über sexuelle Bedürfnisse in den verschiedenen Lebensphasen
- Informieren der Bezugsperson zum Thema Sexualassistenz/Sexualbegleitung
- Informieren des Behandlungsteams über die geplanten Aktivitäten des/der Betroffenen

7.28 Sexualität, Entwicklung der Ressourcen

Pflegediagnose 60123

Definition

Ein Pflegephänomen, bei dem ein Mensch die Möglichkeiten, zufriedenstellende Sexualität zu leben (z. B. sexuelle Aktivität mit individuellem Lustgewinn, Fortpflanzungsfähigkeit, Rollenerfüllung) stärken und verbessern möchte.

Anmerkung der Autoren

Diese Pflegediagnose ist eine Gesundheitsdiagnose und beinhaltet keine möglichen Ursachen, sondern Ressourcen. Nähere Informationen zu Gesundheitsdiagnosen finden sich im einleitenden Abschnitt „Gesundheitspflegediagnosen".

7.28.1 Ressourcen

Die Ressourcen eines Menschen können körperlicher/funktioneller, psychischer und sozialer/umgebungsbedingter Art sein. Achten Sie immer auf eine umfassende Beurteilung der Ressourcen. Die folgende Aufzählung der Ressourcen kann individuell ergänzt werden.

7.28.1.1 Körperliche/funktionelle Ressourcen
- Verfügt über Energie/Kraft
- Nutzt Entspannungsmöglichkeiten
- Kommuniziert verbal/nonverbal (spezifizieren)
- Spricht über Sexualität
- Verfügt über körperliche Mobilität (spezifizieren)
- Verfügt über funktionierende Geschlechtsorgane
- Verfügt über Sinneswahrnehmung (spezifizieren)

7.28.1.2 Psychische Ressourcen
- Verfügt über klare Bewusstseinslage
- Verfügt über klare sexuelle Identität (Mann, Frau)
- Empfindet Lust
- Zeigt Motivation (spezifizieren)
- Zeigt Bereitschaft, Zeit und Energie für die Entwicklung der Ressourcen aufzuwenden
- Verfügt über Phantasie
- Verfügt über ein positives Selbstbild
- Verfügt über klare sexuelle Orientierung (Hetero-, Bi-, Homosexualität)
- Äußert das Gefühl der Sicherheit
- Verfügt über eine positive Einstellung zur Sexualität

7.28.1.3 Soziale/umgebungsbedingte Ressourcen
- Verfügt über finanzielle Mittel
- Lebt in einer Beziehung, die Vertrauen und Zärtlichkeit ermöglicht

— Verfügt über Intimsphäre
— Verfügt über Sexualpartner/in
— Verfügt über soziale Kontakte
— Verfügt über eine Vertrauensperson
— Verfügt über frei gestaltbare Zeit
— Verfügt über passende Umgebung (spezifizieren)

7.28.2 Pflegeziele

Übergeordnetes Ziel
Verfügt über die Kompetenz, vorhandene Ressourcen für eine befriedigende Sexualität einzusetzen.

7.28.2.1 Ziele im körperlichen/funktionellen Bereich
— Äußert, ausreichend Energie für ein erfülltes Sexualleben zu haben
— Wendet Entspannungsmöglichkeiten an
— Nutzt Informations- und Beratungsangebote

7.28.2.2 Ziele im psychischen Bereich
— Spricht über anatomische und physiologische Kenntnisse der Geschlechtsorgane
— Äußert Interesse, die eigenen Bedürfnisse besser kennen zu lernen
— Äußert Interesse, die Bedürfnisse des Partners/der Partnerin besser kennen zu lernen
— Äußert Bereitschaft, auf die Bedürfnisse des Partners/der Partnerin einzugehen
— Äußert Akzeptanz für ein Verständnis von Sexualität, das Vertrauen, Intimität und Zärtlichkeit einschließt
— Äußert Wertschätzung für das eigene Erscheinungsbild
— Äußert Akzeptanz der eigenen sexuellen Orientierung
— Äußert Akzeptanz der eigenen sexuellen Vorlieben
— Berichtet von einem Gefühl der Sicherheit hinsichtlich der Sexualität
— Berichtet von Zufriedenheit mit dem Sexualleben
— Nennt geeignete Methoden zur Empfängnisverhütung
— Nennt geeignete Maßnahmen für sichere Sexualität (z. B. Verwendung von Kondomen bei neuen oder häufig wechselnden Sexualpartnern/Sexualpartnerinnen)
— Beschreibt den Einfluss, den Lebensweise und -umstände auf die Sexualität haben
— Beschreibt das Verhältnis zwischen Beziehungsgestaltung und Sexualität
— Nennt verfügbare professionelle Beratungsangebote
— Berichtet, Sinnesreize intensiver zu genießen (akustische-, optische-, olfaktorische- und taktile Reize)

7.28.2.3　Ziele im sozialen/umgebungsbedingten Bereich

- Der Partner/die Partnerin äußert, die sexuellen Vorlieben der/des Betroffenen zu akzeptieren
- Berichtet, mit dem Partner/der Partnerin unterschiedliche Wünsche und Auffassungen bezüglich der Sexualität zu diskutieren
- Berichtet über einen konstruktiven Aushandlungsprozess mit dem Partner/der Partnerin, wie die gemeinsame Sexualität gelebt werden kann

7.28.3　Pflegemaßnahmen

Die angeführten Maßnahmen sind beispielhaft und müssen individuell konkretisiert werden.

7.28.3.1　Pflegemaßnahmen im körperlichen/funktionellen Bereich

- Unterstützen bei der Nutzung von Informations- und Beratungsangeboten
- Unterstützen beim Formulieren von kleinen, erreichbaren Teilzielen, die in Summe zu einem größeren Ziel führen
- Unterstützen im Umgang mit Enttäuschungen, wenn sich bestimmte Erwartungen nicht realisieren lassen
- Motivieren, nach weiteren alternativen Möglichkeiten zu suchen
- Unterstützen beim Erlernen von Entspannungstechniken
- Unterstützen, Aushandlungsprozesse und Konflikte in der Partnerschaft konstruktiv auszutragen
- Motivieren, Sinnesreize bewusst wahrzunehmen (z. B. Geschmack des Essens, Geruch im Garten, Gefühl des Windes auf der Haut)

7.28.3.2　Pflegemaßnahmen im psychischen Bereich

- Informieren, dass Sexualität viele Erscheinungsformen hat, die auch von gesellschaftlichen Normen abweichen können
- Besprechen der Bedürfnisse und Erwartungen
- Besprechen der Bedeutung von Vertrauen, Intimität, Zärtlichkeit für die Sexualität
- Diskutieren möglicher Entwicklungspotenziale aus der Sicht des Betroffenen
- Informieren über verfügbare Beratungs- und Informationsangebote
- Vorschlagen, den Partner/die Partnerin an der Planung und Durchführung der nächsten Schritte zu beteiligen
- Beraten über erreichbare Ziele aus pflegerischer Sicht
- Bestärken von erfolgreich umgesetzten Maßnahmen
- Ermutigen, die Umsetzung der gefassten Ziele beizubehalten
- Besprechen von auftretenden Sorgen und Befürchtungen
- Informieren über Selbsthilfegruppen
- Informieren zum Thema Sexualassistenz/Sexualbegleitung
- Rückmelden von bestehenden Interaktionsmuster

7.28.4 Pflegemaßnahmen im sozialen/umgebungsbedingten Bereich

— Informieren des Behandlungsteams über die geplanten Aktivitäten des/der Betroffenen

Weiterführende Literatur

Literatur zu 7.1 Kommunikation, beeinträchtigt, Risiko

Miller WR, Rollnick S (2009) Motivierende Gesprächsführung, 3. Aufl. Lambertus, Freiburg im Breisgau
Wanko Keutchafo EL, Kerr J, Jarvis MA (2020) Evidence of nonverbal communication between nurses and older adults: a scoping review. BMC Nurs 19:53. https://doi.org/10.1186/s12912-020-00443-9

Literatur zu 7.2 Kommunikation, beeinträchtigt

Miller WR, Rollnick S (2009) Motivierende Gesprächsführung, 3. Aufl. Lambertus, Freiburg im Breisgau
Wanko Keutchafo EL, Kerr J, Jarvis MA (2020) Evidence of nonverbal communication between nurses and older adults: a scoping review. BMC Nurs 19:53. https://doi.org/10.1186/s12912-020-00443-9

Literatur zu 7.3 Kommunikation, Entwicklung der Ressourcen

Miller WR, Rollnick S (2009) Motivierende Gesprächsführung, 3. Aufl. Lambertus, Freiburg im Breisgau
Wanko Keutchafo EL, Kerr J, Jarvis MA (2020) Evidence of nonverbal communication between nurses and older adults: a scoping review. BMC Nurs 19:53. https://doi.org/10.1186/s12912-020-00443-9

Literatur zu 7.7 Einsamkeit, Risiko

Allen J, Inder KJ, Lewin TJ et al (2012) Social support and age influence distress outcomes differentially across urban, regional and remote Australia: an exploratory study. BMC Public Health 12:928. https://doi.org/10.1186/1471-2458-12-928
Barger SD, Messerli-Bürgy N, Barth J (2014) Social relationship correlates of major depressive disorder and depressive symptoms in Switzerland: nationally representative cross sectional study. BMC Public Health 14:273. https://doi.org/10.1186/1471-2458-14-273
Beutel ME, Klein EM, Brähler E et al (2017) Loneliness in the general population: prevalence, determinants and relations to mental health. BMC Psychiatry 17:97. https://doi.org/10.1186/s12888-017-1262-x
Bøen H, Dalgard OS, Bjertness E (2012) The importance of social support in the associations between psychological distress and somatic health problems and socio-economic factors among older adults living at home: a cross sectional study. BMC Geriatr 12:27. https://doi.org/10.1186/1471-2318-12-27
Böger A, Wetzel M, Huxhold O (2017) Allein unter vielen oder zusammen ausgeschlossen: Einsamkeit und wahrgenommene soziale Exklusion in der zweiten Lebenshälfte. In: Mahne K, Wolff JK, Simonson J, Tesch-Römer C (Hrsg) Altern im Wandel. Springer Fachmedien, Wiesbaden, S 273–285
Brunes AB, Hansen M, Heir T (2019) Loneliness among adults with visual impairment: prevalence, associated factors, and relationship to life satisfaction. Health Qual Life Outcomes 17:24. https://doi.org/10.1186/s12955-019-1096-y
Buchman AS, Boyle PA, Wilson RS et al (2010) Loneliness and the rate of motor decline in old age: the rush memory and aging project, a community-based cohort study. BMC Geriatr 10:77. https://doi.org/10.1186/1471-2318-10-77
Cacioppo S, Grippo AJ, London S et al (2015) Loneliness: clinical import and interventions. Perspect Psychol Sci 10:238–249. https://doi.org/10.1177/1745691615570616
Cramm JM, Nieboer AP (2015) Social cohesion and belonging predict the well-being of community-dwelling older people. BMC Geriatr 15:30. https://doi.org/10.1186/s12877-015-0027-y
Dickens AP, Richards SH, Greaves CJ, Campell JL (2011) Interventions targeting social isolation in older people. A systematic review. BMC Public Health 11(647). http://www.biomedcentral.com/content/pdf/1471-2458-11-647.pdf

Dickens AP, Richards SH, Greaves CJ, Campbell JL (2011) Interventions targeting social isolation in older people: a systematic review. BMC Public Health 11:647. https://doi.org/10.1186/1471-2458-11-647

de Gierveld J, van Tilburg T, Dykstra PA (2006) Loneliness and social isolation. In: Vangelisti AL, Perlman D (Hrsg) The Cambridge handbook of personal relationships. Cambridge University Press, Cambridge, S 485–500

Guntuku SC, Schneider R, Pelullo A et al (2019) Studying expressions of loneliness in individuals using twitter: an observational study. BMJ Open 9:e030355. https://doi.org/10.1136/bmjopen-2019-030355

Hajek A, König H-H (2017) The association of falls with loneliness and social exclusion: evidence from the DEAS German Ageing Survey. BMC Geriatr 17:204. https://doi.org/10.1186/s12877-017-0602-5

Hajek A, König H-H (2019) The association between use of online social networks sites and perceived social isolation among individuals in the second half of life: results based on a nationally representative sample in Germany. BMC Public Health 19:40. https://doi.org/10.1186/s12889-018-6369-6

Iden KR, Ruths S, Hjørleifsson S (2015) Residents' perceptions of their own sadness – a qualitative study in Norwegian nursing homes. BMC Geriatr 15:21. https://doi.org/10.1186/s12877-015-0019-y

Larsson H, Rämgård M, Bolmsjö I (2017) Older persons' existential loneliness, as interpreted by their significant others – an interview study. BMC Geriatr 17:138. https://doi.org/10.1186/s12877-017-0533-1

Liu D, Yu X, Wang Y et al (2014) The impact of perception of discrimination and sense of belonging on the loneliness of the children of Chinese migrant workers: a structural equation modeling analysis. Int J Ment Health Syst 8:52. https://doi.org/10.1186/1752-4458-8-52

Løhre A (2012) The impact of loneliness on self-rated health symptoms among victimized school children. Child Adolesc Psychiatry Ment Health 6:20. https://doi.org/10.1186/1753-2000-6-20

Lönnstedt M, Ståhl CH, Hedman A-MR (2011) Living with long-lasting pain – patients' experiences of neuropathic pain. J Nurs Healthcare Chronic Illness 3:469–475. https://doi.org/10.1111/j.1752-9824.2011.01121.x

Nyqvist F, Victor CR, Forsman AK, Cattan M (2016) The association between social capital and loneliness in different age groups: a population-based study in Western Finland. BMC Public Health 16:542. https://doi.org/10.1186/s12889-016-3248-x

Ormstad H, Eilertsen G, Heir T, Sandvik L (2020) Personality traits and the risk of becoming lonely in old age: a 5-year follow-up study. Health Qual Life Outcomes 18:47. https://doi.org/10.1186/s12955-020-01303-5

Pikhartova J, Bowling A, Victor C (2014) Does owning a pet protect older people against loneliness? BMC Geriatr 14:106. https://doi.org/10.1186/1471-2318-14-106

Prohaska T, Burholt V, Burns A et al (2020) Consensus statement: loneliness in older adults, the 21st century social determinant of health? BMJ Open 10:e034967. https://doi.org/10.1136/bmjopen-2019-034967

Schalek K, Stefan H (2018) Einsamkeit – Ein (un)bekanntes Phänomen in der Pflege. In: Das Einsamkeitsbuch. Hogrefe, Bern, S 378–388

Schrempft S, Jackowska M, Hamer M, Steptoe A (2019) Associations between social isolation, loneliness, and objective physical activity in older men and women. BMC Public Health 19:74. https://doi.org/10.1186/s12889-019-6424-y

Stickley A, Koyanagi A, Koposov R et al (2016) Loneliness and its association with psychological and somatic health problems among Czech, Russian and U.S. adolescents. BMC Psychiatry 16:128. https://doi.org/10.1186/s12888-016-0829-2

Toye F, Seers K, Hannink E, Barker K (2017) A mega-ethnography of eleven qualitative evidence syntheses exploring the experience of living with chronic non-malignant pain. BMC Med Res Methodol 17:116. https://doi.org/10.1186/s12874-017-0392-7

Tzouvara V, Papadopoulos C, Randhawa G (2015) A narrative review of the theoretical foundations of loneliness. Br J Commun Nurs 20:329–334. https://doi.org/10.12968/bjcn.2015.20.7.329

Victor C, Scambler S, Bond J, Bowling A (2000) Being alone in later life: loneliness, social isolation and living alone. Rev Clin Gerontol 10:407–417. https://doi.org/10.1017/S0959259800104101

Wang H, Zhao E, Fleming J et al (2019) Is loneliness associated with increased health and social care utilisation in the oldest old? Findings from a population-based longitudinal study. BMJ Open 9:e024645. https://doi.org/10.1136/bmjopen-2018-024645

Yang F, Zhang J, Wang J (2018) Correlates of loneliness in older adults in Shanghai, China: does age matter? BMC Geriatr 18:300. https://doi.org/10.1186/s12877-018-0994-x

Literatur zu 7.8 Einsamkeit

Allen J, Inder KJ, Lewin TJ et al (2012) Social support and age influence distress outcomes differentially across urban, regional and remote Australia: an exploratory study. BMC Public Health 12:928. https://doi.org/10.1186/1471-2458-12-928

Barger SD, Messerli-Bürgy N, Barth J (2014) Social relationship correlates of major depressive disorder and depressive symptoms in Switzerland: nationally representative cross sectional study. BMC Public Health 14:273. https://doi.org/10.1186/1471-2458-14-273

Beutel ME, Klein EM, Brähler E et al (2017) Loneliness in the general population: prevalence, determinants and relations to mental health. BMC Psychiatry 17:97. https://doi.org/10.1186/s12888-017-1262-x

Bøen H, Dalgard OS, Bjertness E (2012) The importance of social support in the associations between psychological distress and somatic health problems and socio-economic factors among older adults living at home: a cross sectional study. BMC Geriatr 12:27. https://doi.org/10.1186/1471-2318-12-27

Böger A, Wetzel M, Huxhold O (2017) Allein unter vielen oder zusammen ausgeschlossen: Einsamkeit und wahrgenommene soziale Exklusion in der zweiten Lebenshälfte. In: Mahne K, Wolff JK, Simonson J, Tesch-Römer C (Hrsg) Altern im Wandel. Springer Fachmedien, Wiesbaden, S 273–285

Brunes AB, Hansen M, Heir T (2019) Loneliness among adults with visual impairment: prevalence, associated factors, and relationship to life satisfaction. Health Qual Life Outcomes 17:24. https://doi.org/10.1186/s12955-019-1096-y

Buchman AS, Boyle PA, Wilson RS et al (2010) Loneliness and the rate of motor decline in old age: the rush memory and aging project, a community-based cohort study. BMC Geriatr 10:77. https://doi.org/10.1186/1471-2318-10-77

Cacioppo S, Grippo AJ, London S et al (2015) Loneliness: clinical import and interventions. Perspect Psychol Sci 10:238–249. https://doi.org/10.1177/1745691615570616

Cramm JM, Nieboer AP (2015) Social cohesion and belonging predict the well-being of community-dwelling older people. BMC Geriatr 15:30. https://doi.org/10.1186/s12877-015-0027-y

Dickens AP, Richards SH, Greaves CJ, Campbell JL (2011) Interventions targeting social isolation in older people: a systematic review. BMC Public Health 11:647. https://doi.org/10.1186/1471-2458-11-647

de Gierveld J, van Tilburg T, Dykstra PA (2006) Loneliness and social isolation. In: Vangelisti AL, Perlman D (Hrsg) The Cambridge handbook of personal relationships. Cambridge University Press, Cambridge, S 485–500

Guntuku SC, Schneider R, Pelullo A et al (2019) Studying expressions of loneliness in individuals using twitter: an observational study. BMJ Open 9:e030355. https://doi.org/10.1136/bmjopen-2019-030355

Hajek A, König H-H (2017) The association of falls with loneliness and social exclusion: evidence from the DEAS German Ageing Survey. BMC Geriatr 17:204. https://doi.org/10.1186/s12877-017-0602-5

Hajek A, König H-H (2019) The association between use of online social networks sites and perceived social isolation among individuals in the second half of life: results based on a nationally representative sample in Germany. BMC Public Health 19:40. https://doi.org/10.1186/s12889-018-6369-6

Iden KR, Ruths S, Hjørleifsson S (2015) Residents' perceptions of their own sadness – a qualitative study in Norwegian nursing homes. BMC Geriatr 15:21. https://doi.org/10.1186/s12877-015-0019-y

Larsson H, Rämgård M, Bolmsjö I (2017) Older persons' existential loneliness, as interpreted by their significant others – an interview study. BMC Geriatr 17:138. https://doi.org/10.1186/s12877-017-0533-1

Liu D, Yu X, Wang Y et al (2014) The impact of perception of discrimination and sense of belonging on the loneliness of the children of Chinese migrant workers: a structural equation modeling analysis. Int J Ment Health Syst 8:52. https://doi.org/10.1186/1752-4458-8-52

Løhre A (2012) The impact of loneliness on self-rated health symptoms among victimized school children. Child Adolesc Psychiatry Ment Health 6:20. https://doi.org/10.1186/1753-2000-6-20

Lönnstedt M, Ståhl CH, Hedman A-MR (2011) Living with long-lasting pain – patients' experiences of neuropathic pain. J Nurs Healthcare Chronic Illness 3:469–475. https://doi.org/10.1111/j.1752-9824.2011.01121.x

Nyqvist F, Victor CR, Forsman AK, Cattan M (2016) The association between social capital and loneliness in different age groups: a population-based study in Western Finland. BMC Public Health 16:542. https://doi.org/10.1186/s12889-016-3248-x

7

Ormstad H, Eilertsen G, Heir T, Sandvik L (2020) Personality traits and the risk of becoming lonely in old age: a 5-year follow-up study. Health Qual Life Outcomes 18:47. https://doi.org/10.1186/s12955-020-01303-5

Pikhartova J, Bowling A, Victor C (2014) Does owning a pet protect older people against loneliness? BMC Geriatr 14:106. https://doi.org/10.1186/1471-2318-14-106

Prohaska T, Burholt V, Burns A et al (2020) Consensus statement: loneliness in older adults, the 21st century social determinant of health? BMJ Open 10:e034967. https://doi.org/10.1136/bmjopen-2019-034967

Schalek K, Stefan H (2018) Einsamkeit – Ein (un)bekanntes Phänomen in der Pflege. In: Das Einsamkeitsbuch. Hogrefe, Bern, S 378–388

Schrempft S, Jackowska M, Hamer M, Steptoe A (2019) Associations between social isolation, loneliness, and objective physical activity in older men and women. BMC Public Health 19:74. https://doi.org/10.1186/s12889-019-6424-y

Stickley A, Koyanagi A, Koposov R et al (2016) Loneliness and its association with psychological and somatic health problems among Czech, Russian and U.S. adolescents. BMC Psychiatry 16:128. https://doi.org/10.1186/s12888-016-0829-2

Toye F, Seers K, Hannink E, Barker K (2017) A mega-ethnography of eleven qualitative evidence syntheses exploring the experience of living with chronic non-malignant pain. BMC Med Res Methodol 17:116. https://doi.org/10.1186/s12874-017-0392-7

Tzouvara V, Papadopoulos C, Randhawa G (2015) A narrative review of the theoretical foundations of loneliness. Br J Community Nurs 20:329–334. https://doi.org/10.12968/bjcn.2015.20.7.329

Victor C, Scambler S, Bond J, Bowling A (2000) Being alone in later life: loneliness, social isolation and living alone. Rev Clin Gerontol 10:407–417. https://doi.org/10.1017/S0959259800104101

Wang H, Zhao E, Fleming J et al (2019) Is loneliness associated with increased health and social care utilisation in the oldest old? Findings from a population-based longitudinal study. BMJ Open 9:e024645. https://doi.org/10.1136/bmjopen-2018-024645

Yang F, Zhang J, Wang J (2018) Correlates of loneliness in older adults in Shanghai, China: does age matter? BMC Geriatr 18:300. https://doi.org/10.1186/s12877-018-0994-x

Literatur zu 7.9 Rollenerfüllung, beeinträchtigt, Risiko

Müller-Mundt G (2008) Bewältigungsherausforderungen des Lebens mit chronischem Schmerz – Anforderungen an die Patientenedukation. Pfl Ges 13:32–48

Toye F, Seers K, Hannink E, Barker K (2017) A mega-ethnography of eleven qualitative evidence syntheses exploring the experience of living with chronic non-malignant pain. BMC Med Res Methodol 17:116. https://doi.org/10.1186/s12874-017-0392-7

Literatur zu 7.10 Rollenerfüllung, beeinträchtigt

Müller-Mundt G (2008) Bewältigungsherausforderungen des Lebens mit chronischem Schmerz – Anforderungen an die Patientenedukation. Pfl Ges 13:32–48

Toye F, Seers K, Hannink E, Barker K (2017) A mega-ethnography of eleven qualitative evidence syntheses exploring the experience of living with chronic non-malignant pain. BMC Med Res Methodol 17:116. https://doi.org/10.1186/s12874-017-0392-7

Literatur zu 7.11 Rollenerfüllung, Entwicklung der Ressourcen

Müller-Mundt G (2008) Bewältigungsherausforderungen des Lebens mit chronischem Schmerz – Anforderungen an die Patientenedukation. Pfl Ges 13:32–48

Toye F, Seers K, Hannink E, Barker K (2017) A mega-ethnography of eleven qualitative evidence syntheses exploring the experience of living with chronic non-malignant pain. BMC Med Res Methodol 17:116. https://doi.org/10.1186/s12874-017-0392-7

Literatur zu 7.12 Elterliche Pflege, beeinträchtigt, Risiko

Bentley F, Swift JA, Cook R, Redsell SA (2017) „I would rather be told than not know" – a qualitative study exploring parental views on identifying the future risk of childhood overweight and obesity during infancy. BMC Public Health 17:684. https://doi.org/10.1186/s12889-017-4684-y

De Lepeleere S, DeSmet A, Verloigne M et al (2013) What practices do parents perceive as effective or ineffective in promoting a healthy diet, physical activity, and less sitting in children: parent focus groups. BMC Public Health 13:1067. https://doi.org/10.1186/1471-2458-13-1067

Flink IJ, Jansen PW, Beirens TM et al (2012) Differences in problem behaviour among ethnic minority and majority preschoolers in the Netherlands and the role of family functioning and parenting factors as mediators: the Generation R Study. BMC Public Health 12:1092. https://doi.org/10.1186/1471-2458-12-1092

Grunau A (2010) Der pflegerische Beitrag zur Identifizierung von Risikofaktoren für Kindesmiss-handlung und -vernachlässigung. Pflege 23:15–24. https://doi.org/10.1024/1012-5302/a000005

Ingram J, Cabral C et al (2013) Parents' information needs, self-efficacy and influences on consulting for childhood respiratory tract infections: a qualitative study. BMC Fam Pract 14:106. https://doi.org/10.1186/1471-2296-14-106

Kläusler-Troxler M, Kurth E, Spirig R (2014) Erfahrungen junger Eltern mit der familienzentrierten Betreuung in der Primärversorgung in der Schweiz: Eine qualitative Evaluationsstudie. Pflege 27:219–230. https://doi.org/10.1024/1012-5302/a000370

Kurth E, Krähenbühl K, Eicher M et al (2016) Safe start at home: what parents of newborns need after early discharge from hospital – a focus group study. BMC Health Serv Res 16:82. https://doi.org/10.1186/s12913-016-1300-2

Kynø NM, Ravn IH, Lindemann R et al (2013) Parents of preterm-born children; sources of stress and worry and experiences with an early intervention programme – a qualitative study. BMC Nurs 12:28. https://doi.org/10.1186/1472-6955-12-28

Langer T, Pfeifer M, Soenmez A et al (2013) Activation of the maternal caregiving system by childhood fever – a qualitative study of the experiences made by mothers with a German or a Turkish back-ground in the care of their children. BMC Fam Pract 14:35. https://doi.org/10.1186/1471-2296-14-35

Li L, Ren J, Shi L et al (2014) Frequent nocturnal awakening in children: prevalence, risk factors, and associations with subjective sleep perception and daytime sleepiness. BMC Psychiatry 14:204. https://doi.org/10.1186/1471-244X-14-204

Lipman EL, Kenny M, Jack S, Cameron R, Secord M, Byrne C (2010) Understanding how education/support groups help lone mothers. BMC Public Health 10(4). http://www.biomedcentral.com/content/pdf/1471-2458-10-4.pdf

Physical Activity Parenting Expert Group, Mâsse LC, O'Connor TM et al (2017) Conceptualizing phy-sical activity parenting practices using expert informed concept mapping analysis. BMC Public Health 17:574. https://doi.org/10.1186/s12889-017-4487-1

Picrron A, Fond-Harmant L, Laurent A, Alla F (2018) Supporting parenting to address social inequalities in health: a synthesis of systematic reviews. BMC Public Health 18:1087. https://doi.org/10.1186/s12889-018-5915-6

Pyper E, Harrington D, Manson H (2016) The impact of different types of parental support behaviours on child physical activity, healthy eating, and screen time: a cross-sectional study. BMC Public Health 16:568. https://doi.org/10.1186/s12889-016-3245-0

Ueda I (2016) Support provided by public health nurses for fathers who have abused their children – as observed in cases of child neglect and physical or psychological abuse. OJN 06:125–131. https://doi.org/10.4236/ojn.2016.62014

Literatur zu 7.13 Elterliche Pflege, beeinträchtigt

Bentley F, Swift JA, Cook R, Redsell SA (2017) „I would rather be told than not know" – a qualitative study exploring parental views on identifying the future risk of childhood overweight and obesity during infancy. BMC Public Health 17:684. https://doi.org/10.1186/s12889-017-4684-y

De Lepeleere S, DeSmet A, Verloigne M et al (2013) What practices do parents perceive as effective or ineffective in promoting a healthy diet, physical activity, and less sitting in children: parent focus groups. BMC Public Health 13:1067. https://doi.org/10.1186/1471-2458-13-1067

Flink IJ, Jansen PW, Beirens TM et al (2012) Differences in problem behaviour among ethnic minority and majority preschoolers in the Netherlands and the role of family functioning and parenting factors as mediators: the Generation R Study. BMC Public Health 12:1092. https://doi.org/10.1186/1471-2458-12-1092

Grunau A (2010) Der pflegerische Beitrag zur Identifizierung von Risikofaktoren für Kindesmiss-handlung und -vernachlässigung. Pflege 23:15–24. https://doi.org/10.1024/1012-5302/a000005

Ingram J, Cabral C et al (2013) Parents' information needs, self-efficacy and influences on consulting for childhood respiratory tract infections: a qualitative study. BMC Fam Pract 14:106. https://doi.org/10.1186/1471-2296-14-106

Kläusler-Troxler M, Kurth E, Spirig R (2014) Erfahrungen junger Eltern mit der familienzentrierten Betreuung in der Primärversorgung in der Schweiz: Eine qualitative Evaluationsstudie. Pflege 27:219–230. https://doi.org/10.1024/1012-5302/a000370

Kurth E, Krähenbühl K, Eicher M et al (2016) Safe start at home: what parents of newborns need after early discharge from hospital – a focus group study. BMC Health Serv Res 16:82. https://doi.org/10.1186/s12913-016-1300-2

Kynø NM, Ravn IH, Lindemann R et al (2013) Parents of preterm-born children; sources of stress and worry and experiences with an early intervention programme – a qualitative study. BMC Nurs 12:28. https://doi.org/10.1186/1472-6955-12-28

Langer T, Pfeifer M, Soenmez A et al (2013) Activation of the maternal caregiving system by childhood fever – a qualitative study of the experiences made by mothers with a German or a Turkish background in the care of their children. BMC Fam Pract 14:35. https://doi.org/10.1186/1471-2296-14-35

Li L, Ren J, Shi L et al (2014) Frequent nocturnal awakening in children: prevalence, risk factors, and associations with subjective sleep perception and daytime sleepiness. BMC Psychiatry 14:204. https://doi.org/10.1186/1471-244X-14-204

Lipman EL., Kenny M., Jack S., Cameron R., Secord M., Byrne C. (2010) Understanding how education/support groups help lone mothers; In: BMC Public Health, Jg. 10(4). http://www.biomedcentral.com/content/pdf/1471-2458-10-4.pdf

Physical Activity Parenting Expert Group, Mâsse LC, O'Connor TM et al (2017) Conceptualizing physical activity parenting practices using expert informed concept mapping analysis. BMC Public Health 17:574. https://doi.org/10.1186/s12889-017-4487-1

Pierron A, Fond-Harmant L, Laurent A, Alla F (2018) Supporting parenting to address social inequalities in health: a synthesis of systematic reviews. BMC Public Health 18:1087. https://doi.org/10.1186/s12889-018-5915-6

Pyper E, Harrington D, Manson H (2016) The impact of different types of parental support behaviours on child physical activity, healthy eating, and screen time: a cross-sectional study. BMC Public Health 16:568. https://doi.org/10.1186/s12889-016-3245-0

Ueda I (2016) Support provided by public health nurses for fathers who have abused their children – as observed in cases of child neglect and physical or psychological abuse. OJN 06:125 131. https://doi.org/10.4236/ojn.2016.62014

Literatur zu 7.14 Elterliche Pflege, Entwicklung der Ressourcen

Bentley F, Swift JA, Cook R, Redsell SA (2017) „I would rather be told than not know" – a qualitative study exploring parental views on identifying the future risk of childhood overweight and obesity during infancy. BMC Public Health 17:684. https://doi.org/10.1186/s12889-017-4684-y

De Lepeleere S, DeSmet A, Verloigne M et al (2013) What practices do parents perceive as effective or ineffective in promoting a healthy diet, physical activity, and less sitting in children: parent focus groups. BMC Public Health 13:1067. https://doi.org/10.1186/1471-2458-13-1067

Flink IJ, Jansen PW, Beirens TM et al (2012) Differences in problem behaviour among ethnic minority and majority preschoolers in the Netherlands and the role of family functioning and parenting factors as mediators: the Generation R Study. BMC Public Health 12:1092. https://doi.org/10.1186/1471-2458-12-1092

Grunau A (2010) Der pflegerische Beitrag zur Identifizierung von Risikofaktoren für Kindesmisshandlung und -vernachlässigung. Pflege 23:15–24. https://doi.org/10.1024/1012-5302/a000005

Ingram J, Cabral C et al (2013) Parents' information needs, self-efficacy and influences on consulting for childhood respiratory tract infections: a qualitative study. BMC Fam Pract 14:106. https://doi.org/10.1186/1471-2296-14-106

Kläusler-Troxler M, Kurth E, Spirig R (2014) Erfahrungen junger Eltern mit der familienzentrierten Betreuung in der Primärversorgung in der Schweiz: Eine qualitative Evaluationsstudie. Pflege 27:219–230. https://doi.org/10.1024/1012-5302/a000370

Kurth E, Krähenbühl K, Eicher M et al (2016) Safe start at home: what parents of newborns need after early discharge from hospital – a focus group study. BMC Health Serv Res 16:82. https://doi.org/10.1186/s12913-016-1300-2

Kynø NM, Ravn IH, Lindemann R et al (2013) Parents of preterm-born children; sources of stress and worry and experiences with an early intervention programme – a qualitative study. BMC Nurs 12:28. https://doi.org/10.1186/1472-6955-12-28

Langer T, Pfeifer M, Soenmez A et al (2013) Activation of the maternal caregiving system by childhood fever – a qualitative study of the experiences made by mothers with a German or a Turkish background in the care of their children. BMC Fam Pract 14:35. https://doi.org/10.1186/1471-2296-14-35

Li L, Ren J, Shi L et al (2014) Frequent nocturnal awakening in children: prevalence, risk factors, and associations with subjective sleep perception and daytime sleepiness. BMC Psychiatry 14:204. https://doi.org/10.1186/1471-244X-14-204

Lipman EL, Kenny M, Jack S, Cameron R, Secord M, Byrne C (2010) Understanding how education/support groups help lone mothers. BMC Public Health 10(4). http://www.biomedcentral.com/content/pdf/1471-2458-10-4.pdf

Physical Activity Parenting Expert Group, Mâsse LC, O'Connor TM et al (2017) Conceptualizing physical activity parenting practices using expert informed concept mapping analysis. BMC Public Health 17:574. https://doi.org/10.1186/s12889-017-4487-1

Pierron A, Fond-Harmant L, Laurent A, Alla F (2018) Supporting parenting to address social inequalities in health: a synthesis of systematic reviews. BMC Public Health 18:1087. https://doi.org/10.1186/s12889-018-5915-6

Pyper E, Harrington D, Manson H (2016) The impact of different types of parental support behaviours on child physical activity, healthy eating, and screen time: a cross-sectional study. BMC Public Health 16:568. https://doi.org/10.1186/s12889-016-3245-0

Ueda I (2016) Support provided by public health nurses for fathers who have abused their children – as observed in cases of child neglect and physical or psychological abuse. OJN 6:125–131. https://doi.org/10.4236/ojn.2016.62014

Literatur zu 7.15 Eltern-Kind-Beziehung, beeinträchtigt, Risiko

Bair-Merritt MH, Mandal M, Epstein NB et al (2014) The context of violent disagreements between parents: a qualitative analysis from parents' reports. BMC Public Health 14:1324. https://doi.org/10.1186/1471-2458-14-1324

Johansson A-M, Landahl I, Adolfsson A (2011) How the health care nurse supports and enhances the child's attachment to their parents. IJCM 02:418–428. https://doi.org/10.4236/ijcm.2011.24070

Li HCW, Chan SS, Mak YW, Lam TH (2013) Effectiveness of a parental training programme in enhancing the parent–child relationship and reducing harsh parenting practices and parental stress in preparing children for their transition to primary school: a randomised controlled trial. BMC Public Health 13:1079. https://doi.org/10.1186/1471-2458-13-1079

Lipman EL, Kenny M, Jack S et al (2010) Understanding how education/support groups help lone mothers. BMC Public Health 10:4. https://doi.org/10.1186/1471-2458-10-4

Literatur zu 7.16 Eltern-Kind-Beziehung, beeinträchtigt

Bair-Merritt MH, Mandal M, Epstein NB et al (2014) The context of violent disagreements between parents: a qualitative analysis from parents' reports. BMC Public Health 14:1324. https://doi.org/10.1186/1471-2458-14-1324

Johansson A-M, Landahl I, Adolfsson A (2011) How the health care nurse supports and enhances the child's attachment to their parents. IJCM 02:418–428. https://doi.org/10.4236/ijcm.2011.24070

Li HCW, Chan SS, Mak YW, Lam TH (2013) Effectiveness of a parental training programme in enhancing the parent – child relationship and reducing harsh parenting practices and parental stress in preparing children for their transition to primary school: a randomised controlled trial. BMC Public Health 13:1079. https://doi.org/10.1186/1471-2458-13-1079

Lipman EL, Kenny M, Jack S et al (2010) Understanding how education/support groups help lone mothers. BMC Public Health 10:4. https://doi.org/10.1186/1471-2458-10-4

Literatur zu 7.17 Eltern-Kind-Beziehung, Entwicklung der Ressourcen

Bair-Merritt MH, Mandal M, Epstein NB et al (2014) The context of violent disagreements between parents: a qualitative analysis from parents' reports. BMC Public Health 14:1324. https://doi.org/10.1186/1471-2458-14-1324

Johansson A-M, Landahl I, Adolfsson A (2011) How the health care nurse supports and enhances the child's attachment to their parents. IJCM 02:418–428. https://doi.org/10.4236/ijcm.2011.24070

Li HCW, Chan SS, Mak YW, Lam TH (2013) Effectiveness of a parental training programme in enhancing the parent–child relationship and reducing harsh parenting practices and parental stress in preparing children for their transition to primary school: a randomised controlled trial. BMC Public Health 13:1079. https://doi.org/10.1186/1471-2458-13-1079

Lipman EL, Kenny M, Jack S et al (2010) Understanding how education/support groups help lone mothers. BMC Public Health 10:4. https://doi.org/10.1186/1471-2458-10-4

Literatur zu 7.18 Soziale Teilhabe, beeinträchtigt, Risiko

Backman CL (2006) Arthritis and pain. Psychosocial aspects in the management of arthritis pain. Arthrit Res Therapy 8(221). http://arthritis-research.com/content/pdf/ar2083.pdf. Zugegriffen am 05.07.2012

Backman CL (2006) Psychosocial aspects in the management of arthritis pain. Arthrit Res 8:221. https://doi.org/10.1186/ar2083

Cramm JM, Nieboer AP (2015) Social cohesion and belonging predict the well-being of community-dwelling older people. BMC Geriatr 15:30. https://doi.org/10.1186/s12877-015-0027-y

Lord K, Livingston G, Robertson S, Cooper C (2016) How people with dementia and their families decide about moving to a care home and support their needs: development of a decision aid, a qualitative study. BMC Geriatr 16:68. https://doi.org/10.1186/s12877-016-0242-1

Simonson J, Hagen C, Vogel C, Motel-Klingebiel A (2013) Ungleichheit sozialer Teilhabe im Alter. Z Gerontol Geriat 46:410–416. https://doi.org/10.1007/s00391-013-0498-4

Takagi D, Kondo K, Kawachi I (2013) Social participation and mental health: moderating effects of gender, social role and rurality. BMC Public Health 13:701. https://doi.org/10.1186/1471-2458-13-701

Toye F, Seers K, Hannink E, Barker K (2017) A mega-ethnography of eleven qualitative evidence syntheses exploring the experience of living with chronic non-malignant pain. BMC Med Res Methodol 17:116. https://doi.org/10.1186/s12874-017-0392-7

Literatur zu 7.19 Soziale Teilhabe, beeinträchtigt

Backman CL (2006) Arthritis and pain. Psychosocial aspects in the management of arthritis pain. Arthrit Res Therapy 8(221). http://arthritis-research.com/content/pdf/ar2083.pdf. Zugegriffen am 05.07.2012

Backman CL (2006) Psychosocial aspects in the management of arthritis pain. Arthrit Res 8:221. https://doi.org/10.1186/ar2083

Cramm JM, Nieboer AP (2015) Social cohesion and belonging predict the well-being of community-dwelling older people. BMC Geriatr 15:30. https://doi.org/10.1186/s12877-015-0027-y

Lord K, Livingston G, Robertson S, Cooper C (2016) How people with dementia and their families decide about moving to a care home and support their needs: development of a decision aid, a qualitative study. BMC Geriatr 16:68. https://doi.org/10.1186/s12877-016-0242-1

Simonson J, Hagen C, Vogel C, Motel-Klingebiel A (2013) Ungleichheit sozialer Teilhabe im Alter. Z Gerontol Geriat 46:410–416. https://doi.org/10.1007/s00391-013-0498-4

Takagi D, Kondo K, Kawachi I (2013) Social participation and mental health: moderating effects of gender, social role and rurality. BMC Public Health 13:701. https://doi.org/10.1186/1471-2458-13-701

Toye F, Seers K, Hannink E, Barker K (2017) A mega-ethnography of eleven qualitative evidence syntheses exploring the experience of living with chronic non-malignant pain. BMC Med Res Methodol 17:116. https://doi.org/10.1186/s12874-017-0392-7

Literatur zu 7.20 Soziale Teilhabe, Entwicklung der Ressourcen

Backman CL (2006) Arthritis and pain. Psychosocial aspects in the management of arthritis pain. Arthrit Res Therapy 8(221). http://arthritis-research.com/content/pdf/ar2083.pdf. Zugegriffen am 05.07.2012

Backman CL (2006) Psychosocial aspects in the management of arthritis pain. Arthrit Res 8:221. https://doi.org/10.1186/ar2083

Cramm JM, Nieboer AP (2015) Social cohesion and belonging predict the well-being of community-dwelling older people. BMC Geriatr 15:30. https://doi.org/10.1186/s12877-015-0027-y

Lord K, Livingston G, Robertson S, Cooper C (2016) How people with dementia and their families decide about moving to a care home and support their needs: development of a decision aid, a qualitative study. BMC Geriatr 16:68. https://doi.org/10.1186/s12877-016-0242-1

Simonson J, Hagen C, Vogel C, Motel-Klingebiel A (2013) Ungleichheit sozialer Teilhabe im Alter. Z Gerontol Geriat 46:410–416. https://doi.org/10.1007/s00391-013-0498-4

Takagi D, Kondo K, Kawachi I (2013) Social participation and mental health: moderating effects of gender, social role and rurality. BMC Public Health 13:701. https://doi.org/10.1186/1471-2458-13-701

Toye F, Seers K, Hannink E, Barker K (2017) A mega-ethnography of eleven qualitative evidence syntheses exploring the experience of living with chronic non-malignant pain. BMC Med Res Methodol 17:116. https://doi.org/10.1186/s12874-017-0392-7

Literatur zu 7.21 Aggression, Risiko

Abderhalden C, Gurtner C (2007) Wie reliabel ist die Brøset-Gewalt-Checkliste (BVC) zur Einschätzung des kurzfristigen Gewaltrisikos? In: Schulz M, Abderhalden C, Needham I, Schoppmann S, Stefan H (Hrsg) Kompetenz. Zwischen Qualifikation und Verantwortung. Ibicura, Unterostendorf, S 105–109

Abderhalden C, Needham I, Dassen T, Halfens R, Haug HJ, Fischer JE (2008) Structured assessment of the short-time risk of violence in acute psychiatric wards. A cluster randomised controlled trial evaluating the effect on aggressive incidents and coercive measures. Br J Psychiatry 193:44–50

Ahn H, Horgas A (2013) The relationship between pain and disruptive behaviors in nursing home resident with dementia. BMC Geriatrics 13:14. https://doi.org/10.1186/1471-2318-13-14

Bair-Merritt MH, Mandal M, Epstein NB et al (2014) The context of violent disagreements between parents: a qualitative analysis from parents' reports. BMC Public Health 14:1324. https://doi.org/10.1186/1471-2458-14-1324

Colling RL, York TW (2010) Hospital and healthcare security, 5. Aufl. Elsevier/Butterworth-Heinemann, Burlington

Grunau A (2010) Der pflegerische Beitrag zur Identifizierung von Risikofaktoren für Kindesmisshandlung und -vernachlässigung. Pflege 23:15–24. https://doi.org/10.1024/1012-5302/a000005

Gurtner C, Abderhalden C (2007) Welche Faktoren berücksichtigen Pflegende auf psychiatrischen Akutstationen bei der subjektiven Einschätzung des kurzfristigen Gewaltrisikos? In: Schulz M, Abderhalden C, Needham I, Schoppmann S, Stefan H (Hrsg) Kompetenz. Zwischen Qualifikation und Verantwortung. Ibicura, Unterostendorf, S 110–115

Hirschberg KR, Zeh A, Kähler B (2009) Gewalt und Aggression in der Pflege. Berufsgenossenschaft für Gesundheitsdienst und Wohlfahrtspflege, Hamburg

Morrison EF (1990) Violent psychiatric inpatients in a public hospital. Scholarly Inquiry Nurs Pract 4(1):65–82

Park J, Chung S, Lee J et al (2017) Noise sensitivity, rather than noise level, predicts the non-auditory effects of noise in community samples: a population-based survey. BMC Public Health 17:315. https://doi.org/10.1186/s12889-017-4244-5

Richmond JS et al (2012) Verbal de-escalation of the agitated patient. Consensus statement of the American Associationc for emergency psychiatry project BETA de-escalation workgroup. Western J Emerg Med 13(1):18–25

Royal College of Nursing (2008) Work-related violence. An RCN tool to manage risk and promote safer working practices in health care. RCN, London

Ueda I (2016) Support provided by public health nurses for fathers who have abused their children – as observed in cases of child neglect and physical or psychological abuse. OJN 06:125–131. https://doi.org/10.4236/ojn.2016.62014

Walter G, Nau J, Oud N (Hrsg) (2012) Aggression und Aggressionsmanagement. Praxishandbuch für Gesundheits- und Sozialberufe. Hans Huber, Bern

World Health Organisation (WHO), International Council of Nurses (ICN), Public Services International (PSI), International Labour Office (ILO) (2002) Workplace violence in the health sector. World Health Organisation (WHO), International Council of Nurses (ICN), Public Services International (PSI), International Labour Office (ILO), Geneva

Zeller A, Needham I, Dassen T et al (2013) Erfahrungen und Umgang der Pflegenden mit aggressivem Verhalten von Bewohner(inne)n: eine deskriptive Querschnittstudie in Schweizer Pflegeheimen. Pflege 26:321–335. https://doi.org/10.1024/1012-5302/a000316

Literatur zu 7.22 Aggression

Abderhalden C, Gurtner C (2007) Wie reliabel ist die Brøset-Gewalt-Checkliste (BVC) zur Einschätzung des kurzfristigen Gewaltrisikos? In: Schulz M, Abderhalden C, Needham I, Schoppmann S, Stefan H (Hrsg) Kompetenz. Zwischen Qualifikation und Verantwortung. Ibicura, Unterostendorf, S 105–109

Abderhalden C, Needham I, Dassen T, Halfens R, Haug HJ, Fischer JE (2008) Structured assessment of the short-time risk of violence in acute psychiatric wards. A cluster randomised controlled trial evaluating the effect on aggressive incidents and coercive measures. Br J Psychiatry 193:44–50

Ahn H, Horgas A (2013) The relationship between pain and disruptive behaviors in nursing home resident with dementia. BMC Geriatrics 13:14. https://doi.org/10.1186/1471-2318-13-14

Bair-Merritt MH, Mandal M, Epstein NB et al (2014) The context of violent disagreements between parents: a qualitative analysis from parents' reports. BMC Public Health 14:1324. https://doi.org/10.1186/1471-2458-14-1324

Colling RL, York TW (2010) Hospital and healthcare security, 5. Aufl. Elsevier/Butterworth-Heinemann, Burlington

Grunau A (2010) Der pflegerische Beitrag zur Identifizierung von Risikofaktoren für Kindesmisshandlung und -vernachlässigung. Pflege 23:15–24. https://doi.org/10.1024/1012-5302/a000005

Gurtner C, Abderhalden C (2007) Welche Faktoren berücksichtigen Pflegende auf psychiatrischen Akutstationen bei der subjektiven Einschätzung des kurzfristigen Gewaltrisikos? In: Schulz M, Abderhalden C, Needham I, Schoppmann S, Stefan H (Hrsg) Kompetenz. Zwischen Qualifikation und Verantwortung. Ibicura, Unterostendorf, S 110–115

Hirschberg KR, Zeh A, Kähler B (2009) Gewalt und Aggression in der Pflege. Berufsgenossenschaft für Gesundheitsdienst und Wohlfahrtspflege, Hamburg

Morrison EF (1990) Violent psychiatric inpatients in a public hospital. Scholarly Inquiry Nurs Pract 4(1):65–82

Park J, Chung S, Lee J et al (2017) Noise sensitivity, rather than noise level, predicts the non-auditory effects of noise in community samples: a population-based survey. BMC Public Health 17:315. https://doi.org/10.1186/s12889-017-4244-5

Richmond JS et al (2012) Verbal de-escalation of the agitated patient. Consensus statement of the American Association for Emergency Psychiatry project BETA de-escalation workgroup. Western J Emerg Med 13(1):18–25

Royal College of Nursing (2008) Work-related violence. An RCN tool to manage risk and promote safer working practices in health care. RCN, London

Ueda I (2016) Support provided by public health nurses for fathers who have abused their children – as observed in cases of child neglect and physical or psychological abuse. OJN 06:125–131. https://doi.org/10.4236/ojn.2016.62014

Walter G, Nau J, Oud N (Hrsg) (2012) Aggression und Aggressionsmanagement. Praxishandbuch für Gesundheits- und Sozialberufe. Hans Huber, Bern

World Health Organisation (WHO), International Council of Nurses (ICN), Public Services International (PSI), International Labour Office (ILO) (2002) Workplace violence in the health sector. World Health Organisation (WHO), International Council of Nurses (ICN), Public Services International (PSI), International Labour Office (ILO), Geneva

Zeller A, Needham I, Dassen T et al (2013) Erfahrungen und Umgang der Pflegenden mit aggressivem Verhalten von Bewohner(inne)n: eine deskriptive Querschnittstudie in Schweizer Pflegeheimen. Pflege 26:321–335. https://doi.org/10.1024/1012-5302/a000316

Literatur zu 7.23 Selbstschädigung, Risiko

Cutcliffe JR, Barker P (2004) The nurses global assessment of suicide risk (NGASR). Developing a tool for clinical practice. Psychiatr Ment Health Nurs 11(4):393–400

Kozel B, Grieser M, Rieder P, Seifritz E, Abderhalden C (2007) Nurses Global Assessment of Suicide Risk Skala (NGASR). Die Interrater-Reliabilität eines Instruments zur systematisierten pflegerischen Einschätzung der Suizidalität. Z Pflegewiss Psych Gesund 1(1):17–26

Sharma VK et al (2010) Validation and feasibility of the global mental health assessment tool. Primary care version (GMHAT/PC) in older adults. Oxford J Age Aging 39(4):496–499

Sharma VK, Lepping P, Cummins AGP, Copeland JRM, Parhee R, Mottram P (2004) The global mental health assessment tool. Primary care version (GMHAT/PC). Development, reliability and validity. World Psychiatry 3(2):115–119

Klineberg E, Kelly MJ, Stansfeld SA, Bhui KS (2013) How do adolescents talk about self-harm: a qualitative study of disclosure in an ethnically diverse urban population in England. BMC Public Health 13:572. https://doi.org/10.1186/1471-2458-13-572

Remes H, Martikainen P (2015) Young adult's own and parental social characteristics predict injury morbidity: a register-based follow-up of 135 000 men and women. BMC Public Health 15:429. https://doi.org/10.1186/s12889-015-1763-9

Literatur zu 7.24 Selbstschädigung

Cutcliffe JR, Barker P (2004) The nurses global assessment of suicide risk (NGASR). Developing a tool for clinical practice. Psychiatr Ment Health Nurs 11(4):393–400

Klineberg E, Kelly MJ, Stansfeld SA, Bhui KS (2013) How do adolescents talk about self-harm: a qualitative study of disclosure in an ethnically diverse urban population in England. BMC Public Health 13:572. https://doi.org/10.1186/1471-2458-13-572

Kozel B, Grieser M, Rieder P, Seifritz E, Abderhalden C (2007) Nurses Global Assessment of Suicide Risk Skala (NGASR). Die Interrater-Reliabilität eines Instruments zur systematisierten pflegerischen Einschätzung der Suizidalität. Z Pflegewiss Psych Gesund 1(1):17–26

Remes H, Martikainen P (2015) Young adult's own and parental social characteristics predict injury morbidity: a register-based follow-up of 135000 men and women. BMC Public Health 15:429. https://doi.org/10.1186/s12889-015-1763-9

Sharma VK et al (2010) Validation and feasibility of the global mental health assessment tool. Primary care version (GMHAT/PC) in older adults. Oxford J Age Aging 39(4):496–499

Sharma VK, Lepping P, Cummins AGP, Copeland JRM, Parhee R, Mottram P (2004) The global mental health assessment tool. Primary care version (GMHAT/PC). Development, reliability and validity. World Psychiatry 3(2):115–119

Literatur zu 7.25 Suizid, Risiko

Berg SH, Rørtveit K, Aase K (2017) Suicidal patients' experiences regarding their safety during psychiatric in-patient care: a systematic review of qualitative studies. BMC Health Serv Res 17:73. https://doi.org/10.1186/s12913-017-2023-8

Cutcliffe JR, Barker P (2004) The nurses global assessment of suicide risk (NGASR). Developing a tool for clinical practice. Psychiatr Ment Health Nurs 11(4):393–400

Eink M, Haltenhof H (2009) Umgang mit suizidgefährdeten Menschen, 3. Aufl. Psychiatrie Verlag, Bonn

Fässberg MM, Cheung G, Canetto SS et al (2016) A systematic review of physical illness, functional disability, and suicidal behaviour among older adults. Aging Mental Health 20:166–194. https://doi.org/10.1080/13607863.2015.1083945

Finzen A (1997) Suizidprophylaxe bei psychischen Störungen. Psychiatrie Verlag, Bonn

Holm AL, Severinsson E (2015) Mapping psychosocial risk and protective factors in suicidal older persons – a systematic review. Open J Nurs 5:260–275. https://doi.org/10.4236/ojn.2015.53030

Kozel B, Michel K, Abderhalden C (2008) Strukturierte Einschätzung der Suizidalität gemeinsam mit den PatientInnen. In: Abderhalden C et al (Hrsg) Psychiatrische Pflege. Psychische Gesundheit und Recovery. Ibicura, Unterostendorf, S 245–250

Probert-Lindström S, Berge J, Westrin Å et al (2020) Long-term risk factors for suicide in suicide attempters examined at a medical emergency in patient unit: results from a 32-year follow-up study. BMJ Open 10:e038794. https://doi.org/10.1136/bmjopen-2020-038794

Rabenschlag F, Hoffmann S, Kozel B, Sprenger R (2013) Wie schätzen Pflegende die Suizidalität von Patient(inn)en ein? Erhebung in psychiatrischen Institutionen der deutschen Schweiz. Pflege 26:245–253. https://doi.org/10.1024/1012-5302/a000303

Sharma VK, Lepping P, Cummins AGP, Copeland JRM, Parhee R, Mottram P (2004) The global mental health assessment tool. Primary care version (GMHAT/PC). Development, reliability and validity. World Psychiatry 3(2):115–119

Wolfersdorf M (2000) Der suizidale Patient in Klinik und Praxis. Wissenschaftliche Verlagsgesellschaft, Stuttgart

Literatur zu 7.26 Sexualität, verändert, Risiko

Frankland J, Wheelwright S, Permyakova NV et al (2020) Prevalence and predictors of poor sexual well-being over 5 years following treatment for colorectal cancer: results from the ColoREctal Well-being (CREW) prospective longitudinal study. BMJ Open 10:e038953. https://doi.org/10.1136/bmjopen-2020-038953

Kleinevers S (2004) Sexualität und Pflege. Bewusstmachung einer verdeckten Realität. Verlag Schlütersche, Hannover

Meudt D (2006) Sexualität in der Pflege alter Menschen. Ein Ausbildungsmodul für die Altenpflege, Bd 202. Kuratorium Deutsche Altershilfe, Köln. in der Reihe: thema

Mortensen GL, Larsen HK (2010) The quality of life of patients with genital warts: a qualitative study. BMC Public Health 10:113. https://doi.org/10.1186/1471-2458-10-113

Revicki D, Howard K, Hanlon J et al (2008) Characterizing the burden of premature ejaculation from a patient and partner perspective: a multi-country qualitative analysis. Health Qual Life Outcomes 6:33. https://doi.org/10.1186/1477-7525-6-33

Rouche M, Castetbon K, Dujeu M et al (2019) Feelings about the timing of first sexual intercourse and health-related quality of life among adolescents. BMC Public Health 19:408. https://doi.org/10.1186/s12889-019-6728-y

Timmer A, Kemptner D, Bauer A et al (2008) Determinants of female sexual function in inflammatory bowel disease: a survey based cross-sectional analysis. BMC Gastroenterol 8:45. https://doi.org/10.1186/1471-230X-8-45

Literatur zu 7.27 Sexualität, verändert

Frankland J, Wheelwright S, Permyakova NV et al (2020) Prevalence and predictors of poor sexual well-being over 5 years following treatment for colorectal cancer: results from the ColoREctal Well-being (CREW) prospective longitudinal study. BMJ Open 10:e038953. https://doi.org/10.1136/bmjopen-2020-038953

Kleinevers S (2004) Sexualität und Pflege. Bewusstmachung einer verdeckten Realität. Verlag Schlütersche, Hannover

Meudt D (2006) Sexualität in der Pflege alter Menschen. Ein Ausbildungsmodul fur die Altenpflege, Bd 202. Kuratorium Deutsche Altershilfe, Köln. in der Reihe: thema

Mortensen GL, Larsen HK (2010) The quality of life of patients with genital warts: a qualitative study. BMC Public Health 10:113. https://doi.org/10.1186/1471-2458-10-113

Revicki D, Howard K, Hanlon J et al (2008) Characterizing the burden of premature ejaculation from a patient and partner perspective: a multi-country qualitative analysis. Health Qual Life Outcomes 6:33. https://doi.org/10.1186/1477-7525-6-33

Rouche M, Castetbon K, Dujeu M et al (2019) Feelings about the timing of first sexual intercourse and health-related quality of life among adolescents. BMC Public Health 19:408. https://doi.org/10.1186/s12889-019-6728-y

Timmer A, Kemptner D, Bauer A et al (2008) Determinants of female sexual function in inflammatory bowel disease: a survey based cross-sectional analysis. BMC Gastroenterol 8:45. https://doi.org/10.1186/1471-230X-8-45

Literatur zu 7.28 Sexualität, Entwicklung der Ressourcen

Frankland J, Wheelwright S, Permyakova NV et al (2020) Prevalence and predictors of poor sexual well-being over 5 years following treatment for colorectal cancer: results from the ColoREctal Well-being (CREW) prospective longitudinal study. BMJ Open 10:e038953. https://doi.org/10.1136/bmjopen-2020-038953

Kleinevers S (2004) Sexualität und Pflege. Bewusstmachung einer verdeckten Realität. Verlag Schlütersche, Hannover

Meudt D (2006) Sexualität in der Pflege alter Menschen. Ein Ausbildungsmodul für die Altenpflege, Bd 202. Kuratorium Deutsche Altershilfe, Köln. in der Reihe: Thema

Mortensen GL, Larsen HK (2010) The quality of life of patients with genital warts: a qualitative study. BMC Public Health 10:113. https://doi.org/10.1186/1471-2458-10-113

Revicki D, Howard K, Hanlon J et al (2008) Characterizing the burden of premature ejaculation from a patient and partner perspective: a multi-country qualitative analysis. Health Qual Life Outcomes 6:33. https://doi.org/10.1186/1477-7525-6-33

Rouche M, Castetbon K, Dujeu M et al (2019) Feelings about the timing of first sexual intercourse and health-related quality of life among adolescents. BMC Public Health 19:408. https://doi.org/10.1186/s12889-019-6728-y

Timmer A, Kemptner D, Bauer A et al (2008) Determinants of female sexual function in inflammatory bowel disease: a survey based cross-sectional analysis. BMC Gastroenterol 8:45. https://doi.org/10.1186/1471-230X-8-45

7

Domäne: Abwendung von Gefahren

Inhaltsverzeichnis

© Der/die Autor(en), exklusiv lizenziert durch Springer-Verlag GmbH, DE,
ein Teil von Springer Nature 2022
H. Stefan et al., *POP - PraxisOrientierte Pflegediagnostik*,
https://doi.org/10.1007/978-3-662-62673-3_8

8.1 Infektion, Risiko

Pflegediagnose 70011

Definition

Ein Pflegephänomen, bei dem ein Mensch das Risiko hat, durch Krankheitserreger in seiner Gesundheit beeinträchtigt zu werden.

Anmerkung der Autoren
Eine Risiko-Diagnose kann nicht durch Zeichen und Symptome belegt werden, da das Problem nicht aufgetreten ist und die Pflegemaßnahmen die Prävention bezwecken.

8.1.1 Risikofaktoren

8.1.1.1 Körperliche/funktionelle Risikofaktoren

- Aspiration
- Vermehrtes Sekret in den Atemwegen
- Unproduktiver Husten
- Beeinträchtigte Ausscheidung
- Mangelnde körperliche Aktivität
- Beeinträchtigter Ernährungszustand
- Beeinträchtigter Flüssigkeitshaushalt
- Einbringen von Fremdgegenständen durch die Haut
- Einbringen von Fremdgegenständen in Körperöffnungen
- Beeinträchtigter Allgemeinzustand
- Beeinträchtigte Gewebeintegrität
- Beeinträchtigung des Herz-Kreislauf-Systems
- Beeinträchtigtes Immunsystem
- Unangemessene Kleidung
- Beeinträchtigte Selbstpflege (spezifizieren)
- Beeinträchtigte Fähigkeit zum Selbstschutz
- Beeinträchtigter Stoffwechsel
- Medikamentenwirkung (spezifizieren)

8.1.1.2 Psychische Risikofaktoren

- Stress
- Beeinträchtigte Motivation den aktuellen Gesundheitszustand zu erhalten
- Trauma
- Mangelndes Wissen (spezifizieren)

8.1.1.3 Soziale/umgebungsbedingte Risikofaktoren

- Behandlungsbedingte/diagnostische Maßnahmen (spezifizieren)
- Intubation
- Mangelnde Unterstützung durch Bezugspersonen (spezifizieren)
- Umweltbelastung (spezifizieren)

- Mangelnde Hygiene im Wohnumfeld
- Fehlende Möglichkeit, sich an der frischen Luft zu bewegen
- Fehlender Zugang zu sauberem Wasser

8.1.2 Ressourcen

Die Ressourcen eines Menschen können körperlicher/funktioneller, psychischer und sozialer/umgebungsbedingter Art sein. Achten Sie immer auf eine umfassende Beurteilung der Ressourcen. Die folgende Aufzählung der Ressourcen kann individuell ergänzt werden.

8.1.2.1 Körperliche/funktionelle Ressourcen

- Verfügt über eine geregelte beschwerdefreie Ausscheidung
- Achtet auf den Hautzustand und erkennt Veränderungen
- Führt regelmäßig körperliche Aktivitäten durch
- Konsumiert gesunde Nahrungsmittel und Getränke
- Verfügt über einen ausgeglichenen Flüssigkeitshaushalt
- Verfügt über intakte Haut/Schleimhaut
- Verfügt über ein intaktes Herz-Kreislauf-System
- Wendet erforderliche Hygienemaßnahmen als Selbst- und Fremdschutz an
- Verfügt über intaktes Immunsystem
- Trägt angemessene Kleidung
- Führt die Körperpflege regelmäßig durch
- Wendet Atemtechniken bewusst an
- Verfügt über einen funktionierenden Stoffwechsel

8.1.2.2 Psychische Ressourcen

- Zeigt Motivation, den aktuellen Gesundheitszustand zu erhalten
- Kennt Strategien der Stressbewältigung
- Kennt Methoden zur Steigerung der körpereignen Abwehr (z. B. Kneipen, Desensibilisierung)
- Kennt präventive Maßnahmen (z. B. Mundschutz, Handschuhe)
- Kennt Maßnahmen zur Infektionsprävention (z. B. Schutzimpfung, Einhaltung von Hygieneempfehlungen)
- Kennt mögliche Infektionsquellen (z. B. Menschen, Tiere, Umwelt)
- Verfügt über Wissen zu möglichen direkten und/oder indirekten Infektionswegen (z. B. Tröpfcheninfektion, Nahrung, Wirtsübertragung, Austausch von Körperflüssigkeiten)

8.1.2.3 Soziale/umgebungsbedingte Ressourcen

- Die Bezugsperson hält Schutzmaßnahmen ein (spezifizieren)
- Erhält Unterstützung durch Bezugspersonen (spezifizieren)
- Verfügt über hygienische Wohnverhältnisse
- Verfügt über die Möglichkeit, sich an der frischen Luft zu bewegen
- Hat Zugang zu sauberem Wasser

8.1.3   Pflegeziele

> **Übergeordnetes Ziel**
> Erfährt keine Beeinträchtigung der Gesundheit durch Krankheitserreger.

8.1.3.1   Ziele im körperlichen/funktionellen Bereich
- Nimmt geeignete Nahrungsmittel zu sich
- Führt Hygienemaßnahmen durch
- Führt die Selbstpflege durch
- Lässt Schutzimpfung durchführen
- Zeigt eine normale Wundheilung
- Ist frei von nosokomialen Infektionen

8.1.3.2   Ziele im psychischen Bereich
- Beschreibt die individuellen Risikofaktoren
- Nennt Maßnahmen, die das Infektionsrisiko herabsetzen
- Nennt geeignete Hygienemaßnahmen
- Beschreibt präventive Maßnahmen
- Akzeptiert präventive Maßnahmen
- Nennt verfügbare Unterstützungsangebote

8.1.3.3   Ziele im sozialen/umgebungsbedingten Bereich
- Die Bezugsperson unterstützt bei den präventiven Maßnahmen
- Die Bezugsperson hält sich an vereinbarte Hygienemaßnahmen
- Hat Zugang zu gesunden Lebensmitteln

8.1.4   Pflegemaßnahmen

Die angeführten Maßnahmen sind beispielhaft und müssen individuell konkretisiert werden.

8.1.4.1   Pflegemaßnahmen im körperlichen/funktionellen Bereich
- Einhalten von Hygienerichtlinien
- Anleiten zu präventiven Maßnahmen (spezifizieren)
- Durchführen der Wundversorgung
- Anleiten zu Maßnahmen der Wundversorgung
- Unterstützen bei der Durchführung therapeutischer Maßnahmen
- Unterstützen bei der Selbstpflege

8.1.4.2   Pflegemaßnahmen im psychischen Bereich
- Informieren über die Wichtigkeit der korrekten Händehygiene
- Informieren über die Bedeutung der Körperpflege
- Informieren über die Bedeutung von ausreichender Flüssigkeitszufuhr
- Informieren über die Bedeutung der Ernährung

- Informieren über Risikofaktoren
- Informieren über die Möglichkeit einer Schutzimpfung
- Motivieren, präventive Maßnahmen durchzuführen
- Motivieren zur Flüssigkeitsaufnahme
- Informieren über Symptome einer Infektion
- Informieren über Übertragungswege

8.1.4.3 Pflegemaßnahmen im sozialen/umgebungsbedingten Bereich

- Beraten der Bezugsperson über die Bedeutung von Hygienemaßnahmen
- Anleiten der Bezugsperson in Hygienemaßnahmen
- Anleiten der Bezugsperson zu Maßnahmen der Wundversorgung
- Informieren der Bezugsperson über Symptome einer Infektion
- Einbeziehen eines Wundmanagers

8.2 Körpertemperatur, verändert, Risiko

Pflegediagnose 70021

Definition

Ein Pflegephänomen, bei dem ein Mensch dem Risiko ausgesetzt ist, die Körpertemperatur nicht innerhalb des entsprechenden Normbereiches halten zu können.

Anmerkung der Autoren

Eine Risiko-Diagnose kann nicht durch Zeichen und Symptome belegt werden, da das Problem nicht aufgetreten ist und die Pflegemaßnahmen die Prävention bezwecken.

8.2.1 Risikofaktoren

8.2.1.1 Körperliche/funktionelle Risikofaktoren

- Inaktivität
- Übermäßige Aktivität
- Beeinträchtigte Energie/Kraft
- Beeinträchtigter Flüssigkeitshaushalt
- Beeinträchtigung des Herz-Kreislauf-Systems
- Entzündlicher Prozess
- Kleidung, die der Körper- und Umgebungstemperatur nicht angemessen ist
- Beeinträchtigte kognitive Fähigkeiten (spezifizieren)
- Beeinträchtigte Mobilität (spezifizieren)
- Beeinträchtigte Fähigkeit zu schwitzen
- Beeinträchtigte Sinneswahrnehmung (spezifizieren)
- Beeinträchtigter Stoffwechsel
- Medikamentenwirkung (spezifizieren)

8.2.1.2 Psychische Risikofaktoren

- Beeinträchtigte kognitive Fähigkeiten, um Zusammenhänge zwischen Einflussfaktoren und Körpertemperaturveränderungen herzustellen
- Beeinträchtigte Einschätzung von Risiken
- Stress
- Emotionaler Erregungszustand
- Beeinträchtigte Motivation für präventive Maßnahmen
- Mangelndes Wissen, wie die Körpertemperatur reguliert werden kann

8.2.1.3 Soziale/umgebungsbedingte Risikofaktoren

- Mangelnde finanzielle Mittel
- Mangelnde Unterstützung durch Bezugspersonen (spezifizieren)
- UV-Belastung (spezifizieren: z. B. Sonneneinstrahlung)
- Extreme der Umgebungstemperatur (Hitze, Kälte)
- Aufenthalt in kühler oder kalt-nasser Umgebung
- Hitze
- Fehlende Verfügbarkeit von geeigneten Hilfsmitteln (spezifizieren)
- Fehlen einer geeigneten Wohnmöglichkeit

8

8.2.2 Ressourcen

Die Ressourcen eines Menschen können körperlicher/funktioneller, psychischer und sozialer/umgebungsbedingter Art sein. Achten Sie immer auf eine umfassende Beurteilung der Ressourcen. Die folgende Aufzählung der Ressourcen kann individuell ergänzt werden.

8.2.2.1 Körperliche/funktionelle Ressourcen

- Ist körperlich aktiv
- Misst die Körpertemperatur selbstständig
- Führt ein Körpertemperaturprotokoll
- Verfügt über Energie/Kraft
- Nimmt die vereinbarte Nahrungsmenge zu sich
- Verfügt über einen ausgeglichenen Flüssigkeitshaushalt
- Weist einen guten Allgemein- und Ernährungszustand auf
- Verfügt über ein intaktes Herz-Kreislauf-System
- Ist frei von entzündlichen Prozessen
- Trägt eine der Körper- und Umgebungstemperatur entsprechende Kleidung
- Verfügt über kognitive Fähigkeiten (spezifizieren)
- Beschreibt Körpertemperaturveränderungen und leitet die Information weiter
- Verfügt über Mobilität (spezifizieren)
- Verfügt über eine physiologische Schweißproduktion
- Verfügt über Sinneswahrnehmung (spezifizieren)
- Verfügt über einen funktionierenden Stoffwechsel
- Passt die Aktivitäten der Umgebungstemperatur an

8.2.2.2 Psychische Ressourcen

- Verfügt über kognitive Fähigkeiten, um Zusammenhänge zwischen Einflussfaktoren und Körpertemperaturveränderungen herzustellen
- Schätzt Risiken realistisch ein
- Zeigt Interesse an präventiven Maßnahmen
- Verfügt über Wissen, wie die Körpertemperatur reguliert werden kann

8.2.2.3 Soziale/umgebungsbedingte Ressourcen

- Verfügt über finanzielle Mittel
- Die Bezugsperson beteiligt sich aktiv an der Betreuung/Pflege
- Erhält Unterstützung durch Bezugspersonen (spezifizieren)
- Verfügt über Hilfsmittel zur Kontrolle der Temperatur (z. B. Heizung, Ventilator)
- Verfügt über eine geeignete Wohnmöglichkeit

8.2.3 Pflegeziele

Übergeordnetes Ziel
Hält die Körpertemperatur im Normbereich.

8.2.3.1 Ziele im körperlichen/funktionellen Bereich

- Beteiligt sich an der Erstellung des Behandlungsplanes
- Wählt der Temperatur angemessene Kleidung aus
- Trinkt bereitgestellte Flüssigkeiten
- Hat eine ausgeglichene Flüssigkeitsbilanz (spezifizieren)
- Zeigt Verhaltensweisen zur Erhaltung der Körpertemperatur innerhalb des entsprechenden Normbereichs
- Zeigt Zeichen eines guten Ernährungszustandes
- Nimmt soziale Dienste in Anspruch

8.2.3.2 Ziele im psychischen Bereich

- Benennt die Risikofaktoren
- Beschreibt den Zusammenhang zwischen Risikofaktoren und den Temperaturschwankungen
- Beschreibt Symptome und Kennzeichen, die eine weitere Abklärung oder Intervention erfordern
- Äußert, den Behandlungsplan zu verstehen
- Beschreibt Maßnahmen, wie die Körpertemperatur im Normbereich gehalten werden kann

8.2.3.3 Ziele im sozialen/umgebungsbedingten Bereich

- Die Bezugsperson unterstützt bei der Regulierung der Körpertemperatur
- Die Bezugsperson beschreibt Symptome und Kennzeichen, die eine weitere Abklärung oder Intervention erfordern
- Verfügt über eine geeignete Unterkunftsmöglichkeit

8.2.4 Pflegemaßnahmen

Die angeführten Maßnahmen sind beispielhaft und müssen individuell konkretisiert werden.

8.2.4.1 Pflegemaßnahmen im körperlichen/funktionellen Bereich

- Unterstützen bei der Auswahl von passender Kleidung
- Unterstützen bei der Aufnahme von ausreichend Flüssigkeit
- Kontrollieren/Erhalten der Umgebungstemperatur
- Sorgen für wärmende/kühlende Maßnahmen
- Kontrollieren der Körpertemperatur
- Führen einer Flüssigkeitsbilanz
- Trocken und geschmeidig halten der Haut
- Anbieten von Nahrung nach Verträglichkeit und Körperbedarf
- Anleiten in der Vermeidung von nicht geplanten Temperaturveränderungen

8.2.4.2 Pflegemaßnahmen im psychischen Bereich

- Informieren über der Außentemperatur angepasste Kleidung und Aktivitäten
- Informieren über die Berechnung der Flüssigkeitszufuhr
- Informieren über die Zusammenstellung einer ausgewogenen Ernährung
- Informieren über und Anleiten in Maßnahmen bei Über- oder Untertemperatur
- Informieren über Laborwerte
- Besprechen von individuellen Risikofaktoren einer Unterkühlung oder Temperaturerhöhung
- Informieren, ab welcher Unter- oder Übertemperatur professionelle Hilfe in Anspruch genommen werden soll
- Beraten zu geeigneten präventiven Maßnahmen
- Informieren über verfügbare Unterstützungsangebote

8.2.4.3 Pflegemaßnahmen im sozialen/umgebungsbedingten Bereich

- Sorgen für Frischluftzufuhr
- Herstellen eines angenehmen Raumklimas
- Bereitstellen von Flüssigkeit
- Informieren der Bezugsperson über Symptome und Kennzeichen, die eine weitere Abklärung oder Intervention erfordern
- Informieren der Bezugsperson über notwendige Maßnahmen und Verhaltensweisen
- Anleiten der Bezugsperson in Methoden zur Regulierung der Körpertemperatur

8.3 Körpertemperatur, erniedrigt

Pflegediagnose 70032

> **Definition**
>
> Ein Pflegephänomen, bei dem die Körpertemperatur eines Menschen unter dem entsprechenden Normbereich liegt.

8.3.1 Ätiologie

8.3.1.1 Körperliche/funktionelle Ursachen

- Inaktivität
- Beeinträchtigte Energie/Kraft
- Mangelernährung
- Postgrippaler Zustand
- Beeinträchtigung des Herz-Kreislauf-Systems
- Kleidung, die der Körper- und Umgebungstemperatur nicht angemessen ist
- Beeinträchtigte kognitive Fähigkeiten (spezifizieren)
- Verletzung (Schock)
- Beeinträchtigte Mobilität (spezifizieren)
- Beeinträchtigte Sinneswahrnehmung (spezifizieren)
- Beeinträchtigter Stoffwechsel
- Alkoholkonsum (spezifizieren)
- Medikamentenwirkung (spezifizieren)

8.3.1.2 Psychische Ursachen

- Beeinträchtigte kognitive Fähigkeiten, um Zusammenhänge zwischen Einflussfaktoren und Hypothermie herzustellen
- Beeinträchtigte Einschätzung von Risiken
- Beeinträchtigte Motivation für präventive Maßnahmen
- Mangelndes Wissen, wie die Körpertemperatur reguliert werden kann

8.3.1.3 Soziale/umgebungsbedingte Ursachen

- Künstliche Hypothermie zu therapeutischen Zwecken
- Mangelnde finanzielle Mittel
- Mangelnde Unterstützung durch Bezugspersonen (spezifizieren)
- Aufenthalt in kühler oder kalt-nasser Umgebung
- Fehlende Verfügbarkeit von geeigneten Hilfsmitteln (spezifizieren)
- Fehlen einer geeigneten Wohnmöglichkeit
- Mangelnder Zugang zu geheizten Räumen an kalten Tagen

8.3.2 Symptome

8.3.2.1 Aus der Sicht des Betroffenen

- Körpertemperatur sinkt unter den normalen Wert
- Frösteln
- Schmerzen an Händen, Füßen und/oder Gelenken
- Gänsehaut
- Müdigkeit
- Erschöpfung

8.3.2.2 Aus der Sicht der Pflegeperson

- Zittern
- Frösteln
- Tiefe Atmung
- Schneller Herzschlag
- Blasse Haut
- Schläfrigkeit
- Langsamer Puls
- Niedriger Blutdruck
- Blaugraue Haut
- Teilnahmslosigkeit
- Bewusstlosigkeit
- Flache Atmung bis Atemstillstand
- Unrhythmischer Herzschlag oder Herz-Kreislauf-Stillstand

8.3.3 Ressourcen

Die Ressourcen eines Menschen können körperlicher/funktioneller, psychischer und sozialer/umgebungsbedingter Art sein. Achten Sie immer auf eine umfassende Beurteilung der Ressourcen. Die folgende Aufzählung der Ressourcen kann individuell ergänzt werden.

8.3.3.1 Körperliche/funktionelle Ressourcen

- Ist körperlich aktiv
- Verfügt über Energie/Kraft
- Nimmt die vereinbarte Nahrungsmenge zu sich
- Verfügt über einen ausgeglichenen Flüssigkeitshaushalt
- Verfügt über ein intaktes Herz-Kreislauf-System
- Trägt eine der Körper- und Umgebungstemperatur entsprechende Kleidung
- Verfügt über Mobilität (spezifizieren)
- Verfügt über Sinneswahrnehmung (spezifizieren)
- Verfügt über einen funktionierenden Stoffwechsel
- Passt die Aktivitäten der Umgebungstemperatur an
- Verfügt über ein funktionierendes Temperaturzentrum

8.3.3.2 Psychische Ressourcen

- Verfügt über kognitive Fähigkeiten, um Zusammenhänge zwischen Einflussfaktoren und Hypothermie herzustellen
- Schätzt Risiken realistisch ein
- Zeigt Interesse an präventiven Maßnahmen
- Verfügt über Wissen, wie die Körpertemperatur reguliert werden kann

8.3.3.3 Soziale/umgebungsbedingte Ressourcen

- Verfügt über finanzielle Mittel
- Die Bezugsperson beteiligt sich aktiv an der Betreuung/Pflege
- Erhält Unterstützung durch Bezugspersonen (spezifizieren)
- Verfügt über geeignete Hilfsmittel zur Kontrolle der Temperatur (spezifizieren)
- Verfügt über eine geeignete Wohnmöglichkeit
- Hat an kalten Tagen Zugang zu geheizten Räumen

8.3.4 Pflegeziele

> **Übergeordnetes Ziel**
> Weist eine Körpertemperatur innerhalb des entsprechenden Normbereichs auf.

8.3.4.1 Ziele im körperlichen/funktionellen Bereich

- Beteiligt sich an der Erstellung des Behandlungsplanes
- Führt Maßnahmen zur Normalisierung der Körpertemperatur durch (spezifizieren)
- Trinkt bereitgestellte Flüssigkeiten
- Sorgt für eine ausgeglichene Flüssigkeitsbilanz
- Misst selbständig die eigene Körpertemperatur
- Meldet gesundheitliche Veränderungen an die betreuenden Personen
- Ergreift Maßnahmen zur Vorbeugung einer fortschreitenden Hypothermie

8.3.4.2 Ziele im psychischen Bereich

- Wünscht Information zur Vorbeugung einer Unterkühlung
- Berichtet über Schmerzreduzierung/Schmerzfreiheit (spezifizieren)
- Beschreibt die zugrunde liegende Ursache und die begünstigenden Faktoren
- Beschreibt Maßnahmen zur Wiedererlangung einer angemessenen Körpertemperatur
- Beschreibt Zeichen einer Komplikation
- Berichtet, sich sicher zu fühlen

8.3.4.3 Ziele im sozialen/umgebungsbedingten Bereich

- Verfügt über Ressourcen zur Normalisierung der Körpertemperatur (spezifizieren)
- Erhält Unterstützung durch die Bezugsperson bei der Temperaturkontrolle
- Erhält Unterstützung durch Bezugsperson bei der Normalisierung der Körpertemperatur

8.3.5   Pflegemaßnahmen

Die angeführten Maßnahmen sind beispielhaft und müssen individuell konkretisiert werden.

Die Pflegemaßnahmen bei Unterkühlung (Hypothermie) sind abhängig vom Unterkühlungsgrad. Dabei wird unterschieden zwischen leichter Unterkühlung, mittelschwerer Unterkühlung und schwerer Unterkühlung bzw. milder Hypothermie, mittelgradiger Hypothermie und schwerer Hypothermie.

8.3.5.1   Pflegemaßnahmen im körperlichen/funktionellen Bereich

— Messen der Körpertemperatur
— Verhindern einer weiteren Abnahme der Körpertemperatur (Soforthilfe)
— Dosiertes Erwärmen durch trockene Kleidung und Decken
— Freihalten der Atemwege
— Anbringen von Verbänden an der geschädigten Haut
— Schützen von Haut und Gewebe durch geplanten Liegepositionswechsel
— Verabreichen von Sauerstoff
— Dosiertes Verabreichen von Flüssigkeiten
— Durchführen von schmerzstillenden Maßnahmen
— Feststellen des Unterkühlungsgrades
— Kontrollieren der Vitalzeichen je nach Unterkühlungsgrad
— Sorgen für Sicherheit
— Überwachen von Hypothermiemaßnahmen zwecks Therapie
— Beurteilung der Auswirkungen der erniedrigten Körpertemperatur
— Kontrollieren der Bewusstseinslage
— Kontrollieren der Ausscheidung
— Durchführen einer Ein- und Ausfuhrbilanz
— Kontrolle der Hautfarbe
— Kontrolle der Hauttemperatur
— Kontrolle der Hautsensibilität
— Kontrolle der Körperreaktionen
— Achten auf freie Atemwege
— Unterstützen bei der Umsetzung von Sicherheitsmaßnahmen

8.3.5.2   Pflegemaßnahmen im psychischen Bereich

— Informieren über die Ursachen der Hypothermie
— Informieren über Symptome einer beginnenden Unterkühlung
— Beraten zu geeigneten Techniken zur Messung der Körpertemperatur
— Beraten über Maßnahmen zur Erhöhung der Körpertemperatur
— Informieren über die Bedeutung einer angepassten Flüssigkeits- und Nahrungszufuhr
— Beobachten des Gemütszustandes
— Besprechen von auftretenden Sorgen und Befürchtungen
— Informieren über verfügbare Unterstützungsangebote

8.3.5.3 Pflegemaßnahmen im sozialen/umgebungsbedingten Bereich

- Informieren der Bezugsperson über Maßnahmen zur Normalisierung der Körpertemperatur
- Anleiten der Bezugsperson in der Unterstützung bei der Selbstpflege des/der Betroffenen
- Herstellen eines angenehmen Raumklimas
- Herstellen einer zugluftfreien Umgebung

8.4 Körpertemperatur, erhöht

Pflegediagnose 70042

Definition

Ein Pflegephänomen, bei dem die Körpertemperatur eines Menschen über dem entsprechenden Normbereich liegt.

8.4.1 Ätiologie

8.4.1.1 Körperliche/funktionelle Ursachen

- Übermäßige Aktivität
- Beeinträchtigter Flüssigkeitshaushalt
- Beeinträchtigung des Herz-Kreislauf-Systems
- Entzündlicher Prozess
- Allergische Reaktion
- Kleidung, die der Körper- und Umgebungstemperatur nicht angemessen ist
- Resorption von Sekret/Gewebe/Blutergüssen (z. B. nach Operationen, Verbrennungen)
- Beeinträchtigte Fähigkeit zu schwitzen
- Beeinträchtigter Stoffwechsel
- Alkohol-/Suchtmittelentzug (spezifizieren)
- Medikamentenwirkung (spezifizieren)
- Vergiftung (spezifizieren)

8.4.1.2 Psychische Ursachen

- Stress
- Emotionaler Erregungszustand
- Mangelndes Wissen, wie die Körpertemperatur reguliert werden kann

8.4.1.3 Soziale/umgebungsbedingte Ursachen

- Mangelnde finanzielle Mittel
- UV-Belastung (spezifizieren: z. B. Sonneneinstrahlung)
- Hitze
- Fehlende Verfügbarkeit von geeigneten Hilfsmitteln (spezifizieren)
- Fehlen einer geeigneten Wohnmöglichkeit

8.4.2 Symptome

8.4.2.1 Aus der Sicht des Betroffenen

- Muskelzittern
- Schüttelfrost (Kältezittern)
- Zunahme der Körpertemperatur über den normalen Wert
- Schmerzen (Kopfschmerzen, Gliederschmerzen)
- Müdigkeit
- Abgeschlagenheit
- Appetitverlust
- Durstgefühl
- Hitze- und Kältegefühl
- Überempfindlichkeit gegenüber Licht
- Überempfindlichkeit gegenüber Geräuschen

8.4.2.2 Aus der Sicht der Pflegeperson

- Gerötete, warme Haut
- Blasse, kühle Haut
- Trockene Zunge
- Trockene Schleimhäute
- Erhöhte Atemfrequenz
- Erhöhte Pulsfrequenz
- Instabiler Blutdruck
- Angst
- Motorische Unruhe
- Beeinträchtigter Schlaf
- Zeichen der Verwirrtheit
- Verstärkte Schweißsekretion
- Dehydratation
- Verminderte Harnausscheidung
- Verstopfung
- Krampfanfälle (z. B. Fieberkrämpfe bei Kleinkindern)

8.4.3 Ressourcen

Die Ressourcen eines Menschen können körperlicher/funktioneller, psychischer und sozialer/umgebungsbedingter Art sein. Achten Sie immer auf eine umfassende Beurteilung der Ressourcen. Die folgende Aufzählung der Ressourcen kann individuell ergänzt werden.

8.4.3.1 Körperliche/funktionelle Ressourcen

- Passt die Aktivitäten der Umgebungstemperatur an
- Misst die Körpertemperatur selbstständig
- Führt ein Körpertemperaturprotokoll
- Verfügt über Energie/Kraft
- Weist einen guten Allgemein- und Ernährungszustand auf

- Verfügt über einen ausgeglichenen Flüssigkeitshaushalt
- Verfügt über ein intaktes Herz-Kreislauf-System
- Ist frei von entzündlichen Prozessen
- Trägt eine der Körper- und Umgebungstemperatur entsprechende Kleidung
- Verfügt über kognitive Fähigkeiten (spezifizieren)
- Teilt einen Temperaturanstieg mit
- Verfügt über Mobilität (spezifizieren)
- Verfügt über eine physiologische Schweißproduktion
- Verfügt über Sinneswahrnehmung (spezifizieren)
- Verfügt über einen funktionierenden Stoffwechsel

8.4.3.2 Psychische Ressourcen

- Verfügt über kognitive Fähigkeiten, um Zusammenhänge zwischen Einfluss-
faktoren und Körpertemperaturveränderungen herzustellen
- Zeigt Interesse an präventiven Maßnahmen
- Verfügt über Wissen, wie die Körpertemperatur reguliert werden kann

8.4.3.3 Soziale/umgebungsbedingte Ressourcen

- Verfügt über finanzielle Mittel
- Die Bezugsperson beteiligt sich aktiv an der Betreuung/Pflege
- Die Bezugsperson organisiert Lieblingsgetränke
- Die Bezugsperson sorgt für angenehme Umgebungsverhältnisse
- Verfügt über geeignete Hilfsmittel zur Kontrolle der Temperatur (spezifizieren)
- Verfügt über eine geeignete Wohnmöglichkeit

8.4.4 Pflegeziele

Übergeordnetes Ziel
Erlangt eine Körpertemperatur innerhalb des entsprechenden Normbereiches.

8.4.4.1 Ziele im körperlichen/funktionellen Bereich

- Beteiligt sich an der Erstellung des Behandlungsplanes
- Führt fiebersenkende Maßnahmen durch (spezifizieren)
- Trinkt bereitgestellte Flüssigkeiten
- Misst selbständig die eigene Körpertemperatur
- Sorgt für eine ausgeglichene Flüssigkeitsbilanz
- Meldet Fieberzeichen an die betreuenden Personen
- Führt eine Dokumentation zum Fieberverlauf

8.4.4.2 Ziele im psychischen Bereich

- Nennt die zugrundeliegenden Ursachen und die begünstigenden Faktoren
- Beschreibt Symptome, die eine weitere Abklärung oder Intervention erfordern
- Beschreibt die Notwendigkeit der Therapie

- Beschreibt verschiedene Techniken und Körperstellen zur Messung der Körpertemperatur
- Beschreibt Maßnahmen zur Fiebersenkung
- Beschreibt die verschiedenen Arten von Fieber
- Beschreibt die verschiedenen Fieberverläufe
- Beschreibt die verschiedenen Fiebertypen
- Beschreibt die Bedeutung von Flüssigkeitszufuhr bei Fieber

8.4.4.3 Ziele im sozialen/umgebungsbedingten Bereich
- Verfügt über Ressourcen zur Fiebersenkung (spezifizieren)
- Die Bezugsperson unterstützt bei der Temperaturkontrolle
- Die Bezugsperson unterstützt bei der Normalisierung der Körpertemperatur

8.4.5 Pflegemaßnahmen

Die angeführten Maßnahmen sind beispielhaft und müssen individuell konkretisiert werden.

8.4.5.1 Pflegemaßnahmen im körperlichen/funktionellen Bereich
- Durchführen von fiebersenkenden Maßnahmen (spezifizieren)
- Durchführen von an die Fieberphase angepassten Maßnahmen (spezifizieren)
- Führen einer Flüssigkeitsbilanz
- Ausgleichen von Flüssigkeitsverlusten durch Erhöhung der Zufuhr
- Trocken und geschmeidig halten der Haut
- Anwenden von alternativen Pflegemethoden
- Wechseln der Kleidung und Bettwäsche bei starkem Schwitzen
- Sorgen für Sicherheit
- Beobachten der Haut auf Rötungen, speziell im Bereich von Hautfalten
- Beachten von Symptomen einer Hyperthermie
- Kontrollieren der Körpertemperatur
- Überprüfen der Bewusstseinslage
- Überwachen der Vitalzeichen (spezifizieren)
- Informieren über Laborwerte
- Kontrollieren der Schweißsekretion
- Kontrollieren der Harnausscheidung
- Kontrollieren der Stuhlausscheidung
- Abschätzen der jeweiligen Fieberphase
- Verabreichen von Sauerstoff
- Anbieten von Nahrung nach Verträglichkeit und Körperbedarf
- Anleiten in geeigneten Techniken zur Messung der Körpertemperatur
- Anleiten in der Dokumentation des Fieberverlaufs

8.4.5.2 Pflegemaßnahmen im psychischen Bereich
- Informieren über Ursachen einer erhöhten Körpertemperatur
- Informieren über Symptome einer erhöhten Körpertemperatur
- Informieren über verschiedene Fieberarten und -verläufe
- Beraten zu geeigneten Techniken zur Messung der Körpertemperatur

- Beraten zu fiebersenkenden Maßnahmen
- Informieren über die Bedeutung einer angepassten Flüssigkeitszufuhr
- Besprechen von auftretenden Sorgen und Befürchtungen

8.4.5.3 Pflegemaßnahmen im sozialen/umgebungsbedingten Bereich

- Sorgen für Frischluftzufuhr
- Herstellen eines angenehmen Raumklimas
- Abschirmen von Lärm und grellem Licht wegen fieberbedingter Hypersensibilität
- Bereitstellen von Flüssigkeit
- Bereitstellen von Hilfsmitteln (spezifzieren)
- Anleiten der Bezugsperson in Methoden zur Regulierung der Körpertemperatur
- Anleiten der Bezugsperson in der Unterstützung bei der Selbstpflege

8.5 Körperliche Integrität, beeinträchtigt, Risiko

Pflegediagnose 70051

┌─ Definition ──

Ein Pflegephänomen, bei dem ein Mensch das Risiko hat, in seinen körperlichen Strukturen und Funktionen beeinträchtigt zu werden.

Anmerkung der Autoren

Eine Risiko-Diagnose kann nicht durch Zeichen und Symptome belegt werden, da das Problem nicht aufgetreten ist und die Pflegemaßnahmen die Prävention bezwecken.

Diese Pflegediagnose beinhaltet verschiedene implizite pflegediagnostische Phänomene. Zur differenzierten Beschreibung einzelner Bereiche können die jeweiligen Risiko-Pflegediagnosen genutzt werden. Vgl.:

- PD Atmen, beeinträchtigt, Risiko
- PD Aspiration, Risiko
- PD Vergiftung, Risiko
- PD Verletzung, Risiko
- PD Sturz, Risiko
- PD Infektion, Risiko
- PD Hautintegrität, beeinträchtigt, Risiko
- PD Suizid, Risiko

8.5.1 Risikofaktoren

8.5.1.1 Körperliche/funktionelle Risikofaktoren

- Beeinträchtigte Ausdauer
- Beeinträchtigte Fähigkeit Körperfunktionen/-werte zu überprüfen (z. B. Blutzucker, Blutdruck)
- Mangelnde körperliche Aktivität
- Beeinträchtigte Energie/Kraft
- Mangelernährung
- Unvorschriftsmäßige Bedienung von Geräten

- Beeinträchtigter Einsatz von Hilfsmitteln (z. B. Brille, Hörgerät, Mobilitätshilfsmittel)
- Beeinträchtigte Fähigkeit, die Rufanlage zu bedienen
- Nichteinhalten von Hygieneempfehlungen
- Beeinträchtigte Fähigkeit sich über vorgeschriebene Sicherheitsmaßnahmen zu informieren
- Beeinträchtigte kognitive Fähigkeiten (spezifizieren)
- Beeinträchtigte körperliche Strukturen und Funktionen (z. B. Haut, Atmung, Reflexe)
- Beeinträchtigte körperliche Mobilität (spezifizieren)
- Beeinträchtigte Orientierung (spezifizieren)
- Beeinträchtigte Selbstpflege (spezifizieren)
- Nichteinhalten von Sicherheitsvorschriften (z. B. Schutzkleidung, sichere Verwahrung von gefährlichen Gegenständen)
- Beeinträchtigte Sinneswahrnehmung (spezifizieren)
- Medikamentenwirkung (spezifizieren)
- Mangelnde Einhaltung von Erholungsphasen

8.5.1.2 Psychische Risikofaktoren

- Mangelnde Achtsamkeit gegenüber der körperlichen Integrität
- Beeinträchtigte Wahrnehmung von Körpersignalen
- Mangelnde Akzeptanz von Unterstützung
- Beeinträchtigte kognitive Fähigkeiten, um Zusammenhänge zwischen Einflussfaktoren und der körperlichen Unversehrtheit zu erkennen
- Beeinträchtigte Einschätzung von Risiken
- Stress
- Beeinträchtigte Motivation Gesundheitsempfehlungen/-beratungen in Anspruch zu nehmen
- Beeinträchtigte Motivation an Trainingsprogrammen teilzunehmen
- Mangelndes Erkennen der eigenen Grenzen (spezifizieren)
- Mangelndes Wissen über positive und negative Einflussfaktoren
- Beeinträchtigtes Wissen zu Notfallmaßnahmen
- Mangelndes Wissen zu empfohlenen Schutzmaßnahmen
- Mangelndes Wissen zu den Gefahren des Konsums alkoholischer Getränke oder Drogen

8.5.1.3 Soziale/umgebungsbedingte Risikofaktoren

- Mangelnde finanzielle Mittel zur sicheren Gestaltung der persönlichen Umwelt
- Fehlende Begleitung durch eine Bezugsperson bei Aktivitäten
- Mangelnde stabile Beziehungen
- Mangelndes Erkennen von Unterstützungsbedarf zur Erhaltung der körperlichen Unversehrtheit durch die Bezugsperson
- Mangelnde Unterstützung durch Bezugspersonen (spezifizieren)
- Mangelndes Wissen der Bezugsperson über Notfallmaßnahmen
- Risikoreiche Umgebung (spezifizieren)
- Mangelnder Zugang zu gesunden Nahrungsmitteln
- Mangelnder Zugang zu mobilen/ambulanten Pflege- und Sozialdiensten

8.5.2 Ressourcen

Die Ressourcen eines Menschen können körperlicher/funktioneller, psychischer und sozialer/umgebungsbedingter Art sein. Achten Sie immer auf eine umfassende Beurteilung der Ressourcen. Die folgende Aufzählung der Ressourcen kann individuell ergänzt werden.

8.5.2.1 Körperliche/funktionelle Ressourcen

- Verfügt über Ausdauer
- Überprüft Körperfunktionen/-werte (z. B. Blutzucker, Blutdruck)
- Führt regelmäßig körperliche Aktivitäten durch
- Verfügt über Energie/Kraft
- Ernährt sich entsprechend den Empfehlungen
- Setzt erlernte Skills adäquat ein (spezifizieren)
- Bedient Geräte vorschriftsmäßig
- Verwendet geeignete Hilfsmittel (z. B. Brille, Hörgerät, Mobilitätshilfsmittel)
- Bedient die Rufanlage
- Hält Hygieneempfehlungen ein
- Informiert sich über vorgeschriebene Sicherheitsmaßnahmen
- Verfügt über kognitive Fähigkeiten (spezifizieren)
- Verfügt über intakte körperliche Strukturen und Funktionen (z. B. Haut, Atmung, Reflexe)
- Verfügt über körperliche Mobilität (spezifizieren)
- Verfügt über die Fähigkeit sich zu orientieren (spezifizieren)
- Führt die Körperpflege durch
- Hält Sicherheitsvorschriften ein (z. B. Schutzkleidung, sichere Verwahrung von gefährlichen Gegenständen)
- Verfügt über Sinneswahrnehmung (spezifizieren)
- Hält Erholungsphasen ein
- Besucht eine Selbsthilfegruppe (spezifizieren)

8.5.2.2 Psychische Ressourcen

- Nimmt Körpersignale wahr
- Akzeptiert Unterstützung
- Verfügt über kognitive Fähigkeiten, um Zusammenhänge zwischen Einflussfaktoren und der körperlichen Unversehrtheit zu erkennen
- Schätzt Risiken realistisch ein
- Zeigt Motivation, Gesundheitsberatung in Anspruch zu nehmen
- Zeigt Motivation, die körperliche Integrität zu erhalten
- Zeigt Motivation, an Trainingsprogrammen teilzunehmen (z. B. Bewegung, Entspannung, Beschäftigung)
- Erkennt eigene Grenzen (spezifizieren)
- Verfügt über Wissen zu positiven und negativen Einflussfaktoren
- Kennt Notfallmaßnahmen
- Kennt empfohlene Schutzmaßnahmen (spezifizieren)
- Verfügt über Wissen zu den Gefahren des Konsums alkoholischer Getränke oder Drogen

8.5.2.3 Soziale/umgebungsbedingte Ressourcen

- Verfügt über finanzielle Mittel zur sicheren Gestaltung der persönlichen Umwelt
- Die Bezugsperson begleitet bei Aktivitäten
- Verfügt über stabile soziale Beziehungen (z. B. Partnerschaft, Familie, Freunde)
- Die Bezugspersonen beherrschen Notfallmaßnahmen
- Die Bezugsperson erkennt Unterstützungsbedarf zur Erhaltung der körperlichen Unversehrtheit
- Erhält Unterstützung durch Bezugspersonen (spezifizieren)
- Verfügt über eine sichere Umgebung (spezifizieren)
- Verfügt über Zugang zu gesunden Nahrungsmitteln
- Verfügt über Zugang zu mobilen/ambulanten Pflege- und Sozialdiensten

8.5.3 Pflegeziele

8

> **Übergeordnetes Ziel**
> Erhält die körperlichen Strukturen und Funktionen.

8.5.3.1 Ziele im körperlichen/funktionellen Bereich

- Hält empfohlene Sicherheitsmaßnahmen ein
- Verwendet Hilfsmittel (spezifizieren)
- Trägt täglich Antithrombosestrümpfe über 24 Stunden
- Wendet die vorgeschriebenen Hygienemaßnahmen exakt an (spezifizieren)
- Hält ausreichend Ruhephasen ein (spezifizieren)
- Bleibt abstinent (spezifizieren)
- Hält empfohlene Gesundheitsempfehlungen ein

8.5.3.2 Ziele im psychischen Bereich

- Nennt verfügbare Ressourcen
- Nennt Orientierungshilfen in der Umgebung
- Nennt persönliche Risikofaktoren
- Nennt Möglichkeiten, einer Aspiration entgegenzuwirken (spezifizieren)
- Nennt die Gründe für das Tragen von Antithrombosestrümpfen
- Nennt die Gründe für das Einhalten der vorgeschriebenen Hygienemaßnahmen
- Beschreibt erforderliche präventive Maßnahmen
- Äußert Bereitschaft, die eigene Sicherheitssituation zu überdenken
- Äußert die Bereitschaft, die alltägliche Routine zu verändern
- Äußert Bereitschaft, Hilfe anzunehmen (spezifizieren)
- Äußert Bereitschaft, an Trainingsprogrammen teilzunehmen

8.5.3.3 Ziele im sozialen/umgebungsbedingten Bereich

- Bezugsperson vermittelt Sicherheit
- Erhält Unterstützung durch das soziale Umfeld
- Bezugsperson sorgt für eine sichere Umgebung (Wohnungsadaptierung)
- Bezugsperson besorgt Hilfsmittel

- Erhält Unterstützung aus finanziellen Ansprüchen
- Bezugsperson ist über Notfallmaßnahmen informiert
- Bezugsperson beherrscht Notfallmaßnahmen

8.5.4 Pflegemaßnahmen

Die angeführten Maßnahmen sind beispielhaft und müssen individuell konkretisiert werden.

8.5.4.1 Pflegemaßnahmen im körperlichen/funktionellen Bereich
- Anleiten zur Verwendung von Hilfsmitteln
- Anleiten in Methoden zur Stressreduktion
- Unterstützen bei gewünschten Positionierungen
- Unterstützen bei der Nutzung von Informations- und Beratungsangebote

8.5.4.2 Pflegemaßnahmen im psychischen Bereich
- Informieren über den Zustand der Räumlichkeiten
- Informieren über eine bestehende Rufanlage
- Hinweisen auf bestehende Gefahrenquellen
- Informieren über mögliche Nebenwirkungen von Medikamenten
- Beraten über Sicherheitsmaßnahmen
- Informieren über Risikofaktoren
- Informieren über Selbsthilfeprogramme
- Informieren über soziale Einrichtungen
- Informieren über finanzielle Ansprüche
- Informieren über Aufklärungskampagnen
- Besprechen der Notwendigkeit von Beaufsichtigung
- Besprechen der Wichtigkeit von Selbstkontrolle
- Besprechen von Einstellungen und Erwartungen

8.5.4.3 Pflegemaßnahmen im sozialen/umgebungsbedingten Bereich
- Achten auf ausreichende Beleuchtung
- Niedrigstellen des Bettes
- Sorgen für sichere Umgebung
- Bereitstellen von Hilfsmitteln
- Fördern von nachbarschaftlicher Hilfe
- Sorgen für allergenarme Umgebung
- Informieren der Bezugsperson über Notfallmaßnahmen
- Anleiten der Bezugsperson über Notfallmaßnahmen

8.6   Körperliche Integrität, Entwicklung der Ressourcen

Pflegediagnose 70053

Definition

Ein Pflegephänomen, bei dem ein Mensch die Möglichkeiten für die Erhaltung seiner körperlichen Unversehrtheit stärken und/oder erweitern möchte.

Anmerkung der Autoren

Diese Pflegediagnose ist eine Gesundheitsdiagnose und beinhaltet keine möglichen Ursachen, sondern Ressourcen. Nähere Informationen zu Gesundheitsdiagnosen finden sich im einleitenden Abschnitt „Gesundheitspflegediagnosen".

Diese Pflegediagnose beinhaltet verschiedene implizite pflegediagnostische Phänomene. Zur differenzierten Beschreibung einzelner Bereiche können die jeweiligen Gesundheits-Pflegediagnosen genutzt werden. Vgl.

- PD Atmen, Entwicklung der Ressourcen
- PD Selbstschutz, Entwicklung der Ressourcen
- PD Gewebeintegrität, Entwicklung der Ressourcen

8

8.6.1   Ressourcen

Die Ressourcen eines Menschen können körperlicher/funktioneller, psychischer und sozialer/umgebungsbedingter Art sein. Achten Sie immer auf eine umfassende Beurteilung der Ressourcen. Die folgende Aufzählung der Ressourcen kann individuell ergänzt werden.

8.6.1.1   Körperliche/funktionelle Ressourcen

- Verfügt über Ausdauer
- Überprüft Körperfunktionen/-werte (z. B. Blutzucker, Blutdruck)
- Führt regelmäßig körperliche Aktivitäten durch
- Verfügt über Energie/Kraft
- Ernährt sich entsprechend den Empfehlungen
- Setzt erlernte Skills adäquat ein (spezifizieren)
- Bedient Geräte vorschriftsmäßig
- Verwendet geeignete Hilfsmittel (z. B. Brille, Hörgerät, Mobilitätshilfsmittel)
- Bedient die Rufanlage
- Hält Hygieneempfehlungen ein
- Informiert sich über Sicherheitsmaßnahmen
- Verfügt über kognitive Fähigkeiten (spezifizieren)
- Verfügt über intakte körperliche Strukturen und Funktionen (z. B. Haut, Atmung, Reflexe)
- Verfügt über Mobilität (spezifizieren)
- Verfügt über die Fähigkeit sich zu orientieren (spezifizieren)
- Führt die Selbstpflege durch (spezifizieren)
- Hält Sicherheitsvorschriften ein (z. B. Schutzkleidung, sichere Verwahrung von gefährlichen Gegenständen)
- Verfügt über Sinneswahrnehmung (spezifizieren)
- Hält Erholungsphasen ein
- Besucht eine Selbsthilfegruppe (spezifizieren)

8.6.1.2 Psychische Ressourcen

- Nimmt Körpersignale wahr
- Akzeptiert Unterstützung
- Verfügt über kognitive Fähigkeiten, um Zusammenhänge zwischen Einflussfaktoren und der körperlichen Unversehrtheit zu erkennen
- Schätzt Risiken realistisch ein
- Zeigt Motivation, Gesundheitsberatung in Anspruch zu nehmen
- Zeigt Motivation, die körperliche Integrität zu erhalten
- Zeigt Motivation, an Trainingsprogrammen teilzunehmen (z. B. Bewegung, Entspannung, Beschäftigung)
- Erkennt eigene Grenzen (spezifizieren)
- Verfügt über Wissen zu positiven und negative Einflussfaktoren
- Kennt Notfallmaßnahmen
- Kennt empfohlene Schutzmaßnahmen (spezifizieren)
- Verfügt über Wissen zu den Gefahren des Konsums alkoholischer Getränke oder Drogen

8.6.1.3 Soziale/umgebungsbedingte Ressourcen

- Verfügt über finanzielle Mittel zur sicheren Gestaltung der persönlichen Umwelt
- Die Bezugsperson begleitet bei Aktivitäten
- Verfügt über stabile soziale Beziehungen (z. B. Partnerschaft, Familie, Freunde)
- Die Bezugspersonen beherrschen Notfallmaßnahmen
- Die Bezugsperson erkennt Unterstützungsbedarf zur Erhaltung der körperlichen Unversehrtheit
- Erhält Unterstützung durch Bezugspersonen (spezifizieren)
- Verfügt über eine sichere Umgebung (spezifizieren: z. B. Barrierefreiheit, Allergene, Toxine, Hygiene)
- Verfügt über Zugang zu gesunden Nahrungsmitteln
- Verfügt über Zugang zu mobilen/ambulanten Pflege- und Sozialdiensten

8.6.2 Pflegeziele

> **Übergeordnetes Ziel**
> Verfügt über die Kompetenz, die körperlichen Funktionen und Strukturen zu bewahren.

8.6.2.1 Ziele im körperlichen/funktionellen Bereich

- Hält empfohlene Sicherheitsmaßnahmen ein
- Verwendet Hilfsmittel (spezifizieren)
- Hält Behandlungsempfehlungen ein (spezifizieren)
- Wendet die empfohlenen Hygienemaßnahmen an (spezifizieren)
- Hält ausreichend Ruhephasen ein (spezifizieren)
- Hält empfohlene Gesundheitsempfehlungen ein
- Organisiert Hilfsmittel

- Beherrscht Notfallmaßnahmen
- Gestaltet die Umgebung unter Sicherheitsaspekten
- Nimmt Beratung in Anspruch

8.6.2.2 Ziele im psychischen Bereich

- Beschreibt persönliche Entwicklungsziele
- Nennt verfügbare Ressourcen
- Nennt Orientierungshilfen in der Umgebung
- Nennt Einflussfaktoren auf die körperliche Integrität
- Beschreibt erforderliche präventive Maßnahmen
- Beschreibt Notfallmaßnahmen
- Reflektiert die eigene Sicherheitssituation
- Äußert die Bereitschaft, die alltägliche Routine zu verändern
- Äußert Bereitschaft, Hilfe anzunehmen (spezifizieren)
- Äußert Bereitschaft, an Trainingsprogrammen teilzunehmen
- Äußert Zufriedenheit mit den erreichten Fähigkeiten

8.6.2.3 Ziele im sozialen/umgebungsbedingten Bereich

- Erhält Unterstützung durch das soziale Umfeld
- Erhält Leistungen aus finanziellen Ansprüchen

8.6.3 Pflegemaßnahmen

Die angeführten Maßnahmen sind beispielhaft und müssen individuell konkretisiert werden.

8.6.3.1 Pflegemaßnahmen im körperlichen/funktionellen Bereich

- Unterstützen bei der Nutzung von Informations- und Beratungsangeboten
- Unterstützen bei der Anpassung der Lebensgewohnheiten
- Anregen, Unterstützung aus dem sozialen Umfeld einzubeziehen

8.6.3.2 Pflegemaßnahmen im psychischen Bereich

- Besprechen der verfügbaren Ressourcen
- Diskutieren über mögliche Verbesserungspotenziale
- Beraten über erreichbare Ziele aus pflegerischer Sicht
- Informieren über die Bedeutung einer ausgewogenen Ernährung
- Informieren über die Bedeutung von körperlicher Bewegung
- Informieren über die Bedeutung einer bedarfsorientierten Flüssigkeitszufuhr
- Informieren über die Bedeutung persönlicher Hygiene und Körperpflege
- Informieren über somatologische Zusammenhänge
- Beraten über präventive Maßnahmen
- Geben von positivem Feedback bei erfolgreich umgesetzten Maßnahmen
- Besprechen von bereits eingeleiteten Veränderungsprozessen
- Besprechen von auftretenden Sorgen und Befürchtungen

8.6.3.3 Pflegemaßnahmen im sozialen/umgebungsbedingten Bereich

- Fördern von nachbarschaftlicher Hilfe
- Informieren der Bezugspersonen über Notfallmaßnahmen
- Anleiten der Bezugspersonen über Notfallmaßnahmen

8.7 Selbstschutz, beeinträchtigt, Risiko

Pflegediagnose 70061

Definition

Ein Pflegephänomen, bei dem ein Mensch das Risiko hat, in Risikosituationen unwirksame Schutzmaßnahmen zu setzen und dadurch Beeinträchtigungen der Gesundheit zu erleben.

Anmerkung der Autoren

Eine Risiko-Diagnose kann nicht durch Zeichen und Symptome belegt werden, da das Problem nicht aufgetreten ist und die Pflegemaßnahmen die Prävention bezwecken.

Selbstschutz ist ein übergeordnetes Pflegephänomen, das eine Reihe von spezifischen Risikosituationen zusammenfasst (z. B. defizitärer Flüssigkeitshaushalt, veränderte Körpertemperatur, Mangelernährung, beeinträchtigte Energie/Kraft, verminderte Konzentrationsfähigkeit). Die Beschreibung des Pflegephänomens Selbstschutz wird empfohlen, wenn der Umgang mit mehreren spezifischen Risikosituationen zugleich erforderlich ist. In diesem Fall ist es sinnvoll, die diagnostischen Beschreibungen, Ziele und Maßnahmen auch mit den betreffenden untergeordneten Pflegephänomenen abzugleichen, um zu einer umfassenden Darstellung zu gelangen.

Liegt eine spezielle Risikosituation vor, wird die Beschreibung dieses konkreten Pflegephänomens empfohlen.

8.7.1 Risikofaktoren

8.7.1.1 Körperliche/funktionelle Risikofaktoren

- Überforderung
- Beeinträchtigte Energie/Kraft
- Mangelernährung
- Beeinträchtigter Flüssigkeitshaushalt
- Beeinträchtigte kognitive Fähigkeiten (spezifizieren)
- Beeinträchtigte Kommunikation (spezifizieren)
- Beeinträchtigte Mobilität (spezifizieren)
- Beeinträchtigte Orientierung (spezifizieren)
- Beeinträchtigte Sinneswahrnehmung (spezifizieren)
- Beeinträchtigte soziale Kompetenz (spezifizieren)
- Alkoholkonsum (spezifizieren)
- Medikamentenwirkung (spezifizieren)
- Suchtmittelkonsum (spezifizieren)

8.7.1.2 Psychische Risikofaktoren

- Mangelnde Achtsamkeit
- Beeinträchtigte Bewusstseinslage
- Unterschätzen von Risiken
- Stress
- Beeinträchtigte Konzentration
- Beeinträchtigte Motivation (spezifizieren)
- Beeinträchtigte Reflexionsfähigkeit
- Beeinträchtigte Selbstachtung
- Mangelndes Selbstbewusstsein
- Überschätzen der eigenen Fähigkeiten
- Mangelndes Verantwortungsbewusstsein
- Mangelndes Wissen zu Schutzmaßnahmen

8.7.1.3 Soziale/umgebungsbedingte Risikofaktoren

- Mangelnde finanzielle Mittel
- Risikoreiche Umgebung (spezifizieren)

8.7.2 Ressourcen

Die Ressourcen eines Menschen können körperlicher/funktioneller, psychischer und sozialer/umgebungsbedingter Art sein. Achten Sie immer auf eine umfassende Beurteilung der Ressourcen. Die folgende Aufzählung der Ressourcen kann individuell ergänzt werden.

8.7.2.1 Körperliche/funktionelle Ressourcen

- Verfügt über Energie/Kraft
- Nimmt die empfohlene Flüssigkeitsmenge zu sich (spezifizieren)
- Nutzt Informationsangebote
- Verfügt über kognitive Fähigkeiten (spezifizieren)
- Kommuniziert verbal/nonverbal (spezifizieren)
- Verfügt über Mobilität (spezifizieren)
- Verfügt über die Fähigkeit sich zu orientieren (spezifizieren)
- Verfügt über Sinneswahrnehmung (spezifizieren)
- Verfügt über soziale Kompetenz (spezifizieren)
- Hält Ruhe-/Regenerationsphasen ein

8.7.2.2 Psychische Ressourcen

- Verfügt über Achtsamkeit
- Schätzt Risiken realistisch ein
- Verfügt über Konzentration
- Zeigt Motivation (spezifizieren)
- Reflektiert eigenes Verhalten
- Verfügt über Selbstachtung

- Zeigt selbstbewusstes Verhalten
- Verfügt über ein Selbstbild, das mit den Fähigkeiten übereinstimmt
- Fühlt sich den Anforderungen gewachsen
- Zeigt Verantwortungsbewusstsein
- Erkennt eigene Grenzen (spezifizieren)
- Kennt empfohlene Schutzmaßnahmen (spezifizieren)

8.7.2.3 Soziale/umgebungsbedingte Ressourcen

- Lebt in stabilem Familienverband
- Verfügt über finanzielle Mittel
- Verfügt über eine Vertrauensperson
- Verfügt über eine sichere Umgebung (spezifizieren)

8.7.3 Pflegeziele

Übergeordnetes Ziel
Führt wirksame Maßnahmen fort, um in Risikosituationen die Gesundheit zu erhalten.

8.7.3.1 Ziele im körperlichen/funktionellen Bereich

- Führt Trainingsprogramme durch
- Nimmt angemessen Flüssigkeit zu sich
- Nutzt professionelle Beratungsangebote
- Integriert vereinbarte Sicherheitsmaßnahmen in den Alltag
- Bereitet sich auf Risikosituationen vor

8.7.3.2 Ziele im psychischen Bereich

- Beschreibt Risiko- und Sicherheitsfaktoren
- Beschreibt geeignete Schutzmaßnahmen
- Beschreibt Merkmale sicheren Verhaltens
- Beschreibt Kennzeichen, an denen das Erreichen eigener Grenzen erkennbar wird
- Äußert, sich vor vermeidbaren gesundheitlichen Beeinträchtigungen schützen zu wollen
- Äußert, Veränderungen der eigenen Fähigkeiten zu akzeptieren
- Äußert, das Verhalten an die Sicherheitserfordernisse anpassen zu wollen
- Akzeptiert Hilfe von anderen

8.7.3.3 Ziele im sozialen/umgebungsbedingten Bereich

- Erhält Unterstützung durch soziales Netzwerk
- Erhält Leistungen aus bestehenden finanziellen Ansprüchen
- Umgebung ist an die Sicherheitserfordernisse angepasst (spezifizieren)

8.7.4 Pflegemaßnahmen

Die angeführten Maßnahmen sind beispielhaft und müssen individuell konkretisiert werden.

8.7.4.1 Pflegemaßnahmen im körperlichen/funktionellen Bereich

- Unterstützen beim Durchführen von Trainingsprogrammen
- Erinnern an ausreichende Flüssigkeitsaufnahme
- Erinnern an vereinbarte Sicherheitsmaßnahmen
- Unterstützen beim Entwickeln von angepassten Verhaltensmustern
- Unterstützen beim Umsetzen von vereinbarten Verhaltensänderungen

8.7.4.2 Pflegemaßnahmen im psychischen Bereich

- Informieren über Risiko- und Sicherheitsfaktoren
- Beraten über geeignete Schutzmaßnahmen
- Informieren über bestehende Unterstützungsmöglichkeiten
- Motivieren, auf die eigene Gesundheit zu achten
- Unterstützen, veränderte Fähigkeiten ins Selbstbild zu integrieren

8.7.4.3 Pflegemaßnahmen im sozialen/umgebungsbedingten Bereich

- Beraten der Bezugsperson über Risiko- und Sicherheitsfaktoren
- Anleiten der Bezugsperson in Unterstützungstechniken (spezifizieren)

8.8 Selbstschutz, beeinträchtigt

Pflegediagnose 70062

> **Definition**
>
> Ein Pflegephänomen, bei dem ein Mensch beeinträchtigt ist wirksame Maßnahmen zu setzen, um in Risikosituationen seine Gesundheit zu erhalten.

Anmerkung der Autoren

Selbstschutz ist ein übergeordnetes Pflegephänomen, das eine Reihe von spezifischen Risikosituationen zusammenfasst (z. B. defizitärer Flüssigkeitshaushalt, veränderte Körpertemperatur, Mangelernährung, beeinträchtigte Energie/Kraft, verminderte Konzentrationsfähigkeit). Die Beschreibung des Pflegephänomens Selbstschutz wird empfohlen, wenn der Umgang mit mehreren spezifischen Risikosituationen zugleich erforderlich ist. In diesem Fall ist es sinnvoll, die diagnostischen Beschreibungen, Ziele und Maßnahmen auch mit den betreffenden untergeordneten Pflegephänomenen abzugleichen, um zu einer umfassenden Darstellung zu gelangen.

Liegt eine spezielle Risikosituation vor, wird die Beschreibung dieses konkreten Pflegephänomens empfohlen.

8.8.1 Ätiologie

8.8.1.1 Körperliche/funktionelle Ursachen

- Überforderung
- Beeinträchtigte Energie/Kraft
- Mangelernährung
- Defizitärer Flüssigkeitshaushalt (spezifizieren)
- Beeinträchtigte kognitive Fähigkeiten (spezifizieren)
- Beeinträchtigte Kommunikation (spezifizieren)
- Beeinträchtigte Mobilität (spezifizieren)
- Beeinträchtigte Orientierung (spezifizieren)
- Beeinträchtigte Sinneswahrnehmung (spezifizieren)
- Beeinträchtigte soziale Kompetenz (spezifizieren)
- Alkoholkonsum (spezifizieren)
- Medikamentenwirkung (spezifizieren)
- Suchtmittelkonsum (spezifizieren)

8.8.1.2 Psychische Ursachen

- Mangelnde Achtsamkeit
- Beeinträchtigte Bewusstseinslage
- Unterschätzen von Risiken
- Stress
- Beeinträchtigte Konzentration
- Beeinträchtigte Motivation (spezifizieren)
- Beeinträchtigte Reflexionsfähigkeit
- Beeinträchtigte Selbstachtung
- Mangelndes Selbstbewusstsein
- Überschätzen der eigenen Fähigkeiten
- Mangelndes Verantwortungsbewusstsein
- Mangelndes Wissen zu empfohlenen Schutzmaßnahmen

8.8.1.3 Soziale/umgebungsbedingte Ursachen

- Mangelnde finanzielle Mittel
- Risikoreiche Umgebung (spezifizieren)

8.8.2 Symptome

8.8.2.1 Aus der Sicht des Betroffenen

- Niedergeschlagenheit
- Unsicherheit
- Schmerzen
- Angst
- Furcht
- Misserfolge (spezifizieren)
- Machtlosigkeit

- Überzeugung, allen Situationen gewachsen zu sein
- Häufige Gesundheitsprobleme (spezifizieren)
- Beharren auf risikoreichem Verhalten

8.8.2.2 Aus der Sicht der Pflegeperson

- Inadäquate Verhaltensweisen (spezifizieren)
- Verringertes Anpassungsvermögen
- Beeinträchtigte Bewältigungsstrategien (spezifizieren)
- Beeinträchtigte Orientierung
- Unterschiede in der Selbst- und Fremdwahrnehmung (z. B. Einschätzen des Gefahrenpotenzials einer Situation)
- Unachtsamkeit
- Motorische Unruhe
- Zittern
- Verzögerte Wundheilung
- Atemnot
- Geschwächte Abwehrkraft
- Schwitzen
- Unterkühlung
- Verletzungen
- Hautdefekte
- Aggression
- Halluzinationen
- Müdigkeit
- Bewusstseinsveränderungen (spezifizieren)
- Veränderungen des Gesundheitszustandes (spezifizieren)

8.8.3 Ressourcen

Die Ressourcen eines Menschen können körperlicher/funktioneller, psychischer und sozialer/umgebungsbedingter Art sein. Achten Sie immer auf eine umfassende Beurteilung der Ressourcen. Die folgende Aufzählung der Ressourcen kann individuell ergänzt werden.

8.8.3.1 Körperliche/funktionelle Ressourcen

- Verfügt über Energie/Kraft
- Nimmt die empfohlene Flüssigkeitsmenge zu sich (spezifizieren)
- Nutzt Informationsangebote
- Verfügt über kognitive Fähigkeiten (spezifizieren)
- Kommuniziert verbal/nonverbal (spezifizieren)
- Verfügt über Mobilität (spezifizieren)
- Verfügt über die Fähigkeit sich zu orientieren (spezifizieren)
- Verfügt über Sinneswahrnehmung (spezifizieren)
- Verfügt über soziale Kompetenz (spezifizieren)
- Hält Ruhe-/Regenerationsphasen ein

8.8.3.2 Psychische Ressourcen

- Verfügt über Achtsamkeit
- Schätzt Risiken realistisch ein
- Verfügt über Konzentration
- Zeigt Motivation (spezifizieren)
- Reflektiert eigenes Verhalten
- Verfügt über Selbstachtung
- Zeigt selbstbewusstes Verhalten
- Verfügt über ein Selbstbild, das mit den Fähigkeiten übereinstimmt
- Fühlt sich den Anforderungen gewachsen
- Zeigt Verantwortungsbewusstsein
- Erkennt eigene Grenzen (spezifizieren)
- Kennt empfohlene Schutzmaßnahmen (spezifizieren)

8.8.3.3 Soziale/umgebungsbedingte Ressourcen

- Lebt in stabilem Familienverband
- Verfügt über finanzielle Mittel
- Verfügt über eine Vertrauensperson
- Verfügt über eine sichere Umgebung (spezifizieren)

8.8.4 Pflegeziele

> **Übergeordnetes Ziel**
> Setzt wirksame Maßnahmen, um in Risikosituationen die Gesundheit zu erhalten.

8.8.4.1 Ziele im körperlichen/funktionellen Bereich

- Passt Aktivitäten an die aktuellen Fähigkeiten an
- Führt Trainingsprogramme durch
- Nimmt angemessen Flüssigkeit zu sich
- Nutzt professionelle Beratungsangebote
- Integriert vereinbarte Sicherheitsmaßnahmen in den Alltag

8.8.4.2 Ziele im psychischen Bereich

- Beschreibt Risiko- und Sicherheitsfaktoren
- Beschreibt geeignete Schutzmaßnahmen
- Beschreibt Merkmale sicheren Verhaltens
- Beschreibt Kennzeichen, an denen das Erreichen eigener Grenzen erkennbar wird
- Äußert, sich vor vermeidbaren gesundheitlichen Beeinträchtigungen schützen zu wollen
- Äußert, Veränderungen der eigenen Fähigkeiten zu akzeptieren
- Äußert, das Verhalten an die Sicherheitserfordernisse anpassen zu wollen
- Akzeptiert Hilfe von anderen

8.8.4.3 Ziele im sozialen/umgebungsbedingten Bereich

- Erhält Unterstützung durch soziales Netzwerk
- Erhält Leistungen aus bestehenden finanziellen Ansprüchen
- Umgebung ist an die Sicherheitserfordernisse angepasst (spezifizieren)

8.8.5 Pflegemaßnahmen

Die angeführten Maßnahmen sind beispielhaft und müssen individuell konkretisiert werden.

8.8.5.1 Pflegemaßnahmen im körperlichen/funktionellen Bereich

- Unterstützen beim Durchführen von Trainingsprogrammen
- Erinnern an angemessene Flüssigkeitsaufnahme
- Erinnern an vereinbarte Sicherheitsmaßnahmen
- Unterstützen beim Entwickeln von angepassten Verhaltensmustern
- Unterstützen beim Umsetzen von vereinbarten Verhaltensänderungen

8.8.5.2 Pflegemaßnahmen im psychischen Bereich

- Informieren über Risiko- und Sicherheitsfaktoren
- Beraten über geeignete Schutzmaßnahmen
- Informieren über bestehende Unterstützungsmöglichkeiten
- Motivieren, auf die eigene Gesundheit zu achten
- Motivieren, veränderte Fähigkeiten ins Selbstbild zu integrieren

8.8.5.3 Pflegemaßnahmen im sozialen/umgebungsbedingten Bereich

- Beraten der Bezugsperson über Risiko- und Sicherheitsfaktoren
- Anleiten der Bezugsperson in Unterstützungstechniken (spezifizieren)

8.9 Selbstschutz, Entwicklung der Ressourcen

Pflegediagnose 70063

Definition

Ein Pflegephänomen, bei dem ein Mensch seine Möglichkeiten stärken und/oder erweitern möchte, um seine Gesundheit in Risikosituationen durch wirksame Maßnahmen zu erhalten.

Anmerkung der Autoren

Diese Pflegediagnose ist eine Gesundheitsdiagnose und beinhaltet keine möglichen Ursachen, sondern Ressourcen. Nähere Informationen zu Gesundheitsdiagnosen finden sich im einleitenden Abschnitt „Gesundheitspflegediagnosen".

Selbstschutz ist ein übergeordnetes Pflegephänomen, das eine Reihe von spezifischen Situationen zusammenfasst (z. B. Flüssigkeitshaushalt, Körpertemperatur, Ernährung, Energie/Kraft, Konzentrationsfähigkeit). Die Beschreibung des Pflegephänomens Selbstschutz wird empfohlen, wenn der Umgang mit mehreren spezifischen Situationen zugleich erforderlich ist. In diesem Fall ist es sinnvoll, die diagnostischen Beschreibungen, Ziele und Maßnahmen auch mit den betreffenden untergeordneten Pflegephänomenen abzugleichen, um zu einer umfassenden Darstellung zu gelangen.

Sollen die Ressourcen in einem ganz bestimmten Bereich gefördert werden, wird die Beschreibung dieses konkreten Pflegephänomens empfohlen.

8.9.1 Ressourcen

Die Ressourcen eines Menschen können körperlicher/funktioneller, psychischer und sozialer/umgebungsbedingter Art sein. Achten Sie immer auf eine umfassende Beurteilung der Ressourcen. Die folgende Aufzählung der Ressourcen kann individuell ergänzt werden.

8.9.1.1 Körperliche/funktionelle Ressourcen

- Verfügt über Energie/Kraft
- Nimmt die empfohlene Flüssigkeitsmenge zu sich (spezifizieren)
- Nutzt Informationsangebote
- Verfügt über kognitive Fähigkeiten (spezifizieren)
- Kommuniziert verbal/nonverbal (spezifizieren)
- Verfügt über Mobilität (spezifizieren)
- Verfügt über die Fähigkeit sich zu orientieren (spezifizieren)
- Verfügt über Sinneswahrnehmung (spezifizieren)
- Verfügt über soziale Kompetenz (spezifizieren)
- Hält Ruhe-/Regenerationsphasen ein

8.9.1.2 Psychische Ressourcen

- Verfügt über Achtsamkeit
- Schätzt Risiken realistisch ein
- Verfügt über Konzentration
- Zeigt Motivation (spezifizieren)
- Reflektiert eigenes Verhalten
- Verfügt über Selbstachtung
- Zeigt selbstbewusstes Verhalten
- Verfügt über ein Selbstbild, das mit den Fähigkeiten übereinstimmt
- Fühlt sich den Anforderungen gewachsen
- Zeigt Verantwortungsbewusstsein
- Kennt empfohlene Schutzmaßnahmen (spezifizieren)

8.9.1.3 Soziale/umgebungsbedingte Ressourcen

- Lebt in stabilem Familienverband
- Verfügt über finanzielle Mittel
- Verfügt über eine Vertrauensperson
- Verfügt über eine sichere Umgebung (spezifizieren)

8.9.2 Pflegeziele

Übergeordnetes Ziel
Verfügt über die Kompetenz, wirksame Maßnahmen zur Erhaltung der Gesundheit in Risikosituationen zu recherchieren, zu planen und umzusetzen.

8.9.2.1 Ziele im körperlichen/funktionellen Bereich
- Passt Aktivitäten an die aktuellen Fähigkeiten an
- Führt Trainingsprogramme durch
- Nimmt angemessen Flüssigkeit zu sich
- Nutzt professionelle Beratungsangebote
- Integriert vereinbarte Sicherheitsmaßnahmen in den Alltag
- Holt Informationen von vertrauenswürdigen Quellen ein
- Bereitet sich auf mögliche Risikosituationen vor

8.9.2.2 Ziele im psychischen Bereich
- Beschreibt Risiko- und Sicherheitsfaktoren
- Beschreibt geeignete Schutzmaßnahmen
- Beschreibt Merkmale sicheren Verhaltens
- Beschreibt Kennzeichen, an denen das Erreichen eigener Grenzen erkennbar wird
- Äußert, sich vor vermeidbaren gesundheitlichen Beeinträchtigungen schützen zu wollen
- Äußert, Veränderungen der eigenen Fähigkeiten zu akzeptieren
- Äußert, das Verhalten an die Sicherheitserfordernisse anpassen zu wollen
- Akzeptiert Hilfe von anderen

8.9.2.3 Ziele im sozialen/umgebungsbedingten Bereich
- Erhält Unterstützung durch soziales Netzwerk
- Erhält Leistungen aus bestehenden finanziellen Ansprüchen
- Umgebung ist an die Sicherheitserfordernisse angepasst (spezifizieren)

8.9.3 Pflegemaßnahmen

Die angeführten Maßnahmen sind beispielhaft und müssen individuell konkretisiert werden.

8.9.3.1 Pflegemaßnahmen im körperlichen/funktionellen Bereich
- Unterstützen beim Formulieren von kleinen, erreichbaren Teilzielen, die in Summe zu einem größeren Ziel führen
- Unterstützen bei der Nutzung von Informations- und Beratungsangeboten
- Unterstützen bei der Organisation von Hilfeleistungen
- Unterstützen beim Durchführen von Trainingsprogrammen
- Erinnern an ausreichende Flüssigkeitsaufnahme

- Erinnern an vereinbarte Sicherheitsmaßnahmen
- Unterstützen beim Entwickeln von angepassten Verhaltensmustern
- Unterstützen beim Umsetzen von vereinbarten Verhaltensänderungen

8.9.3.2 Pflegemaßnahmen im psychischen Bereich

- Informieren über Risiko- und Sicherheitsfaktoren
- Beraten über geeignete Schutzmaßnahmen
- Informieren über bestehende Unterstützungsmöglichkeiten
- Unterstützen, veränderte Fähigkeiten ins Selbstbild zu integrieren
- Diskutieren über mögliche Verbesserungspotenziale aus der Sicht des Betroffenen
- Bestärken bei erfolgreich umgesetzten Maßnahmen

8.9.3.3 Pflegemaßnahmen im sozialen/umgebungsbedingten Bereich

- Beraten der Bezugsperson über Risiko- und Sicherheitsfaktoren
- Anleiten der Bezugsperson in Unterstützungstechniken (spezifizieren)

8.10 Sturz, Risiko

Pflegediagnose 70071

> **Definition**
>
> Ein Pflegephänomen, bei dem ein Mensch das Risiko hat, zu Boden oder auf ein anderes Höhenniveau zu stürzen und dadurch gesundheitliche Beeinträchtigungen zu erleben.

Anmerkung der Autoren

Eine Risiko-Diagnose kann nicht durch Zeichen und Symptome belegt werden, da das Problem nicht aufgetreten ist und die Pflegemaßnahmen die Prävention bezwecken.

8.10.1 Risikofaktoren

8.10.1.1 Körperliche/funktionelle Risikofaktoren

- Beeinträchtigte Balance (Haltungskontrolle)
- Sturzgeschehen in den vergangenen 6 Monaten
- Mangelndes Einhalten von Verhaltensempfehlungen
- Beeinträchtigte Energie/Kraft
- Beeinträchtigtes Gleichgewicht
- Unsachgemäßer Einsatz von Hilfsmitteln
- Beeinträchtigte Kommunikation von Bedürfnissen
- Beeinträchtigte Beweglichkeit (spezifizieren)
- Unsicheres Aufstehen (z. B. Bett, Toilette, Stuhl)
- Beeinträchtigtes Gehen (z. B. beeinträchtigtes Gangbild)
- Schmerzen
- Beeinträchtigte Sinneswahrnehmung (spezifizieren)

8.10.1.2   Psychische Risikofaktoren

- Mangelnde Akzeptanz von Verhaltensempfehlungen (spezifizieren)
- Mangelnde Akzeptanz einer notwendigen Begleitperson
- Ablehnung von erforderlichen Hilfsmitteln (z. B. Rollator, Gehstock)
- Mangelnde Akzeptanz von Unterstützung
- Mangelnde Akzeptanz der Wohnraumadaptierung
- Beeinträchtigte Bewusstseinslage
- Beeinträchtigtes Gefühl innerer Ruhe
- Mangelndes Selbstvertrauen
- Angst (spezifizieren)
- Mangelndes Wahrnehmen des erforderlichen Unterstützungsbedarfs

8.10.1.3   Soziale/umgebungsbedingte Risikofaktoren

- Mangelnde finanzielle Mittel
- Mangelnde Unterstützung durch das soziale Umfeld (spezifizieren)
- Mangelnde Zeitressourcen für die Durchführung von Bewegung
- Mangelhaft an individuelle Bedürfnisse angepasstes Wohnumfeld (spezifizieren)
- Beeinträchtigte Bewegungsfreiheit (spezifizieren)
- Fehlende Verfügbarkeit von geeigneten Hilfsmitteln (spezifizieren)

8.10.2   Ressourcen

Die Ressourcen eines Menschen können körperlicher/funktioneller, psychischer und sozialer/umgebungsbedingter Art sein. Achten Sie immer auf eine umfassende Beurteilung der Ressourcen. Die folgende Aufzählung der Ressourcen kann individuell ergänzt werden.

8.10.2.1   Körperliche/funktionelle Ressourcen

- Hält die Balance (Haltungskontrolle)
- Führt selbstständig Blutzuckermessungen durch
- Verfügt über Energie/Kraft
- Ernährt sich entsprechend den Empfehlungen
- Nimmt die empfohlene Flüssigkeitsmenge zu sich (spezifizieren)
- Hält das Gleichgewicht
- Verwendet die vorhandenen Haltegriffe
- Bedient die Rufanlage
- Trägt angemessene Kleidung
- Verwendet geeignetes Schuhwerk
- Verfügt über kognitive Fähigkeiten (spezifizieren)
- Kommuniziert Bedürfnisse
- Verfügt über Beweglichkeit (spezifizieren)
- Ist mit der Gehhilfe mobil
- Verfügt über die Fähigkeit sich zu orientieren (spezifizieren)
- Verfügt über Reaktionsvermögen
- Ist schmerzfrei
- Verfügt über Sinneswahrnehmung (spezifizieren)

8.10.2.2 Psychische Ressourcen

- Akzeptiert die notwendige Begleitperson
- Akzeptiert die angebotenen Hilfsmittel (z. B. Rollator, Gehstock)
- Akzeptiert Unterstützung
- Akzeptiert die Adaptierung der Wohnung
- Verfügt über Aufmerksamkeit
- Verfügt über klare Bewusstseinslage
- Schätzt Risiken realistisch ein
- Äußert das Gefühl innerer Ruhe
- Verfügt über Selbstvertrauen
- Fühlt sich sicher bei Bewegung
- Erkennt den erforderlichen Unterstützungsbedarf (spezifizieren)

8.10.2.3 Soziale/umgebungsbedingte Ressourcen

- Eltern unterstützen Kinder bei Gehübungen
- Verfügt über finanzielle Mittel
- Erhält Unterstützung durch das soziale Umfeld (spezifizieren)
- Verfügt über ausreichend Zeit für die Durchführung von Bewegung
- Lebt in einem Wohnumfeld, das den individuellen Bedürfnissen entspricht (spezifizieren)
- Verfügt über Bewegungsfreiheit (spezifizieren)
- Verfügt über geeignete Hilfsmittel (spezifizieren)

8.10.3 Pflegeziele

Übergeordnetes Ziel
Bleibt im Rahmen der möglichen Mobilität sturzfrei.

8.10.3.1 Ziele im körperlichen/funktionellen Bereich

- Geht mit Unterstützung von Hilfsmitteln sicher (spezifizieren)
- Arbeitet im Rahmen des präventiven Angebots aktiv mit
- Nützt die vorhandenen Ressourcen (spezifizieren)
- Fordert benötigte Unterstützung an
- Verwendet Hilfsmittel (spezifizieren)
- Nimmt am Bewegungstraining teil
- Führt Gleichgewichtsübungen durch

8.10.3.2 Ziele im psychischen Bereich

- Nennt die individuellen Risikofaktoren
- Beschreibt die individuellen Ressourcen
- Äußert, Hilfe anzunehmen/anzufordern
- Äußert die Bereitschaft, die vereinbarten Maßnahmen zur Sturzprophylaxe durchzuführen
- Äußert das Gefühl von Sicherheit

8.10.3.3   Ziele im sozialen/umgebungsbedingten Bereich

— Erhält Unterstützung bei der Verwendung von Hilfsmitteln durch das soziale Umfeld
— Hat Zugang zu Informationsquellen
— Bezugsperson organisiert Hilfsmittel
— Bezugsperson begleitet bei Aktivitäten
— Wohnumgebung ist dem Mobilitätsgrad entsprechend angepasst

8.10.4   Pflegemaßnahmen

Die angeführten Maßnahmen sind beispielhaft und müssen individuell konkretisiert werden.

8.10.4.1   Pflegemaßnahmen im körperlichen/funktionellen Bereich

— Anleiten in der Verwendung von Hilfsmitteln
— Begleiten beim Gehen
— Unterstützen beim Transfer
— Anleiten zur sicheren Bewegung im Bett
— Unterstützen bei Bewegungsübungen (spezifizieren)
— Einsatz von sichernden Maßnahmen (spezifizieren: z. B. rutschhemmende Socken, Hüftprotektoren)

8.10.4.2   Pflegemaßnahmen im psychischen Bereich

— Informieren über die örtliche Umgebung
— Informieren über die bestehende Rufanlage
— Motivieren zur Verwendung von gut sitzenden, rutschfesten Schuhen
— Informieren über Bewegungsübungen sowie gleichgewichtserhaltenden Übungen
— Informieren über mögliche Nebenwirkungen von Medikamenten
— Informieren über den Zusammenhang von Stress und Sturzgeschehen
— Beraten über Risiken und mögliche Sicherheitsmaßnahmen
— Besprechen der Notwendigkeit von Beaufsichtigung
— Informieren über Sicherheitsvorkehrungen
— Informieren über verfügbare Unterstützungsmöglichkeiten
— Informieren über Selbsthilfegruppen
— Informieren über Unfallprävention

8.10.4.3   Pflegemaßnahmen im sozialen/umgebungsbedingten Bereich

— Niedrigstellen des Bettniveaus
— Arretieren der Räder an Betten/fahrbaren Möbelstücken
— Bereitstellen wichtiger Gegenstände in Reichweite
— Sorgen für eine geeignete Beleuchtung
— Bereitstellen von Hilfsmitteln
— Gestalten einer sicheren Umgebung (spezifizieren)
— Fördern von nachbarschaftlicher Hilfe
— Treffen von Sicherheitsvorkehrungen (spezifizieren: z. B. Sensormatte, Bettseitenteil/e, Sitzhose)

8.11 Vergiftung, Risiko

Pflegediagnose 70081

Definition

Ein Pflegephänomen, bei dem das Risiko besteht, dass ein Mensch sich willentlich oder nicht willentlich mit Substanzen in für ihn toxischen Dosen schädigt.

Anmerkung der Autoren

Eine Risiko-Diagnose kann nicht durch Zeichen und Symptome belegt werden, da das Problem nicht aufgetreten ist und die Pflegemaßnahmen die Prävention bezwecken.

8.11.1 Risikofaktoren

8.11.1.1 Körperliche/funktionelle Risikofaktoren

- Nichteinhalten von Anwendungshinweisen
- Beeinträchtigte kognitive Fähigkeiten (spezifizieren)
- Beeinträchtigte Fähigkeit zu lesen bzw. zu schreiben
- Beeinträchtigte Sinneswahrnehmung (spezifizieren)

8.11.1.2 Psychische Risikofaktoren

- Beeinträchtigte Bewusstseinslage
- Beeinträchtigter Denkprozess (spezifizieren)
- Mangelnde Genauigkeit
- Emotionale Unausgeglichenheit (z. B. Erregungszustand, Niedergeschlagenheit)
- Beeinträchtigte Konzentration
- Suizidgedanken
- Mangelndes Wissen (spezifizieren)
- Mangelndes Wissen über Medikamente/Drogen

8.11.1.3 Soziale/umgebungsbedingte Risikofaktoren

- Mangelnde Schutzmaßnahmen am Arbeitsort
- Mangelnde finanzielle Mittel
- Mangelnde Beaufsichtigung von Kindern
- Giftige Wirkstoffe an zugänglichen Orten
- Gefährliche Substanzen in nicht gekennzeichneten Gebinden (z. B. Reinigungsmittel in Limonadenflaschen)
- Mangelhafte Sicherheitserziehung
- Fehlen von Sicherheitshinweisen und Sicherheitsbestimmungen
- Vorhandensein giftiger Pflanzen, Pilze
- Ungeschützter Kontakt mit giftigen Substanzen (z. B. Schwermetalle, Chemikalien)
- Giftige Substanzen in Reichweite von Kindern oder wahrnehmungsbeeinträchtigten Personen
- Mangelnde Vertrautheit der Umgebung (spezifizieren)
- Verdorbene Lebensmittel

8.11.2   **Ressourcen**

Die Ressourcen eines Menschen können körperlicher/funktioneller, psychischer und sozialer/umgebungsbedingter Art sein. Achten Sie immer auf eine umfassende Beurteilung der Ressourcen. Die folgende Aufzählung der Ressourcen kann individuell ergänzt werden.

8.11.2.1   **Körperliche/funktionelle Ressourcen**
- Verwendet Sicherheitsvorrichtungen
- Hält Sicherheitsrichtlinien ein
- Verfügt über kognitive Fähigkeiten (spezifizieren)
- Kommuniziert verbal/nonverbal (spezifizieren)
- Verfügt über Sinneswahrnehmung (spezifizieren)

8.11.2.2   **Psychische Ressourcen**
- Verfügt über Verständnis für die Einhaltung von Sicherheitsvorkehrungen/-hinweisen
- Verfügt über kognitive Fähigkeiten, um Zusammenhänge zwischen Vergiftungszeichen und Notfallmaßnahmen herzustellen
- Zeigt Interesse an Informationen zur eigenen Sicherheit (spezifizieren)
- Verfügt über Wissen zu Notfallmaßnahmen
- Verfügt über Wissen zu möglichen Vergiftungsgefahren (z. B. Unterscheidung von Gift- und Speisepilzen)

8.11.2.3   **Soziale/umgebungsbedingte Ressourcen**
- Erhält Unterstützung durch das soziale Umfeld (spezifizieren)
- Die Bezugsperson verfügt über Wissen in Bezug auf Vergiftungszeichen und Notfallmaßnahmen
- Verfügt über eine sichere Umgebung (spezifizieren: z. B. gefährliche Substanzen in verschlossenen Kästen)

8.11.3   **Pflegeziele**

> Übergeordnetes Ziel
> Geht mit gefährlichen Substanzen sicher um und erhält die Gesundheit.

8.11.3.1   **Ziele im körperlichen/funktionellen Bereich**
- Wendet Schutzmaßnahmen an
- Ergreift Maßnahmen zur Reduzierung von Gefahrenquellen
- Behebt erkannte Gefahrenquellen (spezifizieren)
- Unternimmt notwendige Schritte, um die Sicherheit der Umgebung zu erhöhen (spezifizieren)
- Ändert die Lebensweise, um die eigene Sicherheit zu erhöhen

8.11.3.2 Ziele im psychischen Bereich

- Beschreibt die Wirkung von gefährlichen Substanzen
- Beschreibt Risikofaktoren, welche zu einer Vergiftung führen können
- Beschreibt Maßnahmen zur sicheren Handhabung von gefährlichen Substanzen
- Äußert den Wunsch, die Risikofaktoren zu beseitigen (spezifizieren)
- Äußert Bereitschaft, an Schulungen teilzunehmen, um den Umgang mit gefährlichen Substanzen zu erlernen
- Beschreibt Notfallmaßnahmen

8.11.3.3 Ziele im sozialen/umgebungsbedingten Bereich

- Verfügt über eine sichere Umgebung
- Bezugsperson vermittelt Sicherheit

8.11.4 Pflegemaßnahmen

Die angeführten Maßnahmen sind beispielhaft und müssen individuell konkretisiert werden.

8.11.4.1 Pflegemaßnahmen im körperlichen/funktionellen Bereich

- Kennzeichnen der Medikamente für Menschen mit Sehbehinderungen
- Kontrollieren der korrekten Medikamenteneinnahme

8.11.4.2 Pflegemaßnahmen im psychischen Bereich

- Empfehlen, verfallene/nicht benötigte Medikamente zurückzugeben
- Beraten zu Sicherheitsmaßnahmen (spezifizieren)
- Beraten, wie Risikofaktoren in der eigenen Umgebung erkannt und verringert werden können
- Informieren über giftige Pflanzen
- Informieren über die Verwechslungsgefahr von giftigen mit ungiftigen Pflanzen (z. B. Tollkirsche – Kirsche, Maiglöckchen – Bärlauch)
- Informieren über unterschiedliche Möglichkeiten, Beratung und Informationen einzuholen (z. B. Pilzberatung/Pilzsachverständige, Marktamt, Schadstoffwerte)
- Empfehlen einer regelmäßigen Kontrolle von Brunnen-/Quellwasser
- Informieren über die Wichtigkeit der Vorschriften von Gesundheitsbehörden
- Bereitstellen einer Liste mit den wichtigsten Telefonnummern für den Fall einer Vergiftung (z. B. Toxikologisches Institut, Vergiftungszentrale)
- Informieren über die Möglichkeit einer weiterführenden Behandlung (z. B. Entwöhnungsprogramme, klinikinterne/-externe Rehabilitation, Beratung, Hilfsgruppen und Psychotherapie)
- Informieren über Notfallmaßnahmen

8.11.4.3 Pflegemaßnahmen im sozialen/umgebungsbedingten Bereich

- Informieren der Eltern über die Notwendigkeit der Beaufsichtigung von Kleinkindern und der Kontrolle von Babysittern
- Beraten von Eltern über Sicherheitsvorkehrungen bei Lagerung von gefährlichen Substanzen/Medikamenten

- Beseitigen von vorhandenen Mängeln (z. B. Aufbewahrung von Lösungsmitteln in Mineralwasserflaschen, Abbröckeln/-blättern von Farbe oder Gips)
- Anbringen von Sicherheitsklebern an Medikamenten/Chemikalien, um vor gefährlichen Substanzen zu warnen
- Vermitteln der Reparatur/des Ersatzes von gefährlichen Haushaltsgegenständen
- Melden von Verstößen gegen Gesundheit/Sicherheit bei der entsprechenden Ansprechstelle

8.12 Verletzung, Risiko

Pflegediagnose 70091

> **Definition**
>
> Ein Pflegephänomen, bei dem ein Mensch ein Risiko hat, eine unbeabsichtigte Körperschädigung (z. B. Wunde, Verbrennung, Fraktur) zu erleiden.

8

Anmerkung der Autoren
Eine Risiko-Diagnose kann nicht durch Zeichen und Symptome belegt werden, da das Problem nicht aufgetreten ist und die Pflegemaßnahmen die Prävention bezwecken.

8.12.1 Risikofaktoren

8.12.1.1 Körperliche/funktionelle Risikofaktoren

- Nichteinhalten von Sicherheitsrichtlinien (spezifizieren)
- Beeinträchtigte Energie/Kraft
- Mangelnde Flüssigkeitsaufnahme (spezifizieren)
- Beeinträchtigtes Gleichgewicht
- Unangemessene Kleidung
- Beeinträchtigte kognitive Fähigkeiten (spezifizieren)
- Beeinträchtigte grob- und feinmotorische Koordination (z. B. Schwierigkeiten bei zielgerichteten Bewegungen, Tremor)
- Beeinträchtigte Körperbeherrschung
- Beeinträchtigte Mobilität (spezifizieren)
- Beeinträchtigte Orientierung (spezifizieren)
- Beeinträchtigte Sinneswahrnehmung (spezifizieren)
- Alkoholkonsum (spezifizieren)
- Medikamentenwirkung (spezifizieren)
- Hantieren mit heißem Wasser
- Rauchen im Bett
- Rauchen in der Nähe von Sauerstoff

8.12.1.2 Psychische Risikofaktoren

- Mangelnde Achtsamkeit
- Mangelnde Akzeptanz von Verhaltensempfehlungen (spezifizieren)
- Befreiungsversuche aus Fixationen
- Ablehnung von erforderlichen Hilfsmitteln
- Beeinträchtigte Bewusstseinslage
- Unrealistische Einschätzung von Situationen
- Beeinträchtigtes Gefühl innerer Ruhe
- Beeinträchtigte Motivation zur Verletzungsprävention
- Mangelndes Selbstvertrauen
- Mangelndes Wissen (spezifizieren)

8.12.1.3 Soziale/umgebungsbedingte Risikofaktoren

- Mangelnde finanzielle Mittel
- Mangelnde Unterstützung durch Bezugspersonen (spezifizieren)
- Hohes Bettniveau
- Ungeeignete Beleuchtung
- Rutschige Böden (z. B. Nässe, Unebenheiten)
- Stolperfallen (z. B. Barrieren, Teppiche, Kabel)
- Fehlender Gleitschutz
- Ungesicherte elektrische Leitungen
- Freier Zugang zu gefährlichen Gegenständen (spezifizieren)
- Ungeeignete Aufbewahrung von Gefahrenstoffen (spezifizieren)
- Ungesicherte Fenster
- Nicht gewartete Gasanlagen
- Fehlende Verfügbarkeit von Sicherheitsvorkehrungen
- Extreme der Umgebungstemperatur (Hitze, Kälte)
- Mangelnde Vertrautheit der Umgebung (spezifizieren)
- Ungeeignete Rufmöglichkeit
- Fehlende Haltegriffe
- Mangelnde Verfügbarkeit von geeigneten Hilfsmitteln (spezifizieren)
- Leicht entflammbare Kleidung

8.12.2 Ressourcen

Die Ressourcen eines Menschen können körperlicher/funktioneller, psychischer und sozialer/umgebungsbedingter Art sein. Achten Sie immer auf eine umfassende Beurteilung der Ressourcen. Die folgende Aufzählung der Ressourcen kann individuell ergänzt werden.

8.12.2.1 Körperliche/funktionelle Ressourcen

- Hält Sicherheitsrichtlinien ein
- Verfügt über Energie/Kraft
- Nimmt ausreichend Nahrung zu sich
- Nimmt die empfohlene Flüssigkeitsmenge zu sich (spezifizieren)
- Hält das Gleichgewicht

- Informiert sich über Sicherheitsmaßnahmen
- Trägt angemessene Kleidung
- Verfügt über kognitive Fähigkeiten (spezifizieren)
- Verfügt über Koordination
- Verfügt über Körperbeherrschung
- Verfügt über Mobilität (spezifizieren)
- Organisiert Unterstützung (z. B. Betätigen der Rufanlage)
- Verfügt über die Fähigkeit sich zu orientieren (spezifizieren)
- Verfügt über Sinneswahrnehmung (spezifizieren)
- Ist frei von Alkoholeinwirkung

8.12.2.2　Psychische Ressourcen

- Kann sich abgrenzen
- Verfügt über Achtsamkeit
- Akzeptiert die angebotenen Hilfsmittel
- Verfügt über klare Bewusstseinslage
- Schätzt Situationen realistisch ein
- Äußert das Gefühl innerer Ruhe
- Zeigt Motivation, präventive Maßnahmen zu erlernen und anzuwenden
- Verfügt über Selbstvertrauen
- Verfügt über gefahrenspezifisches Wissen

8.12.2.3　Soziale/umgebungsbedingte Ressourcen

- Verfügt über finanzielle Mittel
- Erhält Unterstützung durch Bezugspersonen (spezifizieren)
- Verfügt über eine sichere Umgebung (spezifizieren)
- Verfügt über geeignete Hilfsmittel (spezifizieren)
- Hat Zugang zu Schutzvorrichtungen (spezifizieren)

8.12.3　Pflegeziele

Übergeordnetes Ziel
Bleibt frei von Verletzungen.

8.12.3.1　Ziele im körperlichen/funktionellen Bereich

- Demonstriert ein sicherheitsbewusstes Verhalten (spezifizieren)
- Setzt Maßnahmen, um einer Verletzung vorzubeugen (spezifizieren)
- Nimmt eine Beratung zu Fragen der Sicherheit im Alltag in Anspruch (spezifizieren)
- Hält vereinbarte Sicherheitsvorschriften ein
- Verwendet verordnete Hilfsmittel
- Nimmt sich für Aktivitäten ausreichend Zeit (spezifizieren)
- Verwendet gut sitzende, rutschfeste Schuhe

8.12.3.2 Ziele im psychischen Bereich

- Nennt Ressourcen zur Förderung einer sicheren Umgebung
- Nennt Orientierungshilfen
- Nennt individuelle Risikofaktoren
- Nennt Änderungen in der Lebensweise, um das Verletzungsrisiko zu verringern
- Nennt Sicherheitsvorschriften
- Anerkennt die Bedeutung einer sicheren Umgebung
- Äußert die Absicht, sich sicherheitsbewusst zu verhalten
- Äußert Bereitschaft, Hilfe anzunehmen/anzufordern
- Äußert das Gefühl von Sicherheit

8.12.3.3 Ziele im sozialen/umgebungsbedingten Bereich

- Erhält positives Feedback von Mitmenschen betreffend des Verhaltens
- Die Bezugsperson organisiert Hilfsmittel
- Die Bezugsperson unterstützt bei der Verwendung von Hilfsmitteln

8.12.4 Pflegemaßnahmen

Die angeführten Maßnahmen sind beispielhaft und müssen individuell konkretisiert werden.

8.12.4.1 Pflegemaßnahmen im körperlichen/funktionellen Bereich

- Unterstützen bei Aktivitäten und beim Transfer
- Anleiten, Hilfsmittel richtig zu verwenden
- Empfehlen von Aufwärm-/Dehnübungen vor sportlichen Aktivitäten

8.12.4.2 Pflegemaßnahmen im psychischen Bereich

- Motivieren, Hilfsmittel richtig zu verwenden
- Geben von Orientierungshilfen
- Beraten über Risiken und Sicherheitsmaßnahmen
- Informieren über bestehende Rufanlage
- Informieren über Brandschutzmaßnahmen
- Besprechen über Möglichkeiten der Beaufsichtigung
- Informieren über verfügbare Unterstützungsmöglichkeiten

8.12.4.3 Pflegemaßnahmen im sozialen/umgebungsbedingten Bereich

- Bereitstellen von Hilfsmitteln
- Niedrigstellen des Bettniveaus
- Arretieren der Räder an Betten/fahrbaren Möbelstücken
- Sorgen für ausreichende Beleuchtung
- Gestalten einer sicheren Umgebung (spezifizieren)
- Korrektes Entsorgen von potenziell gefährlichen Gegenständen
- Bereitstellen von Broschüren über Unfallverhütung
- Fördern von nachbarschaftlicher Hilfe
- Bereitstellen wichtiger Gegenstände in Reichweite

8.13 Perioperative Verletzung, Risiko

Pflegediagnose 70101

Definition

Ein Pflegephänomen, bei dem das Risiko besteht, dass ein Mensch aufgrund der Positionierung während eines operativen Eingriffes eine Schädigung erleidet.

Anmerkung der Autoren

Eine Risiko-Diagnose kann nicht durch Zeichen und Symptome belegt werden, da das Problem nicht aufgetreten ist und die Pflegemaßnahmen die Prävention bezwecken.

8.13.1 Risikofaktoren

8.13.1.1 Körperliche/funktionelle Risikofaktoren

- Bestehendes Stoma
- Beeinträchtigte Durchblutung
- Schwangerschaft
- Mangelernährung
- Ödeme
- Beeinträchtigter Allgemeinzustand
- Beeinträchtigte Hautintegrität
- Implantate
- Körpergewicht über dem Normbereich
- Kontrakturen
- Beeinträchtigte Mobilität (spezifizieren)
- Beeinträchtigte Orientierung (spezifizieren)
- Behandlungsbedingte Positionierung
- Verminderte/fehlende Schutzreflexe während der Anästhesie
- Beeinträchtigte Sinneswahrnehmung (spezifizieren)
- Beeinträchtigter Stoffwechsel

8.13.1.2 Psychische Risikofaktoren

- Stress
- Angst (spezifizieren)

8.13.1.3 Soziale/umgebungsbedingte Risikofaktoren

- Operationszeit mehr als zwei Stunden
- Umgebungsbedingte Risikofaktoren (spezifizieren: z. B. kalter OP)

8.13.2 Ressourcen

Die Ressourcen eines Menschen können körperlicher/funktioneller, psychischer und sozialer/umgebungsbedingter Art sein. Achten Sie immer auf eine umfassende Beurteilung der Ressourcen. Die folgende Aufzählung der Ressourcen kann individuell ergänzt werden.

8.13.2.1 Körperliche/funktionelle Ressourcen
- Verfügt über intakte Durchblutung
- Verfügt über einen ausgeglichenen Flüssigkeitshaushalt
- Verfügt über intakte Haut/Schleimhaut
- Kommuniziert verbal/nonverbal (spezifizieren)
- Verfügt über eine Körpertemperatur innerhalb des Normbereiches
- Führt den Transfer auf den OP-Tisch durch
- Verfügt über Sinneswahrnehmung (spezifizieren)
- Verfügt über einen funktionierenden Stoffwechsel

8.13.2.2 Psychische Ressourcen
- Äußert das Gefühl der Sicherheit
- Fühlt sich durch die Aufklärung in der Situation sicherer
- Kennt den Ablauf des Operationstages

8.13.2.3 Soziale/umgebungsbedingte Ressourcen
- Bezugsperson ist am Operationstag anwesend und begleitet den/die Betroffene/n bis zur Schleuse in den OP
- Erhält Unterstützung durch das soziale Umfeld (spezifizieren)

8.13.3 Pflegeziele

Übergeordnetes Ziel
Bleibt frei von Schädigungen.

8.13.3.1 Ziele im körperlichen/funktionellen Bereich
- Beteiligt sich aktiv an der Pflegeplanung
- Äußert Wünsche
- Unterstützt die prophylaktischen Maßnahmen

8.13.3.2 Ziele im psychischen Bereich
- Beschreibt den Ablauf des Operationstages
- Benennt die Risikofaktoren
- Benennt prophylaktische Maßnahmen
- Äußert, sich im Hinblick auf die bevorstehende Operation sicher zu fühlen

8.13.3.3 Ziele im sozialen/umgebungsbedingten Bereich
— Operation erfolgt zur vereinbarten Zeit
— Positionierungsbehelfe sind verfügbar

8.13.4 Pflegemaßnahmen

Die angeführten Maßnahmen sind beispielhaft und müssen individuell konkretisiert werden.

8.13.4.1 Pflegemaßnahmen im körperlichen/funktionellen Bereich
— Positionieren unter Berücksichtigung der Standards und individuellen Bedürfnisse des Betroffenen
— Achten auf künstliche Ableitungen
— Wachlagerung in Rücksprache mit dem Betroffenen
— Prophylaktischen Maßnahmen im Bereich der Augen und Ohren
— Kontinuierliche Kontrollen, dass sich OP-Teammitglieder während der OP nicht an dem/der Betroffenen anlehnen
— Kontinuierliche Kontrollen der freiliegenden Körperteile während der OP
— Einsatz von Hilfsmitteln an den druckgefährdeten Körperregionen
— Achten auf mögliche Risiken für Verbrennungen/Verätzungen
— Achten auf mögliche Risiken für eine beeinträchtigte Durchblutung
— Entspannende Maßnahmen anbieten
— Berücksichtigen individueller Bedürfnisse (spezifizieren: z. B. Mitnehmen der Zahnprothese, Hörgeräte)

8.13.4.2 Pflegemaßnahmen im psychischen Bereich
— Eingehen auf Sorgen und Ängste im Rahmen der präoperativen Pflegevisite
— Informieren über den Ablauf des Operationstages und Kennenlernen der Bezugsperson im OP-Bereich
— Informieren über Möglichkeit des manuellen Spannungsausgleiches – ChiroAesthetik im OP

8.13.4.3 Pflegemaßnahmen im sozialen/umgebungsbedingten Bereich
— Bereitstellen und Überprüfung der erforderlichen Hilfsmittel
— Organisieren einer Bezugsperson als Begleitung zur OP-Schleuse

8.14 Aspiration, Risiko

Pflegediagnose 70111

Definition

Ein Pflegephänomen, bei dem ein Mensch dem Risiko ausgesetzt ist, dass Sekrete, Fremdkörper, Nahrungsbestandteile und/oder Flüssigkeiten in den tracheobronchialen Raum eintreten.

Anmerkung der Autoren

Eine Risiko-Diagnose kann nicht durch Zeichen und Symptome belegt werden, da das Problem nicht aufgetreten ist und die Pflegemaßnahmen die Prävention bezwecken.

8.14.1 Risikofaktoren

8.14.1.1 Körperliche/funktionelle Risikofaktoren

- Verdrahteter Kiefer
- Beeinträchtigte Energie/Kraft
- Aufnahme von Nahrung in ungeeigneter Konsistenz
- Beeinträchtigter Hustenreflex
- Physisches Trauma im Gesichts-/Mund-/Halsbereich (spezifizieren)
- Beeinträchtigte Funktion der Schluckmuskulatur
- Erbrechen
- Erhöhter Druck im Magen
- Essen/Trinken in ungeeigneter Position (spezifizieren)
- Beeinträchtigte Fähigkeit zu schlucken
- Beeinträchtigter Schluckreflex
- Beeinträchtigte Sensibilität im Mund und Rachenraum
- Beeinträchtigter Würgereflex

8.14.1.2 Psychische Risikofaktoren

- Beeinträchtigte Akzeptanz der empfohlenen Nahrungskonsistenz
- Beeinträchtigtes Risikobewusstsein
- Beeinträchtigte Bewusstseinslage
- Beeinträchtigte kognitive Fähigkeit, Zusammenhänge zwischen den Einflussfaktoren und der Aspirationsgefahr herzustellen
- Beeinträchtigte Motivation Präventivmaßnahmen zu ergreifen
- Mangelndes Wissen über die positiven und negativen Einflussfaktoren
- Mangelndes Wissen über präventive Maßnahmen

8.14.1.3 Soziale/umgebungsbedingte Risikofaktoren

- Endotrachealer Tubus
- Tracheotomie
- Unsachgemäße Verabreichungen von Sondenkost mittels gastrointestinaler Sonde

- Gastrointestinale Sonden
- Unsachgemäße Verabreichungen von Medikamenten mittels gastrointestinaler Sonde
- Operation im Gesichts-/Mund-/Halsbereich
- Mangelnde Unterstützung durch Bezugspersonen (spezifizieren)
- Mangelndes Wissen der Bezugsperson über die positiven und negativen Einflussfaktoren
- Situation, in der eine sichere Körperposition nicht möglich ist
- Mangelnde Verfügbarkeit von Nahrung und Flüssigkeiten in der benötigten Konsistenz

8.14.2 Ressourcen

Die Ressourcen eines Menschen können körperlicher/funktioneller, psychischer und sozialer/umgebungsbedingter Art sein. Achten Sie immer auf eine umfassende Beurteilung der Ressourcen. Die folgende Aufzählung der Ressourcen kann individuell ergänzt werden.

8.14.2.1 Körperliche/funktionelle Ressourcen
- Setzt die erhaltenen Handlungsempfehlungen betreffend Aspirationsrisiko um
- Verfügt über Energie/Kraft
- Isst Nahrung nur in der empfohlenen Konsistenz
- Verfügt über Hustenreflex
- Kommuniziert verbal/nonverbal (spezifizieren)
- Nimmt eine physiologische Körperposition ein (spezifizieren)
- Verfügt über die Fähigkeit, breiige Kostformen zu Schlucken
- Verfügt über einen intakten Schluckreflex
- Schluckt Speichel
- Verspürt Völlegefühl
- Verfügt über Würgereflex

8.14.2.2 Psychische Ressourcen
- Akzeptiert Nahrung in der empfohlenen Konsistenz
- Verfügt über kognitive Fähigkeiten, um Zusammenhänge zwischen den Einflussfaktoren und der Aspirationsgefahr herzustellen
- Zeigt Motivation, präventive Maßnahmen zu erlernen und anzuwenden
- Verfügt über Wissen zu positiven und negative Einflussfaktoren
- Kennt Notfallmaßnahmen
- Kennt präventive Maßnahmen (spezifizieren)

8.14.2.3 Soziale/umgebungsbedingte Ressourcen
- Die Bezugspersonen beherrschen Notfallmaßnahmen
- Die Bezugsperson beachtet das Risiko des Betroffenen
- Die Bezugsperson unterstützt beim Erlernen von präventiven Maßnahmen
- Die Bezugsperson verfügt über Wissen in Bezug auf die Einflussfaktoren und die Aspirationsgefahr

8.14.3 Pflegeziele

Übergeordnetes Ziel
Hält den tracheobronchialen Raum frei von Sekreten, Fremdkörpern, Nahrungs-
bestandteilen und/oder Flüssigkeiten.

8.14.3.1 Ziele im körperlichen/funktionellen Bereich
- Wendet präventive Maßnahmen an (spezifizieren)
- Nimmt eine geeignete Essposition ein (z. B. Oberkörper hoch, Kopf nach vorne
  gebeugt)
- Wendet geeignete Ess- und Trinktechniken an
- Nimmt Nahrung/Flüssigkeiten in der geeigneten Konsistenz zu sich
- Demonstriert geeignete Notfallmaßnahmen
- Führt die Mund-/Zahnpflege durch

8.14.3.2 Ziele im psychischen Bereich
- Zeigt Motivation zum Erlernen von Präventionsmaßnahmen (spezifizieren)
- Benennt die individuell zutreffenden Risikofaktoren (spezifizieren)
- Beschreibt präventive Maßnahmen (spezifizieren)
- Benennt positive und negative Einflussfaktoren
- Benennt wirksame Notfallmaßnahmen (spezifizieren)
- Akzeptiert die Notwendigkeit Hilfsmittel anzuwenden

8.14.3.3 Ziele im sozialen/umgebungsbedingten Bereich
- Verfügt über Nahrung/Flüssigkeit in geeigneter Konsistenz
- Die Bezugsperson unterstützt fachgerecht die Nahrungs-/Flüssigkeitsaufnahme
- Die Bezugsperson erlernt geeignete Notfallmaßnahmen
- Erhält Unterstützung aus bestehenden finanziellen Ansprüchen

8.14.4 Pflegemaßnahmen

Die angeführten Maßnahmen sind beispielhaft und müssen individuell konkretisiert
werden.

8.14.4.1 Pflegemaßnahmen im körperlichen/funktionellen Bereich
- Absaugen nach Bedarf
- Erhöhtes Positionieren des Oberkörpers bei der Einnahme der Mahlzeiten bis ca.
  30 Min. danach
- Kontrollieren der Lage der nasogastralen Magensonde vor jeder Nahrungs-/
  Flüssigkeitsverabreichung
- Kontrollieren der Atemgeräusche vor/nach der Sondenkostverabreichung
- Kontrollieren der Mundhöhle
- Anleiten, langsam zu essen und gut zu kauen
- Anleiten des/der Betroffenen, das Absaugen durchzuführen

- Anleiten des/der Betroffenen, Aktivitäten zu meiden, die den intraabdominalen Druck erhöhen
- Anwenden geeigneter Trinkhilfsmittel (z. B. Becher mit Nasenausschnitt, kein Strohhalm, kein Schnabelbecher)
- Warme oder kalte Speisen und Getränke reichen, welche die Rezeptoren stimulieren
- Anleiten des Betroffenen in Notfallmaßnahmen

8.14.4.2 Pflegemaßnahmen im psychischen Bereich

- Informieren über die Folgen einer Aspiration
- Informieren über Einflussfaktoren einer Aspiration
- Informieren, dass Nahrung nur in geeigneter Konsistenz gegessen werden darf
- Informieren Nahrung nicht mit Getränken hinunterzuspülen
- Unterstützen bei der Inanspruchnahme von finanziellen Ansprüchen
- Beraten über Unterstützungsmöglichkeiten
- Informieren über Selbsthilfegruppen, Vereine, soziale Einrichtungen

8.14.4.3 Pflegemaßnahmen im sozialen/umgebungsbedingten Bereich

- Bei verdrahtetem Kiefer Drahtschere/Schere in unmittelbarer Nähe bereithalten
- Betriebsbereites Absauggerät in der Nähe des Betroffenen
- Informieren der Bezugsperson über positive und negative Einflussfaktoren
- Beraten über Unterstützungsmöglichkeiten
- Anleiten der Bezugsperson, das Absaugen durchzuführen
- Anleiten der Bezugsperson zur fachgerechten Verabreichung der Sondennahrung
- Informieren und Anleiten der Bezugsperson über Notfallmaßnahmen
- Unterstützen bei der Inanspruchnahme von finanziellen Ansprüchen

8.15   Periphere neurovaskuläre Versorgung, beeinträchtigt, Risiko

Pflegediagnose 70121

> **Definition**
>
> Ein Pflegephänomen, bei dem das Risiko besteht, dass ein Mensch durch erhöhten Druck auf eine Extremität eine Schädigung erleidet.

Anmerkung der Autoren

Eine Risiko-Diagnose kann nicht durch Zeichen und Symptome belegt werden, da das Problem nicht aufgetreten ist und die Pflegemaßnahmen die Prävention bezwecken.

8.15.1 Risikofaktoren

8.15.1.1 Körperliche/funktionelle Risikofaktoren

- Mechanischer Druck (Schwellung/Ödeme, Gipsverband, Gurte, Kleidungs-stücke, Fixierung, Stützapparat, Verbände)
- Beeinträchtigte kognitive Fähigkeiten (spezifizieren)
- Beeinträchtigte Kommunikation (spezifizieren)
- Beeinträchtigte Beweglichkeit (spezifizieren)
- Beeinträchtigte Sinneswahrnehmung (spezifizieren)
- Übermäßiges Training

8.15.1.2 Psychische Risikofaktoren

- Angst (spezifizieren)

8.15.1.3 Soziale/umgebungsbedingte Risikofaktoren

- Kulturelle Faktoren (spezifizieren)

8.15.2 Ressourcen

Die Ressourcen eines Menschen können körperlicher/funktioneller, psychischer und sozialer/umgebungsbedingter Art sein. Achten Sie immer auf eine umfassende Beurteilung der Ressourcen. Die folgende Aufzählung der Ressourcen kann individuell ergänzt werden.

8.15.2.1 Körperliche/funktionelle Ressourcen

- Achtet auf die Durchblutung der Extremitäten
- Kommuniziert Schmerzen
- Verfügt über Koordination
- Verfügt über Beweglichkeit (spezifizieren)
- Achtet auf die Beweglichkeit der Extremitäten
- Verfügt über Sinneswahrnehmung (spezifizieren)
- Achtet auf sensible Beeinträchtigungen

8.15.2.2 Psychische Ressourcen

- Zeigt Interesse an Informationen (spezifizieren)
- Verfügt über Wissen zum Zusammenhang zwischen einer verminderten Durchblutung und den möglichen Folgen für die Extremität

8.15.2.3 Soziale/umgebungsbedingte Ressourcen

- Erhält Unterstützung durch das soziale Umfeld (spezifizieren)

8.15.3 Pflegeziele

> **Übergeordnetes Ziel**
> Die Unversehrtheit der Extremitäten bleibt erhalten.

8.15.3.1 Ziele im körperlichen/funktionellen Bereich

- Setzt Präventionsmaßnahmen um (spezifizieren)
- Meldet Anzeichen möglicher Komplikationen

8.15.3.2 Ziele im psychischen Bereich

- Benennt die Risikofaktoren
- Nennt Zeichen möglicher Komplikationen
- Beschreibt Maßnahmen zur Prävention
- Äußert den Wunsch nach Informationen zu den Anzeichen von Komplikationen
- Äußert Bereitschaft, möglichen Komplikationen vorzubeugen
- Akzeptiert die notwendige Therapie

8.15.3.3 Ziele im sozialen/umgebungsbedingten Bereich

- Bezugsperson beschreibt Risikofaktoren
- Bezugsperson unterstützt bei der Umsetzung von präventiven Maßnahmen
- Bezugsperson vermittelt Sicherheit

8.15.4 Pflegemaßnahmen

Die angeführten Maßnahmen sind beispielhaft und müssen individuell konkretisiert werden.

8.15.4.1 Pflegemaßnahmen im körperlichen/funktionellen Bereich

- Entfernen des Schmuckes von der betroffenen Extremität
- Positionieren der Extremität durch Hilfsmittel und regelmäßige Kontrolle
- Positionieren von ruhig gestellten Gelenken in Funktionsstellung
- Sichern der Extremität durch Polsterung und regelmäßige Kontrolle, falls eine Fixierung unumgänglich ist
- Regelmäßiges Kontrollieren der Extremität auf Schwellung, Ödeme, Hämatome
- Kontrollieren des Vorhandenseins und der Qualität des peripheren Pulses
- Kontrollieren auf Veränderungen der Motorik und Sensorik
- Durchbewegen von Fingern, Zehen und Gelenken
- Demonstrieren der korrekten Anwendung von Stützstrümpfen bzw. Bandagen zur Thromboseprophylaxe
- Anleiten von Entspannungsübungen
- Trainieren von Entspannungstechniken

8.15.4.2   Pflegemaßnahmen im psychischen Bereich

- Informieren über Zeichen einer peripheren neurovaskulären Störung
- Informieren, Schmerzen und Gefühle des Missbehagens zu melden
- Besprechen der Notwendigkeit, einengende Kleidung, starkes Anwinkeln und Überkreuzen der Beine zu vermeiden
- Empfehlen, Übungen fortzusetzen, um die Funktionsfähigkeit und Durchblutung der Extremitäten aufrechtzuerhalten
- Eingehen auf Sorgen und Ängste
- Gespräche anbieten

8.15.4.3   Pflegemaßnahmen im sozialen/umgebungsbedingten Bereich

- Bereitstellen und Überprüfung der erforderlichen Hilfsmittel
- Informieren der Bezugsperson
- Schulen der Bezugsperson

8.16   Schmerzen

Pflegediagnose 70132

> **Definition**
>
> Ein Pflegephänomen, bei dem ein Mensch eine Sinnes- oder Gefühlswahrnehmung von unangenehmer bis unerträglicher Intensität erlebt.

8.16.1   Ätiologie

8.16.1.1   Körperliche/funktionelle Ursachen

- Überanstrengung
- Überbeanspruchung
- Beeinträchtigte Durchblutung (z. B. Migräne, Ischämie)
- Verspannungen
- Krämpfe
- Geburt
- Wunde
- Druck
- Reib- und Scherbelastungen
- Verbrennung
- Erfrierung
- Entzündlicher Prozess
- Allergische Reaktion
- Physisches Trauma (spezifizieren)
- Abnützungserscheinungen des Stütz- und Bewegungsapparates (spezifizieren)
- Behandlungsbedingte Positionierung
- Durchtrennung bestimmter Rezeptoren/Nerven (z. B. Phantomschmerz)
- Verstopfung

- Medikamentenwirkung (spezifizieren)
- Vergiftung (spezifizieren)
- Blähungen

8.16.1.2 Psychische Ursachen

- Emotionaler Erregungszustand
- Trauer
- Leid (spezifizieren)
- Psychogene Faktoren (spezifizieren)
- Psychisches Trauma (spezifizieren)
- Gefühl der Einsamkeit
- Gefühl der Zurückweisung

8.16.1.3 Soziale/umgebungsbedingte Ursachen

- Behandlungsbedingte/diagnostische Maßnahmen (spezifizieren)
- Extension
- Chirurgischer Eingriff
- Strahlung (einschließlich therapeutischer Bestrahlung)
- Misshandlung (spezifizieren)
- Verlust eines nahestehenden Menschen
- Vernachlässigung (physisch/psychisch)

8.16.2 Symptome

8.16.2.1 Aus der Sicht des Betroffenen

- Verbale Äußerungen über Schmerzen (z. B. Intensität laut Schmerzskala; Beschreibung der Schmerzqualität: quälend, lähmend, stechend, drückend, brennend, pochend, ziehend, schneidend)
- Veränderte Schlafgewohnheiten
- Erschöpfung
- Beeinträchtigung bei gewohnten Aktivitäten
- Aussagen über weniger Appetit
- Verzweifelte Suche nach möglichen Alternativen/Therapien zur Linderung/Kontrolle des Schmerzes/häufiger Arztwechsel
- Furcht vor erneuter Verletzung oder Erkrankung
- Existenzängste

8.16.2.2 Aus der Sicht der Pflegeperson

- Nonverbale Äußerungen über Schmerz (z. B. Mimik, schmerzverzerrtes Gesicht)
- Schonverhalten
- Schutzhaltungen
- Veränderter Muskeltonus (angespannte oder verkrampfte Muskulatur)
- Veränderung der Nahrungsaufnahme
- Beeinträchtigte Wahrnehmung
- Beeinträchtigtes Denkvermögen
- Sozialer Rückzug

- Rastlosigkeit
- Niedergeschlagenheit
- Vegetative Reaktionen (spezifizieren: z. B. kalter Schweiß, Blutdruck-, Atmungs- und Pulsänderungen, erweiterte Pupillen)
- Expressives Verhalten (spezifizieren: z. B. Weinen, Unruhe)
- Mangelnde Anteilnahme
- Intensive Auseinandersetzung mit den Schmerzen
- Lustlosigkeit

8.16.3 Ressourcen

Die Ressourcen eines Menschen können körperlicher/funktioneller, psychischer und sozialer/umgebungsbedingter Art sein. Achten Sie immer auf eine umfassende Beurteilung der Ressourcen. Die folgende Aufzählung der Ressourcen kann individuell ergänzt werden.

8.16.3.1 Körperliche/funktionelle Ressourcen
- Führt ein Schmerzprotokoll
- Nimmt die verordneten Medikamente
- Führt Wechsel des Schmerzpflasters ordnungsgemäß durch
- Hält Behandlungsempfehlungen ein
- Verfügt über kognitive Fähigkeiten (spezifizieren)
- Kommuniziert Schmerz nonverbal (spezifizieren)
- Kommuniziert Schmerzen rechtzeitig
- Definiert die Intensität des Schmerzes
- Beschreibt die Qualität des Schmerzes
- Wendet Entspannungsmethoden/-techniken an
- Setzt schmerzlindernde Methoden/Techniken im Alltagshandeln ein
- Nimmt eine empfohlene Schon- und Schutzhaltung ein
- Nutzt die Möglichkeiten des individuellen Schmerzmanagements (spezifizieren)
- Wendet Methoden zur Schmerzlinderung an (spezifizieren)
- Gestaltet die Aktivitäten entsprechend der tagesrhythmischen Schwankungen
- Besucht eine Selbsthilfegruppe (spezifizieren)

8.16.3.2 Psychische Ressourcen
- Akzeptiert die vereinbarten Behandlungsempfehlungen
- Verfügt über kognitive Fähigkeiten, um Zusammenhänge zwischen bestehenden Verhaltensmustern und dem Schmerz zu verstehen
- Zeigt Interesse an Informationen zum Thema Schmerz/Schmerzmanagement
- Verfügt über Wissen zu positiven und negative Einflussfaktoren
- Kennt die Wirkungsweise der Medikation
- Kennt Methoden zur Schmerzlinderung

8.16.3.3 Soziale/umgebungsbedingte Ressourcen
- Verfügt über finanzielle Mittel
- Die Bezugsperson organisiert angeordnete Medikamente
- Das soziale Umfeld nimmt Äußerungen von Schmerz ernst

— Die Bezugsperson unterstützt beim Verändern der bestehenden Verhaltensmuster
— Erhält Unterstützung durch das soziale Umfeld (spezifizieren)
— Hat Zugang zu Informationen (spezifizieren)

8.16.4 Pflegeziele

> **Übergeordnetes Ziel**
> Äußert das Gefühl der Schmerzlinderung und/oder Schmerzfreiheit.

8.16.4.1   Ziele im körperlichen/funktionellen Bereich
— Hält die verordnete Therapie ein
— Gibt verbal oder nonverbal zu verstehen, dass der Schmerz erträglich ist
— Wendet Entspannungstechniken an
— Nützt ablenkende Tätigkeiten
— Zeigt Verhaltensänderungen in der Lebensweise
— Demonstriert die angemessene Anwendung von therapeutischen Maßnahmen
— Wendet gesundheitsfördernde Verhaltensweisen zur Schmerzlinderung an (spezifizieren)
— Positioniert sich zur Schmerzlinderung
— Erlernt Entspannungstechniken zur Schmerzlinderung
— Beteiligt sich an Interventionen zur Schmerzlinderung

8.16.4.2   Ziele im psychischen Bereich
— Nennt Methoden, die schmerzlindernd wirken
— Informiert sich über unterschiedliche Möglichkeiten der Schmerztherapie
— Spricht über psychische Wechselwirkungen mit der Schmerzproblematik
— Äußert die Bereitschaft, Hilfe in Anspruch zu nehmen
— Äußert den Wunsch nach einer Schmerztherapie

8.16.4.3   Ziele im sozialen/umgebungsbedingten Bereich
— Bezugsperson nimmt Schmerzempfindung des Betroffenen ernst
— Bezugsperson nennt schmerzlindernde Maßnahmen
— Bezugsperson bietet Unterstützung an
— Erhält Unterstützung aus finanziellen Ansprüchen
— Erhält professionelle Unterstützungsleistungen

8.16.5 Pflegemaßnahmen

Die angeführten Maßnahmen sind beispielhaft und müssen individuell konkretisiert werden.

8.16.5.1 Pflegemaßnahmen im körperlichen/funktionellen Bereich

- Beobachten von nonverbalen Schmerzzeichen
- Evaluieren der Intensität laut Schmerzskala
- Beschreibung der Schmerzqualität
- Anleiten, ein Schmerzprotokoll/-tagebuch zu führen
- Unterstützen beim Führen des Schmerzprotokolls und der Schmerzskala
- Unterstützen bei der Selbstverabreichung von Medikamenten
- Sorgen für wohltuende Maßnahmen (z. B. Entspannungsmassage, ätherische Öle)
- Sorgen für eine wohltuende Körperposition
- Anwenden von Pflegetechniken/-methoden (z. B. Atemstimulierenden Einreibung)
- Unterstützen beim Erlernen von Atemtechniken
- Anbieten von Entspannungsübungen
- Ablenkende Beschäftigungen anbieten
- Anleiten zu schmerzreduzierendem Verhalten (z. B. Gegendruck auf die Operationswunde beim Husten)
- Unterstützen zur Entlastungs-/Entspannungspositionierung

8.16.5.2 Pflegemaßnahmen im psychischen Bereich

- Akzeptieren der Schmerzaussagen (Schmerz ist ein subjektives Empfinden und kann nicht von anderen nachempfunden werden)
- Ermutigen zu positivem Denken
- Ermutigen, angemessene Ruhepausen einzulegen
- Motivieren, sich bei auftretenden Schmerzen sofort zu melden
- Informieren über zu erwartende Schmerzen bei der Behandlung, um die Ungewissheit und die damit verbundene Muskelverspannung zu reduzieren
- Informieren über alternative Behandlungsangebote (z. B. Psychotherapie, Familientherapie, Lachtherapie)
- Informieren über Unterstützungsangebote (z. B. Selbsthilfegruppe, Frauenhaus)
- Beraten über physiologische Auswirkungen von Anspannung/Angst und wie diese den Schmerz beeinflussen können
- Gespräche anbieten (spezifizieren)

8.16.5.3 Pflegemaßnahmen im sozialen/umgebungsbedingten Bereich

- Sorgen für eine ruhige entspannende Umgebung
- Besprechen von alternativen Methoden zur Schmerzkontrolle im multiprofessionellen Team (z. B. Visualisieren, geführtes Bilderleben, Entspannungstechniken, progressive Muskelentspannung, Biofeedback, Massage, Klangschalentherapie)
- Ermutigen der Bezugsperson, Pflegetechniken zu erlernen
- Informieren der Bezugsperson, wie sie Unterstützung geben kann, um schmerzauslösende Faktoren zu vermeiden

Weiterführende Literatur

Literatur zu 8.1 Infektion, Risiko

Kerkmann M, BÖhmer H (2006) Infektionsgefahr/Infektion. In: Heuwinkel-Otter A, Nühmann-Dulke A, Matscheko N (Hrsg) Menschen pflegen, Bd 2. Springer, Heidelberg, S 343–366

Miksits K, Hahn H (2004) Basiswissen medizinische Mikrobiologie und Infektiologie. Springer, Berlin/Heidelberg/New York

Voggenreiter G, Dold C (2004) Wundtherapie. Thieme, Stuttgart

Literatur zu 8.2 Körpertemperatur, verändert, Risiko

Herzog S, Jung-Heintz H (2009) ATL Körpertemperatur regulieren. In: Kellnhauser E, Schewior-Popp S, Sitzmann F, Geissner U, Gümmer M, Ullrich L (Hrsg) Thiemes Pflege, 11., völlig neu bearb. Aufl. Georg Thieme, Stuttgart, S 442

Heuwinkel-Otter A (2006) Gefahr/Körpertemperatur und Schweißproduktion unausgeglichen. In: Heuwinkel-Otter A, Nühmann-Dulke A, Matscheko N (Hrsg) Menschen pflegen, Bd 2. Springer, Heidelberg, S 429–452

Literatur zu 8.3 Körpertemperatur, erniedrigt

Herzog S, Jung-Heintz H (2009) Atl Körpertemperatur regulieren. In: Kellnhauser E, Schewior-Popp S, Sitzmann F, Geissner U, Gümmer M, Ullrich L (Hrsg) Thiemes Pflege, 11., völlig neu bearb. Aufl. Georg Thieme, Stuttgart, S 442

Heuwinkel-Otter A (2006) Körpertemperatur und Schweißproduktion unausgeglichen. In: Heuwinkel-Otter A, Nühmann-Dulke A, Matscheko N (Hrsg) Menschen pflegen, Bd 2. Springer, Heidelberg, S 429–452

Kollmar R, Böttiger B, Brössner G (2011) Therapeutische Hypothermie. Prinzip. Indikation. Praktische Anwendung. Uni-Med Verlag Ag, Bremen

Literatur zu 8.4 Körpertemperatur, erhöht

Herzog S, Jung-Heintz H (2009) Atl Körpertemperatur regulieren. In: Kellnhauser E, Schewior-Popp S, Sitzmann F, Geissner U, Gümmer M, Ullrich L (Hrsg) Thiemes Pflege, 11., völlig neu bearb. Aufl. Georg Thieme, Stuttgart, S 442

Heuwinkel-Otter A (2006) Körpertemperatur und Schweißproduktion unausgeglichen. In: Heuwinkel-Otter A, Nühmann-Dulke A, Matscheko N (Hrsg) Menschen pflegen, Bd 2. Springer, Heidelberg, S 429–452

Literatur zu 8.5 Körperliche Integrität, beeinträchtigt, Risiko

Kranke A (2006) Körperschädigung, Gefahr/Körperschädigung. In: Heuwinkel-Otter A, Nühmann-Dulke A, Matscheko N (Hrsg) Menschen pflegen, Bd 2. Springer, Heidelberg, S 407–428

Literatur zu 8.6 Körperliche Integrität, Entwicklung der Ressourcen

Kranke A (2006) Körperschädigung, Gefahr/Körperschädigung. In: Heuwinkel-Otter A, Nühmann-Dulke A, Matscheko N (Hrsg) Menschen pflegen, Bd 2. Springer, Heidelberg, S 407–428

Literatur zu 8.7 Selbstschutz, beeinträchtigt, Risiko

Müller F (2006) Selbstschutz unwirksam. In: Heuwinkel-Otter A, Nühmann-Dulke A, Matscheko N (Hrsg) Menschen pflegen, Bd 2. Springer, Heidelberg, S 703–713

Olsson Möller U, Hansson EE, Ekdahl C et al (2014) Fighting for control in an unpredictable life – a qualitative study of older persons' experiences of living with chronic dizziness. BMC Geriatr 14:97. https://doi.org/10.1186/1471-2318-14-97

Severinsson E, Holm AL (2015) Patients' role in their own safety - a systematic review of patient involvement in safety. Opn J Nursing 5:642–653. https://doi.org/10.4236/ojn.2015.57068

Literatur zu 8.8 Selbstschutz, beeinträchtigt

Müller F (2006) Selbstschutz unwirksam. In: Heuwinkel-Otter A, Nühmann-Dulke A, Matscheko N (Hrsg) Menschen pflegen, Bd 2. Springer, Heidelberg, S 703–713

Olsson Möller U, Hansson EE, Ekdahl C et al (2014) Fighting for control in an unpredictable life – a qualitative study of older persons' experiences of living with chronic dizziness. BMC Geriatr 14:97. https://doi.org/10.1186/1471-2318-14-97

Severinsson E, Holm AL (2015) Patients' role in their own safety - a systematic review of patient involvement in safety. Opn J Nursing 5:642–653. https://doi.org/10.4236/ojn.2015.57068

Literatur zu 8.9 Selbstschutz, Entwicklung der Ressourcen

MÜller F (2006) Selbstschutz unwirksam. In: Heuwinkel-Otter A, Nühmann-Dulke A, Matscheko N (Hrsg) Menschen pflegen, Bd 2. Springer, Heidelberg, S 703–713

Olsson Möller U, Hansson EE, Ekdahl C et al (2014) Fighting for control in an unpredictable life – a qualitative study of older persons' experiences of living with chronic dizziness. BMC Geriatr 14:97. https://doi.org/10.1186/1471-2318-14-97

Severinsson E, Holm AL (2015) Patients' role in their own safety – a systematic review of patient involvement in safety. Opn J Nursing 5:642–653. https://doi.org/10.4236/ojn.2015.57068

Literatur zu 8.10 Sturz, Risiko

Bleijlevens MH, Diederiks JP, Hendriks MR et al (2010) Relationship between location and activity in injurious falls: an exploratory study. BMC Geriatr 10:40. https://doi.org/10.1186/1471-2318-10-40

Buracchio TJ, Mattek NC, Dodge HH et al (2011) Executive function predicts risk of falls in older adults without balance impairment. BMC Geriatr 11:74. https://doi.org/10.1186/1471-2318-11-74

Chang JT, Morton SC, Rubenstein LZ et al (2004) Interventions for the prevention of falls in older adults. Systematic review and meta-analysis of randomised clinical trials. BMJ 328, 20 March. http://www.bmj.com/cgi/content/abstract/328/7441/680. Zugegriffen am 15.10.2008

Finnegan S, Bruce J, Seers K (2019) What enables older people to continue with their falls prevention exercises? A qualitative systematic review. BMJ Open 9:e026074. https://doi.org/10.1136/bmjopen-2018-026074

Gatterer G (Hrsg) (2003) Multiprofessionelle Altenbetreuung. Ein praxisorientiertes Handbuch. Springer, Wien

Gillespie LD, Gillespie WJ, Cumming R et al (2003) Intervention for preventing falls in the elderly. Cochrane Review. The Cochrane Library (2):1–48

Hajek A, König H-H (2017) The association of falls with loneliness and social exclusion: evidence from the DEAS German Ageing Survey. BMC Geriatr 17:204. https://doi.org/10.1186/s12877-017-0602-5

Hayley AC, Williams LJ, Kennedy GA et al (2015) Excessive daytime sleepiness and falls among older men and women: cross-sectional examination of a population-based sample. BMC Geriatr 15:74. https://doi.org/10.1186/s12877-015-0068-2

Jonasson SB, Nilsson MH, Lexell J, Carlsson G (2018) Experiences of fear of falling in persons with Parkinson's disease – a qualitative study. BMC Geriatr 18:44. https://doi.org/10.1186/s12877-018-0735-1

Kalinowski S, Kuhnert R, Wulff I et al (2012) Schmerzen, Sturzangst und funktionelle Fähigkeiten von Menschen in Pflegeheimen – eine Querschnittsstudie. Pflege 25:411–425. https://doi.org/10.1024/1012-5302/a000244

Kempen GI, van Haastregt JC, McKee KJ et al (2009) Socio-demographic, health-related and psychosocial correlates of fear of falling and avoidance of activity in community-living older persons who avoid activity due to fear of falling. BMC Public Health 9:170. https://doi.org/10.1186/1471-2458-9-170

Klein D, Nagel G, Kleiner A et al (2013) Blood pressure and falls in community-dwelling people aged 60 years and older in the VHM&PP cohort. BMC Geriatr 13:50. https://doi.org/10.1186/1471-2318-13-50

Neyens Jacques CL, Dijcks Beatrice PJ, Van Haastregt Jolanda CM. et al (2006): The development of a multidisciplinary fall risk evaluation tool for demented nursing home patients in the Netherlands; Study funded by the Netherlands Organisation for Health Research and Development (ZonMw), grant number 13650008

Nguyen AM, Arora KS, Swenor BK et al (2015) Physical activity restriction in age-related eye disease: a cross-sectional study exploring fear of falling as a potential mediator. BMC Geriatr 15:64. https://doi.org/10.1186/s12877-015-0062-8

Olsson Möller U, Hansson EE, Ekdahl C et al (2014) Fighting for control in an unpredictable life – a qualitative study of older persons' experiences of living with chronic dizziness. BMC Geriatr 14:97. https://doi.org/10.1186/1471-2318-14-97

RNAO, Registered Nurses Association of Ontario (2005) Prevention of falls and fall injuries in the older adult. www.rnao.org/bestpractices

Scheffer AC, Schuurmans MJ, Van Dijk N, Van Der Hooft T, De Rooij SE (2008) Fear of falling. Measurement strategy, prevalence, risk factors and consequences among older persons. Systematic Review. Age Aging 37:19–24. http://ageing.oxfordjournals.org/content/37/1/19.full.pdf+html

Sheehan KJ, O'Connell MD, Cunningham C et al (2013) The relationship between increased body mass index and frailty on falls in community dwelling older adults. BMC Geriatr 13:132. https://doi.org/10.1186/1471-2318-13-132

Shimada H, Suzukawa M, Ishizaki T et al (2011) Relationship between subjective fall risk assessment and falls and fall-related fractures in frail elderly people. BMC Geriatr 11:40. https://doi.org/10.1186/1471-2318-11-40

Singh H, Scovil CY, Yoshida K et al (2020) Factors that influence the risk of falling after spinal cord injury: a qualitative photo-elicitation study with individuals that use a wheelchair as their primary means of mobility. BMJ Open 10:e034279. https://doi.org/10.1136/bmjopen-2019-034279

Vlaeyen E, Deschodt M, Debard G et al (2013) Fall incidents unraveled: a series of 26 video-based real-life fall events in three frail older persons. BMC Geriatr 13:103. https://doi.org/10.1186/1471-2318-13-103

8

Literatur zu 8.11 Vergiftung, Risiko

Müller F (2009) Vergiftungsgefahr/Vergiftung. In: Heuwinkel-Otter A, Nühmann-Dulke A, Matscheko N (Hrsg) Menschen pflegen, Bd 2. Springer, Heidelberg, S 737–742

Literatur zu 8.12 Verletzung, Risiko

Remes H, Martikainen P (2015) Young adult's own and parental social characteristics predict injury morbidity: a register-based follow-up of 135.000 men and women. BMC Public Health 15:429. https://doi.org/10.1186/s12889-015-1763-9

Literatur zu 8.13 Perioperative Verletzung, Risiko

Anästhesie- Und OP-Abteilung des Katholischen Klinikums Marinehof/St. Josef GmbH (2003) Lagerungsstandards im OP. Schülke & Mayr GmbH. http://www.schuelke.com/download/pdf/cde_lde_esemtan_TPA_Lagerungsstandards_im_OP_prod.pdf. Zugegriffen am 12.05.2012

Aschemann D (Hrsg) (2009) Op Lagerung für Fachpersonal, 1. Aufl. Springer Medizinverlag, Heidelberg

Krettek C, Ascheman D (Hrsg) (2005) Lagerungstechniken im Operationsbereich. Springer Medizinverlag, Heidelberg

Sutherland-Fraser S, McInnes E, Maher E, Middleton S (2012) Peri-operative nurses' knowledge and reported practice of pressure injury risk assessment and prevention: A before-after intervention study. BMC Nurs 11:25. https://doi.org/10.1186/1472-6955-11-25

Literatur zu 8.14 Aspiration, Risiko

Kela N, Matscheko N (2006) Aspirationsgefahr und Aspiration. In: Heuwinkel-Otter A, Nühmann-Dulke A, Matscheko N (Hrsg) Menschen pflegen, Bd 2. Springer, Heidelberg, S 37–40

Schäffler A et al (Hrsg) (2007) Pflege heute. Elsevier, München

Literatur zu 8.15 Periphere neurovaskuläre Versorgung,beeinträchtigt, Risiko

Neundörfer B, Heusz D (2007) Polyneuropathien. Thieme, Stuttgart

Literatur zu 8.16 Schmerzen

Agüera L, Failde I, Cervilla JA et al (2010) Medically unexplained pain complaints are associated with underlying unrecognized mood disorders in primary care. BMC Fam Pract 11:17. https://doi.org/10.1186/1471-2296-11-17

Ahn H, Horgas A (2013) The relationship between pain and disruptive behaviors in nursing home resident with dementia. BMC Geriatr 13:14. https://doi.org/10.1186/1471-2318-13-14

Backman CL (2006) Psychosocial aspects in the management of arthritis pain. Arthritis Res 8:221. https://doi.org/10.1186/ar2083

Carr ECJ, Mann EM (2010) Schmerz und Schmerzmanagement. Praxishandbuch für Pflegeberufe, 2. vollständig überarbeitete und ergänzte Aufl. Hans Huber, Bern

Clarke A, Anthony G, Gray D et al (2012) „I feel so stupid because I can't give a proper answer …" How older adults describe chronic pain: a qualitative study. BMC Geriatr 12:78. https://doi.org/10.1186/1471-2318-12-78

DNQP – Deutsches Netzwerk für Qualitätsentwicklung in der Pflege (Hrsg) (2011) Expertenstandard Schmerzmanagement in der Pflege bei akuten Schmerzen; 1. Aktualisierung

Hambraeus J, Hambraeus KS, Sahlen K-G (2020) Patient perspectives on interventional pain management: thematic analysis of a qualitative interview study. BMC Health Serv Res 20:604. https://doi.org/10.1186/s12913-020-05452-7

Handel E (2010) Praxishandbuch ZOPA©. Schmerzeinschätzung bei Patienten mit kognitiven und/oder Bewusstseinsbeeinträchtigungen. Hans Huber, Bern

Kalinowski S, Kuhnert R, Wulff I et al (2012) Schmerzen, Sturzangst und funktionelle Fähigkeiten von Menschen in Pflegeheimen – eine Querschnittsstudie. Pflege 25:411–425. https://doi.org/10.1024/1012-5302/a000244

Likar R, Bernatzky G, Märkert D, Ilias W (2009) Schmerztherapie in der Pflege: Schulmedizinische und komplementäre Methoden. Springer, Wien

Lönnstedt M, Ståhl CH, Hedman A-MR (2011) Living with long-lasting pain – patients' experiences of neuropathic pain. J Nurs Healthc Chronic Illn 3:469–475. https://doi.org/10.1111/j.1752-9824.2011.01121.x

Müller-Mundt G (2008) Bewältigungsherausforderungen des Lebens mit chronischem Schmerz – Anforderungen an die Patientenedukation. Pfl Ges 13:32–48

Nicholas M, Molloy A, Tonkin L, Beeston L (2010) Den Schmerz in den Griff bekommen. Die Strategie des aktiven Umgangs mit chronischen Schmerzen. Hans Huber, Bern

Osterbink J, Stiehl M (2004) Der Schmerzpatient in der Pflege. ComMed medizinischer, Schopfheim

Toye F, Seers K, Hannink E, Barker K (2017) A mega-ethnography of eleven qualitative evidence syntheses exploring the experience of living with chronic non-malignant pain. BMC Med Res Methodol 17:116. https://doi.org/10.1186/s12874-017-0392-7

Venhaus-Schreiber B, Nümann-Dulke A (2006) Schmerzen akut/chronisch. In: Heuwinkel-Otter A, Nümann-Dulke A, Matscheko N (Hrsg) Menschen pflegen, Bd 2. Springer Medizin, Heidelberg, S 651–674

Weissenberger-Leduc M (2009) Der Umgang mit Schmerzzuständen des Patienten. ProCare 14:20–25. https://doi.org/10.1007/s00735-009-0109-1

Whibley D, Guyer HM, Swanson LM et al (2020) Sleep disturbance as a moderator of the association between physical activity and later pain onset among American adults aged 50 and over: evidence from the health and retirement study. BMJ Open 10:e036219. https://doi.org/10.1136/bmjopen-2019-036219

Domäne: Integrität der Person

Inhaltsverzeichnis

© Der/die Autor(en), exklusiv lizenziert durch Springer-Verlag GmbH, DE,
ein Teil von Springer Nature 2022
H. Stefan et al., POP - PraxisOrientierte Pflegediagnostik,
https://doi.org/10.1007/978-3-662-62673-3_9

9.1 Coping des Betroffenen, beeinträchtigt, Risiko

Pflegediagnose 80011

> **Definition**
>
> Ein Pflegephänomen, bei dem ein Mensch das Risiko der Beeinträchtigung hat, in belastenden Lebenssituationen unangemessene Bewältigungsstrategien zu entwickeln und umzusetzen.

Anmerkung der Autoren

Eine Risiko-Diagnose kann nicht durch Zeichen und Symptome belegt werden, da das Problem nicht aufgetreten ist und die Pflegemaßnahmen die Prävention bezwecken.

9.1.1 Risikofaktoren

9.1.1.1 Körperliche/funktionelle Risikofaktoren

- Beeinträchtigte Anpassungsfähigkeit
- Mangelndes Einhalten von Verhaltensempfehlungen
- Beeinträchtigte Fähigkeit mit Konflikten umzugehen
- Beeinträchtigte Energie/Kraft
- Anspannung
- Beeinträchtigte kognitive Fähigkeiten (spezifizieren)
- Beeinträchtigte Kommunikation (spezifizieren)
- Beeinträchtigte Kommunikation von Gefühlen
- Beeinträchtigte Orientierung (spezifizieren)
- Schmerzen
- Erlerntes Verhaltensmuster (spezifizieren)
- Drogenkonsum (spezifizieren)
- Medikamentenwirkung (spezifizieren)
- Beeinträchtigte Fähigkeit zur Tagesstrukturierung
- Mangelnde Teilnahme an einer Behandlung oder Therapie

9.1.1.2 Psychische Risikofaktoren

- Mangelnde Abgrenzung
- Verdrängung (Verneinung)
- Mangelnde Akzeptanz von Problemen/Schwächen
- Mangelnde Konsensbereitschaft
- Rationalisieren von Misserfolgen
- Unklare persönliche Werthaltungen
- Stress
- Beeinträchtigte Motivation (spezifizieren)
- Beeinträchtigte Reflexionsfähigkeit
- Beeinträchtigte Selbstkontrolle
- Gefühl, der Situation nicht gewachsen zu sein (spezifizieren)
- Mangelndes Vertrauen in die eigenen Fähigkeiten

- Beeinträchtigtes Selbstwertgefühl
- Gefühl der Unsicherheit
- Mangelndes Erleben von Sinn
- Überhebliche Haltung gegenüber anderen
- Mangelndes Wissen (spezifizieren)

9.1.1.3 Soziale/umgebungsbedingte Risikofaktoren

- Mangelnde finanzielle Mittel
- Änderungen der Lebensumstände (spezifizieren)
- Familiäre Disposition/Veranlagung
- Mangelnde Unterstützung durch das soziale Umfeld (spezifizieren)
- Negative Vorbilder
- Mangelnder Zugang zu Unterstützungsangeboten

9.1.2 Ressourcen

Die Ressourcen eines Menschen können körperlicher/funktioneller, psychischer und sozialer/umgebungsbedingter Art sein. Achten Sie immer auf eine umfassende Beurteilung der Ressourcen. Die folgende Aufzählung der Ressourcen kann individuell ergänzt werden.

9.1.2.1 Körperliche/funktionelle Ressourcen
- Verfügt über Anpassungsfähigkeit
- Kommt mit Anforderungen zurecht (spezifizieren)
- Verfügt über Energie/Kraft
- Verfügt über die Fähigkeit zur Entspannung
- Gestaltet die Umgebung entsprechend den persönlichen Bedürfnissen
- Verfügt über kognitive Fähigkeiten (spezifizieren)
- Kommuniziert verbal/nonverbal (spezifizieren)
- Bringt Gefühle zum Ausdruck (verbal/nonverbal)
- Verfügt über die Fähigkeit sich zu orientieren (spezifizieren)
- Gestaltet den Tagesablauf eigenständig

9.1.2.2 Psychische Ressourcen
- Kann sich abgrenzen
- Verfügt über Konsensbereitschaft
- Ist sich eigener Werthaltungen bewusst
- Zeigt Motivation (spezifizieren)
- Bemüht sich andere zu verstehen
- Verfügt über Reflexionsfähigkeit
- Verfügt über Selbstvertrauen
- Verfügt über Vertrauen in die eigenen Fähigkeiten
- Äußert das Gefühl der Sicherheit
- Erlebt Sinn in der Problembearbeitung
- Verfügt über Wissen (spezifizieren)
- Kennt verfügbare Unterstützungsangebote

9.1.2.3 Soziale/umgebungsbedingte Ressourcen

- Verfügt über finanzielle Mittel
- Erhält Unterstützung durch das soziale Umfeld (spezifizieren)
- Verfügt über Gestaltungsmöglichkeiten (spezifizieren)
- Verfügt über Zugang zu Unterstützungsangeboten

9.1.3 Pflegeziele

> **Übergeordnetes Ziel**
> Entwickelt in belastenden Situationen wirksame Bewältigungsstrategien und setzt diese um.

9.1.3.1 Ziele im körperlichen/funktionellen Bereich

- Holt relevante Informationen zur Situation ein
- Holt fachkompetente Beratung ein
- Geht wirksam und zielgerichtet vor (spezifizieren)
- Nimmt professionelle Unterstützung in Anspruch (spezifizieren)
- Zeigt eine hohe Übereinstimmung zwischen den Äußerungen und den gesetzten Handlungen
- Teilt auftretende Spannungsgefühle mit (spezifizieren)
- Zeigt abstinente Verhaltensweisen
- Äußert, sich in der neuen Umgebung zurechtzufinden
- Beteiligt sich an gemeinsamen Aktivitäten
- Beteiligt sich an der Gestaltung der Umgebung
- Nimmt Kontakt mit Menschen in der neuen Umgebung auf
- Spricht Befürchtungen und Ängste aus
- Spricht mit der Bezugsperson über Gefühle (spezifizieren)

9.1.3.2 Ziele im psychischen Bereich

- Nennt Informationsquellen, die bei der Einschätzung der Situation hilfreich sind
- Beschreibt Wege, wie wirksame Maßnahmen erarbeitet werden können
- Beschreibt, welche unterstützenden Ressourcen verfügbar sind
- Nennt relevante Kontaktmöglichkeiten für die Informationsbeschaffung und Beratung (spezifizieren)
- Nennt Bezugspersonen/Ansprechpersonen vor Ort
- Beschreibt relevante örtliche Gegebenheiten
- Beschreibt die Risikofaktoren
- Äußert Bereitschaft zu Verhaltensänderungen
- Äußert Bereitschaft, Beratung in Anspruch zu nehmen
- Äußert Akzeptanz der Risikosituation
- Äußert, dass Ängste und Hemmschwellen gegenüber „Respektspersonen" und Institutionen abgebaut wurden
- Äußert verbesserte Zufriedenheit mit den eigenen Bewältigungsformen
- Äußert Gefühle der Sicherheit und des Selbstvertrauens hinsichtlich zukünftig auftretender Probleme

9.1.3.3 Ziele im sozialen/umgebungsbedingten Bereich

- Erhält Unterstützung durch Bezugspersonen
- Verfügt über positive Vorbilder

9.1.4 Pflegemaßnahmen

Die angeführten Maßnahmen sind beispielhaft und müssen individuell konkretisiert werden.

9.1.4.1 Pflegemaßnahmen im körperlichen/funktionellen Bereich

- Planen von Ruhephasen
- Anbieten von Strukturierungshilfen
- Unterstützung bei der Umsetzung von Bewältigungsstrategien
- Anbieten einer Kontaktaufnahme und Gesprächsbereitschaft bei auftretenden Spannungsgefühlen
- Diskutieren über mögliche Problemlösungsvarianten
- Ermutigen, sich dem Team/der Bezugsperson mitzuteilen
- Ermutigen zu verbalen Äußerungen über Befürchtungen, Ängste und Gefühle der Ablehnung, Niedergeschlagenheit und Wut
- Schaffen der Möglichkeit, über sexuelle Anliegen zu sprechen
- Unterstützen beim Ausleben der Gefühle und beim Grenzenfinden
- Unterstützen beim Organisieren einer Seelsorge oder Beratung
- Unterstützen beim Umsetzen von Veränderungen

9.1.4.2 Pflegemaßnahmen im psychischen Bereich

- Erklären von Abläufen/Ereignissen auf einfache und präzise Weise
- Einbringen von weiterführenden Fallbeispielen, von Menschen in ähnlicher Situation
- Unterstützen, das eigene Verhalten zu reflektieren
- Ermutigen und Unterstützen, risikoreiche Gewohnheiten zu überdenken
- Besprechen von Unsicherheiten und Befürchtungen
- Informieren über verfügbare Unterstützungsangebote
- Bestärken von erfolgreichen Handlungen durch positives Feedback
- Betonen von positiven Aspekten
- Unterstützen beim Treffen von Entscheidungen
- Motivieren, getroffene Entscheidungen einzuhalten
- Achten auf eine höfliche und respektvolle Begegnung
- Achten auf eine verständliche Art und Weise der Kommunikation
- Aufzeigen von Möglichkeiten, wie Gefühle in einer annehmbaren Weise geäußert werden können
- Fördern der Akzeptanz von emotionalen Reaktionen
- Vermitteln von Sicherheit
- Informieren und Beraten bei sexuellen Problemen

9.1.4.3 Pflegemaßnahmen im sozialen/ umgebungsbedingten Bereich

- Sicherstellen, dass sich benötigte/vertraute Gegenstände in Sicht-/Reichweite befinden
- Unterstützen der Bezugsperson bei einer kontinuierlichen Betreuung und Pflege
- Sorgen für eine ruhige, angstreduzierende Umgebung

9.2 Coping des Betroffenen, beeinträchtigt

Pflegediagnose 80012

Definition

Ein Pflegephänomen, bei dem ein Mensch beeinträchtigt ist, in belastenden Lebenssituationen wirksame Bewältigungsstrategien zu entwickeln und umzusetzen.

9.2.1 Ätiologie

9.2.1.1 Körperliche/funktionelle Ursachen

- Beeinträchtigte Anpassungsfähigkeit
- Beeinträchtigte Fähigkeit mit Konflikten umzugehen
- Beeinträchtigte Energie/Kraft
- Anspannung
- Beeinträchtigte kognitive Fähigkeiten (spezifizieren)
- Beeinträchtigte Kommunikation (spezifizieren)
- Beeinträchtigte Kommunikation von Gefühlen
- Beeinträchtigte Orientierung (spezifizieren)
- Schmerzen
- Erlerntes Verhaltensmuster (spezifizieren)
- Drogenkonsum (spezifizieren)
- Medikamentenwirkung (spezifizieren)
- Beeinträchtigte Fähigkeit zur Tagesstrukturierung

9.2.1.2 Psychische Ursachen

- Mangelnde Abgrenzung
- Verdrängung (Verneinung)
- Mangelnde Konsensbereitschaft
- Unklare persönliche Werthaltungen
- Stress
- Beeinträchtigte Motivation (spezifizieren)
- Beeinträchtigte Reflexionsfähigkeit
- Beeinträchtigte Reflexionsfähigkeit
- Beeinträchtigte Selbstkontrolle
- Gefühl, der Situation nicht gewachsen zu sein (spezifizieren)
- Mangelndes Vertrauen in die eigenen Fähigkeiten
- Beeinträchtigtes Selbstwertgefühl

- Gefühl der Unsicherheit
- Mangelndes Erleben von Sinn
- Mangelndes Wissen (spezifizieren)

9.2.1.3 Soziale/umgebungsbedingte Ursachen

- Mangelnde finanzielle Mittel
- Änderungen der Lebensumstände (spezifizieren)
- Familiäre Disposition/Veranlagung
- Mangelnde Unterstützung durch das soziale Umfeld (spezifizieren)
- Negative Vorbilder
- Mangelnder Zugang zu Unterstützungsangeboten

9.2.2 Symptome

9.2.2.1 Aus der Sicht des Betroffenen

- Schlafstörungen
- Müdigkeit/Nicht-ausgeruht-Sein
- Häufige Gesundheitsprobleme (spezifizieren)
- Unfähigkeit, zurechtzukommen oder um Hilfe zu fragen
- Unzufriedenheit
- Ärger
- Gefühl der Hilflosigkeit
- Erschöpfung
- Trauer
- Nervosität
- Angst
- Unruhe
- Beeinträchtigtes Durchhaltevermögen

9.2.2.2 Aus der Sicht der Pflegeperson

- Mangelnde Zielorientierung
- Unfähigkeit, Informationen einzuholen
- Mangelnde Nutzung sozialer Unterstützung
- Bewältigungsformen, welche die Anpassung erschweren
- Mangelnde Konzentration
- Unangemessenes Problemlösungsverhalten
- Unfähigkeit, Rollenerwartungen/Grundbedürfnisse zu erfüllen
- Veränderte Kommunikationsmuster
- Vermeiden bestimmter Themen im Gespräch
- Erhöhte Risikobereitschaft
- Destruktives Verhalten gegen sich selbst und andere (z. B. Überessen, übermäßiges Rauchen, Missbrauch von Alkohol oder Medikamenten)
- Verschlechterung des gesundheitlichen Zustandes
- Aggression
- Rückzug
- Negative Äußerungen über sich

- Unrealistische Vorstellungen
- Überschätzung der eigenen Fähigkeiten
- Entscheidungsschwäche
- Mangelnde Kondition
- Zittern
- Beharren auf bestehenden Verhaltensmustern
- Nichtannehmen von Empfehlungen
- Beeinträchtigte soziale Beziehungen
- Herunterspielen, Ignorieren oder Vergessen von klaren Mitteilungen oder Beobachtungen
- Rationalisieren von Misserfolgen
- Verleugnen von offensichtlichen Problemen/Schwächen
- Fehlende Teilnahme an einer Behandlung oder Therapie
- Überhebliche Haltung gegenüber anderen

9.2.3 Ressourcen

Die Ressourcen eines Menschen können körperlicher/funktioneller, psychischer und sozialer/umgebungsbedingter Art sein. Achten Sie immer auf eine umfassende Beurteilung der Ressourcen. Die folgende Aufzählung der Ressourcen kann individuell ergänzt werden.

9.2.3.1 Körperliche/funktionelle Ressourcen
- Verfügt über Anpassungsfähigkeit
- Kommt mit Anforderungen zurecht (spezifizieren)
- Verfügt über Energie/Kraft
- Verfügt über die Fähigkeit zur Entspannung
- Gestaltet die Umgebung entsprechend den persönlichen Bedürfnissen
- Verfügt über kognitive Fähigkeiten (spezifizieren)
- Kommuniziert verbal/nonverbal (spezifizieren)
- Bringt Gefühle zum Ausdruck (verbal/nonverbal)
- Verfügt über die Fähigkeit sich zu orientieren (spezifizieren)
- Gestaltet den Tagesablauf eigenständig

9.2.3.2 Psychische Ressourcen
- Kann sich abgrenzen
- Verfügt über Konsensbereitschaft
- Ist sich eigener Werthaltungen bewusst
- Zeigt Motivation (spezifizieren)
- Bemüht sich andere zu verstehen
- Verfügt über Reflexionsfähigkeit
- Verfügt über Selbstvertrauen
- Verfügt über Vertrauen in die eigenen Fähigkeiten
- Äußert das Gefühl der Sicherheit
- Erlebt Sinn in der Problembearbeitung
- Verfügt über Wissen (spezifizieren)
- Kennt verfügbare Unterstützungsangebote

9.2.3.3 Soziale/umgebungsbedingte Ressourcen
- Verfügt über finanzielle Mittel
- Erhält Unterstützung durch das soziale Umfeld (spezifizieren)
- Verfügt über Gestaltungsmöglichkeiten (spezifizieren)
- Verfügt über Zugang zu Unterstützungsangeboten (spezifizieren)

9.2.4 Pflegeziele

Übergeordnetes Ziel
Entwickelt in belastenden Situationen wirksame Bewältigungsstrategien und setzt diese um.

9.2.4.1 Ziele im körperlichen/funktionellen Bereich
- Holt relevante Informationen zur Situation ein
- Holt fachkompetente Beratung ein
- Geht wirksam und zielgerichtet vor (spezifizieren)
- Nimmt professionelle Unterstützung in Anspruch (spezifizieren)
- Zeigt eine hohe Übereinstimmung zwischen den Äußerungen und den gesetzten Handlungen
- Teilt auftretende Spannungsgefühle mit (spezifizieren)
- Zeigt abstinente Verhaltensweisen
- Äußert, sich in der neuen Umgebung zurechtzufinden
- Beteiligt sich an gemeinsamen Aktivitäten
- Beteiligt sich an der Gestaltung der Umgebung
- Nimmt Kontakt mit Menschen in der neuen Umgebung auf
- Spricht Befürchtungen und Ängste aus
- Spricht mit den Bezugspersonen über Gefühle (spezifizieren)

9.2.4.2 Ziele im psychischen Bereich
- Nennt Informationsquellen, die bei der Einschätzung der Situation hilfreich sind
- Beschreibt Wege, wie wirksame Maßnahmen erarbeitet werden können
- Beschreibt, welche unterstützenden Ressourcen verfügbar sind
- Nennt relevante Kontaktmöglichkeiten für die Informationsbeschaffung und Beratung (spezifizieren)
- Nennt Bezugspersonen/Ansprechpersonen vor Ort
- Beschreibt relevante örtliche Gegebenheiten
- Nennt die Gründe für die aktuelle Situation
- Äußert Bereitschaft zu Verhaltensänderungen
- Äußert Bereitschaft, Beratung in Anspruch zu nehmen
- Äußert Verständnis für den Grund der aktuellen Situation
- Äußert Interesse am Kennenlernen der Menschen in der neuen Umgebung
- Zeigt Interesse an der neuen Umgebung und stellt diesbezügliche Fragen

- Äußert, dass Ängste und Hemmschwellen gegenüber „Respektspersonen" und Institutionen abgebaut wurden
- Äußert verbesserte Zufriedenheit mit den eigenen Bewältigungsformen
- Äußert Gefühle der Sicherheit und des Selbstvertrauens hinsichtlich zukünftig auftretender Probleme

9.2.4.3 Ziele im sozialen/umgebungsbedingten Bereich

- Erhält Unterstützung durch Bezugspersonen
- Verfügt über positive Vorbilder

9.2.5 Pflegemaßnahmen

Die angeführten Maßnahmen sind beispielhaft und müssen individuell konkretisiert werden.

9.2.5.1 Pflegemaßnahmen im körperlichen/funktionellen Bereich

- Planen von Ruhephasen
- Anbieten von Strukturierungshilfen
- Unterstützung bei der Umsetzung von Bewältigungsstrategien
- Anbieten einer Kontaktaufnahme und Gesprächsbereitschaft bei auftretenden Spannungsgefühlen
- Diskutieren über mögliche Problemlösungsvarianten
- Ermutigen, sich dem Team/der Bezugsperson mitzuteilen
- Ermutigen zu verbalen Äußerungen über Befürchtungen, Ängste und Gefühle der Ablehnung, Niedergeschlagenheit und Wut.
- Schaffen der Möglichkeit, über sexuelle Anliegen zu sprechen
- Unterstützen beim Ausleben der Gefühle und beim Grenzenfinden
- Unterstützen beim Organisieren einer Seelsorge oder Beratung
- Unterstützen beim Umsetzen von Veränderungen

9.2.5.2 Pflegemaßnahmen im psychischen Bereich

- Erklären von Abläufen/Ereignissen auf einfache und präzise Weise
- Einbringen von weiterführenden Fallbeispielen, von Menschen in ähnlicher Situation
- Unterstützen, das eigene Verhalten zu reflektieren
- Ermutigen und Unterstützen, unwirksame/behindernde Gewohnheiten zu überdenken
- Besprechen von Unsicherheiten und Befürchtungen
- Informieren über verfügbare Unterstützungsangebote
- Bestärken von erfolgreichen Handlungen durch positives Feedback
- Betonen von positiven Aspekten
- Unterstützen beim Treffen von Entscheidungen
- Motivieren, getroffene Entscheidungen einzuhalten
- Achten auf eine höfliche und respektvolle Begegnung
- Achten auf eine verständliche Art und Weise der Kommunikation
- Aufzeigen von Möglichkeiten, wie Gefühle in einer annehmbaren Weise geäußert werden können

- Fördern der Akzeptanz von emotionalen Reaktionen
- Vermitteln von Sicherheit
- Informieren und Beraten bei sexuellen Problemen

9.2.5.3 Pflegemaßnahmen im sozialen/ umgebungsbedingten Bereich

- Sicherstellen, dass sich benötigte/vertraute Gegenstände in Sicht-/Reichweite befinden
- Unterstützen der Bezugsperson bei einer kontinuierlichen Betreuung und Pflege
- Sorgen für eine ruhige, angstreduzierende Umgebung

9.3 Coping des Betroffenen, Entwicklung der Ressourcen

Pflegediagnose 80013

Definition

Ein Pflegephänomen, bei dem ein Mensch seine Möglichkeiten, in belastenden Lebenssituationen wirksame Bewältigungsstrategien zu entwickeln und umzusetzen, stärken und/oder erweitern möchte.

Anmerkung der Autoren

Diese Pflegediagnose ist eine Gesundheitsdiagnose und beinhaltet keine möglichen Ursachen, sondern Ressourcen. Nähere Informationen zu Gesundheitsdiagnosen finden sich im einleitenden Abschnitt „Gesundheitspflegediagnosen".

9.3.1 Ressourcen

Die Ressourcen eines Menschen können körperlicher/funktioneller, psychischer und sozialer/umgebungsbedingter Art sein. Achten Sie immer auf eine umfassende Beurteilung der Ressourcen. Die folgende Aufzählung der Ressourcen kann individuell ergänzt werden.

9.3.1.1 Körperliche/funktionelle Ressourcen

- Verfügt über Anpassungsfähigkeit
- Kommt mit Anforderungen zurecht (spezifizieren)
- Verfügt über Energie/Kraft
- Verfügt über die Fähigkeit zur Entspannung
- Gestaltet die Umgebung entsprechend den persönlichen Bedürfnissen
- Verfügt über kognitive Fähigkeiten (spezifizieren)
- Kommuniziert verbal/nonverbal (spezifizieren)
- Bringt Gefühle zum Ausdruck (verbal/nonverbal)
- Verfügt über die Fähigkeit sich zu orientieren (spezifizieren)
- Gestaltet den Tagesablauf eigenständig

9.3.1.2 **Psychische Ressourcen**

- Kann sich abgrenzen
- Verfügt über Konsensbereitschaft
- Ist sich eigener Werthaltungen bewusst
- Zeigt Motivation (spezifizieren)
- Zeigt Motivation, vorhandene Entwicklungspotenziale zu nutzen
- Bemüht sich andere zu verstehen
- Verfügt über Reflexionsfähigkeit
- Verfügt über Selbstvertrauen
- Verfügt über Vertrauen in die eigenen Fähigkeiten
- Äußert das Gefühl der Sicherheit
- Erlebt Sinn in der Problembearbeitung
- Verfügt über Wissen (spezifizieren)
- Kennt verfügbare Unterstützungsangebote

9.3.1.3 **Soziale/umgebungsbedingte Ressourcen**

- Verfügt über finanzielle Mittel
- Erhält Unterstützung durch das soziale Umfeld (spezifizieren)
- Verfügt über Gestaltungsmöglichkeiten (spezifizieren)
- Verfügt über Zugang zu Unterstützungsangeboten (spezifizieren)

9

9.3.2 **Pflegeziele**

> **Übergeordnetes Ziel**
> Verfügt über die Kompetenz, wirksame Bewältigungsstrategien zu entwickeln, umzusetzen und zu verbessern.

9.3.2.1 **Ziele im körperlichen/funktionellen Bereich**

- Holt relevante Informationen zur Situation ein
- Holt fachkompetente Beratung ein
- Geht wirksam und zielgerichtet vor
- Bezieht relevante andere Personen ein
- Beteiligt sich an der Gestaltung der Umgebung
- Spricht Befürchtungen und Ängste aus
- Spricht mit der Bezugsperson über Gefühle (spezifizieren)

9.3.2.2 **Ziele im psychischen Bereich**

- Nennt Informationsquellen, die bei der Einschätzung der Situation hilfreich sind
- Beschreibt Wege, wie wirksame Maßnahmen erarbeitet werden können
- Beschreibt, welche unterstützenden Ressourcen verfügbar sind
- Nennt relevante Kontaktmöglichkeiten für die Informationsbeschaffung und Beratung (spezifizieren)

- Äußert, dass Ängste und Hemmschwellen gegenüber „Respektspersonen" und Institutionen abgebaut wurden
- Äußert Bereitschaft, Beratung in Anspruch zu nehmen
- Äußert verbesserte Zufriedenheit mit den eigenen Bewältigungsformen
- Äußert Gefühle der Sicherheit und des Selbstvertrauens hinsichtlich zukünftig auftretender Probleme

9.3.2.3 Ziele im sozialen/umgebungsbedingten Bereich

- Erhält Unterstützung durch Bezugspersonen
- Verfügt über positive Vorbilder

9.3.3 Pflegemaßnahmen

Die angeführten Maßnahmen sind beispielhaft und müssen individuell konkretisiert werden.

9.3.3.1 Pflegemaßnahmen im körperlichen/funktionellen Bereich

- Unterstützen beim Formulieren von kleinen, erreichbaren Teilzielen, die in Summe zu einem größeren Ziel führen
- Unterstützen bei der Nutzung von Informations- und Beratungsangeboten
- Unterstützen bei der Anpassung der Lebensgewohnheiten
- Unterstützen bei der Organisation von Hilfeleistungen aus dem sozialen Umfeld

9.3.3.2 Pflegemaßnahmen im psychischen Bereich

- Informieren über die Bedeutung von angemessenen Bewältigungsstrategien
- Besprechen der verfügbaren Ressourcen
- Besprechen der Einschätzung der aktuellen Situation durch den Betroffenen
- Diskutieren über mögliche Verbesserungspotenziale aus der Sicht des Betroffenen
- Beraten über erreichbare Ziele aus pflegerischer Sicht
- Informieren über unterschiedliche Möglichkeiten, Beratung und Informationen einzuholen
- Bestärken bei erfolgreich umgesetzten Maßnahmen
- Aufzeigen bereits erreichter Ziele
- Hinweisen, dass Rückschläge zu einem normalen Umsetzungsprozess gehören
- Ermutigen, die Umsetzung der gefassten Ziele beizubehalten
- Besprechen von auftretenden Sorgen und Befürchtungen

9.3.3.3 Pflegemaßnahmen im sozialen/ umgebungsbedingten Bereich

- Informieren des Behandlungsteams über die geplanten Aktivitäten des Betroffenen

9.4   Verneinung (Verleugnung)

Pflegediagnose 80032

> **Definition**
>
> Ein Pflegephänomen, bei dem ein Mensch Aufgaben, Situationen und/oder Herausforderungen ignoriert, um eine subjektiv bedrohliche Situation zu vermeiden.

9.4.1 Ätiologie

9.4.1.1 Körperliche/funktionelle Ursachen

- Mangelnde Übereinstimmung der Handlungen mit den geäußerten Gefühlen und Gedanken
- Beeinträchtigte Energie/Kraft
- Beeinträchtigte kognitive Fähigkeiten (spezifizieren)
- Beeinträchtigte Orientierung (spezifizieren)
- Beeinträchtigte Sinneswahrnehmung (spezifizieren)

9.4.1.2 Psychische Ursachen

- Mangelnde Akzeptanz für eigene Stärken, Schwächen und Grenzen
- Möchte Andere nicht belasten
- Beeinträchtigte Situationseinschätzung
- Mangelndes Entscheidungsvermögen
- Enttäuschung
- Beeinträchtigte Fähigkeit, Erwartungen an Veränderungen anzupassen
- Mangelnde Hoffnung
- Stress
- Beeinträchtigte Kritikfähigkeit
- Beeinträchtigte Motivation (spezifizieren)
- Beeinträchtigte Reflexionsfähigkeit
- Mangelndes Selbstbewusstsein
- Beeinträchtigte Selbstdisziplin
- Gefühl, der Situation nicht gewachsen zu sein (spezifizieren)
- Mangelndes Vertrauen in die eigenen Fähigkeiten
- Mangelndes Erleben von Sinn
- Mangelndes Verantwortungsbewusstsein
- Mangelndes Vertrauen in andere Menschen
- Mangelndes Wissen (spezifizieren)

9.4.1.3 Soziale/umgebungsbedingte Ursachen

- Verfügt über finanzielle Mittel
- Erhält Unterstützung durch das soziale Umfeld (spezifizieren)

9.4.2 Symptome

9.4.2.1 Aus der Sicht des Betroffenen

- Verharmlosung
- Aussagen über Angst (z. B. vor dem Tod oder einer Invalidität)
- Aussagen, mit den Herausforderungen nicht zurechtzukommen
- Ablehnung
- Gefühl der Überforderung
- Müdigkeit
- Schuldgefühle
- Misstrauen
- Desinteresse
- Aufschieben von Entscheidungen

9.4.2.2 Aus der Sicht der Pflegeperson

- Aggression
- Vermeiden des Themas
- Zeichen unerledigter Aufgaben (z. B. unbezahlte Rechnungen)
- Verharmlosung
- Rückzug
- Nicht den Tatsachen entsprechende Argumente
- Unruhe

9.4.3 Ressourcen

Die Ressourcen eines Menschen können körperlicher/funktioneller, psychischer und sozialer/umgebungsbedingter Art sein. Achten Sie immer auf eine umfassende Beurteilung der Ressourcen. Die folgende Aufzählung der Ressourcen kann individuell ergänzt werden.

9.4.3.1 Körperliche/funktionelle Ressourcen

- Handelt in Übereinstimmung mit den geäußerten Gefühlen und Gedanken
- Verfügt über Energie/Kraft
- Verfügt über kognitive Fähigkeiten (spezifizieren)
- Verfügt über die Fähigkeit sich zu orientieren (spezifizieren)
- Verfügt über Sinneswahrnehmung (spezifizieren)

9.4.3.2 Psychische Ressourcen

- Nimmt eigene Stärken, Schwächen und Grenzen an
- Schätzt Situationen realistisch ein
- Verfügt über Entscheidungsvermögen
- Passt persönliche Erwartungen an Veränderungen an
- Verfügt über Hoffnung
- Geht konstruktiv mit Kritik um
- Zeigt Motivation (spezifizieren)
- Zeigt Bereitschaft, eigene Haltungen und Handlungen zu hinterfragen

- Verfügt über Reflexionsfähigkeit
- Zeigt selbstbewusstes Verhalten
- Verfügt über Selbstdisziplin
- Verfügt über Vertrauen in die eigenen Fähigkeiten
- Äußert das Gefühl der Sicherheit
- Erlebt Sinn im Leben
- Zeigt Verantwortungsbewusstsein
- Zeigt Vertrauen in andere Menschen
- Verfügt über Wissen (spezifizieren)

9.4.3.3 Soziale/umgebungsbedingte Ressourcen

- Verfügt über finanzielle Mittel
- Erhält Unterstützung durch das soziale Umfeld (spezifizieren)

9.4.4 Pflegeziele

Übergeordnetes Ziel
Setzt sich bewusst mit der Situation/der Herausforderung auseinander.

9.4.4.1 Ziele im körperlichen/funktionellen Bereich

- Beteiligt sich an Möglichkeiten zur Selbsterfahrung
- Fordert aktiv Informationen über die Krankheit/die Beeinträchtigung ein
- Spricht mit einer Vertrauensperson über Gefühle und Ängste

9.4.4.2 Ziele im psychischen Bereich

- Nennt die Symptome der Erkrankung/der Beeinträchtigung
- Nennt die Auswirkungen der Erkrankung/der Beeinträchtigung
- Beschreibt die unterschiedlichen Möglichkeiten der Behandlung
- Beschreibt eigene Stärken, Schwächen und Grenzen
- Nennt verfügbare Unterstützungsmöglichkeiten
- Äußert Bereitschaft, Unterschiede zwischen Selbst- und Fremdwahrnehmung zu diskutieren
- Äußert Bereitschaft, bei auftretenden Spannungsgefühlen Hilfe in Anspruch zu nehmen
- Beschreibt positive Perspektiven

9.4.4.3 Ziele im sozialen/umgebungsbedingten Bereich

- Die Bezugsperson unterstützt mit wertschätzender Haltung
- Die Bezugsperson vermittelt Sicherheit
- Die Bezugsperson bietet sich als Gesprächspartner an

9.4.5 Pflegemaßnahmen

Die angeführten Maßnahmen sind beispielhaft und müssen individuell konkretisiert werden.

9.4.5.1 Pflegemaßnahmen im körperlichen/funktionellen Bereich

- Setzen von Grenzen bei destruktivem Verhalten
- Empfehlen einer Teilnahme an Gruppengesprächen

9.4.5.2 Pflegemaßnahmen im psychischen Bereich

- Aufbauen einer therapeutischen Beziehung
- Ermutigen, Gefühle auszudrücken
- Akzeptieren der Einstellung zur Situation
- Informieren über Verhaltensweisen und Konsequenzen
- Geben von positiven Rückmeldungen
- Informieren über Einrichtungen, die in der Anpassung unterstützen
- Beraten über finanzielle Unterstützungsmöglichkeiten

9.4.5.3 Pflegemaßnahmen im sozialen/ umgebungsbedingten Bereich

- Sorgen für eine sichere Umgebung
- Unterstützen der Bezugspersonen bei notwendigen Veränderungen
- Beschaffen von Hilfsmitteln
- Besorgen von Informationsmaterial
- Organisieren von Gesprächsmöglichkeiten
- Einbeziehen der Bezugsperson in die Pflege- und Therapiemaßnahmen

9.5 Gesundungsprozess, beeinträchtigt, Risiko

Pflegediagnose 80051

> **Definition**
>
> Ein Pflegephänomen, bei dem das Risiko besteht, dass ein Mensch eine Ausweitung des erwarteten Genesungszeitraums benötigt, um seinen Alltag in gewohnter Weise gestalten zu können.

Anmerkung der Autoren

Eine Risiko-Diagnose kann nicht durch Zeichen und Symptome belegt werden, da das Problem nicht aufgetreten ist und die Pflegemaßnahmen die Prävention bezwecken.

9.5.1 Risikofaktoren

9.5.1.1 Körperliche/funktionelle Risikofaktoren

- Beeinträchtige Belastbarkeit in bestimmten Situationen (spezifizieren)
- Unangemessene Copingstrategien
- Mangelnde Einhaltung von Behandlungsempfehlungen
- Mangelnde Anwendung präventiver Maßnahmen (spezifizieren)
- Beeinträchtigte Energie/Kraft
- Erschöpfung
- Mangelernährung

- Mangelnde Fitness
- Mangelnde Flüssigkeitsaufnahme (spezifizieren)
- Mangelnde Infektionsabwehr
- Beeinträchtigte kognitive Fähigkeiten (spezifizieren)
- Beeinträchtigte Kommunikation (spezifizieren)
- Beeinträchtigte körperliche Mobilität (spezifizieren)
- Schmerzen
- Beeinträchtigte Sinneswahrnehmung (spezifizieren)
- Mangelnde Nutzung von Beschäftigungsangeboten (Tagesstruktur)
- Beeinträchtigte Beteiligung an Entscheidungen

9.5.1.2 Psychische Risikofaktoren

- Apathie
- Mangelnde Akzeptanz der aktuellen Lebenssituation
- Mangelnde Akzeptanz der Behandlungsempfehlungen (Adherence)
- Mangelnde Akzeptanz von Unterstützung
- Beeinträchtigte Einschätzung von Risiken
- Beeinträchtigte Entscheidungsfindung
- Mangelnde Geduld
- Gefühl der Hoffnungslosigkeit
- Mangelnde Zukunftsperspektiven
- Beeinträchtigtes Gefühl innerer Ruhe
- Mangelndes Interesse am Lernen
- Mangelndes Interesse am eigenen Wohlbefinden
- Niedergeschlagenheit
- Beeinträchtigte Lebensfreude
- Gefühl der Machtlosigkeit (spezifizieren)
- Beeinträchtigte Motivation (spezifizieren)
- Beeinträchtigte Reflexion der eigenen Gefühle
- Beeinträchtigte Selbstdisziplin
- Selbststigmatisierung
- Beeinträchtigtes Selbstwertgefühl
- Angst (spezifizieren)
- Mangelndes Erleben von Sinn
- Hospitalismus
- Ablehnung von Verantwortung
- Mangelndes Vertrauen (spezifizieren)
- Mangelnde Wahrnehmung von Fortschritten
- Werthaltungen (spezifizieren)
- Mangelndes Wissen (spezifizieren)

9.5.1.3 Soziale/umgebungsbedingte Risikofaktoren

- Beeinträchtigte therapeutische Beziehung(en)
- Mangelnder Rückhalt durch den Arbeitgeber
- Mangelnde finanzielle Mittel
- Belastende Lebenssituation (spezifizieren)
- Fremdstigmatisierung
- Konfrontation mit Verpflichtungen während der Zeit der Genesung

- Soziale Isolation
- Mangelnde Unterstützung durch das soziale Umfeld (spezifizieren)
- Mangelnde Barrierefreiheit des Wohnumfelds (spezifizieren)
- Belastende Wohnumgebung (z. B. Feuchtigkeit, Schimmel, Lärm, Kälte)
- Mangelndes Angebot an Beschäftigungsmöglichkeiten
- Fehlender Zugang zu Gesundheitseinrichtungen (z. B. nicht versicherte Personen, fehlende Infrastrukturen)
- Fehlender Zugang zu lebensnotwendigen Gütern (z. B. sauberes Wasser, Nahrung, Medikamente)
- Obdachlosigkeit

9.5.2 Ressourcen

Die Ressourcen eines Menschen können körperlicher/funktioneller, psychischer und sozialer/umgebungsbedingter Art sein. Achten Sie immer auf eine umfassende Beurteilung der Ressourcen. Die folgende Aufzählung der Ressourcen kann individuell ergänzt werden.

9.5.2.1 Körperliche/funktionelle Ressourcen
- Nimmt schrittweise Aktivitäten auf (spezifizieren)
- Kommt mit Anforderungen zurecht (spezifizieren)
- Verfügt über angemessene Copingstrategien
- Hält Behandlungsempfehlungen ein
- Führt präventive Maßnahmen durch (spezifizieren)
- Verfügt über Energie/Kraft
- Verfügt über guten Ernährungszustand
- Verfügt über Fitness
- Nimmt die empfohlene Flüssigkeitsmenge zu sich (spezifizieren)
- Verfügt über intakte Infektionsabwehr
- Verfügt über kognitive Fähigkeiten (spezifizieren)
- Kommuniziert verbal/nonverbal (spezifizieren)
- Bringt Gefühle zum Ausdruck (verbal/nonverbal)
- Verfügt über körperliche Mobilität (spezifizieren)
- Ist schmerzfrei
- Führt die Selbstpflege eigenständig durch (spezifizieren)
- Verfügt über Sinneswahrnehmung (spezifizieren)
- Beteiligt sich aktiv an den Alltagshandlungen
- Nimmt Beschäftigungsangebote wahr (Tagesstruktur)
- Beteiligt sich an Entscheidungen
- Beteiligt sich an der weiterführenden Planung

9.5.2.2 Psychische Ressourcen
- Akzeptiert die aktuelle Lebenssituation
- Akzeptiert die Behandlungsempfehlungen (Adherence)
- Akzeptiert Unterstützung
- Schätzt Risiken realistisch ein
- Verfügt über Geduld
- Verfügt über Hoffnung

- Äußert konkrete Zukunftsperspektiven
- Äußert das Gefühl innerer Ruhe
- Zeigt Interesse am Lernen, um eigene Ressourcen zu erweitern
- Zeigt Interesse am eigenen Wohlbefinden (spezifizieren)
- Verfügt über Lebensfreude
- Hat das Gefühl, Abläufe oder Situationen kontrollieren zu können
- Zeigt Motivation (spezifizieren)
- Zeigt Motivation, vorhandene Entwicklungspotenziale zu nutzen
- Verfügt über Selbstdisziplin
- Verfügt über ein positives Selbstwertgefühl
- Äußert das Gefühl der Sicherheit
- Zeigt Vertrauen (spezifizieren)
- Nimmt Fortschritte wahr
- Verfügt über persönliche Werthaltungen (z. B. Religion, Weltanschauung, beruflicher Ethos, Ideale)
- Verfügt über Wissen (spezifizieren)

9.5.2.3 Soziale/umgebungsbedingte Ressourcen

- Verfügt über intakte therapeutische Beziehung(en)
- Verfügt über Rückhalt durch den Arbeitgeber
- Verfügt über finanzielle Mittel
- Ist für die Zeit der Genesung von Verpflichtungen freigestellt
- Erhält Unterstützung durch das soziale Umfeld (spezifizieren)
- Lebt in barrierefreiem Wohnumfeld (spezifizieren)
- Verfügt über eine angenehme Umgebung (spezifizieren)
- Verfügt über die Möglichkeit, Aktivitäten auszuüben (spezifizieren)
- Hat Zugang zum Gesundheitssystem
- Hat Zugang zu lebensnotwendigen Gütern (z. B. sauberes Wasser, Nahrung, Medikamente)

9.5.3 Pflegeziele

Übergeordnetes Ziel
Nennt individuelle Gesundheitspotenziale und setzt diese um.

9.5.3.1 Ziele im körperlichen/funktionellen Bereich

- Beteiligt sich an der Erstellung eines Behandlungsplanes
- Unterstützt die Pflegetherapie aktiv
- Spricht über Empfindungen zu den vorhandenen Gesundheitsproblemen
- Versteht Informationen und Instruktionen und handelt danach
- Wendet wirksame Bewältigungsstrategien an (spezifizieren)
- Zeigt Veränderungen der Lebensweise (spezifizieren)
- Erhält die bestehenden Ressourcen
- Hält Behandlungsempfehlungen ein
- Zeigt Zeichen eines fortschreitenden Gesundungsprozesses (spezifizieren)

9.5.3.2 Ziele im psychischen Bereich

- Nennt Risikofaktoren für eine beeinträchtigte Gesundung (spezifizieren)
- Nennt mögliche und erschließbare Ressourcen
- Beschreibt Maßnahmen zur Förderung der Gesundung (spezifizieren)
- Äußert den Wunsch das Wohlbefinden zu verbessern
- Beschreibt präventive Maßnahmen

9.5.3.3 Ziele im sozialen/umgebungsbedingten Bereich

- Die Bezugsperson unterstützt beim Gesundungsprozess
- Die Bezugsperson begleitet zu therapeutischen Maßnahmen
- Die Bezugsperson vermittelt Sicherheit
- Die Bezugsperson unterstützt beim Bereitstellen von Hilfsmitteln

9.5.4 Pflegemaßnahmen

Die angeführten Maßnahmen sind beispielhaft und müssen individuell konkretisiert werden.

9.5.4.1 Pflegemaßnahmen im körperlichen/funktionellen Bereich

- Aufbau einer therapeutischen Beziehung (spezifizieren)
- Unterstützen bei der Selbstpflege
- Unterstützen bei der Anwendung von Hilfsmitteln
- Ermutigen über Ängste und Gefühle zu sprechen
- Unterstützen bei der Entwicklung von Bewältigungsstrategien
- Berücksichtigen der Wünsche und persönlichen Gewohnheiten
- Erstellen eines Ernährungsplans
- Erarbeiten eines Plans zur Umsetzung von Verhaltensänderungen
- Ermutigen, Aktivitäten durchzuführen
- Erstellen eines Aktivitäten- und Bewegungsplanes
- Helfen, realistische Ziele zu setzen
- Anleiten in der Anwendung von Hilfsmitteln

9.5.4.2 Pflegemaßnahmen im psychischen Bereich

- Informieren über notwendige therapeutische Maßnahmen
- Motivieren zu aktiver Mitarbeit
- Motivieren, gesundheitsbezogene Ziele anzuerkennen (spezifizieren)
- Informieren über verfügbare Unterstützungsangebote
- Geben von positiven Rückmeldungen
- Unterstützen beim Setzen von Prioritäten

9.5.4.3 Pflegemaßnahmen im sozialen/ umgebungsbedingten Bereich

- Einbeziehen der Bezugsperson in therapeutische Maßnahmen
- Beraten der Bezugsperson, wie Sicherheit vermittelt werden kann
- Organisieren von Teilhabe am sozialen Leben (spezifizieren)
- Beraten der Bezugsperson, wie sie bei der Adaptierung der Wohnung unterstützen kann

9.6   Gesundungsprozess, beeinträchtigt

Pflegediagnose 80052

> **Definition**
>
> Ein Pflegephänomen, bei dem ein Mensch eine Ausweitung des erwarteten Genesungszeitraums benötigt, um seinen Alltag in gewohnter Weise gestalten zu können.

9.6.1 Ätiologie

9.6.1.1 Körperliche/funktionelle Ursachen

- Beeinträchtige Belastbarkeit in bestimmten Situationen (spezifizieren)
- Unangemessene Copingstrategien
- Mangelnde Einhaltung von Behandlungsempfehlungen
- Mangelnde Anwendung präventiver Maßnahmen (spezifizieren)
- Beeinträchtigte Energie/Kraft
- Erschöpfung
- Mangelernährung
- Mangelnde Fitness
- Mangelnde Flüssigkeitsaufnahme (spezifizieren)
- Mangelnde Infektionsabwehr
- Beeinträchtigte kognitive Fähigkeiten (spezifizieren)
- Beeinträchtigte Kommunikation (spezifizieren)
- Beeinträchtigte körperliche Mobilität (spezifizieren)
- Schmerzen
- Beeinträchtigte Sinneswahrnehmung (spezifizieren)
- Mangelnde Nutzung von Beschäftigungsangeboten (Tagesstruktur)
- Beeinträchtigte Beteiligung an Entscheidungen

9.6.1.2 Psychische Ursachen

- Apathie
- Mangelnde Akzeptanz der aktuellen Lebenssituation
- Mangelnde Akzeptanz der Behandlungsempfehlungen (Adherence)
- Mangelnde Akzeptanz von Unterstützung
- Beeinträchtigte Einschätzung von Risiken
- Beeinträchtigte Entscheidungsfindung
- Mangelnde Geduld
- Gefühl der Hoffnungslosigkeit
- Mangelnde Zukunftsperspektiven
- Beeinträchtigtes Gefühl innerer Ruhe
- Mangelndes Interesse am Lernen
- Mangelndes Interesse am eigenen Wohlbefinden
- Niedergeschlagenheit
- Beeinträchtigte Lebensfreude

- Gefühl der Machtlosigkeit (spezifizieren)
- Beeinträchtigte Motivation (spezifizieren)
- Beeinträchtigte Reflexion der eigenen Gefühle
- Beeinträchtigte Selbstdisziplin
- Selbststigmatisierung
- Beeinträchtigtes Selbstwertgefühl
- Angst (spezifizieren)
- Mangelndes Erleben von Sinn
- Hospitalismus
- Ablehnung von Verantwortung
- Mangelndes Vertrauen (spezifizieren)
- Mangelnde Wahrnehmung von Fortschritten
- Werthaltungen (spezifizieren)
- Mangelndes Wissen (spezifizieren)

9.6.1.3 Soziale/umgebungsbedingte Ursachen

- Beeinträchtigte therapeutische Beziehung(en)
- Mangelnder Rückhalt durch den Arbeitgeber
- Mangelnde finanzielle Mittel
- Belastende Lebenssituation (spezifizieren)
- Fremdstigmatisierung
- Konfrontation mit Verpflichtungen während der Zeit der Genesung
- Soziale Isolation
- Mangelnde Unterstützung durch das soziale Umfeld (spezifizieren)
- Mangelnde Barrierefreiheit des Wohnumfelds (spezifizieren)
- Belastende Wohnumgebung (z. B. Feuchtigkeit, Schimmel, Lärm, Kälte)
- Mangelndes Angebot an Beschäftigungsmöglichkeiten
- Fehlender Zugang zu Gesundheitseinrichtungen (z. B. nicht versicherte Personen, fehlende Infrastrukturen)
- Fehlender Zugang zu lebensnotwendigen Gütern (z. B. sauberes Wasser, Nahrung, Medikamente)
- Obdachlosigkeit

9.6.2 Symptome

9.6.2.1 Aus der Sicht des Betroffenen

- Verlust der Lebensfreude (z. B. Essen, Sexualität, Arbeit, Familie, Freunde, Hobbys, Unterhaltungen)
- Traurigkeit
- Müdigkeit
- Fehlende Zuversicht
- Wunsch zu sterben, Todessehnsucht
- Unzufriedenheit
- Schwäche
- Erschöpfung
- Muskelabbau

- Äußerung von Schmerzen
- Unruhe
- Appetitlosigkeit
- Übelkeit
- Gewichtsabnahme (spezifizieren)
- Gewichtszunahme (spezifizieren)
- Kontinenzverlust
- Beeinträchtigte Wundheilung
- Fieber
- Interesselosigkeit
- Abwendung vom Glauben
- Veränderte Schlafqualität
- Veränderte Schlafquantität
- Gefühl der Hoffnungslosigkeit
- Kurzatmigkeit

9.6.2.2 Aus der Sicht der Pflegeperson

- Spricht wenig
- Ungeduld
- Mangelernährung
- Reduktion der körperlichen Funktionen (spezifizieren)
- Dehydratation
- Handelt nicht der Situation entsprechend
- Vergisst, Verpflichtungen nachzukommen
- Beeinträchtigte Wiedergabe vermittelter Inhalte
- Sozialer Rückzug
- Mangelndes Interesse an Tätigkeiten, welche früher einmal gerne durchgeführt wurden
- Beeinträchtigte Selbstpflege
- Vernachlässigung der Haushaltsführung (z. B. Sauberkeit, Finanzen)
- Passives Verhalten
- Gleichgültigkeit
- Hadern mit dem Schicksal
- Mangelnde Beteiligung an Alltagshandlungen
- Nichterreichen der geplanten Behandlungsziele
- Infektionszeichen (spezifizieren: z. B. Hitze, Rötung, Schwellung)
- Ungepflegte äußere Erscheinung
- Bewegungseinschränkungen
- Gereiztheit

9.6.3 Ressourcen

Die Ressourcen eines Menschen können körperlicher/funktioneller, psychischer und sozialer/umgebungsbedingter Art sein. Achten Sie immer auf eine umfassende Beurteilung der Ressourcen. Die folgende Aufzählung der Ressourcen kann individuell ergänzt werden.

9.6.3.1 Körperliche/funktionelle Ressourcen

- Nimmt schrittweise Aktivitäten auf (spezifizieren)
- Kommt mit Anforderungen zurecht (spezifizieren)
- Verfügt über angemessene Copingstrategien
- Hält Behandlungsempfehlungen ein
- Führt präventive Maßnahmen durch (spezifizieren)
- Verfügt über Energie/Kraft
- Verfügt über guten Ernährungszustand
- Verfügt über Fitness
- Nimmt die empfohlene Flüssigkeitsmenge zu sich (spezifizieren)
- Verfügt über intakte Infektionsabwehr
- Verfügt über kognitive Fähigkeiten (spezifizieren)
- Kommuniziert verbal/nonverbal (spezifizieren)
- Bringt Gefühle zum Ausdruck (verbal/nonverbal)
- Verfügt über Mobilität (spezifizieren)
- Ist schmerzfrei
- Führt die Selbstpflege eigenständig durch (spezifizieren)
- Verfügt über Sinneswahrnehmung (spezifizieren)
- Beteiligt sich aktiv an den Alltagshandlungen
- Nimmt Beschäftigungsangebote wahr (Tagesstruktur)
- Beteiligt sich an Entscheidungen
- Beteiligt sich an der weiterführenden Planung

9.6.3.2 Psychische Ressourcen

- Akzeptiert die aktuelle Lebenssituation
- Akzeptiert die Behandlungsempfehlungen (Adherence)
- Akzeptiert Unterstützung
- Schätzt Risiken realistisch ein
- Verfügt über Geduld
- Verfügt über Hoffnung
- Äußert konkrete Zukunftsperspektiven
- Äußert das Gefühl innerer Ruhe
- Zeigt Interesse am Lernen, um eigene Ressourcen zu erweitern
- Zeigt Interesse am eigenen Wohlbefinden (spezifizieren)
- Verfügt über Lebensfreude
- Hat das Gefühl, Abläufe oder Situationen kontrollieren zu können
- Zeigt Motivation (spezifizieren)
- Zeigt Motivation, vorhandene Entwicklungspotenziale zu nutzen
- Verfügt über Selbstdisziplin
- Verfügt über ein positives Selbstwertgefühl
- Äußert das Gefühl der Sicherheit
- Zeigt Vertrauen (spezifizieren)
- Nimmt Fortschritte wahr
- Verfügt über persönliche Werthaltungen (z. B. Religion, Weltanschauung, beruflicher Ethos, Ideale)
- Verfügt über Wissen (spezifizieren)

9.6.3.3 Soziale/umgebungsbedingte Ressourcen

- Verfügt über intakte therapeutische Beziehung(en)
- Verfügt über Rückhalt durch den Arbeitgeber
- Verfügt über finanzielle Mittel
- Ist für die Zeit der Genesung von Verpflichtungen freigestellt
- Erhält Unterstützung durch das soziale Umfeld (spezifizieren)
- Lebt in barrierefreiem Wohnumfeld (spezifizieren)
- Verfügt über eine angenehme Umgebung (spezifizieren)
- Verfügt über die Möglichkeit, Aktivitäten auszuüben (spezifizieren)
- Hat Zugang zum Gesundheitssystem
- Hat Zugang zu lebensnotwendigen Gütern (z. B. sauberes Wasser, Nahrung, Medikamente)

9.6.4 Pflegeziele

> **Übergeordnetes Ziel**
> Nennt individuelle Gesundheitspotenziale und setzt diese um.

9

9.6.4.1 Ziele im körperlichen/funktionellen Bereich

- Beteiligt sich an der Erstellung eines Behandlungsplanes
- Unterstützt die Pflegetherapie aktiv
- Spricht über Empfindungen zu den vorhandenen Gesundheitsproblemen
- Versteht Informationen und Instruktionen und handelt danach
- Wendet wirksame Bewältigungsstrategien an (spezifizieren)
- Zeigt Veränderungen der Lebensweise (spezifizieren)
- Erhält die bestehenden Ressourcen
- Hält Behandlungsempfehlungen ein
- Zeigt Zeichen eines fortschreitenden Gesundungsprozesses

9.6.4.2 Ziele im psychischen Bereich

- Nennt die Ursachen der beeinträchtigten Gesundung (spezifizieren)
- Nennt mögliche und erschließbare Ressourcen
- Beschreibt Maßnahmen zur Förderung der Gesundung (spezifizieren)
- Äußert den Wunsch, das Wohlbefinden zu verbessern

9.6.4.3 Ziele im sozialen/umgebungsbedingten Bereich

- Die Bezugsperson unterstützt beim Gesundungsprozess
- Die Bezugsperson begleitet zu therapeutischen Maßnahmen
- Die Bezugsperson vermittelt Sicherheit
- Die Bezugsperson unterstützt beim Bereitstellen von Hilfsmitteln

9.6.5 Pflegemaßnahmen

Die angeführten Maßnahmen sind beispielhaft und müssen individuell konkretisiert werden.

9.6.5.1 Pflegemaßnahmen im körperlichen/funktionellen Bereich

- Aufbau einer therapeutischen Beziehung (spezifizieren)
- Unterstützen bei der Selbstpflege
- Unterstützen bei der Anwendung von Hilfsmitteln
- Ermutigen über Ängste und Gefühle zu sprechen
- Unterstützen bei der Entwicklung von Bewältigungsstrategien
- Berücksichtigen der Wünsche und persönlichen Gewohnheiten
- Erstellen eines Ernährungsplans
- Erarbeiten eines Plans zur Umsetzung von Verhaltensänderungen
- Ermutigen, Aktivitäten durchzuführen
- Erstellen eines Aktivitäten- und Bewegungsplanes
- Helfen, realistische Ziele zu setzen
- Anleiten in der Anwendung von Hilfsmitteln

9.6.5.2 Pflegemaßnahmen im psychischen Bereich

- Informieren über notwendige therapeutische Maßnahmen
- Motivieren zu aktiver Mitarbeit
- Motivieren, gesundheitsbezogene Ziele anzuerkennen (spezifizieren)
- Informieren über verfügbare Unterstützungsangebote
- Geben von positiven Rückmeldungen
- Unterstützen beim Setzen von Prioritäten

9.6.5.3 Pflegemaßnahmen im sozialen/ umgebungsbedingten Bereich

- Einbeziehen der Bezugsperson in therapeutische Maßnahmen
- Beraten der Bezugsperson, wie Sicherheit vermittelt werden kann
- Organisieren von Teilhabe am sozialen Leben (spezifizieren)
- Beraten der Bezugsperson, wie sie bei der Adaptierung der Wohnung unterstützen kann

9.7 Gesundungsprozess, Entwicklung der Ressourcen

Pflegediagnose 80053

> **Definition**
>
> Ein Pflegephänomen, bei dem ein Mensch seine Möglichkeiten stärken und/oder erweitern möchte, um eine gesundheitliche Beeinträchtigung innerhalb des erwarteten Genesungszeitraumes zu bewältigen.

Anmerkung der Autoren

Diese Pflegediagnose ist eine Gesundheitsdiagnose und beinhaltet keine möglichen Ursachen, sondern Ressourcen. Nähere Informationen zu Gesundheitsdiagnosen finden sich im einleitenden Abschnitt „Gesundheitspflegediagnosen".

9.7.1 Ressourcen

Die Ressourcen eines Menschen können körperlicher/funktioneller, psychischer und sozialer/umgebungsbedingter Art sein. Achten Sie immer auf eine umfassende Beurteilung der Ressourcen. Die folgende Aufzählung der Ressourcen kann individuell ergänzt werden.

9.7.1.1 Körperliche/funktionelle Ressourcen

- Nimmt schrittweise Aktivitäten auf (spezifizieren)
- Kommt mit Anforderungen zurecht (spezifizieren)
- Verfügt über angemessene Copingstrategien
- Hält Behandlungsempfehlungen ein
- Führt präventive Maßnahmen durch (spezifizieren)
- Verfügt über Energie/Kraft
- Verfügt über guten Ernährungszustand
- Verfügt über Fitness
- Nimmt die empfohlene Flüssigkeitsmenge zu sich (spezifizieren)
- Verfügt über intakte Infektionsabwehr
- Verfügt über kognitive Fähigkeiten (spezifizieren)
- Kommuniziert verbal/nonverbal (spezifizieren)
- Bringt Gefühle zum Ausdruck (verbal/nonverbal)
- Verfügt über körperliche Mobilität (spezifizieren)
- Ist schmerzfrei
- Führt die Selbstpflege eigenständig durch (spezifizieren)
- Verfügt über Sinneswahrnehmung (spezifizieren)
- Beteiligt sich aktiv an den Alltagshandlungen
- Nimmt Beschäftigungsangebote wahr (Tagesstruktur)
- Beteiligt sich an Entscheidungen
- Beteiligt sich an der weiterführenden Planung

9.7.1.2 Psychische Ressourcen

- Akzeptiert die aktuelle Lebenssituation
- Akzeptiert die Behandlungsempfehlungen (Adherence)
- Akzeptiert Unterstützung
- Schätzt Risiken realistisch ein
- Verfügt über Geduld
- Verfügt über Hoffnung
- Äußert konkrete Zukunftsperspektiven
- Äußert das Gefühl innerer Ruhe
- Zeigt Interesse am Lernen, um eigene Ressourcen zu erweitern
- Zeigt Interesse am eigenen Wohlbefinden (spezifizieren)
- Verfügt über Lebensfreude

- Hat das Gefühl, Abläufe oder Situationen kontrollieren zu können
- Zeigt Motivation (spezifizieren)
- Zeigt Motivation, vorhandene Entwicklungspotenziale zu nutzen
- Verfügt über Selbstdisziplin
- Verfügt über ein positives Selbstwertgefühl
- Äußert das Gefühl der Sicherheit
- Zeigt Vertrauen (spezifizieren)
- Nimmt Fortschritte wahr
- Verfügt über Werthaltungen (z. B. Religion, Glaube, Weltanschauung, beruflicher Ethos, Ideale)
- Verfügt über Wissen (spezifizieren)

9.7.1.3 Soziale/umgebungsbedingte Ressourcen
- Verfügt über intakte therapeutische Beziehung(en)
- Verfügt über Rückhalt durch den Arbeitgeber
- Verfügt über finanzielle Mittel
- Ist für die Zeit der Genesung von Verpflichtungen freigestellt
- Erhält Unterstützung durch das soziale Umfeld (spezifizieren)
- Lebt in barrierefreiem Wohnumfeld (spezifizieren)
- Verfügt über eine angenehme Umgebung (spezifizieren)
- Verfügt über die Möglichkeit, Aktivitäten auszuüben (spezifizieren)
- Hat Zugang zum Gesundheitssystem
- Hat Zugang zu lebensnotwendigen Gütern (z. B. sauberes Wasser, Nahrung, Medikamente)

9.7.2 Pflegeziele

Übergeordnetes Ziel
Verfügt über die Kompetenz, eigenständig individuelle Gesundheitspotenziale zu erkennen und diese umzusetzen.

9.7.2.1 Ziele im körperlichen/funktionellen Bereich
- Äußert den Wunsch nach Unterstützung beim Planen von gesundheitsfördernden Maßnahmen
- Spricht über die Empfindungen zur aktuellen Gesundheitssituation
- Recherchiert Informationen zu konkreten Fragestellungen (spezifizieren)
- Diskutiert die gefundenen Informationen mit Fachleuten und Bezugspersonen
- Formuliert realistische Ziele und Maßnahmen hinsichtlich der Gesundheit
- Führt die geplanten Maßnahmen durch
- Nimmt eine Gesundheitsberatung in Anspruch
- Zeigt Zeichen eines fortschreitenden Gesundungsprozesses
- Plant die Umsetzung der Maßnahmen

9.7.2.2 Ziele im psychischen Bereich

- Nennt mögliche und erschließbare Ressourcen
- Beschreibt Maßnahmen zur Förderung der Gesundheit (spezifizieren)
- Nennt Möglichkeiten zur Prävention von gesundheitlichen Beeinträchtigungen (spezifizieren)
- Nennt Möglichkeiten, gesundheitsrelevante Informationen zu beschaffen
- Beschreibt verfügbare Ressourcen
- Äußert die Motivation, eigene Verhaltensmuster zu hinterfragen
- Äußert Interesse an Gesundheitsinformationen
- Berichtet von einem gestiegenen Wohlbefinden
- Berichtet von Zufriedenheit mit dem Gesundungsprozess

9.7.2.3 Ziele im sozialen/umgebungsbedingten Bereich

- Die Bezugsperson unterstützt den Gesundungsprozess
- Die Bezugsperson unterstützt bei der Durchführung des Trainingsplanes
- Die Bezugsperson unterstützt mit finanziellen Mitteln
- Ist für die Zeit der Genesung von Verpflichtungen freigestellt (spezifizieren)

9.7.3 Pflegemaßnahmen

Die angeführten Maßnahmen sind beispielhaft und müssen individuell konkretisiert werden.

9.7.3.1 Pflegemaßnahmen im körperlichen/funktionellen Bereich

- Unterstützen bei der Anpassung der Lebensgewohnheiten (spezifizieren)
- Anleiten beim Erlernen von Entspannungstechniken
- Anleiten bei der Anwendung von Hilfsmitteln

9.7.3.2 Pflegemaßnahmen im psychischen Bereich

- Ermutigen, über Gefühle und Empfindungen zu sprechen
- Informieren über Einflussfaktoren auf den Gesundungsprozess
- Informieren über Wirkung und Ergebnis der Behandlung
- Beraten über erreichbare Ziele
- Unterstützen beim Formulieren von erreichbaren Teilzielen
- Informieren über aktuelle Gesundheitsinformationen
- Unterstützen, Informationen zu konkreten Fragestellungen einzuholen
- Diskutieren der eingeholten Informationen und gemeinsames Bewerten
- Informieren über unterschiedliche Möglichkeiten der Gesundheitsberatung
- Informieren über Möglichkeiten zum Austausch mit Menschen in ähnlichen Situationen
- Informieren über somatologische Zusammenhänge
- Loben von erfolgreich umgesetzten Maßnahmen
- Aufzeigen bereits erreichter Ziele
- Hinweisen, dass Rückschläge zu einem normalen Umsetzungsprozess gehören
- Ermutigen, die Umsetzung der gefassten Ziele beizubehalten
- Besprechen von auftretenden Sorgen und Befürchtungen
- Informieren über verfügbare Unterstützungsmöglichkeiten

9.7.3.3 Pflegemaßnahmen im sozialen/ umgebungsbedingten Bereich

- Einbeziehen von Anregungen und Unterstützung aus dem sozialen Umfeld
- Beraten der Bezugsperson, wie sie bei Aktivitäten und Trainingseinheiten unterstützen kann
- Informieren der Bezugsperson über die Bedeutung von positiven Rückmeldungen

9.8 Entscheidung, Konflikt

Pflegediagnose 80062

> **Definition**
>
> Ein Pflegephänomen, bei dem ein Mensch oder ein Familiensystem beeinträchtigt ist, aus verschiedenen Möglichkeiten eine Auswahl zu treffen, die auf Informationen und Werten beruht.

9.8.1 Ätiologie

9.8.1.1 Körperliche/funktionelle Ursachen

- Beeinträchtigte Energie/Kraft
- Beeinträchtigte Fähigkeit, Informationen einzuholen
- Beeinträchtigte kognitive Fähigkeiten (spezifizieren)
- Beeinträchtigte Kommunikation (spezifizieren)
- Erlerntes Verhaltensmuster (spezifizieren)

9.8.1.2 Psychische Ursachen

- Mangelndes Bewusstsein eigener Vorlieben
- Unklare persönliche Werthaltungen
- Beeinträchtigte Fähigkeit, Informationen zu bewerten
- Schwierigkeiten, unterschiedliche positive und negative Auswirkungen gegeneinander abzuwägen
- Mangelnde entscheidungsrelevante Erfahrungen
- Unklare Erwartungen
- Gefühl der Hoffnungslosigkeit
- Beeinträchtigte kognitive Fähigkeit, Informationen zu verstehen
- Beeinträchtigte Kritikfähigkeit
- Beeinträchtigte Motivation (spezifizieren)
- Beeinträchtigte Bereitschaft, sich mit Konflikten zu konfrontieren
- Beeinträchtigte Reflexionsfähigkeit
- Beeinträchtigtes Gefühl, den Anforderungen gewachsen zu sein
- Beeinträchtigtes Selbstwertgefühl
- Mangelndes Erleben des Sinns der Entscheidung
- Mangelndes Verantwortungsbewusstsein
- Mangelndes entscheidungsrelevantes Wissen

9.8.1.3 **Soziale/umgebungsbedingte Ursachen**

- Mangelnde finanzielle Mittel
- Mangelnde Entscheidungsbefugnis (spezifizieren)
- Mangelnde Anerkennung und Respekt durch das soziale Umfeld
- Mangelnde Unterstützung durch Bezugspersonen (spezifizieren)
- Differenz zwischen eigenen und fremden Werten/Erwartungen (z. B. eigene Wünsche gegenüber Erwartungen der Familie)
- Mangelnder Zugang zu Informationen (spezifizieren)

9.8.2 **Symptome**

9.8.2.1 **Aus der Sicht des Betroffenen**

- Unsicherheit
- Verzweiflung
- Zweifel
- Überforderung
- Empfundener sozialer Druck
- Negative Aussagen über sich oder die Situation
- Konflikte
- Schwäche
- Anspannung
- Unruhe
- Suche nach Unterstützung
- Niedergeschlagenheit
- Unzufriedenheit
- Beeinträchtigter Schlaf

9.8.2.2 **Aus der Sicht der Pflegeperson**

- Unschlüssigkeit
- Hinausschieben der Entscheidung
- Laufender Wechsel zwischen zwei Entscheidungsmöglichkeiten
- Unangemessene Bewertung von Entscheidungsmöglichkeiten
- Gleichgültigkeit
- Eingeengte Wahrnehmung
- Zurückgezogenheit
- Grübeln
- Seufzen
- Aggression
- Stimmungsschwankungen

9.8.3 **Ressourcen**

Die Ressourcen eines Menschen können körperlicher/funktioneller, psychischer und sozialer/umgebungsbedingter Art sein. Achten Sie immer auf eine umfassende Beurteilung der Ressourcen. Die folgende Aufzählung der Ressourcen kann individuell ergänzt werden.

9.8.3.1 Körperliche/funktionelle Ressourcen

- Verfügt über Energie/Kraft
- Verfügt über kognitive Fähigkeiten (spezifizieren)
- Kommuniziert verbal/nonverbal (spezifizieren)
- Teilt eigene Gedanken mit
- Verfügt über Konfliktfähigkeit

9.8.3.2 Psychische Ressourcen

- Ist sich eigener Vorlieben bewusst
- Ist sich eigener Werthaltungen bewusst
- Verfügt über Hoffnung
- Geht konstruktiv mit Kritik um
- Zeigt Motivation (spezifizieren)
- Verfügt über Reflexionsfähigkeit
- Ist überzeugt, eine Entscheidung treffen zu können
- Verfügt über Selbstvertrauen
- Erlebt Sinn in der Entscheidungsfindung
- Zeigt Verantwortungsbewusstsein
- Verfügt über entscheidungsrelevantes Wissen

9.8.3.3 Soziale/umgebungsbedingte Ressourcen

- Verfügt über finanzielle Mittel
- Verfügt über Entscheidungsbefugnis (spezifizieren)
- Erhält Anerkennung und Respekt durch das soziale Umfeld
- Erhält Unterstützung durch Bezugspersonen (spezifizieren)
- Hat Zugang zu Informationen (spezifizieren)

9.8.4 Pflegeziele

> **Übergeordnetes Ziel**
> Trifft eine informationsbasierte, sachgerechte Entscheidung, die im Einklang mit den individuellen Werten und Überzeugungen steht.

9.8.4.1 Ziele im körperlichen/funktionellen Bereich

- Holt aktiv Informationen ein
- Zeigt während des Entscheidungsprozesses körperliche Zeichen von Entspannung und innerer Ruhe
- Nutzt bestehende Ressourcen (spezifizieren)
- Begründet die Entscheidung für eine der Handlungsmöglichkeiten

9.8.4.2 Ziele im psychischen Bereich

- Beschreibt die positiven und negativen Aspekte der Entscheidungsmöglichkeiten
- Nennt relevante Informationsquellen
- Beschreibt die eigenen entscheidungsrelevanten Werte und Überzeugungen
- Äußert das Bedürfnis, Informationen einholen zu wollen

- Äußert den Wunsch nach Beratung
- Äußert Zuversicht, mit der schwierigen Entscheidungssituation zurechtzukommen
- Äußert, die eigenen Gefühle im Zusammenhang mit dem schwierigen Entscheidungsprozess anzuerkennen
- Äußert Zufriedenheit mit der getroffenen Entscheidung

9.8.4.3 Ziele im sozialen/umgebungsbedingten Bereich
- Die Bezugsperson akzeptiert die getroffene Entscheidung

9.8.5 Pflegemaßnahmen

Die angeführten Maßnahmen sind beispielhaft und müssen individuell konkretisiert werden.

9.8.5.1 Pflegemaßnahmen im körperlichen/funktionellen Bereich
- Unterstützen beim Sammeln der verschiedenen Entscheidungsmöglichkeiten
- Unterstützen beim Einholen von Informationen
- Ermutigen, eigene Wertvorstellungen und Überzeugungen hinsichtlich der Entscheidung gegenüber anderen klar zu formulieren
- Ermutigen, die Entscheidung mit der Bezugsperson zu besprechen und zu diskutieren
- Fördern von aktiven Entscheidungsprozessen in anderen Lebensbereichen
- Akzeptieren verbaler Äußerungen von Wut
- Setzen von Grenzen bei destruktivem Verhalten
- Vorschlagen von kleinen Schritten zur Entscheidungsfindung
- Anbieten eines sozialen Kompetenztrainings
- Ermutigen, Methoden zum Stressabbau zu erlernen
- Ermutigen, Methoden zur Konfliktbewältigung zu erlernen

9.8.5.2 Pflegemaßnahmen im psychischen Bereich
- Unterstützen beim Einschätzen entscheidungsrelevanter Aspekte anhand der individuellen Werte, Überzeugungen und Präferenzen
- Informieren über die Wahlmöglichkeiten aus pflegerischer Sicht
- Aufklären über bestehende unrealistische Erwartungen
- Aufzeigen von unterschiedlichen Entscheidungen von anderen Menschen in ähnlichen Situationen
- Diskutieren von Standpunkten relevanter Bezugspersonen (z. B. Familie, Arbeitgeber)
- Vermitteln von positiven Aspekten des Entscheidungskonfliktes
- Informieren über verfügbare Unterstützungsmöglichkeiten

9.8.5.3 Pflegemaßnahmen im sozialen/ umgebungsbedingten Bereich
- Organisieren von sozialer Unterstützung bei bestehendem sozialem Druck
- Fördern der Beteiligung der gewünschten Bezugsperson am Entscheidungsprozess

9.9 Entwicklung, beeinträchtigt

Pflegediagnose 80072

Definition

Ein Pflegephänomen, bei dem ein Mensch Abweichungen im Bezug auf den körperlichen, psychischen oder sozialen Reifungs- und Entwicklungsprozess von den Normen seiner Altersgruppe aufweist.

Anmerkung der Autoren

Diese Pflegediagnose bezieht sich vorwiegend auf Kinder und Jugendliche.

9.9.1 Ätiologie

9.9.1.1 Körperliche/funktionelle Ursachen

- Mangelernährung
- Auswirkungen einer Behinderung
- Hochbegabung
- Beeinträchtigte körperliche Mobilität (spezifizieren)
- Beeinträchtigte Funktion der Ausscheidungsorgane

9.9.1.2 Psychische Ursachen

- Traumatisierende Erlebnisse (spezifizieren: z. B. Todesfall, Missbrauch)
- Gefühl der Benachteiligung durch familiäre Situationen (z. B. Behinderung Familiennachwuchs, Patchworkfamilie)

9.9.1.3 Soziale/umgebungsbedingte Ursachen

- Trennung von Bezugspersonen
- Häufig wechselnde Betreuungspersonen
- Missbrauch
- Mangelnde Förderung
- Vernachlässigung (physisch/psychisch)
- Wechselnde Umgebung (spezifizieren)
- Mangelnde Sinnesreize aus der Umgebung (spezifizieren)

9.9.2 Symptome

9.9.2.1 Aus der Sicht des Betroffenen

- Einsamkeit
- Überforderung
- Unterforderung
- Unzufriedenheit
- Aggression

9.9.2.2 Aus der Sicht der Pflegeperson

- Veränderungen bei der Ausübung alterstypischer Tätigkeiten
- Beeinträchtigung der altersentsprechenden Selbstkontrolle
- Verlust bereits erworbener Fähigkeiten (z. B. Kontrolle über Ausscheidungen)
- Verfrühtes oder beschleunigtes Aneignen von Fähigkeiten
- Verändertes körperliches Wachstum
- Wenige Gefühlsregungen
- Überschießende Gefühlsregungen
- Verminderte Reaktionen
- Verminderung von Sozialkontakten
- Beeinträchtigung der altersentsprechenden Selbstpflege
- Unwirksame Teilnahme an Sozialkontakten

9.9.3 Ressourcen

Die Ressourcen eines Menschen können körperlicher/funktioneller, psychischer und sozialer/umgebungsbedingter Art sein. Achten Sie immer auf eine umfassende Beurteilung der Ressourcen. Die folgende Aufzählung der Ressourcen kann individuell ergänzt werden.

9.9.3.1 Körperliche/funktionelle Ressourcen

- Verfügt über altersentsprechende Ausdauer
- Verfügt über ein altersentsprechendes Ausscheidungsverhalten
- Verfügt über altersentsprechende Energie/Kraft und Ausdauer
- Nimmt vorbereitete Mahlzeiten zu sich
- Verfügt über altersentsprechende kognitive Fähigkeiten
- Verfügt über eine altersentsprechende Reizaufnahme und -verarbeitung
- Verfügt über körperliche Mobilität (spezifizieren)

9.9.3.2 Psychische Ressourcen

- Versteht Konsequenzen im Zusammenhang mit dem eigenen Handeln
- Wünscht sich Kontrolle über seine Ausscheidung
- Äußert den Wunsch nach Veränderungen der persönlichen Situation
- Versteht den Sinn von entwicklungsfördernden Maßnahmen (z. B. Setzen von Grenzen)
- Zeigt Vertrauen (spezifizieren)

9.9.3.3 Soziale/umgebungsbedingte Ressourcen

- Die Bezugsperson beteiligt sich an pflegetherapeutischen Maßnahmen
- Verfügt über ein soziales Netzwerk (z. B. Familie, Freunde, Kollegen)
- Verfügt über positive Vorbilder
- Die Bezugsperson verfügt über Wissen in Bezug auf den Entwicklungsprozess und fördernde Maßnahmen

9.9.4 Pflegeziele

> **Übergeordnetes Ziel**
> Zeigt eine altersentsprechende Entwicklung.

9.9.4.1 Ziele im körperlichen/funktionellen Bereich
- Übernimmt die Selbstpflege (spezifizieren)
- Kommuniziert mit Personen aus dem sozialen Umfeld
- Zeigt altersgemäße Ausdrucksformen (spezifizieren)
- Beansprucht professionelle Unterstützung
- Nimmt an Veranstaltungen teil

9.9.4.2 Ziele im psychischen Bereich
- Äußert den Wunsch, die eigenen Fähigkeiten zu verbessern
- Äußert den Wunsch, die eigene Entwicklung zu optimieren
- Beschreibt Einflussfaktoren auf die Entwicklung
- Beschreibt Maßnahmen zur Förderung der Entwicklung
- Spricht über Entwicklungsfortschritte
- Spricht über die Anforderungen der Selbstpflege
- Spricht über belastende Situationen
- Nennt verfügbare Unterstützungsangebote (spezifizieren)
- Beschreibt Maßnahmen zur Gesundheitsförderung

9.9.4.3 Ziele im sozialen/umgebungsbedingten Bereich
- Verfügt über eine entwicklungsförderliche Umgebung
- Erhält angemessene Umgebungsreize
- Bezugsperson bietet Unterstützung an
- Bezugsperson interpretiert nonverbale Zeichen des Kindes korrekt

9.9.5 Pflegemaßnahmen

Die angeführten Maßnahmen sind beispielhaft und müssen individuell konkretisiert werden.

9.9.5.1 Pflegemaßnahmen im körperlichen/funktionellen Bereich
- Anleiten bei Maßnahmen der Selbstpflege
- Unterstützen bei der Teilnahme an Förderungsprogrammen (spezifizieren)
- Anleiten bei Übungen zur Verbesserung der körperlichen Fitness
- Anleiten von Methoden zur Förderung der Konzentration
- Durchführen von Lerntraining
- Durchführen von Maßnahmen zur Entspannung
- Anleiten in Entspannungsmethoden

9.9.5.2 Pflegemaßnahmen im psychischen Bereich

- Vermitteln von Sicherheit
- Unterstützen bei der Selbstreflexion
- Geben von positiven Rückmeldungen für erzielte Fortschritte und Erfolge
- Informieren über Bildungsprogramme
- Informieren über verfügbare Unterstützungsmöglichkeiten
- Ermutigen des Betroffenen zur Durchführung der Selbstpflege
- Fördern der Entscheidungskompetenz
- Motivieren, Abweichungen im Entwicklungsprozess zu akzeptieren

9.9.5.3 Pflegemaßnahmen im sozialen/ umgebungsbedingten Bereich

- Bereitstellen von Pflegehilfsmitteln
- Bestärken der Bezugsperson bei erfolgreichen Maßnahmen
- Motivieren der Bezugsperson zur Unterstützung der Entwicklung
- Unterstützen der Bezugsperson beim Akzeptieren von Abweichungen im Entwicklungsprozess
- Gestalten einer entwicklungsfördernden Umgebung
- Einräumen von Zeit für bestimmte Tätigkeiten
- Beraten der Bezugsperson

9

9.10 Kindliche Verhaltensorganisation, unausgereift, Risiko

Pflegediagnose 80081

> **Definition**
>
> Ein Pflegephänomen, bei dem ein Frühgeborenes/Neugeborenes/Säugling ein Risiko hat, in der physiologischen und verhaltensbezogenen Selbstregulierung beeinträchtigt zu sein.

Anmerkung der Autoren

Eine Risiko-Diagnose kann nicht durch Zeichen und Symptome belegt werden, da das Problem nicht aufgetreten ist und die Pflegemaßnahmen die Prävention bezwecken.

Das Pflegephänomen „Kindliche Verhaltensorganisation" bezieht sich ausdrücklich auf Frühgeborene, Neugeborene und Säuglinge.

Das Pflegephänomen „Entwicklung" (80072) bezieht sich hingegen auf Kinder und Jugendliche, deren körperliche, psychische oder soziale Reifungs- und/oder Entwicklungsprozesse Abweichungen von den Normen der jeweiligen Altersgruppe aufweisen.

9.10.1 Risikofaktoren

9.10.1.1 Körperliche/funktionelle Risikofaktoren

- Beeinträchtigte Ausscheidung
- Beeinträchtigte Energie/Kraft
- Frühgeburt (Unreife)

- Mangelernährung
- Infektionen
- Beeinträchtigte Kommunikation (spezifizieren)
- Körpergewicht unter dem Normbereich
- Beeinträchtigte Fähigkeit, die Körpertemperatur zu regulieren
- Beeinträchtigte Mobilität (spezifizieren)
- Beeinträchtigtes Schlafen
- Unausgeglichene Schlaf- und Wachphasen
- Beeinträchtigte Fähigkeit zu schlucken
- Schmerzen
- Beeinträchtigte Sinneswahrnehmung (spezifizieren)
- Hyperbilirubinämie
- Entzugserscheinungen (Sucht der Mutter)
- Vitalparameter außerhalb des Normbereichs

9.10.1.2 Psychische Risikofaktoren

- Stress
- Missempfindungen (spezifizieren)

9.10.1.3 Soziale/umgebungsbedingte Risikofaktoren

- Abwesenheit von Mutter/Eltern/Familie
- Mangelnder Körperkontakt mit Mutter/Eltern/Familie
- Mangelnde Bereitschaft zur Pflege des Kindes
- Unangepasste Reaktion der Eltern auf die Befindlichkeit des Kindes
- Mangelndes Wissen zur Pflege des Kindes
- Mangelnde Zuwendung durch Mutter/Eltern/Familie
- Fehlinterpretation des kindlichen Verhaltens durch das soziale Umfeld
- Mangelnde Intimsphäre für Kind und Familie
- Unsicherheit im Umgang mit dem Kind
- Umgebung, die nicht dem Entwicklungsstand des Kindes angemessen ist
- Reizüberflutung
- Mangelnde Sinnesreize aus der Umgebung (spezifizieren)
- Der Verarbeitungskapazität unangemessene Sinnesreize aus der Umgebung (Über-/Unterforderung)

9.10.2 Ressourcen

Die Ressourcen eines Menschen können körperlicher/funktioneller, psychischer und sozialer/umgebungsbedingter Art sein. Achten Sie immer auf eine umfassende Beurteilung der Ressourcen. Die folgende Aufzählung der Ressourcen kann individuell ergänzt werden.

9.10.2.1 Körperliche/funktionelle Ressourcen

- Verfügt über intakte Ausscheidung
- Verfügt über Energie/Kraft
- Kommuniziert verbal/nonverbal (spezifizieren)
- Verfügt über ein Körpergewicht innerhalb des Normbereichs

- Verfügt über die Fähigkeit, die Körpertemperatur zu regulieren
- Verfügt über körperliche Mobilität (spezifizieren)
- Das Kind sucht nach einer Möglichkeit zum Saugen
- Schläft ruhig
- Hat ausgeglichene Schlaf- und Wachphasen
- Verfügt über die Fähigkeit zu schlucken
- Ist schmerzfrei
- Verfügt über Sinneswahrnehmung (spezifizieren)
- Verfügt über Vitalparameter innerhalb des Normbereichs

9.10.2.2 Psychische Ressourcen
- Zeigt Zeichen des Wohlbefindens

9.10.2.3 Soziale/umgebungsbedingte Ressourcen
- Mutter/Eltern/Familie sind anwesend
- Die Eltern interpretieren das Verhalten des Kindes richtig
- Hat Körperkontakt mit Mutter/Eltern/Familie
- Die Eltern sind bereit, die Pflege des Kindes zu übernehmen
- Die Eltern reagieren auf die Befindlichkeit des Kindes richtig
- Mutter/Eltern/Familie fühlen sich sicher im Umgang mit dem Kind
- Die Eltern verfügen über Wissen zur Pflege des Kindes
- Erhält Zuwendung durch Mutter/Eltern/Familie
- Familie und Kind verfügen über Intimsphäre
- Verfügt über eine, dem Entwicklungsstand des Kindes angemessene Umgebung
- Erhält angemessene Sinnesreize aus der Umgebung

9.10.3 Pflegeziele

> **Übergeordnetes Ziel**
> Das Kind erhält die bestehende Adaption und Regulierung vorhandener Reize zur physiologischen und psychologischen Anpassung an die neue Umgebung.

9.10.3.1 Ziele im körperlichen/funktionellen Bereich
- Zeigt geringe Schwankungen der Kraft und Muskelspannung
- Erhält die Atemfunktion und eine normale Hautfarbe während der Pflegehandlungen
- Hat einen der altersgerechten Norm entsprechenden Saugreflex
- Hat ein Körpergewicht innerhalb des entsprechenden Normbereichs
- Hat ausgeglichene Schlaf- und Wachphasen

9.10.3.2 Ziele im psychischen Bereich
- Zeigt Zeichen des Wohlbefindens

9.10.3.3 Ziele im sozialen/umgebungsbedingten Bereich
- Erhält der Verarbeitungskapazität angemessene Umgebungsreize
- Die Eltern beschreiben die Risikofaktoren
- Die Eltern beschreiben präventive Methoden/Techniken
- Die Eltern äußern Bereitschaft, präventive Maßnahmen zu erlernen
- Die Eltern äußern Bereitschaft, die Entwicklung des Säuglings zu optimieren
- Die Eltern äußern sich im Umgang mit dem Kind sicher zu fühlen
- Die Eltern passen die häusliche Umgebung den Bedürfnissen des Kindes an

9.10.4 Pflegemaßnahmen

Die angeführten Maßnahmen sind beispielhaft und müssen individuell konkretisiert werden.

9.10.4.1 Pflegemaßnahmen im körperlichen/funktionellen Bereich
- Anwenden von Entspannungstechniken nach der Nahrungsaufnahme
- Anwenden von basaler Stimulation bzw. Massage
- Setzen von stressreduzierenden Maßnahmen bei allen Pflegehandlungen
- Bei Stressverhalten den Transport/Transfer stoppen und den Säugling in einen stabilen Zustand bringen
- Beteiligen der Eltern an der Betreuung

9.10.4.2 Pflegemaßnahmen im psychischen Bereich
- Vermitteln von Geborgenheit
- Vermitteln von Sicherheit

9.10.4.3 Pflegemaßnahmen im sozialen/ umgebungsbedingten Bereich
- Anpassen der Umgebungsreize/Geräusche
- Verwenden von gedämpftem Licht in der Nähe des Bettes
- Verdunkeln des Kinderbettes, des Inkubators und Wärmestrahlers während der Schlafperioden
- Vorspielen beruhigender Musik (intrauterine Geräusche/Klänge)
- Bereitstellen von notwendigen Gegenständen für den Transport
- Informieren der Eltern über Risikofaktoren
- Informieren der Eltern, bei welchen Symptomen fachliche Hilfe nötig ist
- Beraten der Eltern im Umgang mit dem Kind (spezifizieren)
- Anleiten der Eltern in der Interpretation der Zeichen des Kindes
- Unterstützen der Eltern bei einer angemessenen Interaktion mit dem Kind
- Vorbereiten der Eltern auf die Entlassung
- Beraten zur häuslichen Umgebungsgestaltung in Abstimmung auf die Bedürfnisse des Kindes
- Beraten zu Maßnahmen wie außerhalb der Wohnung ein angepasstes Niveau von Reizen gewahrt werden kann

- Informieren der Eltern über verfügbare Unterstützungsangebote
- Den Eltern anbieten über Gefühle, Ängste und Erwartungen zu sprechen
- Anleiten der Eltern in der Pflege des Kindes (z. B. angemessene Stimulation, Schlaf-Wach-Muster, Eltern-Kind-Interaktion, Rolle von Geschwistern, Spielen mit dem Säugling)

9.11 Kindliche Verhaltensorganisation, unausgereift

Pflegediagnose 80082

> **Definition**
>
> Ein Pflegephänomen, bei dem ein Frühgeborenes/Neugeborenes/Säugling in der physiologischen und verhaltensbezogenen Selbstregulierung beeinträchtigt ist.

Anmerkung der Autoren

Diese Pflegediagnose beschreibt ein Kind, das Schwierigkeiten bei der Regulierung und Verarbeitung von externen Reizen hat. Wenn ein Kind solche Adaptionsstörungen aufweist, ist dies immer mit einem erhöhten Energieaufwand kombiniert, welcher sich auf das Wachstum und die Entwicklung des Kindes negativ auswirkt. Die Aufgabe der Pflegenden ist es, das Kind hinsichtlich seines Energiehaushaltes zu unterstützen, bei gleichzeitiger Reduzierung/Abschirmung von stresserzeugenden Reizen. Dadurch hat das Kind genug Zeit zur Adaption und Regulierung der vorhandenen Reize, um sich physiologisch und psychologisch an die neue Umgebung anzupassen.

Das Pflegephänomen „Entwicklung" (80072) bezieht sich hingegen auf Kinder und Jugendliche, deren körperliche, psychische oder sozialen Reifungs- und/oder Entwicklungsprozesse Abweichungen von den Normen der jeweiligen Altersgruppe aufweisen.

9.11.1 Ätiologie

9.11.1.1 Körperliche/funktionelle Ursachen

- Beeinträchtigte Ausscheidung
- Beeinträchtigte Energie/Kraft
- Frühgeburt (Unreife)
- Mangelernährung
- Infektionen
- Beeinträchtigte Kommunikation (spezifizieren)
- Körpergewicht unter dem Normbereich
- Beeinträchtigte Fähigkeit, die Körpertemperatur zu regulieren
- Beeinträchtigte Mobilität (spezifizieren)
- Beeinträchtigtes Schlafen
- Unausgeglichene Schlaf- und Wachphasen
- Beeinträchtigte Fähigkeit zu schlucken
- Schmerzen
- Beeinträchtigte Sinneswahrnehmung (spezifizieren)
- Hyperbilirubinämie
- Entzugserscheinungen (Sucht der Mutter)
- Vitalparameter außerhalb des Normbereichs

9.11.1.2 Psychische Ursachen
- Stress
- Missempfindungen (spezifizieren)

9.11.1.3 Soziale/umgebungsbedingte Ursachen
- Abwesenheit von Mutter/Eltern/Familie
- Mangelnder Körperkontakt mit Mutter/Eltern/Familie
- Mangelnde Bereitschaft zur Pflege des Kindes
- Unangepasste Reaktion der Eltern auf die Befindlichkeit des Kindes
- Mangelndes Wissen zur Pflege des Kindes
- Mangelnde Zuwendung durch Mutter/Eltern/Familie
- Fehlinterpretation des kindlichen Verhaltens durch das soziale Umfeld
- Mangelnde Intimsphäre für Kind und Familie
- Unsicherheit im Umgang mit dem Kind
- Umgebung, die nicht dem Entwicklungsstand des Kindes angemessen ist
- Reizüberflutung
- Mangelnde Sinnesreize aus der Umgebung (spezifizieren)
- Der Verarbeitungskapazität unangemessene Sinnesreize aus der Umgebung (Über-/Unterforderung)

9.11.2 Symptome

9.11.2.1 Aus der Sicht der Pflegeperson
- Reizbarkeit
- Hyperaktivität
- Apathie
- Fehlende aktive Wachphasen
- Zunehmende Schläfrigkeit
- Schrilles Schreien
- Veränderter Muskeltonus
- Mimische Stresszeichen
- Gespreizte Finger, geballte Fäuste oder Hände vor dem Gesicht
- Überstreckung von Armen und Beinen
- Zittern, Zuckungen, Krämpfe
- Veränderte Reflexe
- Veränderung der Vitalparameter
- Marmorierte Haut
- Verminderte Sauerstoffsättigung
- Zyanose der Akren
- Perorale Zyanose
- Nasenflügelatmung
- Einziehung
- Dyspnoe
- Apnoe-Attacken
- Nahrungsintoleranz
- Durchfall

- Erbrechen
- Geblähter Bauch
- Saugschwäche
- Trinkunlust
- Hautturgor
- Notwendigkeit, Kind zur Nahrungsaufnahme zu wecken
- Erhöhte Körpertemperatur
- Erniedrigte Körpertemperatur
- Mangelnde Gewichtszunahme
- Ödeme
- Mangelnde Harnausscheidung
- Überforderung der Eltern
- Stress der Eltern
- Verzweiflung der Eltern
- Schuldgefühle der Eltern
- Ablehnung des Kindes durch die Eltern
- Gefühl der Unsicherheit der Eltern
- Angst der Eltern
- Störungen durch das Umfeld
- Den Bedürfnissen des Kindes nicht entsprechende Handlungen

9

9.11.3 Ressourcen

Die Ressourcen eines Menschen können körperlicher/funktioneller, psychischer und sozialer/umgebungsbedingter Art sein. Achten Sie immer auf eine umfassende Beurteilung der Ressourcen. Die folgende Aufzählung der Ressourcen kann individuell ergänzt werden.

9.11.3.1 Körperliche/funktionelle Ressourcen
- Verfügt über intakte Ausscheidung
- Verfügt über Energie/Kraft
- Kommuniziert verbal/nonverbal (spezifizieren)
- Verfügt über ein Körpergewicht innerhalb des Normbereichs
- Verfügt über die Fähigkeit, die Körpertemperatur zu regulieren
- Verfügt über körperliche Mobilität (spezifizieren)
- Das Kind sucht nach einer Möglichkeit zum Saugen
- Schläft ruhig
- Hat ausgeglichene Schlaf- und Wachphasen
- Verfügt über die Fähigkeit zu schlucken
- Ist schmerzfrei
- Verfügt über Sinneswahrnehmung (spezifizieren)
- Verfügt über Vitalparameter innerhalb des Normbereichs

9.11.3.2 Psychische Ressourcen
- Zeigt Zeichen des Wohlbefindens

9.11.3.3 Soziale/umgebungsbedingte Ressourcen

- Mutter/Eltern/Familie sind anwesend
- Die Eltern interpretieren das Verhalten des Kindes richtig
- Hat Körperkontakt mit Mutter/Eltern/Familie
- Die Eltern sind bereit, die Pflege des Kindes zu übernehmen
- Die Eltern reagieren auf die Befindlichkeit des Kindes richtig
- Mutter/Eltern/Familie fühlen sich sicher im Umgang mit dem Kind
- Die Eltern verfügen über Wissen zur Pflege des Kindes
- Erhält Zuwendung durch Mutter/Eltern/Familie
- Familie und Kind verfügen über Intimsphäre
- Verfügt über eine, dem Entwicklungsstand des Kindes angemessene Umgebung
- Erhält angemessene Sinnesreize aus der Umgebung

9.11.4 Pflegeziele

> **Übergeordnetes Ziel**
> Das Kind hat genug Zeit zur Adaption und Regulierung der vorhandenen Reize, um sich physiologisch und psychologisch an die neue Umgebung anzupassen.

9.11.4.1 Ziele im körperlichen/funktionellen Bereich

- Zeigt geringe Schwankungen der Kraft und Muskelspannung
- Zeigt eine Verbesserung der Atemfunktion und eine normale Hautfarbe während der Pflegehandlungen
- Hat einen der altersgerechten Norm entsprechenden Saugreflex
- Hat ein Körpergewicht innerhalb des entsprechenden Normbereichs
- Hat ausgeglichene Schlaf- und Wachphasen

9.11.4.2 Ziele im psychischen Bereich

- Zeigt Zeichen des Wohlbefindens

9.11.4.3 Ziele im sozialen/umgebungsbedingten Bereich

- Erhält der Verarbeitungskapazität angemessene Umgebungsreize
- Die Eltern beschreiben die belastenden Faktoren
- Die Eltern beschreiben Methoden/Techniken zur Stressreduktion
- Die Eltern äußern Bereitschaft, die eigenen Fähigkeiten zu verbessern
- Die Eltern äußern Bereitschaft, die Entwicklung des Säuglings zu optimieren
- Die Eltern passen die häusliche Umgebung den Bedürfnissen des Kindes an
- Die Eltern äußern sich im Umgang mit dem Kind sicher zu fühlen

9.11.5 Pflegemaßnahmen

Die angeführten Maßnahmen sind beispielhaft und müssen individuell konkretisiert werden.

9.11.5.1 Pflegemaßnahmen im körperlichen/funktionellen Bereich

- Anwenden von Entspannungstechniken nach der Nahrungsaufnahme
- Anwenden von basaler Stimulation bzw. Massage
- Setzen von stressreduzierenden Maßnahmen bei allen Pflegehandlungen
- Bei Stressverhalten den Transport/Transfer stoppen und den Säugling in einen stabilen Zustand bringen
- Beteiligen der Eltern an der Betreuung

9.11.5.2 Pflegemaßnahmen im psychischen Bereich

- Vermitteln von Geborgenheit
- Vermitteln von Sicherheit

9.11.5.3 Pflegemaßnahmen im sozialen/umgebungsbedingten Bereich

- Anpassen der Umgebungsreize/Geräusche
- Verwenden von gedämpftem Licht in der Nähe des Bettes
- Verdunkeln des Kinderbettes, des Inkubators und Wärmestrahlers während der Schlafperioden
- Vorspielen beruhigender Musik (intrauterine Geräusche/Klänge)
- Bereitstellen von notwendigen Gegenständen für den Transport
- Informieren der Eltern über belastende Einflussfaktoren
- Informieren der Eltern, bei welchen Symptomen fachliche Hilfe nötig ist
- Beraten der Eltern im Umgang mit dem Kind (spezifizieren)
- Anleiten der Eltern in der Interpretation der Zeichen des Kindes
- Unterstützen der Eltern bei einer angemessenen Interaktion mit dem Säugling
- Vorbereiten der Eltern auf die Entlassung
- Beraten zur häuslichen Umgebungsgestaltung in Abstimmung auf die Bedürfnisse des Kindes
- Beraten zu Maßnahmen wie außerhalb der Wohnung ein angepasstes Niveau von Reizen gewahrt werden kann
- Informieren der Eltern über verfügbare Unterstützungsangebote
- Die Eltern passen die häusliche Umgebung den Bedürfnissen des Kindes an
- Den Eltern anbieten über Gefühle, Ängste und Erwartungen zu sprechen
- Anleiten der Eltern in der Pflege des Säuglings (z. B. angemessene Stimulation, Schlaf-Wach-Muster, Eltern-Kind-Interaktion, Rolle von Geschwistern, Spielen mit dem Säugling)

9.12 Kindliche Verhaltensorganisation, Entwicklungder Ressourcen

Pflegediagnose 80083

> **Definition**
>
> Ein Pflegephänomen, bei dem die Möglichkeiten eines Frühgeborenen/Neugeborenen/Säuglings über eine wirksame physiologische und verhaltensbezogene Selbstregulierung zu verfügen, gestärkt und/oder erweitert werden sollen.

Anmerkung der Autoren

Diese Pflegediagnose ist eine Gesundheitsdiagnose und beinhaltet keine möglichen Ursachen, sondern Ressourcen. Nähere Informationen zu Gesundheitsdiagnosen finden sich im einleitenden Abschnitt „Gesundheitspflegediagnosen".

9.12.1 Ressourcen

Die Ressourcen eines Menschen können körperlicher/funktioneller, psychischer und sozialer/umgebungsbedingter Art sein. Achten Sie immer auf eine umfassende Beurteilung der Ressourcen. Die folgende Aufzählung der Ressourcen kann individuell ergänzt werden.

9.12.1.1 Körperliche/funktionelle Ressourcen

- Verfügt über intakte Ausscheidung
- Verfügt über Energie/Kraft
- Kommuniziert verbal/nonverbal (spezifizieren)
- Verfügt über ein Körpergewicht innerhalb des Normbereichs
- Verfügt über die Fähigkeit, die Körpertemperatur zu regulieren
- Verfügt über körperliche Mobilität (spezifizieren)
- Das Kind sucht nach einer Möglichkeit zum Saugen
- Schläft ruhig
- Hat ausgeglichene Schlaf- und Wachphasen
- Verfügt über die Fähigkeit zu schlucken
- Ist schmerzfrei
- Verfügt über Sinneswahrnehmung (spezifizieren)
- Verfügt über Vitalparameter innerhalb des Normbereichs

9.12.1.2 Psychische Ressourcen

- Zeigt Zeichen des Wohlbefindens

9.12.1.3 Soziale/umgebungsbedingte Ressourcen

- Mutter/Eltern/Familie sind anwesend
- Die Eltern interpretieren das Verhalten des Kindes richtig
- Hat Körperkontakt mit Mutter/Eltern/Familie
- Die Eltern sind bereit, die Pflege des Kindes zu übernehmen
- Die Eltern reagieren auf die Befindlichkeit des Kindes richtig
- Mutter/Eltern/Familie fühlen sich sicher im Umgang mit dem Kind
- Die Eltern verfügen über Wissen zur Pflege des Kindes
- Erhält Zuwendung durch Mutter/Eltern/Familie
- Familie und Kind verfügen über Intimsphäre
- Verfügt über eine, dem Entwicklungsstand des Kindes angemessene Umgebung
- Erhält angemessene Sinnesreize aus der Umgebung

9.12.2 Pflegeziele

Übergeordnetes Ziel
Die Möglichkeiten des Kindes für die Adaption und Regulierung vorhandener Reize zur physiologischen und psychologischen Anpassung an eine neue Umgebung sind gestärkt und/ oder erweitert.

9.12.2.1 Ziele im körperlichen/funktionellen Bereich

- Zeigt keine Schwankungen der Kraft und Muskelspannung
- Atmet beschwerdefrei
- Zeigt eine der Altersnorm entsprechende rosige Hautfarbe während der Pflegehandlungen
- Hat einen der altersgerechten Norm entsprechenden Saugreflex
- Hat ein Körpergewicht innerhalb des entsprechenden Normbereichs
- Hat ausgeglichene Schlaf- und Wachphasen

9.12.2.2 Ziele im psychischen Bereich

- Zeigt Zeichen des Wohlbefindens

9.12.2.3 Ziele im sozialen/umgebungsbedingten Bereich

- Erhält der Verarbeitungskapazität angemessene Umgebungsreize
- Die Eltern beschreiben den Entwicklungsprozess von Frühgeborenen/Neugeborenen/ Säuglingen
- Die Eltern beschreiben positive und negative Einflussfaktoren
- Die Eltern äußern Bereitschaft, gesundheitsfördernde Maßnahmen zu erlernen
- Die Eltern äußern Bereitschaft, die Entwicklung des Kindes zu optimieren
- Die Eltern beschreiben Maßnahmen, die sich auf die Entwicklung des Kindes positiv auswirken
- Die Eltern beherrschen die Methoden/Techniken in der Pflege des Kindes
- Die Eltern führen gesundheitsfördernde Methoden/Techniken durch
- Die Eltern passen die häusliche Umgebung den Bedürfnissen des Kindes an
- Die Eltern äußern, sich im Umgang mit dem Kind sicher zu fühlen

9.12.3 Pflegemaßnahmen

Die angeführten Maßnahmen sind beispielhaft und müssen individuell konkretisiert werden.

9.12.3.1 Pflegemaßnahmen im körperlichen/funktionellen Bereich

- Unterstützen der Eltern bei der Durchführung von Entspannungstechniken nach der Nahrungsaufnahme
- Unterstützen der Eltern beim Anwenden von basaler Stimulation bzw. Massage
- Unterstützen der Eltern beim Setzen von stressreduzierenden Maßnahmen
- Bei Stressverhalten den Transport/Transfer stoppen und den Säugling in einen stabilen Zustand bringen

- Unterstützen der Eltern bei entwicklungsfördernden Maßnahmen
- Unterstützen der Eltern bei der Kontaktaufnahme mit dem Kind

9.12.3.2 Pflegemaßnahmen im psychischen Bereich

- Vermitteln von Geborgenheit
- Vermitteln von Sicherheit

9.12.3.3 Pflegemaßnahmen im sozialen/ umgebungsbedingten Bereich

- Anpassen der Umgebungsreize/Geräusche
- Verwenden von gedämpftem Licht in der Nähe des Bettes
- Verdunkeln des Kinderbettes, des Inkubators und Wärmestrahlers während der Schlafperioden
- Vorspielen beruhigender Musik (intrauterine Geräusche/Klänge)
- Bereitstellen von notwendigen Gegenständen für den Transport
- Informieren der Eltern über positive und negative Einflussfaktoren
- Informieren der Eltern, bei welchen Symptomen fachliche Hilfe nötig ist
- Beraten der Eltern im Umgang mit dem Kind (spezifizieren)
- Anleiten der Eltern in der Interpretation der Zeichen des Kindes
- Unterstützen der Eltern bei einer angemessenen Interaktion mit dem Kind
- Vorbereiten der Eltern auf die Entlassung
- Beraten zur häuslichen Umgebungsgestaltung in Abstimmung auf die Bedürfnisse des Kindes
- Beraten zu Maßnahmen wie außerhalb der Wohnung ein angepasstes Niveau von Reizen gewahrt werden kann
- Informieren der Eltern über verfügbare Unterstützungsangebote
- Den Eltern anbieten über Gefühle, Ängste und Erwartungen zu sprechen
- Beraten der Eltern über die Anforderungen der Elternrolle
- Anleiten der Eltern in der Pflege des Kindes (z. B. angemessene Stimulation, Schlaf-Wach-Muster, Eltern-Kind-Interaktion, Rolle von Geschwistern, Spielen mit dem Säugling)

9.13 Körperbild, beeinträchtigt, Risiko

Pflegediagnose 80101

Definition

Ein Pflegephänomen, bei dem das Risiko besteht, dass ein Mensch auf Grund der Wahrnehmung des eigenen Körpers bezüglich Erscheinung, Struktur oder Funktion in seiner Alltagsgestaltung beeinträchtigt wird.

Anmerkung der Autoren

Eine Risiko-Diagnose kann nicht durch Zeichen und Symptome belegt werden, da das Problem nicht aufgetreten ist und die Pflegemaßnahmen die Prävention bezwecken.

9.13.1 **Risikofaktoren**

9.13.1.1 **Körperliche/funktionelle Risikofaktoren**

- Beeinträchtigte Ausdauer
- Überforderung
- Beeinträchtigte Energie/Kraft
- Schwangerschaft
- Überernährung
- Mangelernährung
- Beeinträchtigte kognitive Fähigkeiten (spezifizieren)
- Beeinträchtigte Koordination
- Physisches Trauma (spezifizieren)
- Beeinträchtigte Beweglichkeit (spezifizieren)
- Beeinträchtigte Sinneswahrnehmung (spezifizieren)
- Psychische Veränderung aufgrund von biochemischen Substanzen (spezifizieren)

9.13.1.2 **Psychische Risikofaktoren**

- Wahrgenommene geringe Erfolgsaussichten
- Mangelnde Zukunftsperspektiven
- Beeinträchtigte Motivation (spezifizieren)
- Mangelnde Bereitschaft, sich mit dem veränderten Körperbild auseinanderzusetzen
- Psychisches Trauma (spezifizieren)
- Mangelndes Selbstvertrauen
- Mangelnde Stresstoleranz
- Unangemessene Interpretation von Sachverhalten
- Mangelndes Wissen (spezifizieren)
- Spirituelle Faktoren (spezifizieren)

9.13.1.3 **Soziale/umgebungsbedingte Risikofaktoren**

- Behandlungsbedingte Maßnahmen (spezifizieren: z. B. Abhängigkeit von Apparaten, Chemotherapie, Bestrahlungstherapie, Medikamente)
- Chirurgischer Eingriff (z. B. künstlicher Darmausgang, Amputation, Tracheostoma)
- Kulturelle Faktoren (spezifizieren)
- Mangelnde Unterstützung durch das soziale Umfeld (spezifizieren)
- Mangelnder Zugang zu Informationen (spezifizieren)
- Mangelnder Zugang zu Selbsthilfegruppen/-organisationen
- Mangelnder Zugang zu sozialen Einrichtungen

9.13.2 **Ressourcen**

Die Ressourcen eines Menschen können körperlicher/funktioneller, psychischer und sozialer/umgebungsbedingter Art sein. Achten Sie immer auf eine umfassende Beurteilung der Ressourcen. Die folgende Aufzählung der Ressourcen kann individuell ergänzt werden.

9.13.2.1 Körperliche/funktionelle Ressourcen

- Verfügt über Ausdauer
- Handelt in Übereinstimmung mit den geäußerten Gefühlen und Gedanken
- Verfügt über die Fähigkeiten zur Alltagsbewältigung
- Verfügt über wirkungsvolle Copingstrategien im Umgang mit Stress und Belastungen
- Verfügt über Energie/Kraft
- Nutzt persönliche Energiequellen
- Verwendet geeignete Hilfsmittel (z. B. Rollstuhl, Perücke)
- Verfügt über kognitive Fähigkeiten (spezifizieren)
- Verfügt über Koordination
- Verfügt über ein Körpergewicht innerhalb des Normbereichs
- Verfügt über Beweglichkeit (spezifizieren)
- Verfügt über Sinneswahrnehmung (spezifizieren)

9.13.2.2 Psychische Ressourcen

- Nimmt eigene Stärken, Schwächen und Grenzen an
- Akzeptiert den erhöhten Zeitaufwand bei der Durchführung von Aktivitäten
- Ist sich der Bedeutung eines kontinuierlichen Trainings bewusst
- Passt persönliche Erwartungen an Veränderungen an
- Zeigt Interesse an Aktivitäten (spezifizieren)
- Zeigt Interesse an Informationen (spezifizieren)
- Zeigt Interesse an Unterstützungsangeboten (spezifizieren)
- Verfügt über Kohärenzsinn (Verstehbarkeit, Handhabbarkeit, Sinnhaftigkeit)
- Zeigt Bereitschaft, sich mit den körperlichen Veränderungen auseinanderzusetzen
- Verfügt über Vertrauen in die eigenen Fähigkeiten
- Nimmt Erfolgserlebnisse wahr
- Schätzt den sozialen Aspekt von Gruppenaktivitäten

9.13.2.3 Soziale/umgebungsbedingte Ressourcen

- Verfügt über finanzielle Mittel
- Erhält von der Bezugsperson aufrichtige Rückmeldungen zur Person
- Erhält Unterstützung durch das soziale Umfeld (spezifizieren)
- Verfügt über eine Vertrauensperson
- Erhält wertschätzende Rückmeldungen zur eigenen Person
- Hat Zugang zu Informationen (spezifizieren)
- Hat Zugang zu Selbsthilfegruppen/-organisationen
- Hat Zugang zu sozialen Einrichtungen

9.13.3 Pflegeziele

Übergeordnetes Ziel
Erhält ein für sich annehmbares Körperbild.

9.13.3.1 Ziele im körperlichen/funktionellen Bereich

- Fordert aktiv Rückmeldungen zur eigenen Person ein
- Nimmt an sozialen Aktivitäten teil
- Beteiligt sich an Entscheidungsfindungsprozessen
- Stimmt Verhaltensmuster auf die eigenen Stärken und Schwächen ab (spezifizieren)
- Beteiligt sich an der Tagesplanung
- Übernimmt einen Großteil der Selbstpflege (spezifizieren)
- Zeigt ein zunehmend unabhängiges Verhalten
- Spricht mit Vertrauensperson über Gefühle gegenüber dem eigenen Körper

9.13.3.2 Ziele im psychischen Bereich

- Nennt unterschiedliche Dimensionen des Selbstbildes (z. B. Identität, äußere Erscheinung, Kenntnisse und Fertigkeiten, sozialer Status)
- Beschreibt die Risikofaktoren für ein beeinträchtigtes Körperbild
- Beschreibt eigene Stärken, Schwächen und Grenzen
- Beschreibt konkrete Unterschiede zwischen Selbst- und Fremdwahrnehmung
- Nennt professionelle Unterstützungsmöglichkeiten
- Äußert Bereitschaft, den bestehenden körperlichen Zustand zu akzeptieren
- Äußert Bereitschaft, Unterschiede zwischen Selbst- und Fremdwahrnehmung zu diskutieren
- Äußert Bereitschaft, Unterschiede zwischen realem und idealem Selbstbild zu diskutieren
- Äußert Bereitschaft, eigene Leistungen anzuerkennen
- Spricht Wertschätzung für die eigenen Stärken aus
- Drückt Gefühle des Wohlbefindens aus
- Berichtet, sich nicht vor der Bewertung durch andere Menschen zu fürchten
- Berichtet über angstfreie Phasen
- Äußert Zufriedenheit mit den Gedanken über sich selbst, mit dem eigenen Körperbild und der persönlichen Identität
- Äußert, sich sicher zu fühlen im Umgang mit anderen Menschen
- Äußert, positive Gefühle für sich selbst entwickelt zu haben

9.13.3.3 Ziele im sozialen/umgebungsbedingten Bereich

- Erhält Unterstützung durch das soziales Netzwerk (spezifizieren)
- Bezugsperson gibt positive und wertschätzende Rückmeldungen
- Bezugsperson unterstützt bei der Selbstpflege
- Erhält Unterstützung aus finanziellen Ansprüchen
- Erhält professionelle Unterstützungsleistungen

9.13.4 Pflegemaßnahmen

Die angeführten Maßnahmen sind beispielhaft und müssen individuell konkretisiert werden.

9.13.4.1 Pflegemaßnahmen im körperlichen/funktionellen Bereich

— Unterstützen, sich so zu kleiden, dass körperliche Veränderungen möglichst wenig sichtbar sind, um damit das Aussehen zu verbessern
— Unterstützen bei der persönlichen Pflege
— Unterstützen bei der Anpassung der Lebensgewohnheiten (spezifizieren)
— Unterstützen, soziale Kontakte zu pflegen
— Unterstützen, neu erlernte Strategien im Umgang mit der Beeinträchtigung in den Alltag zu integrieren

9.13.4.2 Pflegemaßnahmen im psychischen Bereich

— Akzeptieren von Gefühlen der Abhängigkeit
— Besprechen von Sorgen und Ängste
— Zugestehen von Zeit, um sich auf die neue Situation einzustellen
— Anbieten von Gesprächen
— Informieren über unterschiedliche Möglichkeiten, Beratung und Informationen einzuholen
— Besprechen von Wahrnehmungen und Interpretationen, die nicht mit Fremdwahrnehmungen übereinstimmen
— Einplanen von Zeit für Gespräche
— Anerkennen der Gefühle des Betroffenen
— Anerkennen von erfolgreich umgesetzten Maßnahmen
— Ermutigen, eigene Entscheidungen zu treffen
— Ermutigen, Gefühle mitzuteilen
— Ermutigen, die Umsetzung der vereinbarten Maßnahmen beizubehalten
— Ermutigen Gefühle verbal auszudrücken
— Ermutigen, den betroffenen Körperteil anzuschen/zu berühren
— Unterstützen bei der Entwicklung eines gesteigerten Selbstwertgefühls durch positive „Ich-Botschaften"
— Unterstützen bei der Integration von Veränderungen in das Selbstkonzept
— Unterstützen beim Verarbeiten von Erlebnissen, die das Selbstwertgefühl verändern
— Unterstützen beim Erkennen positiver Verhaltensweisen, die zur Genesung beitragen
— Unterstützen, eigene Stärken und Schwächen zu akzeptieren
— Informieren über Selbsthilfegruppen/Beratungen/Therapien
— Beraten zu unterstützenden Maßnahmen und Hilfsmitteln
— Beraten über Unterstützungsmöglichkeiten

9.13.4.3 Pflegemaßnahmen im sozialen/ umgebungsbedingten Bereich

— Unterstützen der Bezugsperson, sich ihrer Körpersprache in Bezug auf das Aussehen des Betroffenen bewusst zu werden (z. B. Ekel, Akzeptanz)
— Ermutigen der Familienmitglieder, den Betroffenen als „gesund" zu behandeln
— Informieren der Bezugsperson über die Wichtigkeit positiver Rückmeldungen
— Anleiten der Bezugsperson im Gebrauch von Hilfsmitteln
— Schulen der Bezugsperson in der Anwendung von Pflegetechniken
— Unterstützen bei der Inanspruchnahme von Unterstützungsleistungen
— Unterstützen bei der Inanspruchnahme von finanziellen Ansprüchen

9.14 Körperbild, beeinträchtigt

Pflegediagnose 80102

> **Definition**
>
> Ein Pflegephänomen, bei dem ein Mensch den eigenen Körper bezüglich Erscheinung, Struktur oder Funktion in einer Form wahrnimmt, die ihn in seiner Alltagsgestaltung beeinträchtigt.

9.14.1 Ätiologie

9.14.1.1 Körperliche/funktionelle Ursachen

- Beeinträchtigte Ausdauer
- Beeinträchtigte Energie/Kraft
- Schwangerschaft
- Mangelernährung
- Überernährung
- Beeinträchtigte kognitive Fähigkeiten (spezifizieren)
- Beeinträchtigte Koordination
- Physisches Trauma (spezifizieren)
- Beeinträchtigte Beweglichkeit (spezifizieren)
- Beeinträchtigte Sinneswahrnehmung (spezifizieren)
- Psychische Veränderung aufgrund von biochemischen Substanzen (spezifizieren)

9.14.1.2 Psychische Ursachen

- Wahrgenommene geringe Erfolgsaussichten
- Mangelnde Zukunftsperspektiven
- Beeinträchtigte Motivation (spezifizieren)
- Mangelnde Bereitschaft, sich mit dem veränderten Körperbild auseinanderzusetzen
- Psychisches Trauma (spezifizieren)
- Mangelndes Selbstvertrauen
- Gefühl, der Situation nicht gewachsen zu sein (spezifizieren)
- Mangelnde Stresstoleranz
- Unangemessene Interpretation von Sachverhalten
- Mangelndes Wissen (spezifizieren)
- Spirituelle Faktoren (spezifizieren)

9.14.1.3 Soziale/umgebungsbedingte Ursachen

- Behandlungsbedingte Maßnahmen (spezifizieren: z. B. Abhängigkeit von Apparaten, Chemotherapie, Bestrahlungstherapie, Medikamente)
- Chirurgischer Eingriff (z. B. künstlicher Darmausgang, Amputation, Tracheostoma)
- Kulturelle Faktoren (spezifizieren)
- Mangelnde Unterstützung durch das soziale Umfeld (spezifizieren)

- Mangelnder Zugang zu Informationen (spezifizieren)
- Mangelnder Zugang zu Selbsthilfegruppen/-organisationen
- Mangelnder Zugang zu sozialen Einrichtungen

9.14.2 Symptome

9.14.2.1 Aus der Sicht des Betroffenen

- Veränderte Sichtweise des eigenen Körpers bezüglich Erscheinung, Struktur oder Funktion
- Vermeiden, den eigenen Körper zu beobachten
- Weigerung, die tatsächliche Veränderung anzuerkennen
- Sorge um die Veränderung
- Entpersonalisierung des Körperteiles oder des Verlustes (Aussagen, wie „es", „das da")
- Äußerungen über Angst vor Ablehnung oder Reaktionen anderer
- Negative Gefühle gegenüber dem eigenen Körper und/oder der Veränderung
- Gefühl der Hilflosigkeit, Hoffnungslosigkeit oder Machtlosigkeit
- Äußerungen über Veränderung der Lebensweise
- Äußerungen über Vergleich mit früherer Kraft, Dynamik und Erscheinung
- Betonung noch vorhandener Kräfte (z. B. Überzeichnung)
- Überbetonung von erbrachten Leistungen

9.14.2.2 Aus der Sicht der Pflegeperson

- Nichtbeachten/-berühren des betroffenen Körperteiles
- Veränderung in der Erscheinung, Form und/oder Funktion des Körpers
- Verdecken oder Entblößen des Körperteiles (bewusst oder unbewusst)
- Unfähigkeit, innere/äußere Reize zu unterscheiden, Verlust der Ich-Grenzen
- Veränderung der sozialen Anteilnahme
- Veränderung der Fähigkeit, das Verhältnis zwischen Körper und Umgebung räumlich einzuschätzen (räumliches Orientierungsvermögen)
- Achtet nicht auf den Körper

9.14.3 Ressourcen

Die Ressourcen eines Menschen können körperlicher/funktioneller, psychischer und sozialer/umgebungsbedingter Art sein. Achten Sie immer auf eine umfassende Beurteilung der Ressourcen. Die folgende Aufzählung der Ressourcen kann individuell ergänzt werden.

9.14.3.1 Körperliche/funktionelle Ressourcen

- Verfügt über Ausdauer
- Handelt in Übereinstimmung mit den geäußerten Gefühlen und Gedanken
- Verfügt über die Fähigkeiten zur Alltagsbewältigung
- Verfügt über wirkungsvolle Copingstrategien im Umgang mit Stress und Belastungen

- Verfügt über Energie/Kraft
- Nutzt persönliche Energiequellen
- Verwendet geeignete Hilfsmittel (z. B. Rollstuhl, Perücke)
- Verfügt über kognitive Fähigkeiten (spezifizieren)
- Verfügt über Koordination
- Verfügt über ein Körpergewicht innerhalb des Normbereichs
- Verfügt über Beweglichkeit (spezifizieren)
- Verfügt über Sinneswahrnehmung (spezifizieren)

9.14.3.2 Psychische Ressourcen
- Nimmt eigene Stärken, Schwächen und Grenzen an
- Akzeptiert den erhöhten Zeitaufwand bei der Durchführung von Aktivitäten
- Ist sich der Bedeutung eines kontinuierlichen Trainings bewusst
- Passt persönliche Erwartungen an Veränderungen an
- Zeigt Interesse an Aktivitäten (spezifizieren)
- Zeigt Interesse an Informationen (spezifizieren)
- Zeigt Interesse an Unterstützungsangeboten (spezifizieren)
- Verfügt über Kohärenzsinn (Verstehbarkeit, Handhabbarkeit, Sinnhaftigkeit)
- Geht konstruktiv mit Kritik um
- Zeigt Bereitschaft zur Selbstreflexion
- Zeigt Bereitschaft, sich mit den Ursachen des veränderten Körperbildes auseinanderzusetzen
- Verfügt über Reflexionsfähigkeit
- Verfügt über Vertrauen in die eigenen Fähigkeiten
- Nimmt Erfolgserlebnisse wahr
- Schätzt den sozialen Aspekt von Gruppenaktivitäten

9.14.3.3 Soziale/umgebungsbedingte Ressourcen
- Verfügt über finanzielle Mittel
- Erhält von der Bezugsperson aufrichtige Rückmeldungen zur Person
- Erhält Unterstützung durch das soziale Umfeld (spezifizieren)
- Verfügt über eine Vertrauensperson
- Erhält wertschätzende Rückmeldungen zur eigenen Person
- Hat Zugang zu Informationen (spezifizieren)
- Hat Zugang zu Selbsthilfegruppen/-organisationen
- Hat Zugang zu sozialen Einrichtungen

9.14.4 Pflegeziele

Übergeordnetes Ziel
Verfügt über ein für sich annehmbares Körperbild.

9.14.4.1 Ziele im körperlichen/funktionellen Bereich
- Fordert aktiv Rückmeldungen zur eigenen Person ein
- Nimmt an sozialen Aktivitäten teil

- Beteiligt sich an Entscheidungsfindungsprozessen
- Stimmt Verhaltensmuster auf die eigenen Stärken und Schwächen ab (spezifizieren)
- Beteiligt sich an der Tagesplanung
- Übernimmt einen Großteil der Selbstpflege (spezifizieren)
- Zeigt ein zunehmend unabhängiges Verhalten
- Spricht mit Vertrauensperson über Gefühle gegenüber dem eigenen Körper

9.14.4.2 Ziele im psychischen Bereich
- Nennt unterschiedliche Dimensionen des Selbstbildes (z. B. Identität, äußere Erscheinung, Kenntnisse und Fertigkeiten, sozialer Status)
- Beschreibt die Ursachen für das beeinträchtigte Körperbild
- Beschreibt eigene Stärken, Schwächen und Grenzen
- Beschreibt konkrete Unterschiede zwischen Selbst- und Fremdwahrnehmung
- Nennt professionelle Unterstützungsmöglichkeiten
- Äußert Bereitschaft, den bestehenden körperlichen Zustand zu akzeptieren
- Äußert Bereitschaft, Unterschiede zwischen Selbst- und Fremdwahrnehmung zu diskutieren
- Äußert Bereitschaft, Unterschiede zwischen realem und idealem Selbstbild zu diskutieren
- Äußert Bereitschaft, eigene Leistungen anzuerkennen
- Spricht Wertschätzung für die eigenen Stärken aus
- Drückt Gefühle des Wohlbefindens aus
- Berichtet, sich nicht vor der Bewertung durch andere Menschen zu fürchten
- Berichtet über angstfreie Phasen
- Äußert Zufriedenheit mit den Gedanken über sich selbst, mit dem eigenen Körperbild und der persönlichen Identität
- Äußert, sich sicher zu fühlen im Umgang mit anderen Menschen
- Entwickelt positive Gefühle für sich selbst

9.14.4.3 Ziele im sozialen/umgebungsbedingten Bereich
- Erhält Unterstützung durch das soziale Netzwerk (spezifizieren)
- Bezugsperson gibt positive und wertschätzende Rückmeldungen
- Bezugsperson unterstützt bei der Selbstpflege
- Erhält Unterstützung aus finanziellen Ansprüchen
- Erhält professionelle Unterstützungsleistungen

9.14.5 Pflegemaßnahmen

Die angeführten Maßnahmen sind beispielhaft und müssen individuell konkretisiert werden.

9.14.5.1 Pflegemaßnahmen im körperlichen/funktionellen Bereich
- Unterstützen, sich so zu kleiden, dass körperliche Veränderungen möglichst wenig sichtbar sind, um damit das Aussehen zu verbessern
- Unterstützen bei der persönlichen Pflege
- Unterstützen bei der Anpassung der Lebensgewohnheiten (spezifizieren)

— Unterstützen, soziale Kontakte wiederaufzunehmen
— Unterstützen, neu erlernte Strategien im Umgang mit der Beeinträchtigung in den Alltag zu integrieren

9.14.5.2 Pflegemaßnahmen im psychischen Bereich

— Akzeptieren von Gefühlen der Abhängigkeit, Trauer und Feindseligkeit
— Besprechen der Hintergründe und Auswirkungen der selbstgewählten Isolation
— Besprechen von Sorgen und Ängste
— Zugestehen von Zeit, um sich auf die neue Situation einzustellen
— Anbieten von Gesprächen
— Informieren über unterschiedliche Möglichkeiten, Beratung und Informationen einzuholen
— Besprechen von Wahrnehmungen und Interpretationen, die nicht mit Fremdwahrnehmungen übereinstimmen
— Einplanen von Zeit für Gespräche
— Anerkennen der Gefühle des Betroffenen
— Anerkennen von erfolgreich umgesetzten Maßnahmen
— Ermutigen, eigene Entscheidungen zu treffen
— Ermutigen, Gefühle mitzuteilen
— Ermutigen, die Umsetzung der vereinbarten Maßnahmen beizubehalten
— Ermutigen, Gefühle verbal auszudrücken
— Ermutigen, den betroffenen Körperteil anzusehen/zu berühren
— Unterstützen bei der Entwicklung eines gesteigerten Selbstwertgefühls durch positive „Ich-Botschaften"
— Unterstützen bei der Integration von Veränderungen in das Selbstkonzept
— Unterstützen beim Verarbeiten von Erlebnissen, die das Selbstwertgefühl verändern
— Unterstützen beim Erkennen positiver Verhaltensweisen, die zur Genesung beitragen
— Unterstützen, eigene Stärken und Schwächen zu akzeptieren
— Setzen von Grenzen bei destruktiven Verhaltensweisen
— Informieren über Selbsthilfegruppen/Beratungen/Therapien
— Beraten zu unterstützenden Maßnahmen und Hilfsmitteln
— Beraten über Unterstützungsmöglichkeiten

9.14.5.3 Pflegemaßnahmen im sozialen/ umgebungsbedingten Bereich

— Unterstützen der Bezugsperson, sich ihrer Körpersprache in Bezug auf das Aussehen des Betroffenen bewusst zu werden (z. B. Ekel, Akzeptanz)
— Ermutigen der Familienmitglieder, den Betroffenen als „gesund" zu behandeln
— Informieren der Bezugsperson über die Wichtigkeit positiver Rückmeldungen
— Anleiten der Bezugsperson im Gebrauch von Hilfsmitteln
— Schulen der Bezugsperson in der Anwendung von Pflegetechniken
— Unterstützen bei der Inanspruchnahme von Unterstützungsleistungen
— Unterstützen bei der Inanspruchnahme von finanziellen Ansprüchen

9.15 Körperbild, Entwicklung der Ressourcen

Pflegediagnose 80103

Definition

Ein Pflegephänomen, bei dem ein Mensch die positive Wahrnehmung des eigenen Körpers bezüglich Erscheinung, Struktur oder Funktion stärken und/oder erweitern möchte.

Anmerkung der Autoren

Diese Pflegediagnose ist eine Gesundheitsdiagnose und beinhaltet keine möglichen Ursachen, sondern Ressourcen. Nähere Informationen zu Gesundheitsdiagnosen finden sich im einleitenden Abschnitt „Gesundheitspflegediagnosen".

9.15.1 Ressourcen

Die Ressourcen eines Menschen können körperlicher/funktioneller, psychischer und sozialer/umgebungsbedingter Art sein. Achten Sie immer auf eine umfassende Beurteilung der Ressourcen. Die folgende Aufzählung der Ressourcen kann individuell ergänzt werden.

9.15.1.1 Körperliche/funktionelle Ressourcen
- Verfügt über Ausdauer
- Handelt in Übereinstimmung mit den geäußerten Gefühlen und Gedanken
- Verfügt über die Fähigkeiten zur Alltagsbewältigung
- Verfügt über wirkungsvolle Copingstrategien im Umgang mit Stress und Belastungen
- Verfügt über Energie/Kraft
- Nutzt persönliche Energiequellen
- Verwendet geeignete Hilfsmittel (z. B. Rollstuhl, Perücke)
- Verfügt über kognitive Fähigkeiten (spezifizieren)
- Verfügt über Koordination
- Verfügt über ein Körpergewicht innerhalb des Normbereichs
- Verfügt über Beweglichkeit (spezifizieren)
- Verfügt über Sinneswahrnehmung (spezifizieren)

9.15.1.2 Psychische Ressourcen
- Nimmt eigene Stärken, Schwächen und Grenzen an
- Akzeptiert den erhöhten Zeitaufwand bei der Durchführung von Aktivitäten
- Ist sich der Bedeutung eines kontinuierlichen Trainings bewusst
- Passt persönliche Erwartungen an Veränderungen an
- Zeigt Interesse an Aktivitäten (spezifizieren)
- Zeigt Interesse an Informationen (spezifizieren)
- Zeigt Interesse an Unterstützungsangeboten (spezifizieren)
- Verfügt über Kohärenzsinn (Verstehbarkeit, Handhabbarkeit, Sinnhaftigkeit)

- Zeigt Bereitschaft, sich mit den körperlichen Veränderungen auseinanderzusetzen
- Verfügt über Vertrauen in die eigenen Fähigkeiten
- Nimmt Erfolgserlebnisse wahr
- Schätzt den sozialen Aspekt von Gruppenaktivitäten

9.15.1.3 Soziale/umgebungsbedingte Ressourcen

- Verfügt über finanzielle Mittel
- Erhält von der Bezugsperson aufrichtige Rückmeldungen zur Person
- Erhält Unterstützung durch das soziale Umfeld (spezifizieren)
- Verfügt über eine Vertrauensperson
- Erhält wertschätzende Rückmeldungen zur eigenen Person
- Hat Zugang zu Informationen (spezifizieren)
- Hat Zugang zu Selbsthilfegruppen/-organisationen
- Hat Zugang zu sozialen Einrichtungen

9.15.2 Pflegeziele

Übergeordnetes Ziel
Erhält und/oder verbessert die positive Wahrnehmung des eigenen Körpers.

9.15.2.1 Ziele im körperlichen/funktionellen Bereich

- Fordert aktiv Rückmeldungen zur eigenen Person ein
- Nimmt an sozialen Aktivitäten teil
- Stimmt Verhaltensmuster auf die eigenen Stärken und Schwächen ab (spezifizieren)
- Übernimmt einen Großteil der Selbstpflege (spezifizieren)
- Zeigt ein zunehmend unabhängiges Verhalten
- Spricht mit Vertrauensperson über Gefühle gegenüber dem eigenen Körper

9.15.2.2 Ziele im psychischen Bereich

- Nennt unterschiedliche Dimensionen des Selbstbildes (z. B. Identität, äußere Erscheinung, Kenntnisse und Fertigkeiten, sozialer Status)
- Beschreibt eigene Stärken, Schwächen und Grenzen
- Beschreibt konkrete Unterschiede zwischen Selbst- und Fremdwahrnehmung
- Nennt professionelle Unterstützungsmöglichkeiten
- Äußert Bereitschaft, den bestehenden körperlichen Zustand zu akzeptieren
- Äußert Bereitschaft, Unterschiede zwischen Selbst- und Fremdwahrnehmung zu diskutieren
- Äußert Bereitschaft, Unterschiede zwischen realem und idealem Selbstbild zu diskutieren
- Äußert Bereitschaft, eigene Leistungen anzuerkennen
- Spricht Wertschätzung für die eigenen Stärken aus
- Drückt Gefühle des Wohlbefindens aus
- Berichtet, sich nicht vor der Bewertung durch andere Menschen zu fürchten

- Berichtet über angstfreie Phasen
- Äußert Zufriedenheit mit den Gedanken über sich selbst, mit dem eigenen Körperbild und der persönlichen Identität
- Äußert, sich sicher zu fühlen im Umgang mit anderen Menschen
- Äußert, positive Gefühle für sich selbst entwickelt zu haben

9.15.2.3 Ziele im sozialen/umgebungsbedingten Bereich
- Erhält Unterstützung durch das soziale Netzwerk (spezifizieren)
- Bezugsperson gibt positive und wertschätzende Rückmeldungen
- Erhält Unterstützung aus finanziellen Ansprüchen
- Erhält professionelle Unterstützungsleistungen

9.15.3 Pflegemaßnahmen

Die angeführten Maßnahmen sind beispielhaft und müssen individuell konkretisiert werden.

9.15.3.1 Pflegemaßnahmen im körperlichen/funktionellen Bereich
- Unterstützen, sich so zu kleiden, dass körperliche Veränderungen möglichst wenig sichtbar sind, um damit das Aussehen zu verbessern
- Unterstützen bei der persönlichen Pflege
- Unterstützen bei der Anpassung der Lebensgewohnheiten (spezifizieren)
- Unterstützen, soziale Kontakte zu pflegen
- Unterstützen, neu erlernte Strategien im Umgang mit der Beeinträchtigung in den Alltag zu integrieren

9.15.3.2 Pflegemaßnahmen im psychischen Bereich
- Akzeptieren von Gefühlen der Abhängigkeit, Trauer und Feindseligkeit
- Besprechen von Sorgen und Ängste
- Ermutigen, Gefühle mitzuteilen
- Informieren über unterschiedliche Möglichkeiten, Beratung und Informationen einzuholen
- Anbieten von Gesprächen
- Ermutigen, den betroffenen Körperteil anzusehen/zu berühren
- Einplanen von Zeit für Gespräche
- Beraten zu unterstützenden Maßnahmen und Hilfsmitteln
- Anerkennen der Gefühle des Betroffenen
- Anerkennen von erfolgreich umgesetzten Maßnahmen
- Ermutigen, die Umsetzung der vereinbarten Maßnahmen beizubehalten
- Ermutigen Gefühle verbal auszudrücken
- Unterstützen bei der Entwicklung eines gesteigerten Selbstwertgefühls durch positive „Ich-Botschaften"
- Unterstützen bei der Integration von Veränderungen in das Selbstkonzept
- Unterstützen beim Verarbeiten von Erlebnissen, die das Selbstwertgefühl verändern
- Besprechen von Wahrnehmungen und Interpretationen, die nicht mit Fremdwahrnehmungen übereinstimmen

- Informieren über Selbsthilfegruppen/Beratungen/Therapien
- Beraten über Unterstützungsmöglichkeiten

9.15.3.3 Pflegemaßnahmen im sozialen/ umgebungsbedingten Bereich

- Unterstützen der Bezugsperson, sich ihrer Körpersprache in Bezug auf das Aussehen des Betroffenen bewusst zu werden (z. B. Ekel, Akzeptanz)
- Ermutigen der Bezugsperson, positives Feedback zu geben
- Ermutigen der Bezugsperson, den Betroffenen in der Selbstwertsteigerung zu unterstützen
- Ermutigen der Bezugsperson, den Betroffenen in der sozialen Teilhabe zu unterstützen
- Ermutigen der Familienmitglieder, den Betroffenen als „gesund" zu behandeln
- Informieren der Bezugsperson über die Wichtigkeit positiver Rückmeldungen
- Anleiten der Bezugsperson im Gebrauch von Hilfsmitteln
- Schulen der Bezugsperson in der Anwendung von Pflegetechniken
- Unterstützen bei der Inanspruchnahme von Unterstützungsleistungen
- Unterstützen bei der Inanspruchnahme von finanziellen Ansprüchen

9.16 Selbstwertschätzung, gering, Risiko

Pflegediagnose 80111

> **Definition**
>
> Ein Pflegephänomen, bei dem ein Risiko besteht, dass ein Mensch eine negative Selbstbewertung und/oder negative Gefühle in Bezug auf die eigene Person und/ oder die eigenen Fähigkeiten entwickelt.

Anmerkung der Autoren
Eine Risiko-Diagnose kann nicht durch Zeichen und Symptome belegt werden, da das Problem nicht aufgetreten ist und die Pflegemaßnahmen die Prävention bezwecken.

9.16.1 Risikofaktoren

9.16.1.1 Körperliche/funktionelle Risikofaktoren

- Beeinträchtigte Anpassungsfähigkeit
- Verändertes äußeres Erscheinungsbild (spezifizieren: z. B. durch Trauma, Operation, Verletzungen)
- Mangelnde Übereinstimmung der Handlungen mit den geäußerten Gefühlen und Gedanken
- Beeinträchtigtes Coping (spezifizieren, z. B. Alkohol- oder Drogenprobleme, Stoma)
- Funktionelle Beeinträchtigung (z. B. Behinderungen)
- Verlust einer Körperfunktion
- Beeinträchtigte kognitive Fähigkeiten (spezifizieren)

- Starke Abnahme des Körpergewichts (spezifizieren)
- Starke Zunahme des Körpergewichts (spezifizieren)
- Verlust eines Körperteiles
- Beeinträchtigte Sinneswahrnehmung (spezifizieren)
- Beeinträchtigte Fähigkeit souverän aufzutreten (z. B. Sprachgewandtheit, kulturelles Wissen, Kleidung)
- Erlerntes Verhaltensmuster (spezifizieren)

9.16.1.2 Psychische Risikofaktoren

- Mangelnde Fähigkeit sich emotional abzugrenzen
- Mangelnde Akzeptanz für eigene Stärken, Schwächen und Grenzen
- Mangelnde Erfahrung
- Mangelnde Erfolgserlebnisse
- Beeinträchtigte Kritikfähigkeit
- Entwicklungsbedingte Krisen (z. B. Phase der Pubertät, Adoleszenz, Midlife-Crisis)
- Gefühl der Machtlosigkeit (spezifizieren)
- Pessimismus
- Beeinträchtigte Reflexionsfähigkeit
- Beeinträchtigte Selbstachtung
- Mangelnde Selbstsicherheit
- Mangelndes Vertrauen in die eigenen Fähigkeiten
- Mangelndes Erleben von Lebenssinn
- Gefühl der Einsamkeit
- Mangelndes Vertrauen in Werte (z. B. Religion, Weltanschauung, beruflicher Ethos, Ideale)
- Werthaltungen (spezifizieren)
- Gefühl der mangelnden Wertschätzung durch andere Menschen
- Mangelndes Wissen (spezifizieren)
- Beeinträchtigtes Gefühl der Zufriedenheit (spezifizieren)
- Mangelndes Gefühl der Zugehörigkeit (spezifizieren)

9.16.1.3 Soziale/umgebungsbedingte Risikofaktoren

- Frühkindliche Vernachlässigung
- Überfürsorge durch Erziehungsverantwortliche
- Veränderter sozialer Status (z. B. Arbeitsplatzverlust, Frühpensionierung)
- Mangelnde Anerkennung und Respekt durch das soziale Umfeld
- Zurückweisungen durch das soziale Umfeld
- Mangelndes positives Feedback durch das soziale Umfeld
- Mangelndes konstruktives Feedback aus dem sozialen Umfeld
- Mobbing
- Benachteiligung
- Ausgrenzung (spezifizieren)
- Mangelnde Unterstützung durch Bezugspersonen (spezifizieren)
- Fehlende positive Vorbilder
- Mangelnde Wertschätzung
- Häufige ungerechtfertigte Kritik
- Mangelnde Liebe und Zuneigung

9.16.2 **Ressourcen**

Die Ressourcen eines Menschen können körperlicher/funktioneller, psychischer und sozialer/umgebungsbedingter Art sein. Achten Sie immer auf eine umfassende Beurteilung der Ressourcen. Die folgende Aufzählung der Ressourcen kann individuell ergänzt werden.

9.16.2.1 **Körperliche/funktionelle Ressourcen**
- Handelt in Übereinstimmung mit den geäußerten Gefühlen und Gedanken
- Verfügt über kognitive Fähigkeiten (spezifizieren)
- Verfügt über Sinneswahrnehmung (spezifizieren)
- Verfügt über die Fähigkeit souverän aufzutreten (z. B. Sprachgewandtheit, kulturelles Wissen, Kleidung)

9.16.2.2 **Psychische Ressourcen**
- Verfügt über die Fähigkeit sich emotional abzugrenzen
- Nimmt eigene Stärken, Schwächen und Grenzen an
- Verfügt über Erfahrung
- Erfährt Erfolgserlebnisse
- Passt persönliche Erwartungen an Veränderungen an
- Geht konstruktiv mit Kritik um
- Hat das Gefühl, Abläufe oder Situationen kontrollieren zu können
- Zeigt Bereitschaft, das Selbstbild entsprechend der aktuellen Lebenssituation weiterzuentwickeln
- Verfügt über Reflexionsfähigkeit
- Verfügt über Selbstsicherheit
- Verfügt über Vertrauen in die eigenen Fähigkeiten
- Erlebt Sinn im Leben
- Verfügt über persönliche Werthaltungen
- Verfügt über Wissen (spezifizieren)
- Äußert Zufriedenheit (spezifizieren)
- Fühlt sich zugehörig (spezifizieren)

9.16.2.3 **Soziale/umgebungsbedingte Ressourcen**
- Verfügt über einen anerkannten sozialen Status
- Erhält Anerkennung und Respekt durch das soziale Umfeld
- Erhält von der Bezugsperson aufrichtige Rückmeldungen zur Person
- Erhält Unterstützung durch Bezugspersonen (spezifizieren)
- Verfügt über positive Vorbilder
- Erhält wertschätzende Rückmeldungen zur eigenen Person
- Erhält Liebe und Zuneigung

9.16.3 **Pflegeziele**

Übergeordnetes Ziel
Bewahrt positive und wertschätzende Gefühle zur eigenen Person, die weitgehend mit den Fremdwahrnehmungen übereinstimmen.

9.16.3.1 Ziele im körperlichen/funktionellen Bereich

- Beteiligt sich an Möglichkeiten zur Selbsterfahrung
- Spricht mit Vertrauenspersonen über Stärken und Schwächen
- Fordert aktiv Rückmeldungen zur eigenen Person ein
- Übernimmt einen Großteil der Körperpflege (spezifizieren)
- Zeigt ein unabhängiges Verhalten
- Beteiligt sich an Entscheidungsfindungsprozessen und der Tagesplanung
- Zeigt Verhaltensmuster, die auf die eigenen Stärken und Schwächen abgestimmt sind (spezifizieren)
- Zeigt beim Gehen eine aufrechte Haltung und ein normales Gangbild
- Nimmt an Aktivitäten teil
- Trifft selbstständig Entscheidungen zu den Aktivitäten des täglichen Lebens (spezifizieren)

9.16.3.2 Ziele im psychischen Bereich

- Äußert Bereitschaft, eigene positive Eigenschaften und Leistungen anzuerkennen
- Äußert Bereitschaft, Unterschiede zwischen Selbst- und Fremdwahrnehmung zu diskutieren
- Äußert Bereitschaft, Unterschiede zwischen realem und idealem Selbstbild zu diskutieren
- Nennt unterschiedliche Dimensionen des Selbstbildes (z. B. Identität, äußere Erscheinung, Kenntnisse und Fertigkeiten, sozialer Status)
- Beschreibt eigene Stärken, Schwächen und Grenzen
- Spricht Wertschätzung für die eigenen Stärken und Schwächen aus
- Beschreibt konkrete Unterschiede zwischen Selbst- und Fremdwahrnehmung
- Nennt professionelle Unterstützungsmöglichkeiten
- Äußert Anerkennung des eigenen Werts
- Drückt Gefühle des Wohlbefindens aus (spezifizieren)
- Äußert Zufriedenheit mit den Gedanken über sich selbst, mit dem Selbstwertgefühl, der Rollenerfüllung, dem sozialen Status, dem Körperbild und der persönlichen Identität
- Äußert, sich sicher zu fühlen im Umgang mit anderen Menschen

9.16.3.3 Ziele im sozialen/umgebungsbedingten Bereich

- Erhält Unterstützung durch soziales Netzwerk (spezifizieren)
- Die Bezugsperson gibt positive und wertschätzende Rückmeldungen

9.16.4 Pflegemaßnahmen

Die angeführten Maßnahmen sind beispielhaft und müssen individuell konkretisiert werden.

9.16.4.1 Pflegemaßnahmen im körperlichen/funktionellen Bereich

- Unterstützen beim Aufbauen einer therapeutischen Beziehung
- Einbeziehen in die tägliche Pflege und in Entscheidungen zur Pflegeplanung
- Ermutigen, über gegenwärtige/frühere Erfolge und Stärken zu erzählen

— Verwenden von therapeutischen Kommunikationsmethoden, wie „Aktives Zuhören" und „Ich-Botschaften" im Zusammenhang mit der therapeutischen Beziehung
— Ermutigen, den Gesprächspartner anzusehen
— Unterstützen bei der Teilnahme an Aktivitäten/Übungsprogrammen
— Unterstützen bei der Teilnahme an einem sozialen Kompetenztraining (SKT)
— Unterstützen beim Einüben neuer oder veränderter Verhaltensmuster
— Unterstützen eigene Verhaltensweisen zu evaluieren
— Unterstützen positive Rückmeldungen von anderen zu erkennen
— Unterstützen bei der Entwicklung und Ausübung sozialer/beruflicher Fähigkeiten
— Unterstützen bei der Entwicklung und Ausübung von Hobbys
— Fördern der Teilnahme an Gruppen/Aktivitäten
— Unterstützen bei der Entwicklung und Ausübung von Hobbys

9.16.4.2 Pflegemaßnahmen im psychischen Bereich

— Geben von positiven Rückmeldungen
— Anerkennen der Gefühle des Betroffenen
— Unterstützen bei der Entwicklung eines gesteigerten Selbstwertgefühls durch positive „Ich-Botschaften"
— Beraten über die Chancen und Risiken des Vergleichs mit anderen
— Besprechen von Wahrnehmungen und Interpretationen, die nicht mit Fremdwahrnehmungen übereinstimmen
— Vermitteln des Gefühls, ein vollwertiger Partner zu sein
— Akzeptieren der individuellen Wahrnehmung/der Meinung zur Situation
— Besprechen, welche Faktoren eine positive Einstellung bewirken können
— Empfehlen, Diskussionen über vergangene Fehler durch Reflexion zur gegenwärtigen und zukünftigen Lebenssituation zu ersetzen
— Unterstützen, mit „Ohnmachtsgefühlen" fertig zu werden
— Unterstützen bei der Integration von Veränderungen in das Selbstkonzept
— Ermutigen zur Entwicklung von positiven Bewältigungsformen (Coping)
— Ermutigen neue Verhaltensmuster zu akzeptieren
— Unterstützen eigene Verhaltensweisen zu evaluieren
— Unterstützen beim Verarbeiten von Informationen und/oder Erlebnissen, die das Selbstwertgefühl verändern
— Beraten über wichtige präventive Maßnahmen
— Aufklären über die Notwendigkeit von bestimmten Medikamenten, ihrer erwünschten Wirkungen und unerwünschten Wirkungen (Nebenwirkungen)
— Informieren, über die Möglichkeiten der Sexualberatung
— Ermutigen zur Erschließung neuer Interessensgebiete
— Aussprechen von Komplimenten
— Ermöglichen, Gefühle und Enttäuschungen hinsichtlich der physiologischen und/oder krankheitsbedingten Veränderungen auszusprechen
— Aufzeigen bereits erreichter Ziele
— Unterstützen, eigene Stärken zu identifizieren
— Informieren über die Bedeutung einer gepflegten äußeren Erscheinung
— Informieren über verfügbare Unterstützungsangebote

- Setzen von Grenzen bei aggressivem oder problematischem Verhalten (spezifizieren)
- Informieren über Selbsthilfegruppen, Beratungs- und Therapiemöglichkeiten, die zur weiteren Förderung des Selbstwertgefühls beitragen

9.16.4.3 Pflegemaßnahmen im sozialen/ umgebungsbedingten Bereich

- Unterstützen bei der Organisation von Hilfeleistungen aus dem sozialen Umfeld
- Unterstützen der Bezugsperson, Grenzen zu setzen
- Unterstützen der Bezugsperson beim Einüben neuer oder veränderter Verhaltensmuster
- Informieren der Bezugsperson, dass Sie ihre Wahrnehmung von Entwicklungsschritten offen zeigen sollen

9.17 Selbstwertschätzung, gering

Pflegediagnose 80112

9.17.1 Ätiologie

9.17.1.1 Körperliche/funktionelle Ursachen

- Beeinträchtigte Anpassungsfähigkeit
- Verändertes äußeres Erscheinungsbild (spezifizieren: z. B. durch Trauma, Operation, Verletzungen)
- Mangelnde Übereinstimmung der Handlungen mit den geäußerten Gefühlen und Gedanken
- Beeinträchtigtes Coping (spezifizieren, z. B. Alkohol- oder Drogenprobleme, Stoma)
- Funktionelle Beeinträchtigung (z. B. Behinderungen)
- Verlust einer Körperfunktion
- Beeinträchtigte kognitive Fähigkeiten (spezifizieren)
- Starke Abnahme des Körpergewichts (spezifizieren)
- Starke Zunahme des Körpergewichts (spezifizieren)
- Verlust eines Körperteiles
- Beeinträchtigte Sinneswahrnehmung (spezifizieren)
- Beeinträchtigte Fähigkeit souverän aufzutreten (z. B. Sprachgewandtheit, kulturelles Wissen, Kleidung)
- Erlerntes Verhaltensmuster (spezifizieren)

9.17.1.2 Psychische Ursachen

- Mangelnde Fähigkeit sich emotional abzugrenzen
- Mangelnde Akzeptanz für eigene Stärken, Schwächen und Grenzen
- Mangelnde Erfahrung
- Mangelnde Erfolgserlebnisse
- Beeinträchtigte Kritikfähigkeit

- Entwicklungsbedingte Krisen (z. B. Phase der Pubertät, Adoleszenz, Midlife-Crisis)
- Gefühl der Machtlosigkeit (spezifizieren)
- Pessimismus

> **Definition**
>
> Ein Pflegephänomen, bei dem ein Mensch eine negative Selbstbewertung und/oder negative Gefühle in Bezug auf die eigene Person und/oder die eigenen Fähigkeiten erlebt.

- Beeinträchtigte Reflexionsfähigkeit
- Beeinträchtigte Selbstachtung
- Mangelnde Selbstsicherheit
- Mangelndes Vertrauen in die eigenen Fähigkeiten
- Mangelndes Erleben von Lebenssinn
- Gefühl der Einsamkeit
- Mangelndes Vertrauen in Werte (z. B. Religion, Weltanschauung, beruflicher Ethos, Ideale)
- Werthaltungen (spezifizieren)
- Gefühl der mangelnden Wertschätzung durch andere Menschen
- Mangelndes Wissen (spezifizieren)
- Beeinträchtigtes Gefühl der Zufriedenheit (spezifizieren)
- Mangelndes Gefühl der Zugehörigkeit (spezifizieren)

9.17.1.3 Soziale/umgebungsbedingte Ursachen

- Frühkindliche Vernachlässigung
- Überfürsorge durch Erziehungsverantwortliche
- Veränderter sozialer Status (z. B. Arbeitsplatzverlust, Frühpensionierung)
- Mangelnde Anerkennung und Respekt durch das soziale Umfeld
- Zurückweisungen durch das soziale Umfeld
- Mangelndes positives Feedback durch das soziale Umfeld
- Mangelndes konstruktives Feedback aus dem sozialen Umfeld
- Mobbing
- Benachteiligung
- Ausgrenzung (spezifizieren)
- Mangelnde Unterstützung durch Bezugspersonen (spezifizieren)
- Fehlende positive Vorbilder
- Mangelnde Wertschätzung
- Häufige ungerechtfertigte Kritik
- Mangelnde Liebe und Zuneigung

9.17.2 Symptome

9.17.2.1 Aus der Sicht des Betroffenen

- Schwierigkeiten mit Lob umzugehen
- Negative Aussagen über sich selbst und/oder eigene Fähigkeiten
- Schamgefühle
- Schuldgefühle
- Schlafstörungen
- Schuldzuweisungen
- Angst
- Furcht
- Mutlosigkeit
- Gefühl der Hilflosigkeit
- Festhalten an Ritualen
- Zögern, neue Dinge/Situationen kennen zu lernen

9.17.2.2 Aus der Sicht der Pflegeperson

- Fehlender Blickkontakt
- Unsicheres Auftreten
- Unauffälliges Auftreten
- Übermäßige Suche nach Bestätigung
- Lässt anderen Personen immer wieder den Vortritt
- Übertrieben angepasst, abhängig von Meinungen anderer
- Entscheidungsschwäche
- Unentschlossenheit
- Sozialer Rückzug
- Spannungsgefühle bei Sozialkontakten
- Emotionale Überreaktionen
- Selbstschädigung
- Vernachlässigung der Selbstpflege
- Ungepflegte Kleidung
- Vornübergebeugte Körperhaltung
- Gesenkter Blick
- Trauriger Gesichtsausdruck
- Seufzen
- Grübeln
- Kleinschrittiger Gang
- Wortkargheit
- Versäumen von Terminen
- Schwierigkeiten beim Aufbauen von sozialen Beziehungen
- Beeinträchtigtes Durchhaltevermögen
- Delegieren von Tätigkeiten
- Beeinträchtigtes Durchsetzungsvermögen
- Passives Verhalten

9.17.3 **Ressourcen**

Die Ressourcen eines Menschen können körperlicher/funktioneller, psychischer und sozialer/umgebungsbedingter Art sein. Achten Sie immer auf eine umfassende Beurteilung der Ressourcen. Die folgende Aufzählung der Ressourcen kann individuell ergänzt werden.

9.17.3.1 **Körperliche/funktionelle Ressourcen**
- Handelt in Übereinstimmung mit den geäußerten Gefühlen und Gedanken
- Verfügt über kognitive Fähigkeiten (spezifizieren)
- Verfügt über Sinneswahrnehmung (spezifizieren)
- Verfügt über die Fähigkeit souverän aufzutreten (z. B. Sprachgewandtheit, kulturelles Wissen, Kleidung)

9.17.3.2 **Psychische Ressourcen**
- Verfügt über die Fähigkeit sich emotional abzugrenzen
- Nimmt eigene Stärken, Schwächen und Grenzen an
- Verfügt über Erfahrung
- Erfährt Erfolgserlebnisse
- Passt persönliche Erwartungen an Veränderungen an
- Geht konstruktiv mit Kritik um
- Hat das Gefühl, Abläufe oder Situationen kontrollieren zu können
- Zeigt Bereitschaft, das Selbstbild entsprechend der aktuellen Lebenssituation weiterzuentwickeln
- Verfügt über Reflexionsfähigkeit
- Verfügt über Selbstsicherheit
- Verfügt über Vertrauen in die eigenen Fähigkeiten
- Erlebt Sinn im Leben
- Verfügt über Werthaltungen (z. B. Religion, Weltanschauung, beruflicher Ethos, Ideale)
- Verfügt über Wissen (spezifizieren)
- Äußert Zufriedenheit (spezifizieren)
- Fühlt sich zugehörig (spezifizieren)

9.17.3.3 **Soziale/umgebungsbedingte Ressourcen**
- Verfügt über einen anerkannten sozialen Status
- Erhält Anerkennung und Respekt durch das soziale Umfeld
- Erhält von der Bezugsperson aufrichtige Rückmeldungen zur Person
- Erhält Unterstützung durch Bezugspersonen (spezifizieren)
- Verfügt über positive Vorbilder
- Erhält wertschätzende Rückmeldungen zur eigenen Person
- Erhält Liebe und Zuneigung

9.17.4 Pflegeziele

Übergeordnetes Ziel
Verfügt über positive und wertschätzende Gefühle zur eigenen Person, die weitgehend
mit den Fremdwahrnehmungen übereinstimmen.

9.17.4.1 Ziele im körperlichen/funktionellen Bereich
- Beteiligt sich an Möglichkeiten zur Selbsterfahrung
- Spricht mit Vertrauenspersonen über Stärken und Schwächen
- Fordert aktiv Rückmeldungen zur eigenen Person ein
- Übernimmt einen Großteil der Körperpflege (spezifzieren)
- Zeigt ein zunehmend unabhängiges Verhalten
- Zeigt beim Gehen eine aufrechte Haltung und ein normales Gangbild
- Nimmt an Aktivitäten teil
- Trifft selbstständig Entscheidungen zu den Aktivitäten des täglichen Lebens
  (spezifizieren)
- Beteiligt sich an Entscheidungsfindungsprozessen und der Tagesplanung
- Zeigt Verhaltensmuster, die auf die eigenen Stärken und Schwächen abgestimmt
  sind (spezifizieren)

9.17.4.2 Ziele im psychischen Bereich
- Äußert Bereitschaft, eigene positive Eigenschaften und Leistungen anzuerkennen
- Äußert Bereitschaft, Unterschiede zwischen Selbst- und Fremdwahrnehmung zu
  diskutieren
- Äußert Bereitschaft, Unterschiede zwischen realem und idealem Selbstbild zu dis-
  kutieren
- Nennt unterschiedliche Dimensionen des Selbstbildes (z. B. Identität, äußere Er-
  scheinung, Kenntnisse und Fertigkeiten, sozialer Status)
- Beschreibt eigene Stärken, Schwächen und Grenzen
- Spricht Wertschätzung für die eigenen Stärken und Schwächen aus
- Beschreibt konkrete Unterschiede zwischen Selbst- und Fremdwahrnehmung
- Nennt professionelle Unterstützungsmöglichkeiten
- Äußert Anerkennung des eigenen Werts
- Drückt Gefühle des Wohlbefindens aus (spezifizieren)
- Äußert Zufriedenheit mit den Gedanken über sich selbst, mit dem Selbstwert-
  gefühl, der Rollenerfüllung, dem sozialen Status, dem Körperbild und der persön-
  lichen Identität
- Äußert, sich sicher zu fühlen im Umgang mit anderen Menschen

9.17.4.3 Ziele im sozialen/umgebungsbedingten Bereich
- Erhält Unterstützung durch soziales Netzwerk (spezifizieren)
- Die Bezugsperson gibt positive und wertschätzende Rückmeldungen

9.17.5 **Pflegemaßnahmen**

Die angeführten Maßnahmen sind beispielhaft und müssen individuell konkretisiert werden.

9.17.5.1 **Pflegemaßnahmen im körperlichen/funktionellen Bereich**

- Unterstützen beim Aufbauen einer therapeutischen Beziehung
- Einbeziehen in die tägliche Pflege und in Entscheidungen zur Pflegeplanung
- Ermutigen, über gegenwärtige/frühere Erfolge und Stärken zu erzählen
- Verwenden von therapeutischen Kommunikationsmethoden, wie „Aktives Zuhören" und „Ich-Botschaften" im Zusammenhang mit der therapeutischen Beziehung
- Ermutigen, den Gesprächspartner anzusehen
- Unterstützen bei der Teilnahme an Aktivitäten/Übungsprogrammen
- Unterstützen bei der Teilnahme an einem Sozialen Kompetenztraining (SKT)
- Unterstützen beim Einüben neuer oder veränderter Verhaltensmuster
- Unterstützen positive Rückmeldungen von anderen wahrzunehmen
- Unterstützen bei der Entwicklung sozialer/beruflicher Fähigkeiten
- Unterstützen bei der Entwicklung und Ausübung von Hobbys

9.17.5.2 **Pflegemaßnahmen im psychischen Bereich**

- Geben von positiven Rückmeldungen
- Anerkennen der Gefühle des Betroffenen
- Unterstützen bei der Entwicklung eines gesteigerten Selbstwertgefühls durch positive „Ich-Botschaften"
- Beraten über die Chancen und Risiken des Vergleichs mit anderen
- Besprechen von Wahrnehmungen und Interpretationen, die nicht mit Fremdwahrnehmungen übereinstimmen
- Vermitteln des Gefühls, ein vollwertiger Partner zu sein
- Akzeptieren der individuellen Wahrnehmung/der Meinung zur Situation
- Besprechen, welche Faktoren eine positive Einstellung bewirken können
- Empfehlen, Diskussionen über vergangene Fehler durch Reflexion zur gegenwärtigen und zukünftigen Lebenssituation zu ersetzen
- Unterstützen, mit „Ohnmachtsgefühlen" fertig zu werden (vgl. PD Machtlosigkeit)
- Unterstützen bei der Integration von Veränderungen in das Selbstkonzept
- Ermutigen zur Entwicklung von positiven Bewältigungsformen (Coping)
- Ermutigen neue Verhaltensmuster zu akzeptieren
- Unterstützen eigene Verhaltensweisen zu evaluieren
- Zugestehen, nach eigenem Ermessen Fortschritte zu machen; die Anpassung an eine Veränderung des Selbstkonzeptes ist abhängig von der Bedeutung für den Betroffenen selbst, der Störung in der Lebensweise und der Dauer der Krankheit/des Schwächezustandes
- Unterstützen beim Verarbeiten von Informationen und/oder Erlebnissen, die das Selbstwertgefühl verändern
- Beraten über wichtige präventive Maßnahmen
- Aufklären über die Notwendigkeit von bestimmten Medikamenten, ihrer erwünschten Wirkungen und unerwünschten Wirkungen (Nebenwirkungen)

- Informieren, über die Möglichkeiten der Sexualberatung
- Ermutigen zur Erschließung neuer Interessensgebiete
- Aussprechen von Komplimenten
- Ermöglichen, Gefühle und Enttäuschungen hinsichtlich der physiologischen und/oder krankheitsbedingten Veränderungen auszusprechen
- Aufzeigen bereits erreichter Ziele
- Unterstützen eigene Stärken zu identifizieren
- Informieren über die Bedeutung einer gepflegten äußeren Erscheinung
- Informieren über verfügbare Unterstützungsangebote
- Setzen von Grenzen bei aggressivem oder problematischem Verhalten (spezifizieren)

9.17.5.3 Pflegemaßnahmen im sozialen/ umgebungsbedingten Bereich

- Ermöglichen der Teilnahme an Gruppen/Aktivitäten
- Unterstützen bei der Organisation von Hilfeleistungen aus dem sozialen Umfeld
- Unterstützen der Bezugsperson, Grenzen zu setzen
- Unterstützen der Bezugsperson beim Einüben neuer oder veränderter Verhaltensmuster
- Informieren der Bezugsperson, dass Sie ihre Wahrnehmung von Entwicklungsschritten offen zeigen sollen

9.18 Selbstwertschätzung, Entwicklung der Ressourcen

Pflegediagnose 80113

Anmerkung der Autoren
Diese Pflegediagnose ist eine Gesundheitsdiagnose und beinhaltet keine möglichen Ursachen, sondern Ressourcen. Nähere Informationen zu Gesundheitsdiagnosen finden sich im einleitenden Abschnitt „Gesundheitspflegediagnosen".

9.18.1 Ressourcen

Die Ressourcen eines Menschen können körperlicher/funktioneller, psychischer und sozialer/umgebungsbedingter Art sein. Achten Sie immer auf eine umfassende Beurteilung der Ressourcen. Die folgende Aufzählung der Ressourcen kann individuell ergänzt werden.

9.18.1.1 Körperliche/funktionelle Ressourcen

- Handelt in Übereinstimmung mit den geäußerten Gefühlen und Gedanken
- Verfügt über kognitive Fähigkeiten (spezifizieren)
- Verfügt über Sinneswahrnehmung (spezifizieren)
- Verfügt über die Fähigkeit souverän aufzutreten (z. B. Sprachgewandtheit, kulturelles Wissen, Kleidung)

9.18.1.2 Psychische Ressourcen
- Verfügt über die Fähigkeit sich emotional abzugrenzen
- Nimmt eigene Stärken, Schwächen und Grenzen an
- Verfügt über Erfahrung
- Erfährt Erfolgserlebnisse
- Passt persönliche Erwartungen an Veränderungen an
- Geht konstruktiv mit Kritik um
- Hat das Gefühl, Abläufe oder Situationen kontrollieren zu können
- Zeigt Bereitschaft, das Selbstbild entsprechend der aktuellen Lebenssituation weiterzuentwickeln
- Verfügt über Reflexionsfähigkeit
- Verfügt über Selbstsicherheit
- Verfügt über Vertrauen in die eigenen Fähigkeiten
- Erlebt Sinn im Leben
- Verfügt über persönliche Werthaltungen
- Verfügt über Wissen (spezifizieren)
- Äußert Zufriedenheit (spezifizieren)
- Fühlt sich zugehörig (spezifizieren)

9.18.1.3 Soziale/umgebungsbedingte Ressourcen
- Verfügt über einen anerkannten sozialen Status
- Erhält Anerkennung und Respekt durch das soziale Umfeld
- Erhält von der Bezugsperson aufrichtige Rückmeldungen zur Person
- Erhält Unterstützung durch Bezugspersonen (spezifizieren)
- Verfügt über positive Vorbilder
- Erhält wertschätzende Rückmeldungen zur eigenen Person
- Erhält Liebe und Zuneigung

9.18.2 Pflegeziele

Übergeordnetes Ziel
Verfügt über positive und wertschätzende Gefühle zur eigenen Person, die weitgehend mit den Fremdwahrnehmungen übereinstimmen.

Definition
Ein Pflegephänomen, bei dem ein Mensch seine Möglichkeiten für eine positive Selbstbewertung und/oder positive Gefühle in Bezug auf die eigene Person und/oder die eigenen Fähigkeiten stärken und/oder erweitern möchte.

9.18.2.1 Ziele im körperlichen/funktionellen Bereich
- Beteiligt sich an Möglichkeiten zur Selbsterfahrung
- Spricht mit Vertrauenspersonen über Stärken und Schwächen
- Fordert aktiv Rückmeldungen zur eigenen Person ein

- Übernimmt einen Großteil der Körperpflege
- Zeigt ein zunehmend unabhängiges Verhalten
- Beteiligt sich an Entscheidungsfindungsprozessen und der Tagesplanung
- Zeigt Verhaltensmuster, die auf die eigenen Stärken und Schwächen abgestimmt sind (spezifizieren)

9.18.2.2 Ziele im psychischen Bereich

- Äußert Bereitschaft, eigene positive Eigenschaften und Leistungen anzuerkennen
- Äußert Bereitschaft, Unterschiede zwischen Selbst- und Fremdwahrnehmung zu diskutieren
- Äußert Bereitschaft, Unterschiede zwischen realem und idealem Selbstbild zu diskutieren
- Nennt unterschiedliche Dimensionen des Selbstbildes (z. B. Identität, äußere Erscheinung, Kenntnisse und Fertigkeiten, sozialer Status)
- Beschreibt eigene Stärken, Schwächen und Grenzen
- Spricht Wertschätzung für die eigenen Stärken und Schwächen aus
- Beschreibt konkrete Unterschiede zwischen Selbst- und Fremdwahrnehmung
- Nennt professionelle Unterstützungsmöglichkeiten
- Äußert Anerkennung des eigenen Werts
- Drückt Gefühle des Wohlbefindens aus
- Äußert Zufriedenheit mit den Gedanken über sich selbst, mit dem Selbstwertgefühl, der Rollenerfüllung, dem sozialen Status, dem Körperbild und der persönlichen Identität
- Äußert, sich sicher zu fühlen im Umgang mit anderen Menschen

9.18.2.3 Ziele im sozialen/umgebungsbedingten Bereich

- Erhält Unterstützung durch soziales Netzwerk (spezifizieren)
- Die Bezugsperson gibt positive und wertschätzende Rückmeldungen

9.18.3 Pflegemaßnahmen

Die angeführten Maßnahmen sind beispielhaft und müssen individuell konkretisiert werden.

9.18.3.1 Pflegemaßnahmen im körperlichen/funktionellen Bereich

- Unterstützen beim Aufbauen einer therapeutischen Beziehung
- Einbeziehen in die tägliche Pflege und in Entscheidungen zur Pflegeplanung
- Ermutigen, über gegenwärtige/frühere Erfolge und Stärken zu erzählen
- Verwenden von therapeutischen Kommunikationsmethoden, wie „Aktives Zuhören" und „Ich-Botschaften" im Zusammenhang mit der therapeutischen Beziehung
- Ermutigen, den Gesprächspartner anzusehen
- Unterstützen bei der Teilnahme an Aktivitäten/Übungsprogrammen
- Unterstützen bei der Teilnahme an einem Sozialen Kompetenztraining (SKT)
- Unterstützen beim Einüben neuer oder veränderter Verhaltensmuster
- Unterstützen positive Rückmeldungen von anderen wahrzunehmen
- Unterstützen bei der Entwicklung sozialer/beruflicher Fähigkeiten
- Unterstützen bei der Entwicklung und Ausübung von Hobbys

9.18.3.2 Pflegemaßnahmen im psychischen Bereich

- Geben von positiven Rückmeldungen
- Anerkennen der Gefühle des Betroffenen
- Unterstützen bei der Entwicklung eines gesteigerten Selbstwertgefühls durch positive „Ich-Botschaften"
- Beraten über die Chancen und Risiken des Vergleichs mit anderen
- Besprechen von Wahrnehmungen und Interpretationen, die nicht mit Fremdwahrnehmungen übereinstimmen
- Vermitteln des Gefühls, ein vollwertiger Partner zu sein
- Akzeptieren der individuellen Wahrnehmung/der Meinung zur Situation
- Besprechen, welche Faktoren eine positive Einstellung bewirken können
- Empfehlen, Diskussionen über vergangene Fehler durch Reflexion zur gegenwärtigen und zukünftigen Lebenssituation zu ersetzen
- Unterstützen mit „Ohnmachtsgefühlen" fertig zu werden
- Unterstützen bei der Integration von Veränderungen in das Selbstkonzept
- Ermutigen zur Entwicklung von positiven Bewältigungsformen (Coping)
- Ermutigen neue Verhaltensmuster zu akzeptieren
- Unterstützen eigene Verhaltensweisen zu evaluieren
- Unterstützen, eigene Stärken zu identifizieren
- Unterstützen beim Verarbeiten von Informationen und/oder Erlebnissen, die das Selbstwertgefühl verändern
- Beraten über wichtige präventive Maßnahmen
- Aufklären über die Notwendigkeit von bestimmten Medikamenten, ihrer erwünschten Wirkungen und unerwünschten Wirkungen (Nebenwirkungen)
- Informieren, über die Möglichkeiten der Sexualberatung
- Ermutigen zur Erschließung neuer Interessensgebiete
- Aussprechen von Komplimenten
- Ermöglichen, Gefühle auszusprechen
- Aufzeigen bereits erreichter Ziele
- Informieren über die Bedeutung einer gepflegten äußeren Erscheinung
- Informieren über verfügbare Unterstützungsangebote

9.18.3.3 Pflegemaßnahmen im sozialen/ umgebungsbedingten Bereich

- Ermöglichen der Teilnahme an Gruppen/Aktivitäten
- Unterstützen bei der Organisation von Hilfeleistungen aus dem sozialen Umfeld
- Unterstützen der Bezugsperson, Grenzen zu setzen
- Unterstützen der Bezugsperson beim Einüben neuer oder veränderter Verhaltensmuster
- Informieren der Bezugsperson, dass Sie ihre Wahrnehmung von Entwicklungsschritten offen zeigen sollen

9.19 Wohlbefinden, beeinträchtigt, Risiko

Pflegediagnose 80131

> **Definition**
>
> Ein Pflegephänomen, bei dem ein Mensch das Risiko hat, sich in seiner physischen und/oder psychischen und/oder sozialen Befindlichkeit beeinträchtigt zu fühlen.

Anmerkung der Autoren

Eine Risiko-Diagnose kann nicht durch Zeichen und Symptome belegt werden, da das Problem nicht aufgetreten ist und die Pflegemaßnahmen die Prävention bezwecken.

Diese Pflegediagnose ist als übergeordnetes Pflegephänomen zu verstehen, mit dem unspezifische Beeinträchtigungen des Wohlbefindens als auch Beeinträchtigungen durch Symptome nicht beeinflussbarer Umstände (z. B. medizinische Therapien) beschrieben werden können. Liegt eine mögliche Beeinträchtigung (Risiko) in einem konkreten Bereich vor, wird die Verwendung einer spezifischen Pflegediagnose empfohlen. Vgl.:

PD Angst, Risiko
PD Spirituelles Wohlbefinden, beeinträchtigt, Risiko
PD Schlafen, beeinträchtigt, Risiko

9.19.1 Risikofaktoren

9.19.1.1 Körperliche/funktionelle Risikofaktoren

- Beeinträchtigte Energie/Kraft
- Beeinträchtigte Nutzung von persönlichen Energiequellen
- Beeinträchtigte Fähigkeit, alltäglichen Bedürfnissen nachzukommen
- Beeinträchtigte Fähigkeit, störende Einflüsse/Reize zu mindern
- Beeinträchtigte kognitive Fähigkeiten (spezifizieren)
- Beeinträchtigte Kommunikation (spezifizieren)
- Beeinträchtigte Kontaktaufnahme mit anderen Menschen
- Mangelnde Kommunikation von persönlichen Vorlieben
- Beeinträchtigte Koordination
- Beeinträchtigte Beweglichkeit (spezifizieren)
- Beeinträchtigtes Schlafen
- Schmerzen
- Beeinträchtigte Fähigkeit zum Selbstschutz
- Beeinträchtigte Sinneswahrnehmung (spezifizieren)
- Mangelnde Einhaltung von Ruhe-/Regenerationsphasen
- Beeinträchtigte Beteiligung am sozialen Leben

9.19.1.2 Psychische Risikofaktoren

- Beeinträchtigte Balance zwischen Beteiligung und Abgrenzung
- Mangelnde Achtsamkeit gegenüber psychischen und/oder körperlichen Signalen
- Mangelndes Bewusstsein der eigenen Werthaltungen
- Fehlen positiver erfahrener Erlebnisse
- Mangelnde Vorstellung über eine erstrebenswerte Zukunft

- Beeinträchtigtes Gefühl innerer Ruhe
- Mangelndes Interesse (spezifizieren)
- Beeinträchtigter Kohärenzsinn (Verstehbarkeit, Handhabbarkeit, Sinnhaftigkeit)
- Mangelnde Bereitschaft, bestehende Verhaltensmuster zu hinterfragen
- Mangelndes Selbstbewusstsein
- Negatives Selbstbild
- Mangelnde Überzeugung, das eigene Leben gestalten zu können
- Angst (spezifizieren)
- Mangelnde Wertschätzung des sozialen Aspekts von Gruppenaktivitäten
- Mangelndes Wissen über Ursachen für Missempfindungen
- Mangelndes Wissen über persönliche Energiequellen
- Mangelndes Wissen über Maßnahmen, die störende Einflüsse/Reize mindern
- Mangelndes Wissen zum Zusammenhang zwischen Wohlbefinden und Aktivitäten
- Beeinträchtigtes Gefühl der Zufriedenheit (spezifizieren)

9.19.1.3 Soziale/umgebungsbedingte Risikofaktoren
- Beeinträchtigte familiäre Beziehungen
- Mangelnde finanzielle Mittel
- Mangelnde Anerkennung und Respekt durch das soziale Umfeld
- Mangelnde Möglichkeit zur Mitbestimmung (spezifizieren)
- Mangelnde Berücksichtigung persönlicher Vorlieben durch das soziale Umfeld
- Mangelnde Vermittlung von Sicherheit durch die Bezugsperson
- Fehlender Besuch aus dem sozialen Umfeld
- Mangelnde Unterstützung durch das soziale Umfeld (spezifizieren)
- Störende Einflüsse/Reize (spezifizieren)
- Mangelndes Angebot an Beschäftigungsmöglichkeiten

9.19.2 Ressourcen

Die Ressourcen eines Menschen können körperlicher/funktioneller, psychischer und sozialer/umgebungsbedingter Art sein. Achten Sie immer auf eine umfassende Beurteilung der Ressourcen. Die folgende Aufzählung der Ressourcen kann individuell ergänzt werden.

9.19.2.1 Körperliche/funktionelle Ressourcen
- Verfügt über Energie/Kraft
- Nutzt persönliche Energiequellen
- Erfüllt alltägliche Bedürfnisse
- Ergreift Maßnahmen um störende Einflüsse/Reize zu mindern
- Verfügt über kognitive Fähigkeiten (spezifizieren)
- Kommuniziert verbal/nonverbal (spezifizieren)
- Nimmt Kontakt mit anderen Personen auf
- Äußert persönliche Vorlieben
- Verfügt über Koordination
- Verfügt über Beweglichkeit (spezifizieren)

- Wendet komplementäre Pflegekonzepte/Pflegemethoden/Pflegetechniken an (spezifizieren)
- Berichtet über erholsamen Schlaf
- Ist schmerzfrei
- Verfügt über Fähigkeit zum Selbstschutz
- Verfügt über Sinneswahrnehmung (spezifizieren)
- Hält Ruhe-/Regenerationsphasen ein
- Beteiligt sich am sozialen Leben

9.19.2.2 Psychische Ressourcen
- Verfügt über die individuelle Balance zwischen Beteiligung und Abgrenzung
- Verfügt über Achtsamkeit gegenüber sich selbst
- Ist sich der eigenen Werthaltungen bewusst
- Erlebt angenehme Empfindungen (spezifizieren)
- Verfügt über positive erfahrene Erlebnisse
- Verfügt über die Vorstellung einer erstrebenswerten Zukunft
- Äußert das Gefühl innerer Ruhe
- Zeigt Interesse (spezifizieren)
- Verfügt über Kohärenzsinn (Verstehbarkeit, Handhabbarkeit, Sinnhaftigkeit)
- Empfindet Freude (spezifizieren)
- Zeigt Bereitschaft, bestehende Verhaltensmuster zu hinterfragen
- Äußert den Wunsch nach einer Verbesserung des subjektiven Wohlbefindens
- Zeigt selbstbewusstes Verhalten
- Verfügt über ein positives Selbstbild
- Ist überzeugt, das eigene Leben gestalten zu können
- Äußert das Gefühl der Sicherheit
- Erlebt Sinn im Leben
- Schätzt den sozialen Aspekt von Gruppenaktivitäten
- Verfügt über Wissen zu den Ursachen für Missempfindungen
- Kennt die persönlichen Energiequellen
- Verfügt über Wissen zu komplementären Pflegekonzepten/Pflegemethoden/ Pflegetechniken
- Kennt Maßnahmen, die störende Einflüsse/Reize mindern
- Verfügt über Wissen zum Zusammenhang zwischen Wohlbefinden und Aktivitäten
- Äußert Zufriedenheit in Teilbereichen des Lebens (spezifizieren)

9.19.2.3 Soziale/umgebungsbedingte Ressourcen
- Verfügt über intakte familiäre Beziehungen
- Verfügt über finanzielle Mittel
- Erhält Anerkennung und Respekt durch das soziale Umfeld
- Verfügt über die Möglichkeit zur Mitbestimmung (spezifizieren)
- Soziales Umfeld berücksichtigt persönliche Vorlieben
- Die Bezugsperson vermittelt ein Gefühl der Ruhe und Sicherheit
- Erhält Besuch aus dem sozialen Umfeld (spezifizieren)
- Erhält Unterstützung durch das soziale Umfeld (spezifizieren)
- Verfügt über eine Umgebung, die frei von störenden Einflüssen/Reizen ist
- Verfügt über die Möglichkeit, Aktivitäten auszuüben (spezifizieren)

9.19.3 **Pflegeziele**

> **Übergeordnetes Ziel**
> Erhält die zufriedenstellende physische und/oder psychische und/oder soziale Befindlichkeit.

9.19.3.1 **Ziele im körperlichen/funktionellen Bereich**

- Wendet Entspannungstechniken an
- Meidet Risiken, welche das Wohlbefinden beeinträchtigen
- Nutzt Gelegenheiten zur Steigerung des Wohlbefindens
- Konsumiert gesunde Nahrungsmittel und Getränke
- Trifft Entscheidungen
- Zeigt Verhaltensweisen, um sich gegenüber belastenden Situationen abzugrenzen
- Nimmt professionelle Beratungen in Anspruch
- Bespricht mit Bezugsperson Möglichkeiten, die selbstgesetzten Ziele zu erreichen

9.19.3.2 **Ziele im psychischen Bereich**

- Spricht aus, ein zufriedenstellendes Lebensgefühl zu haben (spezifizieren)
- Berichtet über einen anhaltenden Zustand des subjektiven Wohlbefindens
- Beschreibt die Dimensionen des eigenen Wohlbefindens
- Nennt Risiken, welche das Wohlbefinden beeinträchtigen
- Beschreibt die Auswirkungen von gesundheitsförderlichen und gesundheitsschädigenden Strategien, um Wohlbefinden herzustellen (spezifizieren)
- Beschreibt persönliche Energiequellen
- Beschreibt Entspannungstechniken
- Beschreibt individuell vorhandene Entwicklungspotenziale
- Äußert Interesse, sich selbst besser kennen zu lernen
- Äußert Bereitschaft, bestehende Verhaltensmuster zu hinterfragen
- Begründet Entscheidungen hinsichtlich des eigenen Wohlbefindens
- Formuliert Ziele zum eigenen Wohlbefinden
- Beschreibt bestehende Handlungsmöglichkeiten

9.19.3.3 **Ziele im sozialen/umgebungsbedingten Bereich**

- Bezugsperson bietet sich als Gesprächspartner an
- Bezugsperson äußert wertschätzende Rückmeldungen
- Bezugsperson bietet Unterstützung an
- Bezugsperson vermittelt Sicherheit
- Erhält Leistungen aus bestehenden Ansprüchen

9.19.4 **Pflegemaßnahmen**

Die angeführten Maßnahmen sind beispielhaft und müssen individuell konkretisiert werden.

9.19.4.1 Pflegemaßnahmen im körperlichen/funktionellen Bereich

- Unterstützen bei der Anpassung der Lebensgewohnheiten (spezifizieren)
- Planen einer Tages- und Wochenstruktur
- Anleiten bei Entspannungsübungen
- Trainieren von Entspannungstechniken
- Anwenden von komplementären Pflegemethoden (spezifizieren)
- Anwenden von Massagetechniken
- Anbieten von beruhigenden/schlaffördernden Tees
- Anbieten von Aromapflegeölen
- Ermutigen Gefühle verbal auszudrücken
- Ermutigen alternative Behandlungsformen zu versuchen
- Motivieren an Gruppenaktivitäten teilzunehmen

9.19.4.2 Pflegemaßnahmen im psychischen Bereich

- Besprechen von Situationen des Wohlbefindens und des Unwohlseins
- Unterstützen beim Erkennen von Risikofaktoren
- Informieren über Wellnessangebote
- Beraten über erreichbare Ziele
- Beraten über Möglichkeiten zur Förderung von Wohlbefinden
- Beraten über gesunde Ernährung
- Informieren über weitere Beratungsmöglichkeiten
- Anerkennen der erfolgreich umgesetzten Maßnahmen
- Aufzeigen bereits erreichter Ziele
- Ermutigen, die Umsetzung der vereinbarten Maßnahmen beizubehalten
- Informieren über präventive Maßnahmen
- Informieren über Therapiemöglichkeiten
- Einplanen von Zeit für Gespräche

9.19.4.3 Pflegemaßnahmen im sozialen/umgebungsbedingten Bereich

- Einbeziehen von Unterstützung aus dem sozialen Umfeld
- Sorgen für eine sichere Umgebung (spezifizieren)
- Informieren des Behandlungsteams über die geplanten Aktivitäten des Betroffenen

9.20 Wohlbefinden, beeinträchtigt

> **Definition**
>
> Ein Pflegephänomen, bei dem ein Mensch sich in seiner physischen und/oder psychischen und/oder sozialen Befindlichkeit beeinträchtigt fühlt.

Pflegediagnose 80132

Anmerkung der Autoren

Diese Pflegediagnose ist als übergeordnetes Pflegephänomen zu verstehen, mit dem unspezifische Beeinträchtigungen des Wohlbefindens als auch Beeinträchtigungen durch Symptome nicht beeinflussbarer Umstände (z. B. medizinische Therapien) beschrieben werden können. Liegt eine Beeinträchtigung in einem konkreten Bereich vor, wird die Verwendung einer spezifischen Pflegediagnose empfohlen. Vgl.:

- PD Schmerzen
- PD Angst
- PD Spirituelles Wohlbefinden, beeinträchtigt
- PD Schlafen, beeinträchtigt
- PD Energie/Kraft, beeinträchtigt

9.20.1 Ätiologie

9.20.1.1 Körperliche/funktionelle Ursachen

- Beeinträchtigte Energie/Kraft
- Beeinträchtigte Nutzung von persönlichen Energiequellen
- Beeinträchtigte Fähigkeit, alltäglichen Bedürfnissen nachzukommen
- Beeinträchtigte Fähigkeit, störende Einflüsse/Reize zu mindern
- Beeinträchtigte kognitive Fähigkeiten (spezifizieren)
- Beeinträchtigte Kommunikation (spezifizieren)
- Beeinträchtigte Kontaktaufnahme mit anderen Menschen
- Mangelnde Kommunikation von persönlichen Vorlieben
- Beeinträchtigte Koordination
- Beeinträchtigte Beweglichkeit (spezifizieren)
- Beeinträchtigtes Schlafen
- Schmerzen
- Beeinträchtigte Fähigkeit zum Selbstschutz
- Beeinträchtigte Sinneswahrnehmung (spezifizieren)
- Mangelnde Einhaltung von Ruhe-/Regencrationsphasen
- Beeinträchtigte Beteiligung am sozialen Leben

9.20.1.2 Psychische Ursachen

- Beeinträchtigte Balance zwischen Beteiligung und Abgrenzung
- Mangelnde Achtsamkeit gegenüber psychischen und/oder körperlichen Signalen
- Mangelndes Bewusstsein der eigenen Werthaltungen
- Fehlen positiver erfahrener Erlebnisse
- Mangelnde Vorstellung über eine erstrebenswerte Zukunft
- Beeinträchtigtes Gefühl innerer Ruhe
- Mangelndes Interesse (spezifizieren)
- Beeinträchtigter Kohärenzsinn (Verstehbarkeit, Handhabbarkeit, Sinnhaftigkeit)
- Mangelnde Bereitschaft, bestehende Verhaltensmuster zu hinterfragen
- Mangelndes Selbstbewusstsein
- Negatives Selbstbild
- Mangelnde Überzeugung, das eigene Leben gestalten zu können
- Angst (spezifizieren)
- Mangelnde Wertschätzung des sozialen Aspekts von Gruppenaktivitäten
- Mangelndes Wissen über Ursachen für Missempfindungen
- Mangelndes Wissen über persönliche Energiequellen

- Mangelndes Wissen über Maßnahmen, die störende Einflüsse/Reize mindern
- Mangelndes Wissen zum Zusammenhang zwischen Wohlbefinden und Aktivitäten
- Beeinträchtigtes Gefühl der Zufriedenheit (spezifizieren)

9.20.1.3 Soziale/umgebungsbedingte Ursachen

- Beeinträchtigte familiäre Beziehungen
- Mangelnde finanzielle Mittel
- Mangelnde Anerkennung und Respekt durch das soziale Umfeld
- Mangelnde Möglichkeit zur Mitbestimmung (spezifizieren)
- Mangelnde Berücksichtigung persönlicher Vorlieben durch das soziale Umfeld
- Mangelnde Vermittlung von Sicherheit durch die Bezugsperson
- Fehlender Besuch aus dem sozialen Umfeld
- Mangelnde Unterstützung durch das soziale Umfeld (spezifizieren)
- Störende Einflüsse/Reize (spezifizieren)
- Mangelndes Angebot an Beschäftigungsmöglichkeiten

9.20.2 Symptome

9.20.2.1 Aus der Sicht des Betroffenen

- Unbehagen
- Nervosität
- Anspannung
- Unruhe
- Schwitzen
- Hitzegefühl
- Kältegefühl
- Wallungen
- Parästhesien (z. B. Kribbeln, Ameisenlaufen, Brennen, Taubheitsgefühl)
- Gefühl der Übersättigung
- Mundtrockenheit
- Übelkeit
- Brechreiz
- Erbrechen
- Schwindel
- Schmerzen
- Krämpfe
- Weinen
- Reizbarkeit
- Aggression
- Ruhebedürfnis
- Veränderung der Ausscheidung
- Veränderung der Nahrungsaufnahme
- Veränderter Konsum von Genussmittel
- Müdigkeit
- Erschöpfung

- Zweifel
- Gefühl, ausgeschlossen zu sein
- Gefühl, alleine zu sein
- Gefühl, nicht respektiert zu sein
- Desinteresse
- Unzufriedenheit
- Fühlt sich wie „gerädert"
- Energielosigkeit

9.20.2.2 Aus der Sicht der Pflegeperson

- Blutdruckschwankungen
- Unregelmäßiger Puls
- Veränderung der Atemfrequenz
- Rückzug
- Seufzen
- Stöhnen
- Veränderte Körperhaltung

9.20.3 Ressourcen

Die Ressourcen eines Menschen können körperlicher/funktioneller, psychischer und sozialer/umgebungsbedingter Art sein. Achten Sie immer auf eine umfassende Beurteilung der Ressourcen. Die folgende Aufzählung der Ressourcen kann individuell ergänzt werden.

9.20.3.1 Körperliche/funktionelle Ressourcen

- Verfügt über Energie/Kraft
- Nutzt persönliche Energiequellen
- Erfüllt alltägliche Bedürfnisse
- Ergreift Maßnahmen um störende Einflüsse/Reize zu mindern
- Verfügt über kognitive Fähigkeiten (spezifizieren)
- Kommuniziert verbal/nonverbal (spezifizieren)
- Nimmt Kontakt mit anderen Personen auf
- Äußert persönliche Vorlieben
- Verfügt über Koordination
- Verfügt über Beweglichkeit (spezifizieren)
- Wendet komplementäre Pflegekonzepte/Pflegemethoden/Pflegetechniken an (spezifizieren)
- Berichtet über erholsamen Schlaf
- Ist schmerzfrei
- Verfügt über Fähigkeit zum Selbstschutz
- Verfügt über Sinneswahrnehmung (spezifizieren)
- Hält Ruhe-/Regenerationsphasen ein
- Beteiligt sich am sozialen Leben

9

9.20.3.2 Psychische Ressourcen

- Verfügt über die individuelle Balance zwischen Beteiligung und Abgrenzung
- Verfügt über Achtsamkeit gegenüber sich selbst
- Ist sich der eigenen Werthaltungen bewusst
- Erlebt angenehme Empfindungen (spezifizieren)
- Verfügt über positive erfahrene Erlebnisse
- Verfügt über die Vorstellung einer erstrebenswerten Zukunft
- Äußert das Gefühl innerer Ruhe
- Zeigt Interesse (spezifizieren)
- Verfügt über Kohärenzsinn (Verstehbarkeit, Handhabbarkeit, Sinnhaftigkeit)
- Empfindet Freude (spezifizieren)
- Zeigt Bereitschaft, bestehende Verhaltensmuster zu hinterfragen
- Äußert den Wunsch nach einer Verbesserung des subjektiven Wohlbefindens
- Zeigt selbstbewusstes Verhalten
- Verfügt über ein positives Selbstbild
- Ist überzeugt, das eigene Leben gestalten zu können
- Äußert das Gefühl der Sicherheit
- Erlebt Sinn im Leben
- Schätzt den sozialen Aspekt von Gruppenaktivitäten
- Verfügt über Wissen zu den Ursachen für Missempfindungen
- Kennt die persönlichen Energiequellen
- Verfügt über Wissen zu komplementären Pflegekonzepten/Pflegemethoden/Pflegetechniken
- Kennt Maßnahmen, die störende Einflüsse/Reize mindern
- Verfügt über Wissen zum Zusammenhang zwischen Wohlbefinden und Aktivitäten
- Äußert Zufriedenheit (spezifizieren)

9.20.3.3 Soziale/umgebungsbedingte Ressourcen

- Verfügt über intakte familiäre Beziehungen
- Verfügt über finanzielle Mittel
- Erhält Anerkennung und Respekt durch das soziale Umfeld
- Verfügt über die Möglichkeit zur Mitbestimmung (spezifizieren)
- Soziales Umfeld berücksichtigt persönliche Vorlieben
- Die Bezugsperson vermittelt ein Gefühl der Ruhe und Sicherheit
- Erhält Besuch aus dem sozialen Umfeld (spezifizieren)
- Erhält Unterstützung durch das soziale Umfeld (spezifizieren)
- Verfügt über eine Umgebung, die frei von störenden Einflüssen/Reizen ist
- Verfügt über die Möglichkeit, Aktivitäten auszuüben (spezifizieren)

9.20.4 Pflegeziele

Übergeordnetes Ziel
Äußert physisches und/oder psychisches und/oder soziales Wohlbefinden.

9.20.4.1 Ziele im körperlichen/funktionellen Bereich

- Wendet Entspannungstechniken an
- Meidet Faktoren, welche die Beeinträchtigung des Wohlbefindens verursachen
- Nutzt Gelegenheiten zur Steigerung des Wohlbefindens
- Konsumiert gesunde Nahrungsmittel und Getränke
- Beschreibt positive Erfahrungen mit Nahrungsmittelumstellungen
- Trifft Entscheidungen
- Zeigt Verhaltensweisen, um sich gegenüber belastenden Situationen abzugrenzen
- Bespricht mit Bezugsperson Möglichkeiten, die selbstgesetzten Ziele zu erreichen
- Nimmt professionelle Beratungen in Anspruch

9.20.4.2 Ziele im psychischen Bereich

- Spricht aus, ein verbessertes Lebensgefühl in bestimmten Bereichen (spezifizieren) erreicht zu haben
- Berichtet über einen anhaltenden und/oder verbesserten Zustand des Wohlbefindens
- Beschreibt die Dimensionen des eigenen Wohlbefindens
- Nennt Faktoren, welche das Wohlbefinden beeinträchtigen
- Äußert Bereitschaft, Beratung in Anspruch zu nehmen
- Äußert Interesse, sich selbst besser kennen zu lernen
- Beschreibt bestehende Handlungsmöglichkeiten
- Äußert Bereitschaft, bestehende Verhaltensmuster zu hinterfragen
- Beschreibt persönliche Energiequellen
- Beschreibt die Auswirkungen von gesundheitsförderlichen und gesundheitsschädigenden Strategien, um Wohlbefinden herzustellen (spezifizieren)
- Beschreibt individuell vorhandene Entwicklungspotenziale
- Formuliert Ziele zum eigenen Wohlbefinden
- Äußert Perspektiven für die Zukunft (spezifizieren)
- Beschreibt Entspannungstechniken
- Begründet Entscheidungen hinsichtlich des eigenen Wohlbefindens

9.20.4.3 Ziele im sozialen/umgebungsbedingten Bereich

- Bezugsperson bietet sich als Gesprächspartner an
- Bezugsperson äußert wertschätzende Rückmeldungen
- Bezugsperson bietet Unterstützung an
- Bezugsperson vermittelt Sicherheit
- Erhält Leistungen aus bestehenden Ansprüchen

9.20.5 Pflegemaßnahmen

Die angeführten Maßnahmen sind beispielhaft und müssen individuell konkretisiert werden.

9.20.5.1 Pflegemaßnahmen im körperlichen/funktionellen Bereich

- Unterstützen bei der Anpassung der Lebensgewohnheiten (spezifizieren)
- Planen einer Tages- und Wochenstruktur

- Anleiten bei Entspannungsübungen
- Trainieren von Entspannungstechniken
- Anwenden von komplementären Pflegemethoden (spezifizieren)
- Anwenden von Massagetechniken
- Anbieten von beruhigenden/schlaffördernden Tees
- Anbieten von Aromapflegeölen
- Ermutigen, Gefühle verbal auszudrücken
- Ermutigen, alternative Behandlungsformen zu versuchen
- Ermutigen, an Gruppenaktivitäten teilzunehmen

9.20.5.2 Pflegemaßnahmen im psychischen Bereich

- Besprechen von Situationen des Wohlbefindens und des Unwohlseins
- Unterstützen beim Erkennen von ursächlichen Faktoren
- Beschreiben möglicher Verbesserungspotenziale aus der Sicht des Betroffenen
- Beraten über erreichbare Ziele
- Beraten über Möglichkeiten zur Förderung von Wohlbefinden
- Beraten über gesunde Ernährung
- Informieren über weitere Beratungsmöglichkeiten
- Anerkennen der erfolgreich umgesetzten Maßnahmen
- Aufzeigen bereits erreichter Ziele
- Ermutigen, die Umsetzung der vereinbarten Maßnahmen beizubehalten
- Informieren über präventive Maßnahmen
- Informieren über Therapiemöglichkeiten
- Einplanen von Zeit für Gespräche

9.20.5.3 Pflegemaßnahmen im sozialen/ umgebungsbedingten Bereich

- Einbeziehen von Unterstützung aus dem sozialen Umfeld
- Sorgen für eine sichere Umgebung (spezifizieren)
- Informieren des Behandlungsteams über die geplanten Aktivitäten des Betroffenen

9.21 Wohlbefinden, Entwicklung der Ressourcen

Pflegediagnose 80133

> **Definition**
>
> Ein Pflegephänomen, bei dem ein Mensch die Möglichkeiten für seine physische und/oder psychische und/oder soziale Befindlichkeit erweitern und/oder verbessern möchte.

Anmerkung der Autoren
Diese Pflegediagnose ist eine Gesundheitsdiagnose und beinhaltet keine möglichen Ursachen, sondern Ressourcen. Nähere Informationen zu Gesundheitsdiagnosen finden sich im einleitenden Abschnitt „Gesundheitspflegediagnosen".

9.21.1 **Ressourcen**

Die Ressourcen eines Menschen können körperlicher/funktioneller, psychischer und sozialer/umgebungsbedingter Art sein. Achten Sie immer auf eine umfassende Beurteilung der Ressourcen. Die folgende Aufzählung der Ressourcen kann individuell ergänzt werden.

9.21.1.1 **Körperliche/funktionelle Ressourcen**

- Verfügt über Energie/Kraft
- Nutzt persönliche Energiequellen
- Erfüllt alltägliche Bedürfnisse
- Ergreift Maßnahmen um störende Einflüsse/Reize zu mindern
- Verfügt über kognitive Fähigkeiten (spezifizieren)
- Kommuniziert verbal/nonverbal (spezifizieren)
- Nimmt Kontakt mit anderen Personen auf
- Äußert persönliche Vorlieben
- Verfügt über Koordination
- Verfügt über Beweglichkeit (spezifizieren)
- Wendet komplementäre Pflegekonzepte/Pflegemethoden/Pflegetechniken an (spezifizieren)
- Berichtet über erholsamen Schlaf
- Ist schmerzfrei
- Verfügt über Sinneswahrnehmung (spezifizieren)
- Hält Ruhe-/Regenerationsphasen ein
- Beteiligt sich am sozialen Leben

9.21.1.2 **Psychische Ressourcen**

- Verfügt über die individuelle Balance zwischen Beteiligung und Abgrenzung
- Verfügt über Achtsamkeit gegenüber sich selbst
- Ist sich der eigenen Werthaltungen bewusst
- Erlebt angenehme Empfindungen (spezifizieren)
- Verfügt über positive erfahrene Erlebnisse
- Verfügt über die Vorstellung einer erstrebenswerten Zukunft
- Äußert das Gefühl innerer Ruhe
- Zeigt Interesse (spezifizieren)
- Verfügt über Kohärenzsinn (Verstehbarkeit, Handhabbarkeit, Sinnhaftigkeit)
- Empfindet Freude (spezifizieren)
- Zeigt Bereitschaft, bestehende Verhaltensmuster zu hinterfragen
- Äußert den Wunsch nach einer Verbesserung des subjektiven Wohlbefindens
- Zeigt selbstbewusstes Verhalten
- Verfügt über ein positives Selbstbild
- Ist überzeugt, das eigene Leben gestalten zu können
- Äußert das Gefühl der Sicherheit
- Erlebt Sinn im Leben
- Schätzt den sozialen Aspekt von Gruppenaktivitäten
- Kennt die persönlichen Energiequellen
- Verfügt über Wissen zu komplementären Pflegekonzepten/Pflegemethoden/Pflegetechniken

- Kennt Maßnahmen, die störende Einflüsse/Reize mindern
- Verfügt über Wissen zum Zusammenhang zwischen Wohlbefinden und Aktivitäten

9.21.1.3 Soziale/umgebungsbedingte Ressourcen

- Verfügt über intakte familiäre Beziehungen
- Verfügt über finanzielle Mittel
- Erhält Anerkennung und Respekt durch das soziale Umfeld
- Verfügt über die Möglichkeit zur Mitbestimmung (spezifizieren)
- Soziales Umfeld berücksichtigt persönliche Vorlieben
- Die Bezugsperson vermittelt ein Gefühl der Ruhe und Sicherheit
- Erhält Besuch aus dem sozialen Umfeld (spezifizieren)
- Erhält Unterstützung durch das soziale Umfeld (spezifizieren)
- Verfügt über eine Umgebung, die frei von störenden Einflüssen/Reizen ist
- Verfügt über die Möglichkeit, Aktivitäten auszuüben (spezifizieren)

9.21.2 Pflegeziele

Übergeordnetes Ziel
Erhält und/oder verbessert die physische und/oder psychische und/oder soziale Befindlichkeit

9.21.2.1 Ziele im körperlichen/funktionellen Bereich

- Wendet Entspannungstechniken an
- Meidet Faktoren, welche die Beeinträchtigung des Wohlbefindens verursachen
- Nutzt Gelegenheiten zur Steigerung des Wohlbefindens
- Konsumiert gesunde Nahrungsmittel und Getränke
- Trifft Entscheidungen
- Zeigt Verhaltensweisen, um sich gegenüber belastenden Situationen abzugrenzen
- Nimmt professionelle Beratungen in Anspruch
- Bespricht mit Bezugspersonen Möglichkeiten, die selbstgesetzten Ziele zu erreichen

9.21.2.2 Ziele im psychischen Bereich

- Berichtet über einen anhaltenden und/oder verbesserten Zustand des Wohlbefindens
- Beschreibt positive Erfahrungen mit Lebensstilveränderungen (spezifizieren)
- Äußert Bereitschaft, eine den Entwicklungspotenzialen entsprechende Beratung in Anspruch zu nehmen
- Äußert Interesse, sich selbst besser kennen zu lernen
- Äußert Bereitschaft, bestehende Verhaltensmuster zu hinterfragen
- Formuliert Ziele zum eigenen Wohlbefinden
- Beschreibt Entspannungstechniken
- Spricht aus, ein verbessertes Wohlbefinden in bestimmten Bereichen (spezifizieren) erreicht zu haben

- Beschreibt die Dimensionen des eigenen Wohlbefindens
- Beschreibt die Auswirkungen von gesundheitsförderlichen und gesundheits-schädigenden Strategien, um Wohlbefinden herzustellen (spezifizieren)
- Beschreibt individuell vorhandene Entwicklungspotenziale
- Begründet Entscheidungen hinsichtlich des eigenen Wohlbefindens
- Beschreibt Faktoren, welche das Wohlbefinden fördern oder hemmen
- Äußert Bereitschaft, Beratung in Anspruch zu nehmen
- Beschreibt bestehende Handlungsmöglichkeiten
- Beschreibt persönliche Energiequellen
- Äußert Perspektiven für die Zukunft (spezifizieren)

9.21.2.3 Ziele im sozialen/umgebungsbedingten Bereich

- Bezugsperson bietet sich als Gesprächspartner an
- Bezugsperson äußert wertschätzende Rückmeldungen
- Bezugsperson bietet Unterstützung an
- Bezugsperson vermittelt Sicherheit
- Erhält Leistungen aus bestehenden Ansprüchen

9.21.3 Pflegemaßnahmen

Die angeführten Maßnahmen sind beispielhaft und müssen individuell konkretisiert werden.

9.21.3.1 Pflegemaßnahmen im körperlichen/funktionellen Bereich

- Unterstützen bei der Anpassung der Lebensgewohnheiten (spezifizieren)
- Unterstützen beim Planen einer Tages- und Wochenstruktur
- Anleiten bei Entspannungsübungen
- Trainieren von Entspannungstechniken
- Anleiten in komplementären Pflegemethoden (spezifizieren)
- Anbieten von Massagetechniken
- Anbieten von beruhigenden/schlaffördernden Tees
- Anbieten von Aromapflegeölen
- Ermutigen, die Umsetzung der vereinbarten Maßnahmen beizubehalten
- Ermutigen, Gefühle verbal auszudrücken
- Motivieren an Gruppenaktivitäten teilzunehmen

9.21.3.2 Pflegemaßnahmen im psychischen Bereich

- Beraten über Möglichkeiten zur Förderung von Wohlbefinden
- Informieren über weitere Beratungsmöglichkeiten
- Besprechen möglicher Verbesserungspotenziale aus der Sicht des Betroffenen
- Besprechen von Situationen des Wohlbefindens und Situationen des Unwohlseins
- Anerkennen der erfolgreich umgesetzten Maßnahmen
- Besprechen von bereits eingeleiteten Veränderungsprozessen
- Einplanen von Zeit für Gespräche
- Informieren über Wellnessangeboten
- Beraten über erreichbare Ziele
- Beraten über gesunde Ernährung

9.21.3.3 Pflegemaßnahmen im sozialen/umgebungsbedingten Bereich

- Einbeziehen von Unterstützung aus dem sozialen Umfeld
- Informieren des Behandlungsteams über die geplanten Aktivitäten des Betroffenen

9.22 Realitätswahrnehmung, verändert

Pflegediagnose 80142

Definition

Ein Pflegephänomen, bei dem ein Mensch aufgrund der Filterung der inneren und äußeren Reize sowie deren Interpretation in der Alltagsbewältigung beeinträchtigt ist.

9.22.1 Ätiologie

9.22.1.1 Körperliche/funktionelle Ursachen

- Beeinträchtigter Elektrolythaushalt
- Defizitärer Flüssigkeitshaushalt (spezifizieren)
- Beeinträchtigte kognitive Fähigkeiten (spezifizieren)
- Habituation (Gewöhnung an einen bestimmten Reiz)
- Beeinträchtigte Kommunikation (spezifizieren)
- Fieber (> 38,0 °C)
- Beeinträchtigte Mobilität (spezifizieren)
- Schmerzen
- Beeinträchtigte Sinnesfunktionen (spezifizieren)
- Beeinträchtigter Stoffwechsel
- Alkoholkonsum (spezifizieren)
- Drogenkonsum (spezifizieren)
- Medikamentenwirkung (spezifizieren)
- Vergiftung (spezifizieren)

9.22.1.2 Psychische Ursachen

- Stress
- Beeinträchtigtes Körperbild (spezifizieren)
- Niedergeschlagenheit
- Psychisches Trauma (spezifizieren)
- Stark vermindertes Selbstwertgefühl (z. B. bei depressiven Menschen)
- Stark erhöhtes Selbstwertgefühl (z. B. bei manischen Menschen)
- Angst (spezifizieren)
- Hospitalismus
- Beeinträchtigte Sinnesverarbeitung

9.22.1.3 **Soziale/umgebungsbedingte Ursachen**

- Starke Abhängigkeit von einer Person
- Starke Abhängigkeit von bestimmten Personengruppen (z. B. Sekten)
- Soziale Isolation
- Mangelnde Sinnesreize aus der Umgebung (spezifizieren)
- Reizüberflutung

9.22.2 **Symptome**

9.22.2.1 **Aus der Sicht des Betroffenen**

- Fühlt sich unverstanden
- Fühlt sich benachteiligt
- Spricht über sich pessimistisch
- Fühlt sich großartig
- Fühlt sich verärgert
- Äußert das Gefühl der Verzweiflung
- Äußert das Gefühl der Leere

9.22.2.2 **Aus der Sicht der Pflegeperson**

- Erhöhte Reizbarkeit
- Hochgradige Erregungszustände
- Beeinträchtigte Orientierung
- Eingeschränkte Kritikfähigkeit
- Eingeschränkte Urteilsfähigkeit
- Distanzlosigkeit
- Geringe Frustrationstoleranz
- Festhalten an Unmöglichem
- Affektlabilität
- Affektinkontinenz
- Wortneubildungen
- Starke Antriebsverminderung
- Zurückfallen in eine frühere Entwicklungsstufe
- Pessimistische Grundstimmung
- Tendenz zur Selbstschädigung
- Aggression gegen sich selbst
- Aggression gegen andere
- Überzogener Optimismus
- Fehleinschätzung der eigenen Person
- Getriebenheit
- Motorische Unruhe
- Einlassen auf unterschiedliche Tätigkeiten – führt die Tätigkeiten nicht zu Ende
- Sexuelle Überaktivität
- Fehleinschätzen von Handlungen
- Beeinträchtigte Selbstpflege
- Vernachlässigung

- Probleme in der sozialen Interaktion
- Sozialer Rückzug
- Einnehmen von bizarren Körperhaltungen

9.22.3 Ressourcen

Die Ressourcen eines Menschen können körperlicher/funktioneller, psychischer und sozialer/umgebungsbedingter Art sein. Achten Sie immer auf eine umfassende Beurteilung der Ressourcen. Die folgende Aufzählung der Ressourcen kann individuell ergänzt werden.

9.22.3.1 Körperliche/funktionelle Ressourcen
- Nimmt die verordneten Medikamente
- Nimmt nach Aufforderung die vorbereiteten Speisen und Getränke zu sich
- Nimmt die empfohlene Flüssigkeitsmenge zu sich (spezifizieren)
- Verfügt über kognitive Fähigkeiten (spezifizieren)
- Kommuniziert verbal/nonverbal (spezifizieren)
- Bringt Gefühle zum Ausdruck (verbal/nonverbal)
- Nimmt Kontakt mit anderen Personen auf
- Kommuniziert das subjektive Erleben der aktuellen Situation
- Verfügt über eine Körpertemperatur innerhalb des Normbereiches
- Verfügt über Mobilität (spezifizieren)
- Nimmt Unterstützung von anderen Menschen an
- Verfügt über Sinneswahrnehmung (spezifizieren)

9.22.3.2 Psychische Ressourcen
- Schätzt Risiken realistisch ein
- Äußert das Gefühl innerer Ruhe
- Zeigt Interesse (spezifizieren)
- Lässt sich vom Wahnthema ablenken, (z. B. durch Gespräche über aktuelle Ereignisse)
- Verfügt über Lebensfreude
- Verfügt über ein Selbstbild, das mit dem Fremdbild übereinstimmt
- Verfügt über ein positives Selbstwertgefühl
- Äußert das Gefühl der Sicherheit

9.22.3.3 Soziale/umgebungsbedingte Ressourcen
- Das soziale Umfeld zeigt Verständnis für die veränderte Wahrnehmung
- Zeigt eine starke emotionale Bindung zu bestimmten Bezugspersonen (z. B. Ehepartner, Mitbewohner)
- Verfügt über soziale Kontakte
- Erhält Unterstützung durch Bezugspersonen (spezifizieren)
- Verfügt über eine Vertrauensperson
- Erhält angemessene Sinnesreize aus der Umgebung

9.22.4 **Pflegeziele**

> **Übergeordnetes Ziel**
> Interpretiert eigene Empfindungen sowie die Umwelt in einer Weise, welche die All-
> tagsbewältigung ermöglicht.

9.22.4.1 **Ziele im körperlichen/funktionellen Bereich**
- Beschreibt erlebte Wahrnehmungen detailliert
- Bleibt in Phasen einer Wahrnehmungsveränderung frei von Körperschädigungen
- Hält sich an getroffene Vereinbarungen (spezifizieren)
- Hält sich an eine geplante Tagesstruktur
- Hält vereinbarte Ruhephasen ein
- Bleibt innerhalb der vereinbarten Areale
- Nimmt an Gedächtnisübungen teil
- Nimmt die vorbereiteten Getränke und Speisen selbstständig ohne/nach Auf-
  forderung zu sich
- Ist der Jahreszeit und den Temperaturen entsprechend gekleidet
- Wendet gesunde Bewältigungsstrategien an (spezifizieren)
- Geht konzentriert bestimmten Aufgabenstellungen/Tätigkeiten nach
- Interagiert mit anderen Personen aggressionsfrei
- Teilt den Bezugspersonen Stressgefühle mit
- Spricht über Gefühle (z. B. der Bedrohung, Angst, Machtlosigkeit, Aggression)

9.22.4.2 **Ziele im psychischen Bereich**
- Beschreibt die Notwendigkeit von Ruhepausen
- Beschreibt die Notwendigkeit von regelmäßiger Flüssigkeits- und Nahrungsauf-
  nahme
- Berichtet von einem Rückgang der Sinnestäuschungen
- Beschreibt Situationen und Faktoren, die den Realitätsbezug der eigenen Wahr-
  nehmung negativ beeinflussen
- Äußert Interesse, durch die Bezugsperson begleitet zu werden
- Äußert Interesse, mit anderen Menschen in Kontakt zu treten
- Äußert Interesse an der Gestaltung einer sicheren Umgebung (spezifizieren)
- Äußert Interesse, an Gruppenaktivitäten teilzunehmen
- Äußert das Gefühl, von Mitmenschen verstanden zu werden
- Äußert das Gefühl der Sicherheit
- Zeigt Zeichen der Ruhe und Entspannung

9.22.4.3 **Ziele im sozialen/umgebungsbedingten Bereich**
- Erhält angemessene Sinnesreize
- Verfügt über eine den Bedürfnissen angepasste Umgebung
- Die Bezugsperson akzeptiert die veränderte Wahrnehmung des Betroffenen
- Die Bezugsperson bietet sich als Gesprächspartner an
- Die Bezugsperson äußert wertschätzende Rückmeldungen
- Die Bezugsperson bietet Unterstützung an

9.22.5 Pflegemaßnahmen

Die angeführten Maßnahmen sind beispielhaft und müssen individuell konkretisiert werden.

9.22.5.1 Pflegemaßnahmen im körperlichen/funktionellen Bereich
- Anleiten bei Entspannungsübungen
- Unterstützen beim Trainieren von Entspannungstechniken
- Unterstützen bei Aktivitäten, die helfen, sich als Person zu erkennen
- Unterstützen bei der Übernahme von einfachen und konkreten Aufgaben und Aktivitäten im Alltag
- Unterstützen, am Übungsprogramm teilzunehmen (z. B. Spazierengehen, Gymnastik)
- Geben von konkreten Hilfeleistungen bei Bedarf (z. B. Hilfe bei den Aktivitäten des täglichen Lebens)
- Setzen von unterschiedlichen, gezielten Reizen zur Aktivierung und Aufrechterhaltung der Wahrnehmung
- Geben von Feedback zur Interaktion mit anderen
- Vorgehen nach den Grundlagen des Deeskalationsmanagements
- Anpassen von Belastungen an die individuellen Ressourcen (z. B. Zeitpunkt und Anzahl von Fragen)
- Ermutigen, Gefühle von Angst, Unverständnis und Feindseligkeit auszudrücken
- Anbieten von Orientierungshilfen
- Anpassen der Kommunikationen an den Zustand und an die Fähigkeiten des/der Betroffenen (z. B. einfache Sätze verwenden, und diese bei Bedarf wiederholen)
- Unterstützen, individuelle Copingstrategien zu entwickeln

9.22.5.2 Pflegemaßnahmen im psychischen Bereich
- Besprechen von Ursachen der veränderten Wahrnehmung
- Besprechen des Ausmaßes der Selbstbedrohung, die der/die Betroffene wahrnimmt und wie er/sie mit der Situation umgeht
- Besprechen des Verhaltens zu sich selbst
- Einplanen von Zeit für Gespräche in ruhiger Umgebung
- Besprechen von möglichen Gefahren und möglicher Konsequenzen
- Informieren über verfügbare Unterstützungsangebote
- Geben von positivem Feedback

9.22.5.3 Pflegemaßnahmen im sozialen/ umgebungsbedingten Bereich
- Festlegen der Bezugspersonen im Behandlungsteam
- Vermitteln zwischen dem/der Betroffenen und Bezugspersonen
- Beraten der Bezugsperson über den Umgang mit der veränderten Wahrnehmung des/der Betroffenen
- Ermutigen der Bezugsperson, dem/der Betroffenen vertraute Gegenstände mitzubringen (z. B. Fotos, Kleidung, Hygieneartikel)
- Ermutigen der Bezugsperson, mit dem/der Betroffenen in Interaktion zu treten (verbal, nonverbal)

- Ermutigen der Bezugsperson, mit dem/der Betroffenen Aktivitäten zu unternehmen (spezifizieren)
- Unterstützen von Bezugspersonen im sozialen Kontakt untereinander
- Gestalten einer risikoarmen Umgebung

9.23 Machtlosigkeit

Pflegediagnose 80162

> **Definition**
>
> Ein Pflegephänomen, bei dem ein Mensch das Gefühl hat, keinen Einfluss auf die Gestaltung und Kontrolle von Beziehungen und Situationen zu haben.

Anmerkung der Autoren

Die PD Machtlosigkeit beschreibt Probleme eines Menschen auf der Handlungsebene. Beim betroffenen Menschen entsteht der Eindruck, dass er weder durch kooperative noch durch konfliktorientierte Verhaltensweisen einen Einfluss auf den Ausgang einer Sache oder einer Situation nehmen kann. Wesentlich dabei ist der wahrgenommene Kontrollverlust.

Im Unterschied dazu beschreibt die PD Hoffnungslosigkeit Probleme auf der Vorstellungsebene. Der betroffene Mensch weiß nicht, was er tun soll.

9.23.1 Ätiologie

9.23.1.1 Körperliche/funktionelle Ursachen

- Beeinträchtigte Energie/Kraft
- Beeinträchtigte kognitive Fähigkeiten (spezifizieren)
- Beeinträchtigte Kommunikation (spezifizieren)
- Beeinträchtigte Organisationsfähigkeit
- Beeinträchtigte Orientierung (spezifizieren)
- Beeinträchtigte soziale Kompetenz (spezifizieren)
- Erlerntes Verhaltensmuster (spezifizieren)

9.23.1.2 Psychische Ursachen

- Mangelndes Durchsetzungsvermögen
- Mangelndes Entscheidungsvermögen
- Mangelndes Selbstvertrauen
- Mangelndes Wissen (spezifizieren)
- Fehlende Ziele

9.23.1.3 Soziale/umgebungsbedingte Ursachen

- Behandlungsbedingte Beschränkungsmaßnahmen (z. B. in der persönlichen Freiheit)
- Mangelnde finanzielle Mittel
- Entzug von Besitztümern
- Übertriebene Überwachung durch die Betreuungsperson

- Fehlende Möglichkeit zur Mitbestimmung (z. B. über Tagesprogramme, Ortswechsel, Behandlungen)
- Mangelnde Gestaltungsmöglichkeiten
- Anwendung von Gewalt durch Betreuungspersonen
- Mangelnde Intimsphäre
- Mangelnder Respekt durch das soziale Umfeld
- Fehlendes gestaltungsrelevantes Netzwerk
- Vernachlässigung (physisch/psychisch)
- Ungeplante Rollenveränderung
- Mangelnder Zugang zu Informationen (spezifizieren)

9.23.2 Symptome

9.23.2.1 Aus der Sicht des Betroffenen

- Äußerungen, weder Kontrolle noch Einfluss auf die Situation, das Resultat oder die persönliche Pflege zu haben
- Aussagen wie „Ich kann nichts ändern", „Ihr macht ja doch, was ihr wollt"
- Gleichgültigkeit
- Frustration
- Interesselosigkeit
- Keine Entscheidungen treffen
- Innere Unruhe
- Wut

9.23.2.2 Aus der Sicht der Pflegeperson

- Primär passives Verhalten, das durch Anregung von außen zu Aktivität führt
- Teilnahmslosigkeit (Rückzug, Resignation)
- Delegieren von Aufgaben
- Delegieren von Entscheidungen
- Unpassende Schlussfolgerungen
- Häufiges Fragen
- Identifikation mit Opferrolle
- Thematisieren von Verlusten
- Wenig wertschätzendes Verhalten gegenüber Mitmenschen
- Wechselhafte Stimmung
- Reizbarkeit

9.23.3 Ressourcen

Die Ressourcen eines Menschen können körperlicher/funktioneller, psychischer und sozialer/umgebungsbedingter Art sein. Achten Sie immer auf eine umfassende Beurteilung der Ressourcen. Die folgende Aufzählung der Ressourcen kann individuell ergänzt werden.

9.23.3.1 Körperliche/funktionelle Ressourcen

- Nimmt schrittweise Aktivitäten auf (spezifizieren)
- Verfügt über Energie/Kraft
- Verfügt über kognitive Fähigkeiten (spezifizieren)
- Kommuniziert verbal/nonverbal (spezifizieren)
- Bringt Gefühle zum Ausdruck (verbal/nonverbal)
- Nimmt Kontakt mit anderen Personen auf
- Nimmt Kontakt mit anderen Personen auf
- Verfügt über Organisationsfähigkeit
- Verfügt über die Fähigkeit sich zu orientieren (spezifizieren)
- Verfügt über soziale Kompetenz (spezifizieren)
- Beteiligt sich an der Pflege

9.23.3.2 Psychische Ressourcen

- Verfügt über Durchsetzungsvermögen
- Trifft Entscheidungen
- Zeigt selbstbewusstes Verhalten
- Nimmt Fortschritte wahr
- Verfügt über Wissen (spezifizieren)
- Hat Ziele

9.23.3.3 Soziale/umgebungsbedingte Ressourcen

- Verfügt über finanzielle Mittel
- Verfügt über Entscheidungsbefugnis (spezifizieren)
- Wird von anderen Menschen respektiert
- Verfügt über ein gestaltungsrelevantes Netzwerk
- Erhält Unterstützung durch Bezugspersonen (spezifizieren)
- Hat Zugang zu Informationen (spezifizieren)

9.23.4 Pflegeziele

> **Übergeordnetes Ziel**
> Gestaltet und kontrolliert Beziehungen und Situationen.

9.23.4.1 Ziele im körperlichen/funktionellen Bereich

- Plant die Umsetzung der Selbstpflege mit (spezifizieren)
- Führt Selbstpflegeaktivitäten durch (spezifizieren)
- Beteiligt sich an Freizeitaktivitäten (spezifizieren)
- Trifft Entscheidungen für die Zukunft
- Spricht über eigene Gefühle in Hinblick auf die gegenwärtige Situation

9.23.4.2 Ziele im psychischen Bereich

- Benennt die ursächlichen Faktoren
- Beschreibt verfügbare Ressourcen und Entwicklungsmöglichkeiten
- Beschreibt bestehende Handlungsmöglichkeiten

- Erkennt die Tatsache an, dass es Bereiche gibt, über die es keine Kontrolle gibt
- Wünscht die Kontrolle über die Selbstpflege zu erlangen
- Äußert den Wunsch, in Entscheidungen eingebunden zu werden
- Wünscht Informationen über Unterstützungsmöglichkeiten, um die erwünschte Rolle wiederzuerlangen (spezifizieren)

9.23.4.3 Ziele im sozialen/umgebungsbedingten Bereich

- Bezugsperson gibt dem Betroffenen einen Entscheidungs-/Handlungsspielraum
- Bezugsperson äußert wertschätzende Rückmeldungen
- Bezugsperson bietet sich als Gesprächspartner an
- Bezugsperson bietet Unterstützung an
- Bezugsperson vermittelt Sicherheit
- Erhält Unterstützung aus finanziellen Ansprüchen

9.23.5 Pflegemaßnahmen

Die angeführten Maßnahmen sind beispielhaft und müssen individuell konkretisiert werden.

9.23.5.1 Pflegemaßnahmen im körperlichen/funktionellen Bereich

- Unterstützen, Selbstpflegeaktivitäten zu übernehmen (spezifizieren)
- Unterstützen in der Ausübung der Rechte und Pflichten
- Unterstützen bei der Ausübung von kreativen Tätigkeiten (z. B. Malen, Musizieren, Gärtnern, Handwerken)
- Achten auf verbale/nonverbale Verhaltensweisen
- Verwenden von nonverbalen/technischen Kommunikationsmöglichkeiten
- Unterstützen bei der Veränderung der Lebensgewohnheiten (spezifizieren)
- Unterstützen bei der Nutzung von Informations- und Beratungsangeboten
- Unterstützen beim Organisieren von Hilfeleistungen
- Unterstützen beim Beantragen von finanziellen Ansprüchen

9.23.5.2 Pflegemaßnahmen im psychischen Bereich

- Besprechen der verfügbaren Ressourcen
- Besprechen möglicher Entwicklungspotenziale aus der Sicht des Betroffenen
- Einplanen von Zeit für Gespräche
- Vermitteln von Wertschätzung
- Respektieren von Entscheidungen und Wünschen
- Verbalisieren der Stärken des/der Betroffenen
- Informieren über die Kraft des positiven Denkens
- Akzeptieren von Äußerungen der Wut und/oder Hoffnungslosigkeit
- Offenes Ansprechen von Manipulation
- Besprechen, was kontrolliert/nicht kontrolliert werden kann
- Motivieren, die Pflege selbst durchzuführen
- Anregen zur regelmäßigen Evaluierung der eigenen Bedürfnisse/Ziele
- Verstärken von positiven Verhaltensweisen und Aktivitäten
- Anerkennen von erfolgreich umgesetzten Maßnahmen
- Aufzeigen bereits erreichter Ziele

- Unterstützen beim Erkennen zunehmender Selbstständigkeit
- Unterstützen, realistische Ziele/Erwartungen zu setzen
- Informieren über verfügbare Unterstützungsmöglichkeiten
- Ermutigen Unterstützungsangebote in Anspruch zu nehmen
- Unterstützen, Konflikte konstruktiv auszutragen
- Ermutigen, Gefühle verbal auszudrücken

9.23.5.3 Pflegemaßnahmen im sozialen/ umgebungsbedingten Bereich

- Optimieren der Umgebung, sodass die Gegenstände des persönlichen Bedarfes selbstständig erreicht werden können (z. B. Taschentücher, Zeitungen, Radio)
- Einschränken von Verhaltensregeln und Überwachung auf ein Mindestmaß, unter Gewährleistung der Sicherheit
- Gestalten einer sicheren Umgebung (spezifizieren)
- Treffen von Sicherheitsvorkehrungen (spezifizieren)
- Einbeziehen der Bezugsperson
- Informieren der Bezugsperson über die Wichtigkeit positiver Rückmeldungen

9.24 Macht, Entwicklung der Ressourcen

Pflegediagnose 80163

Definition

Ein Pflegephänomen, bei dem ein Mensch sein Umsetzungsvermögen und seine Kontrollmöglichkeiten stärken und/oder erweitern möchte, um Beziehungen und Situationen aktiv zu gestalten.

Anmerkung der Autoren

Diese Pflegediagnose ist eine Gesundheitsdiagnose und beinhaltet keine möglichen Ursachen, sondern Ressourcen. Nähere Informationen zu Gesundheitsdiagnosen finden sich im einleitenden Abschnitt „Gesundheitspflegediagnosen".

Die PD Macht, Entwicklung der Ressourcen bezieht sich auf die Gestaltungskraft eines Menschen, die in Form von Handlungen ihren Ausdruck findet.

Die PD Hoffnung, Entwicklung der Ressourcen bezieht sich hingegen auf die Vorstellungsebene, bei der es um Ideen und Ziele geht.

9.24.1 Ressourcen

Die Ressourcen eines Menschen können körperlicher/funktioneller, psychischer und sozialer/umgebungsbedingter Art sein. Achten Sie immer auf eine umfassende Beurteilung der Ressourcen. Die folgende Aufzählung der Ressourcen kann individuell ergänzt werden.

9.24.1.1 Körperliche/funktionelle Ressourcen

- Verfügt über Energie/Kraft
- Verfügt über kognitive Fähigkeiten (spezifizieren)
- Kommuniziert verbal/nonverbal (spezifizieren)
- Nimmt Kontakt mit anderen Personen auf
- Verfügt über Organisationsfähigkeit
- Verfügt über die Fähigkeit sich zu orientieren (spezifizieren)
- Verfügt über soziale Kompetenz (spezifizieren)

9.24.1.2 Psychische Ressourcen

- Verfügt über Durchsetzungsvermögen
- Trifft Entscheidungen
- Zeigt selbstbewusstes Verhalten
- Verfügt über Wissen (spezifizieren)
- Hat Ziele

9.24.1.3 Soziale/umgebungsbedingte Ressourcen

- Verfügt über finanzielle Mittel
- Verfügt über Entscheidungsbefugnis (spezifizieren)
- Wird von anderen Menschen respektiert
- Verfügt über ein gestaltungsrelevantes Netzwerk
- Erhält Unterstützung durch Bezugspersonen (spezifizieren)
- Hat Zugang zu Informationen (spezifizieren)

9.24.2 Pflegeziele

Übergeordnetes Ziel
Stärkt und/oder erweitert seine Handlungsoptionen zur wirkungsvollen Gestaltung des Lebens.

9.24.2.1 Ziele im körperlichen/funktionellen Bereich

- Plant konkrete Gestaltungsschritte
- Trifft handlungsorientierte Entscheidungen (spezifizieren)
- Tritt für die eigenen Gestaltungsziele ein
- Führt Veränderungen der Lebensumgebung durch (z. B. Neugestaltung eines Zimmers)
- Trägt Konflikte auf konstruktive Weise aus
- Organisiert Unterstützung
- Holt bei Unklarheiten Informationen ein

9.24.2.2 Ziele im psychischen Bereich

- Beschreibt, welche Ressourcen für die Gestaltung der Lebenssituation verfügbar sind
- Beschreibt bestehende Handlungsmöglichkeiten

- Beschreibt die zu erwartenden Auswirkungen der möglichen Handlungen
- Nennt Ansprechstellen und -personen, bei denen im Bedarfsfall Informationen eingeholt werden können
- Nennt Menschen und Organisationen, die in der konkreten Situation unterstützen
- Äußert Bereitschaft, alltägliche Gewohnheiten zu hinterfragen
- Äußert konkrete Gestaltungsvorhaben
- Äußert Bereitschaft, notwendige Unterstützung in Anspruch zu nehmen
- Äußert, Vertrauen in die Wirksamkeit der geplanten Maßnahmen zu haben
- Berichtet von Zufriedenheit mit den individuellen Gestaltungsmöglichkeiten
- Berichtet über ein Gefühl der Kontrolle über das eigene Leben

9.24.2.3 Ziele im sozialen/umgebungsbedingten Bereich

- Bezugsperson bietet sich als Gesprächspartner an
- Bezugsperson äußert wertschätzende Rückmeldungen
- Bezugsperson bietet Unterstützung an
- Erhält Unterstützung aus bestehenden finanziellen Ansprüchen

9.24.3 Pflegemaßnahmen

Die angeführten Maßnahmen sind beispielhaft und müssen individuell konkretisiert werden.

9.24.3.1 Pflegemaßnahmen im körperlichen/funktionellen Bereich

- Unterstützen beim Ausüben von kreativen Tätigkeiten (z. B. Malen, Musizieren, Gärtnern, Handwerken)
- Achten auf verbale/nonverbale Verhaltensweisen
- Unterstützen bei der Veränderung der Lebensgewohnheiten (spezifizieren)
- Verwenden von nonverbalen/technischen Kommunikationsmöglichkeiten

9.24.3.2 Pflegemaßnahmen im psychischen Bereich

- Besprechen der verfügbaren Ressourcen
- Besprechen möglicher Entwicklungspotenziale aus der Sicht des Betroffenen
- Vermitteln von Vertrauen in die Fähigkeiten des Betroffenen
- Beraten über erreichbare Ziele aus pflegerischer Sicht
- Informieren über verfügbare Unterstützungsmöglichkeiten
- Motivieren, an Entscheidungsprozessen teilzunehmen (z. B. Gestaltungsfragen, Hausversammlung, Planungen)
- Anerkennen von erfolgreich umgesetzten Maßnahmen
- Aufzeigen bereits erreichter Ziele
- Ermutigen, die Umsetzung der geplanten Maßnahmen beizubehalten
- Ermutigen Unterstützungsangebote in Anspruch zu nehmen
- Unterstützen, Konflikte konstruktiv auszutragen
- Anbieten von Gesprächen
- Ermutigen, Gefühle verbal auszudrücken
- Aktivieren positiver Erinnerungen

9.24.3.3 Pflegemaßnahmen im sozialen/ umgebungsbedingten Bereich

- Einbeziehen der Bezugsperson
- Unterstützen bei der Nutzung von Informations- und Beratungsangeboten
- Informieren der Bezugsperson über die Wichtigkeit positiver Rückmeldungen
- Unterstützen bei der Inanspruchnahme von Unterstützungsleistungen
- Unterstützen bei der Inanspruchnahme von finanziellen Ansprüchen

9.25 Hoffnungslosigkeit

Pflegediagnose 80172

Definition

Ein Pflegephänomen, bei dem ein Mensch mangelnde Zuversicht und mangelndes Vertrauen in die Zukunft hat.

Anmerkung der Autoren

Die PD Hoffnungslosigkeit beschreibt Probleme eines Menschen auf der Vorstellungsebene. Der Mensch weiß nicht, was er tun soll, weil er keine Handlungsalternativen und Wahlmöglichkeiten sieht.

Im Unterschied dazu beschreibt die PD Machtlosigkeit Probleme des Menschen auf der Handlungsebene, wobei beim betroffenen Menschen der Eindruck entsteht, dass er weder durch kooperative noch durch konfliktorientierte Verhaltensweisen einen Einfluss auf den Ausgang einer Sache oder einer Situation nehmen kann. Wesentlich ist dabei der wahrgenommene Kontrollverlust.

9.25.1 Ätiologie

9.25.1.1 Körperliche/funktionelle Ursachen

- Fehlende Handlungsstrategien
- Beeinträchtigte Energie/Kraft
- Beeinträchtigte kognitive Fähigkeiten (spezifizieren)
- Schmerzen (physisch, psychisch)

9.25.1.2 Psychische Ursachen

- Gefühl des Alleingelassenseins
- Fehlende Vorstellung einer erstrebenswerten Zukunft
- Gefühl, der Situation nicht gewachsen zu sein (spezifizieren)
- Mangelndes Vertrauen in die eigenen Fähigkeiten
- Mangelnde Überzeugung das eigene Leben gestalten zu können
- Angst (spezifizieren)
- Mangelndes Erleben von Sinn
- Verlorener Glaube an grundlegende Werte (spezifizieren)
- Mangelndes Wissen (spezifizieren)

9.25.1.3 Soziale/umgebungsbedingte Ursachen

- Mangelnde finanzielle Mittel
- Fehlendes soziales Netzwerk (z. B. Familie, Freunde, Kollegen)

9.25.2 Symptome

9.25.2.1 Aus der Sicht des Betroffenen

- Gefühl, aufgegeben zu sein
- Verbale Hinweise (z. B.: „Ich kann nicht", „Alles ist sinnlos")
- Eindruck fehlender Alternativen
- Fehlende Ziele und Pläne
- Beeinträchtigte Motivation
- Unsicherheit

9.25.2.2 Aus der Sicht der Pflegeperson

- Mangel an Initiative
- Passives Verhalten
- Wortkargheit
- Niedergeschlagenheit
- Herabgesetzte Affektivität
- Scufzen
- Verminderte Reaktion auf Reize
- Rückzug
- Teilnahmslosigkeit
- Desinteresse
- Verändertes Schlafbedürfnis
- Wutausbrüche

9.25.3 Ressourcen

Die Ressourcen eines Menschen können körperlicher/funktioneller, psychischer und sozialer/umgebungsbedingter Art sein. Achten Sie immer auf eine umfassende Beurteilung der Ressourcen. Die folgende Aufzählung der Ressourcen kann individuell ergänzt werden.

9.25.3.1 Körperliche/funktionelle Ressourcen

- Verfügt über Handlungsstrategien
- Verfügt über Energie/Kraft
- Verfügt über kognitive Fähigkeiten (spezifizieren)
- Kommuniziert verbal/nonverbal (spezifizieren)
- Bringt Gefühle zum Ausdruck (verbal/nonverbal)
- Nimmt Kontakt mit anderen Personen auf
- Verfügt über die Fähigkeit sich zu orientieren (spezifizieren)
- Beteiligt sich an Entscheidungen

- Beteiligt sich an Gesprächen
- Beteiligt sich an der Pflege
- Beteiligt sich am sozialen Leben

9.25.3.2 Psychische Ressourcen

- Anerkennt erzielte Fortschritte
- Ist sich eigener Werthaltungen bewusst
- Zeigt selbstbewusstes Verhalten
- Erlebt Sinn im Leben

9.25.3.3 Soziale/umgebungsbedingte Ressourcen

- Verfügt über finanzielle Mittel
- Die Bezugsperson beteiligt sich an pflegetherapeutischen Maßnahmen
- Die Bezugsperson vermittelt ein Gefühl der Ruhe und Sicherheit
- Erhält Unterstützung durch das soziale Umfeld (spezifizieren)
- Verfügt über eine Vertrauensperson
- Erhält wertschätzende Rückmeldungen zur eigenen Person

9.25.4 Pflegeziele

Übergeordnetes Ziel
Äußert Zuversicht und Vertrauen in die Zukunft.

9.25.4.1 Ziele im körperlichen/funktionellen Bereich

- Drückt Gefühle aus
- Trifft Entscheidungen, die die Zukunft betreffen
- Plant den Umgang mit bestehenden Konflikten
- Führt Selbstpflegeaktivitäten durch (spezifizieren)
- Beteiligt sich an Freizeitaktivitäten (spezifizieren)

9.25.4.2 Ziele im psychischen Bereich

- Benennt die ursächlichen Faktoren
- Beschreibt bestehende Handlungsmöglichkeiten
- Wünscht sich die Handlungsfähigkeit zu erlangen
- Äußert Bereitschaft, sich bestehenden Herausforderungen zu stellen
- Äußert Perspektiven für die Zukunft (spezifizieren)
- Äußert Wünsche (spezifizieren)

9.25.4.3 Ziele im sozialen/umgebungsbedingten Bereich

- Bezugsperson äußert wertschätzende Rückmeldungen
- Bezugsperson bietet sich als Gesprächspartner an
- Bezugsperson bietet Unterstützung an
- Bezugsperson vermittelt Sicherheit
- Erhält Unterstützung aus bestehenden finanziellen Ansprüchen

9.25.5 Pflegemaßnahmen

Die angeführten Maßnahmen sind beispielhaft und müssen individuell konkretisiert werden.

9.25.5.1 Pflegemaßnahmen im körperlichen/funktionellen Bereich

- Unterstützen, Bewältigungsstrategien zu entwickeln und anzuwenden
- Planen einer Tages- und Wochenstruktur
- Integrieren kultureller und/oder spiritueller Bedürfnisse in den Tagesablauf
- Unterstützen bei der Kontaktaufnahme mit anderen Menschen
- Ermutigen, Unterstützungsangebote in Anspruch zu nehmen
- Fördern der körperlichen Aktivität
- Fördern der Anwendung von Entspannungsübungen und Visualisierungstechniken

9.25.5.2 Pflegemaßnahmen im psychischen Bereich

- Aufbauen einer therapeutischen Beziehung
- Unterstützen beim Bewusstmachen der Ursachen
- Informieren über erzielte Fortschritte
- Ermutigen, Gefühle und Empfindungen auszusprechen
- Aktivieren positiver Erinnerungen
- Informieren über verfügbare Unterstützungsmöglichkeiten

9.25.5.3 Pflegemaßnahmen im sozialen/umgebungsbedingten Bereich

- Einbeziehen der Bezugspersonen
- Herausforderungen bewältigbar gestalten
- Unterstützen der Bezugsperson, eine hoffnungsfördernde Umgebung zu gestalten

9.26 Hoffnung, Entwicklung der Ressourcen

> **Definition**
>
> Ein Pflegephänomen, bei dem ein Mensch die Möglichkeiten für Zuversicht und Vertrauen in die Zukunft stärken und/oder erweitern möchte.

Pflegediagnose 80173

Anmerkung der Autoren

Diese Pflegediagnose ist eine Gesundheitsdiagnose und beinhaltet keine möglichen Ursachen, sondern Ressourcen. Nähere Informationen zu Gesundheitsdiagnosen finden sich im einleitenden Abschnitt „Gesundheitspflegediagnosen".

Die PD Hoffnung, Entwicklung der Ressourcen beschreibt Entwicklungsmöglichkeiten auf der Vorstellungsebene, bei der es um Ideen und Ziele geht.

Die PD Macht, Entwicklung der Ressourcen beschreibt hingegen Entwicklungsmöglichkeiten für die Gestaltungskraft eines Menschen, die in Form von Handlungen ihren Ausdruck findet.

9.26.1 **Ressourcen**

Die Ressourcen eines Menschen können körperlicher/funktioneller, psychischer und sozialer/umgebungsbedingter Art sein. Achten Sie immer auf eine umfassende Beurteilung der Ressourcen. Die folgende Aufzählung der Ressourcen kann individuell ergänzt werden.

9.26.1.1 **Körperliche/funktionelle Ressourcen**
- Beteiligt sich am sozialen Leben
- Verfügt über Handlungsstrategien
- Verfügt über Energie/Kraft
- Verfügt über kognitive Fähigkeiten (spezifizieren)
- Kommuniziert verbal/nonverbal (spezifizieren)
- Nimmt Kontakt mit anderen Personen auf
- Verfügt über die Fähigkeit sich zu orientieren (spezifizieren)

9.26.1.2 **Psychische Ressourcen**
- Ist sich eigener Werthaltungen bewusst
- Verfügt über die Vorstellung einer erstrebenswerten Zukunft
- Verfügt über Kohärenzsinn (Verstehbarkeit, Handhabbarkeit, Sinnhaftigkeit)
- Zeigt selbstbewusstes Verhalten
- Ist überzeugt, das eigene Leben gestalten zu können
- Erlebt Sinn im Leben

9.26.1.3 **Soziale/umgebungsbedingte Ressourcen**
- Verfügt über finanzielle Mittel
- Die Bezugsperson vermittelt ein Gefühl der Ruhe und Sicherheit
- Erhält Unterstützung durch das soziale Umfeld (spezifizieren)
- Verfügt über eine Vertrauensperson
- Erhält wertschätzende Rückmeldungen zur eigenen Person

9.26.2 **Pflegeziele**

Übergeordnetes Ziel
Stärkt und/oder erweitert die Möglichkeiten für Zuversicht und Vertrauen in die Zukunft.

9.26.2.1 **Ziele im körperlichen/funktionellen Bereich**
- Plant konkrete Gestaltungsschritte
- Trifft Entscheidungen
- Plant Tagesaktivitäten
- Drückt Gefühle aus
- Führt Selbstpflegeaktivitäten durch (spezifizieren)
- Beteiligt sich an Aktivitäten (spezifizieren)
- Bespricht Handlungsmöglichkeiten und/oder Wahlmöglichkeiten mit der Bezugsperson

9.26.2.2 Ziele im psychischen Bereich

- Äußert, Sinn in der aktuellen Situation zu sehen
- Äußert, neue Ziele oder Lebensinhalte gefunden zu haben
- Äußert Perspektiven für die Zukunft (spezifizieren)
- Spricht über konkrete Planungen zur Gestaltung der Zukunft
- Spricht aus, die bisher erhaltene Unterstützung wertzuschätzen
- Beschreibt, welche Ressourcen für die Gestaltung der aktuellen und zukünftigen Lebenssituation verfügbar sind
- Beschreibt bestehende Handlungsmöglichkeiten
- Beschreibt die zu erwartenden Auswirkungen der möglichen Handlungen
- Äußert den Wunsch, vorhandene Entwicklungspotenziale zu nutzen
- Äußert den Wunsch, die Handlungsfähigkeit zu erweitern
- Äußert Bereitschaft, bestehende Einschätzungen zu hinterfragen
- Äußert Bereitschaft, positive Aspekte zu erkennen und wertzuschätzen
- Äußert konkrete Gestaltungsvorhaben
- Äußert Bereitschaft, notwendige Unterstützung in Anspruch zu nehmen
- Nennt Menschen und Organisationen, die in der konkreten Situation unterstützen

9.26.2.3 Ziele im sozialen/umgebungsbedingten Bereich

- Bezugsperson bietet sich als Gesprächspartner an
- Bezugsperson äußert wertschätzende Rückmeldungen
- Bezugsperson bietet Unterstützung an
- Bezugsperson vermittelt Sicherheit
- Erhält Unterstützung aus bestehenden finanziellen Ansprüchen

9.26.3 Pflegemaßnahmen

Die angeführten Maßnahmen sind beispielhaft und müssen individuell konkretisiert werden.

9.26.3.1 Pflegemaßnahmen im körperlichen/funktionellen Bereich

- Unterstützen bei der Ausübung von kreativen Tätigkeiten (z. B. Malen, Musizieren, Gärtnern, Handwerken)
- Unterstützen bei der Veränderung der Lebensgewohnheiten
- Unterstützen, Bewältigungsstrategien zu erweitern
- Planen einer Tages- und Wochenstruktur
- Integrieren kultureller und/oder spiritueller Bedürfnisse in den Tagesablauf
- Anwenden von Entspannungsübungen
- Unterstützen bei der Kontaktaufnahme mit anderen Menschen
- Fördern der körperlichen Aktivität
- Unterstützen, eine förderliche Umgebung zu gestalten

9.26.3.2 Pflegemaßnahmen im psychischen Bereich

- Beraten über mögliche Entwicklungspotenziale aus der Sicht des Betroffenen
- Ermutigen, die Umsetzung der vereinbarten Maßnahmen beizubehalten

- Anbieten von Gesprächen
- Ermutigen, Gefühle verbal auszudrücken
- Vermitteln von Vertrauen in die Fähigkeiten des Betroffenen
- Besprechen von individuellen Erklärungsmodellen für die aktuelle Situation
- Informieren über unterschiedliche Möglichkeiten, Beratung und Informationen einzuholen (z. B. Beratungsstellen, Selbsthilfegruppen, Coaching)
- Zugestehen von ausreichend Zeit
- Motivieren, an Entscheidungsprozessen teilzunehmen (z. B. Gestaltungsfragen, Hausversammlung, Planungen)
- Informieren über verfügbare Unterstützungsmöglichkeiten
- Ermutigen Unterstützungsangebote in Anspruch zu nehmen
- Aktivieren positiver Erinnerungen

9.26.3.3 Pflegemaßnahmen im sozialen/ umgebungsbedingten Bereich

- Einbeziehen der Bezugsperson
- Unterstützen bei der Nutzung von Informations- und Beratungsangeboten
- Informieren der Bezugsperson über die Wichtigkeit positiver Rückmeldungen
- Anleiten der Bezugsperson im Gebrauch von Hilfsmitteln
- Schulen der Bezugsperson in der Anwendung von Pflegetechniken
- Unterstützen bei der Inanspruchnahme von Unterstützungsleistungen
- Unterstützen bei der Inanspruchnahme von finanziellen Ansprüchen

9.27 Ruhe innerlich, beeinträchtigt

Pflegediagnose 80192

Definition

Ein Pflegephänomen, bei dem ein Mensch durch Anspannung und/oder Unruhe in seiner subjektiven Handlungsfähigkeit beeinträchtigt ist.

9.27.1 Ätiologie

9.27.1.1 Körperliche/funktionelle Ursachen

- Beeinträchtigte Fähigkeit mit belastenden Situationen umzugehen
- Beeinträchtigte Energie/Kraft
- Einschränkung von Autarkie (Fähigkeit, etwas Bestimmtes zu machen)
- Beeinträchtigte kognitive Fähigkeiten (spezifizieren)
- Beeinträchtigte Reizverarbeitung
- Beeinträchtigte Koordination
- Beeinträchtigte Beweglichkeit (spezifizieren)
- Beeinträchtigte Organisationsfähigkeit
- Beeinträchtigtes Schlafen
- Schmerzen

- Medikamentenwirkung (spezifizieren)
- Mangelnde Einhaltung von Erholungsphasen

9.27.1.2 Psychische Ursachen

- Einschränkung von Autonomie (Fähigkeit, eigenständig zu entscheiden)
- Entscheidungskonflikt
- Gefühl der Machtlosigkeit (spezifizieren)
- Psychisches Trauma (spezifizieren)
- Mangelndes Selbstvertrauen
- Gefühl, der Situation nicht gewachsen zu sein (spezifizieren)
- Angst (spezifizieren)
- Mangelndes Vertrauen (Personen, Situationen)
- Mangelndes Wissen um persönliche Energiequellen
- Beeinträchtigtes Gefühl der Zufriedenheit (spezifizieren)

9.27.1.3 Soziale/umgebungsbedingte Ursachen

- Belastende Lebensereignisse
- Mangelnde finanzielle Mittel
- Mangelnde Möglichkeit zur Mitbestimmung (spezifizieren)
- Abweisung von Wünschen
- Verbote
- Mangelnde Unterstützung durch das soziale Umfeld (spezifizieren)
- Nichteinhalten von Vereinbarungen
- Mangelnde Zeitressourcen
- Mangelnde Rückzugsmöglichkeit
- Reizüberflutung

9.27.2 Symptome

9.27.2.1 Aus der Sicht des Betroffenen

- Unruhe
- Drang zur Bewegung
- Gefühl der Getriebenheit
- Zittern
- Äußerungen von innerer Anspannung
- Schlafdefizit

9.27.2.2 Aus der Sicht der Pflegeperson

- Sprunghafte Kommunikation (Themenwechsel vor Antwort)
- Vermittelt Unruhe (Agitation)
- Gereiztheit
- Schimpfen
- Lautwerden
- Schreien
- Beeinträchtigte Konzentration

- Hyperventilation
- Tachykardie
- Hypertonie
- Erhöhter Muskeltonus
- Veränderung der Mimik (spezifizieren)
- Hängenbleiben an bestimmten Themen (Perseveration)
- Einnahme von beruhigenden Substanzen (z. B. vermehrtes Rauchen, Medikamente, Alkohol)
- Wiederholtes selbstschädigendes Verhalten (z. B. Schneiden, Verbrennen)

9.27.3 Ressourcen

Die Ressourcen eines Menschen können körperlicher/funktioneller, psychischer und sozialer/umgebungsbedingter Art sein. Achten Sie immer auf eine umfassende Beurteilung der Ressourcen. Die folgende Aufzählung der Ressourcen kann individuell ergänzt werden.

9.27.3.1 Körperliche/funktionelle Ressourcen
- Verfügt über wirkungsvolle Copingstrategien im Umgang mit Stress und Belastungen
- Verfügt über Energie/Kraft
- Nutzt persönliche Energiequellen
- Verfügt über kognitive Fähigkeiten (spezifizieren)
- Verfügt über Koordination
- Verfügt über Beweglichkeit (spezifizieren)
- Verfügt über Ausgewogenheit im Lebensstil
- Verfügt über Organisationsfähigkeit
- Ist schmerzfrei

9.27.3.2 Psychische Ressourcen
- Fühlt sich ausgeglichen
- Zeigt Motivation, Beratung in Anspruch zu nehmen
- Zeigt Bereitschaft Entspannungstechniken anzuwenden (z. B. autogenes Training)
- Zeigt Bereitschaft, bestehende Verhaltensmuster zu hinterfragen
- Äußert das Gefühl der Sicherheit
- Verfügt über Wissen zur eigenen Belastungsfähigkeit

9.27.3.3 Soziale/umgebungsbedingte Ressourcen
- Verfügt über finanzielle Mittel
- Verfügt über die Möglichkeit zur Mitbestimmung (spezifizieren)
- Erhält Unterstützung durch das soziale Umfeld (spezifizieren)
- Verfügt über einen strukturierten Tagesablauf

9.27.4 Pflegeziele

> **Übergeordnetes Ziel**
> Bringt ein Gefühl der inneren Ruhe zum Ausdruck, das eine subjektiv zufrieden-stellende Handlungsfähigkeit ermöglicht.

9.27.4.1 Ziele im körperlichen/funktionellen Bereich

- Beteiligt sich aktiv am Skills-Training (spezifizieren)
- Wendet selbstständig Entspannungstechniken an
- Zeigt Verhaltensweisen (Sprechen, Handeln), um sich gegenüber belastenden Situationen abzugrenzen
- Spricht über Gefühle
- Zeigt körperliche Zeichen der Entspannung
- Nimmt an sozialen Aktivitäten teil

9.27.4.2 Ziele im psychischen Bereich

- Beschreibt Einflussfaktoren auf die innere Ruhe (spezifizieren)
- Beschreibt Methoden, die zu Entspannung führen (spezifizieren)
- Äußert den Wunsch, ein subjektiv ausreichendes Gefühl der inneren Ruhe zu erlangen
- Spricht über den Wert, bestimmte Situationen mit persönlichem Abstand zu betrachten (spezifizieren)
- Berichtet über Verbesserung des Lebensgefühls
- Formuliert Strategien, um vorhandene Ressourcen adäquat einzusetzen (spezifizieren: z. B. Zeit, Energie)

9.27.4.3 Ziele im sozialen/umgebungsbedingten Bereich

- Erhält Unterstützung durch Bezugsperson (spezifizieren)
- Verfügt über Gesprächspartner
- Verfügt über Partner für Aktivitäten
- Bezugsperson vermittelt Sicherheit

9.27.5 Pflegemaßnahmen

Die angeführten Maßnahmen sind beispielhaft und müssen individuell konkretisiert werden.

9.27.5.1 Pflegemaßnahmen im körperlichen/funktionellen Bereich

- Unterstützen bei der Anpassung der Lebensgewohnheiten (spezifizieren)
- Planen einer Tages- und Wochenstruktur
- Anleiten bei Entspannungsübungen

- Trainieren von Entspannungstechniken
- Anwenden von komplementären Pflegemethoden (spezifizieren)
- Anwenden von Massagetechniken
- Anbieten von beruhigenden/schlaffördernden Tees
- Anbieten von Aromapflegeölen
- Erinnern an die Nutzung von Entspannungstechniken
- Ermutigen, Gefühle verbal auszudrücken
- Einplanen von Zeit für Gespräche
- Einplanen von Zeit für Spaziergänge
- Ermutigen, alternative Behandlungsformen zu versuchen
- Ermutigen, an Gruppenaktivitäten teilzunehmen
- Ermutigen, die Umsetzung der vereinbarten Maßnahmen beizubehalten
- Ermutigen, Unterstützung aus dem sozialen Umfeld einzubeziehen

9.27.5.2 Pflegemaßnahmen im psychischen Bereich

- Besprechen von Ursachen der beeinträchtigten inneren Ruhe
- Besprechen möglicher ungesunder Bewältigungsformen (z. B. Rauchen, Alkoholtrinken, Selbstschädigung)
- Unterstützen beim Treffen von Entscheidungen
- Besprechen von Situationen des Gefühls der inneren Ruhe und der inneren Unruhe
- Unterstützen beim Erkennen von ursächlichen Faktoren
- Diskutieren möglicher Verbesserungspotenziale aus der Sicht des Betroffenen
- Beraten über erreichbare Ziele
- Beraten über Möglichkeiten zur Förderung der inneren Ruhe/Entspannung
- Beraten über gesunde Ernährung
- Informieren über weitere Beratungsmöglichkeiten
- Anerkennen der erfolgreich umgesetzten Maßnahmen
- Aufzeigen bereits erreichter Ziele
- Informieren über präventive Maßnahmen
- Informieren über Therapiemöglichkeiten

9.27.5.3 Pflegemaßnahmen im sozialen/ umgebungsbedingten Bereich

- Informieren der Bezugsperson über die Bedeutung von Feedback
- Unterstützen der Bezugsperson bei der Regelung persönlicher Angelegenheiten des/der Betroffenen
- Informieren des Behandlungsteams über die geplanten Aktivitäten des Betroffenen
- Beraten der Bezugsperson im Umgang mit dem/der Betroffenen in Situationen beeinträchtigter innerer Ruhe
- Informieren der Bezugsperson über die Bedeutung, Entscheidung des/der Betroffen anzuerkennen

9.28 Spirituelles Wohlbefinden beeinträchtigt, Risiko

Pflegediagnose 80211

Definition

Ein Pflegephänomen, bei dem das Risiko besteht, dass ein Mensch Unzufriedenheit mit wertegeleiteter Orientierung und seinem Sinnerleben empfindet.

Anmerkung der Autoren

Eine Risiko-Diagnose kann nicht durch Zeichen und Symptome belegt werden, da das Problem nicht aufgetreten ist und die Pflegemaßnahmen die Prävention bezwecken. Vgl.:

- PD Coping des Betroffenen, beeinträchtigt
- PD Machtlosigkeit
- PD Selbstwertschätzung, gering
- PD Soziale Interaktion, beeinträchtigt
- PD Hoffnungslosigkeit
- PD Angst
- PD Aggression, Risiko
- PD Suizid, Risiko

9.28.1 Risikofaktoren

9.28.1.1 Körperliche/funktionelle Risikofaktoren

- Beeinträchtigte kognitive Fähigkeiten (spezifizieren)
- Beeinträchtigtes Schlafen
- Schmerzen (physisch, psychisch)

9.28.1.2 Psychische Risikofaktoren

- Negative Grundhaltung
- Mangelnde Vorstellung über eine erstrebenswerte Zukunft
- Stress
- Beeinträchtigter Kohärenzsinn (Verstehbarkeit, Handhabbarkeit, Sinnhaftigkeit)
- Traumatisierende Ereignisse (spezifizieren)
- Selbstentfremdung
- Gefühl, der Situation nicht gewachsen zu sein (spezifizieren)
- Angst (spezifizieren)
- Mangelndes Erleben von Sinn
- Gefühl der Einsamkeit
- Verlorener Glaube an grundlegende Werte
- Fehlender Bezug zu Wertesystemen
- Mangelndes Gefühl der Zugehörigkeit (spezifizieren)

9.28.1.3 Soziale/umgebungsbedingte Risikofaktoren

- Einschneidende Veränderungen im Leben (spezifizieren)
- Beeinträchtigte familiäre Beziehungen
- Wiederholt negative Rückmeldungen zur eigenen Person

- Mangelnde soziale Kontakte
- Verlust eines nahestehenden Menschen
- Verlust (spezifizieren)
- Fehlende wertschätzende Rückmeldungen zur eigenen Person
- Mangelnde Verfügbarkeit von Gesprächspartnern

9.28.2 Ressourcen

Die Ressourcen eines Menschen können körperlicher/funktioneller, psychischer und sozialer/umgebungsbedingter Art sein. Achten Sie immer auf eine umfassende Beurteilung der Ressourcen. Die folgende Aufzählung der Ressourcen kann individuell ergänzt werden.

9.28.2.1 Körperliche/funktionelle Ressourcen
- Verfügt über kognitive Fähigkeiten (spezifizieren)
- Bringt Gefühle zum Ausdruck (verbal/nonverbal)
- Spricht über Gedanken zum Sinn und zur Bedeutung der aktuellen Situation, von Teilbereichen des Lebens oder über das Leben insgesamt
- Diskutiert über Sinn und Bedeutung des Daseins
- Lebt persönliche Rituale (spezifizieren)
- Berichtet über erholsamen Schlaf
- Beteiligt sich an Entscheidungen
- Beteiligt sich an Gesprächen

9.28.2.2 Psychische Ressourcen
- Nimmt eigene Stärken, Schwächen und Grenzen an
- Verfügt über eine positive, lebensbejahende Grundhaltung
- Verfügt über die Vorstellung einer erstrebenswerten Zukunft
- Zeigt Interesse für Kunst und Kultur (z. B. Literatur, Musik, Theater)
- Äußert den Wunsch, mehr Klarheit über Bedeutung und den Sinn von Beziehungen, Ereignissen, Körperzuständen, Dingen, Werten im eigenen Leben zu erlangen
- Verfügt über Kohärenzsinn (Verstehbarkeit, Handhabbarkeit, Sinnhaftigkeit)
- Äußert den Wunsch, mit sich selbst und mit anderen in Frieden zu leben
- Verfügt über ein positives Selbstbild
- Nimmt Fortschritte wahr
- Verfügt über persönliche Werthaltungen
- Fühlt sich einer Religion oder Weltanschauung zugehörig

9.28.2.3 Soziale/umgebungsbedingte Ressourcen
- Verfügt über intakte familiäre Beziehungen
- Verfügt über eine Vertrauensperson
- Erhält wertschätzende Rückmeldungen zur eigenen Person
- Verfügt über Gesprächspartner, die aktiv zuhören
- Hat Zugang zu Veranstaltungen (z. B. Kunst, Kultur, Religion)

9.28.3 **Pflegeziele**

> **Übergeordnetes Ziel**
> Erhält die Zufriedenheit mit der wertegeleiteten Orientierung und dem Sinnerleben.

9.28.3.1 **Ziele im körperlichen/funktionellen Bereich**
— Nimmt an sinnstiftenden Aktivitäten teil (spezifizieren: z. B. religiöse Rituale, Seminare, künstlerische Aktivitäten)
— Spricht über die Gefühle zur gegenwärtigen Situation
— Benennt beeinflussende Faktoren
— Nimmt aktiv an Entscheidungsprozessen teil
— Nutzt Gelegenheiten zur Steigerung des spirituellen Wohlbefindens
— Setzt verfügbare Ressourcen ein, um sich Dinge im täglichen Leben zu erleichtern (spezifizieren)
— Setzt verfügbare Ressourcen ein, um sich Dinge im täglichen Leben zu gönnen (spezifizieren)
— Beteiligt sich an Gesprächen im sozialen Umfeld
— Beteiligt sich an Gruppenaktivitäten
— Nimmt im Rahmen der gesundheitlichen Möglichkeiten an sinnstiftenden Aktivitäten teil (spezifizieren: z. B. religiöse Rituale, Seminare, künstlerische Aktivitäten)
— Trifft Entscheidungen, welche die Pflege, Behandlung und Zukunft betreffen

9.28.3.2 **Ziele im psychischen Bereich**
— Spricht aus, ein verbessertes Lebensgefühl in bestimmten Bereichen erreicht zu haben (spezifizieren)
— Beschreibt die Grundsätze von persönlich relevanten Deutungssystemen (z. B. Religion, Weltanschauung)
— Beschreibt Möglichkeiten, die individuelle Sinnsuche zu gestalten (spezifizieren)
— Beschreibt bestehende Handlungsmöglichkeiten
— Beschreibt die bisherige als sinnvoll erlebte Deutung des Lebens
— Äußert Bereitschaft, sich selbst Zeit zu geben
— Äußert den Willen, bisherige Ressourcen weiter auszubauen (spezifizieren)
— Äußert, die bisherige Lebensgeschichte in den aktuellen Prozess der Sinnfindung einzubeziehen
— Äußert eine klare Vorstellung einer erstrebenswerten Zukunft
— Zeigt eine lebensbejahende Grundhaltung
— Beschreibt Familie, Freundschaften, Gemeinschaften als erfüllend
— Wünscht sich die Kontrolle und/oder die Handlungsfähigkeit zu erlangen
— Wünscht sich Zufriedenheit und Zuversicht
— Äußert Bereitschaft, sich selbst Zeit zu geben
— Äußert Bereitschaft, bisherige Deutungsmuster zu hinterfragen
— Äußert, Hoffnung gefunden zu haben
— Äußert, Sinn in der Situation gefunden zu haben
— Äußert, Sinn für zukünftige Aktivitäten gefunden zu haben

9.28.3.3 Ziele im sozialen/umgebungsbedingten Bereich
- Erhält Unterstützung durch Bezugsperson
- Bezugsperson begleitet bei Aktivitäten
- Bezugsperson beteiligt sich an Fördermaßnahmen (spezifizieren)

9.28.4 Pflegemaßnahmen

Die angeführten Maßnahmen sind beispielhaft und müssen individuell konkretisiert werden.

9.28.4.1 Pflegemaßnahmen im körperlichen/funktionellen Bereich
- Unterstützen beim Planen einer Tages- und Wochenstruktur
- Unterstützen beim Planen der nächsten Zukunft
- Anleiten bei Entspannungsübungen
- Trainieren von Entspannungstechniken
- Anbieten von Unterstützung bei Spaziergängen
- Anbieten von Unterstützung bei Aktivitäten in der Natur
- Anbieten von Unterstützung bei sozialem Engagement
- Besprechen von Stärken und Ressourcen des Betroffenen
- Besprechen von lebensbejahenden Faktoren
- Ermutigen zur Weiterführung von gewohnten Ritualen
- Ermutigen, Gefühle verbal auszudrücken
- Anbieten von Unterstützung bei kreativen Tätigkeiten
- Ermutigen, Unterstützung von Dritten in Anspruch zu nehmen
- Berücksichtigen von religiösen Gewohnheiten und Verpflichtungen des Betroffenen
- Ermutigen, eigene Entscheidungen zu treffen

9.28.4.2 Pflegemaßnahmen im psychischen Bereich
- Einplanen von Zeit für Gespräche
- Einschätzen der persönlichen Bedürfnisse
- Informieren über Räumlichkeiten, wo die persönliche Gottesbeziehung ausgeübt werden kann (beten, Musik hören, Kerze anzünden, Teppich ausrollen)
- Unterstützen in der Achtsamkeit
- Unterstützen bei der Selbstanalyse der Lebenssituation
- Informieren über die bestehenden Möglichkeiten der Religionsausübung
- Informieren über Kontaktmöglichkeiten zu anderen Angehörigen der entsprechenden Glaubensgemeinschaft
- Informieren über Möglichkeiten einer professionellen Lebensberatung bzw. einer psychotherapeutischen Unterstützung (z. B. Seelsorge, Sozial- und Lebensberater)
- Besprechen von bereits eingeleiteten Veränderungsprozessen
- Besprechen von anstehenden Entscheidungen
- Besprechen von bereits getroffenen Entscheidungen
- Beraten über erreichbare Ziele
- Besprechen der aktuellen Lebenssituation

- Besprechen, dass Unfälle oder Erkrankungen keine Strafe für falsches Verhalten darstellen
- Besprechen, dass Leistungseinbußen (funktionell, psychisch, sozial) normale Alterserscheinungen sein können
- Unterstützen beim Verstehen von geistig-religiösen Lehren/Ritualen

9.28.4.3 Pflegemaßnahmen im sozialen/ umgebungsbedingten Bereich

- Motivieren der Bezugsperson zum Gespräch mit dem/der Betroffenen
- Informieren der Bezugsperson über die Bedeutung gemeinsamer Aktivitäten
- Organisieren des Zugangs zu einem geistlichen Beistand
- Ermöglichen von sozialem Engagement (Anderen etwas Gutes tun)
- Beraten der Bezugsperson bei der Mitgestaltung einer Wohlfühl-Umgebung

9.29 Spirituelles Wohlbefinden, beeinträchtigt

Pflegediagnose 80212

Definition

Ein Pflegephänomen, bei dem ein Mensch Unzufriedenheit mit wertegeleiteter Orientierung und seinem Sinnerleben empfindet.

9.29.1 Ätiologie

9.29.1.1 Körperliche/funktionelle Ursachen

- Beeinträchtigtes Schlafen
- Schmerzen (physisch, psychisch)

9.29.1.2 Psychische Ursachen

- Negative Grundhaltung
- Mangelnde Vorstellung über eine erstrebenswerte Zukunft
- Stress
- Beeinträchtigter Kohärenzsinn (Verstehbarkeit, Handhabbarkeit, Sinnhaftigkeit)
- Traumatisierende Ereignisse (spezifizieren)
- Selbstentfremdung
- Gefühl, der Situation nicht gewachsen zu sein (spezifizieren)
- Angst (spezifizieren)
- Mangelndes Erleben von Sinn
- Gefühl der Einsamkeit
- Verlorener Glaube an grundlegende Werte
- Fehlender Bezug zu Wertesystemen
- Mangelndes Gefühl der Zugehörigkeit (spezifizieren)

9.29.1.3 Soziale/umgebungsbedingte Ursachen

- Einschneidende Veränderungen im Leben (spezifizieren)
- Verlust (spezifizieren)
- Beeinträchtigte familiäre Beziehungen
- Wiederholt negative Rückmeldungen zur eigenen Person
- Mangelnde soziale Kontakte
- Verlust eines nahestehenden Menschen
- Fehlende wertschätzende Rückmeldungen zur eigenen Person
- Mangelnde Verfügbarkeit von Gesprächspartnern

9.29.2 Symptome

9.29.2.1 Aus der Sicht des Betroffenen

- Gefühl der Hoffnungslosigkeit
- Beeinträchtigte Motivation
- Mangelnde Zielvorstellungen
- Mutlosigkeit
- Angstgefühl
- Mangelndes Sinnerleben
- Mangelnde Zuwendung
- Ärger
- Weinen
- Schuldgefühle
- Zweifel
- Einsamkeit
- Unfähigkeit, sich mitzuteilen
- Ablehnung von Interaktionen (z. B. Freunde, Familie, geistlichen Führungen)
- Mangelnde Unterstützung
- Entfremdung
- Abwendung von Gott/einer höheren Macht
- Veränderung des spirituellen Handelns
- Mangelnde innere Ruhe
- Ablehnung von Hilfsangeboten

9.29.2.2 Aus der Sicht der Pflegeperson

- Vernachlässigung der Selbstpflege
- Niedergeschlagenheit
- Passives Verhalten
- Reizbarkeit
- Aggression
- Rückzug

9.29.3 Ressourcen

Die Ressourcen eines Menschen können körperlicher/funktioneller, psychischer und sozialer/umgebungsbedingter Art sein. Achten Sie immer auf eine umfassende Beurteilung der Ressourcen. Die folgende Aufzählung der Ressourcen kann individuell ergänzt werden.

9.29.3.1 Körperliche/funktionelle Ressourcen
- Verfügt über kognitive Fähigkeiten (spezifizieren)
- Bringt Gefühle zum Ausdruck (verbal/nonverbal)
- Spricht über Gedanken zum Sinn und zur Bedeutung der aktuellen Situation, von Teilbereichen des Lebens oder über das Leben insgesamt
- Diskutiert über Sinn und Bedeutung des Daseins
- Lebt persönliche Rituale (spezifizieren)
- Berichtet über erholsamen Schlaf
- Beteiligt sich an Entscheidungen
- Beteiligt sich an Gesprächen

9.29.3.2 Psychische Ressourcen
- Nimmt eigene Stärken, Schwächen und Grenzen an
- Verfügt über eine positive, lebensbejahende Grundhaltung
- Verfügt über die Vorstellung einer erstrebenswerten Zukunft
- Zeigt Interesse für Kunst und Kultur (z. B. Literatur, Musik, Theater)
- Äußert den Wunsch, mehr Klarheit über Bedeutung und den Sinn von Beziehungen, Ereignissen, Körperzuständen, Dingen, Werten im eigenen Leben zu erlangen
- Verfügt über Kohärenzsinn (Verstehbarkeit, Handhabbarkeit, Sinnhaftigkeit)
- Äußert den Wunsch, mit sich selbst und mit anderen in Frieden zu leben
- Verfügt über ein positives Selbstbild
- Nimmt Fortschritte wahr
- Verfügt über persönliche Werthaltungen
- Fühlt sich einer Religion oder Weltanschauung zugehörig

9.29.3.3 Soziale/umgebungsbedingte Ressourcen
- Verfügt über intakte familiäre Beziehungen
- Verfügt über eine Vertrauensperson
- Erhält wertschätzende Rückmeldungen zur eigenen Person
- Verfügt über Gesprächspartner, die aktiv zuhören
- Hat Zugang zu Veranstaltungen (z. B. Kunst, Kultur, Religion)

9.29.4 Pflegeziele

Übergeordnetes Ziel
Äußert Zufriedenheit mit der wertegeleiteten Orientierung und dem Sinnerleben.

9.29.4.1 Ziele im körperlichen/funktionellen Bereich

- Nimmt an sinnstiftenden Aktivitäten teil (spezifizieren: z. B. religiöse Rituale, Seminare, künstlerische Aktivitäten)
- Spricht über die Gefühle zur gegenwärtigen Situation
- Nimmt aktiv an Entscheidungsprozessen teil
- Nutzt Gelegenheiten zur Steigerung des spirituellen Wohlbefindens
- Setzt verfügbare Ressourcen ein, um sich Dinge im täglichen Leben zu erleichtern (spezifizieren)
- Setzt verfügbare Ressourcen ein, um sich Dinge im täglichen Leben zu gönnen (spezifizieren)
- Beteiligt sich an Gesprächen im sozialen Umfeld
- Beteiligt sich an Gruppenaktivitäten
- Nimmt im Rahmen der gesundheitlichen Möglichkeiten an sinnstiftenden Aktivitäten teil (spezifizieren: z. B. religiöse Rituale, Seminare, künstlerische Aktivitäten)
- Trifft Entscheidungen, welche die Pflege, Behandlung und Zukunft betreffen

9.29.4.2 Ziele im psychischen Bereich

- Benennt die ursächlichen/begünstigenden Faktoren
- Spricht aus, ein verbessertes Lebensgefühl in bestimmten Bereichen erreicht zu haben (spezifizieren)
- Beschreibt die Grundsätze von persönlich relevanten Deutungssystemen (z. B. Religion, Weltanschauung)
- Beschreibt Möglichkeiten, die individuelle Sinnsuche zu gestalten (spezifizieren)
- Beschreibt bestehende Handlungsmöglichkeiten
- Spricht über die bisherige, als sinnvoll erlebte Deutung des Lebens
- Äußert Bereitschaft, sich selbst Zeit zu geben
- Äußert den Willen, bisherige Ressourcen weiter auszubauen (spezifizieren)
- Äußert, die bisherige Lebensgeschichte in den aktuellen Prozess der Sinnfindung einzubeziehen
- Äußert eine klare Vorstellung einer erstrebenswerten Zukunft
- Zeigt eine lebensbejahende Grundhaltung
- Beschreibt Familie, Freundschaften, Gemeinschaften als erfüllend
- Wünscht sich die Kontrolle und/oder die Handlungsfähigkeit zu erlangen
- Wünscht sich Zufriedenheit und Zuversicht
- Äußert Bereitschaft, sich selbst Zeit zu geben
- Äußert Bereitschaft, bisherige Deutungsmuster zu hinterfragen
- Äußert, Hoffnung gefunden zu haben
- Äußert, Sinn in der Situation gefunden zu haben
- Äußert, Sinn für zukünftige Aktivitäten gefunden zu haben

9.29.4.3 Ziele im sozialen/umgebungsbedingten Bereich

- Erhält Unterstützung durch Bezugsperson
- Bezugsperson begleitet bei Aktivitäten
- Bezugsperson beteiligt sich an Fördermaßnahmen (spezifizieren)

9.29.5 **Pflegemaßnahmen**

Die angeführten Maßnahmen sind beispielhaft und müssen individuell konkretisiert werden.

9.29.5.1 **Pflegemaßnahmen im körperlichen/funktionellen Bereich**

- Unterstützen beim Planen einer Tages- und Wochenstruktur
- Unterstützen beim Planen der nächsten Zukunft
- Anleiten bei Entspannungsübungen
- Trainieren von Entspannungstechniken
- Anbieten von Unterstützung bei Spaziergängen
- Anbieten von Unterstützung bei Aktivitäten in der Natur
- Anbieten von Unterstützung bei sozialem Engagement
- Ermutigen zur Weiterführung von gewohnten Ritualen
- Ermutigen, Gefühle verbal auszudrücken
- Anbieten von Unterstützung bei kreativen Tätigkeiten
- Ermutigen, Unterstützung von Dritten in Anspruch zu nehmen
- Berücksichtigen von religiösen Gewohnheiten und Verpflichtungen des Betroffenen
- Ermutigen, eigene Entscheidungen zu treffen

9.29.5.2 **Pflegemaßnahmen im psychischen Bereich**

- Besprechen von Stärken und Ressourcen des Betroffenen
- Besprechen von lebensbejahenden Faktoren
- Einplanen von Zeit für Gespräche
- Einschätzen der persönlichen Bedürfnisse
- Informieren über Räumlichkeiten, wo die persönliche Gottesbeziehung ausgeübt werden kann (beten, Musik hören, Kerze anzünden, Teppich ausrollen)
- Unterstützen in der Achtsamkeit
- Informieren über die bestehenden Möglichkeiten der Religionsausübung
- Unterstützen bei der Selbstanalyse der Lebenssituation
- Informieren über die bestehenden Möglichkeiten der Religionsausübung
- Informieren über Kontaktmöglichkeiten zu anderen Angehörigen der entsprechenden Glaubensgemeinschaft
- Informieren über Möglichkeiten einer professionellen Lebensberatung bzw. einer psychotherapeutischen Unterstützung (z. B. Seelsorge, Sozial- und Lebensberater)
- Besprechen von bereits eingeleiteten Veränderungsprozessen
- Besprechen von anstehenden Entscheidungen
- Besprechen von bereits getroffenen Entscheidungen
- Beraten über erreichbare Ziele
- Besprechen der aktuellen Lebenssituation
- Besprechen, dass Unfälle oder Erkrankungen keine Strafe für falsches Verhalten darstellen
- Besprechen, dass Leistungseinbußen (funktionell, psychisch, sozial) normale Alterserscheinungen sein können
- Unterstützen beim Verstehen von geistig-religiösen Lehren/Ritualen

9.29.5.3 Pflegemaßnahmen im sozialen/ umgebungsbedingten Bereich

- Motivieren der Bezugsperson zum Gespräch mit dem/der Betroffenen
- Informieren der Bezugsperson über die Bedeutung gemeinsamer Aktivitäten
- Ermöglichen des Zugangs zu einem geistlichen Beistands
- Ermöglichen von sozialem Engagement (anderen etwas Gutes tun)
- Beraten der Bezugsperson bei der Mitgestaltung einer Wohlfühl-Umgebung

9.30 Spirituelles Wohlbefinden, Entwicklung der Ressourcen

Pflegediagnose 80213

Definition

Ein Pflegephänomen, bei dem ein Mensch die Möglichkeiten für seine Zufriedenheit mit wertegeleiteter Orientierung und seinem Sinnerleben stärken und/oder erweitern möchte.

Anmerkung der Autoren

Diese Pflegediagnose ist eine Gesundheitsdiagnose und beinhaltet keine möglichen Ursachen, sondern Ressourcen. Nähere Informationen zu Gesundheitsdiagnosen finden sich im einleitenden Abschnitt „Gesundheitspflegediagnosen".

9.30.1 Ressourcen

Die Ressourcen eines Menschen können körperlicher/funktioneller, psychischer und sozialer/umgebungsbedingter Art sein. Achten Sie immer auf eine umfassende Beurteilung der Ressourcen. Die folgende Aufzählung der Ressourcen kann individuell ergänzt werden.

9.30.1.1 Körperliche/funktionelle Ressourcen

- Verfügt über kognitive Fähigkeiten (spezifizieren)
- Bringt Gefühle zum Ausdruck (verbal/nonverbal)
- Spricht über Gedanken zum Sinn und zur Bedeutung der aktuellen Situation, von Teilbereichen des Lebens oder über das Leben insgesamt
- Diskutiert über Sinn und Bedeutung des Daseins
- Lebt persönliche Rituale (spezifizieren)
- Berichtet über erholsamen Schlaf
- Beteiligt sich an Entscheidungen
- Beteiligt sich an Gesprächen

9.30.1.2 Psychische Ressourcen

- Nimmt eigene Stärken, Schwächen und Grenzen an
- Verfügt über eine positive, lebensbejahende Grundhaltung
- Verfügt über die Vorstellung einer erstrebenswerten Zukunft
- Zeigt Interesse für Kunst und Kultur (z. B. Literatur, Musik, Theater)

- Äußert den Wunsch, mehr Klarheit über Bedeutung und den Sinn von Beziehungen, Ereignissen, Körperzuständen, Dingen, Werten im eigenen Leben zu erlangen
- Verfügt über Kohärenzsinn (Verstehbarkeit, Handhabbarkeit, Sinnhaftigkeit)
- Äußert den Wunsch, mit sich selbst und mit anderen in Frieden zu leben
- Verfügt über ein positives Selbstbild
- Nimmt Fortschritte wahr
- Verfügt über Werthaltungen (z. B. Religion, Glaube, Weltanschauung, beruflicher Ethos, Ideale)
- Fühlt sich einer Religion oder Weltanschauung zugehörig

9.30.1.3 Soziale/umgebungsbedingte Ressourcen

- Verfügt über intakte familiäre Beziehungen
- Verfügt über eine Vertrauensperson
- Erhält wertschätzende Rückmeldungen zur eigenen Person
- Verfügt über Gesprächspartner, die aktiv zuhören
- Hat Zugang zu Veranstaltungen (z. B. Kunst, Kultur, Religion)

9.30.2 Pflegeziele

Übergeordnetes Ziel

Verfügt über die Kompetenz, die Zufriedenheit mit wertegeleiteter Orientierung und dem Sinnerleben zu stärken und/oder zu erweitern.

9.30.2.1 Ziele im körperlichen/funktionellen Bereich

- Nimmt an sinnstiftenden Aktivitäten teil (spezifizieren: z. B. religiöse Rituale, Seminare, künstlerische Aktivitäten)
- Nimmt aktiv an Entscheidungsprozessen teil
- Nutzt Gelegenheiten zur Steigerung des spirituellen Wohlbefindens
- Setzt verfügbare Ressourcen ein, um sich Dinge im täglichen Leben zu erleichtern (spezifizieren)
- Setzt verfügbare Ressourcen ein, um sich Dinge im täglichen Leben zu gönnen (spezifizieren)

9.30.2.2 Ziele im psychischen Bereich

- Spricht aus, ein verbessertes Lebensgefühl in bestimmten Bereichen erreicht zu haben (spezifizieren)
- Beschreibt die Grundsätze von persönlich relevanten Deutungssystemen (z. B. Religion, Weltanschauung)
- Beschreibt Möglichkeiten, die individuelle Sinnsuche zu gestalten (spezifizieren)
- Beschreibt bestehende Handlungsmöglichkeiten
- Spricht über die bisherige, als sinnvoll erlebte Deutung des Lebens
- Äußert Bereitschaft, sich selbst Zeit zu geben
- Äußert den Willen, bisherige Ressourcen weiter auszubauen (spezifizieren)

- Äußert, die bisherige Lebensgeschichte in den aktuellen Prozess der Sinnfindung einzubeziehen
- Äußert eine klare Vorstellung einer erstrebenswerten Zukunft
- Zeigt eine lebensbejahende Grundhaltung
- Beschreibt Familie, Freundschaften, Gemeinschaften als erfüllend

9.30.2.3 Ziele im sozialen/umgebungsbedingten Bereich

- Erhält Unterstützung durch Bezugsperson
- Bezugsperson begleitet bei Aktivitäten
- Bezugsperson beteiligt sich an Fördermaßnahmen (spezifizieren)

9.30.3 Pflegemaßnahmen

Die angeführten Maßnahmen sind beispielhaft und müssen individuell konkretisiert werden.

9.30.3.1 Pflegemaßnahmen im körperlichen/funktionellen Bereich

- Unterstützen beim Planen einer Tages- und Wochenstruktur
- Unterstützen beim Planen der nächsten Zukunft
- Anleiten bei Entspannungsübungen
- Trainieren von Entspannungstechniken
- Anbieten von Unterstützung bei Spaziergängen
- Anbieten von Unterstützung bei Aktivitäten in der Natur
- Anbieten von Unterstützung bei sozialem Engagement
- Ermutigen zur Weiterführung von gewohnten Ritualen
- Ermutigen, Gefühle verbal auszudrücken
- Anbieten von Unterstützung bei kreativen Tätigkeiten
- Ermutigen, Unterstützung von Dritten in Anspruch zu nehmen
- Berücksichtigen von religiösen Gewohnheiten und Verpflichtungen des Betroffenen

9.30.3.2 Pflegemaßnahmen im psychischen Bereich

- Einplanen von Zeit für Gespräche
- Informieren über Räumlichkeiten, wo die persönliche Gottesbeziehung ausgeübt werden kann (z. B. beten, Musik hören, Kerze anzünden, Teppich ausrollen)
- Unterstützen in der Achtsamkeit
- Informieren über die bestehenden Möglichkeiten der Religionsausübung
- Unterstützen bei der Selbstanalyse der Lebenssituation
- Informieren über die bestehenden Möglichkeiten der Religionsausübung
- Informieren über Kontaktmöglichkeiten zu anderen Angehörigen der entsprechenden Glaubensgemeinschaft
- Informieren über Möglichkeiten einer professionellen Lebensberatung bzw. einer psychotherapeutischen Unterstützung (z. B. Seelsorge, Sozial- und Lebensberater)
- Besprechen von bereits eingeleiteten Veränderungsprozessen
- Ermutigen, eigene Entscheidungen zu treffen

- Besprechen von anstehenden Entscheidungen
- Besprechen von bereits getroffenen Entscheidungen
- Beraten über erreichbare Ziele
- Besprechen der aktuellen Lebenssituation
- Besprechen, dass Unfälle oder Erkrankungen keine Strafe für falsches Verhalten darstellen
- Besprechen, dass Leistungseinbußen (funktionell, psychisch, sozial) normale Alterserscheinungen sein können
- Unterstützen beim Verstehen von geistig-religiösen Lehren/Ritualen
- Besprechen von Stärken und Ressourcen des Betroffenen
- Besprechen von lebensbejahenden Faktoren

9.30.3.3 Pflegemaßnahmen im sozialen/ umgebungsbedingten Bereich

- Motivieren der Bezugsperson zum Gespräch mit dem/der Betroffenen
- Informieren der Bezugsperson über die Bedeutung gemeinsamer Aktivitäten
- Ermöglichen des Zugangs zu einem geistlichen Beistand
- Ermöglichen von sozialem Engagement (anderen etwas Gutes tun)
- Beraten der Bezugsperson bei der Mitgestaltung einer Wohlfühl-Umgebung

9.31 Wissen, beeinträchtigt

Pflegediagnose 80222

> **Definition**
>
> Ein Pflegephänomen, bei dem ein Mensch über keine bzw. mangelhafte Informationen zur Erhaltung, Wiederherstellung und Förderung der Gesundheit verfügt.

9.31.1 Ätiologie

9.31.1.1 Körperliche/funktionelle Ursachen

- Beeinträchtigte Ausdauer
- Mangelnde Übereinstimmung von geäußertem Wissen und Verhalten
- Beeinträchtigtes Gedächtnis
- Beeinträchtigte Fähigkeit im Umgang mit unterschiedlichen Informationsquellen
- Beeinträchtigte kognitive Fähigkeiten (spezifizieren)
- Beeinträchtigte Kommunikation (spezifizieren)
- Beeinträchtigte Fähigkeit zu lesen bzw. zu schreiben
- Beeinträchtigte Sinneswahrnehmung (spezifizieren)
- Mangelnde Sprachkenntnis

9.31.1.2 Psychische Ursachen

- Beeinträchtigte Bewusstseinslage
- Beeinträchtigte Fähigkeit, Informationen differenziert zu bewerten

- Mangelnde Erfahrung
- Fehlende Gesundheitsziele
- Mangelndes Interesse
- Mangelndes Interesse am Lernen
- Beeinträchtigte Konzentration
- Beeinträchtigte Motivation (spezifizieren)
- Mangelndes Vertrauen in die eigenen Fähigkeiten

9.31.1.3 Soziale/umgebungsbedingte Ursachen
- Mangelnde finanzielle Mittel
- Kulturelle Faktoren (spezifizieren)
- Mangelnde Unterstützung durch das soziale Umfeld (spezifizieren)
- Fehlinformationen
- Mangelnde Zeitressourcen für die Teilnahme an Schulungen
- Mangende Übungsmöglichkeiten (spezifizieren)
- Mangelnder Zugang zu Bildungsprogrammen
- Mangelnder Zugang zu Informationen (spezifizieren)

9.31.2 Symptome

9.31.2.1 Aus der Sicht des Betroffenen
- Geäußerter Informationsmangel
- Suche nach Information
- Unsicherheit
- Fehlversuche
- Gefühl der Hilflosigkeit
- Unverständnis
- Nichterreichen von Zielen
- Ablehnung von Informationsangeboten
- Ablehnendes Verhalten
- Überforderung
- Verletzungen
- Angst
- Vermeidung
- Verdrängung
- Fehlinterpretation oder Missverständnis

9.31.2.2 Aus der Sicht der Pflegeperson
- Beeinträchtigte Umsetzung von Empfehlungen
- Falsche Wahrnehmung des derzeitigen Gesundheitszustandes
- Falsches Ausführen von Tätigkeiten
- Mangelnde Reaktion auf Information
- Mangelnde Integration des Behandlungsplanes in die täglichen Aktivitäten
- Mangelnde Ausführung von Aufträgen/Aufgaben (spezifizieren)
- Ratlosigkeit
- Gesundheitsbeeinträchtigendes Verhalten (spezifizieren)
- Aggression

9.31.3 Ressourcen

Die Ressourcen eines Menschen können körperlicher/funktioneller, psychischer und sozialer/umgebungsbedingter Art sein. Achten Sie immer auf eine umfassende Beurteilung der Ressourcen. Die folgende Aufzählung der Ressourcen kann individuell ergänzt werden.

9.31.3.1 Körperliche/funktionelle Ressourcen
- Verfügt über Ausdauer
- Handelt in Übereinstimmung von geäußertem Wissen und Verhalten
- Verfügt über Gedächtnis (spezifizieren)
- Verfügt über Fähigkeiten im Umgang mit unterschiedlichen Informationsquellen
- Verfügt über kognitive Fähigkeiten (spezifizieren)
- Kommuniziert verbal/nonverbal (spezifizieren)
- Kann lesen und schreiben
- Verfügt über Sinneswahrnehmung (spezifizieren)
- Verfügt über Sprachkenntnis

9.31.3.2 Psychische Ressourcen
- Verfügt über klare Bewusstseinslage
- Verfügt über Bildung
- Verfügt über die Fähigkeit, Informationen differenziert zu bewerten
- Verfügt über Erfahrung
- Formuliert konkrete Gesundheitsziele
- Zeigt Interesse (spezifizieren)
- Verfügt über Konzentration
- Zeigt Motivation (spezifizieren)
- Zeigt Lernbereitschaft
- Erlebt Sinn im Erwerb von Informationen

9.31.3.3 Soziale/umgebungsbedingte Ressourcen
- Verfügt über finanzielle Mittel
- Erhält Unterstützung durch das soziale Umfeld (spezifizieren)
- Verfügt über Zeitressourcen für die Teilnahme an Schulungen
- Verfügt über Zugang zu Bildungsprogrammen
- Hat Zugang zu Informationen (spezifizieren)

9.31.4 Pflegeziele

Übergeordnetes Ziel
Erlangt ein Ausmaß an Wissen und Verständnis zu einem bestimmten Thema, das die Erreichung von Gesundheitszielen ermöglicht.

9.31.4.1 Ziele im körperlichen/funktionellen Bereich
- Nimmt aktiv am Lernprozess teil
- Beteiligt sich aktiv an der Pflegeplanung
- Nimmt am Behandlungsplan teil
- Nutzt Informationsveranstaltungen und Schulungsangebote
- Führt gelernte Handlungen sach- und fachgerecht aus
- Begründet Handlungen mit logischen Argumenten
- Trifft wissensbasierte Entscheidungen

9.31.4.2 Ziele im psychischen Bereich
- Benennt die ursächlichen/begünstigenden Faktoren
- Nennt verfügbare themenbezogene Informationsquellen
- Beschreibt die Themenbereiche, bei denen Lernbedarf besteht
- Äußert Interesse an gesundheitsbezogenen Informationen
- Äußert Interesse an einer Schulung
- Gibt vermittelte Informationen nach einer Woche wieder
- Äußert Verständnis über Zusammenhänge

9.31.4.3 Ziele im sozialen/umgebungsbedingten Bereich
- Verfügt über Zugang zu vertrauenswürdigen Informationsquellen
- Verfügt über erforderliche Hilfsmittel
- Die Bezugsperson unterstützt den Informationserwerb

9.31.5 Pflegemaßnahmen

Die angeführten Maßnahmen sind beispielhaft und müssen individuell konkretisiert werden.

9.31.5.1 Pflegemaßnahmen im körperlichen/funktionellen Bereich
- Unterstützen im Umgang mit Informationsmaterial
- Unterstützen bei der Teilnahme an Schulungen
- Anbieten von Informationsgesprächen
- Anbieten, Fragen zu beantworten
- Anleiten im sach- und fachgerechten Durchführen von Maßnahmen (spezifizieren)
- Anwenden von spielerischen Lernmethoden (spezifizieren)
- Anwenden von pädagogischen Konzepten (spezifizieren)
- Berücksichtigen von Leistungsgrenzen
- Anpassen der Informationsgabe an den Lerntyp (z. B. auditiv, visuell)

9.31.5.2 Pflegemaßnahmen im psychischen Bereich
- Motivieren zur aktiven Teilnahme am Lernprozess
- Aufbereiten verständlicher Informationen
- Informieren über geeignete Lernmethoden
- Informieren über Lernhilfen
- Informieren über Selbsthilfegruppen und Beratungsstellen

- Bestärken von Lernerfolgen durch positive Rückmeldungen
- Motivieren, Informationen in Entscheidungen einzubeziehen
- Regelmäßiges Wiederholen der Informationen (spezifizieren)

9.31.5.3 Pflegemaßnahmen im sozialen/umgebungsbedingten Bereich

- Schaffen einer förderlichen Lernumgebung
- Bereitstellen von Informationsmaterial
- Ermöglichen des Zugangs zu Informationsquellen
- Vermitteln von kompetenten Auskunftspersonen
- Bereitstellen erforderlicher Hilfsmittel (spezifizieren)
- Informieren der Bezugspersonen über die Notwendigkeit einer gezielten Informationsweitergabe

9.32 Wissen, Entwicklung der Ressourcen

Pflegediagnose 80223

Definition

Ein Pflegephänomen, bei dem ein Mensch, eine Familie oder eine Gemeinschaft die Möglichkeiten über Informationen zu verfügen stärken und/oder erweitern möchte, um Entscheidungen für die Erhaltung, Wiederherstellung und Förderung der Gesundheit treffen zu können.

Anmerkung der Autoren

Diese Pflegediagnose ist eine Gesundheitsdiagnose und beinhaltet keine möglichen Ursachen, sondern Ressourcen. Nähere Informationen zu Gesundheitsdiagnosen finden sich im einleitenden Abschnitt „Gesundheitspflegediagnosen".

9.32.1 Ressourcen

Die Ressourcen eines Menschen können körperlicher/funktioneller, psychischer und sozialer/umgebungsbedingter Art sein. Achten Sie immer auf eine umfassende Beurteilung der Ressourcen. Die folgende Aufzählung der Ressourcen kann individuell ergänzt werden.

9.32.1.1 Körperliche/funktionelle Ressourcen

- Verfügt über Ausdauer
- Handelt in Übereinstimmung von geäußertem Wissen und Verhalten
- Verfügt über Gedächtnis (spezifizieren)
- Verfügt über Fähigkeiten im Umgang mit unterschiedlichen Informationsquellen
- Verfügt über kognitive Fähigkeiten (spezifizieren)
- Kommuniziert verbal/nonverbal (spezifizieren)
- Kann lesen und schreiben

- Verfügt über Sinneswahrnehmung (spezifizieren)
- Verfügt über Sprachkenntnis

9.32.1.2 Psychische Ressourcen
- Verfügt über klare Bewusstseinslage
- Verfügt über Bildung
- Verfügt über die Fähigkeit, Informationen differenziert zu bewerten
- Verfügt über Erfahrung
- Formuliert konkrete Gesundheitsziele
- Zeigt Interesse (spezifizieren)
- Verfügt über Konzentration
- Zeigt Motivation (spezifizieren)
- Zeigt Lernbereitschaft
- Erlebt Sinn im Erwerb von Informationen

9.32.1.3 Soziale/umgebungsbedingte Ressourcen
- Verfügt über finanzielle Mittel
- Erhält Unterstützung durch das soziale Umfeld (spezifizieren)
- Verfügt über Zeitressourcen für die Teilnahme an Schulungen
- Hat Zugang zu Informationen (spezifizieren)

9.32.2 Pflegeziele

Übergeordnetes Ziel
Verfügt über die Kompetenz, eigenständig ein Ausmaß an Wissen und Verständnis zu erlangen, das die Erreichung von Gesundheitszielen ermöglicht.

9.32.2.1 Ziele im körperlichen/funktionellen Bereich
- Beteiligt sich an Informationsveranstaltungen und Schulungsangeboten
- Nimmt aktiv am Lernprozess teil
- Holt relevante Informationen zur Situation ein
- Holt kompetente Beratung ein
- Nutzt Informationsveranstaltungen und Schulungsangebote
- Setzt erworbenes Wissen zur Gestaltung der eigenen Lebensweise um
- Führt gelernte Handlungen sach- und fachgerecht aus
- Trifft wissensbasierte Entscheidungen
- Gibt Informationen an Bezugspersonen weiter

9.32.2.2 Ziele im psychischen Bereich
- Definiert das eigene Bedürfnis an Information
- Beschreibt geeignete Strategien der Informationsrecherche
- Nennt vertrauenswürdige Informationsquellen
- Äußert Interesse an gesundheitsbezogenen Informationen
- Äußert Bereitschaft, erlangtes Wissen praktisch umzusetzen

9.32.2.3 Ziele im sozialen/umgebungsbedingten Bereich

- Verfügt über Zugang zu vertrauenswürdigen Informationsquellen
- Verfügt über erforderliche Hilfsmittel
- Die Bezugsperson unterstützt den Informationserwerb

9.32.3 Pflegemaßnahmen

Die angeführten Maßnahmen sind beispielhaft und müssen individuell konkretisiert werden.

9.32.3.1 Pflegemaßnahmen im körperlichen/funktionellen Bereich

- Unterstützen bei der Auswahl einer geeigneten Lernmethode
- Anpassen von Lernprogrammen an die Möglichkeiten des Betroffenen
- Unterstützen im Umgang mit Informationsmaterial
- Unterstützen bei der Teilnahme an Schulungen
- Berücksichtigen von Leistungsgrenzen

9.32.3.2 Pflegemaßnahmen im psychischen Bereich

- Unterstützen beim Erstellen einer Prioritätenliste
- Beraten über Möglichkeiten der Wissensaneignung
- Beraten über Möglichkeiten der Informationsrecherche
- Diskutieren der Lernziele aus der Sicht des Betroffenen
- Beraten über erreichbare Ziele aus pflegerischer Sicht
- Unterstützen beim Formulieren von kleinen, erreichbaren Teilzielen, die in Summe zu einem größeren Ziel führen
- Informieren über vertrauenswürdige Informationsquellen und Schulungsangebote
- Informieren über geeignete Fachliteratur
- Informieren über Selbsthilfeorganisationen und deren Kontaktadressen
- Informieren über Lernhilfen
- Motivieren, Informationen in Entscheidungen einzubeziehen
- Bestärken von Lernerfolgen durch positive Rückmeldungen
- Aufzeigen bereits erreichter Ziele
- Ermutigen, die Umsetzung der gefassten Ziele beizubehalten
- Anbieten von Nachbesprechungen
- Anbieten von Informationsgesprächen

9.32.3.3 Pflegemaßnahmen im sozialen/ umgebungsbedingten Bereich

- Unterstützen beim Schaffen einer förderlichen Lernumgebung
- Ermöglichen des Zugangs zu Informationsquellen
- Vermitteln von kompetenten Auskunftspersonen
- Bereitstellen erforderlicher Hilfsmittel (spezifizieren)

9.33 Orientierung, beeinträchtigt, Risiko

Pflegediagnose 80231

Definition

Ein Pflegephänomen, bei dem das Risiko besteht, dass ein Mensch in seiner Fähigkeit, folgerichtige Bezüge zur eigenen Person, zum Ort, zur Zeit oder zu Situationen herzustellen, beeinträchtigt wird.

Anmerkung der Autoren

Eine Risiko-Diagnose kann nicht durch Zeichen und Symptome belegt werden, da das Problem nicht aufgetreten ist und die Pflegemaßnahmen die Prävention bezwecken.

9.33.1 Risikofaktoren

9.33.1.1 Körperliche/funktionelle Risikofaktoren

- Überanstrengung
- Blutzuckerwerte außerhalb des Normbereiches
- Beeinträchtigte Stressbewältigungsstrategien
- Beeinträchtigte Energie/Kraft
- Beeinträchtigter Flüssigkeitshaushalt
- Beeinträchtigtes Gedächtnis
- Beeinträchtigte kognitive Fähigkeiten (spezifizieren)
- Beeinträchtigte Kommunikation (spezifizieren)
- Beeinträchtigte Kontaktaufnahme mit anderen Menschen
- Körpertemperatur außerhalb des Normbereiches (z. B. Fieber, Unterkühlung)
- Beeinträchtigte Mobilität (spezifizieren)
- Sauerstoffmangel
- Beeinträchtigtes Schlafen
- Schmerzen
- Beeinträchtigte Sinneswahrnehmung (spezifizieren)
- Beeinträchtigte soziale Kompetenz (spezifizieren)
- Alkoholkonsum (spezifizieren)
- Drogenkonsum (spezifizieren)
- Medikamentenwirkung (spezifizieren)

9.33.1.2 Psychische Risikofaktoren

- Mangelnde Achtsamkeit
- Ablehnung von Unterstützung
- Beeinträchtigte Bewusstseinslage
- Beeinträchtigte Situationseinschätzung
- Beeinträchtigtes Gefühl innerer Ruhe
- Mangelndes Interesse (spezifizieren)
- Beeinträchtigte Konzentration
- Gefühl, der mangelnden Kontrolle über Abläufe oder Situationen (spezifizieren)

- Beeinträchtigte Motivation (spezifizieren)
- Beeinträchtigte Reflexionsfähigkeit
- Mangelndes Selbstvertrauen
- Gefühl der Unsicherheit
- Angst (spezifizieren)
- Mangelndes Erleben von Sinn
- Mangelndes Vertrauen (spezifizieren)
- Mangelndes Wissen (spezifizieren)

9.33.1.3 Soziale/umgebungsbedingte Risikofaktoren

- Mangelnde Anerkennung und Respekt durch das soziale Umfeld
- Mangelnde Bekanntheit der/des Betroffenen in der Umgebung
- Mangelnde soziale Kontakte
- Mangelnde Unterstützung durch Bezugspersonen (spezifizieren)
- Mangelndes Verständnis durch das soziale Umfeld
- Fehlen einer Vertrauensperson
- Mangelnde Zeitressourcen
- Der Verarbeitungskapazität unangemessene Sinnesreize aus der Umgebung (Über-/Unterforderung)
- Ungenügend vorbereiteter Ortswechsel (spezifizieren)
- Mangelnde Vertrautheit der Umgebung (spezifizieren)
- Mangelnde Verfügbarkeit von Orientierungshilfen (spezifizieren)
- Mangelnder Zugang zu Informationen (spezifizieren)

9.33.2 Ressourcen

Die Ressourcen eines Menschen können körperlicher/funktioneller, psychischer und sozialer/umgebungsbedingter Art sein. Achten Sie immer auf eine umfassende Beurteilung der Ressourcen. Die folgende Aufzählung der Ressourcen kann individuell ergänzt werden.

9.33.2.1 Körperliche/funktionelle Ressourcen

- Verfügt über Blutzuckerwerte im Normbereich
- Verfügt über Stressbewältigungsstrategien
- Verfügt über Energie/Kraft
- Nimmt die empfohlene Flüssigkeitsmenge zu sich (spezifizieren)
- Verfügt über Gedächtnis (spezifizieren)
- Nutzt angebotene Orientierungshilfen
- Nutzt Informationsangebote
- Verfügt über kognitive Fähigkeiten (spezifizieren)
- Kommuniziert verbal/nonverbal (spezifizieren)
- Schildert das subjektive Erleben der aktuellen Situation
- Bringt Gefühle zum Ausdruck (verbal/nonverbal)
- Nimmt Kontakt mit anderen Personen auf
- Verfügt über eine Körpertemperatur innerhalb des Normbereiches
- Verfügt über ausreichend Sauerstoff
- Schläft ausreichend (spezifizieren)

- Ist schmerzfrei
- Verfügt über Sinneswahrnehmung (spezifizieren)
- Verfügt über soziale Kompetenz (spezifizieren)

9.33.2.2 Psychische Ressourcen

- Verfügt über Achtsamkeit
- Akzeptiert Unterstützung
- Verfügt über klare Bewusstseinslage
- Reagiert auf schlüssige Argumentation folgerichtig (z. B. im Rahmen von Validation)
- Schätzt Situationen realistisch ein
- Äußert das Gefühl innerer Ruhe
- Zeigt Interesse (spezifizieren)
- Verfügt über Konzentration
- Hat das Gefühl, Abläufe oder Situationen kontrollieren zu können
- Zeigt Motivation (spezifizieren)
- Verfügt über Reflexionsfähigkeit
- Verfügt über Selbstvertrauen
- Fühlt sich den Anforderungen gewachsen
- Äußert das Gefühl der Sicherheit
- Erlebt Sinn im Leben
- Zeigt Vertrauen (spezifizieren)
- Verfügt über Wissen (spezifizieren)
- Kennt Orientierungshilfen

9.33.2.3 Soziale/umgebungsbedingte Ressourcen

- Erhält Anerkennung und Respekt durch das soziale Umfeld
- Ist in der näheren Umgebung bekannt
- Verfügt über soziale Kontakte
- Erhält Unterstützung durch Bezugspersonen (spezifizieren)
- Verfügt über ein verständnisvolles Umfeld
- Verfügt über eine Vertrauensperson
- Erhält Liebe und Zuneigung
- Verfügt über einen strukturierten Tagesablauf
- Verfügt über ausreichend Zeitressourcen
- Erhält angemessene Sinnesreize aus der Umgebung
- Lebt in vertrauter Umgebung
- Verfügt über Kommunikationsmittel (spezifizieren)
- Verfügt über Orientierungshilfen (spezifizieren)

9.33.3 Pflegeziele

Übergeordnetes Ziel
Erhält die Fähigkeit, folgerichtige Bezüge zur eigenen Person, zum Ort, zur Zeit oder zu Situationen herzustellen.

9.33.3.1 Ziele im körperlichen/funktionellen Bereich

- Nutzt angebotene Orientierungshilfen
- Findet mit Orientierungshilfen angestrebte Ziele
- Bewältigt vereinbarte Tätigkeiten und Aufgaben (spezifizieren)
- Bleibt innerhalb der vereinbarten Areale
- Hält die vereinbarte Tagesstruktur ein
- Hält vereinbarte Ruhephasen ein
- Nimmt eine Beratung in Anspruch
- Spricht über Gefühle
- Nimmt an Gedächtnisübungen teil
- Nimmt gesunde Getränke und Speisen zu sich
- Nimmt die empfohlene Flüssigkeitsmenge zu sich (spezifizieren)
- Nimmt regelmäßig Mahlzeiten zu sich (spezifizieren)
- Kleidet sich der Jahreszeit und den Temperaturen entsprechend

9.33.3.2 Ziele im psychischen Bereich

- Äußert Interesse, Aufgaben eigenständig zu übernehmen (spezifizieren)
- Äußert Bereitschaft, eine Beratung in Anspruch zu nehmen
- Äußert Interesse an der Gestaltung einer sicheren Umgebung
- Äußert Interesse an Gruppenaktivitäten teilzunehmen
- Äußert, sich sicher zu fühlen
- Äußert Interesse an Orientierungshilfen
- Berichtet über Ruhe und Entspannung
- Beschreibt die Risikofaktoren (spezifizieren)
- Beschreibt die Bedeutung von Ruhepausen
- Beschreibt die Bedeutung von regelmäßiger Flüssigkeits- und Nahrungsaufnahme
- Beschreibt den Einfluss des Lebensstils auf die Orientiertheit
- Beschreibt präventive Maßnahmen
- Berichtet, sich bei der Alltagsbewältigung sicher zu fühlen

9.33.3.3 Ziele im sozialen/umgebungsbedingten Bereich

- Verfügt über eine regelmäßige Tagesstruktur
- Erhält Unterstützung durch die Bezugsperson
- Verfügt über Orientierungshilfen (spezifizieren)
- Erfährt Verständnis
- Erhält Anerkennung
- Erhält Wertschätzung
- Lebt in einer Umgebung, die den Bedürfnissen des/der Betroffenen entspricht

9.33.4 Pflegemaßnahmen

Die angeführten Maßnahmen sind beispielhaft und müssen individuell konkretisiert werden.

9.33.4.1 Pflegemaßnahmen im körperlichen/funktionellen Bereich

- Anbieten eines Realitätsorientierungstrainings (ROT)
- Anbieten von Entspannungsübungen
- Anleiten zu Entspannungsübungen
- Anbieten von Gesprächen
- Ermutigen, über Gefühle zu sprechen
- Anbieten von Beratungsmöglichkeiten
- Anbieten von Orientierungshilfen
- Anleiten im Umgang mit Hilfsmitteln
- Erinnern an vereinbarte Aktivitäten
- Erinnern an Flüssigkeits-/Nahrungsaufnahme
- Anwenden von Techniken der Erinnerungspflege
- Durchführen von gerontagogischen Techniken zur Verbesserung der Leistungs- und Kontaktfähigkeit
- Anwenden der basalen Stimulation
- Anwenden von Validationstechniken
- Anbieten von Beschäftigungsmöglichkeiten
- Berücksichtigen der persönlichen Vorlieben und Gewohnheiten

9.33.4.2 Pflegemaßnahmen im psychischen Bereich

- Informieren über Risikofaktoren
- Informieren über Ort, Zeit, Personen
- Informieren über Situationen und Abläufe
- Informieren, wer wann wie erreichbar ist
- Informieren über die Bedeutung von Ruhepausen
- Informieren über die Bedeutung von Flüssigkeits- und Nahrungsaufnahme
- Informieren über die Bedeutung des Lebensstils für die Orientierung
- Anpassen der Kommunikation an die Fähigkeiten des Betroffenen
- Vermitteln von Ruhe und Sicherheit
- Vermitteln von Wertschätzung und Respekt
- Geben von positivem Feedback
- Motivieren, Orientierungshilfen zu verwenden
- Fördern des Sicherheitsgefühls (z. B. Nachtlicht)

9.33.4.3 Pflegemaßnahmen im sozialen/ umgebungsbedingten Bereich

- Bereitstellen von Orientierungshilfen
- Informieren der Bezugsperson über die Bedeutung vertrauter Dinge in der Umgebung
- Beraten der Bezugsperson über unterstützende Maßnahmen
- Beraten der Bezugsperson über Gefahrenprävention
- Einbeziehen der Bezugsperson in die Tagesgestaltung
- Gestalten einer stressarmen Umgebung
- Schaffen von Möglichkeiten für Gruppenaktivitäten
- Schaffen von Ruhezonen
- Durchführen einer risikoreduzierenden Umgebungsgestaltung

9.34 Orientierung, beeinträchtigt

Pflegediagnose 80232

> **Definition**
>
> Ein Pflegephänomen, bei dem ein Mensch in seiner Fähigkeit, folgerichtige Bezüge zur eigenen Person, zum Ort, zur Zeit oder zu Situationen herzustellen, beeinträchtigt ist.

9.34.1 Ätiologie

9.34.1.1 Körperliche/funktionelle Ursachen

- Überanstrengung
- Blutzuckerwerte außerhalb des Normbereiches
- Beeinträchtigte Stressbewältigungsstrategien
- Beeinträchtigte Energie/Kraft
- Beeinträchtigter Flüssigkeitshaushalt
- Beeinträchtigtes Gedächtnis
- Beeinträchtigte kognitive Fähigkeiten (spezifizieren)
- Beeinträchtigtc Kommunikation (spezifizieren)
- Beeinträchtigte Kontaktaufnahme mit anderen Menschen
- Körpertemperatur außerhalb des Normbereiches (z. B. Fieber, Unterkühlung)
- Beeinträchtigte körperliche Mobilität (spezifizieren)
- Sauerstoffmangel
- Beeinträchtigtes Schlafen
- Schmerzen
- Beeinträchtigte Sinneswahrnehmung (spezifizieren)
- Beeinträchtigte soziale Kompetenz (spezifizieren)
- Alkoholkonsum (spezifizieren)
- Drogenkonsum (spezifizieren)
- Medikamentenwirkung (spezifizieren)

9.34.1.2 Psychische Ursachen

- Mangelnde Achtsamkeit
- Ablehnung von Unterstützung
- Beeinträchtigte Bewusstseinslage
- Beeinträchtigte Situationseinschätzung
- Beeinträchtigtes Gefühl innerer Ruhe
- Mangelndes Interesse (spezifizieren)
- Beeinträchtigte Konzentration
- Gefühl, der mangelnden Kontrolle über Abläufe oder Situationen (spezifizieren)
- Beeinträchtigte Motivation (spezifizieren)
- Beeinträchtigte Reflexionsfähigkeit
- Mangelndes Selbstvertrauen
- Gefühl der Unsicherheit
- Angst (spezifizieren)

- Mangelndes Erleben von Sinn
- Mangelndes Vertrauen (spezifizieren)
- Mangelndes Wissen (spezifizieren)

9.34.1.3 Soziale/umgebungsbedingte Ursachen

- Mangelnde Anerkennung und Respekt durch das soziale Umfeld
- Mangelnde Bekanntheit der/des Betroffenen in der Umgebung
- Mangelnde soziale Kontakte
- Mangelnde Unterstützung durch Bezugspersonen (spezifizieren)
- Mangelndes Verständnis durch das soziale Umfeld
- Fehlen einer Vertrauensperson
- Mangelnde Zeitressourcen
- Ungenügend vorbereiteter Ortswechsel (spezifizieren)
- Der Verarbeitungskapazität unangemessene Sinnesreize aus der Umgebung (Über-/Unterforderung)
- Mangelnde Vertrautheit der Umgebung (spezifizieren)
- Mangelnde Verfügbarkeit von Orientierungshilfen (spezifizieren)
- Mangelnder Zugang zu Informationen (spezifizieren)

9.34.2 Symptome

9.34.2.1 Aus der Sicht des Betroffenen

- Unkonzentriertheit
- Verlangsamung in der Beantwortung von Fragen
- Nichtzurechtfinden in der Umgebung

9.34.2.2 Aus der Sicht der Pflegeperson

- Räumliche/zeitliche Orientierungseinbußen
- Verhaltensauffälligkeiten (z. B. Erregbarkeit, Misstrauen, Passivität, Ängste)
- Gedächtniseinbußen
- Schwierigkeiten beim Lösen von komplexen Aufgaben
- Störung des Schlaf-Wach-Rhythmus
- Schwierigkeiten beim Bewältigen von Alltagsaufgaben
- Schnelle Erschöpfbarkeit
- Gefühle der Überforderung
- Beeinträchtigte Fähigkeit, einfachen Anleitungen/Anweisungen nachzukommen

9.34.3 Ausprägungsgrade

Vier Stadien der Desorientierung nach N. Feil (zitiert nach B. Scharb 1999, S. 75):
- Stadium I: Mangelhafte Orientierung (unglückliche Orientierung an der Realität)
- Stadium II: Zeitverwirrung (Verlust der kognitiven Fähigkeiten)
- Stadium III: Sich wiederholende Bewegungen (Ersatz der Sprache durch kinästhetisch dominierende Stereotypen)
- Stadium IV: Vegetieren (totaler Rückzug nach innen)

9.34.4 **Ressourcen**

Die Ressourcen eines Menschen können körperlicher/funktioneller, psychischer und sozialer/umgebungsbedingter Art sein. Achten Sie immer auf eine umfassende Beurteilung der Ressourcen. Die folgende Aufzählung der Ressourcen kann individuell ergänzt werden.

9.34.4.1 **Körperliche/funktionelle Ressourcen**

- Verfügt über Blutzuckerwerte im Normbereich
- Verfügt über Stressbewältigungsstrategien
- Verfügt über Energie/Kraft
- Nimmt die empfohlene Flüssigkeitsmenge zu sich (spezifizieren)
- Verfügt über Gedächtnis (spezifizieren)
- Nutzt angebotene Orientierungshilfen
- Nutzt Informationsangebote
- Verfügt über kognitive Fähigkeiten (spezifizieren)
- Kommuniziert verbal/nonverbal (spezifizieren)
- Schildert das subjektive Erleben der aktuellen Situation
- Bringt Gefühle zum Ausdruck (verbal/nonverbal)
- Nimmt Kontakt mit anderen Personen auf
- Verfügt über eine Körpertemperatur innerhalb des Normbereiches
- Verfügt über ausreichend Sauerstoff
- Schläft ausreichend (spezifizieren)
- Ist schmerzfrei
- Verfügt über Sinneswahrnehmung (spezifizieren)
- Verfügt über soziale Kompetenz (spezifizieren)

9.34.4.2 **Psychische Ressourcen**

- Verfügt über Achtsamkeit
- Akzeptiert Unterstützung
- Verfügt über klare Bewusstseinslage
- Reagiert auf schlüssige Argumentation folgerichtig (z. B. im Rahmen von Validation)
- Schätzt Situationen realistisch ein
- Äußert das Gefühl innerer Ruhe
- Zeigt Interesse (spezifizieren)
- Verfügt über Konzentration
- Hat das Gefühl, Abläufe oder Situationen kontrollieren zu können
- Zeigt Motivation (spezifizieren)
- Verfügt über Reflexionsfähigkeit
- Verfügt über Selbstvertrauen
- Fühlt sich den Anforderungen gewachsen
- Äußert das Gefühl der Sicherheit
- Erlebt Sinn im Leben
- Zeigt Vertrauen (spezifizieren)
- Verfügt über Wissen (spezifizieren)
- Kennt Orientierungshilfen

9.34.4.3 Soziale/umgebungsbedingte Ressourcen

- Erhält Anerkennung und Respekt durch das soziale Umfeld
- Ist in der näheren Umgebung bekannt
- Verfügt über soziale Kontakte
- Erhält Unterstützung durch Bezugspersonen (spezifizieren)
- Verfügt über ein verständnisvolles Umfeld
- Verfügt über eine Vertrauensperson
- Erhält Liebe und Zuneigung
- Verfügt über einen strukturierten Tagesablauf
- Verfügt über ausreichend Zeitressourcen
- Erhält angemessene Sinnesreize aus der Umgebung
- Lebt in vertrauter Umgebung
- Verfügt über Kommunikationsmittel (spezifizieren)
- Verfügt über Orientierungshilfen (spezifizieren)

9.34.5 Pflegeziele

> **Übergeordnetes Ziel**
> Stellt folgerichtige Bezüge zur eigenen Person, zum Ort, zur Zeit oder zu Situationen her.

9.34.5.1 Ziele im körperlichen/funktionellen Bereich

- Nutzt angebotene Orientierungshilfen
- Findet mit Orientierungshilfen angestrebte Ziele
- Bewältigt vereinbarte Tätigkeiten und Aufgaben (spezifizieren)
- Bleibt innerhalb der vereinbarten Areale
- Hält die vereinbarte Tagesstruktur ein
- Hält vereinbarte Ruhephasen ein
- Nimmt eine Beratung in Anspruch
- Spricht über Gefühle
- Nimmt an Gedächtnisübungen teil
- Nimmt vorbereitete Getränke und Speisen selbstständig zu sich
- Nimmt die empfohlene Flüssigkeitsmenge zu sich (spezifizieren)
- Nimmt regelmäßig Mahlzeiten zu sich (spezifizieren)
- Kleidet sich der Jahreszeit und den Temperaturen entsprechend

9.34.5.2 Ziele im psychischen Bereich

- Äußert Interesse, Aufgaben eigenständig zu übernehmen (spezifizieren)
- Äußert Bereitschaft, eine Beratung in Anspruch zu nehmen
- Äußert Interesse an der Gestaltung einer sicheren Umgebung (spezifizieren)
- Äußert Interesse an Gruppenaktivitäten teilzunehmen
- Äußert, sich sicher zu fühlen
- Äußert Interesse an Orientierungshilfen
- Berichtet über Ruhe und Entspannung

- Nennt mögliche Gefahrenquellen (spezifizieren)
- Beschreibt die Bedeutung von Ruhepausen
- Beschreibt die Bedeutung von regelmäßiger Flüssigkeits- und Nahrungsaufnahme
- Beschreibt den Einfluss des Lebensstils auf die Orientiertheit
- Berichtet, sich bei der Alltagsbewältigung sicher zu fühlen

9.34.5.3 Ziele im sozialen/umgebungsbedingten Bereich

- Verfügt über eine regelmäßige Tagesstruktur
- Erhält Unterstützung durch Bezugsperson
- Verfügt über Orientierungshilfen (spezifizieren)
- Erfährt Verständnis
- Erhält Anerkennung
- Erhält Wertschätzung
- Lebt in Umgebung, die den Bedürfnissen des Betroffenen entspricht

9.34.6 Pflegemaßnahmen

Die angeführten Maßnahmen sind beispielhaft und müssen individuell konkretisiert werden.

9.34.6.1 Pflegemaßnahmen im körperlichen/funktionellen Bereich

- Anbieten eines Realitätsorientierungtrainings (ROT)
- Anbieten von Entspannungsübungen
- Anleiten zu Entspannungsübungen
- Anbieten von Gesprächen
- Ermutigen, über Gefühle zu sprechen
- Anbieten von Beratungsmöglichkeiten
- Anbieten von Orientierungshilfen
- Anleiten im Umgang mit Hilfsmitteln
- Unterstützen bei der passenden Auswahl der Kleidung
- Unterstützen beim Erreichen angestrebter Orte
- Anbieten von Hilfestellung beim WC-Gang
- Erinnern an vereinbarte Aktivitäten
- Erinnern an Flüssigkeits-/Nahrungsaufnahme
- Anwenden von Techniken der Erinnerungspflege
- Durchführen von gerontagogischen Techniken zur Verbesserung der Leistungs- und Kontaktfähigkeit
- Anwenden der basalen Stimulation
- Anwenden von Validationstechniken
- Anbieten von Beschäftigungsmöglichkeiten
- Berücksichtigen der persönlichen Vorlieben und Gewohnheiten

9.34.6.2 Pflegemaßnahmen im psychischen Bereich

- Informieren über Ursachen
- Informieren über Ort, Zeit, Personen
- Informieren über Situationen und Abläufe

- Informieren, wer wann wie erreichbar ist
- Informieren über die Bedeutung von Ruhepausen
- Informieren über die Bedeutung von Flüssigkeits- und Nahrungsaufnahme
- Informieren über die Bedeutung des Lebensstils für die Orientierung
- Anpassen der Kommunikation an die Fähigkeiten des Betroffenen
- Vermitteln von Ruhe und Sicherheit
- Vermitteln von Wertschätzung und Respekt
- Geben von positivem Feedback
- Motivieren, Orientierungshilfen zu verwenden
- Fördern des Sicherheitsgefühls (z. B. Nachtlicht)

9.34.6.3 Pflegemaßnahmen im sozialen/ umgebungsbedingten Bereich

- Bereitstellen von Orientierungshilfen
- Informieren der Bezugsperson über die Bedeutung vertrauter Dinge in der Umgebung
- Beraten der Bezugsperson über unterstützende Maßnahmen
- Beraten der Bezugsperson über Gefahrenprävention
- Einbeziehen der Bezugsperson in die Tagesgestaltung
- Gestalten einer stressarmen Umgebung
- Schaffen von Möglichkeiten für Gruppenaktivitäten
- Schaffen von Ruhezonen
- Durchführen einer risikoreduzierenden Umgebungsgestaltung

9.35 Orientierung, Entwicklung der Ressourcen

Pflegediagnose 80233

Definition

Ein Pflegephänomen, bei dem ein Mensch seine Fähigkeit, folgerichtige Bezüge zur eigenen Person, zum Ort, zur Zeit oder zu Situationen herzustellen, stärken und/ oder erweitern möchte.

Anmerkung der Autoren

Diese Pflegediagnose ist eine Gesundheitsdiagnose und beinhaltet keine möglichen Ursachen, sondern Ressourcen. Nähere Informationen zu Gesundheitsdiagnosen finden sich im einleitenden Abschnitt „Gesundheitspflegediagnosen".

9.35.1 Ressourcen

Die Ressourcen eines Menschen können körperlicher/funktioneller, psychischer und sozialer/umgebungsbedingter Art sein. Achten Sie immer auf eine umfassende Beurteilung der Ressourcen. Die folgende Aufzählung der Ressourcen kann individuell ergänzt werden.

9.35.1.1 **Körperliche/funktionelle Ressourcen**

- Verfügt über Blutzuckerwerte im Normbereich
- Verfügt über Stressbewältigungsstrategien
- Verfügt über Energie/Kraft
- Nimmt die empfohlene Flüssigkeitsmenge zu sich (spezifizieren)
- Verfügt über Gedächtnis (spezifizieren)
- Nutzt angebotene Orientierungshilfen
- Nutzt Informationsangebote
- Verfügt über kognitive Fähigkeiten (spezifizieren)
- Kommuniziert verbal/nonverbal (spezifizieren)
- Schildert das subjektive Erleben der aktuellen Situation
- Bringt Gefühle zum Ausdruck (verbal/nonverbal)
- Nimmt Kontakt mit anderen Personen auf
- Verfügt über eine Körpertemperatur innerhalb des Normbereiches
- Verfügt über ausreichend Sauerstoff
- Schläft ausreichend (spezifizieren)
- Ist schmerzfrei
- Verfügt über Sinneswahrnehmung (spezifizieren)
- Verfügt über soziale Kompetenz (spezifizieren)

9.35.1.2 **Psychische Ressourcen**

- Verfügt über Achtsamkeit
- Akzeptiert Unterstützung
- Verfügt über klare Bewusstseinslage
- Reagiert auf schlüssige Argumentation folgerichtig (z. B. im Rahmen von Validation)
- Schätzt Situationen realistisch ein
- Äußert das Gefühl innerer Ruhe
- Zeigt Interesse (spezifizieren)
- Verfügt über Konzentration
- Hat das Gefühl, Abläufe oder Situationen kontrollieren zu können
- Zeigt Motivation (spezifizieren)
- Verfügt über Reflexionsfähigkeit
- Verfügt über Selbstvertrauen
- Fühlt sich den Anforderungen gewachsen
- Äußert das Gefühl der Sicherheit
- Erlebt Sinn im Leben
- Zeigt Vertrauen (spezifizieren)
- Verfügt über Wissen (spezifizieren)
- Kennt Orientierungshilfen

9.35.1.3 **Soziale/umgebungsbedingte Ressourcen**

- Erhält Anerkennung und Respekt durch das soziale Umfeld
- Ist in der näheren Umgebung bekannt
- Verfügt über soziale Kontakte
- Erhält Unterstützung durch Bezugspersonen (spezifizieren)
- Verfügt über ein verständnisvolles Umfeld
- Verfügt über eine Vertrauensperson

- Erhält Liebe und Zuneigung
- Verfügt über einen strukturierten Tagesablauf
- Verfügt über ausreichend Zeitressourcen
- Erhält angemessene Sinnesreize aus der Umgebung
- Lebt in vertrauter Umgebung
- Verfügt über Kommunikationsmittel (spezifizieren)
- Verfügt über Orientierungshilfen (spezifizieren)

9.35.2 Pflegeziele

Übergeordnetes Ziel
Verfügt über die Kompetenz, die Fähigkeit, folgerichtige Bezüge zur eigenen Person, zum Ort, zur Zeit oder zu Situationen herzustellen, zu erhalten oder zu erweitern.

9.35.2.1 Ziele im körperlichen/funktionellen Bereich
- Nutzt angebotene Orientierungshilfen
- Findet mit Orientierungshilfen angestrebte Ziele
- Bewältigt vereinbarte Tätigkeiten und Aufgaben (spezifizieren)
- Setzt geplante Verhaltensänderungen um
- Bleibt innerhalb der vereinbarten Areale
- Gestaltet eine regelmäßige Tagesstruktur
- Hält Ruhephasen ein
- Nimmt eine Beratung in Anspruch
- Spricht über Gefühle
- Nimmt am Gedächtnistraining teil
- Führt Gedächtnistraining durch
- Nimmt gesunde Getränke und Speisen zu sich
- Nimmt die empfohlene Flüssigkeitsmenge zu sich (spezifizieren)
- Nimmt regelmäßig Mahlzeiten zu sich (spezifizieren)
- Kleidet sich der Jahreszeit und den Temperaturen entsprechend

9.35.2.2 Ziele im psychischen Bereich
- Äußert Interesse, Aufgaben eigenständig zu übernehmen (spezifizieren)
- Äußert Bereitschaft, das eigene Verhalten zu reflektieren
- Äußert Bereitschaft, eine Beratung in Anspruch zu nehmen
- Äußert Interesse an der Gestaltung einer sicheren Umgebung
- Äußert Interesse an Gruppenaktivitäten teilzunehmen
- Äußert, sich sicher zu fühlen
- Äußert Interesse an Orientierungshilfen
- Berichtet über Ruhe und Entspannung
- Beschreibt positive und negative Einflussfaktoren (spezifizieren)
- Beschreibt individuelle Entwicklungspotenziale
- Beschreibt Maßnahmen zur Förderung der Orientierung
- Beschreibt die Bedeutung von Ruhepausen

- Beschreibt die Bedeutung von regelmäßiger Flüssigkeits- und Nahrungsaufnahme
- Beschreibt den Einfluss des Lebensstils auf die Orientiertheit
- Berichtet, sich bei der Alltagsbewältigung sicher zu fühlen

9.35.2.3 Ziele im sozialen/umgebungsbedingten Bereich

- Verfügt über eine regelmäßige Tagesstruktur
- Erhält Unterstützung durch Bezugsperson
- Verfügt über Orientierungshilfen (spezifizieren)
- Erfährt Verständnis
- Erhält Anerkennung
- Erhält Wertschätzung
- Lebt in Umgebung, die den Bedürfnissen des Betroffenen entspricht

9.35.3 Pflegemaßnahmen

Die angeführten Maßnahmen sind beispielhaft und müssen individuell konkretisiert werden.

9.35.3.1 Pflegemaßnahmen im körperlichen/funktionellen Bereich

- Anbieten eines Realitätsorientierungstrainings (ROT)
- Anbieten von Entspannungsübungen
- Anleiten zu Entspannungsübungen
- Anbieten von Gesprächen
- Ermutigen, über Gefühle zu sprechen
- Anbieten von Beratungsmöglichkeiten
- Anbieten von Orientierungshilfen
- Unterstützen beim Erarbeiten von Erinnerungshilfen
- Anleiten im Umgang mit Hilfsmitteln
- Anwenden von Techniken der Erinnerungspflege
- Anbieten von gerontagogischen Techniken zur Verbesserung der Leistungs- und Kontaktfähigkeit
- Anwenden von Validationstechniken
- Anbieten von Beschäftigungsmöglichkeiten
- Berücksichtigen der persönlichen Vorlieben und Gewohnheiten
- Unterstützen beim Gestalten einer stressarmen Umgebung
- Unterstützen beim Gestalten von Ruhezonen/-phasen
- Unterstützen bei der Teilnahme an Gruppenaktivitäten
- Unterstützen bei der risikoreduzierenden Umgebungsgestaltung

9.35.3.2 Pflegemaßnahmen im psychischen Bereich

- Informieren über positive und negative Einflussfaktoren
- Informieren über Ort, Zeit, Personen
- Informieren über Situationen und Abläufe
- Informieren, wer wann wie erreichbar ist
- Informieren über die Bedeutung von Ruhepausen
- Informieren über die Bedeutung von Flüssigkeits- und Nahrungsaufnahme

- Informieren über die Bedeutung des Lebensstils für die Orientierung
- Beraten über Möglichkeiten der Gefahrenprävention
- Anpassen der Kommunikation an die Fähigkeiten des Betroffenen
- Vermitteln von Ruhe und Sicherheit
- Vermitteln von Wertschätzung und Respekt
- Geben von positivem Feedback
- Motivieren, Orientierungshilfen zu verwenden
- Fördern des Sicherheitsgefühls (z. B. Nachtlicht)

9.35.3.3 Pflegemaßnahmen im sozialen/ umgebungsbedingten Bereich

- Bereitstellen von Orientierungshilfen
- Informieren aller Beteiligten über die Aktivitäten des Betroffenen
- Beraten der Bezugsperson über unterstützende Maßnahmen

9.36 Denkprozess, verändert, Risiko

Pflegediagnose 80251

> **Definition**
>
> Ein Pflegephänomen, bei dem ein Mensch das Risiko hat, Beeinträchtigungen in der Vernetzung und Interpretation von Bewusstseinsinhalten zu erleben, wodurch Probleme in der Alltagsbewältigung entstehen können.

Anmerkung der Autoren

Eine Risiko-Diagnose kann nicht durch Zeichen und Symptome belegt werden, da das Problem nicht aufgetreten ist und die Pflegemaßnahmen die Prävention bezwecken.

9.36.1 Risikofaktoren

9.36.1.1 Körperliche/funktionelle Risikofaktoren

- Blutzuckerwerte außerhalb des Normbereiches
- Müdigkeit
- Erschöpfung
- Beeinträchtigte Energie/Kraft
- Mangelernährung
- Beeinträchtigter Flüssigkeitshaushalt
- Beeinträchtigtes Gedächtnis
- Sauerstoffmangel
- Beeinträchtigtes Schlafen
- Schmerzen
- Beeinträchtigte Sinneswahrnehmung (spezifizieren)
- Alkoholkonsum (spezifizieren)
- Drogenkonsum (spezifizieren)
- Medikamentenwirkung (spezifizieren)

9.36.1.2 Psychische Risikofaktoren

- Beeinträchtigtes Abstraktionsvermögen
- Mangelnde Aufmerksamkeit
- Beeinträchtigte Bewusstseinslage
- Mangelnde Erfahrung
- Psychische Konflikte
- Stress
- Mangelndes Interesse (spezifizieren)
- Beeinträchtigte Konzentration
- Gefühl, der Situation nicht gewachsen zu sein (spezifizieren)
- Angst (spezifizieren)
- Gefühl der Unsicherheit
- Mangelndes Wissen (spezifizieren)

9.36.1.3 Soziale/umgebungsbedingte Risikofaktoren

- Mangelnde Unterstützung durch Bezugspersonen (spezifizieren)
- Mangelnde frei gestaltbare Zeit
- Mangelnde Rückzugsmöglichkeit
- Mangelnde Sinnesreize aus der Umgebung (spezifizieren)
- Reizüberflutung
- Mangelnder Zugang zu Informationen (spezifizieren)

9

9.36.2 Ressourcen

Die Ressourcen eines Menschen können körperlicher/funktioneller, psychischer und sozialer/umgebungsbedingter Art sein. Achten Sie immer auf eine umfassende Beurteilung der Ressourcen. Die folgende Aufzählung der Ressourcen kann individuell ergänzt werden.

9.36.2.1 Körperliche/funktionelle Ressourcen

- Verfügt über Energie/Kraft
- Ernährt sich entsprechend den Empfehlungen
- Nimmt die empfohlene Flüssigkeitsmenge zu sich (spezifizieren)
- Verfügt über Gedächtnis (spezifizieren)
- Verfügt über Sinneswahrnehmung (spezifizieren)
- Hält Erholungsphasen ein

9.36.2.2 Psychische Ressourcen

- Verfügt über Aufmerksamkeit
- Verfügt über klare Bewusstseinslage
- Ist wach
- Verfügt über Erfahrung
- Zeigt Interesse (spezifizieren)
- Verfügt über Konzentration
- Fühlt sich den Anforderungen gewachsen
- Verfügt über Wissen (spezifizieren)
- Empfindet die Umgebung angenehm

9.36.2.3 Soziale/umgebungsbedingte Ressourcen
- Erhält Unterstützung durch Bezugspersonen (spezifizieren)
- Verfügt über frei gestaltbare Zeit
- Verfügt über eine Rückzugsmöglichkeit
- Erhält angemessene Sinnesreize aus der Umgebung
- Hat Zugang zu Informationen (spezifizieren)

9.36.3 Pflegeziele

Übergeordnetes Ziel
Erhält die Fähigkeit, Situationen zu erfassen und folgerichtige Handlungen zu setzen.

9.36.3.1 Ziele im körperlichen/funktionellen Bereich
- Holt gezielt zu bestimmten Themen Informationen ein (spezifizieren)
- Beteiligt sich an der vorgeschlagenen Therapie (spezifizieren)
- Hält die geplante Tagesstruktur ein
- Spricht über Veränderungen im Denken
- Spricht über den körperlichen Zustand
- Kontrolliert körperliche Parameter (spezifizieren)
- Passt die Lebensweise an die gesundheitliche Situation an (spezifizieren)
- Führt präventive Maßnahmen durch (spezifizieren)

9.36.3.2 Ziele im psychischen Bereich
- Beschreibt Risikofaktoren, die sich auf die Denkprozesse auswirken
- Beschreibt Veränderungen im Denken und Verhalten
- Nennt Maßnahmen, um wirksam mit der Situation umgehen zu können (spezifizieren)
- Berichtet über ein sicheres Gefühl bei der Durchführung von Aktivitäten (spezifizieren)
- Äußert den Wunsch, die Tagesaktivitäten selbstständig durchzuführen
- Äußert den Wunsch, Probleme selbstständig zu lösen
- Äußert Bereitschaft, vereinbarte Trainingsmaßnahmen durchzuführen

9.36.3.3 Ziele im sozialen/umgebungsbedingten Bereich
- Verfügt über eine gesetzliche Vertretung
- Die Bezugsperson unterstützt bei der Umsetzung von Maßnahmen (spezifizieren)
- Die Bezugsperson stellt eine ruhige Umgebung her

9.36.4 Pflegemaßnahmen

Die angeführten Maßnahmen sind beispielhaft und müssen individuell konkretisiert werden.

9.36.4.1 Pflegemaßnahmen im körperlichen/funktionellen Bereich

— Anleiten zum Überwachen und Dokumentieren von körperlichen Parametern
— Kommunizieren in geeigneter Sprache
— Beobachten von spezifischen Verhaltensweisen
— Durchführen von Deeskalationsmaßnahmen
— Durchführen eines Realitätsorientierungstrainings (ROT)
— Anbieten von bevorzugten Getränken
— Kontrollieren der Flüssigkeitszufuhr
— Kontrollieren der Blutzuckerwerte
— Bereitstellen von ausgewogener Ernährung
— Unterstützen bei der selbstständigen Alltagsgestaltung
— Unterstützen bei der Einhaltung der geplanten Tagesstruktur
— Unterstützen bei der Teilnahme an einer Gruppentherapie
— Setzen von psychoedukativen Maßnahmen
— Planen einer Tagesstruktur
— Anbieten von nonverbalen Kommunikationshilfen
— Unterstützen bei der Teilnahme an Selbsthilfegruppen
— Unterstützen bei der Teilnahme an Gruppenaktivitäten
— Anbieten von Maßnahmen zur Entspannung
— Ermutigen zum Essen und Trinken

9.36.4.2 Pflegemaßnahmen im psychischen Bereich

— Achten auf Zeichen einer beeinträchtigten Realitätswahrnehmung
— Vermitteln des Gefühls der Sicherheit
— Nicht-in-Frage-Stellen von unlogischem Denken
— Vermeiden provokanter Stimuli
— Achten auf angemessene Anforderungen
— Zeit geben zur Beantwortung von Fragen und für Reaktionen
— Informieren über verfügbare Unterstützungsangebote

9.36.4.3 Pflegemaßnahmen im sozialen/umgebungsbedingten Bereich

— Informieren der Bezugsperson in Bezug auf förderliche oder hinderliche Verhaltensweisen
— Einbeziehen der Bezugsperson in die Planungsschritte
— Gestalten einer stressreduzierten Umgebung
— Setzen von Sicherheitsvorkehrungen
— Gestalten der Umgebung zur Förderung der Realitätsorientierung

9.37 Denkprozess, verändert

Pflegediagnose 80252

> **Definition**
>
> Ein Pflegephänomen, bei dem ein Mensch beeinträchtigt ist, Bewusstseinsinhalte miteinander zu vernetzen und zu interpretieren und sich daraus Probleme in der Alltagsbewältigung ergeben.

9.37.1 Ätiologie

9.37.1.1 Körperliche/funktionelle Ursachen

- Blutzuckerwerte außerhalb des Normbereiches
- Müdigkeit
- Erschöpfung
- Beeinträchtigte Energie/Kraft
- Mangelernährung
- Beeinträchtigter Flüssigkeitshaushalt
- Beeinträchtigtes Gedächtnis
- Sauerstoffmangel
- Beeinträchtigtes Schlafen
- Schmerzen
- Beeinträchtigte Sinneswahrnehmung (spezifizieren)
- Alkoholkonsum (spezifizieren)
- Drogenkonsum (spezifizieren)
- Medikamentenwirkung (spezifizieren)

9.37.1.2 Psychische Ursachen

- Beeinträchtigtes Abstraktionsvermögen
- Mangelnde Aufmerksamkeit
- Beeinträchtigte Bewusstseinslage
- Mangelnde Erfahrung
- Psychische Konflikte
- Stress
- Mangelndes Interesse (spezifizieren)
- Beeinträchtigte Konzentration
- Gefühl, der Situation nicht gewachsen zu sein (spezifizieren)
- Angst (spezifizieren)
- Gefühl der Unsicherheit
- Mangelndes Wissen (spezifizieren)

9.37.1.3 Soziale/umgebungsbedingte Ursachen

- Mangelnde Unterstützung durch Bezugspersonen (spezifizieren)
- Mangelnde frei gestaltbare Zeit
- Mangelnde Rückzugsmöglichkeit
- Mangelnde Sinnesreize aus der Umgebung (spezifizieren)
- Reizüberflutung
- Mangelnder Zugang zu Informationen (spezifizieren)

9.37.2 Symptome

9.37.2.1 Aus der Sicht des Betroffenen

- Veränderte Wahrnehmung
- Wahnvorstellungen
- Paranoide Verarbeitung

- Unverständnis bezüglich Vorgänge in der Umgebung
- Überforderung
- Beeinträchtigte Fähigkeit, Inhalten folgen zu können
- Gefühl, nicht verstanden zu werden
- Gefühl der Hilflosigkeit
- Verlust sozialer Kontakte

9.37.2.2 Aus der Sicht der Pflegeperson

- Kognitive Dissonanz (Differenz zwischen Denken und Handeln)
- Mangel an folgerichtigem Handeln
- Wirkt abwesend
- Perseverierendes Verhalten (Grübeln, Haftenbleiben an vorher verwendeten Wörtern)
- Ungenaue Interpretation der Umwelt
- Ich-Bezogenheit (Ereignisse und Bedeutungen werden auf die eigene Person bezogen)
- Unangemessenes soziales Verhalten
- Konfabulation (Erzählung meist zufälliger Einfälle, ohne Bezug zur jeweiligen Situation)
- Beeinträchtigte Fähigkeit, Gedanken nachzuvollziehen
- Desorientierung bezüglich Zeit, Ort, Person, Umstände und Ereignisse
- Beeinträchtigte Fähigkeit, Probleme selbstständig zu lösen
- Beeinträchtigte Fähigkeit, rational zu denken
- Mangelnde Fähigkeit, begrifflich zu denken
- Erhöhte Aufmerksamkeit
- Verminderte Aufmerksamkeit
- Beeinträchtigte Kommunikation
- Entscheidungsschwäche
- Vernachlässigung von Verpflichtungen
- Vernachlässigung der Körperpflege
- Rückzug
- Zeichen der Mangelernährung (spezifizieren)
- Zeichen der Dehydratation (spezifizieren)
- Aggression
- Beeinträchtigte Haushaltsführung

9.37.3 Ressourcen

Die Ressourcen eines Menschen können körperlicher/funktioneller, psychischer und sozialer/umgebungsbedingter Art sein. Achten Sie immer auf eine umfassende Beurteilung der Ressourcen. Die folgende Aufzählung der Ressourcen kann individuell ergänzt werden.

9.37.3.1 Körperliche/funktionelle Ressourcen

- Verfügt über Energie/Kraft
- Ernährt sich entsprechend den Empfehlungen
- Nimmt die empfohlene Flüssigkeitsmenge zu sich (spezifizieren)

- Verfügt über Gedächtnis (spezifizieren)
- Verfügt über Sinneswahrnehmung (spezifizieren)
- Hält Erholungsphasen ein

9.37.3.2 Psychische Ressourcen

- Verfügt über Aufmerksamkeit
- Verfügt über klare Bewusstseinslage
- Ist wach
- Verfügt über Erfahrung
- Zeigt Interesse (spezifizieren)
- Verfügt über Konzentration
- Fühlt sich den Anforderungen gewachsen
- Verfügt über Wissen (spezifizieren)
- Empfindet die Umgebung angenehm

9.37.3.3 Soziale/umgebungsbedingte Ressourcen

- Erhält Unterstützung durch Bezugspersonen (spezifizieren)
- Verfügt über frei gestaltbare Zeit
- Verfügt über eine Rückzugsmöglichkeit
- Erhält angemessene Sinnesreize aus der Umgebung
- Hat Zugang zu Informationen (spezifizieren)

9.37.4 Pflegeziele

> **Übergeordnetes Ziel**
> Erfasst Situationen und setzt folgerichtige Handlungen.

9.37.4.1 Ziele im körperlichen/funktionellen Bereich

- Holt gezielt zu bestimmten Themen Informationen ein (spezifizieren)
- Beteiligt sich an der vorgeschlagenen Therapie (spezifizieren)
- Hält die geplante Tagesstruktur ein
- Spricht über Veränderungen im Denken
- Spricht über den körperlichen Zustand
- Kontrolliert körperliche Parameter (spezifizieren)
- Passt die Lebensweise an die gesundheitliche Situation an (spezifizieren)
- Führt präventive Maßnahmen durch (spezifizieren)

9.37.4.2 Ziele im psychischen Bereich

- Beschreibt Einflussfaktoren, die sich auf die Denkprozesse auswirken
- Beschreibt Veränderungen im Denken und Verhalten
- Nennt Maßnahmen, um wirksam mit der Situation umgehen zu können (spezifizieren)
- Berichtet über ein sicheres Gefühl bei der Durchführung von Aktivitäten (spezifizieren)
- Äußert den Wunsch, die Tagesaktivitäten selbstständig durchzuführen

- Äußert den Wunsch, Probleme selbstständig zu lösen
- Äußert Bereitschaft, vereinbarte Trainingsmaßnahmen durchzuführen

9.37.4.3 Ziele im sozialen/umgebungsbedingten Bereich

- Verfügt über eine gesetzliche Vertretung
- Die Bezugsperson unterstützt bei der Umsetzung von Maßnahmen (spezifizieren)
- Die Bezugsperson stellt eine ruhige Umgebung her

9.37.5 Pflegemaßnahmen

Die angeführten Maßnahmen sind beispielhaft und müssen individuell konkretisiert werden.

9.37.5.1 Pflegemaßnahmen im körperlichen/funktionellen Bereich

- Anleiten zum Überwachen und Dokumentieren von körperlichen Parametern
- Führen einer neurologischen Überwachung
- Kommunizieren mit kurzen Sätzen
- Wiederholen von Aussagen
- Beobachten von spezifischen Verhaltensweisen
- Durchführen von Deeskalationsmaßnahmen
- Durchführen eines Realitätsorientierungstrainings (ROT)
- Anbieten von bevorzugten Getränken
- Kontrollieren der Flüssigkeitszufuhr
- Kontrollieren der Blutzuckerwerte
- Bereitstellen von ausgewogener Ernährung
- Unterstützen bei der selbstständigen Alltagsgestaltung
- Unterstützen bei der Einhaltung der geplanten Tagesstruktur
- Unterstützen bei der Teilnahme an einer Gruppentherapie
- Setzen von psychoedukativen Maßnahmen
- Planen einer Tagesstruktur
- Anbieten von nonverbalen Kommunikationshilfen
- Unterstützen bei der Teilnahme an Selbsthilfegruppen
- Unterstützen bei der Teilnahme an Gruppenaktivitäten
- Ermutigen zum Essen und Trinken

9.37.5.2 Pflegemaßnahmen im psychischen Bereich

- Achten auf Zeichen zunehmender Unruhe
- Achten auf Zeichen einer beeinträchtigten Realitätswahrnehmung
- Vermitteln des Gefühls der Sicherheit
- Nicht-in-Frage-Stellen von unlogischem Denken
- Vermeiden provokanter Stimuli
- Achten auf angemessene Anforderungen
- Zeit geben zur Beantwortung von Fragen und für Reaktionen
- Informieren über verfügbare Unterstützungsangebote

9.37.5.3 Pflegemaßnahmen im sozialen/ umgebungsbedingten Bereich

- Informieren der Bezugsperson in Bezug auf förderliche oder hinderliche Verhaltensweisen
- Einbeziehen der Bezugsperson in die Planungsschritte
- Gestalten einer stressreduzierten Umgebung
- Setzen von Sicherheitsvorkehrungen
- Gestalten der Umgebung zur Förderung der Realitätsorientierung

9.38 Denkprozess, Entwicklung der Ressourcen

Pflegediagnose 80253

Definition

Ein Pflegephänomen, bei dem ein Mensch seine Möglichkeiten stärken und/oder erweitern möchte, Bewusstseinsinhalte miteinander zu vernetzen und zu interpretieren,

---

Anmerkung der Autoren

Diese Pflegediagnose ist eine Gesundheitsdiagnose und beinhaltet keine möglichen Ursachen, sondern Ressourcen. Nähere Informationen zu Gesundheitsdiagnosen finden sich im einleitenden Abschnitt „Gesundheitspflegediagnosen".

9.38.1 Ressourcen

Die Ressourcen eines Menschen können körperlicher/funktioneller, psychischer und sozialer/umgebungsbedingter Art sein. Achten Sie immer auf eine umfassende Beurteilung der Ressourcen. Die folgende Aufzählung der Ressourcen kann individuell ergänzt werden.

9.38.1.1 Körperliche/funktionelle Ressourcen

- Verfügt über Energie/Kraft
- Ernährt sich entsprechend den Empfehlungen
- Nimmt die empfohlene Flüssigkeitsmenge zu sich (spezifizieren)
- Verfügt über Gedächtnis (spezifizieren)
- Verfügt über Sinneswahrnehmung (spezifizieren)
- Hält Erholungsphasen ein

9.38.1.2 Psychische Ressourcen

- Verfügt über Aufmerksamkeit
- Verfügt über klare Bewusstseinslage
- Ist wach
- Verfügt über Erfahrung
- Zeigt Interesse (spezifizieren)
- Fühlt sich den Anforderungen gewachsen

- Verfügt über Wissen (spezifizieren)
- Empfindet die Umgebung angenehm

9.38.1.3 Soziale/umgebungsbedingte Ressourcen

- Erhält Unterstützung durch Bezugspersonen (spezifizieren)
- Verfügt über frei gestaltbare Zeit
- Verfügt über eine Rückzugsmöglichkeit
- Erhält angemessene Sinnesreize aus der Umgebung
- Hat Zugang zu Informationen (spezifizieren)

9.38.2 Pflegeziele

> **Übergeordnetes Ziel**
> Verfügt über die Kompetenz, die Möglichkeiten für die Interpretation von Situationen und folgerichtige Handlungen zu stärken und/oder zu erweitern.

9.38.2.1 Ziele im körperlichen/funktionellen Bereich

- Holt gezielt zu bestimmten Themen Informationen ein (spezifizieren)
- Beteiligt sich an der vorgeschlagenen Therapie (spezifizieren)
- Hält die geplante Tagesstruktur ein
- Spricht über Veränderungen im Denken
- Spricht über den körperlichen Zustand
- Kontrolliert körperliche Parameter (spezifizieren)
- Passt die Lebensweise an die gesundheitliche Situation an (spezifizieren)
- Führt präventive Maßnahmen durch (spezifizieren)
- Gestaltet die Umgebung den Bedürfnissen entsprechend

9.38.2.2 Ziele im psychischen Bereich

- Beschreibt Einflussfaktoren, die sich auf die Denkprozesse auswirken
- Beschreibt persönliche Entwicklungspotenziale
- Beschreibt Veränderungen im Denken und Verhalten
- Nennt Maßnahmen, um wirksam mit der Situation umgehen zu können (spezifizieren)
- Berichtet über ein sicheres Gefühl bei der Durchführung von Aktivitäten (spezifizieren)
- Äußert den Wunsch, die Tagesaktivitäten selbstständig durchzuführen
- Äußert den Wunsch, Probleme selbstständig zu lösen
- Äußert Bereitschaft, vereinbarte Trainingsmaßnahmen durchzuführen
- Akzeptiert Unterstützungsmaßnahmen

9.38.2.3 Ziele im sozialen/umgebungsbedingten Bereich
- Verfügt über eine gesetzliche Vertretung
- Die Bezugsperson unterstützt bei der Umsetzung von Maßnahmen (spezifizieren)

9.38.3 Pflegemaßnahmen

Die angeführten Maßnahmen sind beispielhaft und müssen individuell konkretisiert werden.

9.38.3.1 Pflegemaßnahmen im körperlichen/funktionellen Bereich
- Anleiten zum Überwachen und Dokumentieren von körperlichen Parametern
- Kommunizieren mit angemessener Sprache
- Wiederholen von Aussagen
- Beobachten von spezifischen Verhaltensweisen
- Anleiten zu Entspannungstechniken
- Durchführen von Deeskalationsmaßnahmen
- Durchführen eines Realitätsorientierungstrainings (ROT)
- Erinnern an Flüssigkeitszufuhr
- Anleiten bei der Auswahl gesunder Nahrungsmittel
- Unterstützen bei der selbstständigen Alltagsgestaltung
- Unterstützen bei der Planung einer Tagesstruktur
- Unterstützen bei der Einhaltung der geplanten Tagesstruktur
- Unterstützen bei der Teilnahme an einer Gruppentherapie
- Anbieten von nonverbalen Kommunikationshilfen
- Unterstützen bei der Teilnahme an Selbsthilfegruppen
- Unterstützen bei der Teilnahme an Gruppenaktivitäten

9.38.3.2 Pflegemaßnahmen im psychischen Bereich
- Achten auf Zeichen zunehmender Unruhe
- Achten auf Zeichen einer beeinträchtigten Realitätswahrnehmung
- Motivieren, psychoedukative Maßnahmen durchzuführen
- Informieren über beeinflussende Faktoren
- Beraten zu Hilfsmitteln bei der Realitätsorientierung
- Beraten über Möglichkeiten zur Stressreduktion
- Beraten über notwendige Sicherheitsvorkehrungen
- Vermitteln des Gefühls der Sicherheit
- Informieren über die Bedeutung von angemessenen Anforderungen
- Informieren über verfügbare Unterstützungsangebote

9.38.3.3 Pflegemaßnahmen im sozialen/ umgebungsbedingten Bereich
- Informieren der Bezugsperson über die geplanten Aktivitäten des Betroffenen
- Einbeziehen der Bezugsperson in die Planungsschritte
- Motivieren der Bezugsperson zur Unterstützung des Betroffenen

9.39 Gedächtnis, beeinträchtigt, Risiko

Pflegediagnose 80261

> **Definition**
>
> Ein Pflegephänomen, bei dem ein Mensch das Risiko hat, beim Speichern von Informationen, Wahrnehmungen und Erfahrungen und/oder beim Erinnern eine Beeinträchtigung zu erleben.

Anmerkung der Autoren

Eine Risiko-Diagnose kann nicht durch Zeichen und Symptome belegt werden, da das Problem nicht aufgetreten ist und die Pflegemaßnahmen die Prävention bezwecken.

9.39.1 Risikofaktoren

9.39.1.1 Körperliche/funktionelle Risikofaktoren

- Müdigkeit
- Mangelernährung
- Beeinträchtigter Flüssigkeitshaushalt
- Beeinträchtigte kognitive Fähigkeiten (spezifizieren)
- Beeinträchtigtes Schlafen
- Schmerzen
- Beeinträchtigte Sinneswahrnehmung (spezifizieren)
- Medikamentenwirkung (spezifizieren)
- Suchtmittelkonsum (spezifizieren)
- Vergiftung (spezifizieren)
- Mangelnde Einhaltung von Erholungsphasen

9.39.1.2 Psychische Risikofaktoren

- Beeinträchtigtes Abstraktionsvermögen
- Unterdrücken von Gefühlen
- Mangelnde Aufmerksamkeit
- Unklare persönliche Werthaltungen (z. B. Religion, Weltanschauung, beruflicher Ethos, Ideale)
- Beeinträchtigte Bewusstseinslage
- Stress
- Mangelndes Interesse (spezifizieren)
- Beeinträchtigte Konzentration
- Gefühl, der Situation nicht gewachsen zu sein (spezifizieren)
- Angst (spezifizieren)

9.39.1.3 Soziale/umgebungsbedingte Risikofaktoren

- Mangelnde Unterstützung durch Bezugspersonen (spezifizieren)
- Mangelnde Sinnesreize aus der Umgebung (spezifizieren)

- Reizüberflutung
- Beeinträchtigte Lernumgebung (z. B. Lärm, häufige Störungen)
- Mangelnder Zugang zu Informationen (spezifizieren)

9.39.2 Ressourcen

Die Ressourcen eines Menschen können körperlicher/funktioneller, psychischer und sozialer/umgebungsbedingter Art sein. Achten Sie immer auf eine umfassende Beurteilung der Ressourcen. Die folgende Aufzählung der Ressourcen kann individuell ergänzt werden.

9.39.2.1 Körperliche/funktionelle Ressourcen
- Ernährt sich entsprechend den Empfehlungen
- Nimmt die empfohlene Flüssigkeitsmenge zu sich (spezifizieren)
- Führt Gedächtnistraining durch
- Nutzt Erinnerungshilfen
- Verfügt über kognitive Fähigkeiten (spezifizieren)
- Schläft ausreichend (spezifizieren)
- Verfügt über Sinneswahrnehmung (spezifizieren)
- Hält Erholungsphasen ein
- Nimmt an Trainingsprogrammen teil (spezifizieren)

9.39.2.2 Psychische Ressourcen
- Verfügt über Abstraktionsvermögen
- Lässt Gefühle zu
- Verfügt über Aufmerksamkeit
- Verfügt über klare Bewusstseinslage
- Ist wach
- Zeigt Interesse (spezifizieren)
- Verfügt über Konzentration
- Verfügt über Lebensfreude
- Fühlt sich den Anforderungen gewachsen
- Verfügt über persönliche Werthaltungen (z. B. Religion, Weltanschauung, beruflicher Ethos, Ideale)

9.39.2.3 Soziale/umgebungsbedingte Ressourcen
- Erhält Unterstützung durch Bezugspersonen (spezifizieren)
- Die Bezugspersonen besprechen täglich ein Thema der aktuellen Nachrichten mit dem/der Betroffenen
- Die Bezugsperson gestaltet die Umgebung mit persönlichen Dingen
- Erhält angemessene Sinnesreize aus der Umgebung
- Verfügt über eine förderliche Lernumgebung (z. B. Ruhe, angenehme Atmosphäre)
- Hat Zugang zu Informationen (spezifizieren)

9.39.3 Pflegeziele

> **Übergeordnetes Ziel**
> Erhält die Fähigkeit, Informationen, Wahrnehmungen und Erfahrungen zu speichern und sich zu erinnern.

9.39.3.1 Ziele im körperlichen/funktionellen Bereich
- Wendet Techniken an, um das Gedächtnis zu trainieren (spezifizieren)
- Kleidet sich in der richtigen Reihenfolge an
- Spricht bekannte Personen mit dem richtigen Namen an
- Nimmt vereinbarte Termine wahr (spezifizieren)
- Führt vereinbarte Aktivitäten durch (spezifizieren)
- Nimmt die verordneten Medikamente zeitgerecht ein
- Setzt gezielt Erinnerungshilfen ein (spezifizieren)

9.39.3.2 Ziele im psychischen Bereich
- Nennt Risikofaktoren, welche die Gedächtnisleistung negativ beeinflussen können
- Nennt Verhaltensweisen, die die Sicherheit gewährleisten
- Beschreibt präventive Maßnahmen
- Äußert den Wunsch, gedächtnisunterstützende Maßnahmen zu erlernen
- Beschreibt die Bedeutung von Ruhepausen
- Äußert, sich bei der Alltagsbewältigung sicher zu fühlen

9.39.3.3 Ziele im sozialen/umgebungsbedingten Bereich
- Die Bezugsperson unterstützt Maßnahmen zum Gedächtnistraining
- Die Bezugsperson informiert sich über Möglichkeiten das Gedächtnis zu trainieren
- Erhält Unterstützung aus bestehenden finanziellen Ansprüchen

9.39.4 Pflegemaßnahmen

Die angeführten Maßnahmen sind beispielhaft und müssen individuell konkretisiert werden.

9.39.4.1 Pflegemaßnahmen im körperlichen/funktionellen Bereich
- Formulieren von kurzen und verständlichen Informationen
- Anbieten von Gedächtnistraining
- Durchführen von Konzentrationsübungen
- Anleiten zur selbstständigen Durchführung von Gedächtnistraining
- Anbieten von Erinnerungshilfen
- Einräumen von Zeit
- Anbieten von Merkhilfen („Eselsbrücken")
- Nutzen von akustischen/optischen Reizen zur Erinnerung

- Vereinbaren von klaren Zielen im Bereich der Selbstpflege
- Vereinbaren eines regelmäßigen Tagesablaufs
- Erinnern an geplante Aktivitäten bzw. Ruhepausen
- Motivieren, Gefühle auszudrücken
- Anwenden spezifischer Tests zur Gedächtnisleistungsdiagnostik (spezifizieren)

9.39.4.2 Pflegemaßnahmen im psychischen Bereich

- Informieren über Risikofaktoren
- Informieren über Sicherheitsmaßnahmen
- Beraten über Maßnahmen, zur Förderung der Gedächtnisleistung
- Beraten über Hilfsmittel
- Informieren über die Bedeutung von Ruhepausen
- Informieren über verfügbare Unterstützungsangebote

9.39.4.3 Pflegemaßnahmen im sozialen/ umgebungsbedingten Bereich

- Sorgen für eine sichere Umgebung
- Einbeziehen von Unterstützung aus dem sozialen Umfeld
- Gestalten der Umgebung mit Gegenständen zur Förderung der Erinnerungsleistung
- Beraten der Bezugsperson über Maßnahmen zur Förderung der Gedächtnisleistung
- Anleiten der Bezugsperson in Maßnahmen des Gedächtnistrainings
- Beraten der Bezugsperson über Sicherheitsmaßnahmen
- Schaffen einer die Lernsituation begünstigenden Atmosphäre

9.40 Gedächtnis, beeinträchtigt

> **Definition**
>
> Ein Pflegephänomen, bei dem ein Mensch beeinträchtigt ist, Informationen, Wahrnehmungen und Erfahrungen zu speichern und/oder sich später wieder daran zu erinnern.

Pflegediagnose 80262

9.40.1 Ätiologie

9.40.1.1 Körperliche/funktionelle Ursachen

- Müdigkeit
- Mangelernährung
- Beeinträchtigter Flüssigkeitshaushalt
- Beeinträchtigte kognitive Fähigkeiten (spezifizieren)
- Beeinträchtigtes Schlafen

- Schmerzen
- Beeinträchtigte Sinneswahrnehmung (spezifizieren)
- Suchtmittelkonsum (spezifizieren)
- Vergiftung (spezifizieren)
- Mangelnde Einhaltung von Erholungsphasen

9.40.1.2 Psychische Ursachen

- Beeinträchtigtes Abstraktionsvermögen
- Unterdrücken von Gefühlen
- Mangelnde Aufmerksamkeit
- Beeinträchtigte Bewusstseinslage
- Stress
- Mangelndes Interesse (spezifizieren)
- Beeinträchtigte Konzentration
- Gefühl, der Situation nicht gewachsen zu sein (spezifizieren)
- Angst (spezifizieren)
- Werthaltungen (spezifizieren)

9.40.1.3 Soziale/umgebungsbedingte Ursachen

- Mangelnde Unterstützung durch Bezugspersonen (spezifizieren)
- Mangelnde Sinnesreize aus der Umgebung (spezifizieren)
- Reizüberflutung
- Beeinträchtigte Lernumgebung (z. B. Lärm, häufige Störungen)
- Mangelnder Zugang zu Informationen (spezifizieren)

9.40.2 Symptome

9.40.2.1 Aus der Sicht des Betroffenen

- Vergesslichkeit
- Verminderte Merkfähigkeit
- Anwenden von Erinnerungshilfen
- Schwierigkeiten, Neues zu lernen
- Gedächtnislücken
- Beeinträchtigte Orientierung
- Müdigkeit

9.40.2.2 Aus der Sicht der Pflegeperson

- Wortfindungsstörungen
- Wiederholtes Nachfragen
- Beeinträchtigte Einhaltung von Vereinbarungen
- Einschränkungen in den sozialen Fähigkeiten
- Beeinträchtigte Fähigkeit sich an Faktenwissen zu erinnern
- Beeinträchtigte Fähigkeit sich an jüngste oder vergangene Ereignisse zu erinnern
- Beeinträchtigte Fähigkeit neue Verhaltensweisen oder Informationen zu behalten
- Beeinträchtigte Fähigkeit sich zu erinnern, ob eine bestimmte Handlung durchgeführt wurde
- Beeinträchtigte Fähigkeit ein zuvor erlerntes Verhalten auszuführen

- Beeinträchtigte Fähigkeit eine Verhaltensweise zu einem festgelegten Zeitpunkt auszuführen
- Abschweifen
- Ignorieren
- Mangelndes Interesse
- Wiederholtes Erzählen von Geschehnissen
- Nicht mit den Geschehnissen übereinstimmende Erinnerung
- Beeinträchtigte Selbstpflege
- Mangelnde Nahrungsaufnahme
- Mangelnde Flüssigkeitszufuhr
- Beeinträchtigte Einhaltung von Behandlungsempfehlungen
- Sozialer Rückzug

9.40.3 Ressourcen

Die Ressourcen eines Menschen können körperlicher/funktioneller, psychischer und sozialer/umgebungsbedingter Art sein. Achten Sie immer auf eine umfassende Beurteilung der Ressourcen. Die folgende Aufzählung der Ressourcen kann individuell ergänzt werden.

9.40.3.1 Körperliche/funktionelle Ressourcen
- Ernährt sich entsprechend den Empfehlungen
- Nimmt die empfohlene Flüssigkeitsmenge zu sich (spezifizieren)
- Führt Gedächtnistraining durch
- Nutzt Erinnerungshilfen
- Verfügt über kognitive Fähigkeiten (spezifizieren)
- Schläft ausreichend (spezifizieren)
- Verfügt über Sinneswahrnehmung (spezifizieren)
- Hält Erholungsphasen ein
- Nimmt an Trainingsprogrammen teil (spezifizieren)

9.40.3.2 Psychische Ressourcen
- Verfügt über Abstraktionsvermögen
- Lässt Gefühle zu
- Verfügt über Aufmerksamkeit
- Verfügt über klare Bewusstseinslage
- Ist wach
- Zeigt Interesse (spezifizieren)
- Verfügt über Konzentration
- Verfügt über Lebensfreude
- Fühlt sich den Anforderungen gewachsen
- Verfügt über persönliche Werthaltungen (z. B. Religion, Weltanschauung, beruflicher Ethos, Ideale)

9.40.3.3 Soziale/umgebungsbedingte Ressourcen
- Erhält Unterstützung durch Bezugspersonen (spezifizieren)
- Die Bezugsperson bespricht täglich ein Thema der aktuellen Nachrichten mit

dem/der Betroffenen
- Die Bezugsperson gestaltet die Umgebung mit persönlichen Dingen
- Erhält angemessene Sinnesreize aus der Umgebung
- Verfügt über eine förderliche Lernumgebung (z. B. Ruhe, angenehme Atmosphäre)
- Hat Zugang zu Informationen (spezifizieren)

9.40.4 Pflegeziele

Übergeordnetes Ziel
Verfügt über die Fähigkeit, Informationen, Wahrnehmungen und Erfahrungen zu speichern und zu erinnern.

9.40.4.1 Ziele im körperlichen/funktionellen Bereich
- Wendet Techniken an, um das Gedächtnis zu trainieren (spezifizieren)
- Kleidet sich in der richtigen Reihenfolge an
- Spricht bekannte Personen mit dem richtigen Namen an
- Nimmt vereinbarte Termine wahr
- Nimmt die verordneten Medikamente zeitgerecht ein
- Beteiligt sich aktiv am Tagesplan
- Setzt gezielt Erinnerungshilfen ein (spezifizieren)

9.40.4.2 Ziele im psychischen Bereich
- Nennt Verhaltensweisen, die die Sicherheit gewährleisten
- Äußert den Wunsch, gedächtnisunterstützende Maßnahmen zu erlernen
- Beschreibt Maßnahmen, um die Beeinträchtigung abzuschwächen
- Beschreibt die Wichtigkeit von Ruhepausen
- Äußert, sich bei der Alltagsbewältigung sicher zu fühlen

9.40.4.3 Ziele im sozialen/umgebungsbedingten Bereich
- Die Bezugsperson unterstützt Maßnahmen zum Gedächtnistraining
- Die Bezugsperson kennt Möglichkeiten das Gedächtnis zu trainieren
- Erhält Unterstützung aus bestehenden finanziellen Ansprüchen

9.40.5 Pflegemaßnahmen

Die angeführten Maßnahmen sind beispielhaft und müssen individuell konkretisiert werden.

9.40.5.1 Pflegemaßnahmen im körperlichen/funktionellen Bereich
- Fördern der bestmöglichen Gedächtnisleistung
- Formulieren von kurzen und verständlichen Informationen
- Anbieten von Memoryspielen
- Durchführen von Konzentrationsübungen

- Anwenden von Merkhilfen („Eselsbrücken")
- Verwenden von akustischen/optischen Reizen zur Erinnerung
- Anwenden spezifischer Tests zur Gedächtnisleistungsdiagnostik (spezifizieren)
- Umsetzen des Tagesplans
- Motivieren, Gefühle auszudrücken

9.40.5.2 Pflegemaßnahmen im psychischen Bereich

- Einräumen von Zeit zur Informationsverarbeitung
- Setzen von klaren Zielen im Bereich der Selbstpflege
- Motivieren zur Teilnahme am Gedächtnistraining
- Planen eines regelmäßigen Tagesablaufs
- Informieren über die Einschätzung der derzeitigen Situation
- Besprechen von Gedächtnisinhalten, die nicht mit der Außenwahrnehmung übereinstimmen

9.40.5.3 Pflegemaßnahmen im sozialen/ umgebungsbedingten Bereich

- Bereitstellen von Erinnerungshilfen
- Sorgen für eine sichere Umgebung
- Einbeziehen von Unterstützung aus dem sozialen Umfeld
- Gestalten der Umgebung mit Gegenständen zur Förderung der Erinnerungsleistung
- Einschulen von Angehörigen/Bezugspersonen in Maßnahmen zum Gedächtnistraining
- Schaffen einer die Lernsituation begünstigenden Atmosphäre

9.41 Gedächtnis, Entwicklung der Ressourcen

Definition

Ein Pflegephänomen, bei dem ein Mensch seine Möglichkeiten, Informationen, Wahrnehmungen und Erfahrungen zu speichern und/oder sich später wieder daran zu erinnern stärken und/oder erweitern möchte.

Pflegediagnose 80263

Anmerkung der Autoren
Diese Pflegediagnose ist eine Gesundheitsdiagnose und beinhaltet keine möglichen Ursachen, sondern Ressourcen. Nähere Informationen zu Gesundheitsdiagnosen finden sich im einleitenden Abschnitt „Gesundheitspflegediagnosen".

9.41.1 Ressourcen

Die Ressourcen eines Menschen können körperlicher/funktioneller, psychischer und sozialer/umgebungsbedingter Art sein. Achten Sie immer auf eine umfassende Beurteilung der Ressourcen. Die folgende Aufzählung der Ressourcen kann individuell ergänzt werden.

9.41.1.1 **Körperliche/funktionelle Ressourcen**

- Ernährt sich entsprechend den Empfehlungen
- Nimmt die empfohlene Flüssigkeitsmenge zu sich (spezifizieren)
- Führt Gedächtnistraining durch
- Nutzt Erinnerungshilfen
- Verfügt über kognitive Fähigkeiten (spezifizieren)
- Schläft ausreichend (spezifizieren)
- Verfügt über Sinneswahrnehmung (spezifizieren)
- Hält Erholungsphasen ein
- Nimmt an Trainingsprogrammen teil (spezifizieren)

9.41.1.2 **Psychische Ressourcen**

- Verfügt über Abstraktionsvermögen
- Lässt Gefühle zu
- Verfügt über Aufmerksamkeit
- Verfügt über klare Bewusstseinslage
- Ist wach
- Zeigt Interesse (spezifizieren)
- Verfügt über Konzentration
- Verfügt über Lebensfreude
- Fühlt sich den Anforderungen gewachsen
- Verfügt über persönliche Werthaltungen (z. B. Religion, Weltanschauung, beruflicher Ethos, Ideale)

9.41.1.3 **Soziale/umgebungsbedingte Ressourcen**

- Erhält Unterstützung durch Bezugspersonen (spezifizieren)
- Die Bezugsperson gestaltet die Umgebung mit persönlichen Dingen
- Erhält angemessene Sinnesreize aus der Umgebung
- Verfügt über eine förderliche Lernumgebung (z. B. Ruhe, angenehme Atmosphäre)
- Hat Zugang zu Informationen (spezifizieren)

9.41.2 **Pflegeziele**

> **Übergeordnetes Ziel**
> Verfügt über die Kompetenz, die Gedächtnisleistung zu erhalten und/oder zu verbessern.

9.41.2.1 **Ziele im körperlichen/funktionellen Bereich**

- Wendet Techniken an, um das Gedächtnis zu trainieren (spezifizieren)
- Kleidet sich in der richtigen Reihenfolge an
- Spricht bekannte Personen mit dem richtigen Namen an
- Nimmt vereinbarte Termine wahr (spezifizieren)
- Führt vereinbarte Aktivitäten durch (spezifizieren)
- Nimmt die verordneten Medikamente zeitgerecht ein

- Nützt Sozialkontakte zum Gedankenaustausch
- Setzt gezielt Erinnerungshilfen ein (spezifizieren)

9.41.2.2 Ziele im psychischen Bereich

- Beschreibt positive und negative Einflussfaktoren für die Gedächtnisleistung
- Nennt Verhaltensweisen, die die Sicherheit gewährleisten
- Äußert den Wunsch, gedächtnisunterstützende Maßnahmen zu erlernen
- Beschreibt Maßnahmen, zur Erhaltung und/oder Verbesserung der Gedächtnisleistung
- Beschreibt die Bedeutung von Ruhepausen
- Äußert Zufriedenheit mit der Gedächtnisleistung
- Äußert, Freude am Gedächtnistraining zu haben

9.41.2.3 Ziele im sozialen/umgebungsbedingten Bereich

- Die Bezugsperson unterstützen Maßnahmen zum Gedächtnistraining
- Hat Zugang zu Informationen
- Erhält Unterstützung aus bestehenden finanziellen Ansprüchen

9.41.3 Pflegemaßnahmen

Die angeführten Maßnahmen sind beispielhaft und müssen individuell konkretisiert werden.

9.41.3.1 Pflegemaßnahmen im körperlichen/funktionellen Bereich

- Anleiten zu Konzentrationsübungen
- Anleiten zur selbstständigen Durchführung von Gedächtnistraining
- Anbieten von Erinnerungshilfen
- Einräumen von Zeit
- Anbieten von Merkhilfen („Eselsbrücken")
- Empfehlen, akustische/optische Reizen zur Erinnerung zu verwenden
- Empfehlen, einen regelmäßigen Tagesablauf zu planen
- Erinnern an geplante Aktivitäten bzw. Ruhepausen
- Motivieren, Gefühle auszudrücken
- Unterstützen, die Umgebung mit Gegenständen zur Förderung der Erinnerungsleistung zu gestalten
- Empfehlen, Unterstützung aus dem sozialen Umfeld einzubeziehen
- Anbieten von spezifischen Tests zur Gedächtnisleistungsdiagnostik

9.41.3.2 Pflegemaßnahmen im psychischen Bereich

- Informieren über positive und negative Einflussfaktoren
- Informieren über Sicherheitsmaßnahmen
- Informieren über die Bedeutung von Ruhepausen
- Informieren über verfügbare Unterstützungsangebote
- Beraten über Maßnahmen zur Förderung der Gedächtnisleistung
- Beraten über Hilfsmittel
- Beraten über die sichere Gestaltung der Umgebung

9.41.3.3 Pflegemaßnahmen im sozialen/ umgebungsbedingten Bereich

- Beraten der Bezugsperson zur Unterstützung des Betroffenen
- Anleiten der Bezugsperson in Maßnahmen des Gedächtnistrainings
- Informieren des sozialen Umfeld über die Maßnahmen des Betroffenen

9.42 Posttraumatische Reaktion, Risiko

Pflegediagnose 80281

Definition

Ein Pflegephänomen, bei dem ein Mensch das Risiko hat, aufgrund von Verhaltensweisen, die mit einem oder mehreren bekannten belastende/n Ereignisse/n in Zusammenhang stehen, Beeinträchtigung in der Alltagsbewältigung zu erleben.

Anmerkung der Autoren

Eine Risiko-Diagnose kann nicht durch Zeichen und Symptome belegt werden, da das Problem nicht aufgetreten ist und die Pflegemaßnahmen die Prävention bezwecken.

Ein Trauma ist ein vitales Diskrepanzerlebnis zwischen bedrohlichen Situationsfaktoren und den individuellen Bewältigungsmöglichkeiten, das mit Gefühlen von Hilflosigkeit und schutzloser Preisgabe einhergeht und so eine dauerhafte Erschütterung von Selbst- und Weltverständnis bewirkt. Der betroffene Mensch wird emotional verletzt.

Diese Pflegediagnose beinhaltet mehrere Pflegephänomene, wie z. B. Angst, sozialer Rückzug, Schmerzen, Aggression usw., die in Folge von traumatisierenden Ereignissen im Alltag auftreten. Für die Anwendung dieser Pflegediagnose ist eine abgeklärte Traumatisierung Voraussetzung. Vgl.:

- PD Machtlosigkeit
- PD Macht, Entwicklung der Ressourcen
- PD Hoffnungslosigkeit
- PD Hoffnung, Entwicklung der Ressourcen
- PD Coping des Betroffenen, beeinträchtigt
- PD Coping des Betroffenen, Entwicklung der Ressourcen

9.42.1 Risikofaktoren

9.42.1.1 Körperliche/funktionelle Risikofaktoren

- Inaktivität
- Beeinträchtigte Gesundheit (spezifizieren)
- Fieber (> 38,0 °C)
- Körperliche Verletzung
- Vergiftung (spezifizieren)

9.42.1.2 Psychische Risikofaktoren

- Hohe Intensität der persönlichen Anteilnahme am Ereignis
- Mangelnde innere Stabilität
- Beeinträchtigtes Selbstwertgefühl
- Rolle des/der Überlebenden
- Übertriebenes Verantwortungsgefühl

9.42.1.3 Soziale/umgebungsbedingte Risikofaktoren

- Behandlungsbedingte/diagnostische Maßnahmen (spezifizieren)
- Anästhesie
- Behandlungsbedingte Ruhigstellung und/oder Fixierung (spezifizieren)
- Behandlung im Brutkasten
- Operation im Gesichts-/Mund-/Halsbereich
- Ereignisse außerhalb der üblichen menschlichen Erfahrung
- Tragisches Geschehen mit Toten
- Epidemien
- Plötzliche Zerstörung des eigenen Heims oder der Gemeinde
- Unfreiwilliges Verlassen der Heimat
- Schwerwiegende Bedrohung oder Verletzung der eigenen Person oder eines geliebten Menschen
- Katastrophen
- Arbeitsunfall
- Verkehrsunfall
- Opfer von aggressiven Handlungen
- Entführung
- Physischer Missbrauch (spezifizieren)
- Psychischer Missbrauch (spezifizieren)
- Kriegserfahrungen
- Opfer krimineller Handlungen (z. B. Folter)
- Terroranschläge
- Vergewaltigung
- Augenzeuge von Verstümmelungen
- Augenzeuge von gewaltsamen Todesfällen
- Augenzeuge von Schreckenssituationen (spezifizieren)
- Fehlendes soziales Netzwerk (z. B. Familie, Freunde, Kollegen)
- Trennung
- Mangelnde Unterstützung durch das soziale Umfeld (spezifizieren)

9.42.2 Ressourcen

9.42.2.1 Körperliche/funktionelle Ressourcen

- Führt regelmäßige sportliche Aktivitäten durch (z. B. Spazierengehen, Nordic Walking, Hometrainer)
- Bringt Gefühle zum Ausdruck (verbal/nonverbal)
- Verfügt über intakte körperliche Integrität
- Kommt alltäglichen Pflichten nach
- Beteiligt sich an Aktivitäten (spezifizieren)

9.42.2.2 Psychische Ressourcen

- Akzeptiert Unterstützung
- Bezieht Kraft aus der Religion
- Innere Stabilität
- Verfügt über ein positives Selbstwertgefühl

- Zeigt Verantwortungsbewusstsein
- Verfügt über Wissen zu Entspannungsübungen
- Kennt Verhaltensweisen, die die Sicherheit gewährleisten

9.42.2.3 Soziale/umgebungsbedingte Ressourcen

- Die Bezugsperson nimmt mit dem/der Betroffenen an Aktivitäten teil
- Die Bezugsperson erkennt Zeichen, die eine therapeutische Intervention notwendig machen
- Verfügt über unterstützende zwischenmenschliche Beziehungen
- Verfügt über ein soziales Netzwerk (z. B. Familie, Freunde, Kollegen)
- Erhält Unterstützung durch das soziale Umfeld (spezifizieren)
- Lebt in vertrauter Umgebung

9.42.3 Pflegeziele

> **Übergeordnetes Ziel**
> Findet individuelle Strategien zum Umgang mit der Traumatisierung und wendet diese an.

9.42.3.1 Ziele im körperlichen/funktionellen Bereich

- Teilt Bedürfnisse und Gefühle für das soziale Umfeld verstehbar mit
- Führt eine Risikoeinschätzung durch
- Berichtet über einen erholsamen Schlaf
- Ist aktiv bei der Trauerbewältigung (spezifizieren)
- Bewältigt den Alltag selbstständig
- Beteiligt sich an Tagesaktivitäten (spezifizieren)
- Wendet erlernte Fähigkeiten bedarfsgerecht an (spezifizieren)
- Schreibt Erlebnisse nieder
- Teilt Erlebnisse der Bezugsperson mit
- Nimmt professionelle Unterstützungsangebote in Anspruch
- Merkt sich neue Aufgabenstellungen und handelt danach
- Bezieht Erfahrungen in das Alltagshandeln ein (spezifizieren)
- Zeigt Selbstkontrolle in sozialen Interaktionen
- Führt Alltagsaktivitäten konzentriert durch
- Spricht über Gefühle
- Pflegt soziale Beziehungen
- Wendet sich an die Pflegenden/die Bezugsperson, wenn Angstgefühle auftreten
- Trifft eigenständig Entscheidungen, wenn unterschiedliche Angebote vorliegen

9.42.3.2 Ziele im psychischen Bereich

- Beschreibt Verhaltensweisen, die die innere Ruhe stärken
- Beschreibt Verhaltensweisen, die das Sicherheitsgefühl erhöhen
- Beschreibt Maßnahmen, die zur Bewältigung der akuten Belastung beitragen
- Nennt vorhandene Unterstützungsmöglichkeiten

- Äußert Bereitschaft, Unterstützungsangebote in Anspruch zu nehmen (spezifizieren)
- Äußert den Wunsch, Entspannungsmethoden zu erlernen
- Äußert den Wunsch, die alltäglichen Verpflichtungen bewältigen zu können
- Äußert ein positives Selbstbild
- Äußert den Willen zu leben
- Äußert, Hoffnung zu haben
- Äußert Interesse an Informationen zur eigenen Stabilisierung
- Äußert sich sicher zu fühlen
- Äußert den Wunsch, Entspannungsmethoden zu erlernen

9.42.3.3 Ziele im sozialen/umgebungsbedingten Bereich

- Erfährt Unterstützung durch das soziale Umfeld
- Die Bezugsperson beherrscht Entspannungsmethoden (spezifizieren)
- Die Bezugsperson unterstützt beim Aufbau eines sozialen Netzes

9.42.4 Pflegemaßnahmen

Die angeführten Maßnahmen sind beispielhaft und müssen individuell konkretisiert werden.

9.42.4.1 Pflegemaßnahmen im körperlichen/funktionellen Bereich

- Achten auf verbale/nonverbale Verhaltensweisen (Sprache, Gestik, Mimik)
- Kommunizieren mit einfachen Wörtern
- Stellen geschlossener Fragen, falls nur mit „Ja" und „Nein" geantwortet werden kann
- Vergewissern, ob die Mitteilungen verstanden wurden
- Aufmerksam machen auf eine mögliche Diskrepanz in der verbalen und in der nonverbalen Kommunikation
- Klar und deutlich sprechen
- Unterstützen bei Aktivitäten des täglichen Lebens
- Überwachen der Medikamenteneinnahme
- Anbieten von Hilfe beim Erlernen von stressreduzierenden Techniken
- Unterstützen, die eigenen Stärken zu nutzen
- Unterstützen, erlebte Gefühle auszusprechen

9.42.4.2 Pflegemaßnahmen im psychischen Bereich

- Berücksichtigen persönlicher Bedürfnisse (spezifizieren)
- Vermitteln einer ruhigen, stressfreien Haltung
- Vermitteln von Sicherheit durch Anwesenheit
- Aufbauen einer therapeutischen Beziehung, damit auf Wunsch des Betroffenen frei über Gefühle und Befürchtungen gesprochen werden kann
- Anbieten von Gesprächen
- Einplanen von Zeit für Gespräche
- Geben von Orientierungshilfen und Unterstützen bei der Reorientierung
- Akzeptieren der individuellen Art und Weise sich mit der Situation auseinanderzusetzen

— Akzeptieren von Gefühlen des Ärgers und der Wut
— Ermutigen zu einer psychiatrischen Konsultation, wenn keine Zeichen des Fortschrittes bei der sozialen Anpassung sichtbar sind
— Informieren über Möglichkeiten der Psychotherapie
— Besprechen von Veränderungen der Lebensweise und ihren Einfluss auf die Genesung
— Informieren der Bezugsperson über verfügbare Unterstützungsangebote
— Informieren über Familien-/Eheberatungen

9.42.4.3 Pflegemaßnahmen im sozialen/ umgebungsbedingten Bereich

— Einbeziehen der Kenntnisse und Erfahrungen der Bezugsperson
— Unterstützen bei der Einvernahme durch Behörden
— Anleiten der Bezugsperson, bestmögliche Unterstützung zu geben
— Vermeiden von Aktivitäten, durch welche die Trauma-Symptome verstärkt werden (laute Geräusche, schmerzhafte Behandlung, helles Licht oder Dunkelheit)
— Bereitstellen von Hilfe bei Sorgen über weitere Auswirkungen im Zusammenhang mit dem Ereignis (z. B. Gerichtsvorladung, Beziehung zu Bezugsperson, Versicherung)

9

9.43 Posttraumatische Reaktion

Pflegediagnose 80282

Definition

Ein Pflegephänomen, bei dem ein Mensch Verhaltensweisen zeigt, die mit einem oder mehreren bekannten belastende/n Ereignisse/n in Zusammenhang stehen, durch die er in der Bewältigung des Alltags beeinträchtigt ist.

Anmerkung der Autoren

Ein Trauma ist ein vitales Diskrepanzerlebnis zwischen bedrohlichen Situationsfaktoren und den individuellen Bewältigungsmöglichkeiten. Dieses Missverhältnis von Belastung und Ressourcen geht mit Gefühlen von Hilflosigkeit und schutzloser Preisgabe einher und bewirkt so eine dauerhafte Erschütterung von Selbst- und Weltverständnis. Der betroffene Mensch wird emotional verletzt.

Diese Pflegediagnose beinhaltet mehrere Pflegephänomene, wie z. B. Angst, sozialer Rückzug, Schmerzen, Aggression usw., die in Folge von traumatisierenden Ereignissen im Alltag auftreten. Für die Anwendung dieser Pflegediagnose ist eine abgeklärte Traumatisierung Voraussetzung. Vgl.:

— PD Machtlosigkeit
— PD Macht, Entwicklung der Ressourcen
— PD Hoffnungslosigkeit
— PD Hoffnung, Entwicklung der Ressourcen
— PD Coping des Betroffenen, beeinträchtigt
— PD Coping des Betroffenen, Entwicklung der Ressourcen

9.43.1 Ätiologie

9.43.1.1 Körperliche/funktionelle Ursachen

- Inaktivität
- Beeinträchtigte Gesundheit (spezifizieren)
- Fieber (> 38,0 °C)
- Körperliche Verletzung
- Vergiftung (spezifizieren)

9.43.1.2 Psychische Ursachen

- Hohe Intensität der persönlichen Anteilnahme am Ereignis
- Mangelnde innere Stabilität
- Beeinträchtigtes Selbstwertgefühl
- Rolle des/der Überlebenden
- Übertriebenes Verantwortungsgefühl

9.43.1.3 Soziale/umgebungsbedingte Ursachen

- Behandlungsbedingte/diagnostische Maßnahmen (spezifizieren)
- Anästhesie
- Behandlungsbedingte Ruhigstellung und/oder Fixierung (spezifizieren)
- Behandlung im Brutkasten
- Operation im Gesichts-/Mund-/Halsbereich
- Ereignisse außerhalb der üblichen menschlichen Erfahrung
- Tragisches Geschehen mit Toten
- Epidemien
- Plötzliche Zerstörung des eigenen Heims oder der Gemeinde
- Unfreiwilliges Verlassen der Heimat
- Schwerwiegende Bedrohung oder Verletzung der eigenen Person oder eines ge-liebten Menschen
- Katastrophen
- Arbeitsunfall
- Verkehrsunfall
- Opfer von aggressiven Handlungen
- Entführung
- Physischer Missbrauch (spezifizieren)
- Psychischer Missbrauch (spezifizieren)
- Kriegserfahrungen
- Opfer krimineller Handlungen (z. B. Folter)
- Terroranschläge
- Vergewaltigung
- Augenzeuge von Verstümmelungen
- Augenzeuge von gewaltsamen Todesfällen
- Augenzeuge von Schreckenssituationen (spezifizieren)
- Fehlendes soziales Netzwerk (z. B. Familie, Freunde, Kollegen)
- Trennung
- Mangelnde Unterstützung durch das soziale Umfeld (spezifizieren)

9.43.2 **Symptome**

9.43.2.1 **Aus der Sicht des Betroffenen**

- Konzentrationsschwierigkeiten
- Traurigkeit
- Aggressive Gedanken
- Überempfindlichkeit auf Sinnesreize
- Herzklopfen
- Ärger
- Wut
- Zorn
- Rache
- Wiederholte Träume
- Albträume
- Übertriebene Schreckhaftigkeit
- Gefühl der Hilflosigkeit
- Panikgefühle
- Entfremdung
- Leugnen
- Entsetzen
- Niedergeschlagenheit
- Angst
- Selbstvorwürfe
- Furcht
- Magenbeschwerden
- Wiederkehrende Erinnerungen
- Entfremdungsgefühl
- Taubheitsgefühl
- Anhaltendes Gefährdungsgefühl
- Beeinträchtigte Intimität
- Verminderte Selbstachtung
- Schlafstörungen
- Suizidversuche
- Sprachloses Entsetzen, kann über das Ereignis nicht berichten
- Vermeidung von Reizen, die mit dem Trauma in Verbindung stehen, um die dazugehörigen Gefühle nicht wieder erleben zu müssen
- Innere Unruhe

9.43.2.2 **Aus der Sicht der Pflegeperson**

- Aggressionen gegen sich
- Aggressionen gegen andere
- Enuresis
- Erhöhte Wachsamkeit
- Veränderte Gemütszustände
- Medikamenten-, Drogen- und Suchtmittelmissbrauch

- Distanzierung
- Psychogene Amnesie
- Reizbarkeit
- Rückzug
- Zwanghaftes Verhalten
- Verdrängung
- Dissoziation
- Flucht
- Erstarrung
- Flash back (Wiedererleben früherer Gefühlszustände)
- Übermäßige Wachheit/Hypervigilanz
- Misstrauen

9.43.3 Ressourcen

Die Ressourcen eines Menschen können körperlicher/funktioneller, psychischer und sozialer/umgebungsbedingter Art sein. Achten Sie immer auf eine umfassende Beurteilung der Ressourcen. Die folgende Aufzählung der Ressourcen kann individuell ergänzt werden.

9.43.3.1 Körperliche/funktionelle Ressourcen
- Führt regelmäßige sportliche Aktivitäten durch (z. B. Spazierengehen, Nordic Walking, Hometrainer)
- Bringt Gefühle zum Ausdruck (verbal/nonverbal)
- Verfügt über intakte körperliche Integrität
- Kommt alltäglichen Pflichten nach
- Beteiligt sich an Aktivitäten (spezifizieren)

9.43.3.2 Psychische Ressourcen
- Akzeptiert Unterstützung
- Bezieht Kraft aus der Religion
- Innere Stabilität
- Verfügt über ein positives Selbstwertgefühl
- Zeigt Verantwortungsbewusstsein
- Verfügt über Wissen zu Entspannungsübungen
- Kennt Verhaltensweisen, die die Sicherheit gewährleisten

9.43.3.3 Soziale/umgebungsbedingte Ressourcen
- Die Bezugsperson nimmt mit dem/der Betroffenen an Aktivitäten teil
- Die Bezugsperson erkennt Zeichen, die eine therapeutische Intervention notwendig machen
- Verfügt über unterstützende zwischenmenschliche Beziehungen
- Verfügt über ein soziales Netzwerk (z. B. Familie, Freunde, Kollegen)
- Erhält Unterstützung durch das soziale Umfeld (spezifizieren)
- Lebt in vertrauter Umgebung

9.43.4 Pflegeziele

Übergeordnetes Ziel
Teilt mit, dass sich die Beschwerden auf ein erträgliches Maß reduziert haben.

9.43.4.1 Ziele im körperlichen/funktionellen Bereich
- Beschreibt Verhaltensweisen, die die innere Ruhe stärken
- Teilt Bedürfnisse und Gefühle für das soziale Umfeld verstehbar mit
- Führt eine Risikoeinschätzung durch
- Spricht über einen erholsamen Schlaf
- Ist aktiv bei der Trauerbewältigung (spezifizieren)
- Bewältigt den Alltag selbstständig
- Beteiligt sich an Tagesaktivitäten (spezifizieren)
- Wendet erlernte Fähigkeiten bedarfsgerecht an (spezifizieren)
- Schreibt Erlebnisse nieder
- Nimmt professionelle Unterstützungsangebote in Anspruch
- Merkt sich neue Aufgabenstellungen und handelt danach
- Bezieht Erfahrungen in das Alltagshandeln ein (spezifizieren)
- Zeigt Selbstkontrolle in sozialen Interaktionen
- Führt Alltagsaktivitäten konzentriert durch
- Spricht über Gefühle
- Teilt der Bezugsperson Erlebnisse mit
- Pflegt soziale Beziehungen
- Wendet sich an die Pflegenden/die Bezugsperson, wenn starke Angstgefühle auftreten
- Trifft eigenständig Entscheidungen, wenn unterschiedliche Angebote vorliegen

9.43.4.2 Ziele im psychischen Bereich
- Beschreibt Verhaltensweisen, die das Sicherheitsgefühl erhöhen
- Beschreibt Maßnahmen, die zur Bewältigung der akuten Belastung beitragen
- Benennt Maßnahmen zur Verbesserung des Schlafs
- Nennt vorhandene Unterstützungsmöglichkeiten
- Äußert Bereitschaft, Unterstützungsangebote in Anspruch zu nehmen (spezifizieren)
- Äußert den Wunsch, Entspannungsmethoden zu erlernen
- Äußert den Wunsch, die alltäglichen Verpflichtungen bewältigen zu können
- Äußert ein positives Selbstbild
- Zeigt, dass eine Situation von Anfang bis zum Ende durchdacht werden kann – erreicht das Denkziel
- Äußert den Willen zu leben
- Teilt mit, Hoffnung zu haben
- Äußert Interesse an Informationen zur eigenen Stabilisierung
- Äußert sich sicher zu fühlen

9.43.4.3 Ziele im sozialen/umgebungsbedingten Bereich
- Erfährt Unterstützung durch das soziale Umfeld
- Die Bezugsperson beherrscht Entspannungsmethoden (spezifizieren)

9.43.5 Pflegemaßnahmen

Die angeführten Maßnahmen sind beispielhaft und müssen individuell konkretisiert werden.

9.43.5.1 Pflegemaßnahmen im körperlichen/funktionellen Bereich
- Achten auf verbale/nonverbale Verhaltensweisen (Sprache, Gestik, Mimik)
- Kommunizieren mit einfachen Wörtern
- Stellen geschlossener Fragen, falls nur mit „Ja" und „Nein" geantwortet werden kann
- Vergewissern, ob die Mitteilungen verstanden wurden
- Aufmerksam machen auf eine mögliche Diskrepanz in der verbalen und in der nonverbalen Kommunikation
- Klar und deutlich sprechen
- Unterstützen bei Aktivitäten des täglichen Lebens
- Überwachen der Medikamenteneinnahme
- Anbieten von Hilfe beim Erlernen von stressreduzierenden Techniken
- Unterstützen, die eigenen Stärken zu nutzen
- Unterstützen, erlebte Gefühle auszusprechen

9.43.5.2 Pflegemaßnahmen im psychischen Bereich
- Berücksichtigen persönlicher Bedürfnisse (spezifizieren)
- Vermitteln einer ruhigen, stressfreien Haltung
- Vermitteln von Sicherheit durch Anwesenheit
- Aufbauen einer therapeutischen Beziehung
- Anbieten von Gesprächen
- Einplanen von Zeit für Gespräche
- Geben von Orientierungshilfen und Unterstützen bei der Reorientierung
- Akzeptieren der individuellen Art und Weise sich mit der Situation auseinanderzusetzen
- Akzeptieren von Gefühlen des Ärgers und der Wut
- Anpassen der Gesprächsthemen an die Wünsche des Betroffenen (nicht auf das Besprechen des traumatischen Ereignisses hinführen oder drängen)
- Halten der Diskussion auf der Gefühlsebene, anstatt das Erlebnis zu intellektualisieren
- Unterstützen, Faktoren zu erkennen, die möglicherweise eine Retraumatisierung hervorrufen können
- Besprechen des möglichen Wiederauftretens von Erinnerungen und Reaktionen beim Jahrestag
- Informieren, dass das Wiederaufleben von Gedanken und Gefühlen normal ist
- Ermutigen zu einer psychiatrischen Konsultation, wenn keine Zeichen des Fortschrittes bei der sozialen Anpassung sichtbar sind

- Informieren über Möglichkeiten der Psychotherapie
- Besprechen von Veränderungen der Lebensweise und ihren Einfluss auf die Genesung
- Informieren der Bezugsperson über Selbsthilfegruppen, um den Patienten besser zu verstehen und Anregungen zu erhalten, mit der Situation umzugehen
- Informieren über Familien-/Eheberatungen

9.43.5.3 Pflegemaßnahmen im sozialen/umgebungsbedingten Bereich

- Einbeziehen der Kenntnisse und Erfahrungen der Bezugsperson
- Unterstützen bei der Einvernahme durch Behörden
- Anleiten der Bezugsperson, bestmögliche Unterstützung zu geben
- Vermeiden von Aktivitäten, durch welche die Trauma-Symptome verstärkt werden (laute Geräusche, schmerzhafte Behandlung, helles Licht oder Dunkelheit)
- Bereitstellen von Hilfe bei Sorgen über weitere Auswirkungen im Zusammenhang mit dem Ereignis (z. B. Gerichtsvorladung, Beziehung zu Bezugsperson, Versicherung)

9.44 Angst, Risiko

Pflegediagnose 80291

Definition

Ein Pflegephänomen, bei dem ein Mensch ein Risiko hat, ein unangenehmes Gefühl aufgrund einer Bedrohung und/oder Ungewissheit zu empfinden.

Anmerkung der Autoren

Eine Risiko-Diagnose kann nicht durch Zeichen und Symptome belegt werden, da das Problem nicht aufgetreten ist und die Pflegemaßnahmen die Prävention bezwecken.

Der Begriff Angst grenzt sich von der Furcht dadurch ab, dass sich Furcht meist auf eine konkret beschreibbare Bedrohung bezieht (gerichtete Angst), Angst ist dagegen meist ein ungerichteter Gefühlszustand.

Im Alltag werden die Begriffe „Angst" und „Furcht" häufig synonym verwendet. Für die Pflegepraxis führt diese Unterscheidung ebenfalls zu keiner differenzierten Vorgangsweise. Aus diesem Grund werden beide Phänomene in der PD Angst zusammengefasst.

9.44.1 Risikofaktoren

9.44.1.1 Körperliche/funktionelle Risikofaktoren

- Beeinträchtigte Bewältigungsformen (spezifizieren)
- Beeinträchtigte Energie/Kraft
- Beeinträchtigtes Gedächtnis
- Veränderung des Gesundheitszustandes

- Beeinträchtigte kognitive Fähigkeiten (spezifizieren)
- Beeinträchtigte Kommunikation (spezifizieren)
- Somatische Beschwerden (spezifizieren)
- Beeinträchtigte Orientierung (spezifizieren)
- Schmerzen
- Beeinträchtigte Sinneswahrnehmung (spezifizieren)
- Suchtmittelkonsum (spezifizieren)
- Erlerntes Verhaltensmuster (spezifizieren)

9.44.1.2 Psychische Risikofaktoren

- Mangelnde Erfahrung
- Fehlende Zukunftsperspektiven
- Beeinträchtigtes Gefühl innerer Ruhe
- Stress
- Mangelndes Gefühl, geliebt zu werden
- Gefühl der Machtlosigkeit (spezifizieren)
- Mangelndes Selbstvertrauen
- Gefühl, der Situation nicht gewachsen zu sein (spezifizieren)
- Mangelndes Vertrauen in die eigenen Fähigkeiten
- Beeinträchtigtes Selbstwertgefühl
- Erleben eines unberechenbaren Alltags
- Beeinträchtigtes Sinnerleben (z. B. Glaubensfragen)
- Mangelndes Vertrauen in das soziale Umfeld
- Mangelndes Wissen (spezifizieren)
- Beeinträchtigtes Wissen über bestehende Regeln (formell/informell)

9.44.1.3 Soziale/umgebungsbedingte Risikofaktoren

- Ungesicherte Grundbedürfnisse
- Mangelnde soziale Absicherung
- Behandlungsbedingte/diagnostische Maßnahmen (spezifizieren)
- Mangelnde finanzielle Mittel
- Belastende Lebenssituation (spezifizieren)
- Mangelnde Anerkennung und Respekt durch das soziale Umfeld
- Mangelnde Wahlmöglichkeiten
- Mangelnde Intimsphäre
- Manipulation durch das soziale Umfeld (Übertragung oder Einfluss von außen)
- Drohender Verlust
- Mangelnde Unterstützung durch das soziale Umfeld (spezifizieren)
- Fehlen eines vertrauten sozialen Umfeldes
- Mangelhaft an individuelle Bedürfnisse angepasstes Wohnumfeld (spezifizieren)
- Mangelnde Gestaltungsmöglichkeiten (spezifizieren)
- Mangelnde Vertrautheit der Umgebung (spezifizieren)
- Fehlende Verfügbarkeit von geeigneten Hilfsmitteln (spezifizieren)
- Mangelnde Verfügbarkeit von individuell notwendige Ressourcen (spezifizieren)
- Beeinträchtigter Zugang zu Gesundheitseinrichtungen
- Mangelnder Zugang zu Informationen (spezifizieren)
- Beeinträchtigter Zugang zu sozialen Einrichtungen

9.44.2 Ressourcen

Die Ressourcen eines Menschen können körperlicher/funktioneller, psychischer und sozialer/umgebungsbedingter Art sein. Achten Sie immer auf eine umfassende Beurteilung der Ressourcen. Die folgende Aufzählung der Ressourcen kann individuell ergänzt werden.

9.44.2.1 Körperliche/funktionelle Ressourcen
- Führt regelmäßig körperliche Aktivitäten durch
- Verfügt über Energie/Kraft
- Wendet Entspannungsmethoden an
- Verfügt über Gedächtnis (spezifizieren)
- Pflegt Gewohnheiten
- Verwendet Hilfsmittel zum Ausgleich sensorischer Defizite (z. B. Brille, Hörapparat)
- Verfügt über kognitive Fähigkeiten (spezifizieren)
- Kommuniziert verbal/nonverbal (spezifizieren)
- Bringt Gefühle zum Ausdruck (verbal/nonverbal)
- Verfügt über die Fähigkeit sich zu orientieren (spezifizieren)
- Ist schmerzfrei
- Verfügt über Sinneswahrnehmung (spezifizieren)

9.44.2.2 Psychische Ressourcen
- Verfügt über Erfahrung
- Verfügt über Zukunftsperspektiven
- Äußert das Gefühl innerer Ruhe
- Fühlt sich geliebt
- Hat das Gefühl, Abläufe oder Situationen kontrollieren zu können
- Verfügt über Selbstvertrauen
- Verfügt über Vertrauen in die eigenen Fähigkeiten
- Verfügt über ein positives Selbstwertgefühl
- Erlebt den Alltag als berechenbar
- Erlebt Sinn im Leben
- Zeigt Vertrauen in das soziale Umfeld
- Verfügt über Wissen (spezifizieren)
- Verfügt über Wissen zu Entspannungsübungen
- Verfügt über Wissen zu bestehenden Regeln (formell/informell)
- Hat Ziele

9.44.2.3 Soziale/umgebungsbedingte Ressourcen
- Verfügt über gesicherte Grundbedürfnisse
- Ist sozial abgesichert
- Verfügt über finanzielle Mittel
- Lebt in einer intakten Partnerschaft

- Erhält Anerkennung und Respekt durch das soziale Umfeld
- Verfügt über Wahlmöglichkeiten
- Verfügt über Intimsphäre
- Erhält Unterstützung durch das soziale Umfeld (spezifizieren)
- Lebt in einem Wohnumfeld, das den individuellen Bedürfnissen entspricht (spezifizieren)
- Verfügt über Gestaltungsmöglichkeiten (spezifizieren)
- Lebt in vertrauter Umgebung
- Verfügt über geeignete Hilfsmittel (spezifizieren)
- Verfügt über individuell notwendige Ressourcen (spezifizieren)
- Hat Zugang zu Gesundheitseinrichtungen
- Hat Zugang zu Informationen (spezifizieren)
- Hat Zugang zu sozialen Einrichtungen

9.44.3 Pflegeziele

Übergeordnetes Ziel
Berichtet, einer potenziell angstbesetzten Situation auf kontrollierte Art und Weise begegnen zu können.

9.44.3.1 Ziele im körperlichen/funktionellen Bereich
- Bewältigt den Alltag selbstständig und spannungsfrei
- Spricht die Angst aus
- Setzt Methoden/Techniken ein, die das Sicherheitsgefühl stärken
- Reagiert positiv auf Maßnahmen zur Entspannung
- Spricht mit der Bezugsperson über vorhandene Gefühle

9.44.3.2 Ziele im psychischen Bereich
- Nennt Skills, die in Angstsituationen eingesetzt werden können (spezifizieren)
- Beschreibt Verhaltensweisen, die das Sicherheitsgefühl erhöhen
- Beschreibt Strategien zur Angstbewältigung
- Äußert den Wunsch, Entspannungsmethoden zu erlernen
- Beschreibt die Auslöser der Angst
- Nennt verfügbare Unterstützungsangebote
- Spricht aus, sich zukünftigen angstbesetzten Situationen gewachsen zu fühlen

9.44.3.3 Ziele im sozialen/umgebungsbedingten Bereich
- Bezugsperson vermittelt Sicherheit
- Bezugsperson unterstützt beim Spannungsabbau
- Bezugsperson unterstützt beim Trainieren von Bewältigungsstrategien
- Umfeld ist angstreduzierend gestaltet (spezifizieren)

9.44.4 Pflegemaßnahmen

Die angeführten Maßnahmen sind beispielhaft und müssen individuell konkretisiert werden.

9.44.4.1 Pflegemaßnahmen im körperlichen/funktionellen Bereich

- Anbieten von Maßnahmen zur Entspannung (spezifizieren)
- Schulen von Entspannungstechniken (spezifizieren)
- Anbieten von Beschäftigungsmöglichkeiten
- Anleiten zur Selbstbeobachtung
- Unterstützen bei der Durchführung eines Übungs-/Aktivitätsprogramms (spezifizieren)
- Üben des Umgangs mit angstauslösenden Situationen
- Ermutigen, Gefühle zuzulassen und auszudrücken
- Begleiten des Betroffenen während akuter Angstzustände

9.44.4.2 Pflegemaßnahmen im psychischen Bereich

- Unterstützen, das eigene verbale und nonverbale Verhalten wahrzunehmen
- Anerkennen der Angst des/der Betroffenen
- Unterstützen, die Risikofaktoren für Angst zu erkennen
- Informieren über Strategien zur Bewältigung von Angstsituationen
- Informieren über Möglichkeiten des Schmerzmanagements
- Beraten über Möglichkeiten, negative Selbstbeeinflussung zu durchbrechen
- Informieren über verfügbare Unterstützungsangebote
- Geben von positivem Feedback

9.44.4.3 Pflegemaßnahmen im sozialen/umgebungsbedingten Bereich

- Anpassen der Umgebungsreize an die Situation des Betroffenen
- Informieren der Bezugsperson über angstauslösende Faktoren
- Anleiten der Bezugsperson im Umgang mit Angstzuständen

9.45 Angst

Pflegediagnose 80292

> **Definition**
>
> Ein Pflegephänomen, bei dem ein Mensch ein unangenehmes Gefühl aufgrund einer Bedrohung und/oder Ungewissheit empfindet.

Anmerkung der Autoren

Der Begriff Angst grenzt sich von der Furcht dadurch ab, dass sich Furcht meist auf eine konkret beschreibbare Bedrohung bezieht (gerichtete Angst), Angst ist dagegen meist ein ungerichteter Gefühlszustand.

Im Alltag werden die Begriffe „Angst" und „Furcht" häufig synonym verwendet. Für die Pflegepraxis führt diese Unterscheidung ebenfalls zu keiner differenzierten Vorgangsweise. Aus diesem Grund werden beide Phänomene in der PD Angst zusammengefasst.

9.45.1 Ätiologie

9.45.1.1 Körperliche/funktionelle Ursachen

- Beeinträchtigte Bewältigungsformen (spezifizieren)
- Beeinträchtigte Energie/Kraft
- Beeinträchtigtes Gedächtnis
- Bedrohung oder Veränderung des Gesundheitszustandes
- Beeinträchtigte kognitive Fähigkeiten (spezifizieren)
- Beeinträchtigte Kommunikation (spezifizieren)
- Somatische Beschwerden (spezifizieren)
- Beeinträchtigte Orientierung (spezifizieren)
- Schmerzen
- Beeinträchtigte Sinneswahrnehmung (spezifizieren)
- Suchtmittelkonsum (spezifizieren)
- Erlerntes Verhaltensmuster (spezifizieren)

9.45.1.2 Psychische Ursachen

- Mangelnde Erfahrung
- Fehlende Zukunftsperspektiven
- Beeinträchtigtes Gefühl innerer Ruhe
- Stress
- Mangelndes Gefühl, geliebt zu werden
- Gefühl der Machtlosigkeit (spezifizieren)
- Mangelndes Selbstvertrauen
- Gefühl, der Situation nicht gewachsen zu sein (spezifizieren)
- Mangelndes Vertrauen in die eigenen Fähigkeiten
- Beeinträchtigtes Selbstwertgefühl
- Erleben eines unberechenbaren Alltags
- Beeinträchtigtes Sinnerleben (z. B. Glaubensfragen)
- Mangelndes Vertrauen in das soziale Umfeld
- Mangelndes Wissen (spezifizieren)
- Beeinträchtigtes Wissen über bestehende Regeln (formell/informell)
- Fehlende Ziele

9.45.1.3 Soziale/umgebungsbedingte Ursachen

- Ungesicherte Grundbedürfnisse
- Mangelnde soziale Absicherung
- Behandlungsbedingte/diagnostische Maßnahmen (spezifizieren)
- Mangelnde finanzielle Mittel
- Belastende Lebenssituation (spezifizieren)
- Mangelnde Anerkennung und Respekt durch das soziale Umfeld
- Mangelnde Wahlmöglichkeiten
- Mangelnde Intimsphäre

- Manipulation durch das soziale Umfeld (Übertragung oder Einfluss von außen)
- Drohender Verlust
- Mangelnde Unterstützung durch das soziale Umfeld (spezifizieren)
- Fehlen eines vertrauten sozialen Umfeldes
- Mangelhaft an individuelle Bedürfnisse angepasstes Wohnumfeld (spezifizieren)
- Mangelnde Gestaltungsmöglichkeiten (spezifizieren)
- Mangelnde Vertrautheit der Umgebung (spezifzieren)
- Fehlende Verfügbarkeit von geeigneten Hilfsmitteln (spezifizieren)
- Mangelnde Verfügbarkeit von individuell notwendigen Ressourcen (spezifizieren)
- Beeinträchtigter Zugang zu Gesundheitseinrichtungen
- Mangelnder Zugang zu Informationen (spezifizieren)
- Beeinträchtigter Zugang zu sozialen Einrichtungen

9.45.2 Symptome

9.45.2.1 Aus der Sicht des Betroffenen

- Anspannung
- Ungewissheit
- Starke Erregung
- Verzweiflung
- Besorgnis
- Unsicherheit
- Unzulänglichkeit
- Unruhe
- Nervosität
- Gefühl der Hilflosigkeit
- Gefühl der Hoffnungslosigkeit
- Entsetzen
- Panik
- Gefühl eines drohenden Unheils
- Vermehrter Harndrang
- Vermehrter Stuhldrang
- Denkblockaden
- Müdigkeit
- Erschöpfung
- Bewusstes Wahrnehmen der körperlichen Symptome
- Mundtrockenheit
- Schmerzen
- Zittern
- Beeinträchtigter Schlaf
- Schwitzen
- Übelkeit
- Einschnürendes Gefühl
- Erhöhte Aufmerksamkeit
- Kühle Hände/Füße (Vasokonstriktion)
- Kältegefühl

- Schreien
- Nesteln
- Appetitlosigkeit
- Weinen
- Kontrollverlust

9.45.2.2 Aus der Sicht der Pflegeperson

- Erhöhte Vorsicht, Lauern (Umherschauen, Mustern der Umgebung)
- Meidet Blickkontakt
- Ziellose Betätigung
- Fahrige Bewegungen
- Erhöhte Reizbarkeit
- Ruhelosigkeit
- Zitternde Stimme
- Ichbezogenheit
- Wiederholtes Fragen
- Beeinträchtigte Aufnahmefähigkeit
- Eingeschränkte Wahrnehmung
- Eingeschränkte Aufmerksamkeit
- Eingeschränkte Konzentrationsfähigkeit
- Verminderte Problemlösungs-/Lernfähigkeit
- Gewichtsverlust
- Zeichen der Anspannung (Muskeln, Gesicht)
- Erweiterte Pupillen
- Tachykardie
- Blutdruckanstieg/-abfall
- Flachere und schnellere Atmung
- Aggression
- Rückzug
- Apathie
- Vermeidungsstrategien
- Impulsivität
- Fluchtverhalten

9.45.3 Ressourcen

Die Ressourcen eines Menschen können körperlicher/funktioneller, psychischer und sozialer/umgebungsbedingter Art sein. Achten Sie immer auf eine umfassende Beurteilung der Ressourcen. Die folgende Aufzählung der Ressourcen kann individuell ergänzt werden.

9.45.3.1 Körperliche/funktionelle Ressourcen

- Führt regelmäßig körperliche Aktivitäten durch
- Verfügt über Energie/Kraft
- Wendet Entspannungsmethoden an
- Verfügt über Gedächtnis (spezifizieren)
- Pflegt Gewohnheiten

— Verwendet Hilfsmittel zum Ausgleich sensorischer Defizite (z. B. Brille, Hörapparat)
— Verfügt über kognitive Fähigkeiten (spezifizieren)
— Kommuniziert verbal/nonverbal (spezifizieren)
— Bringt Gefühle zum Ausdruck (verbal/nonverbal)
— Verfügt über die Fähigkeit sich zu orientieren (spezifizieren)
— Ist schmerzfrei
— Verfügt über Sinneswahrnehmung (spezifizieren)

9.45.3.2 Psychische Ressourcen
— Verfügt über Erfahrung
— Verfügt über Zukunftsperspektiven
— Fühlt sich frei von Stressbelastung
— Äußert das Gefühl innerer Ruhe
— Fühlt sich geliebt
— Hat das Gefühl, Abläufe oder Situationen kontrollieren zu können
— Verfügt über Selbstvertrauen
— Verfügt über Vertrauen in die eigenen Fähigkeiten
— Verfügt über ein positives Selbstwertgefühl
— Erlebt den Alltag als berechenbar
— Erlebt Sinn im Leben
— Zeigt Vertrauen in das soziale Umfeld
— Verfügt über Wissen (spezifizieren)
— Verfügt über Wissen zu Entspannungsübungen
— Verfügt über Wissen zu bestehenden Regeln (formell/informell)
— Hat Ziele

9.45.3.3 Soziale/umgebungsbedingte Ressourcen
— Verfügt über gesicherte Grundbedürfnisse
— Ist sozial abgesichert
— Verfügt über finanzielle Mittel
— Lebt in einer intakten Partnerschaft
— Erhält Anerkennung und Respekt durch das soziale Umfeld
— Verfügt über Wahlmöglichkeiten
— Verfügt über Intimsphäre
— Erhält Unterstützung durch das soziale Umfeld (spezifizieren)
— Lebt in einem Wohnumfeld, das den individuellen Bedürfnissen entspricht (spezifizieren)
— Verfügt über Gestaltungsmöglichkeiten (spezifizieren)
— Lebt in vertrauter Umgebung
— Verfügt über geeignete Hilfsmittel (spezifizieren)
— Hat Zugang zu Gesundheitseinrichtungen
— Hat Zugang zu Informationen (spezifizieren)
— Hat Zugang zu sozialen Einrichtungen

9.45.4 **Pflegeziele**

> **Übergeordnetes Ziel**
> Vermittelt einen ruhigen Eindruck und teilt mit, dass sich die Angst auf ein erträgliches Maß reduziert hat.

9.45.4.1 **Ziele im körperlichen/funktionellen Bereich**
- Bewältigt den Alltag selbstständig und spannungsfrei
- Spricht die Angst aus
- Setzt Methoden/Techniken ein, die das Sicherheitsgefühl stärken
- Reagiert positiv auf Maßnahmen zur Entspannung
- Spricht mit der Bezugsperson über vorhandene Gefühle

9.45.4.2 **Ziele im psychischen Bereich**
- Nennt Skills, die in Angstsituationen eingesetzt werden können (spezifizieren)
- Beschreibt Verhaltensweisen, die das Sicherheitsgefühl erhöhen
- Beschreibt Strategien zur Angstbewältigung
- Äußert den Wunsch, Entspannungsmethoden zu erlernen
- Beschreibt die Auslöser der Angst
- Nennt verfügbare Unterstützungsangebote

9.45.4.3 **Ziele im sozialen/umgebungsbedingten Bereich**
- Bezugsperson vermittelt Sicherheit
- Bezugsperson unterstützt beim Spannungsabbau
- Bezugsperson unterstützt beim Trainieren von Bewältigungsstrategien
- Umfeld ist angstreduzierend gestaltet (spezifizieren)

9.45.5 **Pflegemaßnahmen**

Die angeführten Maßnahmen sind beispielhaft und müssen individuell konkretisiert werden.

9.45.5.1 **Pflegemaßnahmen im körperlichen/funktionellen Bereich**
- Anbieten von Maßnahmen zur Entspannung (spezifizieren)
- Schulen von Entspannungstechniken (spezifizieren)
- Anbieten von Beschäftigungsmöglichkeiten
- Anleiten zur Selbstbeobachtung
- Unterstützen bei der Durchführung eines Übungs-/Aktivitätsprogramms (spezifizieren)
- Üben des Umgangs mit angstauslösenden Situationen
- Ermutigen, Gefühle zuzulassen und auszudrücken

9.45.5.2 Pflegemaßnahmen im psychischen Bereich

- Unterstützen, das eigene verbale und nonverbale Verhalten wahrzunehmen
- Anerkennen der Angst des/der Betroffenen
- Unterstützen, die Auslöser der Angst zu erkennen
- Informieren über Strategien zur Bewältigung von Angstsituationen
- Informieren über Möglichkeiten des Schmerzmanagements
- Beraten über Möglichkeiten, negative Selbstbeeinflussung zu durchbrechen
- Informieren über verfügbare Unterstützungsangebote
- Geben von positivem Feedback

9.45.5.3 Pflegemaßnahmen im sozialen/ umgebungsbedingten Bereich

- Begleiten des Betroffenen während akuter Angstzustände
- Anpassen der Umgebungsreize an die Situation des Betroffenen
- Informieren der Bezugsperson über angstauslösende Faktoren
- Anleiten der Bezugsperson im Umgang mit Angstzuständen

9.46 Sicherheitsgefühl, Entwicklung der Ressourcen

Pflegediagnose 80293

> **Definition**
>
> Ein Pflegephänomen, bei dem ein Mensch seine Möglichkeiten, das Gefühl der Geborgenheit und der Beeinflussbarkeit der Situation zu empfinden, stärken und/oder erweitern möchte.

Anmerkung der Autoren

Diese Pflegediagnose ist eine Gesundheitsdiagnose und beinhaltet keine möglichen Ursachen, sondern Ressourcen. Nähere Informationen zu Gesundheitsdiagnosen finden sich im einleitenden Abschnitt „Gesundheitspflegediagnosen".

9.46.1 Ressourcen

Die Ressourcen eines Menschen können körperlicher/funktioneller, psychischer und sozialer/umgebungsbedingter Art sein. Achten Sie immer auf eine umfassende Beurteilung der Ressourcen. Die folgende Aufzählung der Ressourcen kann individuell ergänzt werden.

9.46.1.1 Körperliche/funktionelle Ressourcen

- Führt regelmäßig körperliche Aktivitäten durch
- Verfügt über Energie/Kraft
- Verfügt über Gedächtnis (spezifizieren)
- Pflegt Gewohnheiten

- Verfügt über kognitive Fähigkeiten (spezifizieren)
- Kommuniziert verbal/nonverbal (spezifizieren)
- Führt die Körperpflege mit Aromaöl durch
- Verfügt über die Fähigkeit sich zu orientieren (spezifizieren)
- Ist schmerzfrei
- Verfügt über Sinneswahrnehmung (spezifizieren)
- Trainiert vorhandene Fähigkeiten
- Setzt Ideen/Wünsche in Handlungen um

9.46.1.2 Psychische Ressourcen

- Verfügt über Erfahrung
- Verfügt über Zukunftsperspektiven
- Fühlt sich frei von Stressbelastung
- Äußert das Gefühl innerer Ruhe
- Fühlt sich geliebt
- Hat das Gefühl, Abläufe oder Situationen kontrollieren zu können
- Verfügt über Selbstvertrauen
- Verfügt über Vertrauen in die eigenen Fähigkeiten
- Verfügt über ein positives Selbstwertgefühl
- Erlebt den Alltag als berechenbar
- Erlebt Sinn im Leben
- Zeigt Vertrauen in das soziale Umfeld
- Verfügt über Wissen (spezifizieren)
- Verfügt über Wissen zu Entspannungsübungen
- Verfügt über Wissen zu bestehenden Regeln (formell/informell)
- Hat Ziele

9.46.1.3 Soziale/umgebungsbedingte Ressourcen

- Verfügt über gesicherte Grundbedürfnisse
- Ist sozial abgesichert
- Verfügt über finanzielle Mittel
- Lebt in einer intakten Partnerschaft
- Erhält Anerkennung und Respekt durch das soziale Umfeld
- Verfügt über Wahlmöglichkeiten
- Verfügt über Intimsphäre
- Erhält Unterstützung bei der Organisation von Orientierungshilfen (spezifizieren)
- Erhält Unterstützung durch das soziale Umfeld (spezifizieren)
- Lebt in einem Wohnumfeld, das den individuellen Bedürfnissen entspricht (spezifizieren)
- Verfügt über Gestaltungsmöglichkeiten (spezifizieren)
- Lebt in vertrauter Umgebung
- Verfügt über geeignete Hilfsmittel (spezifizieren)
- Verfügt über individuell notwendige Ressourcen (spezifizieren)
- Hat Zugang zu Gesundheitseinrichtungen
- Hat Zugang zu Informationen (spezifizieren)
- Hat Zugang zu sozialen Einrichtungen

9.46.2 **Pflegeziele**

> **Übergeordnetes Ziel**
> Verfügt über die Kompetenz, das Gefühl der Geborgenheit und der Beeinflussbarkeit der Situation zu stärken und/oder zu erweitern.

9.46.2.1 **Ziele im körperlichen/funktionellen Bereich**

- Spricht über Gefühle
- Führt Maßnahmen zur Entspannung durch
- Plant konkrete Schritte zur Erhöhung des Sicherheitsgefühls
- Plant konkrete Schritte zur Realisierung eigener Bedürfnisse

9.46.2.2 **Ziele im psychischen Bereich**

- Äußert Vertrautheit mit der Örtlichkeit
- Nennt die Namen der Personen im Umfeld
- Äußert Vertrauen in die eigenen Fähigkeiten
- Äußert das Gefühl, die Situation beeinflussen zu können
- Äußert, sich geborgen zu fühlen
- Beschreibt die nächsten Schritte (spezifizieren)
- Beschreibt positive Zukunftsperspektiven
- Beschreibt relevante Zusammenhänge (spezifizieren)

9.46.2.3 **Ziele im sozialen/umgebungsbedingten Bereich**

- Hat Zugang zu Informationen
- Verfügt über Sozialkontakte
- Erhält Anerkennung durch das soziale Umfeld
- Hat Gelegenheit zur Mitbestimmung (spezifizieren)
- Erhält Unterstützung durch Bezugsperson
- Erhält Leistungen aus bestehenden Ansprüchen

9.46.3 **Pflegemaßnahmen**

Die angeführten Maßnahmen sind beispielhaft und müssen individuell konkretisiert werden.

9.46.3.1 **Pflegemaßnahmen im körperlichen/funktionellen Bereich**

- Ermutigen, Gefühle zu äußern
- Anleiten in der Durchführung von Entspannungstechniken
- Anbieten von Übungen, die Erfolgserlebnisse ermöglichen
- Unterstützen beim Umsetzen von Maßnahmen zur Erhöhung des Sicherheitsgefühls
- Ermutigen, Vertrauenspersonen in Maßnahmen zur Erhöhung des Sicherheitsgefühls einzubeziehen

9.46.3.2 Pflegemaßnahmen im psychischen Bereich

- Informieren über die örtlichen Gegebenheiten
- Vorstellen der Personen im Umfeld
- Vermittlung von Sicherheit durch Anwesenheit
- Führen von Gesprächen
- Zeigen von Interesse an der persönlichen Biografie
- Bestärken des/der Betroffenen in den vorhanden Fähigkeiten
- Informieren über die nächsten zu erwartenden Schritte (spezifizieren)
- Informieren über Einflussfaktoren auf das Sicherheitsgefühl
- Diskutieren über Entwicklungsmöglichkeiten
- Diskutieren über Entscheidungsoptionen
- Informieren über Maßnahmen zur Förderung des Sicherheitsgefühls (spezifizieren)
- Informieren über verfügbare Unterstützungsmöglichkeiten

9.46.3.3 Pflegemaßnahmen im sozialen/ umgebungsbedingten Bereich

- Ermöglichen des Zugangs zu relevanten Informationen
- Informieren der Bezugsperson über die Bedeutung von Anerkennung gegenüber dem/der Betroffenen
- Informieren der Bezugsperson über die Bedeutung ihrer Besuche in Bezug auf Wertschätzung
- Informieren der Bezugsperson über die Bedeutung ihrer Besuche in Bezug auf Orientierung
- Beraten der Bezugsperson über die Bedeutung der Mitbestimmung
- Informieren der Bezugsperson über bestehende Unterstützungsmöglichkeiten
- Organisieren von Möglichkeiten zu Sozialkontakten

9.47 Behandlungsempfehlungen, Handhabung beeinträchtigt

Pflegediagnose 80312

> **Definition**
>
> Ein Pflegephänomen, bei dem ein Mensch beeinträchtigt ist, ein pflegerisches, medizinisches und/oder therapeutisches Behandlungsprogramm und dessen Auswirkungen in den Alltag zu integrieren.

9.47.1 Ätiologie

9.47.1.1 Körperliche/funktionelle Ursachen

- Beeinträchtigte Fertigkeiten für die Umsetzung erforderlicher Maßnahmen (spezifizieren)
- Beeinträchtigte kognitive Fähigkeiten (spezifizieren)
- Beeinträchtigte Kommunikation (spezifizieren)

- Beeinträchtigte Beweglichkeit (spezifizieren)
- Beeinträchtigte Feinmotorik
- Beeinträchtigte Fähigkeit den Alltag zu organisieren
- Beeinträchtigte Orientierung (spezifizieren)
- Erlerntes Verhaltensmuster in Bezug auf die Gesundheitspflege (spezifizieren)

9.47.1.2 Psychische Ursachen

- Mangelnde Akzeptanz der veränderten Gesundheitssituation
- Entscheidungskonflikt
- Wahrgenommene Hindernisse für eine Integration der Behandlung in das tägliche Leben
- Wahrgenommene geringe Behandlungschancen
- Gefühl der Hoffnungslosigkeit
- Gefühl der Machtlosigkeit (spezifizieren)
- Beeinträchtigte Motivation (spezifizieren)
- Misstrauen gegenüber den Behandlungsempfehlungen
- Behandlungsempfehlungen werden als zu komplex wahrgenommen
- Gesundheitssystem wird als zu komplex wahrgenommen
- Fehlende wahrgenommene Auswahlmöglichkeiten zum Handeln
- Mangelnde Wahrnehmung der Ernsthaftigkeit der Erkrankung und deren Spätfolgen
- Mangelndes Wissen (spezifizieren)

9.47.1.3 Soziale/umgebungsbedingte Ursachen

- Familiäre Konflikte
- Mangelnde finanzielle Mittel
- Übermäßige Anforderungen
- Fehlendes soziales Netzwerk (z. B. Familie, Freunde, Kollegen)
- Mangelnde Unterstützung durch das soziale Umfeld (spezifizieren)
- Tagesstruktur, welche die Einhaltung der Behandlungsempfehlungen erschwert
- Räumliches Umfeld, welches die Einhaltung der Behandlungsempfehlungen erschwert
- Mangelnder Zugang zu Informationen (spezifizieren)
- Mangelnder Zugang zu Selbsthilfegruppen/-organisationen

9.47.2 Symptome

9.47.2.1 Aus der Sicht des Betroffenen

- Ablehnung der Behandlungsmaßnahmen
- Überforderung
- Mangelndes Interesse
- Zweifel an der Sinnhaftigkeit
- Selbstzweifel
- Beeinträchtigtes Selbstwertgefühl
- Delegieren von Entscheidungen

9.47.2.2 Aus der Sicht der Pflegeperson

- Nichteinhalten von Vereinbarungen
- Nichtwahrnehmen von Behandlungsempfehlungen
- Verschlechterung der Symptome (spezifizieren)
- Inadäquate Handhabung von Hilfsmitteln
- Fehlendes Treffen von Entscheidungen
- Passives Verhalten
- Nichterreichen von Gesundheitszielen im Behandlungsprogramm
- Nichtbeachten der betroffenen Körperstelle

9.47.3 Ressourcen

Die Ressourcen eines Menschen können körperlicher/funktioneller, psychischer und sozialer/umgebungsbedingter Art sein. Achten Sie immer auf eine umfassende Beurteilung der Ressourcen. Die folgende Aufzählung der Ressourcen kann individuell ergänzt werden.

9.47.3.1 Körperliche/funktionelle Ressourcen

- Verfügt über die Fertigkeiten für die Umsetzung erforderlicher Maßnahmen (spezifizieren)
- Holt notwendige Informationen zur Entscheidungsfindung ein
- Verfügt über kognitive Fähigkeiten (spezifizieren)
- Verfügt über Beweglichkeit (spezifizieren)
- Verfügt über Feinmotorik
- Nutzt das Angebot sozialer Einrichtungen und/oder Einrichtungen des Gesundheitswesens
- Organisiert den Alltag eigenständig
- Verfügt über die Fähigkeit sich zu orientieren (spezifizieren)
- Versteht die ortsübliche Sprache

9.47.3.2 Psychische Ressourcen

- Nimmt eigene Stärken, Schwächen und Grenzen an
- Verfügt über kognitive Fähigkeiten, um Zusammenhänge zwischen der eigenen Gesundheit und den Behandlungsempfehlungen herzustellen
- Individuelle Theorien über Gesundheit und Krankheit stimmen weitgehend mit den professionellen Sichtweisen überein
- Wünscht einen verbesserten Umgang mit den Behandlungsempfehlungen
- Zeigt Motivation, die Behandlungsempfehlungen in den Alltag zu integrieren
- Fühlt sich sicher bei der Nutzung von Einrichtungen des Gesundheitswesens
- Erlebt Sinn in den Maßnahmen der Behandlung
- Nimmt Erfolgserlebnisse wahr
- Verfügt über Wissen zu den Behandlungsempfehlungen (spezifizieren)

9.47.3.3 Soziale/umgebungsbedingte Ressourcen

- Erfährt Unterstützung in der Ausbildungsstätte bzw. am Arbeitsplatz
- Verfügt über finanzielle Mittel

- Erhält Unterstützung durch Bezugspersonen (spezifizieren)
- Verfügt über eine Tagesstruktur, welche die Einhaltung der Behandlungsempfehlungen begünstigt
- Verfügt über geeignetes räumliches Umfeld (spezifizieren)
- Verfügt über geeignete Hilfsmittel (spezifizieren)
- Hat Zugang zu Informationen (spezifizieren)
- Hat Zugang zu Selbsthilfegruppen/-organisationen
- Hat Zugang zu sozialen Einrichtungen

9.47.4 Pflegeziele

Übergeordnetes Ziel
Integriert das pflegerische, medizinische und/oder therapeutische Behandlungsprogramm in den Alltag.

9.47.4.1 Ziele im körperlichen/funktionellen Bereich
- Nimmt am Prozess der Problemlösung teil
- Holt bei Unklarheiten Informationen ein
- Plant konkrete Verbesserungsschritte
- Wendet empfohlene Verhaltensweisen an (spezifizieren)
- Berücksichtigt die Behandlungsempfehlungen in der Tagesstruktur
- Hält die Behandlungsempfehlungen ein (spezifizieren)
- Nutzt vorhandene Ressourcen
- Organisiert Unterstützung

9.47.4.2 Ziele im psychischen Bereich
- Beschreibt die individuellen Behandlungsempfehlungen (spezifizieren; z. B. Bandagetechnik, Entspannungsübungen, Heimbeatmung, Injektionen, PEG-Sondenpflege, Pflegekonzepte/-methoden/-techniken, Positionierungen, Verbandtechnik, Wundversorgung)
- Beschreibt die Wirkungsweise der Behandlungsempfehlungen und deren prognostizierte Auswirkungen auf den Gesundheitszustand
- Beschreibt die Funktion des Gerätes/Hilfsmittels (spezifizieren)
- Beschreibt, welche Ressourcen für die Einhaltung der Behandlungsempfehlungen verfügbar sind
- Beschreibt förderliche und hemmende Faktoren für die Einhaltung der Behandlungsempfehlungen
- Spricht die Notwendigkeit/den Wunsch aus, das Handeln zu verändern, um gemeinsam festgelegte Zeile zu erreichen
- Nennt Ansprechstellen/-personen, bei denen Informationen eingeholt werden können
- Äußert den Wunsch nach Unterstützung bei der Einhaltung der Behandlungsempfehlungen
- Äußert sich zuversichtlich betreffend der vereinbarten Behandlungsempfehlungen

- Äußert Bereitschaft, alltägliche Gewohnheiten an die Behandlungserfordernisse anzupassen
- Äußert Bereitschaft, Unterstützung in Anspruch zu nehmen
- Äußert, Vertrauen in die Durchführung der Maßnahmen durch die Bezugsperson zu haben
- Äußert, Vertrauen in die behandelnden Gesundheitsberufe zu haben
- Akzeptiert die Notwendigkeit von unterstützenden Maßnahmen

9.47.4.3 Ziele im sozialen/umgebungsbedingten Bereich

- Bezugsperson unterstützt fachgerecht die Umsetzung der Behandlungsempfehlungen
- Bezugsperson vermittelt Sicherheit
- Bezugsperson bietet Unterstützung an
- Verfügt über Behandlungsmaterialien (spezifizieren)
- Verfügt über einen sicheren Wohnbereich
- Erhält professionelle Unterstützungsleistungen
- Erhält Unterstützung aus bestehenden finanziellen Ansprüchen

9.47.5 Pflegemaßnahmen

Die angeführten Maßnahmen sind beispielhaft und müssen individuell konkretisiert werden

9.47.5.1 Pflegemaßnahmen im körperlichen/funktionellen Bereich

- Einplanen der Behandlungsempfehlungen im Tagesablauf
- Unterstützen bei der Anpassung der Lebensgewohnheiten an die Behandlungsempfehlungen
- Anleiten/Schulen des/der Betroffenen (spezifizieren; z. B. Bandagetechnik, Entspannungsübungen, Heimbeatmung, Injektionen, PEG-Sondenpflege, Pflegekonzepte/-methoden/-techniken, Positionierungen, Verbandtechnik, Wundversorgung)
- Schulen in der Funktionsweise des Gerätes/Hilfsmittels (spezifizieren)
- Ermutigen, Gefühle verbal auszudrücken
- Ermutigen, die Umsetzung der geplanten Maßnahmen beizubehalten
- Unterstützen beim Entwickeln von Strategien, den Alltag in Abstimmung auf die Behandlungsempfehlungen zu bewältigen
- Unterstützen, Strategien zur Überwachung der Behandlungsempfehlungen zu entwickeln
- Unterstützen bei der Nutzung von Informations- und Beratungsangeboten
- Unterstützen bei der Inanspruchnahme von Unterstützungsleistungen
- Unterstützen bei der Inanspruchnahme von finanziellen Ansprüchen

9.47.5.2 Pflegemaßnahmen im psychischen Bereich

- Besprechen der verfügbaren Ressourcen
- Besprechen möglicher Entwicklungspotenziale aus der Sicht des Betroffenen
- Beraten über erreichbare Ziele aus pflegerischer Sicht

- Dokumentieren einer gemeinsamen Behandlungsvereinbarung
- Informieren über unterschiedliche Möglichkeiten, Beratung und Informationen einzuholen (z. B. Beratungsstellen, Selbsthilfegruppen, Kontaktpersonen)
- Informieren über Auswirkungen der Behandlungsempfehlungen auf den Gesundheitszustand
- Informieren über die Funktionsweise des Gerätes/Hilfsmittels (spezifizieren)
- Informieren über verfügbare Unterstützungsmöglichkeiten
- Informieren über Symptome, die eine sofortige medizinische Intervention erfordern
- Anbieten von Gesprächen
- Anerkennen von erfolgreich umgesetzten Maßnahmen
- Aufzeigen bereits erreichter Ziele
- Herstellen einer Kommunikationsmöglichkeit mit Betroffenen, welche die Behandlungsempfehlungen erfolgreich in den Alltag integriert haben
- Motivieren zur Mitarbeit und zur Übernahme von Verantwortung
- Besprechen von auftretenden Sorgen und Befürchtungen

9.47.5.3 Pflegemaßnahmen im sozialen/ umgebungsbedingten Bereich

- Einbeziehen der Bezugsperson
- Anleiten/Schulen der Bezugsperson (spezifizieren)
- Informieren der Bezugsperson über die Wichtigkeit positiver Rückmeldungen
- Unterstützen bei der Organisation von Hilfeleistungen aus dem sozialen Umfeld
- Optimieren der Umgebung, sodass die Behandlungsempfehlungen sicher umgesetzt werden können (spezifizieren)

9.48 Behandlungsempfehlungen, Handhabung, Entwicklungder Ressourcen

Pflegediagnose 80313

Definition

Ein Pflegephänomen, bei dem ein Mensch seine Möglichkeiten für die Integration von pflegerischen, medizinischen und/oder therapeutischen Behandlungsprogrammen in den Alltag stärken und erweitern möchte.

Anmerkung der Autoren

Diese Pflegediagnose ist eine Gesundheitsdiagnose und beinhaltet keine möglichen Ursachen, sondern Ressourcen. Nähere Informationen zu Gesundheitsdiagnosen finden sich im einleitenden Abschnitt „Gesundheitspflegediagnosen".

9.48.1 Ressourcen

Die Ressourcen eines Menschen können körperlicher/funktioneller, psychischer und sozialer/umgebungsbedingter Art sein. Achten Sie immer auf eine umfassende Beurteilung der Ressourcen. Die folgende Aufzählung der Ressourcen kann individuell ergänzt werden.

9.48.1.1 Körperliche/funktionelle Ressourcen

- Verfügt über die Fertigkeiten für die Umsetzung erforderlicher Maßnahmen (spezifizieren)
- Verfügt über kognitive Fähigkeiten (spezifizieren)
- Verfügt über Beweglichkeit (spezifizieren)
- Verfügt über Feinmotorik
- Organisiert den Alltag eigenständig
- Verfügt über die Fähigkeit sich zu orientieren (spezifizieren)
- Versteht die ortsübliche Sprache

9.48.1.2 Psychische Ressourcen

- Verfügt über kognitive Fähigkeiten, um Zusammenhänge zwischen der eigenen Gesundheit und den Behandlungsempfehlungen herzustellen
- Individuelle Theorien über Gesundheit und Krankheit stimmen weitgehend mit den professionellen Sichtweisen überein
- Wünscht einen verbesserten Umgang mit den Behandlungsempfehlungen
- Zeigt Motivation, die Behandlungsempfehlungen in den Alltag zu integrieren
- Fühlt sich sicher bei der Nutzung von Einrichtungen des Gesundheitswesens
- Erlebt Sinn in den Maßnahmen der Behandlung
- Nimmt Erfolgserlebnisse wahr
- Verfügt über Wissen zu den Behandlungsempfehlungen (spezifizieren)

9.48.1.3 Soziale/umgebungsbedingte Ressourcen

- Erfährt Unterstützung in der Ausbildungsstätte bzw. am Arbeitsplatz
- Verfügt über finanzielle Mittel
- Erhält Unterstützung durch Bezugspersonen (spezifizieren)
- Verfügt über eine Tagesstruktur, welche die Einhaltung der Behandlungsempfehlungen begünstigt
- Verfügt über geeignetes räumliches Umfeld (spezifizieren)
- Verfügt über geeignete Hilfsmittel (spezifizieren)
- Hat Zugang zu Informationen (spezifizieren)
- Hat Zugang zu Selbsthilfegruppen/-organisationen
- Hat Zugang zu sozialen Einrichtungen

9.48.2 Pflegeziele

Übergeordnetes Ziel
Stärkt und/oder erweitert die Möglichkeiten zur Integration von pflegerischen, medizinischen und/oder therapeutischen Behandlungsprogrammen in den Alltag.

9.48.2.1 Ziele im körperlichen/funktionellen Bereich

- Holt bei Unklarheiten Informationen ein
- Organisiert Unterstützung
- Plant konkrete Verbesserungsschritte
- Setzt geplante Verbesserungsmaßnahmen um (spezifizieren)
- Hält die Behandlungsempfehlungen ein (spezifizieren)
- Berücksichtigt die Behandlungsempfehlungen in der Tagesstruktur

9.48.2.2 Ziele im psychischen Bereich

- Beschreibt die individuellen Behandlungsempfehlungen (spezifizieren; z. B. Bandagetechnik, Entspannungsübungen, Heimbeatmung, Injektionen, PEG-Sondenpflege, Pflegekonzepte/-methoden/-techniken, Positionierungen, Verbandtechnik, Wundversorgung)
- Beschreibt die Wirkungsweise der Behandlungsempfehlungen und deren prognostizierte Auswirkungen auf den Gesundheitszustand
- Beschreibt die Funktion des Gerätes/Hilfsmittels (spezifizieren)
- Beschreibt, welche Ressourcen für die Einhaltung der Behandlungsempfehlungen verfügbar sind
- Nennt Ansprechstellen/-personen, bei denen Informationen eingeholt werden können
- Äußert Bereitschaft, alltägliche Gewohnheiten an die Behandlungserfordernisse anzupassen
- Äußert Bereitschaft, sich mit seiner Gesundheitssituation lösungsorientiert auseinanderzusetzen
- Äußert Bereitschaft, Unterstützung in Anspruch zu nehmen
- Äußert, Vertrauen in die Durchführung der Maßnahmen durch die Bezugsperson zu haben
- Äußert, Vertrauen in die behandelnden Gesundheitsberufe zu haben
- Akzeptiert die Notwendigkeit von unterstützenden Maßnahmen

9.48.2.3 Ziele im sozialen/umgebungsbedingten Bereich

- Bezugsperson unterstützt fachgerecht die Umsetzung der Behandlungsempfehlungen
- Bezugsperson vermittelt Sicherheit
- Bezugsperson bietet Unterstützung an
- Verfügt über Behandlungsmaterialien (spezifizieren)
- Verfügt über einen sicheren Wohnbereich
- Erhält professionelle Unterstützungsleistungen
- Erhält Unterstützung aus bestehenden finanziellen Ansprüchen

9.48.3 Pflegemaßnahmen

Die angeführten Maßnahmen sind beispielhaft und müssen individuell konkretisiert werden.

9.48.3.1 Pflegemaßnahmen im körperlichen/funktionellen Bereich

- Einplanen der Behandlungsempfehlungen im Tagesablauf
- Unterstützen bei der Anpassung der Lebensgewohnheiten an die Behandlungsempfehlungen
- Anleiten/Schulen des Betroffenen (z. B. Bandagetechnik, Entspannungsübungen, Heimbeatmung, Injektionen, PEG-Sondenpflege, Pflegekonzepte/-methoden/-techniken, Positionierungen, Verbandtechnik, Wundversorgung)
- Schulen in der Funktionsweise des Gerätes/Hilfsmittels (spezifizieren)
- Ermutigen, Gefühle verbal auszudrücken
- Ermutigen, die Umsetzung der geplanten Maßnahmen beizubehalten
- Unterstützen beim Entwickeln von Strategien, den Alltag in Abstimmung auf die Behandlungsempfehlungen zu bewältigen
- Unterstützen bei der Nutzung von Informations- und Beratungsangeboten
- Unterstützen bei der Inanspruchnahme von Unterstützungsleistungen
- Unterstützen bei der Inanspruchnahme von finanziellen Ansprüchen

9.48.3.2 Pflegemaßnahmen im psychischen Bereich

- Besprechen der verfügbaren Ressourcen
- Besprechen möglicher Entwicklungspotenziale aus der Sicht des Betroffenen
- Beraten über erreichbare Ziele aus pflegerischer Sicht
- Informieren über unterschiedliche Möglichkeiten, Beratung und Informationen einzuholen (z. B. Beratungsstellen, Selbsthilfegruppen, Kontaktpersonen)
- Informieren über Auswirkungen der Behandlungsempfehlungen auf den Gesundheitszustand
- Informieren über die Funktionsweise des Gerätes/Hilfsmittels (spezifizieren)
- Informieren über verfügbare Unterstützungsmöglichkeiten
- Informieren über Zeichen/Symptome, die eine sofortige medizinische Intervention erfordern
- Anbieten von Gesprächen
- Anerkennen von erfolgreich umgesetzten Maßnahmen
- Aufzeigen bereits erreichter Ziele
- Besprechen von auftretenden Sorgen und Befürchtungen

9.48.3.3 Pflegemaßnahmen im sozialen/ umgebungsbedingten Bereich

- Einbeziehen der Bezugsperson
- Anleiten/Schulen der Bezugsperson (spezifizieren)
- Informieren der Bezugsperson über die Bedeutung positiver Rückmeldungen
- Unterstützen bei der Organisation von Hilfeleistungen aus dem sozialen Umfeld
- Optimieren der Umgebung, sodass die Behandlungsempfehlungen sicher umgesetzt werden können (spezifizieren)

9.49　Gesundheitsverhalten, beeinträchtigt

Pflegediagnose 80322

> **Definition**
>
> Ein Pflegephänomen, bei dem ein Mensch oder ein Familiensystem beeinträchtigt ist, gesundheitsfördernde Entscheidungen zu treffen und/oder Handlungen zu setzen.

Anmerkung der Autoren

Unter Gesundheitsverhalten werden Entscheidungen und Handlungen zu gesundheitsrelevanten Fragen verstanden. Dazu gehören die individuellen Lebensstile (z. B. Bewegung, Ernährung, Umgang mit Belastungen und Stress, Risikoverhalten, Rauchen, Umgang mit Alkohol), die Teilnahme an präventiven Maßnahmen (z. B. Vorsorgeuntersuchungen) oder Nutzung von Beratungsangeboten (z. B. Ernährungsberatung, Beratung zur Rauchentwöhnung).

Gesundheitsverhalten ist ein Ergebnis komplexer erlernter Muster und steht in einem Zusammenspiel mit vielen Faktoren wie Wissen, Motivation, Einstellung, Selbstkompetenz sowie der physischen und sozialen Umwelt (z. B. Wohnumgebung, berufliche Belastungen).

Ein Mensch oder ein Familiensystem kann sich in bestimmten Lebensphasen darüber unklar sein, wie die Gesundheit erlangt und beibehalten werden kann oder wann es sinnvoll ist, professionelle Hilfe in Gesundheitsfragen in Anspruch zu nehmen.

9.49.1　Ätiologie

9.49.1.1　Körperliche/funktionelle Ursachen

- Beeinträchtigte Bewältigungsformen (spezifizieren)
- Beeinträchtigte Energie/Kraft
- Mangelnde Fähigkeit, die Umgebung sauber zu halten
- Beeinträchtigte kognitive Fähigkeiten (spezifizieren)
- Beeinträchtigte Kommunikation (spezifizieren)
- Beeinträchtigte körperliche Mobilität (spezifizieren)
- Beeinträchtigte Orientierung (spezifizieren)
- Beeinträchtigte Sinneswahrnehmung (spezifizieren)
- Beeinträchtigte Beteiligung an Entscheidungen
- Risikoreiche Verhaltensweisen (spezifizieren)

9.49.1.2　Psychische Ursachen

- Mangelnde Achtsamkeit
- Fehlendes Verständnis für gesundes Verhalten
- Mangelndes Risikobewusstsein
- Entscheidungskonflikt
- Stress
- Beeinträchtigtes Gefühl innerer Ruhe
- Mangelndes Interesse an Information zu gesundheitsfördernden Maßnahmen
- Mangelnde Kreativität
- Beeinträchtigte Motivation, den aktuellen Gesundheitszustand zu erhalten

- Beeinträchtigte Motivation, den Gesundheitszustand zu verbessern
- Gefühl, der Situation nicht gewachsen zu sein (spezifizieren)
- Beeinträchtigtes Selbstwertgefühl
- Angst (spezifizieren)
- Mangelndes Erleben von Lebenssinn (z. B. Arbeitslosigkeit, Partnerverlust)
- Mangelndes Verantwortungsbewusstsein
- Mangelnde Wahrnehmung von positiven und negativen Einflüsse der Umwelt/Umgebung auf die eigene Gesundheit
- Beeinträchtigtes Wissen in Bezug auf gesundheitsfördernde Verhaltensweisen
- Mangelndes gesundheitsbezogenes Wissen (spezifizieren)

9.49.1.3 Soziale/umgebungsbedingte Ursachen

- Mangelnde finanzielle Mittel
- Mangelnde Anerkennung und Respekt durch das soziale Umfeld
- Mangelnde Möglichkeit zur Mitbestimmung (spezifizieren)
- Mangelnde Unterstützung durch das soziale Umfeld (spezifizieren)
- Negative Vorbilder
- Mangelnde frei gestaltbare Zeit
- Gesundheitsbeeinträchtigende Umgebung (z. B. gesundheitsgefährdender Arbeitsplatz, feuchte Wohnung)
- Fehlender Zugang zu Gesundheitseinrichtungen (z. B. nicht versicherte Personen, fehlende Infrastruktur)
- Mangelnder Zugang zu Informationen (spezifizieren)
- Mangelnder Zugang zu Infrastruktur (spezifizieren: z. B. Geschäfte, Post, Ämter)
- Mangelnder Zugang zu gesunden Nahrungsmitteln (z. B. fehlende Infrastruktur)

9.49.2 Symptome

9.49.2.1 Aus der Sicht des Betroffenen

- Fehlendes Interesse, das Gesundheitsverhalten zu verbessern
- Fehlen persönlicher Unterstützungssysteme (durch die Familie oder Bezugspersonen)
- Unbehagen
- Unzufriedenheit
- Schmerzen
- Kraftlosigkeit
- Antriebslosigkeit
- Unsicherheit in gesundheitlichen Fragen
- Häufige Gesundheitsprobleme (spezifizieren)
- Schlechter Gesundheitszustand
- Vermeiden von körperlichen Anstrengungen

9.49.2.2 Aus der Sicht der Pflegeperson

- Mangelernährung
- Überernährung
- Suchtmittelkonsum

- Negieren von körperlichen Beeinträchtigungen
- Negieren von psychischen Beeinträchtigungen
- Negieren von Krankheitssymptomen
- Mangelnde Anpassung an Umgebungsveränderungen (innere/äußere)
- Beibehalten ungesunder Gewohnheiten
- Unzutreffende Gesundheitsvorstellungen
- Wissensdefizit in Bezug auf gesundheitsfördernde Verhaltensweisen
- Ignorieren von Gesundheitsempfehlungen
- Zeichen von gesundheitlichen Risikofaktoren
- Rechtfertigungen
- Zeichen von Verwahrlosung
- Entscheidungsschwäche
- Häufiger Konsum von Fertiggerichten/Fastfood
- Unreflektierte Verwendung von Medikamenten
- Mangelnde Erholungsphasen
- Überbeanspruchung
- Unruhe

9.49.3 **Ressourcen**

Die Ressourcen eines Menschen können körperlicher/funktioneller, psychischer und sozialer/umgebungsbedingter Art sein. Achten Sie immer auf eine umfassende Beurteilung der Ressourcen. Die folgende Aufzählung der Ressourcen kann individuell ergänzt werden.

9.49.3.1 **Körperliche/funktionelle Ressourcen**
- Verfügt über Stressbewältigungsstrategien
- Verfügt über Energie/Kraft
- Führt körperliche Aktivitäten durch
- Hält das Umfeld in einem sauberen Zustand
- Verfügt über kognitive Fähigkeiten (spezifizieren)
- Kommuniziert verbal/nonverbal (spezifizieren)
- Kommuniziert Sorgen und Bedürfnisse
- Verfügt über körperliche Mobilität (spezifizieren)
- Verfügt über die Fähigkeit sich zu orientieren (spezifizieren)
- Verfügt über Sinneswahrnehmung (spezifizieren)
- Beteiligt sich an Entscheidungen
- Beteiligt sich aktiv an der Erstellung eines Betreuungs- und Pflegeplanes
- Nimmt Vorsorgeuntersuchungen wahr

9.49.3.2 **Psychische Ressourcen**
- Verfügt über Achtsamkeit
- Verfügt über Gesundheitsbewusstsein
- Ist sich der Risiken bewusst (spezifizieren)
- Wählt risikoarme Verhaltensweisen
- Äußert das Gefühl innerer Ruhe

- Zeigt Interesse an Informationen zu gesundheitsfördernden Maßnahmen (spezifizieren)
- Verfügt über Kreativität
- Zeigt Motivation, den aktuellen Gesundheitszustand zu erhalten
- Zeigt Bereitschaft, soziale Dienste in Anspruch zu nehmen
- Zeigt Motivation, gesundheitsbezogene Verhaltensweisen zu verändern
- Zeigt Motivation, den Gesundheitszustand zu verbessern
- Verfügt über ein positives Selbstwertgefühl
- Äußert das Gefühl der Sicherheit
- Erlebt Sinn in der Erhaltung/Verbesserung der Gesundheit
- Zeigt Verantwortungsbewusstsein
- Erkennt positive und negative Einflüsse der Umwelt/Umgebung auf die eigene Gesundheit
- Erkennt eigenen Informationsbedarf in Bezug auf gesundheitsfördernde Verhaltensweisen
- Verfügt über gesundheitsbezogenes Wissen (spezifizieren)
- Äußert Zufriedenheit (spezifizieren)

9.49.3.3 Soziale/umgebungsbedingte Ressourcen
- Verfügt über finanzielle Mittel
- Lebt in einer Partnerschaft
- Erhält Anerkennung und Respekt durch das soziale Umfeld
- Verfügt über die Möglichkeit zur Mitbestimmung (spezifizieren)
- Erhält Unterstützung durch das soziale Umfeld (spezifizieren)
- Verfügt über frei gestaltbare Zeit
- Lebt in einem Wohnumfeld, das den individuellen Bedürfnissen entspricht (spezifizieren)
- Hat Zugang zum Gesundheitssystem
- Verfügt über Zugang zu Infrastruktur (spezifizieren: z. B. Geschäfte, Post, Ämter)
- Verfügt über Zugang zu gesunden Nahrungsmitteln

9.49.4 Pflegeziele

Übergeordnetes Ziel
Wendet geeignete Strategien und Verhaltensweisen an, um Gesundheit herzustellen oder zu erhalten.

9.49.4.1 Ziele im körperlichen/funktionellen Bereich
- Nimmt Beratung in Anspruch
- Beteiligt sich aktiv an der Pflege
- Setzt Veränderungen im Gesundheitsverhalten um (spezifizieren)
- Berichtet über eine Verbesserung oder Stabilisierung des Gesundheitszustands (spezifizieren)
- Nimmt Vorsorgetermine wahr
- Holt Beratung und Informationen ein

9.49.4.2 Ziele im psychischen Bereich

- Beschreibt Faktoren, die das aktuelle Gesundheitsverhalten negativ beeinflussen
- Beschreibt der Gesundheit zuträgliche Verhaltensweisen
- Beschreibt Zusammenhänge zwischen Verhaltensweisen und der aktuellen gesundheitlichen Situation
- Nennt verfügbare Ressourcen
- Äußert Bereitschaft, das gesundheitsbezogene Verhalten zu verändern
- Äußert Interesse an gesundheitsbezogenen Informationen
- Berichtet über verbessertes Wohlbefinden

9.49.4.3 Ziele im sozialen/umgebungsbedingten Bereich

- Die Bezugsperson unterstützt gesundheitsfördernde Maßnahmen
- Die Bezugsperson unterstützt bei der gesunden Ernährung
- Die Bezugsperson begleitet zu Aktivitäten
- Die Bezugsperson unterstützt den Besuch von Gesundheitseinrichtungen
- Erhält Unterstützung aus bestehenden Ansprüchen

9.49.5 Pflegemaßnahmen

Die angeführten Maßnahmen sind beispielhaft und müssen individuell konkretisiert werden.

9.49.5.1 Pflegemaßnahmen im körperlichen/funktionellen Bereich

- Unterstützen bei der Veränderung von Lebensgewohnheiten (spezifizieren)
- Unterstützen bei der Kontaktaufnahme mit sozialen Einrichtungen
- Unterstützen beim Einhalten von Aktivitäten und Vereinbarungen
- Unterstützen bei der gesunden Ernährung
- Unterstützen bei der Anwendung von Hilfsmitteln
- Unterstützen beim Einhalten von gesundheitsförderlichen Maßnahmen (spezifizieren)
- Motivieren über Ängste und Sorgen zu sprechen
- Motivieren ein Tagebuch über Fortschritte zu führen
- Informieren über finanzielle Unterstützungsmöglichkeiten

9.49.5.2 Pflegemaßnahmen im psychischen Bereich

- Informieren über die Zusammenhänge des Verhaltens und der aktuellen Gesundheitssituation
- Informieren über den Einfluss der Lebensumstände auf die Gesundheit
- Beraten über gesundheitsbezogene Themen (spezifizieren)
- Unterstützen beim Erkennen von Beeinträchtigungen bei der Selbstpflege
- Erfassen von Stärken und Schwächen
- Beraten über verfügbare Unterstützungsangebote

9.49.5.3 Pflegemaßnahmen im sozialen/umgebungsbedingten Bereich

━ Fördern und Koordinieren der Zusammenarbeit von Einrichtungen im Sozial- und Gesundheitswesen
━ Informieren der Bezugsperson über Strategien mit Stress umzugehen
━ Beschaffen von Hilfsmitteln

9.50 Gesundheitsverhalten, Entwicklung der Ressourcen

Pflegediagnose 80323

┌─ Definition ──

Ein Pflegephänomen, bei dem ein Mensch oder ein Familiensystem die Möglichkeiten für gesundheitsfördernde Entscheidungen und/oder Handlungen stärken und/oder erweitern möchte.

Anmerkung der Autoren
Diese Pflegediagnose ist eine Gesundheitsdiagnose und beinhaltet keine möglichen Ursachen, sondern Ressourcen. Nähere Informationen zu Gesundheitsdiagnosen finden sich im einleitenden Abschnitt „Gesundheitspflegediagnosen".

9.50.1 Ressourcen

Die Ressourcen eines Menschen können körperlicher/funktioneller, psychischer und sozialer/umgebungsbedingter Art sein. Achten Sie immer auf eine umfassende Beurteilung der Ressourcen. Die folgende Aufzählung der Ressourcen kann individuell ergänzt werden.

9.50.1.1 Körperliche/funktionelle Ressourcen

━ Verfügt über Stressbewältigungsstrategien
━ Verfügt über Energie/Kraft
━ Führt körperliche Aktivitäten durch
━ Verfügt über kognitive Fähigkeiten (spezifizieren)
━ Kommuniziert verbal/nonverbal (spezifizieren)
━ Verfügt über körperliche Mobilität (spezifizieren)
━ Verfügt über die Fähigkeit sich zu orientieren (spezifizieren)
━ Verfügt über Sinneswahrnehmung (spezifizieren)
━ Beteiligt sich an Entscheidungen
━ Nimmt Vorsorgeuntersuchungen wahr

9.50.1.2 Psychische Ressourcen

━ Verfügt über Achtsamkeit
━ Verfügt über Gesundheitsbewusstsein
━ Ist sich der Risiken bewusst (spezifizieren)

- Wählt risikoarme Verhaltensweisen
- Äußert das Gefühl innerer Ruhe
- Verfügt über Kreativität
- Zeigt Motivation, den aktuellen Gesundheitszustand zu erhalten
- Zeigt Motivation, den aktuellen Gesundheitszustand zu verbessern
- Zeigt Motivation, gesundheitsbezogene Verhaltensweisen zu verändern
- Verfügt über ein positives Selbstwertgefühl
- Äußert das Gefühl der Sicherheit
- Erlebt Sinn in der Erhaltung/Verbesserung der Gesundheit
- Zeigt Verantwortungsbewusstsein
- Erkennt positive und negative Einflüsse der Umwelt/Umgebung auf die eigene Gesundheit
- Erkennt eigenen Informationsbedarf in Bezug auf gesundheitsfördernde Verhaltensweisen
- Verfügt über gesundheitsbezogenes Wissen (spezifizieren)
- Äußert Zufriedenheit (spezifizieren)

9.50.1.3 Soziale/umgebungsbedingte Ressourcen

- Verfügt über finanzielle Mittel
- Lebt in einer Partnerschaft
- Erhält Anerkennung und Respekt durch das soziale Umfeld
- Verfügt über die Möglichkeit zur Mitbestimmung (spezifizieren)
- Erhält Unterstützung durch das soziale Umfeld (spezifizieren)
- Verfügt über frei gestaltbare Zeit
- Lebt in einem Wohnumfeld, das den individuellen Bedürfnissen entspricht (spezifizieren)
- Hat Zugang zum Gesundheitssystem
- Verfügt über Zugang zu Infrastruktur (spezifizieren: z. B. Geschäfte, Post, Ämter)
- Verfügt über Zugang zu gesunden Nahrungsmitteln

9.50.2 Pflegeziele

Übergeordnetes Ziel
Verfügt über die Kompetenz, das Gesundheitsverhalten dauerhaft zu verbessern.

9.50.2.1 Ziele im körperlichen/funktionellen Bereich

- Holt relevante Informationen ein
- Erstellt eine Planung zur Umsetzung von gewünschten Veränderungen
- Setzt der Planung entsprechende Handlungen (spezifizieren)

9.50.2.2 Ziele im psychischen Bereich

- Nennt Informationsquellen, die bei der Einschätzung der Situation hilfreich sind (spezifizieren)
- Nennt gewünschte Veränderungen zur Erlangung einer besseren Gesundheitssituation

- Beschreibt Strategien, um die angestrebten Veränderungen zu erreichen
- Beschreibt, welche Ressourcen für gesundheitsfördernde Veränderungen verfügbar sind
- Äußert Bereitschaft, bestehende Verhaltensmuster zu hinterfragen
- Äußert, Beratung in Anspruch nehmen zu wollen
- Äußert Bereitschaft, die Umgebung zu verändern
- Nennt Personen, die bei der Umsetzung unterstützen
- Akzeptiert die angebotene Unterstützung
- Äußert Zufriedenheit mit der gesundheitlichen Situation

9.50.2.3 Ziele im sozialen/umgebungsbedingten Bereich

- Die Bezugsperson unterstützt bei Aktivitäten (spezifizieren)
- Die Bezugsperson unterstützt mit finanziellen Mitteln
- Die Bezugsperson unterstützt die gesundheitsfördernden Maßnahmen

9.50.3 Pflegemaßnahmen

Die angeführten Maßnahmen sind beispielhaft und müssen individuell konkretisiert werden.

9.50.3.1 Pflegemaßnahmen im körperlichen/funktionellen Bereich

- Unterstützen beim Planen erreichbarer Teilziele
- Unterstützen bei der Nutzung von Informations- und Beratungsangeboten
- Unterstützen bei der Anpassung der Lebensgewohnheiten
- Unterstützen bei der Kontaktaufnahme mit Sozial- und Gesundheitseinrichtungen
- Motivieren, die geplanten Ziele zu erreichen
- Motivieren, über Ängste und Sorgen zu sprechen
- Informieren und Beraten über finanzielle Unterstützungsmöglichkeiten

9.50.3.2 Pflegemaßnahmen im psychischen Bereich

- Besprechen, welche Gesundheitsbereiche verbessert werden können
- Besprechen der verfügbaren Ressourcen
- Diskutieren über mögliche Verbesserungspotenziale
- Beraten über erreichbare Ziele
- Informieren über Möglichkeiten, Beratung und Informationen einzuholen
- Loben von erfolgreich umgesetzten Maßnahmen
- Aufzeigen bereits erreichter Ziele
- Hinweisen, dass Rückschläge zu einem normalen Umsetzungsprozess gehören

9.50.3.3 Pflegemaßnahmen im sozialen/ umgebungsbedingten Bereich

- Organisieren von Unterstützung aus dem sozialen Umfeld
- Beschaffen von Hilfsmitteln
- Unterstützen der Bezugsperson, Sicherheit zu gewinnen
- Anleiten der Bezugsperson in gesundheitsfördernden Aktivtäten

Weiterführende Literatur

Literatur zu 9.1 Coping des Betroffenen, beeinträchtigt, Risiko

Christin L, Hanna K, Carl-Otto S et al (2012) Coping with multimorbidity in old age. A qualitative study. BMC Family Practice 13(45) http://www.biomedcentral.com/1471-2296/13/45

Schaeffer D (2009) Chronische Krankheit und Multimorbidität im Alter. Versorgungserfordernisse diskutiert auf der Basis eines Fallverlaufs. Pfl Ges 14(4):306–324

Schaeffer D, Moers M (2008) Überlebensstrategien. Ein Phasenmodell zum Charakter des Bewältigungshandelns chronisch Erkrankter. Pfl Ges 13(1):6–31. http://www.dg-pflegewissenschaft.de/pdf/0801-Schaeffer.pdf

Schmitz A (2011) Informationsbedarf von Menschen mit Ulcus cruris venosum. Expertenwissen Betroffener als Grundlage für patientenzentrierte Information. Pflege 24(3):161–170

Audulv Å (2013) The over time development of chronic illness self-management patterns: a longitudinal qualitative study. BMC Public Health 13:452. https://doi.org/10.1186/1471-2458-13-452

Brembo EA, Kapstad H, Eide T et al (2016) Patient information and emotional needs across the hip osteoarthritis continuum: a qualitative study. BMC Health Serv Res 16:88. https://doi.org/10.1186/s12913-016-1342-5

Fort MP, Alvarado-Molina N, Peña L et al (2013) Barriers and facilitating factors for disease self-management: a qualitative analysis of perceptions of patients receiving care for type 2 diabetes and/or hypertension in San José, Costa Rica and Tuxtla Gutiérrez, Mexico. BMC Fam Pract 14:131. https://doi.org/10.1186/1471-2296-14-131

Hardman R, Begg S, Spelten E (2020) What impact do chronic disease self-management support interventions have on health inequity gaps related to socioeconomic status: a systematic review. BMC Health Serv Res 20:150. https://doi.org/10.1186/s12913-020-5010-4

Jones S, Tyson S, Davis N, Yorke J (2020) Qualitative study of the needs of injured children and their families after a child's traumatic injury. BMJ Open 10:e036682. https://doi.org/10.1136/bmjopen-2019-036682

Löffler C, Kaduszkiewicz H, Stolzenbach C-O et al (2012) Coping with multimorbidity in old age – a qualitative study. BMC Fam Pract 13:45. https://doi.org/10.1186/1471-2296-13-45

Stevelink SAM, Malcolm EM, Fear NT (2015) Visual impairment, coping strategies and impact on daily life: a qualitative study among working-age UK ex-service personnel. BMC Public Health 15:1118. https://doi.org/10.1186/s12889-015-2455-1

van Smoorenburg AN, Hertroijs DFL, Dekkers T et al (2019) Patients' perspective on self-management: type 2 diabetes in daily life. BMC Health Serv Res 19:605. https://doi.org/10.1186/s12913-019-4384-7

Literatur zu 9.2 Coping des Betroffenen, beeinträchtigt

Christin L, Hanna K, Carl-Otto S et al (2012) Coping with multimorbidity in old age. A qualitative study. BMC Family Practice 13:45. http://www.biomedcentral.com/1471-2296/13/45

Schaeffer D (2009) Chronische Krankheit und Multimorbidität im Alter. Versorgungserfordernisse diskutiert auf der Basis eines Fallverlaufs. Pfl Ges 14(4):306–324

Schaeffer D, Moers M (2008) Überlebensstrategien. Ein Phasenmodell zum Charakter des Bewältigungshandelns chronisch Erkrankter. Pfl Ges, Jg. 13(1):6–31. http://www.dg-pflegewissenschaft.de/pdf/0801-Schaeffer.pdf

Schmitz A (2011) Informationsbedarf von Menschen mit Ulcus cruris venosum. Expertenwissen Betroffener als Grundlage für patientenzentrierte Information. Pflege 24(3):161–170

Audulv Å (2013) The over time development of chronic illness self-management patterns: a longitudinal qualitative study. BMC Public Health 13:452. https://doi.org/10.1186/1471-2458-13-452

Brembo EA, Kapstad H, Eide T et al (2016) Patient information and emotional needs across the hip osteoarthritis continuum: a qualitative study. BMC Health Serv Res 16:88. https://doi.org/10.1186/s12913-016-1342-5

Fort MP, Alvarado-Molina N, Peña L et al (2013) Barriers and facilitating factors for disease self-management: a qualitative analysis of perceptions of patients receiving care for type 2 diabetes and/or hypertension in San José, Costa Rica and Tuxtla Gutiérrez, Mexico. BMC Fam Pract 14:131. https://doi.org/10.1186/1471-2296-14-131

Hardman R, Begg S, Spelten E (2020) What impact do chronic disease self-management support interventions have on health inequity gaps related to socioeconomic status: a systematic review. BMC Health Serv Res 20:150. https://doi.org/10.1186/s12913-020-5010-4

Jones S, Tyson S, Davis N, Yorke J (2020) Qualitative study of the needs of injured children and their families after a child's traumatic injury. BMJ Open 10:e036682. https://doi.org/10.1136/bmjopen-2019-036682

Löffler C, Kaduszkiewicz H, Stolzenbach C-O et al (2012) Coping with multimorbidity in old age – a qualitative study. BMC Fam Pract 13:45. https://doi.org/10.1186/1471-2296-13-45

Stevelink SAM, Malcolm EM, Fear NT (2015) Visual impairment, coping strategies and impact on daily life: a qualitative study among working-age UK ex-service personnel. BMC Public Health 15:1118. https://doi.org/10.1186/s12889-015-2455-1

van Smoorenburg AN, Hertroijs DFL, Dekkers T et al (2019) Patients' perspective on self-management: type 2 diabetes in daily life. BMC Health Serv Res 19:605. https://doi.org/10.1186/s12913-019-4384-7

Literatur zu 9.3 Coping des Betroffenen, Entwicklung der Ressourcen

Loeffler C, Kaduszkiewicz H, Stolzenbach C-O et al (2012) Coping with multimorbidity in old age. A qualitative study. BMC Family Practice 13:45. http://www.biomedcentral.com/1471-2296/13/45

Groddeck N (2010) Carl Rodgers. Wegbereiter der modernen Psychotherapie, 3., unveränd. Aufl. Wissenschaftliche Buchgesellschaft (WBG), Darmstadt

Schaeffer D (2009) Chronische Krankheit und Multimorbidität im Alter. Versorgungserfordernisse diskutiert auf der Basis eines Fallverlaufs. Pfl Ges 14(4):306–324

Schaeffer D, Moers M (2008) Überlebensstrategien. Ein Phasenmodell zum Charakter des Bewältigungshandelns chronisch Erkrankter. Pfl Ges 13(1):6–31. http://www.dg-pflegewissenschaft.de/pdf/0801-Schaeffer.pdf

Schmitz A (2011) Informationsbedarf von Menschen mit Ulcus cruris venosum. Expertenwissen Betroffener als Grundlage für patientenzentrierte Information. Pflege 24(3):161–170

Audulv Å (2013) The over time development of chronic illness self-management patterns: a longitudinal qualitative study. BMC Public Health 13:452. https://doi.org/10.1186/1471-2458-13-452

Brembo EA, Kapstad H, Eide T et al (2016) Patient information and emotional needs across the hip osteoarthritis continuum: a qualitative study. BMC Health Serv Res 16:88. https://doi.org/10.1186/s12913-016-1342-5

Fort MP, Alvarado-Molina N, Peña L et al (2013) Barriers and facilitating factors for disease self-management: a qualitative analysis of perceptions of patients receiving care for type 2 diabetes and/or hypertension in San José, Costa Rica and Tuxtla Gutiérrez, Mexico. BMC Fam Pract 14:131. https://doi.org/10.1186/1471-2296-14-131

Hardman R, Begg S, Spelten E (2020) What impact do chronic disease self-management support interventions have on health inequity gaps related to socioeconomic status: a systematic review. BMC Health Serv Res 20:150. https://doi.org/10.1186/s12913-020-5010-4

Jones S, Tyson S, Davis N, Yorke J (2020) Qualitative study of the needs of injured children and their families after a child's traumatic injury. BMJ Open 10:e036682. https://doi.org/10.1136/bmjopen-2019-036682

Löffler C, Kaduszkiewicz H, Stolzenbach C-O et al (2012) Coping with multimorbidity in old age – a qualitative study. BMC Fam Pract 13:45. https://doi.org/10.1186/1471-2296-13-45

Stevelink SAM, Malcolm EM, Fear NT (2015) Visual impairment, coping strategies and impact on daily life: a qualitative study among working-age UK ex-service personnel. BMC Public Health 15:1118. https://doi.org/10.1186/s12889-015-2455-1

van Smoorenburg AN, Hertroijs DFL, Dekkers T et al (2019) Patients' perspective on self-management: type 2 diabetes in daily life. BMC Health Serv Res 19:605. https://doi.org/10.1186/s12913-019-4384-7

Literatur zu 9.4 Verneinung (Verleugnung)

Groddeck N (2010) Carl Rodgers. Wegbereiter der modernen Psychotherapie, 3., unveränd. Aufl. Wissenschaftliche Buchgesellschaft (WBG), 3. unveränderte

Mackentun G (2011) Widerstand und Verdrängung. Psychosozial-Verlag, Gießen

Literatur zu 9.5 Gesundungsprozess, beeinträchtigt, Risiko

Dienst S, Heuwinkel-Otter A (2009) Gesundungsprozess beeinträchtigt. In: Heuwinkel-Otter A, NÜhmann-Dulke A, Matscheko N (Hrsg) Menschen pflegen, Bd 2. Springer, Heidelberg, S 196–201

Gafner D, Eicher M, Spirig R, Senn B (2013) Bangen und Hoffen: Erfahrungen von Frauen mit vulvären intraepithelialen Neoplasien während des Krankheitsverlaufs – Eine qualitative Studie. Pflege 26:85–95. https://doi.org/10.1024/1012-5302/a000273

Marca-Frances G, Frigola-Reig J, Menéndez-Signorini JA et al (2020) Defining patient communication needs during hospitalization to improve patient experience and health literacy. BMC Health Serv Res 20:131. https://doi.org/10.1186/s12913-020-4991-3

Rees S, Tutton E, Achten J et al (2019) Patient experience of long-term recovery after open fracture of the lower limb: a qualitative study using interviews in a community setting. BMJ Open 9:e031261. https://doi.org/10.1136/bmjopen-2019-031261

Literatur zu 9.6 Gesundungsprozess, beeinträchtigt

Dienst S, Heuwinkel-Otter A (2009) Gesundungsprozess beeinträchtigt. In: Heuwinkel-Otter A, NÜhmann-Dulke A, Matscheko N (Hrsg) Menschen pflegen, Bd 2. Springer, Heidelberg, S 196–201

Gafner D, Eicher M, Spirig R, Senn B (2013) Bangen und Hoffen: Erfahrungen von Frauen mit vulvären intraepithelialen Neoplasien während des Krankheitsverlaufs – Eine qualitative Studie. Pflege 26:85–95. https://doi.org/10.1024/1012-5302/a000273

Marca-Frances G, Frigola-Reig J, Menéndez-Signorini JA et al (2020) Defining patient communication needs during hospitalization to improve patient experience and health literacy. BMC Health Serv Res 20:131. https://doi.org/10.1186/s12913-020-4991-3

Rees S, Tutton E, Achten J et al (2019) Patient experience of long-term recovery after open fracture of the lower limb: a qualitative study using interviews in a community setting. BMJ Open 9:e031261. https://doi.org/10.1136/bmjopen-2019-031261

Literatur zu 9.7 Gesundungsprozess, Entwicklung der Ressourcen

Dienst S, Heuwinkel-Otter A (2009) Gesundungsprozess beeinträchtigt. In: Heuwinkel-Otter A, NÜhmann-Dulke A, Matscheko N (Hrsg) Menschen pflegen, Bd 2. Springer, Heidelberg, S 196–201

Knuf A, Osterfeld M, Seibert U (2007) Selbstbefähigung fördern. Empowerment und psychiatrische Arbeit. Psychiatrie, Bonn

Gafner D, Eicher M, Spirig R, Senn B (2013) Bangen und Hoffen: Erfahrungen von Frauen mit vulvären intraepithelialen Neoplasien während des Krankheitsverlaufs – Eine qualitative Studie. Pflege 26:85–95. https://doi.org/10.1024/1012-5302/a000273

Marca-Frances G, Frigola-Reig J, Menéndez-Signorini JA et al (2020) Defining patient communication needs during hospitalization to improve patient experience and health literacy. BMC Health Serv Res 20:131. https://doi.org/10.1186/s12913-020-4991-3

Rees S, Tutton E, Achten J et al (2019) Patient experience of long-term recovery after open fracture of the lower limb: a qualitative study using interviews in a community setting. BMJ Open 9:e031261. https://doi.org/10.1136/bmjopen-2019-031261

Literatur zu 9.8 Entscheidung, Konflikt

O'connor AM, Jacobsen MJ (2007) Decisional Conflict. Supporting people experiencing uncertainty about options affecting their health. Ottawa Health Decision Centre, Ottawa. https://decisionaid.ohri.ca/ODST/pdfs/DC_Reading.pdf [11.07.2008]

Brabers AEM, de Jong JD, Groenewegen PP, van Dijk L (2016) Social support plays a role in the attitude that people have towards taking an active role in medical decision-making. BMC Health Serv Res 16:502. https://doi.org/10.1186/s12913-016-1767-x

Brembo EA, Kapstad H, Eide T et al (2016) Patient information and emotional needs across the hip osteoarthritis continuum: a qualitative study. BMC Health Serv Res 16:88. https://doi.org/10.1186/s12913-016-1342-5

Lord K, Livingston G, Robertson S, Cooper C (2016) How people with dementia and their families decide about moving to a care home and support their needs: development of a decision aid, a qualitative study. BMC Geriatr 16:68. https://doi.org/10.1186/s12877-016-0242-1

MacLeod S, Musich S, Hawkins K, Armstrong DG (2017) The growing need for resources to help older adults manage their financial and healthcare choices. BMC Geriatr 17:84. https://doi.org/10.1186/s12877-017-0477-5

Literatur zu 9.9 Entwicklung, beeinträchtigt

R. Murray Thomas, Feldmann B (2002) Die Entwicklung des Kindes. Ein Lehr- und Praxisbuch; Beltz, Taschenbuch; Erweiterte Neuausgabe

Metzinger A (2011) Entwicklungspsychologie kompakt 0–11 Jahre – für sozialpädagogische Berufe Lehr-/Fachbuch. Bildungsverlag EINS, Köln

Remschmidt H (2005) Kinder- und Jugendpsychiatrie – eine praktische Einführung, 4., neu bearb. u. erw. Aufl.Thieme, Stuttgart, S. 3–35

Literatur zu 9.10 Kindliche Verhaltensorganisation, unausgereift, Risiko

Sander LW, Amadei Gh, Bianchi I (Hrsg) (2009) Die Entwicklung des Säuglings, das Werden der Person und die Entstehung des Bewusstseins; Klett-Cotta, Stuttgart

Literatur zu 9.11 Kindliche Verhaltensorganisation, unausgereift

Sander LW, Amadei Gh, Bianchi I (Hrsg) (2009) Die Entwicklung des Säuglings, das Werden der Person und die Entstehung des Bewusstseins. Klett-Cotta, Stuttgart

Literatur zu 9.12 Kindliche Verhaltensorganisation, Entwicklungder Ressourcen

Sander LW, Amadei Gh, Bianchi I (Hrsg) (2009) Die Entwicklung des Säuglings, das Werden der Person und die Entstehung des Bewusstseins. Klett-Cotta, Stuttgart

Literatur zu 9.13 Körperbild, beeinträchtigt, Risiko

Günnewig M (2006) Körperbildstörung/Neglect. In: Heuwinkel-Otter A, Nümann-Dulke A, Matscheko N (Hrsg) Menschen pflegen, Bd 2. Springer Medizin, Heidelberg, S 393–397, 400–401 und 404

Joraschky P, Loew T, RÖhricht F (2008) Körpererleben und Körperbild. Ein Handbuch zur Diagnostik. Schattauer GmbH, Stuttgart

Bohus M, Wolf M (2009) Interaktives Skills Training für Borderline-Patienten. Schattauer, Stuttgart

Duncan MJ, al-Nakeeb Y, Nevill AM (2013) Establishing the optimal body mass index – body esteem relationship in young adolescents. BMC Public Health 13:662. https://doi.org/10.1186/1471-2458-13-662

Finne E, Reinehr T, Schaefer A et al (2013) Health-related quality of life in overweight German children and adolescents: do treatment-seeking youth have lower quality of life levels? Comparison of a clinical sample with the general population using a multilevel model approach. BMC Public Health 13:561. https://doi.org/10.1186/1471-2458-13-561

Lee J, Lee Y (2015) The association of body image distortion with weight control behaviors, diet behaviors, physical activity, sadness, and suicidal ideation among Korean high school students: a cross-sectional study. BMC Public Health 16:39. https://doi.org/10.1186/s12889-016-2703-z

Mond J, Mitchison D, Latner J et al (2013) Quality of life impairment associated with body dissatisfaction in a general population sample of women. BMC Public Health 13:920. https://doi.org/10.1186/1471-2458-13-920

Zhou K, Wang W, Li M et al (2020) Body image mediates the relationship between post-surgery needs and health-related quality of life among women with breast cancer: a cross-sectional study. Health Qual Life Outcomes 18:163. https://doi.org/10.1186/s12955-020-01400-5

Literatur zu 9.14 Körperbild, beeinträchtigt

Günnewig M (2006) Körperbildstörung/Neglect. In: Heuwinkel-Otter A, Nümann-Dulke A, Matscheko N (Hrsg) Menschen pflegen, Bd 2. Springer Medizin, Heidelberg, S 393–397, 400–401 und 404

Joraschky P, Loew T, RÖhricht F (2008) Körpererleben und Körperbild. Ein Handbuch zur Diagnostik. Schattauer GmbH, Stuttgart

Bohus M, Wolf M (2009) Interaktives Skills Training für Borderline-Patienten. Schattauer, Stuttgart

Duncan MJ, al-Nakeeb Y, Nevill AM (2013) Establishing the optimal body mass index – body esteem relationship in young adolescents. BMC Public Health 13:662. https://doi.org/10.1186/1471-2458-13-662

Finne E, Reinehr T, Schaefer A et al (2013) Health-related quality of life in overweight German children and adolescents: do treatment-seeking youth have lower quality of life levels? Comparison of a clinical sample with the general population using a multilevel model approach. BMC Public Health 13:561. https://doi.org/10.1186/1471-2458-13-561

Lee J, Lee Y (2015) The association of body image distortion with weight control behaviors, diet behaviors, physical activity, sadness, and suicidal ideation among Korean high school students: a cross-sectional study. BMC Public Health 16:39. https://doi.org/10.1186/s12889-016-2703-z

Mond J, Mitchison D, Latner J et al (2013) Quality of life impairment associated with body dissatisfaction in a general population sample of women. BMC Public Health 13:920. https://doi.org/10.1186/1471-2458-13-920

Zhou K, Wang W, Li M et al (2020) Body image mediates the relationship between post-surgery needs and health-related quality of life among women with breast cancer: a cross-sectional study. Health Qual Life Outcomes 18:163. https://doi.org/10.1186/s12955-020-01400-5

Literatur zu 9.15 Körperbild, Entwicklung der Ressourcen

Bohus M, Wolf M (2009) Interaktives Skills Training für Borderline-Patienten. Schattauer, Stuttgart

Duncan MJ, al-Nakeeb Y, Nevill AM (2013) Establishing the optimal body mass index – body esteem relationship in young adolescents. BMC Public Health 13:662. https://doi.org/10.1186/1471-2458-13-662

Finne E, Reinehr T, Schaefer A et al (2013) Health-related quality of life in overweight German children and adolescents: do treatment-seeking youth have lower quality of life levels? Comparison of a clinical sample with the general population using a multilevel model approach. BMC Public Health 13:561. https://doi.org/10.1186/1471-2458-13-561

Lee J, Lee Y (2015) The association of body image distortion with weight control behaviors, diet behaviors, physical activity, sadness, and suicidal ideation among Korean high school students: a cross-sectional study. BMC Public Health 16:39. https://doi.org/10.1186/s12889-016-2703-z

Mond J, Mitchison D, Latner J et al (2013) Quality of life impairment associated with body dissatisfaction in a general population sample of women. BMC Public Health 13:920. https://doi.org/10.1186/1471-2458-13-920

Zhou K, Wang W, Li M et al (2020) Body image mediates the relationship between post-surgery needs and health-related quality of life among women with breast cancer: a cross-sectional study. Health Qual Life Outcomes 18:163. https://doi.org/10.1186/s12955-020-01400-5

Literatur zu 9.16 Selbstwertschätzung, gering, Risiko

Kersting K (2006) Selbstwertgefühl gestört. In: Heuwinkel-Otter A, Nühmann-Dulke A, Matscheko N (Hrsg) Menschen pflegen, Bd 2. Springer, Heidelberg, S 715–729

Kocalevent R-D, Klapp BF, Albani C, Brähler E (2014) Gender differences in a resources-demands model in the general population. BMC Public Health 14:902. https://doi.org/10.1186/1471-2458-14-902

Müller-Mundt G (2008) Bewältigungsherausforderungen des Lebens mit chronischem Schmerz – Anforderungen an die Patientenedukation. Pfl Ges 13:32–48

Toye F, Seers K, Hannink E, Barker K (2017) A mega-ethnography of eleven qualitative evidence syntheses exploring the experience of living with chronic non-malignant pain. BMC Med Res Methodol 17:116. https://doi.org/10.1186/s12874-017-0392-7

Literatur zu 9.17 Selbstwertschätzung, gering

Kersting K (2006) Selbstwertgefühl gestört. In: Heuwinkel-Otter A, Nühmann-Dulke A, Matscheko N (Hrsg) Menschen pflegen, Bd 2. Springer, Heidelberg, S 715–729

Kocalevent R-D, Klapp BF, Albani C, Brähler E (2014) Gender differences in a resources-demands model in the general population. BMC Public Health 14:902. https://doi.org/10.1186/1471-2458-14-902

Müller-Mundt G (2008) Bewältigungsherausforderungen des Lebens mit chronischem Schmerz – Anforderungen an die Patientenedukation. Pfl Ges 13:32–48

Toye F, Seers K, Hannink E, Barker K (2017) A mega-ethnography of eleven qualitative evidence syntheses exploring the experience of living with chronic non-malignant pain. BMC Med Res Methodol 17:116. https://doi.org/10.1186/s12874-017-0392-7

Literatur zu 9.18 Selbstwertschätzung, Entwicklung der Ressourcen

Kersting K (2006) Selbstwertgefühl gestört. In: Heuwinkel-Otter A, Nühmann-Dulke A, Matscheko N (Hrsg) Menschen pflegen, Bd 2. Springer, Heidelberg, S 715–729

Kocalevent R-D, Klapp BF, Albani C, Brähler E (2014) Gender differences in a resources-demands model in the general population. BMC Public Health 14:902. https://doi.org/10.1186/1471-2458-14-902

Müller-Mundt G (2008) Bewältigungsherausforderungen des Lebens mit chronischem Schmerz – Anforderungen an die Patientenedukation. Pfl Ges 13:32–48

Toye F, Seers K, Hannink E, Barker K (2017) A mega-ethnography of eleven qualitative evidence syntheses exploring the experience of living with chronic non-malignant pain. BMC Med Res Methodol 17:116. https://doi.org/10.1186/s12874-017-0392-7

Literatur zu 9.19 Wohlbefinden, beeinträchtigt, Risiko

Antonovsky A (1993) Gesundheitsforschung versus Krankheitsforschung. In: Franke A, Broda M (Hrsg) Psychosomatische Gesundheit. dgvt, Tübingen

Bernstein DA, Borkovec TD (2007) Entspannungstraining. Handbuch der Progressiven Muskelentspannung nach Jacobson, 12. Aufl. Klett-Cotta, Stuttgart

Buczak-Stec E, König H-H, Hajek A (2020) How does the onset of incontinence affect satisfaction with life among older women and men? Findings from a nationally representative longitudinal study (German Ageing Survey). Health Qual Life Outcomes 18:16. https://doi.org/10.1186/s12955-020-1274-y

Cramm JM, Nieboer AP (2015) Social cohesion and belonging predict the well-being of community-dwelling older people. BMC Geriatr 15:30. https://doi.org/10.1186/s12877-015-0027-y

Deutsch-Grasl E, Buchmayr B, Fink M (2018) Aromapflege Handbuch. Leitfaden für den Einsatz ätherischer Öle im Gesundheits-, Krankenpflege- und Sozialbereich. Aromapflege Verlag, Lechaschau

Iden KR, Ruths S, Hjørleifsson S (2015) Residents' perceptions of their own sadness – a qualitative study in Norwegian nursing homes. BMC Geriatr 15:21. https://doi.org/10.1186/s12877-015-0019-y

Jacobson E (Autor), Wirth K (Übersetzung) (2011) Entspannung als Therapie. Progressive Relaxation in Theorie und Praxis, 7., erw. Aufl. Klett-Cotta, Stuttgart

Krieger D (2004) Therapeutic Touch. Die Heilkraft unserer Hände. Lüchow, Stuttgart

Wicke FS, Güthlin C, Mergenthal K et al (2014) Depressive mood mediates the influence of social support on health-related quality of life in elderly, multimorbid patients. BMC Fam Pract 15:62. https://doi.org/10.1186/1471-2296-15-62

Wydler H, Kolip P, Abel T (Hrsg) (2010) Salutogenese und Kohärenzgefühl. Grundlagen, Empirie und Praxis eines gesundheitswissenschaftlichen Konzepts, 4. Aufl. Beltz Juventa, Weinheim/München

Literatur zu 9.20 Wohlbefinden, beeinträchtigt

Antonovsky A (1993) Gesundheitsforschung versus Krankheitsforschung. In: Franke A, Broda M (Hrsg) Psychosomatische Gesundheit. dgvt, Tübingen

Bernstein DA, Borkovec TD (2007) Entspannungstraining. Handbuch der Progressiven Muskelentspannung nach Jacobson, 12. Aufl. Klett-Cotta, Stuttgart

Bienstein C, Fröhlich A (2010) Basale Stimulation® in der Pflege. Die Grundlagen, 6., überarb. Aufl. Hans Huber, Bern

Co S, Robins E (2005) Prana-Selbstheilung. Verbesserung von Vitalität und Abwehrkraft, sofortige Selbsthilfe bei den häufigsten Leiden und Beschwerden, 2. Aufl. Heyne, München

Deutsch-Grasl E, Buchmayr B, Fink M (2018) Aromapflege Handbuch. Leitfaden für den Einsatz ätherischer Öle im Gesundheits-, Krankenpflege- und Sozialbereich. Aromapflege Verlag, Lechaschau

Eckert A (2005) Das Tao der Akupressur und Akupunktur. Die Psychosomatik der Punkte, 3., unveränd. Aufl. Karl F. Haug, Stuttgart

Fröhlich A (2010) Basale Stimulation® in der Pflege. Das Arbeitsbuch, 2., überarb. Aufl. Hans Huber, Bern

Hiemetzberger M, Pieczara A, Rebitzer G (2011) Auswirkungen der Pflegeintervention „Therapeutic Touch" bei PatientInnen mit Hörsturz. Ein Forschungsbericht. Eine Pflegestudie. Facultas Universitätsverlag, Wien

Jacobson E (Autor), Wirth K. (Übersetzung) (2011) Entspannung als Therapie. Progressive Relaxation in Theorie und Praxis, 7., erw. Aufl. Klett-Cotta, Stuttgart

Krieger D (2004) Therapeutic Touch. Die Heilkraft unserer Hände. Lüchow, Stuttgart

Lübeck W (2004) Das Reiki Handbuch, 20. Aufl. Winpferd Verlagsgesellschaft GmbH, Aitrang

Nydahl P, Bartoszek G (2008) Basale Stimulation. Neue Wege in der Pflege Schwerstkranker, 5. Aufl. Urban & Fischer, München

Oschman JL, Bischof M (2009) Energiemedizin. Konzepte und ihre wissenschaftliche Basis, 2. Aufl. Elsevier GmbH/Urban & Fischer, München

Peinsold F (2001) Basale Stimulation® in der Pflege. Atemstimulierende Einreibung bei Angst- und Schlafstörungen. Projekt- und Untersuchungsergebnis. Psych Pflege heute 7(4):194

Stephen J, Mackenzie G, Sample S, Macdonald J (2007) Twenty years of therapeutic touch in a Canadian cancer agency. Support Cancer Cancer 15(8):993–998

Wydler H., Kolip P., Abel T. (Hrsg) (2010) Salutogenese und Kohärenzgefühl. Grundlagen, Empirie und Praxis eines gesundheitswissenschaftlichen Konzepts, 4. Aufl. Beltz Juventa, Weinheim/München

Buczak-Stec E, König H-H, Hajek A (2020) How does the onset of incontinence affect satisfaction with life among older women and men? Findings from a nationally representative longitudinal study (German Ageing Survey). Health Qual Life Outcomes 18:16. https://doi.org/10.1186/s12955-020-1274-y

Cramm JM, Nieboer AP (2015) Social cohesion and belonging predict the well-being of community-dwelling older people. BMC Geriatr 15:30. https://doi.org/10.1186/s12877-015-0027-y

Iden KR, Ruths S, Hjørleifsson S (2015) Residents' perceptions of their own sadness – a qualitative study in Norwegian nursing homes. BMC Geriatr 15:21. https://doi.org/10.1186/s12877-015-0019-y

Wicke FS, Güthlin C, Mergenthal K et al (2014) Depressive mood mediates the influence of social support on health-related quality of life in elderly, multimorbid patients. BMC Fam Pract 15:62. https://doi.org/10.1186/1471-2296-15-62

Literatur zu 9.21 Wohlbefinden, Entwicklung der Ressourcen

Antonovsky A (1993) Gesundheitsforschung versus Krankheitsforschung. In: Franke A, Broda M (Hrsg) Psychosomatische Gesundheit. dgvt, Tübingen

Bernstein DA, Borkovec TD (2007) Entspannungstraining. Handbuch der Progressiven Muskelentspannung nach Jacobson, 12. Aufl. Klett-Cotta, Stuttgart

Bienstein C, Fröhlich A (2010) Basale Stimulation® in der Pflege. Die Grundlagen, 6., überarb. Aufl. Hans Huber, Bern

Co S, Robins E (2005) Prana-Selbstheilung. Verbesserung von Vitalität und Abwehrkraft, sofortige Selbsthilfe bei den häufigsten Leiden und Beschwerden, 2. Aufl. Heyne, München

Deutsch-Grasl E, Buchmayr B, Fink M (2018) Aromapflege Handbuch. Leitfaden für den Einsatz ätherischer Öle im Gesundheits-, Krankenpflege- und Sozialbereich. Aromapflege Verlag, Lechaschau

Eckert A (2005) Das Tao der Akupressur und Akupunktur. Die Psychosomatik der Punkte, 3., unveränd. Aufl. Karl F. Haug, Stuttgart

Fröhlich A (2010) Basale Stimulation® in der Pflege. Das Arbeitsbuch, 2., überarb. Aufl. Hans Huber, Bern

Jacobson E (Autor), Wirth K. (Übersetzung) (2011) Entspannung als Therapie. Progressive Relaxation in Theorie und Praxis, 7., erw. Aufl. Klett-Cotta, Stuttgart

Krieger D (2004) Therapeutic Touch. Die Heilkraft unserer Hände. Lüchow, Stuttgart

Nydahl P, Bartoszek G (Hrsg) (2008) Basale Stimulation. Neue Wege in der Pflege Schwerstkranker, 5. Aufl. Urban & Fischer, München

Oschman JL, Bischof M (2009) Energiemedizin. Konzepte und ihre wissenschaftliche Basis, 2. Aufl. Elsevier GmbH/Urban & Fischer, München

Peinsold F (2001) Basale Stimulation® in der Pflege. Atemstimulierende Einreibung bei Angst- und Schlafstörungen. Projektund Untersuchungsergebnis. Psych Pflege heute 7(4), S. 194

Wydler H, Kolip P., Abel T (Hrsg) (2010) Salutogenese und Kohärenzgefühl. Grundlagen, Empirie und Praxis eines gesundheitswissenschaftlichen Konzepts, 4. Aufl. Beltz Juventa, Weinheim/München

Buczak-Stec E, König H-H, Hajek A (2020) How does the onset of incontinence affect satisfaction with life among older women and men? Findings from a nationally representative longitudinal study (German Ageing Survey). Health Qual Life Outcomes 18:16. https://doi.org/10.1186/s12955-020-1274-y

Cramm JM, Nieboer AP (2015) Social cohesion and belonging predict the well-being of community-dwelling older people. BMC Geriatr 15:30. https://doi.org/10.1186/s12877-015-0027-y

Iden KR, Ruths S, Hjørleifsson S (2015) Residents' perceptions of their own sadness – a qualitative study in Norwegian nursing homes. BMC Geriatr 15:21. https://doi.org/10.1186/s12877-015-0019-y

Wicke FS, Güthlin C, Mergenthal K et al (2014) Depressive mood mediates the influence of social support on health-related quality of life in elderly, multimorbid patients. BMC Fam Pract 15:62. https://doi.org/10.1186/1471-2296-15-62

Literatur zu 9.22 Realitätswahrnehmung, verändert

Sauter D, Abderhalden C, Needham I, Wolff S (Hrsg) (2011) Lehrbuch psychiatrische Pflege, 3., vollst. überarb. u. erw. Aufl. Huber, Bern

Literatur zu 9.23 Machtlosigkeit

Eberl J (2006) Machtlosigkeit, Gefahr/Machtlosigkcit.; In: Heuwinkel-Otter A, Nümann-Dulke A, Matscheko N (Hrsg) Menschen pflegen, Bd 2. Springer Medizin, Heidelberg, S 489–496

Fitzgerald Miller J (2003) Coping fördern – Machtlosigkeit überwinden. Hilfen zur Bewältigung chronischen Krankseins. Hans Huber, Bern

Olsson Möller U, Hansson EE, Ekdahl C et al (2014) Fighting for control in an unpredictable life – a qualitative study of older persons' experiences of living with chronic dizziness. BMC Geriatr 14:97. https://doi.org/10.1186/1471-2318-14-97

Literatur zu 9.24 Macht, Entwicklung der Ressourcen

Fitzgerald Miller J (2003) Coping fördern – Machtlosigkeit überwinden. Hilfen zur Bewältigung chronischen Krankseins. Hans Huber, Bern

Olsson Möller U, Hansson EE, Ekdahl C et al (2014) Fighting for control in an unpredictable life – a qualitative study of older persons' experiences of living with chronic dizziness. BMC Geriatr 14:97. https://doi.org/10.1186/1471-2318-14-97

Literatur zu 9.25 Hoffnungslosigkeit

Abt-Zegelin A (2009) Positives Denken. Hoffnung – Energiequelle in schwierigen Zeiten. Schwester Pflege 48(03|09):290–294

Antonovsky A (1997) Salutogenese. Zur Entmystifizierung der Gesundheit. Dgvt-Verlag, Tübingen

Eberl J (2006) Hoffnungslosigkeit. In: Heuwinkel-Otter A, Nümann-Dulke A, Matscheko N (Hrsg) Menschen pflegen, Bd 2. Springer Medizin, Heidelberg, S 329–334

Farran CJ, Herth KA, Popovich JM (1999) Hoffnung und Hoffnungslosigkeit. Konzepte für die Pflegeforschung und -praxis. Ullstein Medical – Urban & Fischer, Wiesbaden

Groopman J (2005) The anatomy of hope: How people prevail in the face of illness, Aufl Rh Trade Pbk. Edition, Random House, New York

Hammelstein P, Roth M (2002) Hoffnung – Grundzüge und Perspektiven eines vernachlässigten Konzeptes. Z Differ Diagn Psychol 23(2):191–203

Kehr HM (2002) Souveränes Selbstmanagement. Ein wirksames Konzept zur Förderung von Motivation und Willensstärke. Beltz, Weinheim/Basel

Knuf A, Bridler S (2008) Vom Empowerment zu Recovery. Grundideen für eine neue Psychiatrie? In: Abderhalden C, Needham I, Schulz M et al (Hrsg) Psychiatrische Pflege, psychische Gesundheit und Recovery. Vorträge und Posterpräsentationen am 5. Dreiländerkongress „Pflege in der Psychiatrie" in Bern. Ibicura, Unterostendorf, S 24–32

Miller FJ (2007) Hope: a construct central to nursing. Nursing Forum 42(1):12–19

Rosenbrock R, Hartung S (Hrsg) (2012) Handbuch Partizipation und Gesundheit. Hans Huber, Bern

Wydler H, Kolip P, Abel T (Hrsg) (2010) Salutogenese und Kohärenzgefühl. Grundlagen, Empirie und Praxis eines gesundheitswissenschaftlichen Konzepts, 4. Aufl. Beltz Juventa, Weinheim/München

Bruce A, Schreiber R, Petrovskaya O, Boston P (2011) Longing for ground in a ground(less) world: a qualitative inquiry of existential suffering. BMC Nurs 10:2. https://doi.org/10.1186/1472-6955-10-2

Duggleby W, Schroeder D, Nekolaichuk C (2013) Hope and connection: the experience of family caregivers of persons with dementia living in a long term care facility. BMC Geriatr 13:112. https://doi.org/10.1186/1471-2318-13-112

Hamidizadeh N, Ranjbar S, Ghanizadeh A et al (2020) Evaluating prevalence of depression, anxiety and hopelessness in patients with Vitiligo on an Iranian population. Health Qual Life Outcomes 18:20. https://doi.org/10.1186/s12955-020-1278-7

Holm AL, Severinsson E (2015) Mapping psychosocial risk and protective factors in suicidal older persons – a systematic review. Open J Nursing 5:260–275. https://doi.org/10.4236/ojn.2015.53030

Zegelin A (2018) Hoffnung ist Power. Pflege Professionell 17:69–72

Literatur zu 9.26 Hoffnung, Entwicklung der Ressourcen

Abt-Zegelin A (2009) Positives Denken. Hoffnung – Energiequelle in schwierigen Zeiten. Schwester Pflege 48(03|09):290–294

Antonovsky A (1997) Salutogenese. Zur Entmystifizierung der Gesundheit. Dgvt-Verlag, Tübingen

Eberl J (2006) Hoffnungslosigkeit. In: Heuwinkel-Otter A, Nümann-Dulke A, Matscheko N (Hrsg) Menschen pflegen, Bd 2. Springer Medizin, Heidelberg, S 329–334

Farran CJ, Herth KA, Popovich JM (1999) Hoffnung und Hoffnungslosigkeit. Konzepte für die Pflegeforschung und -praxis. Ullstein Medical – Urban & Fischer, Wiesbaden

Groopman J (2005) The anatomy of hope: How people prevail in the face of illness, Aufl Rh Trade Pbk. Edition. Random House, New York

Hammelstein P, Roth M (2002) Hoffnung – Grundzüge und Perspektiven eines vernachlässigten Konzeptes. Z Differ Diagn Psychol 23(2):191–203

Kehr HM (2002) Souveränes Selbstmanagement. Ein wirksames Konzept zur Förderung von Motivation und Willensstärke. Beltz, Weinheim/Basel

Knuf A, Bridler S (2008) Vom Empowerment zu Recovery. Grundideen für eine neue Psychiatrie? In: Abderhalden C, Needham I, Schulz M et al (Hrsg) Psychiatrische Pflege, psychische Gesundheit und Recovery. Vorträge und Posterpräsentationen am 5. Dreiländerkongress „Pflege in der Psychiatrie" in Bern. Ibicura, Unterostendorf, S 24–32

Miller FJ (2007) Hope: a construct central to nursing. Nursing Forum 42(1):12–19

Rosenbrock R, Hartung S (2012) Handbuch Partizipation und Gesundheit. Hans Huber, Bern

Wydler H, Kolip P, Abel T (Hrsg) (2010) Salutogenese und Kohärenzgefühl. Grundlagen, Empirie und Praxis eines gesundheitswissenschaftlichen Konzepts, 4. Aufl. Beltz Juventa, Weinheim/München

Bruce A, Schreiber R, Petrovskaya O, Boston P (2011) Longing for ground in a ground(less) world: a qualitative inquiry of existential suffering. BMC Nurs 10:2. https://doi.org/10.1186/1472-6955-10-2

Duggleby W, Schroeder D, Nekolaichuk C (2013) Hope and connection: the experience of family caregivers of persons with dementia living in a long term care facility. BMC Geriatr 13:112. https://doi.org/10.1186/1471-2318-13-112

Hamidizadeh N, Ranjbar S, Ghanizadeh A et al (2020) Evaluating prevalence of depression, anxiety and hopelessness in patients with Vitiligo on an Iranian population. Health Qual Life Outcomes 18:20. https://doi.org/10.1186/s12955-020-1278-7

Holm AL, Severinsson E (2015) Mapping Psychosocial Risk and Protective Factors in Suicidal Older Persons—A Systematic Review. Open J Nursing 5:260–275. https://doi.org/10.4236/ojn.2015.53030

Zegelin A (2018) Hoffnung ist Power. Pflege Professionell 17:69–72

Literatur zu 9.27 Ruhe innerlich, beeinträchtigt

Clarenbach P, Heike B (2006) Restless Legs Syndrom. Die unruhigen Beine. Klinik, Diagnostik, Therapie, 2. Aufl. UNI-MED, Bremen

Park J, Chung S, Lee J et al (2017) Noise sensitivity, rather than noise level, predicts the non-auditory effects of noise in community samples: a population-based survey. BMC Public Health 17:315. https://doi.org/10.1186/s12889-017-4244-5

Pejner MN (2015) Serenity – uses in the care of chronically Ill older patients: a concept clarification. OJN 05:1–9. https://doi.org/10.4236/ojn.2015.51001

9

Literatur zu 9.28 Spirituelles Wohlbefinden beeinträchtigt, Risiko

Bucher A (2007) Psychologie der Spiritualität. Handbuch. Beltz Psychologie Verlagsunion (PVU), Weinheim/Basel

Weiher E (2005) Spiritualität in der Sterbebegleitung. In: Pleschberger S, Heimerl K, Wild M (Hrsg) Palliativpflege. Grundlagen für Praxis und Unterricht, 2., akt. Aufl. Facultas Universitätsverlag, Wien, S 149–162

Bruce A, Schreiber R, Petrovskaya O, Boston P (2011) Longing for ground in a ground(less) world: a qualitative inquiry of existential suffering. BMC Nurs 10:2. https://doi.org/10.1186/1472-6955-10-2

Drageset J, Haugan G, Tranvåg O (2017) Crucial aspects promoting meaning and purpose in life: perceptions of nursing home residents. BMC Geriatr 17:254. https://doi.org/10.1186/s12877-017-0650-x

Drageset J, Nygaard HA, Eide GE et al (2008) Sense of coherence as a resource in relation to health-related quality of life among mentally intact nursing home residents – a questionnaire study. Health Qual Life Outcomes 6:85. https://doi.org/10.1186/1477-7525-6-85

Hvidt NC, Nielsen KT, Kørup AK et al (2020) What is spiritual care? Professional perspectives on the concept of spiritual care identified through group concept mapping. BMJ Open 10:e042142. https://doi.org/10.1136/bmjopen-2020-042142

Michaelson V, Freeman J, King N et al (2016) Inequalities in the spiritual health of young Canadians: a national, cross-sectional study. BMC Public Health 16:1200. https://doi.org/10.1186/s12889-016-3834-y

Monod SM, Rochat E, Büla CJ et al (2010) The spiritual distress assessment tool: an instrument to assess spiritual distress in hospitalised elderly persons. BMC Geriatr 10:88. https://doi.org/10.1186/1471-2318-10-88

Nixon AV, Narayanasamy A, Penny V (2013) An investigation into the spiritual needs of neuro-oncology patients from a nurse perspective. BMC Nurs 12:2. https://doi.org/10.1186/1472-6955-12-2

Ødbehr LS, Kvigne K, Hauge S, Danbolt LJ (2015) Spiritual care to persons with dementia in nursing homes; a qualitative study of nurses and care workers experiences. BMC Nursing 14:70. https://doi.org/10.1186/s12912-015-0122-6

Toye F, Seers K, Hannink E, Barker K (2017) A mega ethnography of eleven qualitative evidence syntheses exploring the experience of living with chronic non-malignant pain. BMC Med Res Methodol 17:116. https://doi.org/10.1186/s12874-017-0392-7

Literatur zu 9.29 Spirituelles Wohlbefinden, beeinträchtigt

Bucher A (2007) Psychologie der Spiritualität. Handbuch. Beltz Psychologie Verlagsunion (PVU), Weinheim/Basel

Weiher E (2005) Spiritualität in der Sterbebegleitung; In: Pleschberger S, Heimerl K, Wild M (Hrsg) Palliativpflege. Grundlagen für Praxis und Unterricht, 2., akt. Aufl. Facultas Universitätsverlag, Wien, S 149–162

Bruce A, Schreiber R, Petrovskaya O, Boston P (2011) Longing for ground in a ground(less) world: a qualitative inquiry of existential suffering. BMC Nurs 10:2. https://doi.org/10.1186/1472-6955-10-2

Drageset J, Haugan G, Tranvåg O (2017) Crucial aspects promoting meaning and purpose in life: perceptions of nursing home residents. BMC Geriatr 17:254. https://doi.org/10.1186/s12877-017-0650-x

Drageset J, Nygaard HA, Eide GE et al (2008) Sense of coherence as a resource in relation to health-related quality of life among mentally intact nursing home residents – a questionnaire study. Health Qual Life Outcomes 6:85. https://doi.org/10.1186/1477-7525-6-85

Hvidt NC, Nielsen KT, Kørup AK et al (2020) What is spiritual care? Professional perspectives on the concept of spiritual care identified through group concept mapping. BMJ Open 10:e042142. https://doi.org/10.1136/bmjopen-2020-042142

Michaelson V, Freeman J, King N et al (2016) Inequalities in the spiritual health of young Canadians: a national, cross-sectional study. BMC Public Health 16:1200. https://doi.org/10.1186/s12889-016-3834-y

Monod SM, Rochat E, Büla CJ et al (2010) The spiritual distress assessment tool: an instrument to assess spiritual distress in hospitalised elderly persons. BMC Geriatr 10:88. https://doi.org/10.1186/1471-2318-10-88

Nixon AV, Narayanasamy A, Penny V (2013) An investigation into the spiritual needs of neuro-oncology patients from a nurse perspective. BMC Nurs 12:2. https://doi.org/10.1186/1472-6955-12-2

Ødbehr LS, Kvigne K, Hauge S, Danbolt LJ (2015) Spiritual care to persons with dementia in nursing homes; a qualitative study of nurses and care workers experiences. BMC Nursing 14:70. https://doi.org/10.1186/s12912-015-0122-6

Toye F, Seers K, Hannink E, Barker K (2017) A mega-ethnography of eleven qualitative evidence syntheses exploring the experience of living with chronic non-malignant pain. BMC Med Res Methodol 17:116. https://doi.org/10.1186/s12874-017-0392-7

Literatur zu 9.30 Spirituelles Wohlbefinden, Entwicklung der Ressourcen

Bucher A (2007) Psychologie der Spiritualität. Handbuch. Beltz Psychologie Verlagsunion (PVU), Weinheim/Basel

Weiher E (2005) Spiritualität in der Sterbebegleitung; In: Pleschberger S, Heimerl K, Wild M (Hrsg) Palliativpflege. Grundlagen für Praxis und Unterricht, 2., akt. Aufl. Facultas Universitätsverlag, Wien, S 149–162

Bruce A, Schreiber R, Petrovskaya O, Boston P (2011) Longing for ground in a ground(less) world: a qualitative inquiry of existential suffering. BMC Nurs 10:2. https://doi.org/10.1186/1472-6955-10-2

Drageset J, Haugan G, Tranvåg O (2017) Crucial aspects promoting meaning and purpose in life: perceptions of nursing home residents. BMC Geriatr 17:254. https://doi.org/10.1186/s12877-017-0650-x

Drageset J, Nygaard HA, Eide GE et al (2008) Sense of coherence as a resource in relation to health-related quality of life among mentally intact nursing home residents – a questionnaire study. Health Qual Life Outcomes 6:85. https://doi.org/10.1186/1477-7525-6-85

Hvidt NC, Nielsen KT, Kørup AK et al (2020) What is spiritual care? Professional perspectives on the concept of spiritual care identified through group concept mapping. BMJ Open 10:e042142. https://doi.org/10.1136/bmjopen-2020-042142

Michaelson V, Freeman J, King N et al (2016) Inequalities in the spiritual health of young Canadians: a national, cross-sectional study. BMC Public Health 16:1200. https://doi.org/10.1186/s12889-016-3834-y

Monod SM, Rochat E, Büla CJ et al (2010) The spiritual distress assessment tool: an instrument to assess spiritual distress in hospitalised elderly persons. BMC Geriatr 10:88. https://doi.org/10.1186/1471-2318-10-88

Nixon AV, Narayanasamy A, Penny V (2013) An investigation into the spiritual needs of neuro-oncology patients from a nurse perspective. BMC Nurs 12:2. https://doi.org/10.1186/1472-6955-12-2

Ødbehr LS, Kvignc K, Hauge S, Danbolt LJ (2015) Spiritual care to persons with dementia in nursing homes; a qualitative study of nurses and care workers experiences. BMC Nursing 14:70. https://doi.org/10.1186/s12912-015-0122-6

Toye F, Seers K, Hannink E, Barker K (2017) A mega-ethnography of eleven qualitative evidence syntheses exploring the experience of living with chronic non-malignant pain. BMC Mcd Rcs Methodol 17:116. https://doi.org/10.1186/s12874-017-0392-7

Literatur zu 9.31 Wissen, beeinträchtigt

Querheim G (2009) Wissensdefizit. In: Heuwinkel-Otter A, Nühmann-Dulke A, Matscheko N (Hrsg) Menschen pflegen, Bd 2. Springer, Heidelberg, S 776–782

Schmitz A (2011) Informationsbedarf von Menschen mit Ulcus cruris venosum. Expertenwissen Betroffener als Grundlage für patientenzentrierte Information. Pflege 24(3):161–170

Literatur zu 9.32 Wissen, Entwicklung der Ressourcen

Schmitz A (2011) Informationsbedarf von Menschen mit Ulcus cruris venosum. Expertenwissen Betroffener als Grundlage für patientenzentrierte Information. Pflege 24(3):161–170

Literatur zu 9.33 Orientierung, beeinträchtigt, Risiko

Böhm E (2002) Psychobiographisches Pflegemodell nach Böhm. Arbeitsbuch, Bd 2, 2. Aufl. Maudrich, Wien

Böhm E (2002) Psychobiographisches Pflegemodell nach Böhm. Grundlagen, Bd 1, 2. Aufl. Maudrich, Wien

Sauter D, Abderhalden C, Needham I, Wolff S (Hrsg) (2011) Lehrbuch psychiatrische Pflege, 3., vollst. überarb. u. erw. Aufl. Huber, Bern

Scharb B (1999) Spezielle validierende Pflege. Springer, Wien

Obaid M, Douiri A, Flach C et al (2020) Can we prevent poststroke cognitive impairment? An umbrella review of risk factors and treatments. BMJ Open 10:e037982. https://doi.org/10.1136/bmjopen-2020-037982

Literatur zu 9.34 Orientierung, beeinträchtigt

Böhm E (2002) Psychobiographisches Pflegemodell nach Böhm. Arbeitsbuch, Bd 2, 2. Aufl. Maudrich, Wien

Böhm E (2002) Psychobiographisches Pflegemodell nach Böhm. Grundlagen, Bd 1, 2. Aufl. Maudrich, Wien

Sauter D, Abderhalden C, Needham I, Wolff S (Hrsg) (2011) Lehrbuch psychiatrische Pflege, 3., vollst. überarb. u. erw. Aufl. Huber, Bern

Scharb B (1999) Spezielle validierende Pflege. Springer, Wien

Obaid M, Douiri A, Flach C et al (2020) Can we prevent poststroke cognitive impairment? An umbrella review of risk factors and treatments. BMJ Open 10:e037982. https://doi.org/10.1136/bmjopen-2020-037982

Literatur zu 9.35 Orientierung, Entwicklung der Ressourcen

Böhm E (2002) Psychobiographisches Pflegemodell nach Böhm. Arbeitsbuch, Bd 2, 2. Aufl. Maudrich, Wien

Böhm E (2002) Psychobiographisches Pflegemodell nach Böhm. Grundlagen, Bd 1, 2. Aufl. Maudrich, Wien

Sauter D, Abderhalden C, Needham I, Wolff S (Hrsg) (2011) Lehrbuch psychiatrische Pflege, 3., vollst. überarb. u. erw. Aufl. Huber, Bern

Scharb B (1999) Spezielle validierende Pflege. Springer, Wien

Obaid M, Douiri A, Flach C et al (2020) Can we prevent poststroke cognitive impairment? An umbrella review of risk factors and treatments. BMJ Open 10:e037982. https://doi.org/10.1136/bmjopen-2020-037982

Literatur zu 9.36 Denkprozess, verändert, Risiko

Sauter D, Abderhalden C, Needham I, Wolff S (Hrsg) (2011) Lehrbuch psychiatrische Pflege, 3., vollst. überarb. u. erw. Aufl. Huber, Bern

Amberger S, Roll S (2010) Psychiatriepflege und Psychotherapie. Georg Thieme, Stuttgart

Literatur zu 9.37 Denkprozess, verändert

Sauter D, Abderhalden C, Needham I, Wolff S (Hrsg) (2011) Lehrbuch psychiatrische Pflege, 3., vollst. überarb. u. erw. Aufl. Huber, Bern

Amberger S, Roll S (2010) Psychiatriepflege und Psychotherapie. Georg Thieme, Stuttgart

Literatur zu 9.38 Denkprozess, Entwicklung der Ressourcen

Sauter D, Abderhalden C, Needham I, Wolff S (Hrsg) (2011) Lehrbuch psychiatrische Pflege, 3., vollst. überarb. u. erw. Aufl. Huber, Bern

Amberger S, Roll S (2010) Psychiatriepflege und Psychotherapie. Georg Thieme, Stuttgart

Literatur zu 9.39 Gedächtnis, beeinträchtigt, Risiko

Gates NJ, Sachdev PS, Singh MA, Valenzuela M (2011) Cognitive and memory training in adults at risk of dementia. A systematic review. BMC Geriatr 11(55). http://www.biomedcentral.com/1471-2318/11/55

Geisselhart R, Burkhart C (2006) Memory Gedächtnistraining und Konzentrationstechniken, 4., überarb. Aufl. Haufe Verlag GmbH & Co. KG, Planegg bei München

Lindenberg-Kaiser M (2012) Bewegungselemente für Gedächtnistrainingsstunden; aufgelegt durch den Österreichischen Bundesverband für Gedächtnistraining, Salzburg

Schloffer H, Prang E, Frick-Salzmann A (2010) Gedächtnistraining Theoretische und praktische Grundlagen. Springer Medizin, Heidelberg

Gates NJ (2011) Cognitive and memory training in adults at risk of dementia: a systematic review 14

Gibson C, Goeman D, Pond D (2020) What is the role of the practice nurse in the care of people living with dementia, or cognitive impairment, and their support person(s)?: a systematic review. BMC Fam Pract 21:141. https://doi.org/10.1186/s12875-020-01177-y

Meyers DG (2008) Gedächtnis. In: Psychologie. Springer, Berlin/Heidelberg, S 379–428

Literatur zu 9.40 Gedächtnis, beeinträchtigt

Gates NJ, Sachdev PS, Singh MA, Valenzuela M (2011) Cognitive and memory training in adults at risk of dementia. A systematic review. BMC Geriatr 11(55). http://www.biomedcentral.com/1471-2318/11/55

Geisselhart R, Burkhart C (2006) Memory Gedächtnistraining und Konzentrationstechniken, 4., überarb. Aufl. Haufe Verlag GmbH & Co. KG, Planegg bei München

Lindenberg-Kaiser M (2012) Bewegungselemente für Gedächtnistrainingsstunden; aufgelegt durch den Österreichischen Bundesverband für Gedächtnistraining, Salzburg

Schloffer H, Prang E, Frick-Salzmann A (2010) Gedächtnistraining Theoretische und praktische Grundlagen. Springer Medizin, Heidelberg

Gates NJ (2011) Cognitive and memory training in adults at risk of dementia: a systematic review 14

Gibson C, Goeman D, Pond D (2020) What is the role of the practice nurse in the care of people living with dementia, or cognitive impairment, and their support person(s)?: a systematic review. BMC Fam Pract 21:141. https://doi.org/10.1186/s12875-020-01177-y

Meyers DG (2008) Gedächtnis. In: Psychologie. Springer, Berlin/Heidelberg, S 379–428

Literatur zu 9.41 Gedächtnis, Entwicklung der Ressourcen

Gates NJ, Sachdev PS, Singh MA, Valenzuela M (2011) Cognitive and memory training in adults at risk of dementia. A systematic review. BMC Geriatr 11(55). http://www.biomedcentral.com/1471-2318/11/55

Geisselhart R, Burkhart C (2006) Memory Gedächtnistraining und Konzentrationstechniken, 4., überarb. Aufl. Haufe Verlag GmbH & Co. KG, Planegg bei München

Lindenberg-Kaiser M. (2012): Bewegungselemente für Gedächtnistrainingsstunden; aufgelegt durch den Österreichischen Bundesverband für Gedächtnistraining, Salzburg

Schloffer H, Prang E, Frick-Salzmann A (2010) Gedächtnistraining Theoretische und praktische Grundlagen. Springer Mcdizin, Heidelberg

Gates NJ (2011) Cognitive and memory training in adults at risk of dementia: a systematic review 14

Gibson C, Goeman D, Pond D (2020) What is the role of the practice nurse in the care of people living with dementia, or cognitive impairment, and their support person(s)?: a systematic review. BMC Fam Pract 21:141. https://doi.org/10.1186/s12875-020-01177-y

Meyers DG (2008) Gedächtnis. In: Psychologie. Springer, Berlin/Heidelberg, S 379–428

Literatur zu 9.42 Posttraumatische Reaktion, Risiko

Fischer G, Riedesser P (1998) Lehrbuch der Psychotraumatologie. UTB für Wissenschaft, München

Frommberger U (2004) Fortschritte der Neurologie-Psychiatrie. Akute und chronische posttraumatische Belastungsstörungen. Fortschr Neurol Psychiatr 72(7):411–424

Needham I, Abderhalden C, Halfens R et al (2004) Non-somatic effects of patient aggression on nurses: a systematic review. J Adv Nursing 49(3):283–296

ICN (2006) Abuse and violence against nursing personnel. http://www.icn.ch/policy.htm

Literatur zu 9.43 Posttraumatische Reaktion

Beiglböck W, Feselmayer S, Honemann E (2000) Handbuch der klinisch-psychologischen Behandlung. Springer, Wien – New York

Fischer G, Riedesser P (1998) Lehrbuch der Psychotraumatologie. UTB für Wissenschaft, München

Frommberger U (2004) Fortschritte der Neurologie-Psychiatrie. Akute und chronische posttraumatische Belastungsstörungen. Fortschr Neurol Psychiatr 72(7):411–424

Needham I, Abderhalden C, Halfens R et al (2004) Non-somatic effects of patient aggression on nurses:

a systematic review. J Adv Nursing 49(3):283–296

ICN (2006) Abuse and violence against nursing personnel. http://www.icn.ch/policy.htm

McKenna B, Poole S, Smith N et al (2003) A survey of threats and violent behaviour by patients against registered nurses in their first year of practice. Int J Mental Health Nursing 12:56–63

Yehuda R (1999) Risk factors for posttraumatic stress disorder. American Psychiatric Press, Washington DC

Wüste K (2006) Posttraumatisches Syndrom, Gefahr. Posttraumatisches Syndrom. In: Heuwinkel-Otter A, Nümann-Dulke A, Matscheko N (Hrsg) Menschen pflegen, Bd 2. Springer, Heidelberg, S 595–604

Literatur zu 9.44 Angst, Risiko

Sauter D, Abderhalden C, Needham I, Wolff S (Hrsg) (2011) Lehrbuch psychiatrische Pflege, 3., vollst. überarb. u. erw. Aufl. Huber, Bern

Alodaibi FA, Minick KI, Fritz JM (2013) Do preoperative fear avoidance model factors predict outcomes after lumbar disc herniation surgery? A systematic review. Chiropr Man Therap 21:40. https://doi.org/10.1186/2045-709X-21-40

Celik F, Edipoglu IS (2018) Evaluation of preoperative anxiety and fear of anesthesia using APAIS score. Eur J Med Res 23:41. https://doi.org/10.1186/s40001-018-0339-4

Hamidizadeh N, Ranjbar S, Ghanizadeh A et al (2020) Evaluating prevalence of depression, anxiety and hopelessness in patients with Vitiligo on an Iranian population. Health Qual Life Outcomes 18:20. https://doi.org/10.1186/s12955-020-1278-7

Jonasson SB, Nilsson MH, Lexell J, Carlsson G (2018) Experiences of fear of falling in persons with Parkinson's disease – a qualitative study. BMC Geriatr 18:44. https://doi.org/10.1186/s12877-018-0735-1

Kazeminia M, Salari N, Vaisi-Raygani A et al (2020) The effect of exercise on anxiety in the elderly worldwide: a systematic review and meta-analysis. Health Qual Life Outcomes 18:363. https://doi.org/10.1186/s12955-020-01609-4

Kempen GI, van Haastregt JC, McKee KJ et al (2009) Socio-demographic, health-related and psychosocial correlates of fear of falling and avoidance of activity in community-living older persons who avoid activity due to fear of falling. BMC Public Health 9:170. https://doi.org/10.1186/1471-2458-9-170

Kepka S, Baumann C, Anota A et al (2013) The relationship between traits optimism and anxiety and health-related quality of life in patients hospitalized for chronic diseases: data from the SATISQOL study. Health Qual Life Outcomes 11:134. https://doi.org/10.1186/1477-7525-11-134

Mourad G, Alwin J, Jaarsma T et al (2020) The associations between psychological distress and health-related quality of life in patients with non-cardiac chest pain. Health Qual Life Outcomes 18:68. https://doi.org/10.1186/s12955-020-01297-0

Nguyen AM, Arora KS, Swenor BK et al (2015) Physical activity restriction in age-related eye disease: a cross-sectional study exploring fear of falling as a potential mediator. BMC Geriatr 15:64. https://doi.org/10.1186/s12877-015-0062-8

Oh S, Chew-Graham CA, Silverwood V et al (2020) Exploring women's experiences of identifying, negotiating and managing perinatal anxiety: a qualitative study. BMJ Open 10:e040731. https://doi.org/10.1136/bmjopen-2020-040731

Park J, Chung S, Lee J et al (2017) Noise sensitivity, rather than noise level, predicts the non-auditory effects of noise in community samples: a population-based survey. BMC Public Health 17:315. https://doi.org/10.1186/s12889-017-4244-5

Pinar G, Kurt A, Gungor T (2011) The efficacy of preopoerative instruction in reducing anxiety following gyneoncological surgery: a case control study. World J Surg Onc 9:38. https://doi.org/10.1186/1477-7819-9-38

Uysal Aİ, Altıparmak B, Korkmaz Toker M et al (2020) The effect of preoperative anxiety level on mean platelet volume and propofol consumption. BMC Anesthesiol 20:34. https://doi.org/10.1186/s12871-020-0955-8

Ystrom E (2012) Breastfeeding cessation and symptoms of anxiety and depression: a longitudinal cohort study. BMC Pregnancy Childbirth 12:36. https://doi.org/10.1186/1471-2393-12-36

Literatur zu 9.45 Angst

Sauter D, Abderhalden C, Needham I, Wolff S (Hrsg) (2011) Lehrbuch psychiatrische Pflege, 3., vollst. überarb. u. erw. Aufl. Huber, Bern

Alodaibi FA, Minick KI, Fritz JM (2013) Do preoperative fear avoidance model factors predict outcomes after lumbar disc herniation surgery? A systematic review. Chiropr Man Therap 21:40. https://doi.org/10.1186/2045-709X-21-40

Celik F, Edipoglu IS (2018) Evaluation of preoperative anxiety and fear of anesthesia using APAIS score. Eur J Med Res 23:41. https://doi.org/10.1186/s40001-018-0339-4

Hamidizadeh N, Ranjbar S, Ghanizadeh A et al (2020) Evaluating prevalence of depression, anxiety and hopelessness in patients with Vitiligo on an Iranian population. Health Qual Life Outcomes 18:20. https://doi.org/10.1186/s12955-020-1278-7

Jonasson SB, Nilsson MH, Lexell J, Carlsson G (2018) Experiences of fear of falling in persons with Parkinson's disease – a qualitative study. BMC Geriatr 18:44. https://doi.org/10.1186/s12877-018-0735-1

Kazeminia M, Salari N, Vaisi-Raygani A et al (2020) The effect of exercise on anxiety in the elderly worldwide: a systematic review and meta-analysis. Health Qual Life Outcomes 18:363. https://doi.org/10.1186/s12955-020-01609-4

Kempen GI, van Haastregt JC, McKee KJ et al (2009) Socio-demographic, health-related and psychosocial correlates of fear of falling and avoidance of activity in community-living older persons who avoid activity due to fear of falling. BMC Public Health 9:170. https://doi.org/10.1186/1471-2458-9-170

Kepka S, Baumann C, Anota A et al (2013) The relationship between traits optimism and anxiety and health-related quality of life in patients hospitalized for chronic diseases: data from the SATISQOL study. Health Qual Life Outcomes 11:134. https://doi.org/10.1186/1477-7525-11-134

Mourad G, Alwin J, Jaarsma T et al (2020) The associations between psychological distress and health-related quality of life in patients with non-cardiac chest pain. Health Qual Life Outcomes 18:68. https://doi.org/10.1186/s12955-020-01297-0

Nguyen AM, Arora KS, Swenor BK et al (2015) Physical activity restriction in age-related eye disease: a cross-sectional study exploring fear of falling as a potential mediator. BMC Geriatr 15:64. https://doi.org/10.1186/s12877-015-0062-8

Oh S, Chew-Graham CA, Silverwood V et al (2020) Exploring women's experiences of identifying, negotiating and managing perinatal anxiety: a qualitative study. BMJ Open 10:e040731. https://doi.org/10.1136/bmjopen-2020-040731

Park J, Chung S, Lee J et al (2017) Noise sensitivity, rather than noise level, predicts the non-auditory effects of noise in community samples: a population-based survey. BMC Public Health 17:315. https://doi.org/10.1186/s12889-017-4244-5

Pinar G, Kurt A, Gungor T (2011) The efficacy of preopoerative instruction in reducing anxiety following gyneoncological surgery: a case control study. World J Surg Onc 9:38. https://doi.org/10.1186/1477-7819-9-38

Uysal Aİ, Altıparmak B, Korkmaz Toker M et al (2020) The effect of preoperative anxiety level on mean platelet volume and propofol consumption. BMC Anesthesiol 20:34. https://doi.org/10.1186/s12871-020-0955-8

Ystrom E (2012) Breastfeeding cessation and symptoms of anxiety and depression: a longitudinal cohort study. BMC Pregnancy Childbirth 12:36. https://doi.org/10.1186/1471-2393-12-36

Literatur zu 9.46 Sicherheitsgefühl, Entwicklung der Ressourcen

Sauter D, Abderhalden C, Needham I, Wolff S (Hrsg) (2011) Lehrbuch psychiatrische Pflege, 3., vollst. überarb. u. erw. Aufl. Huber, Bern

Olsson Möller U, Hansson EE, Ekdahl C et al (2014) Fighting for control in an unpredictable life – a qualitative study of older persons' experiences of living with chronic dizziness. BMC Geriatr 14:97. https://doi.org/10.1186/1471-2318-14-97

Literatur zu 9.47 Behandlungsempfehlungen, Handhabung beeinträchtigt

Abt-Zegelin A (2003) Patienten- und Familienedukation in der Pflege. In: Deutscher Verein für Pflegewissenschaft e.V (Hrsg) Das Originäre der Pflege entdecken. Pflege beschreiben, erfassen, begrenzen. Sonderausgabe Pflege & Gesellschaft. Mabuse, Frankfurt, S 103–115

Abt-Zegelin A (2004) Betroffenenedukation als Chance. In: George W (Hrsg) Evidenzbasierte Angehörigenintegration. Pabst Publishers, Lengerich, S 131–142

Abt-Zegelin A (2006) Patienten- und Familienedukation in der Pflege. Österr Pflegez 01:16–21

Bamberger G (2005) Lösungsorientierte Beratung, 3., vollst. überarb. Aufl. Beltz, Basel

Haslbeck J (2008) Bewältigung komplexer Medikamentenregime aus Sicht chronisch Kranker. Pfl Ges 13(1):48–61. http://www.dg-pflegewissenschaft.de/pdf/0801-Haselbeck.pdf

Kamche A, Haslbeck J (2004) Komplexe Medikamententherapien bewältigen. Theoretische Betrachtung einer Herausforderung im Lebensalltag chronisch kranker Menschen. Pfl Ges 9(4):147–153. http://www.dg-pflegewissenschaft.de/pdf/PfleGe0404Kamche.pdf

Klug Redman B (2009) Patientenedukation. Kurzlehrbuch für Pflege- und Gesundheitsberufe. Aus dem Amerikanischen von Sabine Umlauf-Beck, 2., vollst. überarb. Aufl. Hans Huber, Bern. Dt. Ausgabe herausgegeben von Abt-Zegelin A. und Tolsdorf M

London F (2010) Informieren, Schulen, Beraten. Praxishandbuch zur Patientenedukation, 2., durchges. u. erg. Aufl, Hans Huber, Bern

Miller JF (2003) Coping fördern – Machtlosigkeit überwinden. Hilfen zur Bewältigung chronischen Krankseins. Hans Huber, Bern

Wydler H, Kolip P, Abel T (Hrsg) (2010) Salutogenese und Kohärenzgefühl. Grundlagen, Empirie und Praxis eines gesundheitswissenschaftlichen Konzepts, 4. Aufl. Beltz Juventa, Weinheim/München

Allory E, Lucas H, Maury A et al (2020) Perspectives of deprived patients on diabetes self-management programmes delivered by the local primary care team: a qualitative study on facilitators and barriers for participation, in France. BMC Health Serv Res 20:855. https://doi.org/10.1186/s12913-020-05715-3

Audulv Å (2013) The over time development of chronic illness self-management patterns: a longitudinal qualitative study. BMC Public Health 13:452. https://doi.org/10.1186/1471-2458-13-452

Cabellos-García AC, Martínez-Sabater A, Castro-Sánchez E et al (2018) Relation between health literacy, self-care and adherence to treatment with oral anticoagulants in adults: a narrative systematic review. BMC Public Health 18:1157. https://doi.org/10.1186/s12889-018-6070-9

Coventry PA, Small N, Panagioti M et al (2015) Living with complexity; marshalling resources: a systematic review and qualitative meta-synthesis of lived experience of mental and physical multimorbidity. BMC Fam Pract 16:171. https://doi.org/10.1186/s12875-015-0345-3

Daliri S, Bekker CL, Buurman BM et al (2019) Barriers and facilitators with medication use during the transition from hospital to home: a qualitative study among patients. BMC Health Serv Res 19:204. https://doi.org/10.1186/s12913-019-4028-y

Finnegan S, Bruce J, Seers K (2019) What enables older people to continue with their falls prevention exercises? A qualitative systematic review. BMJ Open 9:e026074. https://doi.org/10.1136/bmjopen-2018-026074

Fort MP, Alvarado-Molina N, Peña L et al (2013) Barriers and facilitating factors for disease self-management: a qualitative analysis of perceptions of patients receiving care for type 2 diabetes and/or hypertension in San José, Costa Rica and Tuxtla Gutiérrez, Mexico. BMC Fam Pract 14:131. https://doi.org/10.1186/1471-2296-14-131

Graffigna G, Barello S, Libreri C, Bosio CA (2014) How to engage type-2 diabetic patients in their own health management: implications for clinical practice. BMC Public Health 14:648. https://doi.org/10.1186/1471-2458-14-648

Hambraeus J, Hambraeus KS, Sahlen K-G (2020) Patient perspectives on interventional pain management: thematic analysis of a qualitative interview study. BMC Health Serv Res 20:604. https://doi.org/10.1186/s12913-020-05452-7

Hardman R, Begg S, Spelten E (2020) What impact do chronic disease self-management support interventions have on health inequity gaps related to socioeconomic status: a systematic review. BMC Health Serv Res 20:150. https://doi.org/10.1186/s12913-020-5010-4

Haslbeck J (2008) Bewältigung komplexer Medikamentenregime aus Sicht chronisch Kranker. Pfl Ges 13:48–61

Huijg JM, Crone MR, Verheijden MW et al (2013) Factors influencing the adoption, implementation, and continuation of physical activity interventions in primary health care: a Delphi study. BMC Fam Pract 14:142. https://doi.org/10.1186/1471-2296-14-142

Johnson HM, Warner RC, LaMantia JN, Bowers BJ (2016) „I have to live like I'm old." Young adults' perspectives on managing hypertension: a multi-center qualitative study. BMC Fam Pract 17:31. https://doi.org/10.1186/s12875-016-0428-9

Kinnear FJ, Wainwright E, Bourne JE et al (2020) The development of a theory informed behaviour change intervention to improve adherence to dietary and physical activity treatment guidelines in individuals with familial hypercholesterolaemia (FH). BMC Health Serv Res 20:27. https://doi.org/10.1186/s12913-019-4869-4

Klein M, Geschwindner H, Spichiger E (2013) Leben mit einer Vielzahl von Medikamenten: Eine qualitative Studie zu Erfahrungen von Patient(inn)en mit Krebs. Pflege 26:97–108. https://doi.org/10.1024/1012-5302/a000274

Kobue B, Moch S, Watermeyer J (2017) „It's so hard taking pills when you don't know what they're for": a qualitative study of patients' medicine taking behaviours and conceptualisation of medicines in the context of rheumatoid arthritis. BMC Health Serv Res 17:303. https://doi.org/10.1186/s12913-017-2246-8

Lang A, Macdonald M, Marck P et al (2015) Seniors managing multiple medications: using mixed methods to view the home care safety lens. BMC Health Serv Res 15:548. https://doi.org/10.1186/s12913-015-1193-5

Leijon ME, Bendtsen P, Ståhle A et al (2010) Factors associated with patients self-reported adherence to prescribed physical activity in routine primary health care. BMC Fam Pract 11:38. https://doi.org/10.1186/1471-2296-11-38

Marca-Frances G, Frigola-Reig J, Menéndez-Signorini JA et al (2020) Defining patient communication needs during hospitalization to improve patient experience and health literacy. BMC Health Serv Res 20:131. https://doi.org/10.1186/s12913-020-4991-3

Mathew R, Gucciardi E, De Melo M, Barata P (2012) Self-management experiences among men and women with type 2 diabetes mellitus: a qualitative analysis. BMC Fam Pract 13:122. https://doi.org/10.1186/1471-2296-13-122

Roldan Munoz S, Lupattelli A, de Vries ST et al (2020) Differences in medication beliefs between pregnant women using medication, or not, for chronic diseases: a cross-sectional, multinational, web-based study. BMJ Open 10:e034529. https://doi.org/10.1136/bmjopen-2019-034529

Severinsson E, Holm AL (2015) Patients' role in their own safety – a systematic review of patient involvement in safety. Open J Nursing 5:642–653. https://doi.org/10.4236/ojn.2015.57068

Stauffer Y, Spichiger E, Mischke C (2015) Komplexe Medikamentenregime bei multimorbiden älteren Menschen nach Spitalaufenthalt – eine qualitative Studie. Pflege 28:7–18. https://doi.org/10.1024/1012-5302/a000400

Steinman MA, Low M, Balicer RD, Shadmi E (2018) Impact of a nurse-based intervention on medication outcomes in vulnerable older adults. BMC Geriatr 18:207. https://doi.org/10.1186/s12877-018-0905-1

van Houtum L, Rijken M, Groenewegen P (2015) Do everyday problems of people with chronic illness interfere with their disease management? BMC Public Health 15:1000. https://doi.org/10.1186/s12889-015-2303-3

van Smoorenburg AN, Hertroijs DFL, Dekkers T et al (2019) Patients' perspective on self-management: type 2 diabetes in daily life. BMC Health Serv Res 19:605. https://doi.org/10.1186/s12913-019-4384-7

Vassilev I, Rogers A, Kennedy A, Koetsenruijter J (2014) The influence of social networks on self-management support: a metasynthesis. BMC Public Health 14:719. https://doi.org/10.1186/1471-2458-14-719

Zare L, Hassankhani H, Doostkami H et al (2016) Illness perception, treatment adherence and coping in persons with coronary artery disease undergoing angioplasty. OJN 06:549–557. https://doi.org/10.4236/ojn.2016.67058

Literatur zu 9.48 Behandlungsempfehlungen, Handhabung, Entwicklung der Ressourcen

Abt-Zegelin A (2003) Patienten- und Familienedukation in der Pflege. In: Deutscher Verein für Pflegewissenschaft e.V (Hrsg) Das Originäre der Pflege entdecken. Pflege beschreiben, erfassen, begrenzen. Sonderausgabe Pflege & Gesellschaft. Mabuse, Frankfurt, S 103–115

Abt-Zegelin A (2004) Betroffenenedukation als Chance. In: George W (Hrsg) Evidenzbasierte Angehörigenintegration. Pabst Publishers, Lengerich, S 131–142

Abt-Zegelin A (2006) Patienten- und Familienedukation in der Pflege. Österr Pflegez 01:16–21

Bamberger G (2005) Lösungsorientierte Beratung, 3., vollst. überarb. Aufl. Beltz, Basel

Haslbeck J (2008) Bewältigung komplexer Medikamentenregime aus Sicht chronisch Kranker. Pfl Ges 13(1):48–61. http://www.dg-pflegewissenschaft.de/pdf/0801-Haselbeck.pdf

Kamche A, Haslbeck J (2004) Komplexe Medikamententherapien bewältigen. Theoretische Betrachtung einer Herausforderung im Lebensalltag chronisch kranker Menschen. Pfl Ges 9(4):147–153. http://www.dg-pflegewissenschaft.de/pdf/PfleGe0404Kamche.pdf

Klug Redman B (2009) Patientenedukation. Kurzlehrbuch für Pflege- und Gesundheitsberufe. Aus dem Amerikanischen von Sabine Umlauf-Beck, 2., vollst. überarb. Aufl. Hans Huber, Bern. Dt. Ausgabe herausgegeben von Abt-Zegelin A. und Tolsdorf M

London F (2010) Informieren, Schulen, Beraten. Praxishandbuch zur Patientenedukation, 2., durchges. u. erg. Aufl, Hans Huber, Bern

Miller JF (2003) Coping fördern – Machtlosigkeit überwinden. Hilfen zur Bewältigung chronischen Krankseins. Hans Huber, Bern

Wydler H, Kolip P, Abel T (Hrsg) (2010) Salutogenese und Kohärenzgefühl. Grundlagen, Empirie und Praxis eines gesundheitswissenschaftlichen Konzepts, 4. Aufl. Beltz Juventa, Weinheim/München

Allory E, Lucas H, Maury A et al (2020) Perspectives of deprived patients on diabetes self-management programmes delivered by the local primary care team: a qualitative study on facilitators and barriers for participation, in France. BMC Health Serv Res 20:855. https://doi.org/10.1186/s12913-020-05715-3

Auduly Å (2013) The over time development of chronic illness self-management patterns: a longitudinal qualitative study. BMC Public Health 13:452. https://doi.org/10.1186/1471-2458-13-452

Cabellos-García AC, Martínez-Sabater A, Castro-Sánchez E et al (2018) Relation between health literacy, self-care and adherence to treatment with oral anticoagulants in adults: a narrative systematic review. BMC Public Health 18:1157. https://doi.org/10.1186/s12889-018-6070-9

Coventry PA, Small N, Panagioti M et al (2015) Living with complexity; marshalling resources: a systematic review and qualitative meta-synthesis of lived experience of mental and physical multimorbidity. BMC Fam Pract 16:171. https://doi.org/10.1186/s12875-015-0345-3

Daliri S, Bekker CL, Buurman BM et al (2019) Barriers and facilitators with medication use during the transition from hospital to home: a qualitative study among patients. BMC Health Serv Res 19:204. https://doi.org/10.1186/s12913-019-4028-y

Finnegan S, Bruce J, Seers K (2019) What enables older people to continue with their falls prevention exercises? A qualitative systematic review. BMJ Open 9:e026074. https://doi.org/10.1136/bmjopen-2018-026074

Fort MP, Alvarado-Molina N, Peña L, et al (2013) Barriers and facilitating factors for disease self-management: a qualitative analysis of perceptions of patients receiving care for type 2 diabetes and/or hypertension in San José, Costa Rica and Tuxtla Gutiérrez, Mexico. BMC Fam Pract 14:131. https://doi.org/10.1186/1471-2296-14-131

Graffigna G, Barello S, Libreri C, Bosio CA (2014) How to engage type-2 diabetic patients in their own health management: implications for clinical practice. BMC Public Health 14:648. https://doi.org/10.1186/1471-2458-14-648

Hambraeus J, Hambraeus KS, Sahlen K-G (2020) Patient perspectives on interventional pain management: thematic analysis of a qualitative interview study. BMC Health Serv Res 20:604. https://doi.org/10.1186/s12913-020-05452-7

Hardman R, Begg S, Spelten E (2020) What impact do chronic disease self-management support interventions have on health inequity gaps related to socioeconomic status: a systematic review. BMC Health Serv Res 20:150. https://doi.org/10.1186/s12913-020-5010-4

Haslbeck J (2008) Bewältigung komplexer Medikamentenregime aus Sicht chronisch Kranker. Pfl Ges 13:48–61

Huijg JM, Crone MR, Verheijden MW et al (2013) Factors influencing the adoption, implementation, and continuation of physical activity interventions in primary health care: a Delphi study. BMC Fam Pract 14:142. https://doi.org/10.1186/1471-2296-14-142

Johnson HM, Warner RC, LaMantia JN, Bowers BJ (2016) „I have to live like I'm old." Young adults' perspectives on managing hypertension: a multi-center qualitative study. BMC Fam Pract 17:31. https://doi.org/10.1186/s12875-016-0428-9

Kinnear FJ, Wainwright E, Bourne JE et al (2020) The development of a theory informed behaviour change intervention to improve adherence to dietary and physical activity treatment guidelines in individuals with familial hypercholesterolaemia (FH). BMC Health Serv Res 20:27. https://doi.org/10.1186/s12913-019-4869-4

Klein M, Geschwindner H, Spichiger E (2013) Leben mit einer Vielzahl von Medikamenten: Eine qualitative Studie zu Erfahrungen von Patient(inn)en mit Krebs. Pflege 26:97–108. https://doi.org/10.1024/1012-5302/a000274

Kobue B, Moch S, Watermeyer J (2017) „It's so hard taking pills when you don't know what they're for": a qualitative study of patients' medicine taking behaviours and conceptualisation of medicines in the context of rheumatoid arthritis. BMC Health Serv Res 17:303. https://doi.org/10.1186/s12913-017-2246-8

Lang A, Macdonald M, Marck P et al (2015) Seniors managing multiple medications: using mixed methods to view the home care safety lens. BMC Health Serv Res 15:548. https://doi.org/10.1186/s12913-015-1193-5

Leijon ME, Bendtsen P, Ståhle A et al (2010) Factors associated with patients self-reported adherence to prescribed physical activity in routine primary health care. BMC Fam Pract 11:38. https://doi.org/10.1186/1471-2296-11-38

Marca-Frances G, Frigola-Reig J, Menéndez-Signorini JA et al (2020) Defining patient communication needs during hospitalization to improve patient experience and health literacy. BMC Health Serv Res 20:131. https://doi.org/10.1186/s12913-020-4991-3

Mathew R, Gucciardi E, De Melo M, Barata P (2012) Self-management experiences among men and women with type 2 diabetes mellitus: a qualitative analysis. BMC Fam Pract 13:122. https://doi.org/10.1186/1471-2296-13-122

Roldan Munoz S, Lupattelli A, de Vries ST et al (2020) Differences in medication beliefs between pregnant women using medication, or not, for chronic diseases: a cross-sectional, multinational, web-based study. BMJ Open 10:e034529. https://doi.org/10.1136/bmjopen-2019-034529

Severinsson E, Holm AL (2015) Patients' role in their own safety – a systematic review of patient involvement in safety. Open J Nursing 5:642–653. https://doi.org/10.4236/ojn.2015.57068

Stauffer Y, Spichiger E, Mischke C (2015) Komplexe Medikamentenregime bei multimorbiden älteren Menschen nach Spitalaufenthalt – eine qualitative Studie. Pflege 28:7–18. https://doi.org/10.1024/1012-5302/a000400

Steinman MA, Low M, Balicer RD, Shadmi E (2018) Impact of a nurse-based intervention on medication outcomes in vulnerable older adults. BMC Geriatr 18:207. https://doi.org/10.1186/s12877-018-0905-1

van Houtum L, Rijken M, Groenewegen P (2015) Do everyday problems of people with chronic illness interfere with their disease management? BMC Public Health 15:1000. https://doi.org/10.1186/s12889-015-2303-3

van Smoorenburg AN, Hertroijs DFL, Dekkers T et al (2019) Patients' perspective on self-management: type 2 diabetes in daily life. BMC Health Serv Res 19:605. https://doi.org/10.1186/s12913-019-4384-7

Vassilev I, Rogers A, Kennedy A, Koetsenruijter J (2014) The influence of social networks on self-management support: a metasynthesis. BMC Public Health 14:719. https://doi.org/10.1186/1471-2458-14-719

Zare L, Hassankhani H, Doostkami H et al (2016) Illness perception, treatment adherence and coping in persons with coronary artery disease undergoing angioplasty. OJN 06:549–557. https://doi.org/10.4236/ojn.2016.67058

Literatur zu 9.49 Gesundheitsverhalten, beeinträchtigt

Taggart J, Williams A, Dennis S et al (2012) A systematic review of interventions in primary care to improve health literacy for chronic disease behavioral risk factors. BMC Fam Pract 13(49). http://www.biomedcentral.com/1471-2296/13/49

Barnett I, Guell C, Ogilvie D (2013) How do couples influence each other's physical activity behaviours in retirement? An exploratory qualitative study. BMC Public Health 13:1197. https://doi.org/10.1186/1471-2458-13-1197

Bredland EL, Söderström S, Vik K (2018) Challenges and motivators to physical activity faced by retired men when ageing: a qualitative study. BMC Public Health 18:627. https://doi.org/10.1186/s12889-018-5517-3

Brieskorn-Zinke M (2011) Achtsamkeitspraxis und die Entwicklung von professioneller Gesundheitskompetenz in der Pflege. Pflege 24:7. https://doi.org/10.1024/1012-5302/a000132

Bröder J, Okan O, Bauer U et al (2017) Health literacy in childhood and youth: a systematic review of definitions and models. BMC Public Health 17:361. https://doi.org/10.1186/s12889-017-4267-y

Choi J, Lee M, Lee J et al (2017) Correlates associated with participation in physical activity among adults: a systematic review of reviews and update. BMC Public Health 17:356. https://doi.org/10.1186/s12889-017-4255-2

Coventry PA, Small N, Panagioti M et al (2015) Living with complexity; marshalling resources: a systematic review and qualitative meta-synthesis of lived experience of mental and physical multimorbidity. BMC Fam Pract 16:171. https://doi.org/10.1186/s12875-015-0345-3

Douma JG, Volkers KM, Engels G et al (2017) Setting-related influences on physical inactivity of older adults in residential care settings: a review. BMC Geriatr 17:97. https://doi.org/10.1186/s12877-017-0487-3

Fortune J, Norris M, Stennett A et al (2020) 'I can do this': a qualitative exploration of acceptability and experiences of a physical activity behaviour change intervention in people with multiple sclerosis in the UK. BMJ Open 10:e029831. https://doi.org/10.1136/bmjopen-2019-029831

Huijg JM, Crone MR, Verheijden MW et al (2013) Factors influencing the adoption, implementation, and continuation of physical activity interventions in primary health care: a Delphi study. BMC Fam Pract 14:142. https://doi.org/10.1186/1471-2296-14-142

Jervelund SS, Maltesen T, Wimmelmann CL et al (2018) Know where to go: evidence from a controlled trial of a healthcare system information intervention among immigrants. BMC Public Health 18:863. https://doi.org/10.1186/s12889-018-5741-x

Klitsie T, Corder K, Visscher TL et al (2013) Children's sedentary behaviour: descriptive epidemiology and associations with objectively-measured sedentary time. BMC Public Health 13:1092. https://doi.org/10.1186/1471-2458-13-1092

Lee J, Kim Y, Suh M et al (2020) Examining the effect of underlying individual preferences for present over future on lung cancer screening participation: a cross-sectional analysis of a Korean National Cancer Screening Survey. BMJ Open 10:e035495. https://doi.org/10.1136/bmjopen-2019-035495

Leijon ME, Bendtsen P, Ståhle A et al (2010) Factors associated with patients self-reported adherence to prescribed physical activity in routine primary health care. BMC Fam Pract 11:38. https://doi.org/10.1186/1471-2296-11-38

Lorini C, Lastrucci V, Paolini D, Bonaccorsi G (2020) Measuring health literacy combining performance-based and self-assessed measures: the roles of age, educational level and financial resources in predicting health literacy skills. A cross-sectional study conducted in Florence (Italy). BMJ Open 10:e035987. https://doi.org/10.1136/bmjopen-2019-035987

MacArthur GJ, Hickman M, Campbell R (2020) Qualitative exploration of the intersection between social influences and cultural norms in relation to the development of alcohol use behaviour during adolescence. BMJ Open 10:e030556. https://doi.org/10.1136/bmjopen-2019-030556

MacLeod S, Musich S, Hawkins K, Armstrong DG (2017) The growing need for resources to help older adults manage their financial and healthcare choices. BMC Geriatr 17:84. https://doi.org/10.1186/s12877-017-0477-5

Marca-Frances G, Frigola-Reig J, Menéndez-Signorini JA et al (2020) Defining patient communication needs during hospitalization to improve patient experience and health literacy. BMC Health Serv Res 20:131. https://doi.org/10.1186/s12913-020-4991-3

Morseth B, Jacobsen BK, Emaus N et al (2016) Secular trends and correlates of physical activity: The Tromsø Study 1979-2008. BMC Public Health 16:1215. https://doi.org/10.1186/s12889-016-3886-z

Nguyen AM, Arora KS, Swenor BK et al (2015) Physical activity restriction in age-related eye disease: a cross-sectional study exploring fear of falling as a potential mediator. BMC Geriatr 15:64. https://doi.org/10.1186/s12877-015-0062-8

O'Donoghue G, Perchoux C, Mensah K et al (2016) A systematic review of correlates of sedentary behaviour in adults aged 18–65 years: a socio-ecological approach. BMC Public Health 16:163. https://doi.org/10.1186/s12889-016-2841-3

Reiner M, Niermann C, Jekauc D, Woll A (2013) Long-term health benefits of physical activity – a systematic review of longitudinal studies. BMC Public Health 13:813. https://doi.org/10.1186/1471-2458-13-813

Rognmo K, Bergvik S, Rosenvinge JH et al (2019) Gender differences in the bidirectional relationship between alcohol consumption and sleeplessness: the Tromsø study. BMC Public Health 19:444. https://doi.org/10.1186/s12889-019-6801-6

Saidj M, Menai M, Charreire H et al (2015) Descriptive study of sedentary behaviours in 35,444 French working adults: cross-sectional findings from the ACTI-Cités study. BMC Public Health 15:379. https://doi.org/10.1186/s12889-015-1711-8

Schrempft S, Jackowska M, Hamer M, Steptoe A (2019) Associations between social isolation, loneliness, and objective physical activity in older men and women. BMC Public Health 19:74. https://doi.org/10.1186/s12889-019-6424-y

Sjögren K, Stjernberg L (2010) A gender perspective on factors that influence outdoor recreational physical activity among the elderly. BMC Geriatr 10:34. https://doi.org/10.1186/1471-2318-10-34

Spaltenstein J, Bula C, Santos-Eggimann B et al (2020) Factors associated with going outdoors frequently: a cross-sectional study among Swiss community-dwelling older adults. BMJ Open 10:e034248. https://doi.org/10.1136/bmjopen-2019-034248

Taggart J, Williams A, Dennis S et al (2012) A systematic review of interventions in primary care to improve health literacy for chronic disease behavioral risk factors. BMC Fam Pract 13:49. https://doi.org/10.1186/1471-2296-13-49

Thilo F, Sommerhalder K (2012) Gesundheitskompetenz – ein Konzept für die professionelle Pflege? Pflege 25:427–438. https://doi.org/10.1024/1012-5302/a000245

Vassilev I, Rogers A, Kennedy A, Koetsenruijter J (2014) The influence of social networks on self-management support: a metasynthesis. BMC Public Health 14:719. https://doi.org/10.1186/1471-2458-14-719

Literatur zu 9.50 Gesundheitsverhalten, Entwicklung der Ressourcen

Barnett I, Guell C, Ogilvie D (2013) How do couples influence each other's physical activity behaviours in retirement? An exploratory qualitative study. BMC Public Health 13:1197. https://doi.org/10.1186/1471-2458-13-1197

Bredland EL, Söderström S, Vik K (2018) Challenges and motivators to physical activity faced by retired men when ageing: a qualitative study. BMC Public Health 18:627. https://doi.org/10.1186/s12889-018-5517-3

Brieskorn-Zinke M (2011) Achtsamkeitspraxis und die Entwicklung von professioneller Gesundheitskompetenz in der Pflege. Pflege 24:7. https://doi.org/10.1024/1012-5302/a000132

Bröder J, Okan O, Bauer U et al (2017) Health literacy in childhood and youth: a systematic review of definitions and models. BMC Public Health 17:361. https://doi.org/10.1186/s12889-017-4267-y

Choi J, Lee M, Lee J et al (2017) Correlates associated with participation in physical activity among adults: a systematic review of reviews and update. BMC Public Health 17:356. https://doi.org/10.1186/s12889-017-4255-2

Coventry PA, Small N, Panagioti M et al (2015) Living with complexity; marshalling resources: a systematic review and qualitative meta-synthesis of lived experience of mental and physical multimorbidity. BMC Fam Pract 16:171. https://doi.org/10.1186/s12875-015-0345-3

Douma JG, Volkers KM, Engels G et al (2017) Setting-related influences on physical inactivity of older adults in residential care settings: a review. BMC Geriatr 17:97. https://doi.org/10.1186/s12877-017-0487-3

Fortune J, Norris M, Stennett A et al (2020) 'I can do this': a qualitative exploration of acceptability and experiences of a physical activity behaviour change intervention in people with multiple sclerosis in the UK. BMJ Open 10:e029831. https://doi.org/10.1136/bmjopen-2019-029831

Huijg JM, Crone MR, Verheijden MW et al (2013) Factors influencing the adoption, implementation, and continuation of physical activity interventions in primary health care: a Delphi study. BMC Fam Pract 14:142. https://doi.org/10.1186/1471-2296-14-142

Jervelund SS, Maltesen T, Wimmelmann CL et al (2018) Know where to go: evidence from a controlled trial of a healthcare system information intervention among immigrants. BMC Public Health 18:863. https://doi.org/10.1186/s12889-018-5741-x

Klitsie T, Corder K, Visscher TL et al (2013) Children's sedentary behaviour: descriptive epidemiology and associations with objectively-measured sedentary time. BMC Public Health 13:1092. https://doi.org/10.1186/1471-2458-13-1092

Lee J, Kim Y, Suh M et al (2020) Examining the effect of underlying individual preferences for present over future on lung cancer screening participation: a cross-sectional analysis of a Korean National Cancer Screening Survey. BMJ Open 10:e035495. https://doi.org/10.1136/bmjopen-2019-035495

Leijon ME, Bendtsen P, Ståhle A et al (2010) Factors associated with patients self-reported adherence to prescribed physical activity in routine primary health care. BMC Fam Pract 11:38. https://doi.org/10.1186/1471-2296-11-38

Lorini C, Lastrucci V, Paolini D, Bonaccorsi G (2020) Measuring health literacy combining performance-based and self-assessed measures: the roles of age, educational level and financial resources in predicting health literacy skills. A cross-sectional study conducted in Florence (Italy). BMJ Open 10:e035987. https://doi.org/10.1136/bmjopen-2019-035987

MacArthur GJ, Hickman M, Campbell R (2020) Qualitative exploration of the intersection between social influences and cultural norms in relation to the development of alcohol use behaviour during adolescence. BMJ Open 10:e030556. https://doi.org/10.1136/bmjopen-2019-030556

MacLeod S, Musich S, Hawkins K, Armstrong DG (2017) The growing need for resources to help older adults manage their financial and healthcare choices. BMC Geriatr 17:84. https://doi.org/10.1186/s12877-017-0477-5

Marca-Frances G, Frigola-Reig J, Menéndez-Signorini JA et al (2020) Defining patient communication needs during hospitalization to improve patient experience and health literacy. BMC Health Serv Res 20:131. https://doi.org/10.1186/s12913-020-4991-3

Morseth B, Jacobsen BK, Emaus N et al (2016) Secular trends and correlates of physical activity: The Tromsø Study 1979-2008. BMC Public Health 16:1215. https://doi.org/10.1186/s12889-016-3886-z

Nguyen AM, Arora KS, Swenor BK et al (2015) Physical activity restriction in age-related eye disease: a cross-sectional study exploring fear of falling as a potential mediator. BMC Geriatr 15:64. https://doi.org/10.1186/s12877-015-0062-8

O'Donoghue G, Perchoux C, Mensah K et al (2016) A systematic review of correlates of sedentary behaviour in adults aged 18–65 years: a socio-ecological approach. BMC Public Health 16:163. https://doi.org/10.1186/s12889-016-2841-3

Reiner M, Niermann C, Jekauc D, Woll A (2013) Long-term health benefits of physical activity – a systematic review of longitudinal studies. BMC Public Health 13:813. https://doi.org/10.1186/1471-2458-13-813

Rognmo K, Bergvik S, Rosenvinge JH et al (2019) Gender differences in the bidirectional relationship between alcohol consumption and sleeplessness: the Tromsø study. BMC Public Health 19:444. https://doi.org/10.1186/s12889-019-6801-6

Saidj M, Menai M, Charreire H et al (2015) Descriptive study of sedentary behaviours in 35,444 French working adults: cross-sectional findings from the ACTI-Cités study. BMC Public Health 15:379. https://doi.org/10.1186/s12889-015-1711-8

Schrempft S, Jackowska M, Hamer M, Steptoe A (2019) Associations between social isolation, loneliness, and objective physical activity in older men and women. BMC Public Health 19:74. https://doi.org/10.1186/s12889-019-6424-y

Sjögren K, Stjernberg L (2010) A gender perspective on factors that influence outdoor recreational physical activity among the elderly. BMC Geriatr 10:34. https://doi.org/10.1186/1471-2318-10-34

Spaltenstein J, Bula C, Santos-Eggimann B et al (2020) Factors associated with going outdoors frequently: a cross-sectional study among Swiss community-dwelling older adults. BMJ Open 10:e034248. https://doi.org/10.1136/bmjopen-2019-034248

Taggart J, Williams A, Dennis S et al (2012) A systematic review of interventions in primary care to improve health literacy for chronic disease behavioral risk factors. BMC Fam Pract 13(49). https://doi.org/10.1186/1471-2296-13-49

Thilo F, Sommerhalder K (2012) Gesundheitskompetenz – ein Konzept für die professionelle Pflege? Pflege 25:427–438. https://doi.org/10.1024/1012-5302/a000245

Vassilev I, Rogers A, Kennedy A, Koetsenruijter J (2014) The influence of social networks on self-management support: a metasynthesis. BMC Public Health 14:719. https://doi.org/10.1186/1471-2458-14-719

Domäne: Soziales Umfeld

Inhaltsverzeichnis

© Der/die Autor(en), exklusiv lizenziert durch Springer-Verlag GmbH, DE,
ein Teil von Springer Nature 2022
H. Stefan et al., *POP - PraxisOrientierte Pflegediagnostik*,
https://doi.org/10.1007/978-3-662-62673-3_10

10.1 Rolle als informell Pflegende/r, Belastung, Risiko

Pflegediagnose 90011

Definition

Ein Pflegephänomen bei dem das Risiko besteht, dass ein Mensch die Anforderungen der Pflege und Betreuung nicht mit anderen Rollen, Verpflichtungen sowie den persönlichen Bedürfnissen in Einklang bringen kann.

Anmerkung der Autoren

Eine Risiko-Diagnose kann nicht durch Zeichen und Symptome belegt werden, da das Problem nicht aufgetreten ist und die Pflegemaßnahmen die Prävention bezwecken.

Unter dem Begriff „informell Pflegende" sind im häuslichen Bereich überwiegend Familienmitglieder (Ehepartner, Kinder und andere Angehörige) zu verstehen. In geringerer Anzahl übernehmen auch Nachbarn und Freunde Betreuungs- und Pflegeaufgaben.

10.1.1 Risikofaktoren

10.1.1.1 Körperliche/funktionelle Risikofaktoren

- Beeinträchtigte Ausdauer
- Beeinträchtigte Fähigkeit, mit belastenden Situationen umzugehen
- Beeinträchtigte Energie/Kraft
- Unsachgemäßer Einsatz von Hilfsmitteln
- Beeinträchtigte kognitive Fähigkeiten (spezifizieren)
- Beeinträchtigte Koordination
- Beeinträchtigte Beweglichkeit (spezifizieren)
- Beeinträchtigte Feinmotorik
- Mangelnde Anwendung von Pflegemethoden/-techniken
- Beeinträchtigte Mobilität (spezifizieren)
- Beeinträchtigte Organisationsfähigkeit
- Beeinträchtigte Orientierung (spezifizieren)
- Beeinträchtigtes Schlafen
- Beeinträchtigte Sinneswahrnehmung (spezifizieren)
- Mangelnde Einhaltung von Erholungsphasen

10.1.1.2 Psychische Risikofaktoren

- Mangelnde Bereitschaft eigene Bedürfnisse anzuerkennen
- Mangelnde Anerkennung des eigenen Rechts auf Erholung
- Mangelnde Akzeptanz der eigenen Belastungsfähigkeit
- Mangelnde Akzeptanz der veränderten Rolle des pflegebedürftigen Menschen (z. B. bei demenziellen Erkrankungen des Ehepartners oder eines Elternteils)
- Mangelnde Akzeptanz der Veränderung der bisherigen Lebensplanung

- Gefühl, eine Schuld durch die Betreuung und Pflege des hilfsbedürftigen Menschen ausgleichen zu müssen
- Gefühl der Machtlosigkeit (spezifizieren)
- Mangelnde Motivation die Pflegeaufgabe mit den persönlichen Bedürfnissen in Einklang zu bringen
- Mangelnde Bereitschaft, Beratung in Anspruch zunehmen
- Mangelnde Bereitschaft für die Übernahme von Betreuungs-/Pflegeaufgaben
- Mangelnde Bereitschaft, negative Gefühle im Zusammenhang mit der Betreuungs-/Pflegesituation auszudrücken
- Mangelnde Bereitschaft, Entspannungstechniken anzuwenden (z. B. autogenes Training)
- Mangelnde Bereitschaft, Hilfe anzunehmen
- Überschätzen der eigenen Fähigkeiten
- Mangelndes Selbstvertrauen
- Angst, zu versagen
- Fixierung auf die Rolle der/des pflegenden Angehörigen als „Lebenssinn"
- Konflikte zwischen der Rolle als informell Pflegende/r und anderen Rollen (z. B. Rolle als Elternteil, Rolle als Ehe-/Lebenspartner, Berufsrolle, Rolle als Kind/Jugendlicher)
- Mangelndes Vertrauen in Unterstützungssysteme (z. B. mobile Dienste, Tageszentren, stationäre Einrichtungen)
- Mangelndes Erkennen der eigenen Grenzen (spezifizieren)
- Mangelndes Wahrnehmen des erforderlichen Unterstützungsbedarfs
- Gefühl der mangelnden Wertschätzung durch andere Menschen
- Mangelndes Wissen (spezifizieren)
- Mangelndes Wissen um die persönlichen Energiequellen
- Mangelndes Wissen um unterstützende Pflegetechniken und -methoden
- Mangelndes Wissen über Entlastungs- und Unterstützungsangebote (z. B. „Urlaub für pflegende Angehörige")
- Anhaltendes Gefühl des Ekels gegenüber der erforderlichen Pflegesituation

10.1.1.3 Soziale/umgebungsbedingte Risikofaktoren

- Problematische Familiensituation (z. B. Alkohol- oder Drogenmissbrauch, familiäre Konflikte, gewalttätige Konfliktbearbeitung)
- Unreflektierte, nicht bearbeitete Konflikte und Abhängigkeiten in der Beziehung zwischen pflegendem Angehörigen und unterstützungsbedürftigem Menschen
- Abhängigkeitsverhältnis der informellen Pflegeperson zum unterstützungsbedürftigen Menschen
- Veränderungen der familiären Situation (spezifizieren)
- Mangelnde finanzielle Mittel
- Zunehmendes Ausmaß und steigende Intensität der Betreuungs-/Pflegeaufgaben (z. B. bei chronischen progressiven Krankheitsverläufen)
- Unvorhersehbare und/oder rasche Veränderungen des Betreuungs-/Pflegebedarfs
- Ablehnung von Hilfe durch den unterstützungsbedürftigen Menschen

- Mangelnde Anerkennung und Respekt durch das soziale Umfeld
- Starker sozialer Druck, die Betreuung und Pflege des unterstützungsbedürftigen Menschen „um jeden Preis" selbst durchzuführen
- Unrealistisch hohe Erwartungen des sozialen Umfelds oder des/der Betroffenen an die informelle Pflegeperson
- Mangelnde Unterstützung durch das soziale Umfeld (spezifizieren)
- Herausforderndes und/oder aggressives Verhalten des unterstützungsbedürftigen Menschen
- Mangelnde Strukturierung des Tagesablaufs
- Große räumliche Entfernung zwischen der informellen Pflegeperson und dem unterstützungsbedürftigen Menschen
- Ungeeignete Wohnumgebung für die notwendige Betreuung und Pflege
- Fehlende Verfügbarkeit von geeigneten Hilfsmitteln (spezifizieren)
- Mangelnde Verfügbarkeit von Unterstützungs- und Entlastungsangeboten
- Mangelnder Zugang zu Unterstützungsangeboten

10.1.2 Ressourcen

Die Ressourcen eines Menschen können körperlicher/funktioneller, psychischer und sozialer/umgebungsbedingter Art sein. Achten Sie immer auf eine umfassende Beurteilung der Ressourcen. Die folgende Aufzählung der Ressourcen kann individuell ergänzt werden.

10.1.2.1 Körperliche/funktionelle Ressourcen
- Verfügt über Ausdauer
- Verfügt über wirkungsvolle Copingstrategien im Umgang mit Stress und Belastungen
- Begegnet Belastungen mit Humor
- Verfügt über Energie/Kraft
- Nutzt persönliche Energiequellen
- Wendet Hilfsmittel richtig an
- Verfügt über kognitive Fähigkeiten (spezifizieren)
- Verfügt über Koordination
- Verfügt über Beweglichkeit (spezifizieren)
- Verfügt über Feinmotorik
- Wendet Pflegemethoden/-techniken an (spezifizieren)
- Verfügt über Mobilität (spezifizieren)
- Verfügt über Organisationsfähigkeit
- Verfügt über die Fähigkeit sich zu orientieren (spezifizieren)
- Berichtet über erholsamen Schlaf
- Verfügt über Sinneswahrnehmung (spezifizieren)
- Hält Erholungsphasen ein
- Beteiligt sich am sozialen Leben

10.1.2.2 Psychische Ressourcen

- Anerkennt das eigene Recht auf Erholung
- Fühlt sich ausgeglichen
- Verfügt über Kohärenzsinn (Verstehbarkeit, Handhabbarkeit, Sinnhaftigkeit)
- Zeigt Motivation, die Pflege-/Betreuungsaufgabe mit den persönlichen Bedürfnissen in Einklang zu bringen
- Zeigt Bereitschaft, eigene Bedürfnisse anzuerkennen
- Äußert den Wunsch nach einem ausgeglichenen Verhältnis von Freizeit und Pflichten
- Zeigt Motivation, Beratung in Anspruch zu nehmen
- Zeigt Bereitschaft, Gefühle auszudrücken
- Zeigt Bereitschaft, Entspannungstechniken anzuwenden (z. B. autogenes Training)
- Zeigt Bereitschaft, Hilfe anzunehmen
- Verfügt über Selbstvertrauen
- Zeigt Vertrauen in die Unterstützungssysteme (informell, formell)
- Erkennt den erforderlichen Unterstützungsbedarf (spezifizieren)
- Fühlt sich wertgeschätzt
- Verfügt über Wissen (spezifizieren)
- Verfügt über Wissen zur eigenen Belastungsfähigkeit
- Kennt die persönlichen Energiequellen
- Kennt unterstützende Pflegetechniken und -methoden
- Verfügt über Wissen zu vorhandenen Entlastungs- und Unterstützungsangeboten

10

10.1.2.3 Soziale/umgebungsbedingte Ressourcen

- Verfügt über finanzielle Mittel
- Erhält Anerkennung und Respekt durch das soziale Umfeld
- Hat eine positive Beziehungsbiographie zur betreuten Person
- Erhält Unterstützung durch das soziale Umfeld (spezifizieren)
- Verfügt über einen strukturierten Tagesablauf
- Lebt in einem Wohnumfeld, das den individuellen Bedürfnissen entspricht (spezifizieren)
- Lebt in barrierefreiem Wohnumfeld (spezifizieren)
- Verfügt über geeignete Hilfsmittel (spezifizieren)
- Hat Zugang zu Informationen (spezifizieren)
- Verfügt über Zugang zu mobilen/ambulanten Pflege- und Sozialdiensten
- Verfügt über Zugang zu Ersatzpflege (z. B. bei Urlaub, Krankheit)
- Verfügt über Zugang zu Tageszentren
- Verfügt über Zugang zu stationären Langzeitpflegeangeboten
- Verfügt über Zugang zu Unterstützungsangeboten (spezifizieren)

10.1.3 Pflegeziele

Übergeordnetes Ziel
Erhält die Vereinbarkeit der Betreuungs-/Pflegeaufgaben mit anderen Rollen, Verpflichtungen und persönlichen Bedürfnissen.

10.1.3.1 Ziele im körperlichen/funktionellen Bereich

- Nutzt bestehende Ressourcen zur Unterstützung und Entlastung
- Führt Betreuungs-/Pflegetätigkeiten fachgerecht durch
- Wendet Pflegetechniken/-methoden an
- Plant die Betreuungs-/Pflegeaufgabe in Abstimmung auf andere Rollen und eigene Bedürfnisse
- Plant den Einsatz von Unterstützungsleistungen
- Nimmt sich für eigene Bedürfnisse und Interessen Zeit
- Nutzt persönliche Energiequellen
- Wendet Entspannungstechniken an
- Erhält die Leistungsfähigkeit für die Betreuungs-/Pflegeaufgaben
- Zeigt Verhaltensweisen, um sich gegenüber belastenden Situationen abzugrenzen
- Nimmt an Schulungen teil (spezifizieren)
- Wendet Hilfsmittel richtig an
- Nützt professionelle Unterstützung
- Beteiligt sich an sozialen Aktivitäten
- Teilt Mitmenschen Gefühle mit

10.1.3.2 Ziele im psychischen Bereich

- Benennt die Risikofaktoren
- Beschreibt die persönlichen Energiequellen
- Beschreibt die positiven Aspekte der Situation
- Beschreibt den wahrscheinlichen weiteren Verlauf des Betreuungs-/Pflegebedarfes (spezifizieren)
- Äußert realistische Erwartungen hinsichtlich der Betreuungs-/Pflegesituation (spezifizieren)
- Äußert, die Betreuungs-/Pflegeaufgabe als sinnvoll zu erleben
- Nennt die Zeichen, welche die Grenzen der eigenen Belastungsfähigkeit anzeigen
- Nennt verfügbare Entlastungs- und/oder Unterstützungsangebote (spezifizieren)
- Beschreibt die Bedeutung von Erholung und Zeit für eigene Bedürfnisse
- Verlangt nach Informationen zu verfügbaren Entlastungs- und Unterstützungsangeboten
- Äußert Bereitschaft, Hilfe in Anspruch zu nehmen (spezifizieren)

- Nimmt an Informationsveranstaltungen bzw. Schulungen teil (spezifizieren)
- Äußert das Gefühl der Sicherheit und des Selbstvertrauens
- Äußert, Anerkennung und Respekt zu erhalten

10.1.3.3   Ziele im sozialen/umgebungsbedingten Bereich

- Erhält Unterstützung durch das soziale Umfeld
- Verfügt über Gesprächspartner
- Verfügt über einen sicheren Wohnbereich
- Verfügt über geeignete Hilfsmittel
- Erhält professionelle Unterstützungsleistungen
- Erhält Unterstützung aus finanziellen Ansprüchen

10.1.4   Pflegemaßnahmen

Die angeführten Maßnahmen sind beispielhaft und müssen individuell konkretisiert werden.

10.1.4.1   Pflegemaßnahmen im körperlichen/funktionellen Bereich

- Unterstützen beim Erarbeiten einer zeitlich überschaubaren Zukunftsplanung
- Planen einer Tagesstruktur in Abstimmung auf die Rollenerfüllung und persönliche Bedürfnisse
- Koordinieren von Unterstützungsleistungen
- Schulen von Pflegetechniken/-methoden (z. B. Verbandwechsel, Positionierungs- und Mobilisationstechniken)
- Schulen in der Anwendung von Hilfsmitteln
- Trainieren von Entspannungstechniken
- Anleiten der/des informell Pflegenden zur Stärkung der Selbstpflegekompetenz der hilfebedürftigen Person
- Unterstützen beim Erstellen von konkreten Vereinbarungen
- Ermutigen, Unterstützungsmöglichkeiten zu nutzen
- Unterstützen bei der Inanspruchnahme von Unterstützungsleistungen
- Unterstützen bei der Inanspruchnahme von finanziellen Ansprüchen

10.1.4.2   Pflegemaßnahmen im psychischen Bereich

- Besprechen der Gefühlslage der/des informell Pflegenden
- Ermutigen, Gefühle einzugestehen, angemessen auszudrücken und zu akzeptieren
- Besprechen der Erwartungen der/des informell Pflegenden an sich selbst
- Aufzeigen unrealistischer Vorstellungen
- Besprechen der Auswirkung der situationsbedingten Rollenveränderungen

- Besprechen von Strategien zur Koordination von Betreuung/Pflege und anderen Verpflichtungen
- Beraten zu geeigneten Hilfsmitteln, um die Selbstständigkeit und Sicherheit der hilfebedürftigen Person zu erhöhen
- Beraten zu der wahrscheinlichen Entwicklung der Betreuungs-/Pflegesituation
- Beraten über die Bedeutung von Zeit für eigene Bedürfnisse und Erholung für eine gute Betreuung/Pflege der hilfebedürftigen Person
- Informieren über Entspannungsmöglichkeiten
- Informieren über verfügbare Unterstützungsangebote
- Informieren zu finanziellen/rechtlichen Beratungsmöglichkeiten
- Informieren über die Möglichkeiten für eine psychosoziale Beratung
- Informieren über die Möglichkeit eines Selbsthilfeprogramms bei Co-Abhängigkeit
- Informieren über Kurse und/oder Fachberatung
- Informieren über den Umgang mit belastenden und herausfordernden Verhaltensweisen der hilfebedürftigen Person
- Informieren über Möglichkeiten zum Austausch in Selbsthilfegruppen
- Einplanen von Zeit für Gespräche
- Anerkennen der belastenden Situation der/des informell Pflegenden
- Anerkennen der Leistungen und Problemlösungskompetenz der/des informell Pflegenden
- Empfehlen von weiterführender Literatur
- Informieren über die sichere Umgebungsgestaltung

10.1.4.3 Pflegemaßnahmen im sozialen/umgebungsbedingten Bereich

- Anregen einer Besprechung mit der Familie, um die Beteiligung an den Betreuungs-/Pflegeaktivitäten zu planen
- Informieren des sozialen Umfeldes über die Bedeutung von positiven Rückmeldungen an die/den informell Pflegenden
- Herstellen des Kontaktes zu Unterstützungsleistungen

10.2 Rolle als informell Pflegende/r, Belastung

Pflegediagnose 90012

Definition

Ein Pflegephänomen bei dem ein Mensch beeinträchtigt ist, die Anforderungen der Betreuung und Pflege mit anderen Rollen, Verpflichtungen sowie den persönlichen Bedürfnissen in Einklang zu bringen.

Anmerkung der Autoren

Unter dem Begriff „informell Pflegende" sind im häuslichen Bereich überwiegend Familienmitglieder (Ehepartner, Kinder und andere Angehörige) zu verstehen. In geringerer Anzahl übernehmen auch Nachbarn und Freunde Betreuungs- und Pflegeaufgaben.

10.2.1 Ätiologie

10.2.1.1 Körperliche/funktionelle Ursachen

- Beeinträchtigte Ausdauer
- Beeinträchtigte Fähigkeit, mit belastenden Situationen umzugehen
- Beeinträchtigte Energie/Kraft
- Unsachgemäßer Einsatz von Hilfsmitteln
- Beeinträchtigte kognitive Fähigkeiten (spezifizieren)
- Beeinträchtigte Koordination
- Beeinträchtigte Beweglichkeit (spezifizieren)
- Beeinträchtigte Feinmotorik
- Mangelnde Anwendung von Pflegemethoden/-techniken
- Beeinträchtigte Mobilität (spezifizieren)
- Beeinträchtigte Organisationsfähigkeit
- Beeinträchtigte Orientierung (spezifizieren)
- Beeinträchtigtes Schlafen
- Beeinträchtigte Sinneswahrnehmung (spezifizieren)
- Mangelnde Einhaltung von Erholungsphasen

10.2.1.2 Psychische Ursachen

- Mangelnde Bereitschaft eigene Bedürfnisse anzuerkennen
- Mangelnde Anerkennung des eigenen Rechts auf Erholung
- Mangelnde Akzeptanz der eigenen Belastungsfähigkeit
- Mangelnde Akzeptanz der veränderten Rolle des pflegebedürftigen Menschen (z. B. bei demenziellen Erkrankungen des Ehepartners oder eines Elternteils)
- Mangelnde Akzeptanz der Veränderung der bisherigen Lebensplanung
- Gefühl, eine Schuld durch die Betreuung und Pflege des hilfsbedürftigen Menschen ausgleichen zu müssen
- Gefühl der Machtlosigkeit (spezifizieren)
- Mangelnde Motivation die Pflegeaufgabe mit den persönlichen Bedürfnissen in Einklang zu bringen
- Mangelnde Bereitschaft, Beratung in Anspruch zunehmen
- Mangelnde Bereitschaft für die Übernahme von Betreuungs-/Pflegeaufgaben
- Mangelnde Bereitschaft, negative Gefühle im Zusammenhang mit der Betreuungs-/Pflegesituation auszudrücken
- Mangelnde Bereitschaft Entspannungstechniken anzuwenden (z. B. autogenes Training)
- Mangelnde Bereitschaft, Hilfe anzunehmen
- Überschätzen der eigenen Fähigkeiten

- Mangelndes Selbstvertrauen
- Angst, zu versagen
- Fixierung auf die Rolle der/des pflegenden Angehörigen als „Lebenssinn"
- Konflikte zwischen der Rolle als informell Pflegende/r und anderen Rollen (z. B. Rolle als Elternteil, Rolle als Ehe-/Lebenspartner, Berufsrolle, Rolle als Kind/Jugendlicher)
- Mangelndes Vertrauen in Unterstützungssysteme (z. B. mobile Dienste, Tageszentren, stationäre Einrichtungen)
- Mangelndes Erkennen der eigenen Grenzen (spezifizieren)
- Mangelndes Wahrnehmen des erforderlichen Unterstützungsbedarfs
- Gefühl der mangelnden Wertschätzung durch andere Menschen
- Mangelndes Wissen (spezifizieren)
- Mangelndes Wissen um die persönlichen Energiequellen
- Mangelndes Wissen um unterstützende Pflegetechniken und -methoden
- Mangelndes Wissen über Entlastungs- und Unterstützungsangebote (z. B. „Urlaub für pflegende Angehörige")
- Anhaltendes Gefühl des Ekels gegenüber der erforderlichen Pflegesituation

10.2.1.3 Soziale/umgebungsbedingte Ursachen

- Problematische Familiensituation (z. B. Alkohol- oder Drogenmissbrauch, familiäre Konflikte, gewalttätige Konfliktbearbeitung)
- Unreflektierte, nicht bearbeitete Konflikte und Abhängigkeiten in der Beziehung zwischen pflegendem Angehörigen und unterstützungsbedürftigem Menschen
- Abhängigkeitsverhältnis der informellen Pflegeperson zum unterstützungsbedürftigen Menschen
- Veränderungen der familiären Situation (spezifizieren)
- Mangelnde finanzielle Mittel
- Zunehmendes Ausmaß und steigende Intensität der Betreuungs-/Pflegeaufgaben (z. B. bei chronischen progressiven Krankheitsverläufen)
- Unvorhersehbare und/oder rasche Veränderungen des Betreuungs-/Pflegebedarfs
- Ablehnung von Hilfe durch den unterstützungsbedürftigen Menschen
- Mangelnde Anerkennung und Respekt durch das soziale Umfeld
- Starker sozialer Druck, die Betreuung und Pflege des unterstützungsbedürftigen Menschen „um jeden Preis" selbst durchzuführen
- Unrealistisch hohe Erwartungen des sozialen Umfelds oder des/der Betroffenen an die informelle Pflegeperson
- Mangelnde Unterstützung durch das soziale Umfeld (spezifizieren)
- Herausforderndes und/oder aggressives Verhalten des unterstützungsbedürftigen Menschen
- Mangelnde Strukturierung des Tagesablaufs
- Große räumliche Entfernung zwischen der informellen Pflegeperson und dem unterstützungsbedürftigen Menschen
- Ungeeignete Wohnumgebung für die notwendige Betreuung und Pflege
- Fehlende Verfügbarkeit von geeigneten Hilfsmitteln (spezifizieren)
- Mangelnde Verfügbarkeit von Unterstützungs- und Entlastungsangeboten
- Mangelnder Zugang zu Unterstützungsangeboten

10.2.2 Symptome

10.2.2.1 Aus der Sicht des Betroffenen

- Verzicht auf die Befriedigung von eigenen Bedürfnissen
- Müdigkeit
- Gefühl einer andauernden, belastenden Verantwortung
- Schuldgefühle
- Zukunftsängste
- Überlastung
- Entscheidungskonflikte aufgrund von konkurrierenden Rollenverpflichtungen (z. B. Elternteil, Ehe-/Lebenspartner, Rolle als Kind/Jugendlicher, Berufsrolle)
- Schwierigkeiten, bestimmte Pflegehandlungen angemessen durchzuführen
- Krisen in sozialen Beziehungen
- Sozialer Rückzug
- Emotionale Überforderung
- Ablehnung der Betreuungs-/Pflegeaufgabe
- Gefühl, mehr in die Betreuung und Pflege zu investieren, als man zurückbekommt
- Verpflichtungsgefühl
- Gefühl, nicht verstanden zu werden
- Gefühl, sich keine Erholungszeiten gönnen zu können
- Konflikt- und Streitsituationen
- Emotionale Spannungen
- Einsamkeit
- Niedergeschlagenheit
- Schlafstörungen
- Verzweiflung
- Gefühl des Versagens
- Gefühl der Hoffnungslosigkeit
- Nervosität
- Ungeduld
- Frustration
- Wut
- Erbrechen
- Magenkrämpfe
- Durchfall
- Ausschläge
- Kopfschmerzen
- Körperliche Beschwerden (z. B. Rückenschmerzen)
- Übertauchen von eigenen Erkrankungen

10.2.2.2 Aus der Sicht der Pflegeperson

- Vernachlässigung der Selbstpflege
- Ablehnen von Unterstützungsangeboten

- Aggressives Verhalten gegenüber der hilfsbedürftigen Person (z. B. verbal, psychisch, physisch)
- Mangelnde Versorgung der hilfsbedürftigen Person bis hin zur Verwahrlosung
- Anwendung unangemessener freiheitsbeschränkender Maßnahmen (z. B. Einsperren, Festbinden)
- Finanzielle Ausbeutung
- Sexuelle Misshandlung
- Mangelnde Inanspruchnahme von Unterstützungsangeboten (z. B. Sach- und Geldleistungen)
- Rückzug vom gesellschaftlichen Leben

10.2.3 Ressourcen

Die Ressourcen eines Menschen können körperlicher/funktioneller, psychischer und sozialer/umgebungsbedingter Art sein. Achten Sie immer auf eine umfassende Beurteilung der Ressourcen. Die folgende Aufzählung der Ressourcen kann individuell ergänzt werden.

10.2.3.1 Körperliche/funktionelle Ressourcen
- Verfügt über Ausdauer
- Verfügt über wirkungsvolle Copingstrategien im Umgang mit Stress und Belastungen
- Begegnet Belastungen mit Humor
- Verfügt über Energie/Kraft
- Nutzt persönliche Energiequellen
- Wendet Hilfsmittel richtig an
- Verfügt über kognitive Fähigkeiten (spezifizieren)
- Verfügt über Koordination
- Verfügt über Beweglichkeit (spezifizieren)
- Verfügt über Feinmotorik
- Wendet Pflegemethoden/-techniken an
- Verfügt über Mobilität (spezifizieren)
- Verfügt über Organisationsfähigkeit
- Verfügt über die Fähigkeit sich zu orientieren (spezifizieren)
- Berichtet über erholsamen Schlaf
- Verfügt über Sinneswahrnehmung (spezifizieren)
- Hält Erholungsphasen ein
- Beteiligt sich am sozialen Leben

10.2.3.2 Psychische Ressourcen
- Anerkennt das eigene Recht auf Erholung
- Verfügt über Ausgeglichenheit

- Verfügt über Kohärenzsinn (Verstehbarkeit, Handhabbarkeit, Sinnhaftigkeit)
- Zeigt Motivation, die Pflege-/Betreuungsaufgabe mit den persönlichen Bedürfnissen in Einklang zu bringen
- Zeigt Bereitschaft, eigene Bedürfnisse anzuerkennen
- Äußert den Wunsch nach einem ausgeglichenen Verhältnis von Freizeit und Pflichten
- Zeigt Motivation, Beratung in Anspruch zu nehmen
- Zeigt Bereitschaft, Gefühle auszudrücken
- Zeigt Bereitschaft Entspannungstechniken anzuwenden (z. B. autogenes Training)
- Zeigt Bereitschaft Hilfe anzunehmen
- Verfügt über Selbstvertrauen
- Zeigt Vertrauen in die Unterstützungssysteme (informell, formell)
- Erkennt den erforderlichen Unterstützungsbedarf (spezifizieren)
- Fühlt sich wertgeschätzt
- Verfügt über Wissen (spezifizieren)
- Verfügt über Wissen zur eigenen Belastungsfähigkeit
- Kennt die persönlichen Energiequellen
- Kennt unterstützende Pflegetechniken und -methoden
- Kennt verfügbare Unterstützungsangebote

10.2.3.3 Soziale/umgebungsbedingte Ressourcen

- Verfügt über finanzielle Mittel
- Erhält Anerkennung und Respekt durch das soziale Umfeld
- Hat positive Beziehungsbiographie zur betreuten Person
- Erhält Unterstützung durch das soziale Umfeld (spezifizieren)
- Verfügt über einen strukturierten Tagesablauf
- Lebt in einem Wohnumfeld, das den individuellen Bedürfnissen entspricht (spezifizieren)
- Lebt in barrierefreiem Wohnumfeld (spezifizieren)
- Verfügt über geeignete Hilfsmittel (spezifizieren)
- Hat Zugang zu Informationen (spezifizieren)
- Verfügt über Zugang zu mobilen/ambulanten Pflege- und Sozialdiensten
- Hat Zugang zu Ersatzpflege (z. B. bei Urlaub, Krankheit)
- Verfügt über Zugang zu Tageszentren
- Verfügt über Zugang zu stationären Langzeitpflegeangeboten
- Verfügt über Zugang zu Unterstützungsangeboten (spezifizieren)

10.2.4 Pflegeziele

Übergeordnetes Ziel
Koordiniert die Betreuungs- und Pflegeaufgaben im Einklang mit anderen Rollen, Verpflichtungen sowie persönlichen Bedürfnissen.

10.2.4.1   Ziele im körperlichen/funktionellen Bereich

- Nutzt bestehende Ressourcen zur Unterstützung und Entlastung (spezifizieren)
- Führt Betreuungs-/Pflegetätigkeiten fachgerecht durch
- Wendet Pflegetechniken/-methoden an
- Plant den Einsatz von Unterstützungsleistungen
- Nimmt sich für eigene Bedürfnisse und Interessen Zeit
- Nutzt persönliche Energiequellen
- Wendet Entspannungstechniken an
- Erhält die Leistungsfähigkeit für die Betreuungs-/Pflegeaufgaben
- Spricht aus ein verbessertes Lebensgefühl zu haben (spezifizieren)
- Zeigt Verhaltensweisen, um sich gegenüber belastenden Situationen abzugrenzen
- Nimmt an Schulungen teil (spezifizieren)
- Plant die Betreuungs-/Pflegeaufgabe in Abstimmung auf andere Rollen und eigene Bedürfnisse
- Wendet Hilfsmittel richtig an
- Nützt professionelle Unterstützung
- Beteiligt sich an sozialen Aktivitäten
- Nimmt an Informationsveranstaltungen bzw. Schulungen teil (spezifizieren)
- Teilt Mitmenschen Gefühle mit

10.2.4.2   Ziele im psychischen Bereich

- Beschreibt die persönlichen Energiequellen
- Beschreibt die positiven Aspekte der Situation
- Beschreibt den wahrscheinlichen weiteren Verlauf des Betreuungs-/Pflegebedarfes (spezifizieren)
- Äußert realistische Erwartungen hinsichtlich der Betreuungs-/Pflegesituation (spezifizieren)
- Äußert, die Betreuungs-/Pflegeaufgabe als sinnvoll zu erleben
- Nennt die Zeichen, welche die Grenzen der eigenen Belastungsfähigkeit anzeigen
- Nennt verfügbare Entlastungs- und/oder Unterstützungsangebote (spezifizieren)
- Beschreibt die Bedeutung von Erholung und Zeit für eigene Bedürfnisse
- Verlangt nach Informationen zu verfügbaren Entlastungs- und Unterstützungsangeboten
- Äußert Bereitschaft, Hilfe in Anspruch zu nehmen (spezifizieren)
- Äußert das Gefühl der Sicherheit und des Selbstvertrauens
- Äußert, Anerkennung und Respekt zu erhalten

10.2.4.3   Ziele im sozialen/umgebungsbedingten Bereich

- Erhält Unterstützung durch das soziale Umfeld
- Verfügt über Gesprächspartner
- Verfügt über einen sicheren Wohnbereich
- Verfügt über geeignete Hilfsmittel
- Erhält professionelle Unterstützungsleistungen
- Erhält Unterstützung aus finanziellen Ansprüchen

10.2.5 Pflegemaßnahmen

Die angeführten Maßnahmen sind beispielhaft und müssen individuell konkretisiert werden.

10.2.5.1 Pflegemaßnahmen im körperlichen/funktionellen Bereich

- Unterstützen beim Erarbeiten einer zeitlich überschaubaren Zukunftsplanung
- Planen einer Tagesstruktur in Abstimmung auf die Rollenerfüllung und persönliche Bedürfnisse
- Koordinieren von Unterstützungsleistungen
- Schulen von Pflegetechniken/-methoden (z. B. Verbandwechsel, Positionierungs- und Mobilisationstechniken)
- Schulen in der Anwendung von Hilfsmitteln
- Trainieren von Entspannungstechniken
- Anleiten der/des informell Pflegenden zur Stärkung der Selbstpflegekompetenz der hilfebedürftigen Person
- Unterstützen beim Erstellen von konkreten Vereinbarungen
- Unterstützen bei der Inanspruchnahme von Unterstützungsleistungen
- Unterstützen bei der Inanspruchnahme von finanziellen Ansprüchen

10.2.5.2 Pflegemaßnahmen im psychischen Bereich

10

- Besprechen der Gefühlslage der/des informell Pflegenden
- Ermutigen, Gefühle einzugestehen, angemessen auszudrücken und zu akzeptieren
- Besprechen der Erwartungen der/des informell Pflegenden an sich selbst
- Aufzeigen unrealistischer Vorstellungen
- Besprechen der Auswirkung der situationsbedingten Rollenveränderungen
- Besprechen von Strategien zur Koordination von Betreuung/Pflege und anderen Verpflichtungen
- Beraten zu geeigneten Hilfsmitteln, um die Selbstständigkeit und Sicherheit der hilfebedürftigen Person zu erhöhen
- Beraten zu der wahrscheinlichen Entwicklung der Betreuungs-/Pflegesituation
- Beraten über die Bedeutung von Zeit für eigene Bedürfnisse und Erholung für eine gute Betreuung/Pflege der hilfebedürftigen Person
- Informieren über Entspannungsmöglichkeiten
- Informieren über verfügbare Unterstützungsangebote
- Informieren zu finanziellen/rechtlichen Beratungsmöglichkeiten
- Informieren über die Möglichkeiten für eine psychosoziale Beratung
- Informieren über die Möglichkeit eines Selbsthilfeprogramms bei Co-Abhängigkeit
- Informieren über Kurse und/oder Fachberatung
- Informieren über den Umgang mit belastenden und herausfordernden Verhaltensweisen der hilfebedürftigen Person

- Informieren über Möglichkeiten zum Austausch in Selbsthilfegruppen
- Einplanen von Zeit für Gespräche
- Anerkennen der belastenden Situation der/des informell Pflegenden
- Anerkennen der Leistungen und Problemlösungskompetenz der/des informell Pflegenden
- Ermutigen, Unterstützungsmöglichkeiten zu nutzen
- Empfehlen von weiterführender Literatur
- Informieren über die sichere Umgebungsgestaltung

10.2.5.3 Pflegemaßnahmen im sozialen/umgebungsbedingten Bereich

- Anregen einer Besprechung mit der Familie, um die Beteiligung an den Betreuungs-/ Pflegeaktivitäten zu planen
- Informieren des sozialen Umfeldes über die Bedeutung von positiven Rückmeldungen an die/den informell Pflegenden
- Herstellen des Kontaktes zu Unterstützungsleistungen

10.3 Rolle als informell Pflegende/r, Entwicklung der Ressourcen

Pflegediagnose 90013

Definition

Ein Pflegephänomen bei dem ein Mensch die Möglichkeiten, die Anforderungen der Pflege und Betreuung mit anderen Rollen, Verpflichtungen sowie den persönlichen Bedürfnissen in Einklang zu bringen, stärken und/oder erweitern möchte.

Anmerkung der Autoren

Diese Pflegediagnose ist eine Gesundheitsdiagnose und beinhaltet keine möglichen Ursachen, sondern Ressourcen. Nähere Informationen zu Gesundheitsdiagnosen finden sich im einleitenden Abschnitt „Gesundheitspflegediagnosen".

Unter dem Begriff „informell Pflegende" sind im häuslichen Bereich überwiegend Familienmitglieder (Ehepartner, Kinder und andere Angehörige) zu verstehen. In geringerer Anzahl übernehmen auch Nachbarn und Freunde Betreuungs- und Pflegeaufgaben.

10.3.1 Ressourcen

Die Ressourcen eines Menschen können körperlicher/funktioneller, psychischer und sozialer/umgebungsbedingter Art sein. Achten Sie immer auf eine umfassende Beurteilung der Ressourcen. Die folgende Aufzählung der Ressourcen kann individuell ergänzt werden.

10.3.1.1   Körperliche/funktionelle Ressourcen

- Verfügt über Ausdauer
- Verfügt über wirkungsvolle Copingstrategien im Umgang mit Stress und Belastungen
- Begegnet Belastungen mit Humor
- Verfügt über Energie/Kraft
- Nutzt persönliche Energiequellen
- Wendet Hilfsmittel richtig an
- Verfügt über kognitive Fähigkeiten (spezifizieren)
- Verfügt über Koordination
- Verfügt über Beweglichkeit (spezifizieren)
- Verfügt über Feinmotorik
- Wendet Pflegemethoden/-techniken an
- Verfügt über Mobilität (spezifizieren)
- Verfügt über Organisationsfähigkeit
- Verfügt über die Fähigkeit sich zu orientieren (spezifizieren)
- Berichtet über erholsamen Schlaf
- Verfügt über Sinneswahrnehmung (spezifizieren)
- Hält Erholungsphasen ein
- Beteiligt sich am sozialen Leben

10

10.3.1.2   Psychische Ressourcen

- Anerkennt das eigene Recht auf Erholung
- Fühlt sich ausgeglichen
- Verfügt über Kohärenzsinn (Verstehbarkeit, Handhabbarkeit, Sinnhaftigkeit)
- Zeigt Motivation, die Pflege-/Betreuungsaufgabe mit den persönlichen Bedürfnissen in Einklang zu bringen
- Zeigt Bereitschaft, eigene Bedürfnisse anzuerkennen
- Äußert den Wunsch nach einem ausgeglichenen Verhältnis von Freizeit und Pflichten
- Zeigt Motivation, Beratung in Anspruch zu nehmen
- Zeigt Bereitschaft, Gefühle auszudrücken
- Zeigt Bereitschaft Entspannungstechniken anzuwenden (z. B. autogenes Training)
- Zeigt Bereitschaft Hilfe anzunehmen
- Verfügt über Selbstvertrauen
- Zeigt Vertrauen in die Unterstützungssysteme (informell, formell)
- Erkennt den erforderlichen Unterstützungsbedarf (spezifizieren)
- Fühlt sich wertgeschätzt
- Verfügt über Wissen (spezifizieren)
- Verfügt über Wissen zur eigenen Belastungsfähigkeit
- Kennt die persönlichen Energiequellen
- Kennt unterstützende Pflegetechniken und -methoden
- Kennt verfügbare Unterstützungsangebote

10.3.1.3 Soziale/umgebungsbedingte Ressourcen

- Hat eine positive Beziehungsbiographie zur betreuten Person
- Verfügt über finanzielle Mittel
- Erhält Anerkennung und Respekt durch das soziale Umfeld
- Erhält Unterstützung durch das soziale Umfeld (spezifizieren)
- Verfügt über einen strukturierten Tagesablauf
- Lebt in einem Wohnumfeld, das den individuellen Bedürfnissen entspricht (spezifizieren)
- Lebt in barrierefreiem Wohnumfeld (spezifizieren)
- Verfügt über geeignete Hilfsmittel (spezifizieren)
- Hat Zugang zu Informationen (spezifizieren)
- Verfügt über Zugang zu mobilen/ambulanten Pflege- und Sozialdiensten
- Hat Zugang zu Ersatzpflege (z. B. bei Urlaub, Krankheit)
- Verfügt über Zugang zu Tageszentren
- Verfügt über Zugang zu stationären Langzeitpflegeangeboten
- Verfügt über Zugang zu Unterstützungsangeboten

10.3.2 Pflegeziele

Übergeordnetes Ziel

Die/Der informell Pflegende stärkt und/oder erweitert die Möglichkeit, die Betreuungs- und Pflegeaufgaben mit anderen Rollen und eigenen Bedürfnissen in Einklang zu bringen.

10.3.2.1 Ziele im körperlichen/funktionellen Bereich

- Führt Betreuungs-/Pflegetätigkeiten fachgerecht und ergonomisch durch
- Nutzt bestehende Ressourcen zur Unterstützung und Entlastung
- Plant den Einsatz von Hilfeleistungen
- Nimmt sich für eigene Bedürfnisse und Interessen Zeit
- Nutzt persönliche Energiequellen
- Erhält die Leistungsfähigkeit für die Betreuungs-/Pflegeaufgaben
- Nimmt an Informationsveranstaltungen bzw. Schulungen teil (spezifizieren)
- Teilt Mitmenschen Gefühle mit

10.3.2.2 Ziele im psychischen Bereich

- Beschreibt den wahrscheinlichen weiteren Verlauf des Betreuungs- und Pflegebedarfes der hilfsbedürftigen Person (spezifizieren)
- Äußert realistische Erwartungen hinsichtlich der Betreuungs-/Pflegesituation (spezifizieren)

- Nennt verfügbare Entlastungs- und Unterstützungsangebote (spezifizieren)
- Beschreibt die Bedeutung von Erholung und Zeit für eigene Bedürfnisse für die Betreuung/Pflege des hilfsbedürftigen Menschen
- Verlangt nach Informationen zu verfügbaren Entlastungs- und Unterstützungsangeboten
- Äußert, Hilfe in Anspruch nehmen zu wollen (spezifizieren)
- Beschreibt die positiven Aspekte der Situation
- Beschreibt die persönlichen Energiequellen
- Äußert, die Betreuungs-/Pflegeaufgabe mit den persönlichen Bedürfnissen in Einklang bringen zu wollen
- Äußert, die Betreuungs-/Pflegeaufgabe als sinnvoll zu erleben
- Nennt die Zeichen, welche die Grenzen der eigenen Belastungsfähigkeit anzeigen
- Äußert das Gefühl der Sicherheit und des Selbstvertrauens
- Äußert, Anerkennung und Respekt zu erhalten

10.3.2.3 Ziele im sozialen/umgebungsbedingten Bereich
- Erhält Unterstützung durch das soziale Umfeld
- Verfügt über Gesprächspartner
- Nimmt professionelle Unterstützungsleistungen in Anspruch
- Erhält Unterstützung aus finanziellen Ansprüchen

10.3.3 Pflegemaßnahmen

Die angeführten Maßnahmen sind beispielhaft und müssen individuell konkretisiert werden.

10.3.3.1 Pflegemaßnahmen im körperlichen/funktionellen Bereich
- Unterstützen beim Erstellen von konkreten Vereinbarungen
- Anleiten der/des informell Pflegenden zur Stärkung der Selbstpflegekompetenz der hilfebedürftigen Person
- Trainieren von Entspannungstechniken
- Schulen in der Anwendung von Pflegetechniken/-methoden
- Schulen in der Anwendung von Hilfsmitteln
- Unterstützen bei der Inanspruchnahme von Unterstützungsleistungen
- Unterstützen bei der Inanspruchnahme von finanziellen Ansprüchen

10.3.3.2 Pflegemaßnahmen im psychischen Bereich
- Besprechen der Gefühlslage der/des informell Pflegenden
- Ermutigen, negative Gefühle einzugestehen, angemessen auszudrücken und als normal zu akzeptieren

- Besprechen der Erwartungen der/des informell Pflegenden an sich selbst
- Besprechen der Auswirkung der situationsbedingten Rollenveränderungen
- Besprechen von Strategien zur Koordination von Betreuung/Pflege und anderen Verpflichtungen
- Beraten zu der wahrscheinlichen Entwicklung der Betreuungs-/Pflegesituation
- Informieren über verfügbare Unterstützungsangebote
- Informieren zu finanziellen/rechtlichen Beratungsmöglichkeiten
- Informieren über Möglichkeiten für psychosoziale Beratung
- Informieren über Kurse und/oder Fachberatung
- Informieren über den Umgang mit belastenden und herausfordernden Verhaltensweisen des hilfsbedürftigen Menschen
- Anerkennen der belastenden Situation der/des informell Pflegenden
- Anerkennen der Leistungen und Problemlösungskompetenz der/des informell Pflegenden
- Beraten über die Bedeutung von Zeit für eigene Bedürfnisse und Erholung für eine gute Betreuung/Pflege des hilfsbedürftigen Menschen
- Empfehlen von weiterführender Literatur
- Informieren über die sichere Umgebungsgestaltung

10.3.3.3 Pflegemaßnahmen im sozialen/umgebungsbedingten Bereich

- Anregen einer Besprechung mit der Familie, um die Beteiligung an den Betreuungs-/Pflegeaktivitäten zu planen
- Informieren des sozialen Umfeldes über die Bedeutung von positiven Rückmeldungen an die/den informell Pflegende/n
- Herstellen des Kontaktes zu Unterstützungsleistungen

10.4 Familienprozess, verändert, Risiko

Pflegediagnose 90021

Definition

Ein Pflegephänomen, bei dem das Risiko besteht, dass durch die gegenseitigen Beziehungen der Familienmitglieder die Befriedigung ihrer emotionalen, psychischen und/oder physischen Bedürfnisse, beeinträchtigt wird.

Anmerkung der Autoren

Eine Risiko-Diagnose kann nicht durch Zeichen und Symptome belegt werden, da das Problem nicht aufgetreten ist und die Pflegemaßnahmen die Prävention bezwecken.

Der Begriff „Familie" wird hier als „Unterstützungssystem" verstanden und kann auf alle wichtigen Bezugspersonen eines Menschen angewendet werden, mit denen er oder sie im Alltag lebt (z. B. Lebensgemeinschaften, Wohngemeinschaften oder Nachbarn).

10.4.1 Risikofaktoren

10.4.1.1 Körperliche/funktionelle Risikofaktoren

- Mangelnde gemeinsame Aktivitäten
- Beziehungsprobleme zwischen Familienmitgliedern
- Beeinträchtigte Energie/Kraft
- Mangelnde gemeinsame Entscheidungsfindung
- Mangelnder wertschätzender Umgang
- Entwicklungsbedingte Veränderung (z. B. Hinzukommen eines Familienmitglieds)
- Mangelnder wertschätzender Umgang in der Familie
- Unangemessene Kommunikationsmuster
- Beeinträchtigte Kommunikation von Gefühlen
- Mangelnde konstruktive Konfliktkultur
- Machtwechsel in der Familie
- Mangelnde bedürfnisorientierte Aufgabenverteilung
- Beeinträchtigte Organisationsfähigkeit
- Mangelnde Berücksichtigung der Bedürfnisse einzelner Mitglieder
- Mangelnde Solidarität der Familienmitglieder zueinander
- Veränderte Rollen der Familienmitglieder

10.4.1.2 Psychische Risikofaktoren

- Mangelnde Konsensbereitschaft
- Mangelnde Akzeptanz vereinbarter Regeln
- Beeinträchtigtes Einfühlungsvermögen
- Negative Einstellung zur Familie
- Mangelnde Bereitschaft, Aufgaben zu übernehmen
- Beeinträchtigte Motivation an ihren Beziehungen zu arbeiten
- Beeinträchtigte Reflexionsfähigkeit
- Beeinträchtigte Selbstreflexion
- Mangelndes Selbstbewusstsein
- Mangelndes Verständnis der Rollenverteilung
- Mangelndes Vertrauen in die Familie
- Mangelnde gemeinsame Werte
- Mangelndes Wissen über verfügbare Unterstützungsangebote
- Mangelndes Gefühl der Zugehörigkeit (spezifizieren)

10.4.1.3 Soziale/umgebungsbedingte Risikofaktoren

- Mangelnde finanzielle Mittel
- Mangelnde individuelle Freiräume der Familienmitglieder
- Mangelnde Unterstützung durch das soziale Umfeld (spezifizieren)
- Belastende Wohnsituation (spezifizieren: z. B. beengte Wohnsituation, Nachbarschaft)

10.4.2 Ressourcen

Die Ressourcen eines Menschen können körperlicher/funktioneller, psychischer und sozialer/umgebungsbedingter Art sein. Achten Sie immer auf eine umfassende Beurteilung der Ressourcen. Die folgende Aufzählung der Ressourcen kann individuell ergänzt werden.

10.4.2.1 Körperliche/funktionelle Ressourcen

- Familie führt gemeinsame Aktivitäten durch
- Familienmitglieder gehen einfühlsam miteinander um
- Familienmitglieder verfügen über Energie/Kraft
- Familie verfügt über einen „Familienrat"
- Familienmitglieder pflegen einen wertschätzenden Umgang
- Familienmitglieder gehen wertschätzend miteinander um
- Familie verfügt über adäquate Kommunikationsmuster
- Familienmitglieder bringen Gefühle zum Ausdruck
- Familie verfügt über konstruktive Konfliktkultur
- Aufgabenverteilung entspricht den physischen, sozialen und psychischen Bedürfnissen der Familienmitglieder
- Familie organisiert sich effektiv
- Familie berücksichtigt Bedürfnisse einzelner Mitglieder
- Familienmitglieder verhalten sich zueinander solidarisch
- Familienmitglieder suchen aktiv nach Entwicklungsmöglichkeiten

10.4.2.2 Psychische Ressourcen

- Familienmitglieder verfügen über Konsensbereitschaft
- Familienmitglieder akzeptieren vereinbarte Regeln
- Familienmitglieder verfügen über positive Einstellung zur Familie
- Familienmitglieder zeigen Bereitschaft, Aufgaben zu übernehmen
- Familienmitglieder zeigen Motivation, an ihren Beziehungen zu arbeiten
- Familienmitglieder verfügen über Reflexionsfähigkeit
- Familienmitglieder sind bereit, eigene Haltungen und Handlungen zu hinterfragen
- Familienmitglieder sind selbstbewusst
- Familienmitglieder verstehen die Rollenverteilung
- Familienmitglieder zeigen Vertrauen in die Familie
- Familienmitglieder verfügen über gemeinsame Werte
- Familienmitglieder kennen verfügbare Unterstützungsangebote
- Familienmitglieder fühlen sich zugehörig

10.4.2.3 Soziale/umgebungsbedingte Ressourcen

- Familie verfügt über finanzielle Mittel
- Familienmitglieder verfügen über individuelle Freiräume

- Familie erhält Unterstützung durch das sozialen Umfeld (spezifizieren)
- Die Familienmitglieder verfügen über eine zufriedenstellende Wohnsituation

10.4.3 Pflegeziele

> **Übergeordnetes Ziel**
> Die Familienmitglieder erhalten die Möglichkeiten ihre gegenseitigen Beziehungen bedürfnisorientiert zu gestalten.

10.4.3.1 Ziele im körperlichen/funktionellen Bereich
- Die Familienmitglieder sprechen miteinander über ihre Gefühle, Ängste und Befürchtungen
- Die Familienmitglieder nehmen Beratung in Anspruch
- Die Familienmitglieder nehmen eine Familienberatung in Anspruch
- Die Familienmitglieder beteiligen sich an Maßnahmen, die dazu beitragen, die Problembearbeitungsfähigkeit der Familie zu erhalten
- Die Familienmitglieder holen relevante Informationen zur Situation ein
- Die Familienmitglieder treffen gemeinsame Zielvereinbarungen
- Die Familienmitglieder verändern Verhaltensmuster entsprechend der gemeinsam getroffenen Vereinbarungen (spezifizieren)
- Die Familienmitglieder handeln koordiniert und problemlösungsorientiert
- Die Familienmitglieder übernehmen die an sie übertragenen Aufgaben
- Die Familienmitglieder kommunizieren auf wertschätzende Art miteinander
- Die Familienmitglieder nutzen bestehende Ressourcen zur Unterstützung und Entlastung
- Die Familienmitglieder nehmen sich für eigene Bedürfnisse und Interessen Zeit
- Die Familienmitglieder nutzen persönliche Energiequellen
- Die Familienmitglieder zeigen Verhaltensweisen, um sich gegenüber belastenden Situationen abzugrenzen
- Die Familienmitglieder sprechen Gefühle aus

10.4.3.2 Ziele im psychischen Bereich
- Die Familienmitglieder nennen ihre persönlichen Ressourcen, die sie zur Weiterentwicklung des Familienprozesses einsetzen können (spezifizieren)
- Die Familienmitglieder beschreiben bestehende Risikofaktoren (spezifizieren)
- Die Familienmitglieder sprechen aus, sich für ihre Familie engagieren zu wollen (spezifizieren)
- Die Familienmitglieder beschreiben gemeinsame und widersprechende Interessen
- Die Familienmitglieder beschreiben die gemeinsam angestrebten Entwicklungsziele (spezifizieren)

- Die Familienmitglieder beschreiben die Bedeutung von Erholung und Zeit für eigene Bedürfnisse
- Die Familienmitglieder beschreiben die persönlichen Energiequellen
- Die Familienmitglieder nennen die Zeichen, welche die Grenzen der eigenen Belastungsfähigkeit anzeigen
- Die Familienmitglieder verfügen über Wissen zur Gestaltung einer positiven Beziehung
- Die Familienmitglieder sprechen aus, zu notwendigen Veränderungen bereit zu sein (spezifizieren)
- Die Familienmitglieder äußern, professionelle Hilfe in Anspruch nehmen zu wollen (spezifizieren)
- Die Familienmitglieder äußern, dass ihre Leistungen innerhalb der Familie anerkannt werden
- Die Familienmitglieder äußern Zufriedenheit mit den erzielten Veränderungen
- Die Familienmitglieder äußern Anerkennung und Respekt zu erhalten
- Die Familienmitglieder nennen verfügbare Unterstützungsangebote

10.4.3.3 Ziele im sozialen/umgebungsbedingten Bereich
- Die Familienmitglieder verfügen über Gesprächspartner
- Die Familienmitglieder erhalten wertschätzende Rückmeldungen aus dem sozialen Umfeld
- Die Familienmitglieder erhalten Unterstützung durch das soziale Umfeld
- Die Familienmitglieder erhalten professionelle Unterstützungsleistungen
- Die Familienmitglieder erhalten Unterstützung aus finanziellen Ansprüchen

10.4.4 Pflegemaßnahmen

Die angeführten Maßnahmen sind beispielhaft und müssen individuell konkretisiert werden.

10.4.4.1 Pflegemaßnahmen im körperlichen/funktionellen Bereich
- Unterstützen beim Erstellen von konkreten Vereinbarungen
- Unterstützen der Familie beim Aushandeln der internen Aufgabenverteilung
- Trainieren von Entspannungstechniken
- Beteiligen der Familie an Gemeinschaftsaktivitäten
- Koordinieren von Unterstützungsleistungen
- Ermutigen der Familienmitglieder, Gefühle klar auszudrücken
- Ermutigen der Familienmitglieder, Risikofaktoren zu verbalisieren
- Ermutigen zu regelmäßigen Kontakten unter den Familienmitgliedern
- Ermutigen, die Umsetzung der vereinbarten Maßnahmen beizubehalten
- Ermutigen, Unterstützungsmöglichkeiten zu nutzen
- Unterstützen der Familienmitglieder, einander mit Empathie zu begegnen
- Unterstützen der Familie bei der Inanspruchnahme von Unterstützungsleistungen
- Unterstützen bei der Inanspruchnahme von finanziellen Ansprüchen

10.4.4.2 Pflegemaßnahmen im psychischen Bereich

- Fördern von erfolgreich angewendeten Bewältigungsstrategien
- Beraten über Maßnahmen zu einer verbesserten Familienorganisation (z. B. Abhalten eines regelmäßigen Familienrats)
- Beraten zu einer einfühlsamen und respektvollen Behandlung der Familienmitglieder untereinander
- Informieren, dass die gemeinsame Bewältigung von Konflikten das Familiensystem stärken kann
- Informieren über die Notwendigkeit eines ehrlichen Umgangs miteinander
- Informieren über Entspannungsmöglichkeiten
- Aufzeigen der Perspektive wenig dominanten gegenüber dominanten Familienmitgliedern
- Beachten von soziokulturellen oder religiösen Faktoren
- Besprechen der Erwartungen der Familienmitglieder an sich selbst und untereinander
- Besprechen von absehbaren Konflikten in der Familie
- Betonen der Bedeutung eines offenen Dialoges unter den Familienmitgliedern
- Anerkennen der Leistungen und Problemlösungskompetenz der Familienmitglieder
- Anerkennen von erfolgreich umgesetzten Maßnahmen
- Informieren über verfügbare Unterstützungsangebote außerhalb der Familie
- Informieren zu finanziellen/rechtlichen Beratungsmöglichkeiten
- Empfehlen von geeigneter Literatur
- Unterstützen der Familienmitglieder, das eigene Verhalten zu reflektieren
- Unterstützen der Familienmitglieder, zu erkennen, wer welche Bedürfnisse hat und welche Erwartungen hegt
- Unterstützen der Familienmitglieder, auch nicht vereinbarte Interessen gelten zu lassen
- Ermutigen zur Entwicklung von Zukunftsvisionen
- Einplanen von Zeit für Gespräche

10.4.4.3 Pflegemaßnahmen im sozialen/umgebungsbedingten Bereich

- Herstellen des Kontaktes zu Unterstützungsleistungen

10.5 Familienprozess, verändert

Pflegediagnose 90022

> **Definition**
>
> Ein Pflegephänomen, bei dem die gegenseitigen Beziehungen der Familienmitglieder die Befriedigung ihrer emotionalen, psychischen und/oder physischen Bedürfnisse, beeinträchtigen.

Anmerkung der Autoren
Der Begriff „Familie" wird hier als „Unterstützungssystem" verstanden und kann auf alle wichtigen Bezugspersonen eines Menschen angewendet werden, mit denen er oder sie im Alltag lebt (z. B. Lebensgemeinschaften, Wohngemeinschaften oder Nachbarn).

10.5.1 Ätiologie

10.5.1.1 Körperliche/funktionelle Ursachen

- Mangelnde gemeinsame Aktivitäten
- Beziehungsprobleme zwischen Familienmitgliedern
- Beeinträchtigte Energie/Kraft
- Mangelnde gemeinsame Entscheidungsfindung
- Mangelnder wertschätzender Umgang
- Entwicklungsbedingte Veränderung (z. B. Hinzukommen eines Familienmitglieds)
- Mangelnder wertschätzender Umgang in der Familie
- Unangemessene Kommunikationsmuster
- Beeinträchtigte Kommunikation von Gefühlen
- Mangelnde konstruktive Konfliktkultur
- Machtwechsel in der Familie
- Mangelnde bedürfnisorientierte Aufgabenverteilung
- Beeinträchtigte Organisationsfähigkeit
- Mangelnde Berücksichtigung der Bedürfnisse einzelner Mitglieder
- Mangelnde Solidarität der Familienmitglieder zueinander
- Veränderte Rollen der Familienmitglieder

10.5.1.2 Psychische Ursachen

- Mangelnde Konsensbereitschaft
- Mangelnde Akzeptanz vereinbarter Regeln
- Beeinträchtigtes Einfühlungsvermögen
- Negative Einstellung zur Familie
- Mangelnde Bereitschaft, Aufgaben zu übernehmen
- Beeinträchtigte Motivation an ihren Beziehungen zu arbeiten
- Beeinträchtigte Reflexionsfähigkeit
- Beeinträchtigte Selbstreflexion
- Mangelndes Selbstbewusstsein
- Mangelndes Verständnis der Rollenverteilung
- Mangelndes Vertrauen in die Familie
- Mangelnde gemeinsame Werte
- Mangelndes Wissen über verfügbare Unterstützungsangebote
- Mangelndes Gefühl der Zugehörigkeit (spezifizieren)

10.5.1.3   Soziale/umgebungsbedingte Ursachen

— Mangelnde finanzielle Mittel
— Mangelnde individuelle Freiräume der Familienmitglieder
— Mangelnde Unterstützung durch das soziale Umfeld (spezifizieren)
— Belastende Wohnsituation (spezifizieren: z. B. beengte Wohnsituation, Nachbarschaft)

10.5.2   Symptome

10.5.2.1   Aus der Sicht der Familienmitglieder

— Mangelnde gegenseitige Unterstützung
— Unsicherheit
— Überforderung
— Rückzug
— Gefühl, nicht verstanden zu werden
— Angst
— Einsamkeit
— Ungelöste Konflikte
— Aggression
— Streit
— Unruhe
— Beeinträchtigter Schlaf
— Schuldzuweisungen
— Misstrauen
— Fehlende Kommunikation
— Unflexible Rollengestaltung
— Ablehnung
— Passives Verhalten
— Unterforderung
— Betonung von Außenbeziehungen
— Mangelnde Aufgabenerledigung
— Suche nach Bestätigung von außen
— Nichteinhalten von Vereinbarungen
— Uneinigkeit
— Mangelnde Verbundenheit

10.5.2.2   Aus der Sicht der Pflegeperson

— Differierendes Selbst-/Fremdbild der Familie
— Hängende Schultern
— Weinen
— Regredieren
— Vernachlässigung

- Starre Funktionen und Rollen
- Beeinträchtigte Effektivität der Kommunikation
- Nicht hinterfragte Überlieferungen in der Familie, z. B. Traditionen, Rituale (Veränderungen in der Ausführung der zugeteilten Aufgaben, Veränderungen in der gegenseitigen Unterstützung)
- Beeinträchtigte Fähigkeit der Familie, Hilfe anzunehmen
- Verhaltensauffälligkeiten

10.5.3 Ressourcen

Die Ressourcen eines Menschen können körperlicher/funktioneller, psychischer und sozialer/umgebungsbedingter Art sein. Achten Sie immer auf eine umfassende Beurteilung der Ressourcen. Die folgende Aufzählung der Ressourcen kann individuell ergänzt werden.

10.5.3.1 Körperliche/funktionelle Ressourcen
- Familie führt gemeinsame Aktivitäten durch
- Familienmitglieder gehen einfühlsam miteinander um
- Familienmitglieder verfügen über Energie/Kraft
- Familie verfügt über einen „Familienrat"
- Familienmitglieder pflegen einen wertschätzenden Umgang
- Familienmitgliedern gehen wertschätzend miteinander um
- Familie verfügt über adäquate Kommunikationsmuster
- Familienmitglieder bringen Gefühle zum Ausdruck
- Familie verfügt über konstruktive Konfliktkultur
- Aufgabenverteilung entspricht den physischen, sozialen und psychischen Bedürfnissen der Familienmitglieder
- Familie organisiert sich effektiv
- Familie berücksichtigt Bedürfnisse einzelner Mitglieder
- Familienmitglieder verhalten sich zueinander solidarisch
- Familienmitglieder verfügen über individuelle Freiräume
- Familienmitglieder suchen aktiv nach Entwicklungsmöglichkeiten

10.5.3.2 Psychische Ressourcen
- Familienmitglieder verfügen über Konsensbereitschaft
- Familienmitglieder akzeptieren vereinbarte Regeln
- Familienmitglieder verfügen über positive Einstellung zur Familie
- Familienmitglieder zeigen Bereitschaft, Aufgaben zu übernehmen
- Familienmitglieder zeigen Motivation, an ihren Beziehungen zu arbeiten
- Familienmitglieder verfügen über Reflexionsfähigkeit
- Familienmitglieder sind bereit, eigene Haltungen und Handlungen zu hinterfragen
- Familienmitglieder sind selbstbewusst
- Familienmitglieder verstehen die Rollenverteilung

- Familienmitglieder zeigen Vertrauen in die Familie
- Familienmitglieder verfügen über gemeinsame Werte
- Familienmitglieder kennen verfügbare Unterstützungsangebote
- Familienmitglieder fühlen sich zugehörig

10.5.3.3 Soziale/umgebungsbedingte Ressourcen

- Familie verfügt über finanzielle Mittel
- Familie erhält Unterstützung durch das soziale Umfeld (spezifizieren)
- Die Familienmitglieder verfügen über eine zufriedenstellende Wohnsituation

10.5.4 Pflegeziele

Übergeordnetes Ziel
Die Familienmitglieder äußern sich positiv zu den gegenseitigen Beziehungen und zur Berücksichtigung ihrer eigenen Bedürfnisse.

10.5.4.1 Ziele im körperlichen/funktionellen Bereich

- Die Familienmitglieder sprechen miteinander über ihre Gefühle, Ängste und Befürchtungen
- Die Familienmitglieder nehmen Beratung in Anspruch
- Die Familie nimmt eine Familienberatung in Anspruch
- Die Familienmitglieder beteiligen sich an Problemlösungsprozessen, um geeignete Maßnahmen zur Bewältigung der Situation oder Krise zu finden
- Die Familienmitglieder holen relevante Informationen zur Situation ein
- Die Familienmitglieder treffen gemeinsame Zielvereinbarungen
- Die Familienmitglieder verändern Verhaltensmuster entsprechend der gemeinsam getroffenen Vereinbarungen (spezifizieren)
- Die Familienmitglieder handeln koordiniert und problemlösungsorientiert
- Die Familienmitglieder kommunizieren auf wertschätzende Art miteinander
- Die Familienmitglieder nutzen bestehende Ressourcen zur Unterstützung und Entlastung
- Die Familienmitglieder nehmen sich für eigene Bedürfnisse und Interessen Zeit
- Die Familienmitglieder nutzen persönliche Energiequellen
- Die Familienmitglieder sprechen aus ein verbessertes Lebensgefühl zu haben (spezifizieren)
- Die Familienmitglieder zeigen Verhaltensweisen, um sich gegenüber belastenden Situationen abzugrenzen
- Die Familienmitglieder sprechen Gefühle aus
- Die Familienmitglieder sprechen einander Mut zu

10.5.4.2 Ziele im psychischen Bereich

- Die Familienmitglieder nennen ihre persönlichen Ressourcen, die sie zur Weiterentwicklung des Familienprozesses einsetzen können (spezifizieren)
- Die Familienmitglieder beschreiben die Gründe für die aktuelle Problemsituation
- Die Familienmitglieder beschreiben gemeinsame und widersprechende Interessen
- Die Familienmitglieder beschreiben die positiven Aspekte der Situation
- Die Familienmitglieder beschreiben die gemeinsam angestrebten Entwicklungsziele (spezifizieren)
- Die Familienmitglieder beschreiben die Bedeutung von Erholung und Zeit für eigene Bedürfnisse
- Die Familienmitglieder beschreiben die persönlichen Energiequellen
- Die Familienmitglieder äußern die Bereitschaft, ihr Verhalten auf die erkannten Verbesserungspotenziale abzustimmen (spezifizieren)
- Die Familienmitglieder nennen die Zeichen, welche die Grenzen der eigenen Belastungsfähigkeit anzeigen
- Die Familienmitglieder verfügen über Wissen zur Gestaltung einer positiven Beziehung
- Die Familienmitglieder sprechen aus, zu notwendigen Veränderungen bereit zu sein (spezifizieren)
- Die Familienmitglieder besprechen regelmäßig den Stand des Entwicklungsprozesses (spezifizieren)
- Die Familienmitglieder äußern, professionelle Hilfe in Anspruch nehmen zu wollen (spezifizieren)
- Die Familienmitglieder äußern, dass ihre Leistungen innerhalb der Familie anerkannt werden
- Die Familienmitglieder äußern Zufriedenheit mit den erzielten Veränderungen
- Die Familienmitglieder äußern Anerkennung und Respekt zu erhalten
- Die Familienmitglieder nennen verfügbare Unterstützungsangebote

10.5.4.3 Ziele im sozialen/umgebungsbedingten Bereich

- Die Familienmitglieder verfügen über Gesprächspartner
- Die Familienmitglieder erhalten wertschätzende Rückmeldungen aus dem sozialen Umfeld
- Die Familienmitglieder erhalten Unterstützung durch das soziale Umfeld
- Die Familienmitglieder erhalten professionelle Unterstützungsleistungen
- Die Familienmitglieder erhalten Unterstützung aus finanziellen Ansprüchen

10.5.5 Pflegemaßnahmen

Die angeführten Maßnahmen sind beispielhaft und müssen individuell konkretisiert werden.

10.5.5.1   Pflegemaßnahmen im körperlichen/funktionellen Bereich

- Unterstützen beim Erstellen von konkreten Vereinbarungen
- Unterstützen der Familie beim Aushandeln der internen Aufgabenverteilung
- Trainieren von Entspannungstechniken
- Beteiligen der Familie an Gemeinschaftsaktivitäten
- Koordinieren von Unterstützungsleistungen
- Ermutigen der Familienmitglieder, Gefühle klar auszudrücken
- Ermutigen der Familienmitglieder, anstehende Probleme zu verbalisieren
- Ermutigen zu regelmäßigen Kontakten unter den Familienmitgliedern
- Ermutigen, die Umsetzung der vereinbarten Maßnahmen beizubehalten
- Ermutigen, Unterstützungsmöglichkeiten zu nutzen
- Unterstützen der Familienmitglieder, einander mit Empathie zu begegnen
- Unterstützen der Familie bei der Inanspruchnahme von Unterstützungsleistungen
- Unterstützen bei der Inanspruchnahme von finanziellen Ansprüchen

10.5.5.2   Pflegemaßnahmen im psychischen Bereich

- Fördern von erfolgreich angewendeten Bewältigungsstrategien
- Beraten über Maßnahmen zu einer verbesserten Familienorganisation (z. B. Abhalten eines regelmäßigen Familienrats)
- Beraten zu einer einfühlsamen und respektvollen Behandlung der Familienmitglieder untereinander
- Informieren, dass es in jeder Familie zu Konflikten kommt
- Informieren über die Notwendigkeit eines ehrlichen Umgangs miteinander
- Informieren über Entspannungsmöglichkeiten
- Beachten von soziokulturellen oder religiösen Faktoren
- Besprechen der Erwartungen der Familienmitglieder an sich selbst und untereinander
- Betonen der Bedeutung eines offenen Dialoges unter den Familienmitgliedern
- Unterstützen des Diskussionsprozesses zu gemeinsamen Problemlösungsstrategien
- Anerkennen der Leistungen und Problemlösungskompetenz der Familienmitglieder
- Anerkennen von erfolgreich umgesetzten Maßnahmen
- Informieren über verfügbare Unterstützungsangebote außerhalb der Familie
- Informieren zu finanziellen/rechtlichen Beratungsmöglichkeiten
- Empfehlen von geeigneter Literatur
- Unterstützen der Familienmitglieder, das eigene Verhalten zu reflektieren
- Unterstützen der Familienmitglieder, zu erkennen, wer welche Bedürfnisse hat und wer welche Erwartungen hegt
- Unterstützen der Familienmitglieder, auch nicht vereinbarte Interessen gelten zu lassen
- Ermutigen zur Entwicklung von Zukunftsvisionen
- Einplanen von Zeit für Gespräche

10.5.5.3 Pflegemaßnahmen im sozialen/umgebungsbedingten Bereich

▬ Herstellen des Kontaktes zu Unterstützungsleistungen

10.6 Familienprozess, Entwicklung der Ressourcen

Pflegediagnose 90023

┌─ **Definition** ──

Ein Pflegephänomen, bei dem Familienmitglieder die gegenseitigen Beziehungen, als Beitrag zur Befriedigung ihrer emotionalen, psychischen und/oder physischen Bedürfnisse, stärken und/oder erweitern möchten.

Anmerkung der Autoren
Diese Pflegediagnose ist eine Gesundheitsdiagnose und beinhaltet keine möglichen Ursachen, sondern Ressourcen. Nähere Informationen zu Gesundheitsdiagnosen finden sich im einleitenden Abschnitt „Gesundheitspflegediagnosen".
Der Begriff „Familie" wird hier als „Unterstützungssystem" verstanden und kann auf alle wichtigen Bezugspersonen eines Menschen angewendet werden, mit denen er oder sie im Alltag lebt (z. B. Lebensgemeinschaften, Wohngemeinschaften oder Nachbarn).

10.6.1 Ressourcen

Die Ressourcen eines Menschen können körperlicher/funktioneller, psychischer und sozialer/umgebungsbedingter Art sein. Achten Sie immer auf eine umfassende Beurteilung der Ressourcen. Die folgende Aufzählung der Ressourcen kann individuell ergänzt werden.

10.6.1.1 Körperliche/funktionelle Ressourcen
▬ Familie führt gemeinsame Aktivitäten durch
▬ Familienmitglieder gehen einfühlsam miteinander um
▬ Familienmitglieder verfügen über Energie/Kraft
▬ Familie verfügt über einen „Familienrat"
▬ Familienmitglieder pflegen einen wertschätzenden Umgang
▬ Familienmitglieder gehen wertschätzend miteinander um
▬ Familie verfügt über adäquate Kommunikationsmuster
▬ Familienmitglieder bringen Gefühle zum Ausdruck
▬ Familie verfügt über konstruktive Konfliktkultur
▬ Aufgabenverteilung entspricht den physischen, sozialen und psychischen Bedürfnissen der Familienmitglieder
▬ Familie organisiert sich effektiv
▬ Familie berücksichtigt Bedürfnisse einzelner Mitglieder

- Familienmitglieder verhalten sich zueinander solidarisch
- Familienmitglieder suchen aktiv nach Entwicklungsmöglichkeiten

10.6.1.2 Psychische Ressourcen

- Familienmitglieder verfügen über Konsensbereitschaft
- Familienmitglieder akzeptieren vereinbarte Regeln
- Familienmitglieder verfügen über positive Einstellung zur Familie
- Familienmitglieder zeigen Bereitschaft, Aufgaben zu übernehmen
- Familienmitglieder zeigen Motivation, an ihren Beziehungen zu arbeiten
- Familienmitglieder verfügen über Reflexionsfähigkeit
- Familienmitglieder sind bereit, eigene Haltungen und Handlungen zu hinterfragen
- Familienmitglieder sind selbstbewusst
- Familienmitglieder verstehen die Rollenverteilung
- Familienmitglieder zeigen Vertrauen in die Familie
- Familienmitglieder verfügen über gemeinsame Werte
- Familienmitglieder kennen verfügbare Unterstützungsangebote
- Familienmitglieder fühlen sich zugehörig

10.6.1.3 Soziale/umgebungsbedingte Ressourcen

- Familie verfügt über finanzielle Mittel
- Familienmitglieder verfügen über individuelle Freiräume
- Familie erhält Unterstützung durch das soziale Umfeld (spezifizieren)
- Die Familienmitglieder verfügen über eine zufriedenstellende Wohnsituation

10.6.2 Pflegeziele

Übergeordnetes Ziel
Die Familienmitglieder stärken und/oder erweitern die Möglichkeiten ihre gegenseitigen Beziehungen zufriedenstellend zu gestalten.

10.6.2.1 Ziele im körperlichen/funktionellen Bereich

- Die Familienmitglieder holen relevante Informationen zur Situation ein
- Die Familienmitglieder treffen gemeinsame Zielvereinbarungen
- Die Familienmitglieder verändern Verhaltensmuster entsprechend der gemeinsam getroffenen Vereinbarungen (spezifizieren)
- Die Familie nimmt eine Familienberatung in Anspruch
- Die Familienmitglieder kommunizieren auf wertschätzende Art miteinander
- Die Familienmitglieder sprechen Gefühle aus

10.6.2.2 Ziele im psychischen Bereich

- Die Familienmitglieder nennen ihre persönlichen Ressourcen, die sie zur Weiterentwicklung des Familienprozesses einsetzen können (spezifizieren)
- Die Familienmitglieder beschreiben gemeinsame und widersprechende Interessen
- Die Familienmitglieder sprechen aus, sich für ihre Familie engagieren zu wollen (spezifizieren)
- Die Familienmitglieder beschreiben die gemeinsam angestrebten Entwicklungsziele (spezifizieren)
- Die Familienmitglieder äußern die Bereitschaft, ihr Verhalten auf die erkannten Verbesserungspotenziale abzustimmen (spezifizieren)
- Die Familienmitglieder verfügen über Wissen zur Gestaltung einer positiven Beziehung
- Die Familienmitglieder besprechen regelmäßig den Stand des Entwicklungsprozesses (spezifizieren)
- Die Familienmitglieder äußern, dass ihre Leistungen innerhalb der Familie anerkannt werden
- Die Familienmitglieder äußern Zufriedenheit mit den erzielten Veränderungen
- Die Familienmitglieder nennen verfügbare Unterstützungsangebote

10.6.2.3 Ziele im sozialen/umgebungsbedingten Bereich

- Die Familienmitglieder erhalten wertschätzende Rückmeldungen aus dem sozialen Umfeld
- Die Familienmitglieder erhalten Unterstützung durch das soziale Umfeld
- Die Familienmitglieder erhalten professionelle Unterstützungsleistungen
- Die Familienmitglieder erhalten Unterstützung aus finanziellen Ansprüchen

10.6.3 Pflegemaßnahmen

Die angeführten Maßnahmen sind beispielhaft und müssen individuell konkretisiert werden.

10.6.3.1 Pflegemaßnahmen im körperlichen/funktionellen Bereich

- Unterstützen beim Erstellen von konkreten Vereinbarungen
- Trainieren von Entspannungstechniken
- Koordinieren von Unterstützungsleistungen
- Unterstützen des Diskussionsprozesses zu gemeinsamen Problemlösungsstrategien
- Ermutigen der Familienmitglieder, offen und ehrlich miteinander umzugehen
- Ermutigen der Familienmitglieder, Gefühle klar auszudrücken
- Ermutigen zu regelmäßigen Kontakten unter den Familienmitgliedern
- Ermutigen, die Umsetzung der vereinbarten Maßnahmen beizubehalten

- Ermutigen, Unterstützungsmöglichkeiten zu nutzen
- Unterstützen der Familienmitglieder, einander mit Empathie zu begegnen
- Unterstützen der Familie bei der Inanspruchnahme von Unterstützungsleistungen
- Unterstützen bei der Inanspruchnahme von finanziellen Ansprüchen

10.6.3.2   Pflegemaßnahmen im psychischen Bereich

- Beachten von soziokulturellen oder religiösen Faktoren
- Besprechen der Erwartungen der Familienmitglieder an sich selbst und untereinander
- Ansprechen von möglichen Konflikten
- Anerkennen der Leistungen und Problemlösungskompetenz der Familienmitglieder
- Anerkennen von erfolgreich umgesetzten Maßnahmen
- Informieren über die Notwendigkeit eines ehrlichen Umgangs miteinander
- Informieren über Entspannungsmöglichkeiten
- Informieren über verfügbare Unterstützungsangebote außerhalb der Familie
- Informieren zu finanziellen/rechtlichen Beratungsmöglichkeiten
- Empfehlen von geeigneter Literatur
- Unterstützen der Familienmitglieder, das eigene Verhalten zu reflektieren
- Unterstützen der Familienmitglieder, zu erkennen, wer welche Bedürfnisse hat und welche Erwartungen hegt
- Unterstützen der Familienmitglieder, auch nicht vereinbarte Interessen gelten zu lassen
- Ermutigen zur Entwicklung von Zukunftsvisionen
- Einplanen von Zeit für Gespräche

10.6.3.3   Pflegemaßnahmen im sozialen/umgebungsbedingten Bereich

- Herstellen des Kontaktes zu Unterstützungsleistungen

10.7   Coping der Familie, beeinträchtigt

Pflegediagnose 90032

Definition

Ein Pflegephänomen, bei dem ein Familiensystem beeinträchtigt ist, die wirksame, angemessene und stabile Unterstützung eines hilfebedürftigen Mitglieds sicherzustellen.

Anmerkung der Autoren

Der Begriff „Familie" wird hier als „Unterstützungssystem" verstanden und kann auf alle wichtigen Bezugspersonen eines Menschen angewendet werden. Den vielfältigen Lebensumständen von Menschen entsprechend können dies z. B. auch Lebensgemeinschaften, Wohngemeinschaften oder Nachbarn sein. Vgl.:

— PD Rolle als informell Pflegende/r, Belastung

10.7.1 Ätiologie

10.7.1.1 Körperliche/funktionelle Ursachen

— Beeinträchtigte Anpassungsfähigkeit (z. B. Rollenveränderungen)
— Beeinträchtigte Energie/Kraft zur Bewältigung der täglichen Aktivitäten
— Beeinträchtigte Fähigkeit zur Umsetzung erforderlicher Maßnahmen (spezifizieren)
— Mangelnder wertschätzender Umgang in der Familie
— Beeinträchtigter Zusammenhalt der Familie
— Beeinträchtigte Kommunikation von Gefühlen
— Unangemessene Kommunikationsmuster
— Mangelnde konstruktive Konfliktkultur
— Beeinträchtigte Leistungsfähigkeit innerhalb des Familiensystems (z. B. persönliche Krise eines Familienmitglieds, beeinträchtigte Gesundheit weiterer Familienmitglieder)
— Beeinträchtigte Organisationsfähigkeit
— Beeinträchtigte Integration professioneller Leistungen in das Unterstützungsarrangement (z. B. mobile Dienste, Tageszentren, Beratung)

10.7.1.2 Psychische Ursachen

— Ablehnung durch das hilfebedürftige Familienmitglied
— Mangelnde Konsensbereitschaft
— Mangelndes Gefühl der Anerkennung für die erbrachten Leistungen
— Beeinträchtigte Motivation zur Unterstützung des hilfebedürftigen Familienmitglieds (z. B. biografiebedingte Konflikte)
— Mangelnde Bereitschaft externe Unterstützungsangebote anzunehmen
— Mangelndes Erleben von Sinn in der Unterstützung des hilfebedürftigen Familienmitglieds
— Mangelnde Toleranz (spezifizieren)
— Mangelndes Verantwortungsbewusstsein des Familienmitglieds/der Bezugsperson
— Mangelndes Wissen zur Gesundheitssituation des hilfebedürftigen Familienmitglieds
— Mangelndes Wissen über Unterstützungsmöglichkeiten (z. B. mobile Dienste, finanzielle Unterstützungen)

10.7.1.3   Soziale/umgebungsbedingte Ursachen

- Mangelnde finanzielle Mittel
- Fehlendes soziales Netzwerk (z. B. Familie, Freunde, Kollegen)
- Mangelnde Unterstützung durch das soziale Umfeld (spezifizieren)
- Mangelnde Zeitressourcen
- Mangelnder Zugang zu Informationen (spezifizieren)
- Mangelnder Zugang zu Unterstützungsangeboten

10.7.2   Symptome

10.7.2.1   Aus der Sicht des Betroffenen

- Mangelnde Geduld
- Mangelndes Vertrauen
- Geringer Zeitaufwand des Familienmitglieds in der Pflege des Angehörigen
- Furcht vor der Anforderung
- Überforderung
- Frustration
- Erschöpfung
- Schlafstörungen
- Angst
- Gefühl mangelnder Unterstützung
- Rollenkonflikte
- Verständigungsschwierigkeiten
- Familienmitglieder lassen eigene Bedürfnisse außer Acht
- Sozialer Rückzug
- Ablehnung der Übernahme der Unterstützungsleistung
- Schuldzuweisungen
- Abschieben von Verantwortung

10.7.2.2   Aus der Sicht der Pflegeperson

- Unangemessene Versorgung des hilfebedürftigen Familienmitglieds
- Gewaltanwendung
- Ablehnendes Verhalten
- Aggressives Verhalten
- Konflikte zwischen den Familienmitgliedern
- Unklare Zuständigkeiten zwischen den Familienmitgliedern
- Unkoordiniertes Vorgehen
- Anwendung unangemessener freiheitsbeschränkender Maßnahmen (z. B. Einsperren, Festbinden)
- Gegenseitige Abwertung
- Widersprüchliche Zielvorstellungen
- Unzureichendes Unterstützungssystem

10.7.3 Ressourcen

Die Ressourcen eines Menschen können körperlicher/funktioneller, psychischer und sozialer/umgebungsbedingter Art sein. Achten Sie immer auf eine umfassende Beurteilung der Ressourcen. Die folgende Aufzählung der Ressourcen kann individuell ergänzt werden.

10.7.3.1 Körperliche/funktionelle Ressourcen

- Verfügt über Anpassungsfähigkeit (z. B. Rollenveränderungen)
- Verfügt über ausreichend Energie/Kraft zur Bewältigung der täglichen Aktivitäten
- Die Familienmitglieder nützen ihre individuellen Energiequellen (spezifizieren)
- Bespricht wichtige Entscheidungen in einem „Familienrat"
- Familienmitglieder gehen wertschätzend miteinander um
- Verfügt über Zusammenhalt der Familie
- Verfügt über Familienkultur, in der Gefühle oder Ängste offen angesprochen werden können
- Die Familienmitglieder empfinden das familiäre Kommunikationsmuster als adäquat
- Verfügt über konstruktive Konfliktkultur
- Wendet hilfreiche Methoden/Techniken an (spezifizieren: z. B. Gesprächsführung, Validation, Pflegetechniken)
- Verfügt über Organisationsfähigkeit
- Integriert professionelle Leistungen in das Unterstützungsarrangement (z. B. mobile Dienste, Tageszentren, Beratung)

10.7.3.2 Psychische Ressourcen

- Anerkennt die Bedürfnisse des hilfebedürftigen Familienmitglieds
- Respektiert die Grenzen der einzelnen Familienmitglieder
- Verfügt über Konsensbereitschaft
- Zeigt Motivation, vorhandene Entwicklungspotenziale zu nutzen
- Zeigt Motivation, das hilfebedürftige Familienmitglied zu unterstützen
- Zeigt Bereitschaft, externe Unterstützungsangebote anzunehmen
- Die Familienmitglieder erleben Sinn in der Unterstützung des hilfebedürftigen Familienmitglieds
- Verfügt über Wissen zur Gesundheitssituation des hilfebedürftigen Familienmitglieds
- Kennt verfügbare Unterstützungsangebote

10.7.3.3 Soziale/umgebungsbedingte Ressourcen

- Verfügt über finanzielle Mittel
- Erhält Anerkennung für die erbrachten Leistungen

- Verfügt über soziale Kontakte
- Erhält Unterstützung durch das soziale Umfeld (spezifizieren)
- Verfügt über ausreichend Zeitressourcen
- Hat Zugang zu Informationen (spezifizieren)
- Verfügt über Zugang zu Unterstützungsangeboten (z. B. Soziale Dienste, Selbsthilfegruppen)

10.7.4 Pflegeziele

Übergeordnetes Ziel
Die Familie unterstützt das hilfebedürftige Mitglied unter Berücksichtigung eigener Bedürfnisse wirksam, angemessen und stabil.

10.7.4.1 Ziele im körperlichen/funktionellen Bereich
- Die Familienmitglieder holen relevante Informationen zur Situation ein
- Die Familienmitglieder holen kompetente Beratung bei Unklarheiten ein
- Die Familienmitglieder verändern Verhaltensmuster entsprechend der gemeinsam getroffenen Vereinbarungen (spezifizieren)
- Die Familienmitglieder haben die angemessene und wirksame Unterstützung des hilfebedürftigen Familienmitglieds in den Alltag integriert (spezifizieren)
- Die Familienmitglieder unterstützen das hilfebedürftige Familienmitglied bei den Betreuungs- und Pflegehandlungen (spezifizieren)
- Die Familienmitglieder unterstützen die Hauptpflegeperson bei den Betreuungs- und Pflegehandlungen (spezifizieren)
- Die Familienmitglieder führen bestimmte Pflegehandlungen selbst durch (spezifizieren)
- Die Familienmitglieder treffen gemeinsame Zielvereinbarungen
- Die Familienmitglieder kommunizieren auf wertschätzende Art miteinander
- Die Familienmitglieder sprechen Gefühle aus

10.7.4.2 Ziele im psychischen Bereich
- Die Familienmitglieder äußern, die Unterstützung des hilfebedürftigen Mitglieds als sinnvoll zu erleben
- Die Familienmitglieder erkennen die Bedürfnisse des hilfebedürftigen Mitglieds an
- Die Familienmitglieder äußern Gefühle der Sicherheit und des Selbstvertrauens
- Die Familienmitglieder äußern Zufriedenheit mit den eigenen Bewältigungsformen
- Die Familienmitglieder nennen Informationsquellen, die bei der Einschätzung der Situation hilfreich sind (spezifizieren)

- Die Familienmitglieder beschreiben Strategien, wie angemessene Maßnahmen erarbeitet werden können
- Die Familienmitglieder beschreiben, welche Ressourcen für die Situationsbewältigung verfügbar sind
- Die Familienmitglieder nennen verfügbare Unterstützungsangebote
- Die Familienmitglieder äußern, sich an der Pflege aktiv zu beteiligen
- Die Familienmitglieder äußern Bereitschaft, professionelle Unterstützung in Anspruch zu nehmen
- Die Familienmitglieder beschreiben gemeinsame und widersprechende Interessen
- Die Familienmitglieder äußern die Bereitschaft, ihr Verhalten auf die erkannten Verbesserungspotenziale abzustimmen (spezifizieren)
- Die Familienmitglieder verfügen über Wissen, um die Unterstützung gewährleisten zu können
- Die Familienmitglieder äußern, dass ihre Unterstützungsleistungen anerkannt werden

10.7.4.3 Ziele im sozialen/umgebungsbedingten Bereich

- Die Familienmitglieder erhalten Unterstützung durch das soziale Umfeld
- Die Familienmitglieder nehmen professionelle Unterstützungsleistungen in Anspruch
- Die Familienmitglieder erhalten Unterstützung aus finanziellen Ansprüchen

10.7.5 Pflegemaßnahmen

Die angeführten Maßnahmen sind beispielhaft und müssen individuell konkretisiert werden.

10.7.5.1 Pflegemaßnahmen im körperlichen/funktionellen Bereich

- Unterstützen beim Erstellen von konkreten Vereinbarungen
- Anleiten von Methoden zur Stärkung der Selbstpflegekompetenz der hilfebedürftigen Person
- Schulen in der Anwendung von Pflegetechniken/-methoden
- Schulen in der Anwendung von Hilfsmitteln
- Einbeziehen der an der Pflege beteiligten Personen in die Planung, Durchführung und Evaluierung der Pflege
- Ermutigen zu gegenseitiger Unterstützung und zur Entwicklung von Problemlösungsstrategien
- Trainieren von Entspannungstechniken
- Ermutigen, offen und ehrlich miteinander umzugehen, die Gefühle klar auszudrücken, anstehende Probleme zu verbalisieren
- Unterstützen der Familienmitglieder, einander mit Empathie zu begegnen
- Ermutigen, die Umsetzung der vereinbarten Maßnahmen beizubehalten
- Unterstützen der Familie bei der Inanspruchnahme von Unterstützungsleistungen

10.7.5.2   Pflegemaßnahmen im psychischen Bereich

- Unterstützen der Familie, bestimmte Verhaltensweisen des hilfebedürftigen Familienmitglieds zu verstehen und zu akzeptieren
- Unterstützen der Familienmitglieder, das eigene Verhalten zu reflektieren
- Unterstützen der Familienmitglieder, zu erkennen, wer welche Bedürfnisse hat und welche Erwartungen hegt
- Anerkennen der Leistungen und Problemlösungskompetenz der Familienmitglieder
- Einplanen von Zeit für Gespräche
- Einbringen von weiterführenden Fallbeispielen anderer Familien in ähnlicher Situation
- Informieren über verfügbare Unterstützungsangebote

10.7.5.3   Pflegemaßnahmen im sozialen/umgebungsbedingten Bereich

- Bereitstellen von Informationsmaterial und Kontaktadressen
- Herstellen des Kontaktes zu Unterstützungsleistungen

10.8   Coping der Familie, Entwicklung der Ressourcen

Pflegediagnose 90033

Definition

Ein Pflegephänomen, bei dem ein Familiensystem die Möglichkeiten für eine wirksame, angemessene und stabile Unterstützung eines hilfebedürftigen Mitglieds unter der Berücksichtigung eigener Bedürfnisse stärken und/oder erweitern will.

Anmerkung der Autoren

Diese Pflegediagnose ist eine Gesundheitsdiagnose und beinhaltet keine möglichen Ursachen, sondern Ressourcen. Nähere Informationen zu Gesundheitsdiagnosen finden sich im einleitenden Abschnitt „Gesundheitspflegediagnosen".
Der Begriff „Familie" wird hier als „Unterstützungssystem" verstanden und auf alle wichtigen Bezugspersonen eines Menschen angewendet. Den vielfältigen Lebensumständen von Menschen entsprechend können dies z. B. auch Lebensgemeinschaften, Wohngemeinschaften oder Nachbarn sein.

10.8.1   Ressourcen

Die Ressourcen eines Menschen können körperlicher/funktioneller, psychischer und sozialer/umgebungsbedingter Art sein. Achten Sie immer auf eine umfassende Beurteilung der Ressourcen. Die folgende Aufzählung der Ressourcen kann individuell ergänzt werden.

10.8.1.1 Körperliche/funktionelle Ressourcen

- Verfügt über Anpassungsfähigkeit (z. B. Rollenveränderungen)
- Verfügt über ausreichend Energie/Kraft zur Bewältigung der täglichen Aktivitäten
- Die Familienmitglieder nützen ihre individuellen Energiequellen (spezifizieren)
- Bespricht wichtige Entscheidungen in einem „Familienrat"
- Familienmitgliedern gehen wertschätzend miteinander um
- Verfügt über Zusammenhalt der Familie
- Verfügt über Familienkultur, in der Gefühle oder Ängste offen angesprochen werden können
- Die Familienmitglieder empfinden das familiäre Kommunikationsmuster als adäquat
- Verfügt über konstruktive Konfliktkultur
- Wendet hilfreiche Methoden/Techniken an (spezifizieren: z. B. Gesprächsführung, Validation, Pflegetechniken)
- Verfügt über Organisationsfähigkeit
- Integriert professionelle Leistungen in das Unterstützungsarrangement (z. B. mobile Dienste, Tageszentren, Beratung)

10.8.1.2 Psychische Ressourcen

- Anerkennt die Bedürfnisse des hilfebedürftigen Familienmitglieds
- Respektiert die Grenzen der einzelnen Familienmitglieder
- Verfügt über Konsensbereitschaft
- Zeigt Motivation, vorhandene Entwicklungspotenziale zu nutzen
- Zeigt Motivation, das hilfebedürftige Familienmitglied zu unterstützen
- Zeigt Bereitschaft, externe Unterstützungsangebote anzunehmen
- Die Familienmitglieder erleben Sinn in der Unterstützung des hilfebedürftigen Familienmitglieds
- Verfügt über Wissen zur Gesundheitssituation des hilfebedürftigen Familienmitglieds
- Kennt verfügbare Unterstützungsangebote

10.8.1.3 Soziale/umgebungsbedingte Ressourcen

- Verfügt über finanzielle Mittel
- Erhält Anerkennung für die erbrachten Leistungen
- Verfügt über soziale Kontakte
- Erhält Unterstützung durch das soziale Umfeld (spezifizieren)
- Verfügt über ausreichend Zeitressourcen
- Hat Zugang zu Informationen (spezifizieren)
- Verfügt über Zugang zu Unterstützungsangeboten

10.8.2   Pflegeziele

Übergeordnetes Ziel
Die Familie erweitert ihre Möglichkeiten, das hilfebedürftige Mitglied unter Berücksichtigung eigener Bedürfnisse wirksam, angemessen und stabil zu unterstützen.

10.8.2.1   Ziele im körperlichen/funktionellen Bereich
- Die Familienmitglieder holen relevante Informationen zur Situation ein
- Die Familienmitglieder verändern Verhaltensmuster entsprechend der gemeinsam getroffenen Vereinbarungen (spezifizieren)
- Die Familienmitglieder treffen gemeinsame Zielvereinbarungen
- Die Familienmitglieder haben die angemessene und wirksame Unterstützung des hilfebedürftigen Familienmitglieds in den Alltag integriert (spezifizieren)
- Die Familie nimmt eine Familienberatung in Anspruch
- Die Familienmitglieder verfügen über die erforderlichen Fähigkeiten, um die Unterstützung gewährleisten zu können (spezifizieren)
- Die Familienmitglieder kommunizieren auf wertschätzende Art miteinander
- Die Familienmitglieder sprechen Gefühle aus

10.8.2.2   Ziele im psychischen Bereich
- Die Familienmitglieder äußern, die Unterstützung des hilfebedürftigen Mitglieds als sinnvoll zu erleben
- Die Familienmitglieder erkennen die Bedürfnisse des hilfebedürftigen Mitglieds an
- Die Familienmitglieder beschreiben die gemeinsam angestrebten Entwicklungsziele (spezifizieren)
- Die Familienmitglieder nennen ihre persönlichen Ressourcen, die sie zur Weiterentwicklung des Familienprozesses einsetzen können (spezifizieren)
- Die Familienmitglieder beschreiben gemeinsame und widersprechende Interessen
- Die Familienmitglieder äußern die Bereitschaft, ihr Verhalten auf die erkannten Verbesserungspotenziale abzustimmen (spezifizieren)
- Die Familienmitglieder äußern Zufriedenheit mit den erzielten Veränderungen
- Die Familienmitglieder verfügen über Wissen, um die Unterstützung gewährleisten zu können
- Die Familienmitglieder äußern, dass ihre Unterstützungsleistungen anerkannt werden
- Die Familienmitglieder nennen positive Vorbilder
- Die Familienmitglieder nennen verfügbare Unterstützungsangebote

10.8.2.3   Ziele im sozialen/umgebungsbedingten Bereich

- Die Familienmitglieder erhalten Unterstützung durch das soziale Umfeld
- Die Familienmitglieder nehmen professionelle Unterstützungsleistungen in Anspruch
- Die Familienmitglieder erhalten Unterstützung aus finanziellen Ansprüchen

10.8.3   Pflegemaßnahmen

Die angeführten Maßnahmen sind beispielhaft und müssen individuell konkretisiert werden.

10.8.3.1   Pflegemaßnahmen im körperlichen/funktionellen Bereich

- Unterstützen beim Erstellen von konkreten Vereinbarungen
- Anleiten der Familienmitglieder zur Stärkung der Selbstpflegekompetenz der hilfebedürftigen Person
- Trainieren von Entspannungstechniken
- Schulen in der Anwendung von Pflegetechniken/-methoden
- Schulen in der Anwendung von Hilfsmitteln
- Ermutigen der Familienmitglieder, offen und ehrlich miteinander umzugehen, Gefühle klar auszudrücken, anstehende Probleme zu verbalisieren
- Unterstützen der Familienmitglieder, einander mit Empathie zu begegnen
- Ermutigen, die Umsetzung der vereinbarten Maßnahmen beizubehalten
- Unterstützen der Familie bei der Inanspruchnahme von Unterstützungsleistungen

10.8.3.2   Pflegemaßnahmen im psychischen Bereich

- Anerkennen der Leistungen und Problemlösungskompetenz der Familienmitglieder
- Ermutigen zur Entwicklung von Zukunftsvisionen
- Einbringen von weiterführenden Fallbeispielen anderer Familien in ähnlicher Situation
- Unterstützen der Familienmitglieder, das eigene Verhalten zu reflektieren
- Unterstützen der Familienmitglieder, zu erkennen, wer welche Bedürfnisse hat und welche Erwartungen hegt
- Unterstützen der Familienmitglieder, auch nicht vereinbarte Interessen gelten zu lassen
- Informieren über verfügbare Unterstützungsangebote
- Empfehlen von geeigneter Literatur
- Einplanen von Zeit für Gespräche

10.8.3.3 Pflegemaßnahmen im sozialen/umgebungsbedingten Bereich

- Herstellen des Kontaktes zu Unterstützungsleistungen

Weiterführende Literatur

Literatur zu 10.1 Rolle als informell Pflegende/r, Belastung, Risiko

Abt-Zegelin A (2003) Angehörige informieren, schulen und beraten. In: Forum Sozialstation Deutscher Verein für Pflegewissenschaft e.V. (Hrsg) Das Originäre der Pflege entdecken. Pflege beschreiben, erfassen, begrenzen, Sonderausgabe Pflege & Gesellschaft. Mabuse, Frankfurt, S 103–115

Abt-Zegelin A, Tolsdorf M, Schönberger C, Tschainer S (2010) Kurs für pflegende Angehörige. Ernst Reinhardt, München, Basel

Allwicher V (2009) Welche Beratung brauchen pflegende Angehörige. Konzeption einer bedürfnisorientierten Angehörigenberatung aus pflegewissenschaftlicher Perspektive, 1. Aufl. Books on Demand

Blair A, Hildbrand D, Sorbello U, Stalder U, Weber U, Zuber N (2004) Pflegende Angehörige. Bestärken, ermutigen, entlasten. Family caregivers. Support, encouragement, respite. Krankenpflege. Soins infirmiers 97(3):20–22

Büker C (2009) Pflegende Angehörige stärken. Information, Schulung und Beratung als Aufgaben der professionellen Pflege; W. Kohlhammer, Stuttgart

Büker C (2010) Leben mit einem behinderten Kind. Bewältigungshandeln pflegender Mütter im Zeitverlauf, 1. Aufl. Hans Huber, Bern

Corbin JM, Strauss AL (2010) Weiterleben lernen. Verlauf und Bewältigung chronischer Krankheit, 3. überarb. Aufl. Hans Huber, Bern

Engel S (2008) Angehörigenberatung. Verbesserung der Situation pflegender Angehöriger als ein zentrales Arbeitsfeld der Gerontopsychologie. Z Gerontol Geriatr 39(6):195–212

Fischer M, Kemmler G, Meise U (2004) Burden – Distress – Lebensqualität – Drei Konzepte zur Erfassung der Situation von Angehörigen chronisch psychisch Erkrankter; Burden – distress – quality of life. Psychiatr Prax 31(2):57–59

Geister C (2003) „Weil ich für meine Mutter verantwortlich bin". Der Übergang von der Tochter zur pflegenden Tochter. Hans Huber, Bern

Hammer R (2004) Pflegende Angehörige – Frauen zwischen Erwerbstätigkeit und häuslicher Pflege. Pflege Z 57(11):2–8

Heinemann-Knoch M, Knoch T, Korte E (2006) Zeitaufwand in der häuslichen Pflege. Wie schätzen ihn Hilfe- und Pflegebedürftige und ihre privaten Hauptpflegepersonen selbst ein? Z Gerontol Geriatr 39(6):413–417

Karrer D (2009) Das Belastungserleben der pflegenden Angehörigen – Zum Stand der Forschung. Der Umgang mit dementen Angehörigen, Part 2, S 15–25

Klott S (2010) „Ich wollte für sie sorgen". Die Situation pflegender Söhne. Motivation, Herausforderungen und Bedürfnisse. Mabuse-Verlag GmbH, Frankfurt am Main

Koppelin F (2008) Soziale Unterstützung pflegender Angehöriger. Theorien, Methoden, Forschungsbeiträge, 1. Aufl. Hans Huber, Bern

Metzing S, Schnepp W, HÜbner B, BÜscher A (2006) Die Lücke füllen und in Bereitschaft sein. Kinder und Jugendliche als pflegende Angehörige. Pfl Ges 11(4):351–373

Metzing S, Schnepp W (2007) Kinder und Jugendliche als pflegende Angehörige. Wer sie sind und was sie leisten. Eine internationale Literaturstudie (1990–2006). Pflege 20:323–330

Metzing S, Schnepp W (2007) Kinder und Jugendliche als pflegende Angehörige. Wie sich pflegerische Hilfen auf ihr Leben auswirken können. Eine internationale Literaturstudie (1990–2006). Pflege 20:331–336

Metzing-Blau S, Schnepp W (2008) Young carers in Germany. To live on as normal as possible. A grounded theory study. Bmc Nursing 7(15). http://www.biomedcentral.com/1472-6955/7/15. Zugegriffen am 11.12.2021

10

Mischke C (2008) Beratung Pflegender Angehöriger. Pflegeberatungsbedarfe im Verlauf von „Pflegendenkarrieren" aus der Perspektive Pflegender Angehöriger. Abschlussbericht. Hochschule für Technik und Wirtschaft des Saarlandes, Saarbrücken. https://www.htwsaar.de/sowi/Forschung%20und%20Wissenstransfer/abgeschlossene-projekte/forschungsberichte/endbericht_24062008-1.pdf/@@download/file/endbericht_24062008-1.pdf. Zugegriffen am 11.12.2021

Mischke C (2012) Ressourcen von pflegenden Angehörigen. Entwicklung und Testung eines Assessmentinstruments, 2. Aufl. Hpsmedia, Hungen

Nickel W, Born A, Hanns S, Brähler E (2010) Welche Informationsbedürfnisse haben pflegebedürftige ältere Menschen und pflegende Angehörige? Z Gerontol Geriatr 44(2):109–114

Oswald WD, Gatterer G, Fleischmann UM (2008) Gerontopsychologie. Grundlagen und klinische Aspekte zur Psychologie des Alterns. Springer, Wien

Perrig-Chiello P, Höpflinger F (Hrsg) (2012) Pflegende Angehörige älterer Menschen. Probleme, Bedürfnisse, Ressourcen und Zusammenarbeit mit der ambulanten Pflege, 1. Aufl. Hans Huber, Bern

Rösler-Schidlack B, Stummer H, Ostermann H (2010) Gesundheitsbezogene Lebensqualität und soziale Unterstützung bei pflegenden Angehörigen. Pflegewiss Z Pfl Gesundheitswiss 02/10:75–86

Salomon J (2005) Häusliche Pflege zwischen Zuwendung und Abgrenzung. Wie lösen pflegende Angehörige ihre Probleme? Eine Studie mit Leitfaden zur Angehörigenberatung, 2. Aufl. Kuratorium Deutsche Altershilfe, Köln [Aufl 2009]

Schneekloth U (2006) Entwicklungstrends und Perspektiven in der häuslichen Pflege. Zentrale Ergebnisse der Studien Möglichkeiten und Grenzen selbständiger Lebensführung (MuG III). Z Gerontol Geriatr 39(6):405–412

Seither C (2011) Multimorbidität im Alter. Lebensqualität von pflegenden Angehörigen älterer Menschen. Eine Untersuchung zu den Auswirkungen von Inkontinenz und zur Rolle von Ressourcen, 1. Aufl. Hans Huber, Bern

Steimel R (2004) Individuelle Angehörigenschulung. Eine effektive Alternative zu Pflegekursen, 2. akt. Aufl. Schlütersche, Hannover

Wullers N, Reuschenbach B (2005) Erholung für pflegende Angehörige: „Ich will das schon noch eine Weile machen". Pflege Z 58(4):246–249

Zank S, Schacke C (2006) Projekt Längsschnittstudie zur Belastung pflegender Angehöriger von dementiell Erkrankten (LEANDER). Abschlussbericht Phase 2; Universität Siegen, Lehrstuhl für Klinische Psychologie. http://www.uni-siegen.de/fb2/zank/daten/leander_phase_ii_langbericht.pdf. Zugegriffen am 11.12.2021

Dorschner S, Bauernschmidt D (2014) Männer, die ihre Ehefrauen pflegen – Zwei phänomenologische Studien zum Erleben männlicher Hauptpflegepersonen in häuslichen Pflegearrangements. Teil I: Pflegende Männer pflegebedürftiger Ehefrauen nach einem Schlaganfall. Pflege 27:257–267. https://doi.org/10.1024/1012-5302/a000372

Duggleby W, Schroeder D, Nekolaichuk C (2013) Hope and connection: the experience of family caregivers of persons with dementia living in a long term care facility. BMC Geriatr 13:112. https://doi.org/10.1186/1471-2318-13-112

Eriksson E, Wejåker M, Danhard A et al (2019) Living with a spouse with chronic illness – the challenge of balancing demands and resources. BMC Public Health 19:422. https://doi.org/10.1186/s12889-019-6800-7

Galvin M, Gavin T, Mays I et al (2020) Individual quality of life in spousal ALS patient-caregiver dyads. Health Qual Life Outcomes 18:371. https://doi.org/10.1186/s12955-020-01551-5

Küttel C, Schäfer-Keller P, Brunner C et al (2015) Der Alltag pflegender Angehöriger – Was sie während des Spitalaufenthalts ihres Familienmitglieds beschäftigt im Hinblick auf den Austritt und was sie diesbezüglich für sich benötigen: eine qualitative Studie. Pflege 28:111–121. https://doi.org/10.1024/1012-5302/a000413

Langer J, Ewers M (2013) «Es ist nicht mehr das alte Leben, das wir führen … – Beratung von Angehörigen im pflegerischen. Pflege 26:311–320. https://doi.org/10.1024/1012-5302/a000315

Müller M, Jaggi S, Spirig R, Mahrer-Imhof R (2013) Wie Eltern erwachsener Menschen mit Epilepsie das Beste aus ihrer Situation machen – eine qualitative Studie. Pflege 26:235–244. https://doi.org/10.1024/1012-5302/a000302

Nygårdh A, Wikby K, Malm D, Ahlstrom G (2011) Empowerment in outpatient care for patients with chronic kidney disease - from the family member's perspective. BMC Nurs 10:21. https://doi.org/10.1186/1472-6955-10-21

Literatur zu 10.2 Rolle als informell Pflegende/r, Belastung

Abt-Zegelin A (2003) Angehörige informieren, schulen und beraten. In: Forum Sozialstation Deutscher Verein für Pflegewissenschaft e.V. (Hrsg.) Das Originäre der Pflege entdecken. Pflege beschreiben, erfassen, begrenzen, Sonderausgabe Pflege & Gesellschaft. Mabuse Verlag, Frankfurt, S 103–115

Abt-Zegelin A, Tolsdorf M, Schönberger C, Tschainer S (2010) Kurs für pflegende Angehörige. Ernst Reinhardt, München, Basel

Blair A, Hildbrand D, Sorbello U, Stalder U, Weber U, Zuber N (2004) Pflegende Angehörige. Bestärken, ermutigen, entlasten. Family caregivers. Support, encouragement, respite. Krankenpflege. Soins infirmiers 97(3):20–22

Büker C (2009) Pflegende Angehörige stärken. Information, Schulung und Beratung als Aufgaben der professionellen Pflege. W. Kohlhammer, Stuttgart

Büker C (2010) Leben mit einem behinderten Kind. Bewältigungshandeln pflegender Mütter im Zeitverlauf, 1. Aufl. Hans Huber, Bern

Corbin JM, Strauss AL (2010) Weiterleben lernen. Verlauf und Bewältigung chronischer Krankheit, 3. überarb. Aufl. Hans Huber, Bern

Engel S (2008) Angehörigenberatung. Verbesserung der Situation pflegender Angehöriger als ein zentrales Arbeitsfeld der Gerontopsychologie. Z Gerontol Geriat 39(6):195–212

Fischer M, Kemmler G, Meise U (2004) Burden – Distress – Lebensqualität – Drei Konzepte zur Erfassung der Situation von Angehörigen chronisch psychisch Erkrankter; Burden – distress – quality of life. Psychiatr Prax 31(2):57–59

Geister C (2003) „Weil ich für meine Mutter verantwortlich bin". Der Übergang von der Tochter zur pflegenden Tochter. Hans Huber, Bern

Hammer R (2004) Pflegende Angehörige – Frauen zwischen Erwerbstätigkeit und häuslicher Pflege. Pflege Z 57(11):2–8

Heinemann-Knoch M, Knoch T, Korte E (2006) Zeitaufwand in der häuslichen Pflege. Wie schätzen ihn Hilfe- und Pflegebedürftige und ihre privaten Hauptpflegepersonen selbst ein? Z Gerontol Geriat 39(6):413–417

Karrer D (2009) Das Belastungserleben der pflegenden Angehörigen – Zum Stand der Forschung. Der Umgang mit dementen Angehörigen, Part 2:15–25

Klott S (2010) „Ich wollte für sie sorgen". Die Situation pflegender Söhne. Motivation, Herausforderungen und Bedürfnisse. Mabuse-Verlag GmbH, Frankfurt am Main

Koppelin F (2008) Soziale Unterstützung pflegender Angehöriger. Theorien, Methoden, Forschungsbeiträge, 1. Aufl. Hans Huber, Bern

Metzing S, Schnepp W, Hübner B, Büscher A (2006) Die Lücke füllen und in Bereitschaft sein. Kinder und Jugendliche als pflegende Angehörige. Pfl Ges 11(4):351–373

Metzing S, Schnepp W (2007) Kinder und Jugendliche als pflegende Angehörige. Wer sie sind und was sie leisten. Eine internationale Literaturstudie (1990–2006). Pflege 20:323–330

Metzing S, Schnepp W (2007) Kinder und Jugendliche als pflegende Angehörige. Wie sich pflegerische Hilfen auf ihr Leben auswirken können. Eine internationale Literaturstudie (1990–2006). Pflege 20:331–336

Metzing-Blau S, Schnepp W (2008) Young carers in Germany. To live on as normal as possible. A grounded theory study. BMC Nursing 7(15). http://www.biomedcentral.com/1472-6955/7/15. Zugegriffen am 11.12.2021

Mischke C (2008) Beratung Pflegender Angehöriger. Pflegeberatungsbedarfe im Verlauf von „Pflegendenkarrieren" aus der Perspektive Pflegender Angehöriger. Abschlussbericht. Hochschule für Technik und Wirtschaft des Saarlandes, Saarbrücken. https://www.htwsaar.de/sowi/Forschung%20und%20Wissenstransfer/abgeschlossene-projekte/forschungsberichte/endbericht_24062008-1.pdf/@@download/file/endbericht_24062008-1.pdf. Zugegriffen am 11.12.2021

Mischke C (2012) Ressourcen von pflegenden Angehörigen. Entwicklung und Testung eines Assessmentinstruments, 2. Aufl. Hpsmedia, Hungen

Nickel W, Born A, Hanns S, Brähler E (2010) Welche Informationsbedürfnisse haben pflegebedürftige ältere Menschen und pflegende Angehörige? Z Gerontol Geriat 44(2):109–114

Oswald WD, Gatterer G, Fleischmann UM (2008) Gerontopsychologie. Grundlagen und klinische Aspekte zur Psychologie des Alterns. Springer, Wien

Perrig-Chiello P, Höpflinger F (Hrsg) (2012) Pflegende Angehörige älterer Menschen. Probleme, Bedürfnisse, Ressourcen und Zusammenarbeit mit der ambulanten Pflege, 1. Aufl. Hans Huber, Bern

10

Rösler-Schidlack B, Stummer H, Ostermann H (2010) Gesundheitsbezogene Lebensqualität und soziale Unterstützung bei pflegenden Angehörigen. Pflegewiss Z Pfl Gesundheitswiss 02/10:75–86

Salomon J (2005) Häusliche Pflege zwischen Zuwendung und Abgrenzung. Wie lösen pflegende Angehörige ihre Probleme? Eine Studie mit Leitfaden zur Angehörigenberatung, 2. Aufl. Kuratorium Deutsche Altershilfe, Köln [Aufl. 2009]

Schneekloth U (2006) Entwicklungstrends und Perspektiven in der häuslichen Pflege. Zentrale Ergebnisse der Studien Möglichkeiten und Grenzen selbständiger Lebensführung (MuG III). Z Gerontol Geriatr 39(6):405–412

Seither C (2011) Multimorbidität im Alter. Lebensqualität von pflegenden Angehörigen älterer Menschen. Eine Untersuchung zu den Auswirkungen von Inkontinenz und zur Rolle von Ressourcen, 1. Aufl. Hans Huber, Bern

Steimel R (2004) Individuelle Angehörigenschulung. Eine effektive Alternative zu Pflegekursen, 2. akt. Aufl. Schlütersche, Hannover

Wullers N, Reuschenbach B (2005) Erholung für pflegende Angehörige: „Ich will das schon noch eine Weile machen". Pflege Z 58(4):246–249

Zank S, Schacke C (2006) Projekt Längsschnittstudie zur Belastung pflegender Angehöriger von dementiell Erkrankten (LEANDER). Abschlussbericht Phase 2; Universität Siegen, Lehrstuhl für Klinische Psychologie. http://www.uni-siegen.de/fb2/zank/daten/leander_phase_ii_langbericht.pdf. Zugegriffen am 11.12.2021

Dorschner S, Bauernschmidt D (2014) Männer, die ihre Ehefrauen pflegen Zwei phänomenologische Studien zum Erleben männlicher Hauptpflegepersonen in häuslichen Pflegearrangements. Teil I: Pflegende Männer pflegebedürftiger Ehefrauen nach einem Schlaganfall. Pflege 27:257–267. https://doi.org/10.1024/1012-5302/a000372

Duggleby W, Schroeder D, Nekolaichuk C (2013) Hope and connection: the experience of family caregivers of persons with dementia living in a long term care facility. BMC Geriatr 13:112. https://doi.org/10.1186/1471-2318-13-112

Eriksson E, Wejåker M, Danhard A et al (2019) Living with a spouse with chronic illness – the challenge of balancing demands and resources. BMC Public Health 19:422. https://doi.org/10.1186/s12889-019-6800-7

Galvin M, Gavin T, Mays I et al (2020) Individual quality of life in spousal ALS patient-caregiver dyads. Health Qual Life Outcomes 18:371. https://doi.org/10.1186/s12955-020-01551-5

Küttel C, Schäfer-Keller P, Brunner C et al (2015) Der Alltag pflegender Angehöriger – Was sie während des Spitalaufenthalts ihres Familienmitglieds beschäftigt im Hinblick auf den Austritt und was sie diesbezüglich für sich benötigen: eine qualitative Studie. Pflege 28:111–121. https://doi.org/10.1024/1012-5302/a000413

Langer J, Ewers M (2013) „Es ist nicht mehr das alte Leben, das wir führen …" – Beratung von Angehörigen im pflegerischen. Pflege 26:311–320. https://doi.org/10.1024/1012-5302/a000315

Müller M, Jaggi S, Spirig R, Mahrer-Imhof R (2013) Wie Eltern erwachsener Menschen mit Epilepsie das Beste aus ihrer Situation machen – eine qualitative Studie. Pflege 26:235–244. https://doi.org/10.1024/1012-5302/a000302

Nygårdh A, Wikby K, Malm D, Ahlstrom G (2011) Empowerment in outpatient care for patients with chronic kidney disease - from the family member's perspective. BMC Nurs 10:21. https://doi.org/10.1186/1472-6955-10-21

Literatur zu 10.3 Rolle als informell Pflegende/r, Entwicklung der Ressourcen

Abt-Zegelin A (2003) Patienten- und Familienedukation in der Pflege. In: Deutscher Verein für Pflegewissenschaft e.V. (Hrsg) Das Originäre der Pflege entdecken. Pflege beschreiben, erfassen, begrenzen. Sonderausgabe Pflege & Gesellschaft. Mabuse Verlag, Frankfurt, S 103–115

Abt-Zegelin A (2003) Angehörige informieren, schulen und beraten. In: Forum Sozialstation Deutscher Verein für Pflegewissenschaft e.V. (Hrsg) Das Originäre der Pflege entdecken. Pflege beschreiben, erfassen, begrenzen, Sonderausgabe Pflege & Gesellschaft. Mabuse Verlag, Frankfurt, S 103–115

Abt-Zegelin A, Tolsdorf M, Schönberger C, Tschainer S (2010) Kurs für pflegende Angehörige. Ernst Reinhardt, München, Basel

Allwicher V (2009) Welche Beratung brauchen pflegende Angehörige. Konzeption einer bedürfnisorientierten Angehörigenberatung aus pflegewissenschaftlicher Perspektive, 1 Aufl. Books on Demand

10

Antonovsky A (1993) Gesundheitsforschung versus Krankheitsforschung. In: Franke A, Broda M (Hrsg) Psychosomatische Gesundheit. dgvt, Tübingen

Antonovsky A (1997) Salutogenese. Zur Entmystifizierung der Gesundheit. dgvt, Tübingen

Bamberger G (2005) Lösungsorientierte Beratung, 3., vollst. überarb. Aufl. Beltz, Basel

Blair A, Hildbrand D, Sorbello U, Stalder U, Weber U, Zuber N (2004) Pflegende Angehörige. Bestärken, ermutigen, entlasten. Family caregivers. Support, encouragement, respite. Krankenpflege. Soins infirmiers 97(3):20–22

Büker C (2009) Pflegende Angehörige stärken. Information, Schulung und Beratung als Aufgaben der professionellen Pflege. W. Kohlhammer, Stuttgart

Büker C (2010) Leben mit einem behinderten Kind. Bewältigungshandeln pflegender Mütter im Zeitverlauf, 1. Aufl. Hans Huber, Bern

Corbin JM, Strauss AL (2010) Weiterleben lernen. Verlauf und Bewältigung chronischer Krankheit, 3., überarb. Aufl. Hans Huber, Bern

Engel S (2008) Angehörigenberatung. Verbesserung der Situation pflegender Angehöriger als ein zentrales Arbeitsfeld der Gerontopsychologie. Z Gerontol Geriatr 39(6):195–212

Fischer M, Kemmler G, Meise U (2004) Burden – Distress – Lebensqualität – Drei Konzepte zur Erfassung der Situation von Angehörigen chronisch psychisch Erkrankter; Burden – distress – quality of life. Psychiatr Prax 31(2):57–59

Franke A (2010) Modelle von Gesundheit und Krankheit. Lehrbuch Gesundheitswissenschaften, 2., überarb. u. erw. Aufl. Hans Huber, Bern

Geister C (2003) „Weil ich für meine Mutter verantwortlich bin". Der Übergang von der Tochter zur pflegenden Tochter. Hans Huber, Bern

Hammer R (2004) Pflegende Angehörige – Frauen zwischen Erwerbstätigkeit und häuslicher Pflege. Pflege Z 57(11):2–8

Jork K, Peseschkian N (Hrsg) (2006) Salutogenese und Positive Psychotherapie. Gesund werden – gesund bleiben, 2., überarb. u. erg. Aufl., Hans Huber, Bern

Karrer D (2009) Das Belastungserleben der pflegenden Angehörigen – Zum Stand der Forschung. Der Umgang mit dementen Angehörigen, Part 2:15–25

Klott S (2010) „Ich wollte für sie sorgen". Die Situation pflegender Söhne. Motivation, Herausforderungen und Bedürfnisse. Mabuse-Verlag GmbH, Frankfurt am Main

Koppelin F (2008) Soziale Unterstützung pflegender Angehöriger. Theorien, Methoden, Forschungsbeiträge, 1. Aufl. Hans Huber, Bern

Metzing S, Schnepp W, Hübner B, Büscher A (2006) Die Lücke füllen und in Bereitschaft sein. Kinder und Jugendliche als pflegende Angehörige. Pfl Ges 11(4):351–373

Metzing S, Schnepp W (2007) Kinder und Jugendliche als pflegende Angehörige. Wer sie sind und was sie leisten. Eine internationale Literaturstudie (1990–2006). Pflege 20:323–330

Metzing S, Schnepp W (2007) Kinder und Jugendliche als pflegende Angehörige. Wie sich pflegerische Hilfen auf ihr Leben auswirken können. Eine internationale Literaturstudie (1990–2006). Pflege 20:331–336

Metzing-Blau S, Schnepp W (2008) Young carers in Germany. To live on as normal as possible. A grounded theory study. BMC Nursing 7:15. http://www.biomedcentral.com/1472-6955/7/15. Zugegriffen am 11.12.2021

Miller JF (2003) Coping fördern – Machtlosigkeit überwinden. Hilfen zur Bewältigung chronischen Krankseins. Hans Huber, Bern

Mischke C (2008) Beratung Pflegender Angehöriger. Pflegeberatungsbedarfe im Verlauf von „Pflegendenkarrieren" aus der Perspektive Pflegender Angehöriger. Abschlussbericht. Hochschule für Technik und Wirtschaft des Saarlandes, Saarbrücken. https://www.htwsaar.de/sowi/Forschung%20und%20Wissenstransfer/abgeschlossene-projekte/forschungsberichte/endbericht_24062008-1.pdf/@@download/file/endbericht_24062008-1.pdf. Zugegriffen am 11.12.2021

Mischke C (2012) Ressourcen von pflegenden Angehörigen. Entwicklung und Testung eines Assessmentinstruments, 2. Aufl. Hpsmedia, Hungen

Nickel W, Born A, Hanns S, Brähler E (2010) Welche Informationsbedürfnisse haben pflegebedürftige ältere Menschen und pflegende Angehörige? Z Gerontol Geriatr 44(2):109–114

Perrig-Chiello P, Höpflinger F (Hrsg) (2012) Pflegende Angehörige älterer Menschen. Probleme, Bedürfnisse, Ressourcen und Zusammenarbeit mit der ambulanten Pflege, 1. Aufl. Hans Huber, Bern

Rosenbrock R, Hartung S (Hrsg) (2012) Handbuch Partizipation und Gesundheit. Hans Huber, Bern

Rösler-Schidlack B, Stummer H, Ostermann H (2010) Gesundheitsbezogene Lebensqualität und soziale Unterstützung bei pflegenden Angehörigen. Pflegewiss Z Pfl Gesundheitswiss 02/10:75–86

Salomon J (2005) Häusliche Pflege zwischen Zuwendung und Abgrenzung. Wie lösen pflegende Angehörige ihre Probleme? Eine Studie mit Leitfaden zur Angehörigenberatung, 2. Aufl. Kuratorium Deutsche Altershilfe, Köln [Aufl. 2009]

Seither C (2011) Multimorbidität im Alter. Lebensqualität von pflegenden Angehörigen älterer Menschen. Eine Untersuchung zu den Auswirkungen von Inkontinenz und zur Rolle von Ressourcen, 1. Aufl. Hans Huber, Bern

Steimel R (2004) Individuelle Angehörigenschulung. Eine effektive Alternative zu Pflegekursen, 2., akt. Aufl. Schlütersche, Hannover

Wullers N, Reuschenbach B (2005) Erholung für pflegende Angehörige: „Ich will das schon noch eine Weile machen". Pflege Z 58(4):246–249

Wydler H, Kolip P, Abel T (Hrsg) (2010) Salutogenese und Kohärenzgefühl. Grundlagen, Empirie und Praxis eines gesundheitswissenschaftlichen Konzepts, 4. Aufl. Beltz Juventa, Weinheim, München

Zank S, Schacke C (2006) Projekt Längsschnittstudie zur Belastung pflegender Angehöriger von dementiell Erkrankten (LEANDER). Abschlussbericht Phase 2; Universität Siegen, Lehrstuhl für Klinische Psychologie. http://www.uni-siegen.de/fb2/zank/daten/leander_phase_ii_langbericht.pdf. Zugegriffen am 11.12.2021

Dorschner S, Bauernschmidt D (2014) Männer, die ihre Ehefrauen pflegen – Zwei phänomenologische Studien zum Erleben männlicher Hauptpflegepersonen in häuslichen Pflegearrangements. Teil I: Pflegende Männer pflegebedürftiger Ehefrauen nach einem Schlaganfall. Pflege 27:257–267. https://doi.org/10.1024/1012-5302/a000372

Duggleby W, Schroeder D, Nekolaichuk C (2013) Hope and connection: the experience of family caregivers of persons with dementia living in a long term care facility. BMC Geriatr 13:112. https://doi.org/10.1186/1471-2318-13-112

Eriksson E, Wejåker M, Danhard A et al (2019) Living with a spouse with chronic illness – the challenge of balancing demands and resources. BMC Public Health 19:422. https://doi.org/10.1186/s12889-019-6800-7

Galvin M, Gavin T, Mays I et al (2020) Individual quality of life in spousal ALS patient-caregiver dyads. Health Qual Life Outcomes 18:371. https://doi.org/10.1186/s12955-020-01551-5

Küttel C, Schäfer-Keller P, Brunner C et al (2015) Der Alltag pflegender Angehöriger – Was sie während des Spitalaufenthalts ihres Familienmitglieds beschäftigt im Hinblick auf den Austritt und was sie diesbezüglich für sich benötigen: eine qualitative Studie. Pflege 28:111–121. https://doi.org/10.1024/1012-5302/a000413

Langer J, Ewers M (2013) „Es ist nicht mehr das alte Leben, das wir führen …" – Beratung von Angehörigen im pflegerischen. Pflege 26:311–320. https://doi.org/10.1024/1012-5302/a000315

Müller M, Jaggi S, Spirig R, Mahrer-Imhof R (2013) Wie Eltern erwachsener Menschen mit Epilepsie das Beste aus ihrer Situation machen – eine qualitative Studie. Pflege 26:235–244. https://doi.org/10.1024/1012-5302/a000302

Nygårdh A, Wikby K, Malm D, Ahlstrom G (2011) Empowerment in outpatient care for patients with chronic kidney disease – from the family member's perspective. BMC Nurs 10:21. https://doi.org/10.1186/1472-6955-10-21

Literatur zu 10.4 Familienprozess, verändert, Risiko

Heuwinkel-Otter A (2009) Familienprozesse, beeinträchtigt. In: Heuwinkel-Otter A, Nühmann-Dulke A, Matscheko N (Hrsg) Menschen pflegen, Bd 2. Springer, Heidelberg, S 172–176

Jungbauer J (2009) Familienpsychologie kompakt. Beltz Psychologie Verlags Union, Weinheim

Flink IJ, Jansen PW, Beirens TM et al (2012) Differences in problem behaviour among ethnic minority and majority preschoolers in the Netherlands and the role of family functioning and parenting factors as mediators: the generation R study. BMC Public Health 12:1092. https://doi.org/10.1186/1471-2458-12-1092

Galvin M, Gavin T, Mays I et al (2020) Individual quality of life in spousal ALS patient-caregiver dyads. Health Qual Life Outcomes 18:371. https://doi.org/10.1186/s12955-020-01551-5

Kaasbøll J, Ranøyen I, Nilsen W et al (2015) Associations between parental chronic pain and self-esteem, social competence, and family cohesion in adolescent girls and boys – family linkage data from the HUNT study. BMC Public Health 15:817. https://doi.org/10.1186/s12889-015-2164-9

Oh S, Chang SJ (2014) Concept analysis: family resilience. OJN 04:980–990. https://doi.org/10.4236/ojn.2014.413105

Ries-Gisler T, Spirig R (2014) „Und plötzlich habe ich einen Tumor" – Die Situation von Frau S. und ihrer Familie. Pflege 27:117–128. https://doi.org/10.1024/1012-5302/a000351

Literatur zu 10.5 Familienprozess, verändert

Heuwinkel-Otter A (2009) Familienprozesse, beeinträchtigt. In: Heuwinkel-Otter A, Nühmann-Dulke A, Matscheko N (Hrsg) Menschen pflegen, Bd 2. Springer, Heidelberg, S 172–176

Jungbauer J (2009) Familienpsychologie kompakt. Beltz Psychologie Verlags Union, Weinheim

Flink IJ, Jansen PW, Beirens TM et al (2012) Differences in problem behaviour among ethnic minority and majority preschoolers in the Netherlands and the role of family functioning and parenting factors as mediators: the generation R study. BMC Public Health 12:1092. https://doi.org/10.1186/1471-2458-12-1092

Galvin M, Gavin T, Mays I et al (2020) Individual quality of life in spousal ALS patient-caregiver dyads. Health Qual Life Outcomes 18:371. https://doi.org/10.1186/s12955-020-01551-5

Kaasbøll J, Ranøyen I, Nilsen W et al (2015) Associations between parental chronic pain and self-esteem, social competence, and family cohesion in adolescent girls and boys – family linkage data from the HUNT study. BMC Public Health 15:817. https://doi.org/10.1186/s12889-015-2164-9

Oh S, Chang SJ (2014) Concept Analysis: Family Resilience. OJN 04:980–990. https://doi.org/10.4236/ojn.2014.413105

Ries-Gisler T, Spirig R (2014) Und plötzlich habe ich einen Tumor – Die Situation von Frau S. und ihrer Familie. Pflege 27:117–128. https://doi.org/10.1024/1012-5302/a000351

Literatur zu 10.6 Familienprozess, Entwicklung der Ressourcen

Heuwinkel-Otter A (2009) Familienprozesse, beeinträchtigt. In: Heuwinkel-Otter A, NÜhmann-Dulke A., Matscheko N. (Hrsg) Menschen pflegen, Bd 2. Springer, Heidelberg, S 172–176

Jungbauer J (2009) Familienpsychologie kompakt. Beltz Psychologie Verlags Union, Weinheim

Flink IJ, Jansen PW, Beirens TM et al (2012) Differences in problem behaviour among ethnic minority and majority preschoolers in the Netherlands and the role of family functioning and parenting factors as mediators: the Generation R study. BMC Public Health 12:1092. https://doi.org/10.1186/1471-2458-12-1092

Galvin M, Gavin T, Mays I et al (2020) Individual quality of life in spousal ALS patient-caregiver dyads. Health Qual Life Outcomes 18:371. https://doi.org/10.1186/s12955-020-01551-5

Kaasbøll J, Ranøyen I, Nilsen W et al (2015) Associations between parental chronic pain and self-esteem, social competence, and family cohesion in adolescent girls and boys – family linkage data from the HUNT study. BMC Public Health 15:817. https://doi.org/10.1186/s12889-015-2164-9

Oh S, Chang SJ (2014) Concept analysis: family resilience. OJN 04:980–990. https://doi.org/10.4236/ojn.2014.413105

Ries-Gisler T, Spirig R (2014) „Und plötzlich habe ich einen Tumor" – Die Situation von Frau S. und ihrer Familie. Pflege 27:117–128. https://doi.org/10.1024/1012-5302/a000351

Literatur zu 10.7 Coping der Familie, beeinträchtigt

BÜker C (2008) Familien mit einem pflegebedürftigen Kind. Herausforderungen und Unterstützungs-erfordernisse. Pfl Ges 13(1):77–88. http://www.dg-pflegewissenschaft.de/pdf/0801-Bueker.pdf. Zugegriffen am 11.12.2021

Friedemann M-L, KÖhlen C (2010) Familien- und umweltbezogene Pflege, 3., vollst. überarb. u. erw. Aufl. Hans Huber, Bern

Wright L. M., Leahey M. (2009) Familienzentrierte Pflege. Lehrbuch für Familien-Assessment und Interventionen. Hans Huber, Bern

Busch A-K, Schnepp W, Spirig R (2009) Psychosoziale Interventionen für Paare, die mit einer Krebserkrankung leben. Eine Literaturübersicht. Pflege 22:254–265. https://doi.org/10.1024/1012-5302.22.4.254

Condon L, Driscoll T, Merrell J et al (2020) Promoting children's health when a parent has a mental health problem: a mixed methods study of the experiences and views of health visitors and their co-workers. BMC Health Serv Res 20:195. https://doi.org/10.1186/s12913-020-5015-z

10

Duggleby W, Schroeder D, Nekolaichuk C (2013) Hope and connection: the experience of family caregivers of persons with dementia living in a long term care facility. BMC Geriatr 13:112. https://doi.org/10.1186/1471-2318-13-112

García-Sanjuán S, Lillo-Crespo M, Cabañero-Martínez MJ et al (2019) Experiencing the care of a family member with Crohn's disease: a qualitative study. BMJ Open 9:e030625. https://doi.org/10.1136/bmjopen-2019-030625

Hohashi N, Honda J (2015) Concept development and implementation of family care/caring theory in concentric sphere family environment theory. OJN 05:749–757. https://doi.org/10.4236/ojn.2015.59078

Ingram J, Cabral C et al (2013) Parents' information needs, self-efficacy and influences on consulting for childhood respiratory tract infections: a qualitative study. BMC Fam Pract 14:106. https://doi.org/10.1186/1471-2296-14-106

Jones S, Tyson S, Davis N, Yorke J (2020) Qualitative study of the needs of injured children and their families after a child's traumatic injury. BMJ Open 10:e036682. https://doi.org/10.1136/bmjopen-2019-036682

Kokorelias KM, Gignac MAM, Naglie G, Cameron JI (2019) Towards a universal model of family centered care: a scoping review. BMC Health Serv Res 19:564. https://doi.org/10.1186/s12913-019-4394-5

Kreyer C, Pleschberger S (2014) Selbstmanagementstrategien von Familien in der Palliative Care zu Hause – eine Metasynthese. Pflege 27:307–324. https://doi.org/10.1024/1012-5302/a000378

Kristianingrum ND, Wiarsih W, Nursasi AY (2018) Perceived family support among older persons in diabetes mellitus self-management. BMC Geriatr 18:304. https://doi.org/10.1186/s12877-018-0981-2

Kuluski K, Gill A, Naganathan G et al (2013) A qualitative descriptive study on the alignment of care goals between older persons with multi-morbidities, their family physicians and informal caregivers. BMC Fam Pract 14:133. https://doi.org/10.1186/1471-2296-14-133

Küttel C, Schäfer-Keller P, Brunner C et al (2015) Der Alltag pflegender Angehöriger – Was sie während des Spitalaufenthalts ihres Familienmitglieds beschäftigt im Hinblick auf den Austritt und was sie diesbezüglich für sich benötigen: eine qualitative Studie. Pflege 28:111–121. https://doi.org/10.1024/1012-5302/a000413

Lord K, Livingston G, Robertson S, Cooper C (2016) How people with dementia and their families decide about moving to a care home and support their needs: development of a decision aid, a qualitative study. BMC Geriatr 16:68. https://doi.org/10.1186/s12877-016-0242-1

Mahrer-Imhof R, Bruylands M (2014) Eine Literaturübersicht zu psychosozialen Interventionen in der familienzentrierten Pflege. Pflege 27:285–296. https://doi.org/10.1024/1012-5302/a000376

Manias E, Bucknall T, Hughes C et al (2019) Family involvement in managing medications of older patients across transitions of care: a systematic review. BMC Geriatr 19:95. https://doi.org/10.1186/s12877-019-1102-6

Müller M, Jaggi S, Spirig R, Mahrer-Imhof R (2013) Wie Eltern erwachsener Menschen mit Epilepsie das Beste aus ihrer Situation machen – eine qualitative Studie. Pflege 26:235–244. https://doi.org/10.1024/1012-5302/a000302

Nygårdh A, Wikby K, Malm D, Ahlstrom G (2011) Empowerment in outpatient care for patients with chronic kidney disease - from the family member's perspective. BMC Nurs 10:21. https://doi.org/10.1186/1472-6955-10-21

Oh S, Chang SJ (2014) Concept analysis: family resilience. OJN 04:980–990. https://doi.org/10.4236/ojn.2014.413105

Ravi S, Kumar S, Gopichandran V (2018) Do supportive family behaviors promote diabetes self-management in resource limited urban settings? A cross sectional study. BMC Public Health 18:826. https://doi.org/10.1186/s12889-018-5766-1

Ries-Gisler T, Spirig R (2014) Und plötzlich habe ich einen Tumor – Die Situation von Frau S. und ihrer Familie. Pflege 27:117–128. https://doi.org/10.1024/1012-5302/a000351

Simione M, Sharifi M, Gerber MW et al (2020) Family-centeredness of childhood obesity interventions: psychometrics & outcomes of the family-centered care assessment tool. Health Qual Life Outcomes 18:179. https://doi.org/10.1186/s12955-020-01431-y

Tulloch H, Bouchard K, Clyde MJ et al (2020) Learning a new way of living together: a qualitative study exploring the relationship changes and intervention needs of patients with cardiovascular disease and their partners. BMJ Open 10:e032948. https://doi.org/10.1136/bmjopen-2019-032948

Literatur zu 10.8 Coping der Familie, Entwicklung der Ressourcen

Friedemann M-L, KÖhlen C (2010) Familien- und umweltbezogene Pflege, 3., vollst. überarb. u. erw. Aufl. Hans Huber, Bern

Wright LM, Leahey M (2009) Familienzentrierte Pflege. Lehrbuch für Familien-Assessment und Interventionen. Hans Huber, Bern

Büker C (2008) Familien mit einem pflegebedürftigen Kind. Pfl Gesellschaft 13:77–88

Busch A-K, Schnepp W, Spirig R (2009) Psychosoziale Interventionen für Paare, die mit einer Krebserkrankung leben. Eine Literaturübersicht. Pflege 22:254–265. https://doi.org/10.1024/10 12-5302.22.4.254

Condon L, Driscoll T, Merrell J et al (2020) Promoting children's health when a parent has a mental health problem: a mixed methods study of the experiences and views of health visitors and their co-workers. BMC Health Serv Res 20:195. https://doi.org/10.1186/s12913-020-5015-z

Duggleby W, Schroeder D, Nekolaichuk C (2013) Hope and connection: the experience of family caregivers of persons with dementia living in a long term care facility. BMC Geriatr 13:112. https://doi.org/10.1186/1471-2318-13-112

García-Sanjuán S, Lillo-Crespo M, Cabañero-Martínez MJ et al (2019) Experiencing the care of a family member with Crohn's disease: a qualitative study. BMJ Open 9:e030625. https://doi.org/10.1136/bmjopen-2019-030625

Hohashi N, Honda J (2015) Concept development and implementation of family care/caring theory in concentric sphere family environment theory. OJN 05:749–757. https://doi.org/10.4236/ojn.2015.59078

Ingram J, Cabral C et al (2013) Parents' information needs, self-efficacy and influences on consulting for childhood respiratory tract infections: a qualitative study. BMC Fam Pract 14:106. https://doi.org/10.1186/1471-2296-14-106

Jones S, Tyson S, Davis N, Yorke J (2020) Qualitative study of the needs of injured children and their families after a child's traumatic injury. BMJ Open 10:e036682. https://doi.org/10.1136/bmjopen-2019-036682

Kokorelias KM, Gignac MAM, Naglie G, Cameron JI (2019) Towards a universal model of family centered care: a scoping review. BMC Health Serv Res 19:564. https://doi.org/10.1186/s12913-019-4394-5

Kreyer C, Pleschberger S (2014) Selbstmanagementstrategien von Familien in der Palliative Care zu Hause – eine Metasynthese. Pflege 27:307–324. https://doi.org/10.1024/1012-5302/a000378

Kristianingrum ND, Wiarsih W, Nursasi AY (2018) Perceived family support among older persons in diabetes mellitus self-management. BMC Geriatr 18:304. https://doi.org/10.1186/s12877-018-0981-2

Kuluski K, Gill A, Naganathan G et al (2013) A qualitative descriptive study on the alignment of care goals between older persons with multi-morbidities, their family physicians and informal caregivers. BMC Fam Pract 14:133. https://doi.org/10.1186/1471-2296-14-133

Küttel C, Schäfer-Keller P, Brunner C et al (2015) Der Alltag pflegender Angehöriger – Was sie während des Spitalaufenthalts ihres Familienmitglieds beschäftigt im Hinblick auf den Austritt und was sie diesbezüglich für sich benötigen: eine qualitative Studie. Pflege 28:111–121. https://doi.org/10.1024/1012-5302/a000413

Lord K, Livingston G, Robertson S, Cooper C (2016) How people with dementia and their families decide about moving to a care home and support their needs: development of a decision aid, a qualitative study. BMC Geriatr 16:68. https://doi.org/10.1186/s12877-016-0242-1

Mahrer-Imhof R, Bruylands M (2014) Eine Literaturübersicht zu psychosozialen Interventionen in der familienzentrierten Pflege. Pflege 27:285–296. https://doi.org/10.1024/1012-5302/a000376

Manias E, Bucknall T, Hughes C et al (2019) Family involvement in managing medications of older patients across transitions of care: a systematic review. BMC Geriatr 19:95. https://doi.org/10.1186/s12877-019-1102-6

Müller M, Jaggi S, Spirig R, Mahrer-Imhof R (2013) Wie Eltern erwachsener Menschen mit Epilepsie das Beste aus ihrer Situation machen – eine qualitative Studie. Pflege 26:235–244. https://doi.org/10.1024/1012-5302/a000302

Nygård A, Wikby K, Malm D, Ahlstrom G (2011) Empowerment in outpatient care for patients with chronic kidney disease - from the family member's perspective. BMC Nurs 10:21. https://doi.org/10.1186/1472-6955-10-21

Oh S, Chang SJ (2014) Concept analysis: family resilience. OJN 04:980–990. https://doi.org/10.4236/ojn.2014.413105

10

Ravi S, Kumar S, Gopichandran V (2018) Do supportive family behaviors promote diabetes self-management in resource limited urban settings? A cross sectional study. BMC Public Health 18:826. https://doi.org/10.1186/s12889-018-5766-1

Ries-Gisler T, Spirig R (2014) „Und plötzlich habe ich einen Tumor" – Die Situation von Frau S. und ihrer Familie. Pflege 27:117–128. https://doi.org/10.1024/1012-5302/a000351

Simione M, Sharifi M, Gerber MW et al (2020) Family-centeredness of childhood obesity interventions: psychometrics & outcomes of the family-centered care assessment tool. Health Qual Life Outcomes 18:179. https://doi.org/10.1186/s12955-020-01431-y

Tulloch H, Bouchard K, Clyde MJ et al (2020) Learning a new way of living together: a qualitative study exploring the relationship changes and intervention needs of patients with cardiovascular disease and their partners. BMJ Open 10:e032948. https://doi.org/10.1136/bmjopen-2019-032948

Serviceteil

Stichwortverzeichnis

Printed by Wilco bv, the Netherlands